Neurologie *compact*
Leitlinien für Klinik und Praxis

Neurologie *compact*

Leitlinien für Klinik und Praxis

Herausgegeben von

A. Hufschmidt
C. H. Lücking

2., aktualisierte
und erweiterte Auflage

Mit Beiträgen von

M. Bär	H. Kimmig
P. Behrens	M. Kofler
W. Berger	B. Landwehrmeyer
U. Berninger	C. H. Lücking
S. Braune	C. Maurer
T. J. Feuerstein	T. Mergner
F. X. Glocker	K. Schmidtke
A. Hetzel	C. Seifert
A. Hufschmidt	G. Steinfurth
R. Kaiser	

20 Abbildungen
121 Tabellen

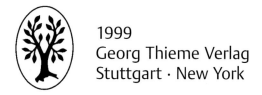

1999
Georg Thieme Verlag
Stuttgart · New York

PD Dr. med. A. Hufschmidt
Neurologische Universitätsklinik
Neurozentrum
Breisacher Straße 64
79106 Freiburg

Prof. Dr. med. C. H. Lücking
Neurologische Universitätsklinik
Neurozentrum
Breisacher Straße 64
79106 Freiburg

Zeichnungen: Christine Lackner, Stuttgart

Umschlaggrafik: Martina Berge, Erbach/Ernsbach

Die Deutsche Bibliothek – CIP-Einheitsaufnahme

Neurologie compact : Leitlinien für Klinik und Praxis ; 121 Tabellen / hrsg. von A. Hufschmidt ; C. H. Lücking. Mit Beitr. von M. Bär ... – 2., aktualisierte und erw. Aufl. – Stuttgart ; New York : Thieme, 1999

Wichtiger Hinweis: Wie jede Wissenschaft ist die Medizin ständigen Entwicklungen unterworfen. Forschung und klinische Erfahrungen erweitern unsere Kenntnisse, insbesondere was Behandlung und medikamentöse Therapie anbelangt. Soweit in diesem Werk eine Dosierung oder eine Applikation erwähnt wird, darf der Leser zwar darauf vertrauen, daß Autoren, Herausgeber und Verlag große Sorgfalt darauf verwandt haben, daß diese **Angabe dem Wissensstand bei Fertigstellung des Werkes** entspricht.

Für die Angaben über Dosierungsanweisungen und Applikationsformen kann vom Verlag jedoch keine Gewähr übernommen werden. **Jeder Benutzer ist angehalten**, durch sorgfältige Prüfung der Beipackzettel der verwendeten Präparate und gegebenenfalls nach Konsultation eines Spezialisten festzustellen, ob die dort gegebene Empfehlung für Dosierungen oder die Beachtung von Kontraindikationen gegenüber der Angabe in diesem Buch abweicht. Eine solche Prüfung ist besonders wichtig bei selten verwendeten Präparaten oder solchen, die neu auf den Markt gebracht worden sind. **Jede Dosierung oder Applikation erfolgt auf eigene Gefahr des Benutzers**. Autoren und Verlag appellieren an jeden Benutzer, ihm etwa auffallende Ungenauigkeiten dem Verlag mitzuteilen.

Geschützte Warennamen (Warenzeichen) werden **nicht** besonders kenntlich gemacht. Aus dem Fehlen eines solchen Hinweises kann also nicht geschlossen werden, daß es sich um einen freien Warennamen handele.

Das Werk, einschließlich aller seiner Teile, ist urheberrechtlich geschützt. Jede Verwertung außerhalb der engen Grenzen des Urheberrechtsgesetzes ist ohne Zustimmung des Verlages unzulässig und strafbar. Das gilt insbesondere für Vervielfältigungen, Übersetzungen, Mikroverfilmungen und die Einspeicherung und Verarbeitung in elektronischen Systemen.

© 1997, 1999 Georg Thieme Verlag,
Rüdigerstraße 14, 70469 Stuttgart
Printed in Germany
http://www.thieme.de

Satz: ScreenArt GmbH & Co KG, 72827 Wannweil
Druck: Druckerei Gutmann, 74388 Talheim

ISBN 3-13-106792-6   2 3 4 5 6

Vorwort zur 2. Auflage

Die 1. Auflage von „Neurologie compact" hat großes Interesse gefunden und war schon nach fast einem Jahr vergriffen, so daß ein Nachdruck erforderlich wurde. Zwei Jahre nach dem Ersterscheinen ist zudem eine Fülle von neuen, klinikrelevanten Wissensinhalten entstanden, so daß schon jetzt eine überarbeitete Neuauflage gerechtfertigt ist, die auch die Mängel der 1. Auflage beseitigen kann.

Neue Erkenntnisse liegen vor allem im Bereich cerebrovaskulärer Erkrankungen, Tumortherapie und MS, um nur wenige zu nennen, vor. Bei vielen Erkrankungen gibt es neue molekulargenetische Daten. Darüber hinaus wurde versucht, klinische Publikationen im Fach Neurologie systematisch zu sichten. Dazu wurden die Zeitschriftenjahrgänge 1995–1997 der acht wichtigsten internationalen Zeitschriften (Annals of Neurology, Archives of Neurology, Acta Neurologica scandinavica, Brain, Journal of Neurology, Neurosurgery and Psychiatry, New England Journal of Medicine and Neurology) systematisch auf Neuentwicklungen durchgesehen (insgesamt über 6000 Publikationen) und neue Ergebnisse nach Praxisrelevanz berücksichtigt. Das Tumorkapitel wurde in Abstimmung mit der interdisziplinären Tumorkonferenz des Neurozentrums überarbeitet und ergänzt. Neu hinzugefügt wurden ein Kapitel mit den wichtigsten klinischen Bewertungsskalen, ferner ergänzende Kapitel zu den Themen „Motorische Syndrome" und „Medikamente zur Behandlung motorischer Störungen". Bei den Krankheiten wurden die ICD-10-Ziffern in die Titelzeile eingefügt. Ferner wurden berücksichtigt bzw. eingefügt: die Bestimmungen des Bundesseuchengesetzes, neue Therapieempfehlungen der Deutschen Migräne- und Kopfschmerzgesellschaft, die Neufassung des Gutachtens „Krankheit und Kraftverkehr" des Verkehrsministeriums (1996), die 10. Änderung der Betäubungsmittelverschreibungsverordnung (BtMVV) (1. 2. 1998), die dritte Fortschreibung der „Richtlinien zur Feststellung des Hirntodes" (24. 7. 1997) und die Neufassung der „Anhaltspunkte für die ärztliche Gutachtertätigkeit" (1996). Für spezielle Laboruntersuchungen finden sich in der Neuauflage die Adressen der Labors. Gegenüber der 1. Auflage wurde der Index um fast 1000 Stichworte erweitert.

Die Autoren haben mit Freude das große Interesse zur Kenntnis genommen, das „Neurologie compact" entgegengebracht wurde. Es wird ihr Bemühen auch in Zukunft dahin gehen, den aktuellen Wissensstand zu berücksichtigen und in kompakter Form wiederzugeben. Dazu sind Neuauflagen in 2jährigen Abständen vorgesehen. Obwohl der Umfang dieser Neuauflage um ein Viertel erweitert wurde, bleibt der Preis für das Buch stabil.

Die Autoren sind für jede Anregung dankbar.

Freiburg, \hfill A. Hufschmidt
im November 1998 \hfill C. H. Lücking

Vorwort zur 1. Auflage

Der Umfang des Wissens in der Neurologie hat in den letzten Jahrzehnten sprunghaft zugenommen und unterliegt einer ständigen Erweiterung. Es fällt daher zunehmend schwerer, dieses Wissen zu bewältigen und für die tägliche Praxis nutzbar zu machen. Der Zugriff mit Hilfe von Lehrbüchern und Fachzeitschiften wird immer zeitraubender und bleibt häufig besonderen Fragestellungen vorbehalten.

Es erschien daher der Versuch gerechtfertigt, in Form eines Leitfadens den aktuellen Kenntnisstand zu den neurologischen Syndromen und Krankheitsbildern zusammenzustellen, dazu die wichtigsten Daten zu Epidemiologie, Genetik, Ätiologie, Pathophysiologie, Klinik, Zusatz- und Differentialdiagnostik und Therapie aufzuführen, dabei durchaus auf Detailangaben nicht zu verzichten und jeweils auf die berücksichtigte Literatur zu verweisen. Ausgangspunkt waren zahlreiche Protokolle klinikinterner Konsensusbesprechungen. Viele Mitarbeiter der Neurologischen Universitätsklinik Freiburg haben sich mit ihrem Spezialwissen beteiligt. Die Herausgeber haben versucht, den einzelnen Beiträgen eine neuartige Struktur zu geben, die das Auffinden der Daten erleichtert. Wenn einzelne Bereiche überbetont erscheinen, so spiegeln sich darin gewisse Schwerpunkte in der Freiburger Klinik wider.

Neurologie compact ist gedacht als Buch für den Schreibtisch des Neurologen in Klinik und Praxis, aber auch für den Neurochirurgen, Psychiater, Internisten und Allgemeinmediziner. Es mag auch dem Studenten im Studium und praktischen Jahr nützlich sein.

Freiburg, \
im Oktober 1996

A. Hufschmidt \
C. H. Lücking

Danksagung

Für die Durchsicht einzelner Kapitel, für Ergänzungs- und Verbesserungsvorschläge danken wir:
PD Dr. G. Blanken, Dr. M. Dichgans, cand. med. U. Fietzek, Dr. M. Gehling, Dr. W. Gerke, cand. med. K. Götz, PD Dr. W. Grotz, Dr. F. Heinen, Prof. U. Ketelsen, Dr. M. Kottlers, Dr. F. W. Kreth, Prof. M. Mohadjer, Prof. D. Neumann-Haefelin, Prof. K. G. Petersen, Prof. H. Reichmann, Prof. D. Riemann, Dr. R. Scheremet, Frau Dr. S. Schneider, Dr. A. Schulze-Bonhage, Dr. P. Warnke.

Für Hilfe bei der Erstellung des Manuskripts danken wir ferner:
Frau C. Becherer, Herrn cand. med. U. Fietzek, Frau D. Scholz und Frau W. Vasold.

Inhaltsverzeichnis

| 1 | Symptome und Syndrome | 1 |

1.1 Bewußtseinsstörungen ... 1

- 1.1.1 Allgemeines ... 1
- 1.1.2 Zwischenhirnsyndrom ... 2
- 1.1.3 Mittelhirnsyndrom ... 2
- 1.1.4 Bulbärhirnsyndrom ... 2
- 1.1.5 Apallisches Syndrom ... 3
- 1.1.6 Akinetischer Mutismus ... 4
- 1.1.7 Locked-in-Syndrom ... 4

1.2 Neuropsychologische Syndrome ... 5

- 1.2.1 Orientierungsstörung (Desorientiertheit) ... 5
- 1.2.2 Zentral-exekutive Dysfunktion (Aufmerksamkeitsstörung, Konzentrationsstörung, psychomotorische Verlangsamung) ... 5
- 1.2.3 Frontale Dysfunktion ... 5
- 1.2.4 Gedächtnisstörung (Amnesie) ... 6
- 1.2.5 Aphasie ... 8
- 1.2.6 Sprechstörungen ... 10
- 1.2.7 Apraxie ... 11
- 1.2.8 Visuell-räumliche Verarbeitungsstörung ... 12
- 1.2.9 Neglect ... 12
- 1.2.10 Occipitalhirnsyndrom ... 13
- 1.2.11 Visuelle Agnosie ... 13
- 1.2.12 Interhemisphärale Diskonnektionssyndrome ... 14
- 1.2.13 Klüver-Bucy-Syndrom ... 15
- 1.2.14 Demenz ... 15

1.3 Organische Psychosyndrome ... 16

- 1.3.1 Übersicht ... 16
- 1.3.2 Akutes organisches Psychosyndrom .. 16
- 1.3.3 Chronisches organisches Psychosyndrom ... 17

1.4 Kleinhirnsyndrome ... 18

- 1.4.1 Allgemeines ... 18
- 1.4.2 Einzelne Syndrome ... 18

1.5 Motorische Symptome und Syndrome ... 18

- 1.5.1 Definitionen ... 18

1.6 Augenbewegungsstörungen ... 20

- 1.6.1 Übersicht: wichtige zentrale Augenmotilitätsstörungen ... 20
- 1.6.2 Blickparese ... 20
- 1.6.3 Internukleäre Ophthalmoplegie ... 21
- 1.6.4 Opsoklonus ... 21
- 1.6.5 Skew Deviation ... 22
- 1.6.6 Moebius-Syndrom ... 22
- 1.6.7 Duane-Syndrom ... 22
- 1.6.8 Oculomotor-Apraxie ... 22
- 1.6.9 Übersicht: wichtige pathologische Nystagmusformen ... 23

1.7 Augenlidbewegungs-Störungen ... 24

- 1.7.1 Physiologie der Augenlidbewegungen ... 24
- 1.7.2 Ptosis ... 24
- 1.7.3 Lidretraktion ... 24
- 1.7.4 Supranukleäre (prämotorische) Störungen von Lidbewegungen ... 25

1.8 Schwindel ... 25

- 1.8.1 Allgemeines ... 25
- 1.8.2 Benigner paroxysmaler Lagerungsschwindel ... 26
- 1.8.3 Akuter Vestibularisausfall (Apoplexia labyrinthi) / Neuronitis vestibularis .. 27
- 1.8.4 Phobischer Schwankschwindel ... 27
- 1.8.5 Morbus Menière ... 28

1.9 Spinale Syndrome ... 28

- 1.9.1 Pyramidenbahnsyndrom ... 28
- 1.9.2 Hinterstrangsyndrom ... 29
- 1.9.3 Vorderseitenstrang-Syndrom ... 29
- 1.9.4 Vorderhornsyndrom ... 30
- 1.9.5 Hinterhornsyndrom ... 30
- 1.9.6 Zentromedulläres Syndrom ... 30
- 1.9.7 Brown-Séquard-Syndrom ... 30
- 1.9.8 Querschnittssyndrom ... 30
- 1.9.9 Conussyndrom ... 31
- 1.9.10 Caudasyndrom ... 31

2 Neurologische Krankheiten 32

2.1 Cerebrovaskuläre Erkrankungen 32

2.1.1 Vaskuläre Syndrome 32

A. chorioidea anterior 32
A. cerebri anterior 32
A. cerebri media 32
A. cerebri posterior 33
A. basilaris / A. vertebralis 33
Kleinhirnarterien 35
Pseudobulbärparalyse 35

2.1.2 Cerebrale Ischämie 36

Ischämischer Insult (Schlaganfall) 36

2.1.3 Ischämische Infarkttypen 44

Territorialinfarkt 44
Progressive stroke 45
Maligner Mediainfarkt 45
Hämodynamischer
ischämischer Insult 45
Lakunärer Infarkt 46
Subcortikale arteriosklerotische
Encephalopathie / Morbus
Binswanger 46
Akute hypertensive Encephalopathie . 47
Hyperperfusionssyndrom 47
Reversible posteriore
Leukencephalopathie 48
Ischämischer Insult im vertebrobasilären
Stromgebiet (Hirnstamminsult) 48
Wallenberg-Syndrom 48
Kleinhirninfarkt 48
Basilaristhrombose 49
Basilariskopfsyndrom (Top of the
basilar-Syndrom) 50
Subclavian-Steal-Syndrom 50
Venöser ischämischer Insult 51
Aseptische Sinusthrombose 51
Cortikale Venenthrombose /
Brückenvenenthrombose 52
Tiefe cerebrale Venenthrombose 52
Septische Sinusthrombose 52

2.1.4 Intracranielle Blutungen 53

Supratentorielle
intracerebrale Blutung 53
Infratentorielle Blutung 54
Subarachnoidalblutung 55
Nicht-aneurysmatische
Subarachnoidalblutung 57
Spasmen 58

2.2 Ätiologie cerebraler Infarkte: Gefäßerkrankungen und Gerinnungsstörungen 59

2.2.1 Kardiale Embolien 59

Allgemeines 59
Subakute bakterielle Endokarditis 59

2.2.2 Makroangiopathien 59

Arteriosklerose 59
Carotis-Dissektion 60
Vertebralis-Dissektion 60
Aorten-Dissektion 60
Fibromuskuläre Dysplasie 61
Moya-Moya-Erkrankung 61

2.2.3 Vaskuläre Malformationen 61

Arteriovenöses Angiom 61
Kavernom 62
Kapilläres Angiom 63
Venöses Angiom 63
Durale arteriovenöse Malformation
(Durafistel, AV-Fistel) 63
Cerebrale Aneurysmen 64
Morbus Osler (hereditäre
hämorrhagische Teleangiektasie) 65

2.2.4 Mikroangiopathien 65

Cerebrale Amyloid-Angiopathie (CAA) 65
CADASIL-Syndrom 66

2.2.5 Vaskulitiden 67

Allgemeines 67
Polyarteriitis (Panarteriitis
nodosa, PAN) 68
Churg-Strauss-Vaskulitis 69
Wegener'sche Granulomatose 70
Arteriitis temporalis, Arteriitis
cranialis, Riesenzellarteriitis 70
Takayasu-Vaskulitis 71
Primäre Angiitis des ZNS (PACNS),
granulomatöse Vaskulitis des ZNS 72
Vaskulitiden bei Kollagenosen 72
Rheumatoide Arthritis 72
Systemischer Lupus erythematodes
(SLE) 73
Drogeninduzierte ZNS-Vaskulitis 73

2.2.6 Gerinnungsstörungen 74

Allgemeines 74
Hereditärer Mangel an
Gerinnungsinhibitoren 74
Hereditäre Fibrinolysestörungen 75
Antiphospholipid-Antikörper-(APA-)
Syndrom 75
Sneddon-Syndrom 76
Heparin-induzierte Thrombozytopenie
Typ I 76
Heparin-induzierte Thrombozytopenie
Typ II 76

	Thrombotisch thrombozytopenische Purpura (Purpura Moschkowitz)	77	2.3.4	Protozoeninfektionen 105

2.3 Entzündliche und infektiöse Erkrankungen 77

2.3.1 Virusinfektionen 77

Virale Meningitis / Meningoencephalitis 77
Frühsommer-Meningoencephalitis (FSME) 79
Enterovirus-Infektionen 79
Post-Polio-Syndrom 80
Herpes-Encephalitis 81
Zoster (Herpes zoster) 81
Cytomegalie-Encephalitis 82
Akute Masern-Encephalitis 83
Masern-Einschlußkörperchen-Encephalitis 83
Subakute sklerosierende Panencephalitis (SSPE) 84
Tollwut (Rabies, Lyssa) 84
AIDS / HIV-Infektion 85
Progressive multifokale Leukencephalopathie (PML) 87
Cerebellitis 88
Neurologische Erkrankungen im zeitlichen Zusammenhang mit Impfungen 88

2.3.2 Bakterielle Infektionen 90

Bakterielle Meningitis / Meningoencephalitis: Allgemeines 90
Meningokokken-Meningitis 93
Pneumokokken-Meningitis 93
Hirnabszeß 93
Septisch-embolische Herdencephalitis 95
Septisch-metastatische Herdencephalitis 96
Septische Encephalopathie 96
Tuberkulöse Meningitis 96
Listeriose 97
Q-Fieber 98
Borreliose (Übersicht) 98
Akute Neuroborreliose 99
Chronische Neuroborreliose 100
Neurolues 100
Morbus Whipple 101
Tetanus 102
Botulismus 102

2.3.3 Pilzinfektionen 103

Übersicht 103
Candidamykose des ZNS 104
Kryptokokkose des ZNS 104
Aspergillose des ZNS 104

2.3.4 Protozoeninfektionen 105

Toxoplasmose des ZNS 105
Malaria 105

2.3.5 Parasitosen 106

Zystizerkose 106
Echinokokkose 107

2.3.6 Prion-Erkrankungen 108

Creutzfeldt-Jakob-Erkrankung 108
Variante der Creutzfeldt-Jakob-Erkrankung (CJD-Variante) 108
Gerstmann-Sträussler-Syndrom (GSS) 109
Fatale familiäre Insomnie (FFI) 109

2.3.7 Aseptische Meningitiden und Encephalitiden 109

Aseptische Meningitis 109
Morbus Boeck (Sarkoidose) 110
Morbus Behçet 111
Mollaret-Meningitis 112
Rasmussen-Encephalitis 112
Hashimoto-Encephalopathie 112

2.4 Demyelinisierende Erkrankungen .. 113

Encephalomyelitis disseminata (Multiple Sklerose) 113
Retrobulbärneuritis 117
Neuromyelitis optica 117
Diffuse Sklerose (Schilder'sche Erkrankung) 117
Akute disseminierte Encephalomyelitis 117
Subakute Myelopticoneuropathie ... 118

2.5 Paraneoplastische Erkrankungen ... 118

Allgemeines 118
Limbische Encephalitis 120
Hirnstammencephalitis/bulbäre Encephalitis 120
Subakute sensorische Neuronopathie 121
Autonome Neuropathie 121
Opsoklonus-Myoklonus-Syndrom 121
Cerebellitis (paraneoplastische Kleinhirndegeneration) 122
Paraneoplastische Retinopathie 122
Stiff-man-Syndrom 123
Lambert-Eaton-Syndrom 123

2.6 Tumoren 124

Allgemeines 124

2.6.1 Neuroepitheliale Tumoren 128

Astrozytom WHO °II 128
Anaplastisches Astrozytom WHO °III, Glioblastom WHO °IV 129
Oligodendrogliom WHO °II und °III .. 130

Ependymom WHO °II und
anaplastisches Ependymom WHO °III 131
Medulloblastom WHO °IV 131

2.6.2 Tumoren der Nervenscheiden 132

Akusticusneurinom WHO °I
(Kleinhirnbrückenwinkeltumor) 132

2.6.3 Tumoren der Meningen 133

Meningeom WHO °I–III 133

2.6.4 Lymphome des ZNS 133

Primäre Non-Hodgkin-Lymphome
des ZNS 133
ZNS-Manifestation bei systemischen
Non-Hodgkin-Lymphomen 135
Morbus Hodgkin des ZNS 135

2.6.5 Sonstige Tumoren 135

Hypophysenadenome WHO °I 135
Prolactinom 137
STH-produzierende Tumoren 137
ACTH-produzierende Tumoren 137
Hormoninaktive
Hypophysentumoren 138
Akute Nekrose der
Hypophyse 138
Kraniopharyngeom WHO °I 138

2.6.6 Metastasen 138

Hirnmetastasen 138
Spinale Metastasen 140
Meningeosis neoplastica 140

2.7 Anfallserkrankungen 141

2.7.1 Epilepsie 141

Allgemeines 141
Spezielle Probleme 145
Kindliche Epilepsien 146
Temporallappen-Epilepsie 146
Frontallappen-Epilepsie 147
Parietallappen-Epilepsie 147
Occipitallappen-Epilepsie 147
Reflexepilepsien 147
Aufwach-Grand-mal-Epilepsie 147

2.7.2 Nicht-epileptische Anfälle 148

Synkope 148
Drop attack 149
Tetanie 149
Hirnstammanfälle 149

2.8 Schlafassoziierte Störungen 150

Narkolepsie 150
Obstruktives Schlaf-Apnoe-Syndrom . 150
Primäres Schlaf-Apnoe-Syndrom 151
Periodische Hypersomnie 151

2.9 Degenerative Erkrankungen 152

2.9.1 Degenerative Erkrankungen
mit Leitsymptom Demenz 152

Allgemeines 152
Morbus Alzheimer 152
Demenz vom Frontalhirn-
Typ (DFT) / Morbus Pick 155
Lobare Hirnatrophien 156
Lewy-Körperchen-Krankheit 157

2.9.2 Degenerative Erkrankungen
mit Leitsymptom Epilepsie 158

Progressive Myoklonusepilepsien 158
Myoklonusepilepsie, Unverricht-
Lundborg-Typ 158
Myoklonusepilepsie, Lafora-Typ 158

2.9.3 Degenerative Erkrankungen
mit Leitsymptom Ataxie 159

Allgemeines 159
Morbus Friedreich 159
Autosomal dominante cerebelläre
Ataxie (ADCA) („Nonne-Marie-
Menzel-Erkrankung") 160
Idiopathische cerebelläre Ataxien 161
Ataxia teleangiectatica
(Louis-Bar-Syndrom) 161

2.9.4 Degenerative Erkrankungen
mit Leitsymptom Schwäche
oder Muskelatrophie 162

Amyotrophe Lateralsklerose 162
Spinale Muskelatrophien 163
Primäre Lateralsklerose 164
Familiäre spastische Spinalparalyse .. 165

2.10 Basalganglienerkrankungen 165

Allgemeines 165

2.10.1 Erkrankungen mit akinetisch-
rigidem Syndrom 165

Morbus Parkinson 165
Steele-Richardson-Olszewski-Syndrom
(progressive supranuclear palsy, PSP) 170
Multisystematrophie (MSA) 172
Cortikobasale Degeneration 173
Bilaterale striatopallido-dentale
Verkalkungen (Morbus Fahr) 174

2.10.2 Erkrankungen mit unwillkürlichen
Bewegungen 174

Morbus Huntington 174
Neuroakanthozytose-Syndrome 176
Chorea minor (Sydenham) 176
Paroxysmale Dyskinesien 176
Hemiballismus 177

Startle-Syndrome 177
Restless legs-Syndrom (RLS) 178
Periodische Beinbewegungen
im Schlaf 178
Dystonien 179
Generalisierte Dystonie/
Torsionsdystonie 179
L-DOPA-sensitive Dystonie (Segawa) . 180
Fokale/segmentale Dystonien 180
Blepharospasmus 180
Oromandibuläre Dystonie
(Meige-Syndrom) 181
Torticollis spasmodicus 181
Sekundäre Dystonien 181
Spätdyskinesie (tardive Dyskinesie)... 182
Morbus Wilson 182
Choreoathetotische neuroaxonale
Dystrophie (Hallervorden-Spatz-
Erkrankung) 184
Essentieller Tremor 184
Myoklonus 185
Lance-Adams-Syndrom 185
Essentieller Myoklonus 186
Tics 186
Gilles de la Tourette-Syndrom 186

2.11 Rückenmarkserkrankungen 187

Allgemeines 187
Myelitis 188
Cervikale Myelopathie 189
Syringomyelie 190
Akute spinale Ischämie 191
Spinale arteriovenöse
(AV-) Malformationen 193
Angiodysgenetische Myelomalazie
(Foix-Alajouanine-Syndrom) 193
Strahlenmyelopathie 194
Arachnoiditis 194
Spinale Tumoren 194

2.12 Mißbildungen und perinatal erworbene Störungen 195

2.12.1 Neurokutane Syndrome (Phakomatosen) 195

Neurofibromatose
(Morbus Recklinghausen) 196
Tuberöse Sklerose (TSC)
(Morbus Bourneville-Pringle) 196
Encephalofaziale Angiomatose
(Sturge-Weber-Syndrom) 197
Von Hippel-Lindau-Syndrom 198
Klippel-Trénaunay-Syndrom 198
Neurocutane Melanose 199

2.12.2 Entwicklungsstörungen des Großhirns 199

Migrationsstörungen 199
Porencephalie 199
Balkenagenesie 199

2.12.3 Dysraphische Fehlbildungen 199

Anencephalie 199
Meningoencephalocele 200
Spina bifida 200
Dandy-Walker-Syndrom 200
Arnold-Chiari-Malformation 201
Kraniostenosen 201

2.12.4 Anomalien des kraniocervikalen Überganges 202

Platybasie 202
Atlasassimilation 202
Basiläre Impression 202
Klippel-Feil-Syndrom 202

2.12.5 Perinatal erworbene Störungen 203

Infantile Cerebralparese 203

2.13 Liquorzirkulationsstörungen 204

Normaldruck-Hydrocephalus (NPH) .. 204
Pseudotumor cerebri 205
Idiopathisches Liquorunterdruck-
syndrom 206

2.14 Metabolische Erkrankungen 207

2.14.1 Mitochondriale Erkrankungen 207

Allgemeines 207
Chronisch progressive externe
Ophthalmoplegie 209
Kearns-Sayre-Syndrom 209
MERRF-Syndrom 210
MELAS-Syndrom 210
Morbus Leigh 211
Leber'sche Opticusatrophie 211

2.14.2 Lipidspeicherkrankheiten 212

Übersicht 212
Gangliosidosen 212
Metachromatische Leukodystrophie .. 213
Morbus Gaucher 213
Globoidzell-Leukodystrophie 214
Adrenoleukodystrophie/Adrenomyelo-
neuronopathie 214
Morbus Niemann-Pick 215
Kufs-Syndrom 215

2.14.3 Sonstige metabolische Erkrankungen 215

Porphyrie 215
Akute intermittierende Porphyrie 216

2.14.4 Erworbene metabolische
Erkrankungen 217
Urämische Encephalopathie 217
Hepatogene Encephalopathie 218
Hyponatriämische Encephalopathie .. 219
Zentrale pontine Myelinolyse 219
Marchiafava-Bignami-Syndrom 220
Neurologische Störungen
bei Hypophosphatämie 220

2.15 Vitaminmangelerkrankungen 221
Allgemeines 221
Vitamin A- (Retinol-) Mangel 221
Vitamin B_1- (Thiamin-) Mangel:
Wernicke-Encephalopathie 221
Vitamin B_1- (Thiamin-) Mangel:
Beriberi 222
Vitamin B_6- (Pyridoxin-) Mangel 222
Vitamin B_{12}- (Cobalamin-) Mangel:
Funikuläre Myelose 223
Folsäure-Mangel 223
Pellagra / Niacin-Mangel 224
Hartnup-Syndrom 224
Vitamin E- (α-Tocopherol-)
Mangel 224

**2.16 Alkohol- und drogeninduzierte
Erkrankungen 225**
Alkoholentzugsdelir 225
Alkohol-Encephalopathie 226
Wernicke-Korsakow-Syndrom 227
Drogeninduzierte Erkrankungen 228

2.17 Intoxikationen 228
Allgemeines 228
Barbiturat-Intoxikation 229
Chloralhydrat-Intoxikation 229
Anticholinergika-Intoxikation / Zentrales
anticholinerges Syndrom (ZAS) 230
Neuroleptika-Intoxikation 230
Antidepressiva-Intoxikation 230
Lithium-Intoxikation 231
Phenytoin-Intoxikation 231
Benzodiazepin-Intoxikation 231
Carbamazepin-Intoxikation 232
Amantadin-Intoxikation 232
Alkohol-Intoxikation 232
Morphin-Intoxikation (akute) 232
Kokain-Intoxikation 233
Amphetamin-Intoxikation 233
Halluzinogen-Intoxikation 233
Cannabis-Intoxikation 233

2.18 Traumatische Schädigungen 234
2.18.1 Traumatische Schädigungen
im Bereich des Schädels 234
Schädelhirntrauma (SHT) 234
Schädelfrakturen 237
Epiduralhämatom 238
Akutes Subduralhämatom 238
Chronisches Subduralhämatom 239
Traumatische Subarachnoidalblutung
(tSAB) 239
2.18.2 Traumatische Schädigungen von
Wirbelsäule und Rückenmark 239
Contusio spinalis und traumatische
Querschnittssymptomatik 239
2.18.3 Schäden durch physikalische
Einwirkungen 240
Elektrotrauma 240
Hitzschlag / Insolation (Sonnenstich) 241
Dekompressionserkrankung (Taucher-
krankheit, Caisson-Krankheit) 241

2.19 Polyneuropathien 241
2.19.1 Polyneuropathien Allgemeines 241
2.19.2 Hereditäre Polyneuropathien 244
Hereditäre motorische und sensible
Neuropathie Typ I nach Dyck
(HMSN I, Charcot-Marie-Tooth) 244
Hereditäre motorische und sensible
Neuropathie Typ II nach Dyck
(HMSN II) 245
Hereditäre motorische und sensible
Neuropathie Typ III nach Dyck
(HMSN III, Déjerine-Sottas,
kongenitale Hypomyelinisation) 246
Hereditäre motorische und sensible
Neuropathie Typ IV nach Dyck
(HMSN IV, Morbus Refsum) 246
Hereditäre motorische und sensible
Neuropathie Typ V nach Dyck
(HMSN V) 246
Hereditäre Neuropathie mit Neigung
zu Druckparesen (Tomakulöse
Neuropathie) 247
Hereditäre sensible und autonome
Neuropathien (HSAN) 247
Abetalipoproteinämie
(Bassen-Kornzweig-Syndrom) 247
2.19.3 Erworbene Polyneuropathien 247
Polyneuropathien bei
Diabetes mellitus 247
Polyneuropathie bei Alkoholismus 248
Medikamenten-induzierte
Polyneuropathien 249
Critical-illness-Neuropathie-
Myopathie 249
Polyneuropathie bei
Lebererkrankungen 249

Polyneuropathie bei Urämie 249
Polyneuropathie bei Amyloidose 250
Polyneuropathie bei Borreliose 250
Polyneuropathie bei Porphyrie 250

2.19.4 Entzündliche Polyradikuloneuropathien 250

Guillain-Barré-Syndrom (GBS) 250
Miller Fisher-Syndrom 252
Elsberg-Syndrom 252
Chronische inflammatorische demye-
linisierende Polyneuropathie (CIDP) .. 252
Multifokale motorische Neuropathie
mit Leitungsblöcken 253

2.20 **Periphere Nervenläsionen** 254

2.20.1 Periphere Nervenläsionen:
Allgemeines 254

2.20.2 Wurzelläsionen 254

Allgemeines 254
Wurzelsyndrome, Arm 256
Wurzelsyndrome, Bein 258
Wurzelausriß 258

2.20.3 Plexusläsionen 258

Allgemeines 258
Engpaßsyndrome der oberen Thorax-
apertur (Thoracic-outlet-Syndrom) ... 259
Plexusneuritis 260
Radiogene Plexusschädigung 260

2.20.4 Läsionen einzelner peripherer
Nerven 260

N. phrenicus 260
Allgemeines zur Funktion der
Schultergürtelmuskulatur 261
N. dorsalis scapulae 261
N. suprascapularis 261
Incisura-scapulae-Syndrom 261
N. subscapularis 262
N. thoracicus longus 262
N. thoracodorsalis 262
N. axillaris 262
N. musculocutaneus 263
N. radialis 263
N. medianus 263
Carpaltunnelsyndrom (CTS) 265
N. ulnaris 265
N. femoralis 266
N. saphenus 266
N. obturatorius 267
N. cutaneus femoris lateralis 267
N. glutaeus superior 267
N. glutaeus inferior 267
N. ischiadicus 267
N. tibialis 267

Tarsaltunnel-Syndrom 268
N. peroneus communis 268
Tibialis-anterior-Syndrom 268

2.21 **Hirnnervenerkrankungen** 269

N. olfactorius-Läsion (I) 269
N. opticus-Läsion (II) 269
N. oculomotorius-Parese (III) 271
N. trochlearis-Parese (IV) 273
N. abducens-Parese (VI) 274
Endokrine Ophthalmopathie 274
N. trigeminus-Läsion (V) 274
Spasmus hemimastikatorius 275
N. facialis-Parese 275
Periphere Facialisparese 275
Idiopathische Facialisparese (Bell'sche
Lähmung) 276
Spasmus hemifacialis 277
Faziale Myokymie 278
N. vestibulocochlearis-Läsion (VIII) ... 278
N. glossopharyngeus-Läsion (IX) 279
N. vagus-Läsion (X) 279
N. accessorius-Parese (XI) 280
N. hypoglossus-Parese (XII) 280
Bulbärparalyse 281
Schädelbasis-Syndrome 281

2.22 **Myopathien und neuromuskuläre
Erkrankungen** 281

Allgemeines 281

2.22.1 Muskeldystrophien 284

Allgemeines 284
Myotone Dystrophie
(Curschmann-Steinert) 286
Proximale myotone Myopathie
(PROMM) 286
Muskeldystrophie Typ Duchenne 287
Muskeldystrophie Typ
Becker-Kiener 287
Fazio-scapulo-humerale Form
der Muskeldystrophie 288
Gliedergürtelformen 288
Sarkoglykanopathien 288

2.22.2 Kongenitale Myopathien
mit Strukturanomalien 289

Allgemeines 289
Central-core-Myopathie 289
Nemaline-Myopathie 289
Zentronukleäre (myotubuläre)
Myopathie 289

2.22.3 Metabolische Myopathien 290

Myoadenylat-Deaminase-Mangel 290
Glykogenose Typ II 290
Glykogenose Typ V 291

Carnitin-Mangel 291
Carnitin-Palmityl-Transferase-Mangel
(CPT) 291

2.22.4 Myotone Erkrankungen und
periodische Lähmungen 292

Allgemeines 292
Myotonia congenita (Typ Thomsen /
Typ Becker) 292
Paramyotonia congenita Eulenburg .. 292
Hyperkaliämische periodische
Lähmung (Gamstorp) 294
Hypokaliämische
periodische Lähmung 294

2.22.5 Myositiden 294

Allgemeines 294
Polymyositis (PM), Dermatomyositis
(DM) 295
Einschlußkörperchen-Myositis 296
Oculäre Myositis 296
Granulomatöse Myositis 297
Eosinophilie-Myalgie-Syndrom 297

2.22.6 Toxische Myopathien 297

Alkoholmyopathie 297
Medikamenten-induzierte
Myopathien 297
Steroid-Myopathie 297

2.22.7 Myasthene Erkrankungen 298

Myasthenia gravis 298
Myasthene Krise 300

2.22.8 Erkrankungen mit abnormer
Muskelaktivität 301

Muskelkrampf 301
Neuromyotonie (Isaacs-Syndrom) 301
Myalgie-Faszikulations-
Crampus-Syndrom 301

**2.23 Erkrankungen des autonomen
Nervensystems 302**

Allgemeines 302
Neurogene kardio-
vaskuläre Regulationsstörungen 302
Neurogene gastro-
intestinale Motilitätsstörungen 304
Neurogene Blasenstörungen 304
Neurogene Störungen
der männlichen Sexualfunktion 305
Störungen der Sudomotorik 306
Akkommodationsstörungen 307

2.24 Schmerzsyndrome 308

Allgemeines 308

2.24.1 Kopf- und Gesichtsschmerzen 309

Allgemeines 309
Spannungskopfschmerz 309
Migräne 310
Clusterkopfschmerz 312
Chronisch paroxysmale Hemicranie
(Indometacin-abhängiger Gesichts-
schmerz) 314
Medikamenteninduzierter Dauerkopf-
schmerz 315
Cervikogener Kopfschmerz 315
Kältebedingter Kopfschmerz 316
Benigner Hustenkopfschmerz 316
Benigner Kopfschmerz
durch körperliche Anstrengung 317
Kopfschmerz bei sexueller Aktivität .. 317
Trigeminus-Neuralgie 318
Glossopharyngeus-Neuralgie 319
Raeder-Syndrom 320
Tolosa-Hunt-Syndrom 320
Atypischer Gesichtsschmerz 320

2.24.2 Schmerzsyndrome mit Beteiligung
des sympathischen Nervensystems 321

Sympathische Reflexdystrophie 321
Sympathisch unterhaltenes
Schmerzsyndrom 323
Post-Sympathektomie-Schmerz 323

2.24.3 Neurogene Schmerzsyndrome 324

Allgemeines 324
Neuropathischer Schmerz 324
Deafferentierungsschmerz /
zentraler Schmerz 325
Post-Zoster-Neuralgie
(postherpetische Neuralgie) 326
Meralgia paraesthetica 327
Notalgia paraesthetica 328
Ilioinguinalis- / Iliohypogastricus-
Syndrom 328
Spermaticus-Neuralgie 328

2.24.4 Sonstige Schmerzsyndrome 328

Kokzygodynie 328

**2.25 Funktionsstörungen ungeklärter
Zuordnung 329**

Transiente globale
Amnesie (Amnestische Episode) 329
Chronisches Erschöpfungssyndrom ... 329
Fibromyalgie-Syndrom 330
Multiple Chemical Sensitivity (MCS) . 331

2.26 Neuro-orthopädische Erkrankungen ... 331

Cervikaler Bandscheibenvorfall/ Cervikobrachial-Syndrom ... 331
Lumbaler Bandscheibenvorfall/Lumboischialgie/lumbales Wurzelsyndrom ... 333
Lumbale Spinalkanalstenose/ Claudicatio spinalis ... 335
Postoperative Spondylodiszitis ... 335
Facettensyndrom ... 336
Iliosacralgelenks-Syndrom ... 336
Spondylolisthesis ... 337
Piriformis-Syndrom ... 337
Periarthropathia humeroscapularis (PHS) ... 338
Beschleunigungsverletzung / Schleudertrauma der HWS ... 338
Myofasziales Schmerzsyndrom ... 340

2.27 Neurologische Intensivmedizin ... 341

2.27.1 Allgemeines: Koma und Hirntod ... 341

Koma ... 341
Intracranielle Drucksteigerung (Hirndruck), Hirnödem ... 346
Hirntod ... 348

2.27.2 Spezielle Krankheitsbilder ... 350

Cerebrale Anoxie / Anoxische Encephalopathie ... 350

Status epilepticus ... 351
Syndrom der inadäquaten ADH-Sekretion (SIADH, Schwartz-Bartter-Syndrom) ... 352
Zentraler Diabetes insipidus ... 352
Zentrales Fieber ... 353
Rhabdomyolyse ... 353
Malignes Neuroleptika-Syndrom ... 354
Maligne Hyperthermie ... 354
Fettembolie ... 355

2.27.3 Häufige internistische Probleme ... 355

Aspiration ... 355
Pneumonie ... 356
Tiefe Venenthrombose ... 356
Lungenembolie ... 356
Hypertensive Krise ... 357
Herzrhythmusstörungen ... 357
Akutes Nierenversagen ... 358
Elektrolytentgleisungen ... 359
Gastrointestinale Blutung ... 360
Sepsis ... 360

2.27.4 Intensivmedizinisches Management ... 360

Überwachung ... 360
Beatmung ... 361
Ernährung ... 362

3 Diagnostische Methoden ... 363

3.1 EEG ... 363

Physiologische Grundlagen ... 363
Technik ... 363
EEG bei Gesunden ... 364
Pathologisches EEG ... 365

3.2 Elektromyographie / Elektroneurographie ... 369

3.2.1 Elektromyographie (EMG) ... 369

Konventionelles Nadel-EMG ... 370
Quantitative Einzelpotentialanalyse ... 371
Quantitative Interferenzmusteranalyse ... 371
Einzelfaser-EMG ... 372
Makro-EMG ... 372

3.2.2 Elektroneurographie ... 372

Prinzip ... 372
Motorische Neurographie ... 372
Sensible Neurographie ... 373

Repetitive Stimulation ... 374
H-Reflex-Untersuchung ... 374
Hirnstammreflexe ... 374

3.3 Evozierte Potentiale ... 375

Allgemeines ... 375
Somatosensorisch evozierte Potentiale (SEP) ... 376
Somatosensorisch evozierte Potentiale vom N. medianus (Medianus-SEP) ... 376
Somatosensorisch evozierte Potentiale vom N. tibialis (Tibialis-SEP) ... 378
Somatosensorisch evozierte Potentiale vom N. trigeminus (Trigeminus-SEP) ... 379
Somatosensorisch evozierte Potentiale vom N. pudendus (Pudendus-SEP) ... 379
Akustisch evozierte Hirnstammpotentiale (AEHP) ... 380
Visuell evozierte Potentiale (VEP) durch Schachbrett-Kontrastumkehr-Reize ... 381

Visuell evozierte Potentiale (VEP)
zu Blitz-Reizen (Flash-VEP, F-VEP) 383
P300 383
Transcranielle Magnetstimulation
(TCS, TMS) / Motorisch evozierte
Potentiale (MEP) 383
Elektrische und magnetische Fazialis-
neurographie 384

3.4 Grundlagen der Ultraschalldiagnostik der hirnversorgenden Arterien 385

Allgemeines 385

Untersuchungstechnik 386
Befunde bei Stenosen 387

3.5 Liquordiagnostik 387

Liquorpunktion 387
Normwerte 388
Pathologische Befunde: allgemein 388
Pathologische Befunde:
spezielle Erkrankungen 389

4 Therapieverfahren 391

4.1 Verfahren zur Schlaganfall-behandlung und -prophylaxe 391

Nimodipin 391
Antikoagulation (allgemein) 391
Heparinisierung: unfraktioniertes
Heparin (UFH) 392
Heparinisierung: niedermolekulares
Heparin (NMH) 392
Marcumarisierung 393
Thrombozytenaggregationshemmer
(TAH) (allgemein) 394
Acetylsalicylsäure (ASS) 395
Ticlopidin 395
Clopidogrel 395
Carotis-Thrombendarteriektomie
(TEA) 396
Perkutane transluminale Angioplastie
(TLA) der A. carotis 396

4.2 Antikonvulsiva 397

Allgemeines 397
Carbamazepin (CBZ) 398
Phenytoin (Diphenylhydantoin, DPH) . 399
Valproat (Valproinsäure, VPA) 399
Phenobarbital (PB) 399
Primidon (PRIM) 400
Clonazepam (CLN) 400
Clobazam (CLB) 400
Ethosuximid (ETX) 400
Vigabatrin (VGB) 400
Lamotrigin (LTG) 401
Gabapentin (GBP) 401

4.3 Medikamente zur Behandlung motorischer Störungen 401

4.3.1 Antiparkinson-Medikamente 401

L-Dopa-Präparate 401
Dopamin-Agonisten 402
NMDA-Antagonisten 403

Monoaminooxidase-B
(MAO-B)-Hemmer 403
Catechol-O-Methyltransferase
(COMT)-Hemmer 404
Anticholinergika 404

4.3.2 Medikamente zur Therapie von Hyperkinesen 405

Allgemeines 405
Tiaprid 405
Sulpirid 406
Botulinum-Toxin A 406

4.3.3 Antispastika und Myotonolytika 407

Allgemeines 407
Baclofen 407
Tizanidin 407
Dantrolen 408
Tolperison 408
Tetrazepam 408

4.4 Immunsuppressiva/-modulatoren .. 409

Glucocorticoide 409
Immunsuppressiva (allgemein) 409
Azathioprin 410
Cyclophosphamid 410
Methotrexat (MTX) 411
Mitoxantron 411
Interferon-β (IFN-β 1a/1b) 412
Glatirameracetat 413
Immunglobuline 413
Plasmapherese 414

4.5 Schmerztherapie 414

Allgemeines 414

4.6 Medikamentöse Schmerztherapie . 415

Überwiegend peripher wirksame
Analgetika 415

Andere nicht-Opioid-Analgetika 416
Opioid-Analgetika 416
Andere in der Schmerztherapie
eingesetzte Substanzen 419

4.6.1 Sympathicusblockade
und verwandte Verfahren 420

Stellatumblockade 420
Lumbale Grenzstrangblockade 420
Ganglionäre lokale Opioid-Analgesie
(GLOA) 420

4.6.2 Neurochirurgische Schmerz-
therapie 421

DREZ-Operation 421
Chordotomie 421

Sonstige ablative Verfahren 421
Rhizotomie 422
Peripher denervierende Verfahren 422
Stimulationsverfahren 423

4.6.3 Sonstige Verfahren
der Schmerztherapie 423

Transcutane elektrische
Nervenstimulation (TENS) 423

4.7 **Psychopharmaka** **424**

Neuroleptika 424
Antidepressiva 425
Lithium 425
Tranquilizer 426

5 **Tabellen und Skalen** **427**

5.1 **Klinische Bewertungsskalen** **427**

MRC- (Medical Research Council-)
Skala (Muskelkraft) 427
Tinetti Balance Score 427
Tinetti Gait Score 427
Glasgow Coma Scale 428
Glasgow Outcome Scale 429
Karnofsky-Skala (Karnofsky
perfomance scale, KPS) 429
National Institute of
Health (NIH) Stroke Scale 429
Barthel-Index 430
Rankin-Skala 430
Expanded Disability Status Scale
(EDSS) (Kurtzke-Skala) 430
Mini-Mental State 433
Amyotrophic Lateral Sclerosis
Severity Scale (ALSSS) 434

M. Parkinson: Stadien
nach Hoehn und Yahr 435
Webster Rating Scale 435
Myasthenie-Score 436
Von Korff-Fragebogen 437
Hamburger Schmerz-Adjektiv-Liste
(HSAL) 438

5.2 **Tabellen zur neurologischen
Begutachtung** **438**

Gehirn 438
Sehorgan 440
Kopf 441
Sprechstörungen 442
Rückenmark und Wirbelsäule 443
Arm 444
Bein 445

6 **Literatur** **446**

6.1 **Weiterführende Literatur
zu einzelnen Kapiteln** **446**

6.2 **Zitierte Literatur** **453**

7 **Index** **476**

1 Symptome und Syndrome

1.1 Bewußtseinsstörungen (ICD-10: R40.2)
C. H. Lücking

1.1.1 Allgemeines

Grundlagen
Wesentliche Grundprozesse des Bewußtseins bestehen in der Informationsaufnahme, Informationsverarbeitung und der Antwort bzw. Reaktion auf der Grundlage der Informationsverarbeitung. Wichtigster Ausdruck des Bewußtseins ist das Verhalten, das weitgehend standardisiert beobachtet und beurteilt werden kann. Darauf beruhen zahlreiche Beurteilungsskalen (z. B. Glasgow Coma Scale, GCS (→ S. 428)). Wichtigste Modalitäten des Bewußtseins sind: Bewußtseinsniveau, Bewußtseinsinhalt und Wachheit bzw. Vigilanz.

Definitionen
- **Störungen des Bewußtseinsniveaus:** Einschätzung anhand der Reaktion (gerichtet/ungerichtet; prompt, verzögert, fehlend) auf verbale Aufforderungen und Schmerzreize sowie anhand der Beobachtung des Spontanverhaltens
  - *Benommenheit:* wach, verlangsamte Reaktionen
  - *Somnolenz:* schläfrig, leicht erweckbar, verzögerte Reaktion auf verbale, prompte und gezielte Reaktion auf Schmerzreize
  - *Sopor:* erschwert erweckbar, deutlich verzögerte oder fehlende Reaktion auf verbale Reize; verzögerte, noch gerichtete Abwehr von Schmerzreizen
  - *Koma – leicht, flach (GCS > 7):* nicht erweckbar, fehlende Antwort auf verbale, ungerichtete, globale Massenbewegungen auf Schmerzreize
  - *Koma – mittelschwer (GCS = 7 – 6):* nur auf stärkste Reize ungerichtete Abwehrbewegungen
  - *Koma – tief (GCS < 6):* fehlende Reaktion auf Schmerzreize, allenfalls Auslösung von Beuge-Streck- oder generalisierten Streckkrämpfen (mit Beschleunigung der Puls- und Atemfrequenz)
- **Störungen des Bewußtseinsinhalts:**
  - *Verwirrtheit* mit Desorientiertheit, Inkohärenz im Denken und Handeln, Wahrnehmungsstörung, verändertem Schlaf-Wach-Rhythmus
  - *Delir* mit stärkerer Verwirrtheit, Halluzinationen (meist visuell), Agitiertheit, vegetativen Symptomen
- **Störungen der Wachheit:** Narkolepsie, Hypersomnie
- **dissoziierte Störung von Bewußtsein und Wachheit:** Coma vigile als Hauptsymptom des apallischen Syndroms (vegetativer Status) (→ S. 3)

Pathophysiologie
Koma als alleiniges Symptom durch Ausfall des cerebralen Cortex oder des Aktivierungssystems in der Formatio reticularis des oberen Hirnstamms oder der reticulo-cortikalen Verbindungen

Ursachen
- **isolierte Störungen des cerebralen Cortex:** Hypoxie (Herz- und Atemstillstand, Narkosezwischenfall), Barbituratintoxikation
- **isolierte Hirnstammschädigung:** Hirnstamminsult (Basilarisinsuffizienz), primär traumatische Hirnstammläsion, zentrale pontine Myelinolyse, Wernicke-Encephalopathie (→ S. 221)
- **kombinierte Störungen mit Einbeziehung der reticulo-cortikalen Verbindungen:** akute metabolische Encephalopathien (diabetisches, hepatisches, urämisches Koma), bilaterale Infarkte und Blutungen, Intoxikationen, Encephalitiden, Sinus-Venenthrombose, akuter Hirndruck, diffuses schweres Schädelhirntrauma u. a.

Klinisches Bild
→ S. 321; wichtigste Kriterien zur Beurteilung des komatösen Patienten: Bewußtsein, Körpermotorik, Pupillo- und Oculomotorik, Atmung

1.1.2 Zwischenhirnsyndrom (ICD-10: G93.5, G93.8)

Pathophysiologie
Ausfall der aufsteigenden reticulo-cortikalen Verbindungen (→ Koma), Unterbrechung der cortiko-bulbären (und cortiko-spinalen) Bahnen („Decortikation"), Ausfall der sympathischen Pupilleninnervation

Ursächliche Erkrankungen
vaskuläre Insulte, isolierte raumfordernde Prozesse, beginnende tentorielle Herniation bei supratentorieller Raumforderung (Blutungen, diffuses Hirnödem, u. a.)

Klinisches Bild
Sopor bis leichtes Koma; Streckhaltung der Beine (mit oder ohne Beugehaltung der Arme), verstärkt auf Schmerzreize; enge Pupillen, Divergenzstellung der Augenbulbi, verminderter oculo-cephaler Reflex; beschleunigte Atmung; Übergangs- und Zwischenstadien → S. 3

1.1.3 Mittelhirnsyndrom (ICD-10: G93.5, G93.8)

Pathophysiologie
Ausfall der Formatio reticularis mesencephali, der cortiko-bulbären und der rubro-spinalen Bahnen (Innervation der Beuger-Muskulatur) bei Erhalt der pontinen vestibulo-spinalen Bahnen (Innervation der Strecker-Muskulatur), Ausfall der sympathischen und parasympathischen Pupilleninnervation

Ursächliche Erkrankungen
Infarkt oder Blutung im oberen Hirnstamms (Mittelhirn), tentorielle Herniation (→ S. 346) = Herniation medio-basaler Temporallappenanteile (Uncus) in den Tentoriumspalt = Mittelhirneinklemmung bei supratentorieller Raumforderung mit Massenverlagerung des Gehirns

Klinisches Bild
tiefes Koma, generalisierte Streckkrämpfe der Extremitäten und des Rumpfes, mittelweite, wenig reaktive Pupillen, fehlender oculo-cephaler Reflex; frequente, oberflächliche, regelmäßige Atmung („Maschinenatmung"); Übergangs- und Zwischenstadien → S. 3

Verlauf
Rückbildung, Übergang ins apallische Syndrom (→ S. 3), Fortschreiten zum Bulbärhirnsyndrom (s. u.)

1.1.4 Bulbärhirnsyndrom (ICD-10: G93.5, G93.8)

Pathophysiologie
Ausfall der gesamten Hirnstammfunktionen, incl. der ponto-bulbo-spinalen Bahnen

Ursächliche Erkrankungen
ausgedehnter Hirnstamminsult bei Vertebralis-Basilaris-Verschluß (→ S. 49), foraminelle Herniation = Prolaps der Kleinhirntonsillen in das Foramen magnum durch Raumforderung in der hinteren Schädelgrube oder im Rahmen der fortschreitenden Hirnstammeinklemmung bei supratentorieller Massenverlagerung

Klinisches Bild
tiefes Koma, schlaffer Muskeltonus aller Extremitäten und des Rumpfes; weite, lichtstarre Pupillen, Divergenzstellung der Augenbulbi; ataktische Atmung, Schnappatmung bis zum zentralen Atemstillstand; Übergangs- und Zwischenstadien → S. 3

Verlauf
nach wenigen Stunden irreversibler Funktionsverlust von Großhirn und Hirnstamm (→ Hirntod S. 348)

Stadien des Mittelhirn- und Bulbärhirnsyndroms [483]

	MHS Stad. 1 frühes diencephales Syndrom	MHS Stad. 2 spätes diencephales Syndrom	MHS Stad. 3 frühes mes-encephales Syndrom	MHS Stad. 4 spätes mes-encephales Syndrom	BHS Stad. 1 frühes Bulbär-hirnsyndrom	BHS Stad. 2 spätes Bulbär-hirnsyndrom
Bewußtseinslage	leicht somnolent	tief somnolent/soporös	komatös	tief komatös		
Reaktion auf sensorische Reize	verzögert	vermindert	nicht auslösbar			
Reaktion auf Schmerzreize	gezielte Abwehr	ungezielte Abwehr	Beuge-Streck-Synergismen	Streck-synergismen	Rest Streck-synergismen	nicht auslösbar
Muskeltonus	normal	erhöht (Beine)	erhöht (Arme und Beine)	stark erhöht	normal bis schlaff	schlaff
Pupillen	mittelweit, reagierend	verengt, verzögert reagierend	eng, träge reagierend	mittelweit bis weit, wenig reagierend	erweitert, kaum oder nicht reagierend	maximal weit, starr
spontane Bulbus-bewegungen	pendelnd	diskonjugiert	keine			
Puppenkopf-Phänomen	nicht auslösbar	auslösbar	gut auslösbar	schwach oder fehlend	nicht auslösbar	
vestibulo-oculärer Reflex	normal	normal	tonisch	dissoziiert	nicht auslösbar	
Atmung	normal	evtl. Cheyne-Stokes'sche Atmung	Maschinenatmung		ataktische Atmung → Schnapp-atmung	
Temperatur und Pulsfrequenz	normal	normal bis leicht erhöht	erhöht	stark erhöht	abnehmend	
Blutdruck	normal		leicht erhöht	deutlich erhöht	vermindert	stark vermindert

1.1.5 Apallisches Syndrom [484] (vegetativer Status, vegetative state) (ICD-10: R40.2)

Patho-physiologie
subakuter oder chronischer Ausfall der Funktionen des cerebralen Cortex (= Pallium) und erhaltenes Aktivierungssystem der Formatio reticularis führen zu einer Dissoziation von Bewußtsein und Wachheit, dem Coma vigile

Ursächliche Erkrankungen
isolierte Schädigung des cerebralen Cortex durch Anoxie (Herzstillstand) oder diffuse Großhirnschädigung, Schädelhirntrauma (→ S. 234), Encephalitis, Intoxikation u. a.

Klinisches Bild
- **Coma vigile:** Wechsel von Zuständen mit offenen Augen und starrem Blick ohne jegliche Zuwendung und Zuständen mit geschlossenen Augen und regelmäßiger Atmung (schlafähnlich); keine Reaktion auf verbale Reize; auf Schmerzreize nur vegetative Reaktionen mit Beschleunigung der Pulsfrequenz und der Atmung
- **Motorik:** Beugestellung der Extremitäten; erhöhter Muskeltonus; motorische Automatismen mit Kaubewegungen und vertieftem Gähnen; im weiteren Verlauf motorische Primitivschablonen wie Schnauz- und Saugreaktion auf periorale Reize
- **vegetative Enthemmung** mit Tachykardie, Hyperpnoe und vermehrtem Schwitzen; deutlich gesteigerter Stoffwechsel

Zusatz-diagnostik
- **EEG:** nach Anoxie meist flache, areaktive Kurve, nach diffuser Großhirnschädigung häufig mittelschwere bis schwere Allgemeinveränderung ohne Reaktion auf äußere Reize

4 Symptome und Syndrome

Verlauf
- **evozierte Potentiale:** keine cortikalen Antworten
- **prognostische Faktoren:** Ursache, Dauer des vorausgehenden Komas und Alter des Patienten
    - *günstigste Prognose* nach Schädelhirntrauma bei jüngeren Personen mit weitgehender Erholungsfähigkeit
    - *schlechte Prognose* bei unverändertem Coma vigile über 3–4 Monate ohne jegliche Zeichen einer Remission
- **Remissionszeichen:** Schmerzreaktionen mit Grimassieren und ungerichteter Abwehr (subcorticale Funktionen), Fixieren und Folgen mit den Augen, deutliche Primitivschablonen mit Mundöffnen auf periorale oder optische Reize, Greifbewegungen mit den Händen, Vollbild des Klüver-Bucy-Syndroms (→ S. 15), Entwicklung eines Korsakow-Syndroms (→ S. 227)
    - die Remission kann auf allen Stufen stehenbleiben und deshalb auch häufig zu schweren Defektzuständen führen

Differentialdiagnose
nicht-komatöse Zustände: akinetischer Mutismus, Locked-in-Syndrom (s. u.)

Selbsthilfegruppe
- Selbsthilfeverband „Schädel-Hirn-Patienten in Not e. V.", Bayreuther Straße 33, 92224 Amberg, Tel.: 09621/64800, Fax: 09621/63663, Internet: http://www.medizin-forum.de/schaedel-hirn/

1.1.6 Akinetischer Mutismus (ICD-10: R41.8)

Pathophysiologie
Ausfall oder Funktionseinbußen des Frontalhirns und/oder des limbischen Systems und des Gyrus cinguli bewirkt eine extreme Antriebsstörung ohne gleichzeitige Störung des Bewußtseins oder der zentralen und peripher-motorischen Funktionen

Ursächliche Erkrankungen
bilaterale Insulte der A. cerebri anterior, traumatische Frontalhirnläsionen, Tumoren im Bereich des 3. Ventrikels, dekompensierter Hydrocephalus (→ S. 205)

Klinisches Bild
- Fehlen von spontanen sprachlichen, motorischen und emotionalen Äußerungen; bei forcierter Aufforderung eventuell schwache Reaktionen
- erhalten sind Augenbewegungen, Schlucken und Fremdreflexe; häufig Inkontinenz
- Patienten wirken wach, häufig auch hypersomnisch; keine Störung der Wahrnehmung, daher nach Abklingen keine Amnesie

Zusatzdiagnostik
- **EEG:** in Abhängigkeit von der zugrundeliegenden Schädigung meist frontal-betont allgemeinverändertes EEG; erhaltene Reaktivität auf optische und akustische Reize
- **MRT:** Nachweis von Frontalhirn- oder Zwischenhirnläsion oder Hydrocephalus

Differentialdiagnose
apallisches Syndrom, Locked-in-Syndrom, Abulie, Parasomnie

Verlauf
vollständige Rückbildung auch nach Monaten möglich, abhängig von der zugrundeliegenden Schädigung

1.1.7 Locked-in-Syndrom (ICD-10: R40.2)

Pathophysiologie
- Ausfall der cortiko-bulbären und cortiko-spinalen Bahnen sowie Teile der pontinen Formatio reticularis und der Hirnnervenkerne durch eine bilaterale Schädigung des ventralen Teils der Brücke → Lähmung der Extremitäten und der motorischen Hirnnerven bei Erhalt der vertikalen Augenbewegungen, des Lidschlags und der Atemfunktion
- durch Aussparung des dorsalen Anteils der Brücke bei intaktem Mittelhirn sind Bewußtsein und Wachheit voll erhalten

Ursächliche Erkrankungen
Ischämie durch Thrombose der A. basilaris (→ S. 49), pontine Blutung, Hirnstammencephalitis, Tumor, pontine Myelinolyse (→ S. 219)

Klinisches Bild
- **Tetraparese, Ausfall aller Hirnnervenfunktionen** (mit Ausnahme der vertikalen Augenbewegungen und Lidbewegungen) und aller Hirnstammreflexe (OCR, VOR, Cornealreflex); Unfähigkeit zu schlucken oder sprechen
- **Wachheit und Bewußtsein** erhalten; Kommunikation ausschließlich über vertikale Augenbewegungen und Lidschlag
- erhaltene Sensibilität (auch für Schmerz); Atmung häufig eingeschränkt, aber nicht aufgehoben

Zusatz-diagnostik	■ **EEG:** meist Alpha-Aktivität oder leichte Allgemeinveränderung bei erhaltener Reaktion auf optische und akustische Reize ■ **Dopplersonographie:** Beurteilung der Aa. vertebrales und der A. basilaris ■ **MRT:** Ausmaß der pontinen Läsion ■ **Liquor:** Nachweis einer Hirnstammencephalitis ■ **evozierte Potentiale:** visuell-evozierte Potentiale normal
Differential-diagnose	■ **apallisches Syndrom:** kein Verfolgen vertikaler Blickziele, fehlende Reaktivität im EEG ■ **akinetischer Mutismus:** Abwehr von (eventuell starken) Schmerzreizen erhalten
Verlauf	Prognose abhängig von Ausmaß und Ursache der pontinen Läsion; Hirnstamminsulte oder -blutungen erholen sich meist nicht, die meisten der Patienten sterben in der Akutphase; bei Überleben besteht meist volle Pflegebedürftigkeit; die Kommunikation bleibt auf einen Code mit Hilfe der Augenbewegungen beschränkt

1.2 Neuropsychologische Syndrome
K. Schmidtke

1.2.1 Orientierungsstörung (Desorientiertheit) (ICD-10: R41.0)

Definition	Unkenntnis grundlegender Lebensdaten und Fakten (Person, Ort, Zeit und Umstände)
Ursachen	diffuse kognitive Funktionsstörung, z. B. bei Demenz, Verwirrtheitszustand, Bewußtseinstrübung, Traumen, ausgeprägter Amnesie, auch psychogen
Untersuchung (Testfragen)	■ **zur Person:** Frage nach Name und Geburtsdatum (auch des Ehepartners), Telefon-Nummer, Postleitzahl ■ **zur Zeit:** Datum und Wochentag (auch Uhrzeit und Aufenthaltsdauer) ■ **zum Ort:** Klinik, Stadt und Stadtteil (auch Richtung und Entfernung des Wohnorts) ■ **zur Situation:** Grund, Umstände und Dauer des Hierseins

1.2.2 Zentral-exekutive Dysfunktion (Aufmerksamkeitsstörung, Konzentrationsstörung, psychomotorische Verlangsamung) (ICD-10: R46.4)

Definition	■ Aufmerksamkeit, Konzentration, zentrale Kontrolle, Arbeitsgedächtnis und psychomotorische Geschwindigkeit sind eng zusammengehörende Begriffe, die Funktionen eines postulierten „geistigen Zentralprozessors" beschreiben (zentral-exekutive Funktion nach Baddeley) ■ **Teilfunktionen** begrenzt differenzierbar: verbales und visuelles Arbeitsgedächtnis (= Kurzzeitgedächtnis); Fokussierung, Verschiebung, kurzfristige Steigerung und Lösung von Aufmerksamkeit, Vigilanz (Daueraufmerksamkeit)
Ursächliche Erkrankungen	Defizite treten bei fast allen organischen und funktionellen Störungen des Gehirns auf, besonders bei subcortikalen und frontalen Läsionen, und sind nicht selten das einzig greifbare Symptom einer Schädigung, z. B.: ■ **traumatisch:** post-contusionelles, post-traumatisches Psychosyndrom ■ **toxisch:** z. B. Drogen, Holzschutzmittel, Schwermetalle, Alkohol ■ **entzündlich:** Z. n. Meningitiden, Encephalitiden ■ **vaskulär:** hypertensive Encephalopathie ■ Marklager- und Basalganglien-Schädigungen ■ Frontalhirndemenz und Läsionen des anterioren Gyrus cinguli ■ Depression, Psychosen und funktionelle Syndrome
Symptome	Konzentrations- und Aufmerksamkeitsstörung, Verlangsamung, Ablenkbarkeit, Erschöpfbarkeit, zahlreiche sekundäre kognitive Defizite (!), z. B. aktiver Gedächtnisabruf
Untersuchung	■ **„Bedside"-Testverfahren:** Monate rückwärts aufsagen, serielle Subtraktion ■ **formale Testverfahren:** Zahlenmerkspanne, „block tapping" nach Corsi (räumliche Merkspanne), Zahlsymboltest und Kopfrechnen (nach Hamburg-Wechsler, revidiert), Zahlenverbindungstest (ZVT), d2-Aufmerksamkeits-Belastungs-Test, PC-gestützte Verfahren (z. B. TAP)

1.2.3 Frontale Dysfunktion (ICD-10: F07.0)

Definition	variabler und heterogener Symptomenkomplex bei Läsionen und Diskonnektion des frontalen Assoziationscortex; betroffen sind das problembezogene Denken sowie die Planung, Durchführung und Kontrolle von Handlungen (auch: exekutive Leistungen; nicht zu verwechseln mit „zentral-exekutiver Funktion", s. o.)

Ursächliche Läsion(en)
- Defizite treten v. a. bei bilateralen Läsionen auf; Seitenlokalisation klinisch nur begrenzt möglich, v. a. anhand der selektiven Minderung der Wortflüssigkeit bei linkshirnigen bzw. der Minderung der Produktion von Mustern und Figuren bei rechtshirnigen Läsionen
  - **frontobasaler Cortex:** („orbital") z. B. durch Traumen, Olfaktoriusmeningeom
  - **frontomedialer Cortex:** z. B. durch Falxmeningeom, Insulte der A. cerebri anterior
  - **dorsofrontaler Cortex:** z. B. durch Insulte, Tumoren, Traumen
  - **alle Abschnitte:** bei Demenz vom Frontalhirntyp, Lues, Thalamus- und Basalganglienläsionen

Symptome
abhängig von Lokalisation, Ausmaß und Seite; bei oberflächlicher Betrachtung sind formale Intelligenz und kognitive Werkzeugleistungen wenig gestört, Defizite werden auf einer höheren Ebene deutlich:
- **Kritikschwäche:** verminderte Fähigkeit zu urteilen, zu überblicken, abzuwägen, zu planen, zu abstrahieren, zu überprüfen und sich selbst zu kritisieren (daher u. a. Anosognosie, Konfabulationsneigung)
- **verminderte Vorstellungskraft**, Produktivität, Kreativität und gedankliche Flüssigkeit
- **Bewußtseineinengung** auf Gedanken, Objekte, Handlungen und Stimuli, die im Vordergrund stehen (u. a. als gestörte Interferenzunterdrückung im Stroop-Test und „utilisation behaviour" (zwanghaftes Manipulieren an Objekten im Gesichtsfeld))
- **verminderte geistige Flexibilität** und Umschaltfähigkeit bis hin zu Rigidität, Repetition und Perseveration (sog. stuck-in-set, „Kleben", Verhaften in eingefahrenen Denkmustern)
- **Störung von Konzentration**, Durchhaltevermögen und der Fähigkeit, angestrengt und zielstrebig zu denken (z. B. beim aktiven Abruf von Gedächtnisinhalten), Verlangsamung geistiger Abläufe
- **Antriebsminderung** (Indifferenz, Interessenverlust, Aspontaneität, Inaktivität und Startschwierigkeit, bei oft erhaltenem Fremdantrieb), ggf. Apathie und Sprachverarmung bis zum Mutismus und zur Akinese (auch: „Abulie")
- **Störung des Sozialverhaltens** mit Störung der Selbstkontrolle, Distanzminderung, Impulsivität, Taktlosigkeit, Stimmungslabilität mit flacher Euphorie und/oder Reizbarkeit, emotionaler Indifferenz, Vernachlässigung von Pflichten und Hygiene

Dominante Symptome bei fokalen Läsionen
- **frontobasal:** Enthemmungsphänomene, Persönlichkeitsveränderung
- **dorsofrontal:** kognitive Defizite, Unflüssigkeit
- **frontomedial:** Antriebsstörung, Sprachverarmung

Untersuchung [450]
- **Verhaltensbeobachtung:** Antrieb, Affekt, Sozialverhalten, Tempo, Kooperation, Einsicht, Sprachproduktion, evtl. Perseverations- und Repetitionsneigung, Konfabulationsneigung, utilisation behaviour (s. o.)
- **„Bedside"-Testverfahren:**
  - *Motorik:* Enthemmung des Greifreflexes; Luria-Hand-Sequenzen (schnell mit Faust → Handkante → Handfläche auf den Tisch klopfen, Patienten mit frontalen Läsionen neigen stark dazu, immer nur eine der drei Bewegungen zu wiederholen)
  - *Flüssigkeit:* Wortflüssigkeit (Worte mit S in drei Minuten, ohne Namen, Norm ca. 35 ± 6), Tiere mit 4 Beinen in 1 Minute (Norm ≥ 15), Bildbeschreibung
- **formale Testverfahren:**
  - *Musterflüssigkeit:* z. B. unterschiedliche Figuren aus vier Strichen, 5-Punkt-Test nach M. Regard
  - *Interferenzunterdrückung:* Farbe-Wort-Interferenztest nach Stroop
  - *Abstraktionsvermögen/Konkretismus:* Untertests Bilderergänzen, Bilderordnen, Gemeinsamkeiten-Finden, Allgemeines Verständnis aus dem HAWIE-R; Interpretation von Sprichwörtern oder Bildgeschichten, Untertest Kategorien-Finden des Kramer-Intelligenztests, Wisconsin Card Sorting Test
  - *Problemlösung:* z. B. Turm von Hanoi

1.2.4 Gedächtnisstörung (Amnesie) [371,505]   (ICD-10: F04, R41.1-R41.3)

Definitionen
- **Neugedächtnis:** die Fähigkeit, neue Inhalte aufzunehmen (auch: Langzeitgedächtnis)
- **Altgedächtnis:** die Summe aller jemals aufgenommenen Informationen
- **anterograde Gedächtnisstörung bzw. Amnesie:** Störung des Neugedächtnisses
- **retrograde Gedächtnisstörung bzw. Amnesie:** Störung des Altgedächtnisses bzw. dessen Abrufes
- **praetraumatische Amnesie:** Gedächtnislücke für Ereignisse vor einem Unfall (oft auch als retrograde Amnesie bezeichnet)

Neuropsychologische Syndrome

- **posttraumatische Amnesie:** Gedächtnislücke für Ereignisse nach einem Unfall (oft auch als anterograde Amnesie bezeichnet)
- **„Frischgedächtnis" und „mittelfristiges Gedächtnis":** sind keine abgrenzbaren Funktionen und als Begriffe obsolet
- **Kurzzeitgedächtnis (auch: Arbeitsgedächtnis):** Fähigkeit, aktuelle Inhalte für kurze Zeit (bis 30 Sekunden) im Bewußtsein verfügbar zu halten (= Merkspanne, Arbeitsgedächtnis), *kein* Zusammenhang zum Neugedächtnis, bei Amnesien *nicht* gestört; das KZG ist in sich keine einheitliche Funktion, sondern stellt ein Ensemble unterschiedlicher modalitätsspezifischer Kurzzeitspeicher dar, insbesondere „phonologische Schleife" und „visuelle Schleife"; enger Zusammenhang zum Funktionskomplex „Aufmerksamkeit/mentale Kontrolle" (siehe dort)

Ursächliche Läsion(en)
- **isolierte Gedächtnisstörung (Amnesie)** v. a. bei Läsion der Hippocampi mit Afferenzen/Efferenzen, sowie Schaltstrukturen des Papez-Kreises (Corpora mamillaria, Tractus mamillothalamicus (Vicq-d'Azyr), anteriorer Thalamus), ferner bei frontobasalen / septalen Läsionen (hippocampale cholinerge Deafferentierung nach Ausfall des Diagonalen Bandes von Broca)
  - *bilaterale Läsionen:* schwere Störung (= amnestisches Syndrom)
  - *unilaterale Läsionen:* mildere, materialspezifische Neugedächtnisstörung (verbale oder bildliche Inhalte), initial jedoch oft bimodal und stark ausgeprägt, v. a. bei linksseitiger Läsion
- **sekundäre Gedächtnisstörung** bei diffusen/multifokalen Läsionen, z. B. Trauma, subcortikale Demenz, Frontalhirn-Läsionen
- **„frontale" Gedächtnisstörung**, v. a. des aktiven Abrufs und der zeitlichen Einordnung, bei frontalen Läsionen, aufgrund von Defiziten der:
  - *Informationsverarbeitung* (Kodierung, Einprägung, Wiederholen, Lernstrategie, Registrierung von Kontextinformation)
  - *Abruf-Strategie, Verifikation, Umgang mit Gedächtnislücken*

Ursächliche Erkrankungen
Herpes-Encephalitis (→ S. 81), limbische Encephalitis (→ S. 120), bilateraler Insult im Versorgungsgebiet der A. cerebri posterior, hypoxischer Hirnschaden (selektive Vulnerabilität der Hippocampi), diencephale Tumoren, basale Meningitis, amnestische Episode (→ S. 332), Wernicke-Korsakow-Syndrom (→ S. 227), Aneurysma der A. communicans anterior, Morbus Alzheimer (→ S. 152), Läsionen von basalem Vorderhirn / Septum, Läsionen des Fornix

Symptome
- **betroffen:** immer Neu- und Altgedächtnis gemeinsam; letzteres oft weniger auffällig und relativ stärker für jüngere und „episodische" Inhalte (Einzelereignisse) im Vergleich zu alten und „semantischen" Inhalten (Hintergrundwissen) [727]
- **verschont:** Sprache, Motorik, Fähigkeiten und Fertigkeiten, überlerntes Faktenwissen, Kindheitserinnerungen

Untersuchung
- **„Bedside"-Testverfahren:**
  - *Neugedächtnis:* Fragen zur Orientierung, zu Mahlzeiten und Tagesablauf, Namen von Therapeuten und Zimmernachbarn; drei Begriffspaare merken lassen (z. B. ein Werkzeug: Bohrer, eine Farbe: weiß, ein Tier: Zebra), Minuten später abfragen: „Das Werkzeug?" etc.
  - *Altgedächtnis:* Fragen zur jüngeren Autobiographie, zu Nachrichtenereignissen des letzten Jahres, zu bekannten Persönlichkeiten
- **formale Testverfahren:**
  - *Neugedächtnis:* idealerweise Testung für verbales und figurales Material, aktiven und passiven Abruf (= freies Reproduzieren vs. Wiedererkennen); entscheidend ist Leistung bei *verzögerter* Abfrage
    ▸ Wortlisten-Lernen, z. B. nach Rey: 15 Worte in 5 Durchgängen auswendig lernen, Norm 50–63 für die Summe, anschließend ggf. passives Wiedererkennen in einer Auswahl aus 45 Wörtern
    ▸ Reproduktion einer Zeichnung, z. B. Rey-Figur nach 20–40 Minuten, unangekündigt
    ▸ verzögertes Wiedererkennen von 10 Abbildungen in einer Auswahl aus 20 (z. B. aus AAT)
    ▸ strukturierte Verfahren, z. B. Wechsler Memory Scale (revidierte Version)
  - *Altgedächtnis:* Fragebogen zu Autobiographie, zu Nachrichtenereignissen des letzten Jahres, zu bekannten Persönlichkeiten und zu semantischem Wissen

Differentialdiagnose
- **funktionelle Gedächtnisstörungen bei psychischen Störungen** [723]: hier „sofortiges" Vergessen von Vorhaben und Mitteilungen, Nicht-Aufnehmen von Lektüre, Telefonaten und Gesprächen, Geistesabwesenheit, Fehlleistungen, Blockierungs- und Fadenrißerlebnisse, Wortfindungsstörungen, Leeregefühl und andere psychosomatische Symptome
- **psychogene Amnesie:** isolierte oder ganz vorwiegende Störung des Altgedächtnisses, v. a. für die jüngere Autobiographie; im strikten Gegensatz zur organischen Amnesie

(auch zur transienten globalen Amnesie) ist die Orientierung zur Person i. d. R. gestört und das Neu-Lernen von Inhalten intakt; Ursache: emotionale Traumen
- **simulierte Gedächtnisstörung mit psychiatrischem oder forensischem Hintergrund**

1.2.5 Aphasie (ICD-10: R47.0)

Definition
- Störung der verbalen Kommunikation (im Gegensatz zu nonverbal, gestisch, mimisch, Körpersprache)

Teilfunktionen der Sprache
die häufig gemeinsam, je nach Aphasietyp aber auch unterschiedlich beeinträchtigt sein können:
- **Sprachproduktion:** Spontansprache, Nachsprechen, Vorlesen, Benennen, Schreiben (frei und nach Diktat), Sprachmelodie, Artikulation
- **Sprachrezeption:** Wortverständnis (gesprochen und gelesen), Verständnis zusammenhängender sprachlicher Äußerungen, Verständnis grammatisch und durch Sprachmelodie kodierter Bedeutungen

Begriffs-definitionen
- **Agrammatismus:** Telegrammstil ohne Flexionen und Funktionswörter
- **Anarthrie:** schwerste Form der Sprechapraxie, Unfähigkeit zu sprechen
- **Anomie/Dysnomie:** Wortfindungsstörung, Benennstörung
- **Aphemie:** Sprechapraxie durch cortikale Läsion
- **Dysarthrie:** Artikulationsstörung bei intakter Sprache
- **Dysphonie:** Phonationsstörung (Lautbildungsstörung)
- **Dysprosodie:** Störung der Sprachmelodie
- **Echolalie:** Wiederholung von Sätzen oder Satzteilen des Gesprächspartners
- **Jargonaphasie:** kaum verständliche, von Fehlern unterschiedlichen Typs durchsetzte Rede bei schwerer Wernicke-Aphasie
- **Logorrhoe:** übermäßige Gesprächigkeit, Redseligkeit
- **Logoklonie:** vielmalige Wiederholung von Wörtern oder Silben
- **Mutismus:** Versiegen sprachlicher Äußerungen trotz Wachheit
- **Neologismen:** neu geschöpfte Pseudowörter
- **Paragrammatismus:** Bildung grammatikalisch fehlerhafter Sätze
- **phonematische >Paraphasie:** noch erkennbares, lautlich fehlerhaftes Wort
- **semantische >Paraphasie:** Benutzung eines falschen, aber existenten und meist inhaltlich verwandten Wortes
- **Prosodie:** Sprachmelodie, Betonung (u. a. linguistisch, emotional)
- **Schizophasie:** desintegrierte, kaum verständliche Sprache, Vorkommen bei schizophrenen Psychosen
- **speech arrest:** plötzliche Unfähigkeit zu sprechen, als epileptisches Phänomen im Rahmen einer Temperallappenepilepsie oder im Rahmen frontaler komplex-partieller Anfälle z. B. bei Tumoren der motorischen Supplementärregion (SMA), auch bei transitorisch-ischämischen Attacken
- **Sprachautomatismus:** immer wieder eingesetzte Phrasen, Wörter oder Fragmente ohne Bezug zur Situation
- **Sprechapraxie:** Störung der Artikulation und Melodie bei cerebraler Läsion, bei weitgehend intakter Sprache
- **Stereotypien:** immer wiederkehrende Äußerungen, die jedoch inhaltlich Bezug zur Situation haben
- **Umgehungsstrategie:** Ausweichen auf verwandte, einfachere Begriffe bei Wortfindungsstörung
- **Wortfindungsstörung:** häufigstes aphasisches Symptom, Umgehung durch Ersatz-, Umschreibungsstrategien, Gestikulieren
- **Vorbeireden:** formale Denkstörung bei Psychosen

Standardformen
- **amnestische Aphasie:** vornehmlich Wortfindungsstörung mit semantischen Paraphasien, wenigen phonematischen Paraphasien; Sprache flüssig, keine wesentlich erhöhte Sprachanstrengung, Sprachverständnis gut; gute Prognose, oft als Minimal- oder Restform einer Aphasie
- **Broca-Aphasie („motorische" Aphasie):** unflüssige, angestrengte, dysprosodische und schlecht artikulierte Sprache, mit phonematischen Paraphasien und Paragraphien, Agrammatismus, geringem Wortschatz; Sprachverständnis gut
  - *Differentialdiagnose:* Sprechapraxie; cortikales Syndrom bei Läsionen nahe dem Broca-Areal, mit oro-bucco-facialer Apraxie, initial oft mit Broca-Aphasie vergesellschaftet (Sprache i. e. S. erhalten, Test: schreiben lassen)
- **Wernicke-Aphasie („sensorische" Aphasie):** flüssige, nicht angestrengte, prosodisch intakte, gut artikulierte Sprache, jedoch Paragrammatismus, zahlreiche Paraphasien (gemischt) und Neologismen bis zur Unverständlichkeit („Jargon"); Sprachverständnis stark gestört; Lesen und Schreiben äquivalent gestört
- **globale Aphasie:** Spachverständnis und -produktion gestört, verbale Kommunikation kaum möglich; Sprachautomatismen und Stereotypien, Prognose ungünstig, z. T. Einmündung in Broca-Aphasie

■ **Übersicht:**

	amnestische Aphasie	Wernicke-Aphasie	Broca-Aphasie
Sprachproduktion	meist flüssig	flüssig	*nicht-flüssig*
Artikulation	meist ungestört	meist ungestört	oft dysarthrisch
Prosodie	meist erhalten	meist erhalten	nivelliert
Satzbau	kaum gestört	Paragrammatismus	*Agrammatismus*
Wortwahl	*Ersatzstrategien bei Wortfindungsstörungen,* kaum Paraphasien	viele *semantische Paraphasien,* Neologismen, Extremform semantischer Jargon	eng begrenztes Vokabular, kaum semantische Paraphasien
Lautstruktur	wenige phonematische Paraphasien	viele phonematische Paraphasien, Neologismen, phonematischer Jargon	viele phonematische Paraphasien
Verständnis	leicht gestört	*stark gestört*	leicht gestört
Nachsprechen	intakt	gestört	gestört

Sonderformen

- **Leitungsaphasie:** besonders schwer gestörtes Nachsprechen (auch Vorlesen und Schreiben nach Diktat gestört), phonematische Paraphasien, sonst weitgehend unauffällig
- **transcortikale Aphasien:** starke Störung von Spontansprache und/oder Sprachverständnis; Wortfindungsstörung, sehr gut erhaltenes Nachsprechen
- **reine Worttaubheit:** Diskonnektion von Hörrinde beidseits und Wernicke-Areal („rein sensorische Aphasie")
- **Übersicht:**

	Leitungsaphasie	Transcortikal-sensorische Aphasie	Transcortikal-motorische Aphasie
Sprachproduktion	flüssig, Nachsprechen stark gestört	relativ flüssig; Nachsprechen nicht gestört (u. U. Echolalie), Benennen gestört	Sprechbeginn erschwert, Nachsprechen nicht gestört, wenig Sprachproduktion, nicht flüssig; „Aufwärmeffekt"
Artikulation	nicht gestört	nicht gestört	bei spontaner Sprache mühsame Artikulation, beim Nachsprechen nicht gestört
Wortwahl	Wortfindungs-störungen	Wortfindungsstörungen, viele semantische Paraphasien bis zum semantischen Jargon	Wortfindungsstörungen
Lautstruktur	viele phonematische Paraphasien, werden bemerkt	viele phonematische Paraphasien	keine Paraphasien
Verständnis	nicht gestört	stark gestört	nicht gestört
Läsion	Fasciculus arcuatus	Gyrus angularis	dorsal/rostral des Broca-Areals

Ursächliche Läsion(en)

- **Amnestische Aphasie:** unterschiedliche, v. a. posteriore (temporale und parietale) Areale
- **Broca-Aphasie:** posterior-inferiore Teile des linken Frontallappens, d. h. Fuß der 3. Frontalhirnwindung und unterliegendes Marklager (typisches Gefäßsyndrom: A. praerolandica)
- **Wernicke-Aphasie:** posterior-superiore Teile des linken Temporallappens; Gefäßsyndrom der A. temporalis posterior
- **globale Aphasie:** ausgedehnte Insulte im Versorgungsgebiet der A. cerebri media links

Untersuchung	■ **„Bedside"-Testverfahren:**
	  ▪ *Prüfung der Spontansprache* z. B. durch Anamnese, Erklären-lassen eines Bildes, Frage nach beruflichem Werdegang
	  ▪ *Prüfung des Benennens* mit ungeläufigen (!) Objekten bzw. Bildern bzw. definierten Begriffen (z. B.: Welcher Affe hat lange rote Haare?)
	  ▪ *Prüfung des Schreibens* z. B. mit eigener Adresse, ganzen Sätzen, „Elektrizitätswerk", „Hallenhandballmeisterschaft"
	  ▪ *Prüfung des Sprachverständnisses* mit mehrstufigen Anweisungen, z. B. „legen Sie den Stift zwischen den Teller und die Uhr"
	  ▪ *Prüfung des Lesens* mit schwierigerem Text, z. B. Absatz aus Lehrbuch
	  ▪ *Prüfung des Nachsprechens* mit Einzelwörtern und ganzen Sätzen
	■ **formale Testverfahren:** Testung aller wichtigen Teilfunktionen mit dem standardisierten Aachener Aphasie Test (AAT)

Sprachstörungen bei Läsionen der rechten (nicht-dominanten) Hemisphäre	■ **Allgemeines:**
	  ▪ Die rechte Hemisphäre verfügt über *lexikalische Kompetenz* (Sprachverständnis) und Lesefähigkeit für konkrete und häufige Substantive, weniger für Verben
	  ▪ Ihre *Sprachproduktionsfähigkeit* (z. B. nach Hemisphärektomien) ist gering (sehr kurze Sätze, automatische Sprache wie Zahlen, Wochentage)
	  ▪ Ihr Hauptbeitrag liegt bei Aspekten außerhalb der „Linguistik" i. e. S. (Prosodie, Kontext-Bezogenheit der Sprache, Lexikon); sie trägt im Normalfall zu Sprachleistungen bei und ist für die volle Sprachkompetenz unabdingbar
	  ▪ Bei Kindern entscheidender *Beitrag zur Erholung von Aphasien* durch Transfer der Sprachkompetenz von links nach rechts; bei Erwachsenen nur geringgradiger Transfer; originäre rechtsseitige oder beidseitige Sprachdominanz ist sehr selten!
	■ **„gekreuzte Aphasie":** Aphasie i. e. S. bei rechtshemisphärischen Läsionen:
	  ▪ bei originärer rechtsseitiger oder beidseitiger Sprachdominanz, v. a. aber bei erworbener rechtsseitiger Dominanz nach frühen linkshemisphärischen Läsionen
	  ▪ zum Teil und in geringem Maße treten dysphasische Symptome bei Links- oder Beidhändigkeit auf
	■ **Sprachstörungen bei rechtshemisphärischen Läsionen und normaler linksseitiger Dominanz:**
	  ▪ *Linguistik:* Schwächen werden vornehmlich bei Prüfung mit anspruchsvolleren Aufgaben evident, von Defiziten nach linkshemisphärischen Läsionen kaum verschieden, insgesamt aber nur grenzwertig; bei Kindern tritt eine echte aphasische Störung nach Läsionen der rechten Hemisphäre deutlich häufiger auf
	  ▪ *Prosodie:* eine deutliche Beeinträchtigung des Verstehens (Dekodierens) von emotionaler sowie linguistischer Intonation kann bestehen; Schwierigkeiten können auch im Ausdruck bestehen (Sprache ist flacher und monotoner; Störung von Betonung, Satzmelodie etc.)
	  ▪ *Flüssigkeit, Verständlichkeit, Kontextbezogenheit:* z. T. deutliche Schwierigkeiten mit der Produktion von längeren, zusammenhängenden, auf einen Punkt bezogenen sprachlichen Äußerungen (Bericht, Erzählung); auch Schwierigkeiten, einen Kontext zu erfassen, die „richtige Einstellung" zu einer kommunikativen Situation zu finden, die Plausibilität von Aussagen zu würdigen, die Absicht des Gesprächspartners zu erkennen; Schwierigkeiten, Redewendungen und Sprichwörter zu erklären, Witze und Humor zu verstehen
	  ▪ *Verhalten:* Tendenz zu Auffälligkeiten der Sprache auf Verhaltens-Ebene: allgemeine Indifferenz, Tendenz zu irrelevanten Bemerkungen, Gebrauch von Metaphern; fraglich als Ausdruck einer gestörten Einsicht in Umwelt und Krankheit

Selbsthilfegruppe	Bundesverband für die Rehabilitation der Aphasiker e. V. – Bundesgeschäftsstelle, Georgstr. 9, 50389 Wesseling, Tel.: 02236/46698, Fax: 02236/83176

1.2.6 Sprechstörungen [360] (ICD-10: R47.1)

Bezeichnung	Definition bzw. Phänomenologie	Topische Zuordnung
Logoklonie	unkontrolliertes Wiederholen von Silben	wie oben
Dysarthrie	bei korrekter Sprachplanung verwaschenes und schlecht artikuliertes Sprechen (bei schlechter Koordination der sprachformenden Werkzeuge)	zentrales (pseudobulbär) oder peripheres (bulbär) motorisches Neuron
Dysarthrie, paroxysmale	wie oben, anfallsweise	Hirnstamm, insbesondere Brücke, (Kleinhirnherde)
Iterationen	mehrfache, unwillkürliche Wiederholung von Sätzen, verbunden mit monotoner, leiser, schlecht modulierter Sprache	Stammganglienaffektion vom hypokinetisch-rigiden Typ
Palilalie	wie oben, auf Satzteile bezogen	wie oben
explosive Sprache	unharmonisch, unregelmäßig laut und stoßweise	Kleinhirn

Bezeichnung	Definition bzw. Phänomenologie	Topische Zuordnung
skandierende Sprache	abgehackte, stoßweise, übertrieben scharf voneinander abgesetzte Aneinanderreihung der Satzteile	Kleinhirn
Näseln, offenes	Entweichen von Luft durch die Nase beim Sprechen	Epipharynx
Näseln, geschlossenes	abnormer Abschluß des Epipharynx gegen die Nasengänge	Epipharynx
Dysphonie	gestörte Lautgebung durch die lauterzeugenden Organe incl. Kehlkopf	Kehlkopf
Sprechapraxie	→ Apraxie S. 11	Cortex, nahe Broca-Areal

1.2.7 Apraxie [210] (ICD-10: R48.2)

Definitionen

- **Apraxie:** Störung der Ausführung willkürlicher, zielgerichteter, geordneter Bewegungen, des Gesichts und der Gliedmaßen, u. a. der Gestik und der Benutzung von Werkzeugen, bei intakter motorischer Funktion und Erhaltenbleiben unwillkürlicher geordneter Bewegungen; Unterteilung der Apraxieformen ist kontrovers! (kognitive vs. motorische Komponenten)
- **ideomotorische Apraxie:** Störung einzelner Bewegungen, kaum alltagsrelevant
- **ideatorische Apraxie:** Störung der Bewegungsplanung (Auswahl von Körperteilen, Konfiguration und Sequenzierung zusammengesetzter Handlungen), alltagsrelevant

Ursächliche Läsion(en)

fast immer linksseitige Läsionen, besonders inferiorer parietaler Cortex (Gyrus angularis und supramarginalis, polymodaler Assoziationscortex), auch Läsionen von Marklager und Basalganglien

Assoziierte Störungen

ideomotorische Apraxie tritt selten, ideatorische Apraxie nie ohne eine mindestens milde Aphasie auf, umgekehrt zeigen nur wenige aphasische Patienten eine ideatorische Apraxie (kein ursächlicher, sondern lokalisatorischer Zusammenhang; Apraxie insgesamt wesentlich seltener als Aphasie)

Andere Formen der „Apraxie" ohne Bezug zur Apraxie i. e. S.

- **gliedkinetische Apraxie:** Störung der motorischen Engramme (nach Liepmann); nach heutiger Auffassung keine echte Apraxie, sondern eher eine einseitige Feinmotorikstörung kontralateral zu einer Läsion im prämotorischen Cortex (= frontal)
- **Gliedapraxie:** Diskonnektionssyndrom; linksseitige, handbetonte Apraxie bei vorderer Balkendurchtrennung: nur die motorischen Bahnen zur Hand entspringen exklusiv dem Motorcortex, daher braucht nur die linke Hand zwingend transcallosale Impulse, die von links zum primär-motorischen Hand-Feld rechts ziehen
- **taktile Apraxie:** assoziiert mit Astereognosie, Problem des Erkennens und Manipulierens von Gegenständen kontralateral zu Läsionen des somatosensorischen Assoziationscortex (parietal)
- **visuo-motorische Apraxie:** Störung des visuell gesteuerten Greifens bei (meist beidseitigen) Läsionen parieto-occipital
- **Lidapraxie** (→ S. 25): Störung des willentlichen Augenschlusses oder Augenöffnens bei cortikalen Läsionen und Systemdegenerationen
- **Sprechapraxie (Aphemie):** Artikulationsstörung bei erhaltener Sprechmotorik (keine Dysarthrie) und Sprachkompetenz; Übergang zu Broca-Aphasie
- **frontale Gangapraxie:** eine schwer zuzuordnende Störung des Gehens z. B. bei Normaldruckhydrocephalus, Patienten stolpern z. B. beim Drehen über die eigenen Füße
- **konstruktive Apraxie** (s. u.): Versagen bei Aufgaben des Zusammensetzens, Bauens, Skizzierens, Abzeichnens, also eine visuell-räumlich-konstruktive Störung (s. u.); bei rechts- oder links-parietalen Läsionen

Symptome der Apraxie i. e. S.

- Apraxie ist in der Regel beidseits; bei Läsionen mit Hemiparese rechts realisieren die Patienten die Störung oft nicht, weil sie glauben, die linke Hand sei ohnehin ungeschickter
- Unfähigkeit, sich anzukleiden, Besteck und Werkzeuge zu benutzen, willkürlich zu grimassieren (bukkofaciale Apraxie)
- Apraxie ist immer milder für am Objekt ausgeführte als für pantomimische Bewegungen (relevant bei Aphasikern, die auf Gestik angewiesen sind)
- erhalten bleiben oft: Reflexbewegungen, ererbte und überlernte Ausdrucksbewegungen (Lachen, Weinen), Mitbewegungen (Stützen, Halten, Mitschwingen), elementare Bewegungen (z. B. Händedrücken), sowie *Imitation* einzelner Hand-, Mund- oder Gesichtsbewegungen (nicht dagegen die Ausführung nach verbaler Anweisung)

Differential- diagnose	■ **Paresen** von Mund-, Gesicht-, Kopf- und Rumpfbewegungen, Ataxie, Neglect (→ S. 12), Sonderformen (s. o.) ■ Demenz, Vigilanzminderung, Sprachverständnisstörung, Abulie, Inkooperativität

Untersuchung	■ **allgemeines:** abwechselnd links und rechts prüfen, zu Einzelbewegungen und pantomimischen Bewegungen verbal auffordern, bei Nichtgelingen vormachen und imitieren lassen, dann zu kombinierten Bewegungen auffordern
	■ **typische apraktische (dyspraktische) Fehler:** Nichtreagieren; sinnlose Bewegungen; Perseveration, stark verplumpte Bewegungen; „body parts as objects" (etwa mit dem Finger Zähne putzen); intakte Einzelbewegung, jedoch fehlerhafte Sequenzierung; intaktes Nachahmen, aber fehlerhafte Ausführung auf Kommando
	■ **konkrete Bewegungen und symbolische Bewegungen:**
	  ■ *Hand:* Gebrauch konkreter Objekte vorführen lassen (Papier falten, Brille aufsetzen, Sicherheitsnadel etc.), Handrücken auf Brust legen, gegenseitiges Ohr von hinten berühren, einzelne oder alle Finger in vorgegebener Weise verschränken lassen, mit dem Finger drohen, „Auto anhalten", „Vogel zeigen", Winken
	  ■ *oro-bucco-facial:* Lippen vorstülpen, pfeifen, Zunge seitlich hin- und herbewegen oder schnalzen, Streichholz ausblasen, an einem Strohhalm saugen, Lippen lecken, Backen abwechselnd aufblasen
	■ **Gebrauch eines Gegenstands pantomimisch aufzeigen lassen:** Nagel einschlagen, Tür aufschließen, Haare bürsten, Schraube eindrehen, sägen, mit Besteck essen, wählen (Telefon)
	■ **Bewegungssequenzen:** z. B. „Zeigen Sie, wie man eine Zigarette aus der Schachtel nimmt und ansteckt"
	■ **rasche koordinierte Bewegungen:** Buchstaben in die Luft malen, Fingerbewegung des Untersuchers nachfolgen, mit dem Finger einen Rhythmus klopfen oder nachklopfen lassen

1.2.8 Visuell-räumliche Verarbeitungsstörung (ICD-10: R48.8)

Definition der visuell-räumlichen Verarbeitung	■ Erfassung und Darstellung räumlicher Beziehungen von Gegenständen und Abbildungen (bei Intaktheit von Sehen, visueller Gnosis, Praxis, Intelligenz und räumlicher Aufmerksamkeit) ■ **wichtige Teilaspekte:** räumliche Orientierung in der Umwelt und am Körper, räumliches Vorstellungsvermögen für Objekte und Abbildungen, konstruktive Praxis (Zeichnen, Kopieren, Zusammenbauen), Rechnen mit mehrstelligen Zahlen, Ablesen von Zifferblättern, Ankleiden ■ **„Gerstmann-Syndrom:"** Begriff obsolet
Ursächliche Läsion(en)	parietaler Assoziationscortex (v. a. Gyrus supramarginalis und angularis), rechts oder links, besonders aber beidseits (Morbus Alzheimer); die Abgrenzbarkeit von Teilstörungen (z. B. der Perzeption und Konstruktion) nach Läsionen unterschiedlicher Areale bzw. Hemisphären ist fragwürdig
Symptome	facettenreiches Syndrom, u. a. (je nach Schweregrad) mit Störung des visuell-räumlichen Vorstellungsvermögens, räumlicher Orientierungsstörung, konstruktiver „Apraxie", Rechenstörung, Ankleide„apraxie", räumlicher Lesestörung (Zeilenspringen, Auslassungen), räumlicher Schreibstörung, Uhrzeiten-„agnosie", Autotopagnosie

Untersuchung	■ **„Bedside"-Testverfahren:**
	  ■ *Beobachtung der räumlichen Orientierung* auf Station, des Ankleidens
	  ■ *Ablesen und Zeichnen von Zifferblättern*
	  ■ *Abzeichnen* von einfachen und komplexen Figuren, z. B. 3D-Kubus, Rey-Figur
	  ■ *Zeichnen,* z. B. eines Fahrrades, des Spiegelbildes einer Figur, eines Hauses
	■ **formale Testverfahren:** Mosaiktest und Figurenlegen (Hamburg-Wechsler Test), Aufgaben der mentalen Rotation und des räumlich-geometrischen Vorstellungsvermögens aus verschiedenen standardisierten Eignungs- und Leistungstests

1.2.9 Neglect (ICD-10: R48.8)

Definition	lateralisierte Störung der Aufmerksamkeit auf der Gegenseite einer Läsion bei erhaltener Wahrnehmung, v. a. bei Läsionen der rechten Hemisphäre
Definition der räumlichen Aufmerksamkeit	Fähigkeit (spontan oder gelenkt) die Aufmerksamkeit auf taktile, visuelle oder akustische Reize aus unterschiedlichen Abschnitten des (subjektiven) Raums zu lenken

Ursächliche Läsion(en)	rechts parietal (Lobus parietalis inferior), seltener bei Thalamus- und Basalganglien-Läsionen rechts, selten Frontalhirnläsionen dorsal oder medial rechts bzw. Läsionen parietal links (mit Neglect nach rechts)
Teilstörungen	motorischer Neglect für eine Extremität bzw. eine Körperseite, sensibler Neglect, visueller Neglect, auditorischer Neglect
Symptome	Anstoßen an Hindernisse, Nichtbeachten von Körperteilen, Objekten und Personen auf der Neglectseite; Kopf- und Blickwendung, Verlagerung visuellen und taktilen Suchverhaltens auf die Läsionsseite; schlechtere Rehabilitation von linksseitigen Hemiparesen; i. d. R. Rückbildung binnen Wochen bis Monaten; Restsymptomatik v. a. bei simultanen beidseitigen Reizen (z. B. im Straßenverkehr; Problem der Fahrtauglichkeit!)
Assoziierte Störungen	▪ oft Überlagerung und Erschwerung von Neglect durch Hemianopsie oder Hemiparese links ▪ oft Verknüpfung von Neglect mit Anosognosie für sensorische/motorische Defizite
Untersuchung	▪ zunächst Ausschluß einer Hemianopsie bzw. Hemiparese ▪ **„Bedside"-Testverfahren:** 　▪ *Ansprechen des Patienten:* von beiden Seiten, beachtet wird Zuwendung und Reaktion 　▪ *Extinktionsphänomen:* bei gleichzeitiger Reizung beidseits, z. B. Berührung oder passiven Fingerbewegungen, wird der Reiz auf der betroffenen Seite nicht wahrgenommen 　▪ *Lesen:* beachtet wird, ob beide Hälften von Druckzeilen gleich gut gelesen werden 　▪ *Bildbeschreibung:* beachtet wird, ob Bildelemente einer Seite vernachlässigt werden ▪ **formale Testverfahren:** 　▪ *Linien halbieren:* verschiedene Linien sollen durch einen Strich in der Mitte markiert werden 　▪ *Zeichen markieren:* gleichmäßig über ein Blatt verteilte Kreise und Kreuze sollen in je einer Minute durchkreuzt bzw. umkreist werden (beginnend von der rechten bzw. linken Seite) 　▪ *Zeichnen oder Abzeichnen* (z. B. Zifferblatt, Landschaft, Gesicht); geachtet wird auf Unvollständigkeit auf der betroffenen Seite 　▪ gleichmäßiges Verteilen von Objekten (z. B. Spielsteinen) auf einer Fläche 　▪ Benennen tachystokopisch präsentierter Formen und Objekte

1.2.10 Occipitalhirnsyndrom (ICD-10: R48.1, R48.8)

Symptome	▪ **unilaterale Läsionen (dominante und nicht-dominante Hemisphäre):** homonyme Hemianopsie oder Quadrantenanopsie (Macula-aussparend), „negatives Skotom" (nicht als Skotom wahrgenommen), typisch ist langanhaltende Anosognosie für den Gesichtsfelddefekt ▪ **bilaterale Läsionen:** Rindenblindheit, Anton-Syndrom (Anosognosie für die Rindenblindheit, immer rasche Rückbildung) ▪ **bilaterale parietooccipitale Läsionen (Balint-Syndrom):** 　▪ *Unfähigkeit zur willkürlichen Blickwendung* ins periphere Gesichtsfeld bei erhaltenen Folgebewegungen 　▪ *„optische Ataxie":* Störung des Greifens unter visueller Kontrolle 　▪ *visuelle Unaufmerksamkeit im peripheren Gesichtsfeld*
Differential-diagnose	▪ **Tractusschädigung:** Macula mitbetroffen, „positives Skotom" („wie ein Vorhang") ▪ **Amaurose:** Pupillenreflex auf Licht aufgehoben

1.2.11 Visuelle Agnosie (ICD-10: R48.1)

Definition der visuellen Gnosis	Erkennen von komplexen visuellen Stimuli, z. B. Objekten, Gesichtern, Abbildungen, Wörtern; bei Intaktheit von Intelligenz und Benennen, nach klassischem Verständnis auch bei Intaktheit von elementarer visueller Wahrnehmungsfähigkeit, z. B. für Farbe, Kontur, Bewegung und Sehschärfe
Typen	▪ **Objektagnosie im klassischen Sinne (Formagnosie):** Unfähigkeit, Formen und Konturen zu erkennen, vermutlich sehr selten bzw. in Reinform nicht existent; nach modernem Verständnis besteht ein fließender Übergang von Wahrnehmungs- zu Erkennens-Leistungen, daher keine scharf abgrenzbaren Störungsbilder 　▪ *ursächliche Läsion(en):* occipitaler visueller Assoziationscortex beidseits (u. a. nach cerebraler Hypoxie) ▪ **„apperzeptive Objektagnosie":** einfache Formen können erfaßt und ggf. abgezeichnet werden, Objekte aber nicht identifiziert werden; typische Fehler: perzeptuelle Verkennung, visuelle Diskriminationsstörung; erhalten bleibt das Benennen nach Tasteindruck oder Beschreibung 　▪ *ursächliche Läsion(en):* wie klassische Objektagnosie

- **„assoziative Objektagnosie":** visuelle (modalitätsspezifische) Benennstörung, verursacht durch Diskonnektion von visuellen Verarbeitungszentren und Sprachzentren; erhalten bleiben Zuordnung gleicher und ähnlicher Abbildungen, Benennen nach Tasteindruck oder Beschreibung
  - *ursächliche Läsion(en):* einseitig links posterior (Sehrinde) und hintere Balkenanteile (Splenium bzw. Forceps major)
- **Verlust semantischen Wissens** über belebte und unbelebte Objekte; Erkennen weder visuell noch anhand von Beschreibungen („semantische Demenz")
  - *ursächliche Läsion(en):* bilateraler temporo-basaler Cortex (Traumen, Herpes-Encephalitis, temporaler M. Pick)
- **Prosopagnosie:** Störung des Gesichter-Erkennens
  - *leichte Form:* Störung der Vertrautheit und des Erkennens bei intakter Diskriminationsfähigkeit
  - *schwere Form:* auch Störung der Diskriminationsfähigkeit für verschiedene Gesichter, i. d. R. mit Diskriminationsstörung für andere Klassen von ähnlichen Objekten
  - *ursächliche Läsion(en):* untere Teile der Sehrinde rechts mit unterliegendem Marklager (fast immer mit Gesichtsfelddefekt!) oder beidseits occipito-temporo-basal
- **reine Alexie:** Störung des (Ganzwort-)Lesens und des Erkennens von Buchstaben (bei Intaktheit aller übrigen Sprachfunktionen); Patienten versuchen, Wörter Buchstabe für Buchstabe zu entziffern; in der Regel mit Hemianopsie nach rechts, oft assoziierte visuell-räumliche Verarbeitungsstörung
  - *ursächliche Läsion(en):* einseitig links occipito-temporal und hintere Balkenanteile (z. B. Insult im Versorgungsgebiet der A. cerebri posterior)

Untersuchung
- **„Bedside"-Testverfahren:**
  - *Prüfung des Erkennens* von realen und abgebildeten Gegenständen
  - *Prüfung des Erkennens von Gesichtern* von realen Personen bzw. Photographien (möglichst ohne Bart, Brille, auffällige Haartracht)
  - *Lesen* (vorlesen)
- **formale Testverfahren:** Prüfung der visuellen Wahrnehmungs- und Diskriminationsleistung für Farben, Formen, Winkel etc., Prüfung des Gesichtfeldes, Erkennen von überlagert gezeichneten Objekten, Abzeichnen verschiedener Darstellungen gleicher Objekte und Gesichter, Prüfung des Erkennens nach Tasteindruck und Definitionen

1.2.12 Interhemisphärale Diskonnektionssyndrome (ICD-10: R48.8)

Definition
neuropsychologische Defizite nach Läsion von Balken, vorderer Kommissur und hippocampaler Kommissur

Funktionelle Anatomie
- **die vordere Kommissur** verbindet Temporalpole, Corpora amygdalae, paläocortikale mediobasale Temporallappenstrukturen und Projektionsfelder des Geruchsinns
- **das vordere Balkendrittel** verbindet die Frontallappen → Antriebsminderung, Mutismus, Apraxie des linken Arms (siehe auch: Gliedapraxie)
- **das mittlere Balkendrittel** verbindet die Parietallappen → taktile Benennstörung, Agraphie der linken Hand
- **das hintere Balkendrittel** verbindet die Occipitallappen → unilaterale Dyslexie ohne Dysgraphie
- **bei Läsion von Afferenzen** des akustischen Primärareals links sowie kreuzender Fasern von rechts: reine Worttaubheit

Ursächliche Läsionen
arterielle Gefäßverschlüsse oder venöse Thrombosen, z. B. Teilläsion des Balken bei Insulten der Arteria cerebri anterior oder posterior, Tumore (Gliome), Blutungen, chirurgische Eingriffe, Ödem (z. B. nach Radiatio), Marchiafava-Bignami-Syndrom (→ S. 220)

Symptome bei normaler (linksseitiger) Sprachdominanz
- linksseitige taktile Dysnomie, linksseitige Dysgraphie (verbal oder konkret für vorgegebene Begriffe), Dyslexie im linken Gesichtsfeld, Dyspraxie linker Arm für verbale Aufforderungen (rückbildungsfähig), intermanueller Konflikt (alien hand-Zeichen)
- assoziative Objektagnosie (s. o.)
- Symptome fast nur bei sich rasch entwickelnden Schädigungen, dagegen kaum bei angeborenen Fehlbildungen (Balkenmangel)
- hohe Kompensationsfähigkeit durch erhalten gebliebene Balkenanteile und/oder durch die vordere Kommissur
- oft stehen Symptome seitens mitbeteiligter benachbarter Strukturen im Vordergrund, z. B. bei Insulten im Versorgungsgebiet der A. cerebri anterior und posterior

Untersuchung
- **„Bedside"-Testverfahren:**
  - *Fingerperimetrie:* Patient sitzt auf einer Hand und zeigt mit der anderen an, ob er etwas sieht, dabei findet sich jeweils eine (scheinbare) kontralateral zur zeigenden Hand lokalisierte Hemianopsie (die symmetrisch ausgeprägt sein sollte)

- *Benennen von mit der rechten Hand betasteten Gegenständen* gelingt nicht (taktile Dysnomie), dagegen kann ein identisches Objekt aus einer Auswahl herausgesucht werden (object matching)
- *Benennen von Gerüchen*, die dem rechten Nasenloch präsentiert werden, gestört bei zusätzlicher Läsion der vorderen Kommissur
- *Pantomimen und charakteristische Bewegungen der linken Hand* gelingen nicht nach verbaler Aufforderung, können dagegen nachgeahmt werden und sind bei situativer Notwendigkeit intakt („Gliedapraxie"; s. o.)
- **formale Testverfahren:**
  - *Lesen von Wörtern, die tachystoskopisch im linken Gesichtsfeld präsentiert werden,* gelingt nicht; dagegen gelingt es, auf passende Objekte zu zeigen (beachte: Kompensationsfähigkeit der vorderen Kommissur für Transfer visueller Information) (unilaterale Dyslexie)
  - *Schreiben,* z. B. in Blockschrift, gelingt mit der linken Hand nicht, dagegen gelingt die Kopie einfacher Figuren (linksseitige Dysgraphie)
  - *konstruktive Praxis:* Kopieren einfacher Figuren (Dreiecke, Vierecke, Würfel etc.) gelingt (beim Rechtshänder) links besser als rechts

1.2.13 Klüver-Bucy-Syndrom (ICD-10: F07.0)

Ursächliche Läsion(en): bilaterale temporobasale Läsionen

Ursächliche Erkrankungen: Mittelhirn- (tentorielle) Einklemmung, Herpes-Encephalitis, Traumen

Symptome: Hyperoralität (alle Dinge werden zum Mund geführt, Bulimie), visuelle Agnosie, Ablenkbarkeit, Hypersexualität, affektive Nivellierung

1.2.14 Demenz [666] (ICD-10: F00-F03)

Definition: erworbene globale geistige Beeinträchtigung einschließlich Störung von Gedächtnis und mindestens einer weiteren Teilleistung, die zu Beeinträchtigung der sozialen oder beruflichen Funktion führt

Ursächliche Läsion(en): Cortex, Marklager, Thalamus; aminerge und cholinerge Projektionssysteme bei degenerativen Erkrankungen

Ursächliche Erkrankungen: (→ Degenerative Erkrankungen mit Leitsymptom Demenz S. 152)

Typen:

	cortikale Demenz	subcortikale Demenz	frontale Demenz
besonders gestört:	– Werkzeugleistungen (Rechnen, Sprache, Benennen, Neu- und Altgedächtnis, Praxis, visuell-räumliche Verarbeitung u. a. m.)	– zentral-exekutive Leistungen (anstrengendes/aktives Denken, psychomotorische Geschwindigkeit) – Antrieb, Gestimmtheit, Ausdauer	– abstraktes, planendes, urteilendes Denken – anstrengendes / aktives Denken – Antrieb, Sprachantrieb, Persönlichkeit
eher erhalten:	Persönlichkeit, Antrieb, Wachheit, psychomotorisches Tempo	Orientierung, Sprache, passive Gedächtnisleistung (wiedererkennen)	visuell-räumliche Leistungen, passive Gedächtnisleistung (wiedererkennen)
Ursächliche Erkrankungen	– Morbus Alzheimer – Lewy-Body-Krankheit – hypoxischer Hirnschaden	– hypertensive Encephalopathie – Normaldruckhydrocephalus – progressive supranukleäre Parese – die meisten symptomatischen Demenzen	– bifrontale Traumen, Blutungen und Tumoren – Morbus Pick / Demenz vom Frontalhirntyp – bilaterale Läsionen von Ncl. candatus, Ncl. dorsomedialis thalami (Diskonnektion)

Untersuchung:
- **„Bedside"-Testverfahren:**
  - *Orientierung*
  - *Tests verschiedener kognitiver Werkzeugleistungen:* Benennen ungeläufiger Objekte, Neugedächtnisleistung (verzögerte Abfrage), Kopieren einfacher und komplexer Figuren, Interpretation einer Szene (z. B. Cartoon) oder von Sprichwörtern, Rechnen, Erkennen schwieriger visueller Stimuli, Wortflüssigkeit (Zoo-Tiere)

- *Tests des Komplexes Aufmerksamkeit / zentrale Kontrolle:* siehe dort
- *Tests frontaler Leistungen:* siehe dort
- **formale Testverfahren** (nur als Screening bzw. Verlaufsdokumentation geeignet): Kurztests, z. B. Mini Mental State (S. 433), Alzheimer Disease Assessment Scale (ADAS), Global Deterioration Scale (GDS), ADL-Skalen (Activity of daily living)

1.3 Organische Psychosyndrome (ICD-10: F06, F07)

K. Schmidtke

1.3.1 Übersicht

Allgemeines
- es werden akute (= potentiell reversible) Formen des organischen Psychosyndroms (OPS) und chronische Formen (= Defektsyndrome) unterschieden, dabei kommen zahlreiche Übergänge vor
- **begleitende Störungen des Bewußtseins** können auf drei Ebenen beschrieben werden: Bewußtseinshelligkeit, Bewußtseinsinhalt (Geordnetheit) und aktueller Wachheitsgrad

Ätiologie
hirneigene und hirnfremde Erkrankungen

Differentialdiagnose
gegenüber endogenen Psychosen:
- **relevante somatopathologische Befunde:** Klinik, Labor, Bildgebung
- **zeitlicher Zusammenhang** der Psychose mit körperlicher Erkrankung
- **Nachweis psychopathologischer Leitsymptome** des organischen Psychosyndroms

1.3.2 Akutes organisches Psychosyndrom (ICD-10: F04, F06)

Allgemeines
- rasch einsetzende, organisch bedingte Störung integrativer Gehirnfunktionen; häufig reversibel, oder als Initialstadium eines chronischen OPS
- **häufiges Leitsymptom** ist die *Bewußtseinstrübung*; wo diese nicht vorliegt, wurde früher der Begriff „Durchgangssyndrom" angewendet, der heute aufgrund mangelnder begrifflicher Schärfe nicht mehr verwendet werden sollte

Typen
- **isolierte Bewußtseinstrübung** (→ S. 1): Herabsetzung des Bewußtseinsniveaus
- **Verwirrtheitszustand:**
  - *Symptome:* inkohärenter Gedankengang, Desorientiertheit, Angst, Agitiertheit
  - *ursächliche Erkrankungen:* metabolische oder andere diffuse Funktionsstörungen, Commotio cerebri, postictuale Verwirrtheit nach Krampfanfällen, Intoxikationen, Wernicke-Encephalopathie
- **Delir:**
  - *Symptome:* motorische Unruhe (Nesteln, Wälzen), Erregung, Halluzinationen, Personen- und Situationsverkennung, Desorientiertheit, Tremor, vegetative Störungen
  - *ursächliche Erkrankungen:* Alkohol-, Opiat-, Benzodiazepin-Entzug, Intoxikationen mit Alkohol, Rauschdrogen, Psychopharmaka, Antikonvulsiva etc., metabolische Entgleisungen, postictual, Contusio cerebri, Meningoencephalitis, hohes Fieber, Basilariskopf-Thrombose
- **Dämmerzustand:**
  - *Symptome:* Einengung des Bewußtseins, Einschränkung der Fähigkeit zu kritisch-reflektierender oder emotionaler Selbstbewertung; partielle oder komplette *Amnesie* für den Zustand
  - *ursächliche Erkrankungen:* Petit mal-Status oder Status komplex-fokaler Anfälle, Hypoglykämie, Drogenintoxikation, psychogen
- **amnestisches Syndrom:**
  - *Symptome:* Unfähigkeit, neue Inhalte zu speichern, sowie Altgedächtnisinhalte (besonders solche jüngeren Datums und episodischer Natur) abzurufen
  - *ursächliche Erkrankungen:* amnestische Episode (transiente globale Amnesie), Wernicke-Encephalopathie (→ S. 221, Trias aus akutem OPS, Nystagmus und Ataxie ist typisch, aber nicht obligat), weitere Erkrankungen siehe „Gedächtnisstörungen" in Kapitel „Neuropsychologische Syndrome"
- **aspontanes Syndrom:**
  - *Symptome:* Hypokinese, Apathie, verminderte Sprachproduktion
  - *ursächliche Erkrankungen:* z. B. bifrontale Läsionen oder Mittelhirnläsionen, diffuse Marklagerläsion, Korsakow-Syndrom, Schädelhirntrauma

- **affektives Syndrom:**
  - *Symptome:* maniforme, depressive, ängstliche, weinerliche, hysteriforme Affektstörungen
  - *ursächliche Erkrankungen:* z. B. Contusio cerebri
- **„emotionell-hyperästhetischer Schwächezustand"** = reversibles neurastheniformes Syndrom
  - *Symptome:* siehe unten bei „chronisches neurastheniformes Syndrom"
  - *ursächliche Erkrankungen:* z. B. Contusio cerebri, Z. n. Encephalitis
- **maniformes Syndrom**, paranoid-halluzinatorisches Syndrom, andere psychosenahe Zustandsbilder
- **Halluzinose** (insbesondere visuell, taktil) bei Alkoholismus, Dopa-Überdosierung

Therapie

- **Behandlung der Grunderkrankung**, soweit möglich
- **bei V. a. Wernicke-Encephalopathie:** → S. 221
- **bei Alkoholentzugs-Delir:** → S. 225
- **bei V. a. epileptischen Dämmerzustand:** ½ – 1 mg Clonazepam i. v.
- **bei akuter Intoxikation:** → Intoxikationen S. 233

1.3.3 Chronisches organisches Psychosyndrom [549] (ICD-10: F04, F06)

Allgemeines

- **Untergruppen:**
  - *stabile Defektzustände* bei überdauernder Hirnschädigung
  - *progrediente Defektsyndrome* bei prozeßhaften Hirnerkrankungen
  - *hirnlokale Psychosyndrome* bei umschriebenen Läsionen
- **Leitsymptome** vieler Formen des chronischen OPS sind Intelligenzdefekt, Persönlichkeitsveränderung und globaler Leistungsmangel

Typen

- **chronisches neurastheniformes Syndrom („Hirnleistungsschwäche")**
  - keine groben intellektuellen oder mnestischen Ausfälle, jedoch Konzentrations- und Gedächtnisstörung, Antriebsschwäche
  - *„reizbare Schwäche"* (Veränderung der affektiven Reaktivität): Affekt- und Stimmungslabilität, Erregbarkeit, Reduktion des seelischen Energieniveaus
  - *„asthenisches Versagen":* Konzentrationsschwäche, abnorme Ermüdbarkeit, vegetative (v. a. vasomotorische) Störungen
- **organische Persönlichkeitsveränderung** Ausprägungsformen je nach Grunderkrankung:
  - *apathisch*, antriebsarm, langsam, schwerfällig, haftend
  - *euphorisch*, umständlich, distanzlos, logorrhoisch
  - *reizbar*, unbeherrscht, enthemmt, stimmungslabil
  - Zuspitzung von Persönlichkeitseigenschaften, Abschwächung differenzierter Persönlichkeitszüge
- **Demenz:** stationär oder progredient, siehe unter → Neuropsychologische Syndrome S. 15 und → Degenerative Erkrankungen mit Leitsymptom Demenz S. 152
- **Hirnlokale Psychosyndrome**, z. B.:
  - *Frontalhirnsyndrom (S. 5)* nach Traumen, Insulten, Tumoren, Lues
  - *Korsakow-Syndrom* (= Defektzustand nach Wernicke-Encephalopathie → S. 221): Amnesie, frontale Defizite, ggf. Demenz
  - *Klüver-Bucy-Syndrom* (Hyperoralität und/oder Aggressivität, sexuelle Disinhibition, Amnesie) bei bitemporalen Läsionen (→ S. 15)
  - *amnestisches Syndrom:* → Gedächtnisstörung S. 6
- **chronische Halluzinosen** bei Alkoholismus, Wahnsyndromen im Alter (Paraphrenie)
- **chronische paranoid-halluzinatorische Symptomatik**
- **Defektsyndrome nach Koma** z. B. im Rahmen von Traumen, Hypoxie, Hirnödem, Hirnstammläsionen, cerebraler Fettembolie, Encephalitis:
  - *apallisches Syndrom (→ S. 3):* cortikale Funktionen erloschen; dagegen Hirnstammfunktionen, Schlaf-Wachrhythmus, Augenbewegungen und andere motorische Automatismen erhalten
  - *akinetischer Mutismus* bei diencephalen oder ausgedehnten bifrontalen, besonders frontomedialen Läsionen, keine spontane Sprache und Bewegungen
  - *Demenz* (→ S. 15)
  - *Hypersomnie-Syndrom* v. a. nach Schädel-Hirn-Traumen, Encephalitis und Thalamus-Insulten

Therapie	■ **Behandlung der Grunderkrankung**, soweit möglich ■ **bei aspontanem Syndrom nach Traumen oder Encephalitis** (postakutes Stadium) Versuch mit Amantadin oder Piracetam i. v. ■ **bei Halluzinosen:** hochpotente Neuroleptika, bei Parkinson-Patienten jedoch kontraindiziert (hier ggf. Clozapin) ■ **bei Unruhe, Agitiertheit:** niederpotente Neuroleptika

1.4 Kleinhirnsyndrome (ICD-10: G46.4)

T. Mergner

1.4.1 Allgemeines

Kleinhirnfunktion	am Beispiel des Neocerebellums; noch hypothetisch: Abstimmung des Intensitäts-Zeitverhaltens cortikospinaler Kommandos über dentato-thalamo-cortiko-ponto-cerebelläre Schleife; Verarbeitung in Modulen aus: ■ *Längsstrukturen (Folia):* Koordination über verschiedene Bewegungssegmente hinweg ■ *Querorganisation (Afferenzen, Efferenzen):* Art der Bewegung, Kontext ■ **adaptive Eigenschaften:** motorisches Lernen über rubro-olivo-cerebelläre Schleife ■ weitere Funktionen für Kognition, Wahrnehmung und autonome Steuerung werden vermutet
Anatomie	■ **Urkleinhirn:** Archicerebellum = Vestibulocerebellum mit Flocculus und Nodulus ■ **Altkleinhirn:** Paläocerebellum = Spinocerebellum (Lobus anterior) mit Vermis ■ **Neukleinhirn:** Neocerebellum = Pontocerebellum mit Kleinhirnhemisphären (Lobus posterior)

1.4.2 Einzelne Syndrome

Kleinhirnhemisphärensyndrom	■ **Gliedmaßenataxie**, besonders Arme betroffen ■ **Vorbeizeigen, Gangabweichung** ■ **Asynergie:** Dys-/Adiadochokinese, Dysmetrie (Hyper-/Hypo-), Intentionstremor ■ **gestörte Bremsfunktion:** Rückschlag- oder Rebound-Phänomen ■ Hypotonie, Asthenie ■ **cerebelläre Dysarthrie** (skandierend, explosiv und/oder verwaschen) und Dysprosodie
Kleinhirnwurmsyndrome	■ **Oberwurm** (früher Lobus-anterior-Syndrom): Rumpf-, Stand-, Gangataxie (Dysmetrie der Schrittlänge), besonders a. p.-Ebene ■ **dorsaler Wurm:** Sakkadenhypometrie zur Läsionsseite und -hypermetrie zur Gegenseite, verlangsamte Blickfolgebewegung zur Läsionsseite (bei einseitiger Läsion der Kleinhirnkerne jeweils seitenverkehrt; bei bilateraler Läsion Sakkadenhypermetrie beidseits und unauffällige Blickfolgebewegung)
Flocculus-Nodulus-Syndrom	■ **Stand- und Gangataxie** mit Stürzen (bis Astasie und Abasie), Rumpfataxie ■ **Augenbewegungsstörungen:** verlangsamte Blickfolgebewegung und inkomplette visuelle Unterdrückung des vestibuloculären Reflexes, Blickrichtungsnystagmus, bei bilateraler Schädigung: Down-beat-Nystagmus

1.5 Motorische Symptome und Syndrome

C. H. Lücking und B. Landwehrmeyer

1.5.1 Definitionen

- **Akathisie** (griech. kathizein: sitzen): Gefühl „nicht sitzen bleiben zu können" (= Gefühl der inneren Unruhe/Ruhelosigkeit) verbunden mit multiformen, häufig repetitiven Bewegungen v. a. der Extremitäten (Kreuzen und Entkreuzen der Beine oder Arme, Verlagerung des Körpergewichts beim Sitzen oder Stehen von einer Seite auf die andere bis zum Gehen auf der Stelle, Nesteln); häufig medikamentös bedingt (Neuroleptika)
- **Akinese** (griech. kinesis: Bewegung): Überbegriff von Bewegungsverarmung (Akinese), Bewegungsverlangsamung (Bradykinese) und Verminderung der Bewegungsamplituden (Hypokinese) (typisches Parkinson-Symptom)
- **Asterixis** (griech. asteriktos: ungestützt): ruckartige Bewegungen durch eine kurze muskuläre Aktivitätspause während einer Halteinnervation (z. B. vorgestreckter Arm), negativer Myoklonus (s. dort)

- **Ataxie** (griech. taxis: Ordnung): Störung der Koordination von Bewegungsabläufen in Form von gestörtem Zusammenspiel einzelner Muskeln (Dyssynergie), falscher Abmessung von Zielbewegungen (Dysmetrie) und Unfähigkeit zur Durchführung einer raschen Folge antagonistischer Bewegungen (Dysdiadochokinese)
- **Athetose** (griech. athetos: ungeeignet): unwillkürliche, unregelmäßige, langsame, geschraubt-wurmförmige, distal betonte Bewegungen, häufig verstärkt durch willkürliche motorische Aktivität; unscharfe Abgrenzung zur Chorea (schnellerer Bewegungsablauf) und zur Dystonie (länger anhaltende Bewegungs- und Haltungsanomalie)
- **Ballismus** (griech. ballein: werfen, schleudern): unregelmäßige, großamplitudige, „schleudernde", unwillkürliche Bewegungen der proximalen Extremitäten
- **Chorea** (griech. choreia: Tanz): unwillkürliche, unregelmäßige (nicht-rhythmische, nicht-repetitive), kurzdauernde, rasche, distal betonte Bewegungen, die in gestische Bewegungen einmünden können
- **Dyskinesie** (griech. kinesein: bewegen): wörtlich Bewegungsstörung; im engeren Sinne für medikamentös induzierte Bewegungsstörungen gebraucht (tardive = neuroleptikabedingte oder Dopa-induzierte Dyskinesien)
- **Dystonie** (griech. tonos: Spannung): unwillkürliche, anhaltende Muskelkontraktionen, die zu abnormen Bewegungen oder Haltungen führen und die typischerweise durch besondere Manöver (geste antagoniste) in ihrem Ausmaß verringert werden können; aufgabenspezifische Dystonie als Schreib- oder Musikerkrampf
- **Myoklonie** (griech. klonos: heftige Bewegung): unwillkürliche, plötzliche, kurzdauernde, z. T. repetitive Kontraktionen einzelner, auch symmetrischer Muskeln oder Muskelgruppen
- **Myokymie** (griech. kyma: die Welle): langsame Kontraktionen in wechselnden Gruppen von Muskelfasern, die kaum einen Bewegungseffekt haben, aber an der Hautoberfläche sichtbar werden
- **Painful-legs-moving-toes-Syndrom:** laufende Flexions-Extensionsbewegungen des Fußes oder der Zehen und Fächerbewegungen der Zehen verbunden mit tief sitzendem Schmerz im gleichseitigen Bein; Persistenz während des Schlafes
- **Restless-legs-Syndrom** (→ S. 178): Beinbewegungen, die mit Mißempfindungen beider Beine (Brennen, Kribbeln etc.) einhergehen, die v. a. am Abend in Ruhe auftreten, mit einem Bewegungsdrang einhergehen und mit Schlafstörungen und nächtlichen periodischen Flexionsbewegungen der Beine (periodic movements in sleep) assoziiert sind
- **Rigor** (lat.: Starrheit): gesteigerter Muskeltonus im Agonisten und Antagonisten mit gleichmäßigem, wächsernem, nicht federndem (im Gegensatz zur Spastik) Widerstand bei passiver Bewegung, häufig auch Zahnradphänomen
- **Spasmus:** Krampf oder Verkrampfung als langsame Muskelkontraktion (tonischer oder klonischer Spasmus)
- **Spastik** (griech. spasmos: Zuckung, Krampf): teilweise geschwindigkeitsabhängiger, federnder Widerstand bei passiver Muskeldehnung, der u. U. ab einem bestimmten Punkt plötzlich abnimmt („Taschenmesserphänomen")
- **Startle** (engl.: zusammenschrecken): exzessive motorische Schreckreaktion, die durch plötzliche unerwartete Reize ausgelöst wird
- **Stereotypie:** koordinierte Bewegungen, die sich in gleicher Form fortlaufend wiederholen und die willkürlich unterdrückbar sind
- **Stiff-person-Syndrom** (→ S. 123): isometrische, kraftvolle und oft schmerzhafte Kontraktion von Skelettmuskeln ähnlich einem chronischen Tetanus, in der Regel stammbetont
- **Tic** (franz.: Zuckung): abrupte, unregelmäßige, unwillkürliche, kurze Bewegungen wechselnder Intensität und unterschiedlicher Komplexität als einfache motorische (Blinzeln, Stirnrunzeln, Hüsteln, Räuspern), komplexe motorische oder vokale (Koprolalie, Echolalie) Tics, die sich bis zu einem gewissen Grad willkürlich unterdrücken lassen; generalisierte Tics im Rahmen des Gilles de la Tourette-Syndroms
- **Tremor:** (lat.: Zittern): unwillkürliche rhythmische Bewegung eines Körperteils; in Abhängigkeit von der Muskelaktivität als Ruhe-, Halte- oder Bewegungstremor und als Aufgaben-spezifischer Tremor (Schreib-, Stimmtremor)

1.6 Augenbewegungsstörungen (ICD-10: H49-H52)

T. Mergner und C. Maurer

1.6.1 Übersicht: wichtige zentrale Augenmotilitätsstörungen

Funktion	Störung	Lokalisation / Ursache
Null-Lage	Nystagmus (Rucknystagmus) (Imbalance zwischen den Vestibularissystemen beider Seiten)	Labyrinth, Vestibulariskerne, Kleinhirn
	Blickdeviation, -parese	paramediane pontine Retikulärformation (PPRF), frontales Augenfeld (FAF)
	Kippdeviationen („macro square wave jerks"; sakkadisches Intervall erhalten)	Kleinhirn, Hirnstamm
	Opsoklonus (sakkadisches Intervall aufgehoben; s. u.)	Kleinhirn, Hirnstamm
aktive Fixation	Fixationsnystagmus:	
	erworbener Pendelnystagmus (s. u.)	Kleinhirn
	kongenitaler Ruck- oder Pendelnystagmus (s. u.)	Defekte im visuellen System
exzentrisches Halten	Blickrichtungsnystagmus – richtungsspezifisch	Kleinhirn (Flocculus), Vestibulariskerne, Nucleus präpositus hypoglossi, Blickwendezentrum
	– omnidirektional (unspezifisch)	Somnolenz, Intoxikation
Sakkaden	Verlangsamung	Somnolenz, Intoxikation, Blickwendezentrum (z. B. Systemerkrankungen mit Hirnstammbeteiligung, Stoffwechselstörungen)
	Verlangsamung / Parese nur der Adduktion: internukleäre Ophthalmoplegie (s. u.)	medialer longitudinaler Faszikel (MLF)
	Störung der Initiierung („Sakkadenlähmung")	akute Läsion: FAF oder Colliculus superior
	Verlängerung der Reaktionszeit	Somnolenz, Intoxikation
	unwillkürliche Sakkaden	Gebiet des FAF
langsame Folgebewegungen	sakkadierte Folgebewegung (Blickfolgesakkadierung) und gestörte Unterdrückung des vestibulooculären Reflexes (VOR)	Kleinhirn (Flocculus ipsilateral), ipsilaterales Blickwendezentrum, Großhirn (parieto-occipital ipsilateral)

1.6.2 Blickparese (ICD-10: H51.0)

Ursächliche Läsion(en)

- **horizontale Blickparese:**
  - *ipsilaterale paramediane pontine Retikulärformation* (PPRF); bei akuter Läsion: Blickdeviation nach kontralateral
  - *kontralaterales frontales Augenfeld* (FAF): v. a. Sakkaden betroffen, mit Deviation conjuguée zur Herdseite; Rückbildung über Tage
- **vertikale Blickparese:** Mittelhirn
  - *Commissura posterior (Cp):* Störung von Sakkaden und Blickfolgebewegung nach oben (Parinaud-Syndrom)
    ▶ bei Beteiligung des Oculomotoriuskernkomplexes: evtl. Konvergenzstörung, Konvergenz-/Retraktionsnystagmus, intendierter Aufwärtsblick mit Lidretraktion, lid lag beim Abwärtsblick
  - *rostraler Nucleus interstitialis des MLF (riMLF):* Störung von Sakkaden nach unten
  - *Nucleus interstitialis Cajal (iNC):* evtl. vertikales Puppenkopfphänomen (VOR) mitbetroffen und „skew deviation"

Ursächliche Erkrankungen

- **progressive Blickparese Steele-Richardson-Olszewski** (→ S. 170; progressive supranuclear palsy, PSP): akinetisches Parkinson-Syndrom, axialer Rigor und Augenbewegungsstörungen

- *Beginn* mit vertikaler Sakkadenstörung (verlangsamt, hypometrisch), einbezogen auch die Rückstellung der Augen durch schnelle Nystagmuskomponenten (= vestibuläre oder optokinetische Sakkaden)
- *im weiteren Verlauf betroffen:* horizontale Blickwendung und Konvergenz; Kippdeviationen kommen vor; das Bell'sche Phänomen erlischt
- *meist lange erhalten:* Blickfolgebewegung, Puppenkopfphänomen (VOR)
  - bei Drehprüfungen mit freiem Kopf kann der Kopf an der (vestibulären oder optokinetischen) Blickstabilisierung ähnlich wie die Augen in Form einer tonischen kompensatorischen Drehung teilnehmen
- **primär vaskulär bedingte progressive Blickparese** (Basalganglien, innere Kapsel, Mittelhirn, v. a. vertikal): Bildgebung (CT, MRT)
- **cortikobasale Degeneration** (→ S. 173): v. a. vertikal, dabei deutlich asymmetrische sensomotorische Defizite („alien limb")
- **Morbus Whipple** (→ S. 101): zusätzlich Gewichtsverlust, Durchfall, Arthritis, Lymphadenopathie und Fieber; diagnoseweisend (falls vorhanden): Vergenz-Oszillationen mit gleichzeitigen Kontraktionen der Kaumuskeln (oculomastikatorische Myorhythmien); antibiotisch behandelbar!
- **Morbus Parkinson** (→ S. 188): Hochblick kann erschwert sein; wenn auch der Abwärtsblick deutlich betroffen ist → Verdacht auf PSP

Differentialdiagnose
- **ausgeprägte externe Ophthalmoplegie** (z. B. bei cranialer Neuropathie / Myopathie): bei Blickparese bleibt das Puppenkopfphänomen (der vestibulo-oculäre Reflex, VOR) in der Regel erhalten
- **Blickdeviation** (meist schräg nach oben):
  - *Blickwendung bei cerebralen Anfällen:* Adversiv- oder (häufiger) Kontraversiv-Anfälle bei frontalen und temporo-parieto-occipitalen Foci, evtl. verbunden mit „epileptischem" Nystagmus
  - *oculogyre Krise:* tonische, torsionsartige Blickwendung (Auge, Kopf und Körper) nach oben, als Nebenwirkung von Neuroleptika und verwandten Substanzen bei prädisponierten Personen (Therapie mit Biperiden (Akineton®)); bei postencephalitischem Parkinson-Syndrom

1.6.3 Internukleäre Ophthalmoplegie (INOP) (ICD-10: H51.2)

Anatomie
das horizontale Blickwendezentrum, PPRF, projiziert auf den Abduzenskern; dort wird die Erregung einerseits auf Abduzensmotoneurone umgeschaltet, andererseits auf Interneurone, die im medialen Längsbündel zu den Motoneuronen des M. rectus medialis der Gegenseite ziehen (Nucleus N. III)

Ursächliche Läsion
medialer longitudinaler Faszikel (MLF) ipsilateral zur Adduktionsstörung

Ursächliche Erkrankungen
bei jüngeren Patienten meist MS; weitere Ursachen: Hirnstamminfarkt, -tumor, Entzündungen

Symptome
- **in Primärposition** Augenstellung regelrecht (keine Doppelbilder)
- **bei Konvergenz** Adduktion erhalten
- **bei Sakkaden zur Gegenseite der Läsion** Adduktion verlangsamt und nicht ausreichend, um das Blickziel zu erreichen; das Gegenauge überschießt das Ziel und zeigt eine Art Blickrichtungsnystagmus (dissoziierter Nystagmus)

Varianten
- **bilaterale Läsionen:** meist auch Störung der vertikalen Blickfolgebewegung und des vertikalen VOR
- **rostrale Läsionen:** evtl. Einbeziehung des Nucleus N. III (→ Konvergenzschwäche)
- **caudale Läsionen:** evtl. Einbeziehung des Nucleus N. VI oder des horizontalen Blickwendezentrums (→ Blickparese zur Herdseite und internukleäre Ophthalmoplegie zur Gegenseite = *Eineinhalb-Syndrom*)

1.6.4 Opsoklonus (ICD-10: H51.8)

Ursächliche Läsion(en)
Hirnstamm, Kleinhirn

Ursächliche Erkrankungen
- **benigne Hirnstamm-/Kleinhirnencephalitis** (parainfektiös/postvakzinal/viral) des Erwachsenenalters; klingt zumeist innerhalb von Tagen bis Wochen spontan ab

22 Symptome und Syndrome

- **paraneoplastisches Syndrom** im Erwachsenenalter (→ S. 121) bzw. im Kindesalter (Neuroblastom)
- vaskulär, hypoxisch, toxisch (z. B. trizyklische Antidepressiva)
- infantile myoklonische Encephalopathie Kinsbourne („dancing eyes and feet")
- benigne Hirnstamm-/Kleinhirnencephalitis des Kindesalters (Cogan)

Symptome
- Salven von horizontalen und vertikalen Sakkaden ohne intersakkadisches Intervall
- evtl. assoziiert: Schauer von Myoklonien, Ataxie, Radikulitis

Zusatz-diagnostik
Elektronystagmogramm: Salven von Sakkaden, bei denen das intersakkadische Intervall aufgehoben ist, gehäuft nach Lidschluß

Differential-diagnose
- **ocular flutter:** nur horizontale Sakkaden (Untergruppe des Opsoklonus, gleiche Ursachen)
- **unwillkürliche Sakkadengruppen mit erhaltenem intersakkadischem Intervall:**
  - *Gegenrucke* („square wave jerks"): < 5°, bei Kleinhirnläsionen, Müdigkeit, Aufregung
  - *Kippdeviationen* („macrosquare wave jerks"): > 5°, v. a. bei Kleinhirnschäden und Systematrophien

1.6.5 Skew Deviation (ICD-10: H51.8)

Ursächliche Läsion
zentrales oder peripheres Otolithensystem einer Seite (Labyrinth – N. VIII – Nucleus vestibularis lateralis und Kerngruppe γ – MLF (Kreuzung) – Nucleus interstitialis Cajal

Assoziierte Störungen
Wallenberg-Syndrom (→ S. 48), internukleäre Ophthalmoplegie

Symptome
- vertikale Dissoziation der Augenachsen (unterhalb der Kreuzung: ipsilaterales Auge nach unten, kontralaterales nach oben), tonisch oder phasisch
- evtl. kombiniert mit Augentorsion und Kippung des Kopfes nach ipsilateral („ocular tilt reaction")
- subjektiv kann der Raum zur Gegenseite geneigt erscheinen

1.6.6 Moebius-Syndrom (ICD-10: Q87.0)

Abduzens- und Fazialisparese/plegie bei zumeist angeborener Kerndys/-aplasie, häufig beidseits (andere Hirnnervenkerne ebenfalls möglich: III, V, XI und XII) und fakultativ assoziiert mit Fehlbildungen im Bereich Kopf, Brustkorb und Extremitäten

1.6.7 Duane-Syndrom (ICD-10: H50.8)

Definition
Anlagestörung mit Fehlinnervation durch den N. III, kommt auch familiär vor und kann mit anderen Anlagestörungen vergesellschaftet sein

Symptome
bei Augenadduktion (M. rectus medialis) kommt es zur Bulbusretraktion mit Lidspaltenverengung, selten mit Doppeltsehen

Typen:
- **Typ I:** Leitsymptom und Abduktionsparese (M. rectus lateralis)
- **Typ II:** Leitsymptom und Adduktionparese
- **Typ III:** Leitsymptom und zusätzlich Ab- und Adduktionsparese

1.6.8 Oculomotor-Apraxie (ICD-10: H51.8)

Definition
Störung der Generierung exzentrischer Sakkaden (verspätet, hypometrisch) bei fixiertem Kopf

Ätiologie / ursächliche Läsionen
- **angeborene Form** (kongenitale Oculomotorapraxie = Cogan-Syndrom): nur horizontale Augenbewegungen betroffen, dabei häufig auch Anlagestörungen (Balkenagenesie, cerebelläre Hypoplasie)
- **erworbene Form** bei bilateralen fronto-parietalen Cortexläsionen: auch vertikale Augenbewegungen betroffen

Symptome
der Patient bewegt den Kopf in die intendierte Blickrichtung, um über einen vestibulo-sakkadischen Reflex die Augen auf das Ziel zu bringen

Differential-diagnose
vermehrter Einsatz des Kopfes bei anderen Erkrankungen, bei denen die Sakkaden stark verlangsamt und verkleinert sind (z. B. Ataxia teleangiectatica, Morbus Gaucher, Morbus Niemann-Pick), in solchen Fällen jedoch vestibuläre und optokinetische Sakkaden (schnelle Nystagmuskomponenten) ebenfalls betroffen

1.6.9 Übersicht: wichtige pathologische Nystagmusformen (ICD-10: H55)

	vestibulärer Spontan-Nystagmus, peripher	vestibulärer Spontan-Nystagmus, zentral	Downbeat-Nystagmus[1]	Upbeat-Nystagmus[1]	periodisch-alternierender Nystagmus (PAN)	kongenitaler Fixations-Nystagmus	latenter Fixations-Nystagmus	erworbener Fixations-Pendel-Nystagmus
Richtung/Schlagform	Ruckform, horizontal	Ruckform, alle Richtungen möglich	Ruckform, nach unten (evtl. dissoziiert oder Richtungsumkehr durch Konvergenz)	Ruckform, nach oben	Ruckform, horizontal an- und abschwellend, periodischer Richtungswechsel (1.5–3 Min.)	Pendelform und (bei Seitblick) Ruckform; evtl. periodischer Richtungswechsel, evtl. Kopftremor	Ruckform, beide Augen, zur Seite des fixierenden Auges, d. h. Richtungsumkehr bei Wechsel der Abdeckung	zumeist komplexe Pendelform, evtl. diskonjugiert, ca. 3.5 Hz
Bahnung	Blick in Schlagrichtung, Kopfschütteln, evtl. Liegen	Blick in Schlagrichtung, Kopfschütteln, evtl. Liegen	Seitblick, Blick in Schlagrichtung (oder Gegenrichtung), Kopfhängelage	Blick in Schlagrichtung, Konvergenz, Kopfhängelage	Blick in Schlagrichtung	Fixation, Seitblick	Abdecken eines Auges, Blick in Schlagrichtung	Fixation, Seitblick
Hemmung	gute visuelle Suppression	schlechte visuelle Suppression	Null-Zone (wird spontan eingenommen)	–	evtl. visuelle Suppression	Konvergenz, Null-Zone	Blick in Adduktion	Konvergenz, Nullzone
Läsion/Ursache	Labyrinth, N. VIII	Vestibulariskerne, Vestibulo-Cerebellum, aufsteigende Vestibularisbahnen	v. a. kraniocervikaler Übergang (Arnold-Chiari-Syndrom), andere Prozesse im Bereich der Medulla oblongata oder des (Vestibulo-) Cerebellums	Kleinhirn, Medulla oblongata (Systematrophien, MS, entzündliche u. raumfordernde Prozesse)	Kleinhirn, Arnold-Chiari-Syndrom (Systematrophien, MS, entzündliche u. raumfordernde Prozesse), Intoxikationen, kongenital	kongenitale Störung im visuellen System (v. a. BFB-System), häufig assoziiert mit Pigmentstörungen (Albinismus)	kongenital; gelegentlich erst bei neurologischer Untersuchung aufgedeckt; Störung des visuellen oder speziell des optokinetischen oder BFB-Systems	demyelinisierende Erkrankungen (MS), Sehverlust eines Auges, Hirnstamminfarkte mit sekundärer Olivenhypertrophie („oculopalatiner Myoklonus")
Besonderheit	keine anderen Augenmotilitätsstörungen (Nystagmus kann aber sakkadierte BFB und BRN vortäuschen)	häufig mit anderen vertikalen Augenmotilitätsstörungen (sakkadierte BFB, BRN, Sakkadenstörung) und neurologischen Symptomen	häufig mit anderen vertikalen Augenmotilitätsstörungen (sakkadierte BFB, BRN, Sakkadenstörung) und Ataxie	häufig mit anderen vertikalen Augenbewegungsstörungen (sakkadierte BFB, BRN, Sakkadenstörung)	häufig auch sakkadierte BFB, BRN; Therapieversuch mit Baclofen 10 mg oder Antiepileptikum	bei 15 % auch Strabismus; Inversion des opto-kinetischen Reflexes (schnelle Komponenten in Richtung des Streifenmusters); keine Oszillopsie	immer Strabismus; bevorzugte Richtung der BFB temporal-nasal; wenn ausgelöst, dann Oszillopsie; Patienten auf klären: harmlos!	Kopf-, Extremitäten- oder Gaumensegel-Tremor

BFB: Blickfolgebewegung(en), BRN: Blickrichtungsnystagmus
[1] Sonderform des zentral-vestibulären Spontannystagmus

1.7 Augenlidbewegungs-Störungen (ICD-10: H02-H03)

K. Schmidtke

1.7.1 Physiologie der Augenlidbewegungen

- **beteiligte Muskeln:** Mm. levatores palpebrae (Motoneurone im unpaaren central caudal nucleus (CCN) am caudalen Ende des Nucleus n. oculomotorii), M. tarsalis (sympathisch) reguliert lediglich die Weite des Lidspaltes, M. frontalis greift indirekt am Oberlid an, M. orbicularis oculi ist der einzige Lid-Schließer
- **prämotorische Schaltzentren:** supraoculomotorische Area (SOA, ein Teil des periaquäduktalen Graus), Kern der hinteren Kommissur (nPC)
- **Absenkung des Lides bei Blick nach unten:** Inhibition der Lidheber plus (rein passive) mechanische Faktoren
- **Koordination von vertikalen Augen- und Lidbewegungen:** rostraler interstitieller Kern des medialen Längsbündels (riMLF); prämotorische Kontrolle von Lidhebern und M. rectus superior ist eng verknüpft
- **willkürlicher Lidschluß:** frontaler Cortex
- **Blinzelfrequenz:** dopaminerger extrapyramidal-motorischer Regelkreis

1.7.2 Ptosis (ICD-10: H02.4)

Ursachen [724]
- **Pseudo-Ptosis:** orbitale Prozesse, Dermochalasis/Blepharochalasis, physiologische Lidsenkung bei Blickparese nach unten und Versuch, nach unten zu sehen; vertikaler Strabismus, kontralaterale Lidretraktion (kompensatorisch, „Hering's law of equal innervation") Lidspaltdifferenz > 1 mm bei ca. 10% gesunder Personen
- **muskulär (meist, aber nicht immer, beidseitig):** Myasthenia gravis (→ S. 298), Lambert-Eaton-Syndrom, Botulinusintoxikation, mitochondriale Myopathien, Dystrophia myotonica, familiäre periodische Lähmung, Marasmus, angeborene Hypotrophie des Levator palpebrae, Riß der Levator-Aponeurose bei Trägern harter Kontaktlinsen
- **nerval (meist einseitig):** Läsion intracerebraler Faszikel des N. oculomotorius (Diabetes, Insulte), benigne zyklische Oculomotoriusparese (Kinder)
- **nukleär (immer beidseitig):** Infarkt, Trauma, Blutung, Entzündung, Tumor im Bereich des Nucleus N. III (caudales Mittelhirn), Wernicke-Encephalopathie, sehr selten reine Ptosis ohne zusätzliche Oculomotorikstörung bei isolierter Läsion des motorischen Levator-Unterkerns (CCN)
- **Sympathicusausfall (Horner-Syndrom S. 307):** meist einseitig, eher geringe Ptosis, mit Miosis
- **supranukleär:** rechts- oder bifrontaler Insult, Läsion cortiko-nucleärer Bahnen, Marcus-Gunn-Syndrom (angeborene oder posttraumatische Innervationsanomalien, z. B. Synkinesie der Lider mit Kauen, Gähnen), Morbus Parkinson (→ S. 188)

1.7.3 Lidretraktion (ICD-10: H02.5)

Ursachen [724]
- **Pseudo-Graefe-Zeichen:** einseitige Lidhebung bei Blick nach unten oder einwärts, Ursache: Synkinesie des Lides durch Fehleinsprossung nach Läsionen des N. oculomotorius
- **Pseudoretraktion:** scheinbare Lidretraktion bei Exophthalmus, kompensatorische Retraktion eines Lides bei Ptosis der Gegenseite („Hering's law of equal innervation"), beidseitig bei isolierter Blickparese nach oben und Versuch, nach oben zu sehen (u. a. Miller-Fisher-Syndrom)
- **muskulär (meist einseitig/asymmetrisch):** Morbus Basedow (Levatorfibrose), Myotonie, Myositis, Myasthenie (nach Auf-Blick: posttetanische Facilitierung, nach Ab-Blick: Cogan's lid-twitch-Zeichen), sympathische Übererregung (vergleichsweise schwach, einseitig, betrifft M. tarsalis), Claude-Bernard-Syndrom
- **supranukleäre Lidretraktion (bilateral, evtl. asymmetrisch):** Disinhibition der Levatoren bei Läsion der hinteren Kommissur oder deren (paarigen) Kernes (nPC) (dorsales Mittelhirnsyndrom); verschiedene extrapyramidal-motorische Systemdegenerationen (v. a. PSP); Machado-Joseph Krankheit

1.7.4 Supranukleäre (prämotorische) Störungen von Lidbewegungen (ICD-10: H03.8)

Formen
- **cerebrale Ptosis** bei ausgedehnten cortikalen Läsionen
- **Lidretraktion** (überweite Lidspalte, oberer Pol der Iris sichtbar) und „lid lag" (Zurückbleiben der Lider beim Blick nach unten): s. o.
- **Lidapraxien** des willkürlichen Öffnens, Schließens, Geschlossenhaltens bei intakter Motorik, normalem Ablauf von Blinzeln / Blinkreflex und fehlender Kontraktion des M. orbicularis oculi
  - *Variante:* prätarsale motorische Persistenz mit kontinuierlicher Aktivität des prätarsalen M. orbicularis oculi
  - *Hilfsmanöver für Öffnung:* manuelle Lidhebung, Mundöffnung, Berührung im Gesicht
  - *ursächliche Erkrankungen:* extrapyramidal-motorische Erkrankungen (v. a. PSP); fokale cortikale Atrophien, assoziiert mit Blepharospasmus, diffuse ZNS-Läsionen; genauer Läsionsort unbekannt
  - *Therapie:* Botulinumtoxin, chirurgische Eingriffe am Lid, „Lidkrücken", Versuch mit L-Dopa
- **Blepharospasmus:** (→ S. 180) Dystonie der Augenschlußmuskulatur (M. orbicularis oculi), teils assoziiert mit verschiedenen Formen von Lidapraxie (7 – 10%)
- **verminderte Blinzel-Frequenz** (Stellwag'sches Zeichen), Ursachen: extrapyramidal-motorische Systemdegenerationen, v. a. Morbus Parkinson (→ S. 188), progressive supranukleäre Lähmung (→ S. 170)
  - **Lid-Nystagmus** mit horizontalen oder Konvergenzbewegungen der Augen
  - **paradoxe Lidbewegungen:** Lidsakkaden in Gegenrichtung zu vertikalen Augenbewegungen
  - **Lidflattern** (Ursachen: metabolische Erkrankungen, z. B. Morbus Gaucher)
  - **Dyssynergie Levator / Orbicularis oculi** (Ursachen: extrapyramidal-motorische Systemdegenerationen)
  - **Versagen der nächtlichen Relaxation des Levators** (Ursache: ausgedehnte Hirnstammläsionen)

1.8 Schwindel (ICD-10: H81-H82, R42)
T. Mergner

1.8.1 Allgemeines

Differentialdiagnose
- **systematischer Schwindel:** Eigenbewegungsempfindung i. S. eines Dreh-, Schwank-, Liftgefühls

Zeitcharakteristik	Hörstörung	Provokation	zusätzliche neurologische Ausfälle	Bewußtseinsstörung	ursächliche Erkrankung
„Sekundenschwindel"	–	nur Lagerung	–	–	benigner paroxysmaler Lagerungsschwindel
	(+)	Kopf-zu-Rumpf-Auslenkung	–	–	cervikaler Schwindel (selten!)
	–	–	–	(+)	vestibuläre epileptische Anfallsaura (selten!)
„Attackenschwindel" (Minuten bis Stunden)	+/(-)	evtl. Lagerung	–	–	Morbus Menière
Dauerschwindel (Stunden bis Tage, initial dramatisch, dann abnehmend)	–	evtl. Lagerung	–	–	akuter Vestibularis-ausfall („Apoplexia labyrinthi")
	–	evtl. Lage	+	–	Wallenberg-Syndrom

Zeit-charakteristik	Hörstörung	Provokation	zusätzliche neurologische Ausfälle	Bewußtseins-störung	ursächliche Erkrankung
Dauerschwindel (Stunden bis Tage, fluktuierend, relativ gering)	+	Lage	+	–	Acusticus-neurinom
	–	Lage oder Lagerung	+	–	Hirnstammprozesse, z. B. bei MS

- **unsystematischer Schwindel:** als Benommenheit und/oder Unsicherheit beschrieben
  - *mit Bewußtseinstrübung:* O2-Mangel (z. B. durch Orthostase, Herzrhythmusstörungen, cerebrale Mikro- oder Makroangiopathie), Hypoglykämie, Hyperventilation, Intoxikationen, Encephalitis, Hirndruck, Dämmerattacken
  - *mit visueller Desorientierung:* oculärer Schwindel
  - *mit Gang- und Standunsicherheit:* kein Schwindel im eigentlichen Sinn (sondern eine Ataxie), wird aber häufig von Patienten als „Schwindel" oder „Gleichgewichtsstörung" beschrieben
  - *mit situativer Auslösung:* psychogener Schwindel, z. B. bei Angsterkrankungen

Therapie des akuten Drehschwindels
- **allgemein:** Beruhigung (→ u. U. spontanes Abklingen), liegende Position
- **„vestibuläre Sedativa":**
  - *Dimenhydrinat* (z. B. Vomex A® Supp. 150 mg, 3 – 4/Tag)
    - ▶ Nebenwirkungen: Sedierung, Mundtrockenheit, gastrointestinale Störungen
    - ▶ Kontraindikationen: Engwinkelglaukom, Blasenentleerungsstörungen
  - *Scopolamin* (z. B. Scopoderm TTS® Membranpflaster) 1.5 mg für 72 Stunden, auch gegen Reisekrankheit
    - ▶ Nebenwirkungen: Unruhe, Mundtrockenheit, gastrointestinale Störungen, Akkomodationsstörungen, Tachykardie, Miktionsstörungen
    - ▶ Kontraindikationen: Engwinkelglaukom, Blasenentleerungsstörungen, Darmstenosen, Tachyarrhythmie, Megacolon, akutes Lungenödem, schwere Cerebralsklerose
  - *Flunarizin* (Sibelium®, Kps. 5 mg, 2 Kps zur Nacht)
    - ▶ Nebenwirkungen: Müdigkeit, Gewichtszunahme
    - ▶ Kontraindikationen für längere Anwendung: extrapyramidale Syndrome, Depression
- **Beachte:** auch die zentrale vestibuläre Kompensation (die auch bei persistierender Labyrinthschädigung normalerweise zum raschen Abklingen des Schwindels führt) wird unterdrückt; daher nur kurzdauernde Therapie, wenn überhaupt

1.8.2 Benigner paroxysmaler Lagerungsschwindel (BPLS) (ICD-10: H81.1)

Disponierende Faktoren
ältere Patienten (65 – 75 Jahre), Z. n. Schädelhirntrauma

Pathophysiologie
„Canalolithiasis" des hinteren vertikalen (in 5 % des horizontalen) Bogengangs; Nystagmus und Schwindel treten bei Lagerung auf die Seite des erkrankten Ohres auf

Klinisches Bild
„Sekunden"-Schwindel bei Lagewechsel des Kopfes im Raum (z. B. Umdrehen nachts im Bett)

Untersuchung
- **Lagerungsprobe:**
  - *BPLS des hinteren vertikalen Bogengangs:* schnelle Kippung in Richtung des jeweils hinteren Bogengangs (z. B. im Sitzen mit Nase um 45° zur Gegenseite gedreht) → Umlegen → mit 2 – 4 s Latenz Drehschwindel und Nystagmus zum untenliegenden Ohr mit rotatorischer Komponente (li Ohr: Uhrzeigersinn, re Ohr: Gegenuhrzeigersinn) für << 1 Minute; bei Aufrichten evtl. schwächerer Nystagmus in Gegenrichtung
  - *BPLS des horizontalen Bogengangs:* Testung in Rückenlage, Kopfdrehung von einer Seite auf die andere löst horizontalen Nystagmus zum unten liegenden Ohr aus
- **bei Wiederholung des Manövers** Intensität variabel („launisch")

Diagnosestellung
Anamnese und Nachweis eines typischen Lagerungsnystagmus (s. o.)

Differentialdiagnose
zentraler Lagenystagmus bei zentralvestibulären Läsionen, Lagerungsnystagmus bei Kleinhirnläsionen, Labyrinthfistel, Alkohol-Lagenystagmus

Schwindel

Therapie (nach Semont) [736]
- **BPLS des hinteren vertikalen Bogengangs:**
  - Auslösung des Nystagmus durch Lagerungsprobe (s. o.)
  - nach Abklingen des Lagerungsnystagmus schnelles Umlagern zur anderen Seite unter Beibehaltung der Kopf-zu-Rumpf-Position (→ Auslösung eines nach Schlagform und -richtung identischen, also jetzt zum obenliegenden Ohr gerichteten Nystagmus)
  - Aufrichten
  - ggf. Wiederholung (Erfolgsrate ca. 80%)
- **BPLS des horizontalen Bogengangs:** Fortführung der (Kopf- bzw. Körper-) Drehung in die auslösende Richtung in 90°-Schritten mit Pausen von 15 Sekunden über 360° (bei ausbleibendem Erfolg Gegenrichtung versuchen, da die Auslösungsrichtung nicht eindeutig ist bzw. sich umkehren kann)

Verlauf   spontanes Abklingen über Wochen/Monate

1.8.3 Akuter Vestibularisausfall (Apoplexia labyrinthi) / Neuronitis vestibularis (ICD-10: H81.2)

Ätiologie   umstritten: entzündlich (viral) oder vaskulär

Klinisches Bild
- akut Drehschwindel und Fallneigung mit Nystagmus, Übelkeit und Erbrechen, ohne Tinnitus und Hörstörung, gelegentlich kurze Schwindelattacken vorausgehend
- Beachte: Richtung der Falltendenz (Gangabweichung, Vorbeizeigen) und des Bewegungsgefühls können entgegengesetzt sein, da Haltungsreflexe die durch interne vestibuläre Tonusimbalance simulierte Bewegung (zur „gesunden" Seite) zu kompensieren versuchen

Untersuchung
- **Akutphase:** lebhafter Spontannystagmus (in der Akutphase Schlagrichtung in Richtung des gesunden Ohrs), Verstärkung bei Blick in Richtung der schnellen Komponente
- **Abklingphase:** Nystagmus visuell gut unterdrückbar (anders als bei zentralem Nystagmus), evtl. nur noch latenter Nystagmus bei Blick in Nystagmusschlagrichtung

Zusatzdiagnostik   Elektronystagmogramm: Spontannystagmus, kalorische Un- oder Mindererregbarkeit eines Labyrinths

Diagnosestellung   klinisches Bild und Nachweis der Minder-/Unerregbarkeit eines Labyrinths

Differentialdiagnose
- **Morbus Menière:** Attacken von Minuten bis Stunden, assoziierte Hörstörungen, allerdings rein vestibuläre Formen möglich
- **zentral-vestibulärer Schwindel:** zentral-vestibulärer Nystagmus, zusätzliche neurologische Symptome
- **Basilarismigräne:** Migräneanamnese, Attacken mit zentral-vestibulärem Schwindel, Sehstörungen, Ataxie, Dysarthrie, Parästhesien, Hörstörungen; occipitaler Kopfschmerz, evtl. Bewußtseinsstörungen; betroffen v. a. junge Frauen
- **Wallenberg-Syndrom** (→ S. 48): und andere Hirnstammaffektionen

Therapie   Akuttherapie → S. 26, dann vorsichtiges Training mit Wendebewegungen, zunächst nur Augen, dann Kopf, später Rumpf

Verlauf   Abklingen über Tage bis Wochen (vorwiegend durch zentrale vestibuläre Kompensation); die Funktion des Labyrinths kann sich erholen (evtl. Nystagmusumkehr)

1.8.4 Phobischer Schwankschwindel

Klinisches Bild   subjektive Stand- und Gangunsicherheit, zumeist als Attacken, oft ohne Auslöser; meist findet sich ein spezifischer Schwindel (z. B. benigner paroxysmaler Lagerungsschwindel) in der Vorgeschichte; oft auffällige psychische Konstitution (z. B. zwanghafte Persönlichkeitsstruktur) und/oder Angst [369]

Zusatzdiagnostik   neurootologische Diagnostik unauffällig

Therapie   Verhaltenstherapie, Desensibilisierung

1.8.5 Morbus Menière (ICD-10: H81.0)

Ätiologie
idiopathisch oder bei Z. n. Labyrinthitis

Pathogenese
„Labyrinthhydrops" mit Einreißen des häutigen Labyrinths und Störung des Ionenmilieus („Kalium-Lähmung" des Nerven)

Klinisches Bild
paroxysmaler Schwindel = „Attacken-Schwindel" für Minuten bis Stunden ohne erkennbare Auslöser, dabei fluktuierende Hörstörungen, evtl. Tinnitus; Gefühl des Ohrdrucks; monosymptomatische Formen möglich

Zusatzdiagnostik
- **Nystagmogramm:** horizontaler Spontan-Nystagmus (in der Reizphase: zum kranken Ohr, in der Ausfallphase: zum gesunden Ohr), evtl. mäßige kalorische Untererregbarkeit; im Intervall häufig unauffällig
- **Audiogramm:** wenn Hörminderung noch inkomplett ist, positives Recruitment-Phänomen nachweisbar

Diagnosestellung
klinisch aufgrund von Anamnese und Nystagmusbefund im Anfall

Therapie
- **des akuten Drehschwindels:** → S. 26
- **im Intervall:**
  - *Betahistin* (z. B. Aequamen® retard, 2 × 1 Tbl. à 20 mg, Vasomotal® 3 × 1–2 Tbl. à 8 mg) für Wochen bis Monate
    - Nebenwirkungen: Blähungen, Übelkeit, Herzklopfen, Kopfdruck, Nervosität
    - Kontraindikationen: Asthma bronchiale, Phäochromozytom, Magen-Darm-Geschwüre, Behandlung mit Antihistaminica; bei Absetzten Ausschleichen wg. Gefahr eines Entzugssyndroms (Schlafstörungen, Unruhezustände)
  - *Ausschaltung des sekretorischen Epithels* durch lokal appliziertes Gentamycin (ototoxisch) selten notwendig

Verlauf
zunächst Häufung der Attacken möglich, später spontane Abnahme

Selbsthilfegruppe
Kontakte und Infos für Morbus Ménière (KIMM) e. V., Kastanienweg 5, 71404 Korb, Tel.: 07151/64113, Fax: 07151/600599

1.9 Spinale Syndrome (ICD-10: G82, G95)
A. Hufschmidt

1.9.1 Pyramidenbahnsyndrom (Syndrom des Tractus corticospinalis) (ICD-10: G82)

Anatomie
Ursprung des 1. motorischen Neurons im motorischen Cortex (Gyrus praecentralis), zum geringeren Teil im Gyrus postcentralis und im praemotorischen Cortex; Kreuzung von 80% der Fasern in der Decussatio pyramidum, Verlauf der gekreuzten Fasern als Tractus corticospinalis lateralis, der ungekreuzten als Tractus corticospinalis anterior

Ursächliche spinale Erkrankungen
- **isolierte Läsion:** cervikale Myelopathie (ohne klinisch nachweisbare Beteiligung anderer Bahnen!), spastische Spinalparalyse und primäre Lateralsklerose (→ degenerative Erkrankungen mit Leitsymptom Schwäche oder Muskelatrophie S. 162)
- **in Kombination mit anderen Ausfällen** bei fast allen Rückenmarkserkrankungen

Symptome
- **zentrale Parese:** unterhalb der Läsion distal betonte Schwäche (Arme: v. a. Strecker, Beine: v. a. Beuger) und Feinmotorikstörung, Tonus bei akuter Läsion schlaff (u. U. mit Areflexie, „spinaler Schock"), bei länger bestehender Läsion spastisch
- **spinale Automatismen:** spontane oder durch Reize ausgelöste Dorsalflexionszuckungen der Füße, Beugung der Knie- und Hüftgelenke; oft schmerzhaft
- **oft assoziiert:** Blasen-, Potenz-, Mastdarmstörungen, Sensibilitätsstörungen

Untersuchung
- **Reflexe:** Muskeleigenreflexe auf der Seite der Läsion gesteigert (verbreiterte Reflexzonen, Cloni auslösbar); Fremdreflexe (Bauchhautreflexe, Cremasterreflex) abgeschwächt, Pyramidenbahnzeichen (Babinski, Oppenheim, Gordon, Strümpell)
- **Pyramidenbahnzeichen:**
  - *Babinski-Zeichen:* Kratzen über laterale Fußsohle und nach medial über den Fußballen → Dorsalextension der Großzehe und Spreizen der übrigen Zehen; Dorsalextension aller Zehen und des Fußes ohne Spreizen eher als Fluchtreflex zu werten
  - *Chaddock-Reflex:* wie Babinski, aber Auslösung vom lateralen Fußrücken
  - *Oppenheim-Reflex:* wie Babinski, aber Auslösung durch kräftiges Reiben an der Schienbeinkante
  - *Gordon-Reflex:* wie Babinski, aber Auslösung durch Kneten der Wade

- *Mayer'scher Grundgelenkreflex:* kräftige passive Beugung des Mittelfingers im Grundgelenk → physiologischerweise Adduktion des Daumens im Grundgelenk und Streckung im Endgelenk; einseitiges Fehlen der Antwort pathologisch, beidseitiges Fehlen nicht verwertbar
- *Wartenberg-Zeichen:* Ziehen an den aktiv gebeugten Fingern („Fingerhakeln") → Adduktion, Opposition und Beugung des Daumens im Grundgelenk
- *Strümpell-Zeichen:* bei flach auf der Unterlage liegendem Bein intendierte Beugung im Kniegelenk gegen den Widerstand des Untersuchers → Dorsalflexion der Großzehe und des Fußes und Spreizen der Zehen

Zusatzdiagnostik
transkranielle Magnetstimulation (TCS) (→ S. 383): Verlängerung der zentral-motorischen Latenz (ZML)

1.9.2 Hinterstrangsyndrom (ICD-10: G82)

Anatomie
Ursprungszellen des 1. sensiblen Neurons im Spinalganglion, Verlauf ungekreuzt in somatotoper Gliederung (sacrale Fasern medial; bei Ursprung aus den Segmenten bis Th4 als Fasciculus gracilis Goll, aus den Segmenten Th3 bis C2 als Fasciculus cuneatus Burdach)

Ursächliche Erkrankungen
- **isolierte Läsion möglich bei:** funikulärer Myelose (→ S. 223), Tabes dorsalis (→ S. 100)
- **in Kombination mit anderen Ausfällen** bei fast allen Rückenmarkserkrankungen, Ausnahmen: A.-spinalis-anterior-Syndrom (→ S. 192), degenerative Motoneuronerkrankungen (→ S. 162)

Symptome
- unterhalb der Läsion Störung von Lagesinn, Bewegungsempfindung (Kinästhesie), 2-Punkt-Diskrimination, Zahlenerkennen, Stereognosie; Mitbeteiligung von (fein lokalisierender) Druck- und Berührungsempfindung und von Vibrationsempfindung
- **sensible Ataxie:** positiver Romberg-Test (deutliche Zunahme der Körperschwankungen beim Stehen mit geschlossenen Augen), Gangunsicherheit im Dunkeln
- **Reizsymptome:** schwer beschreibbare Mißempfindungen, z. B. „als ob der Fuß in eine Folie eingeschweißt wäre", „als ob die Haut zu eng wäre"
- **Lhermitte-Zeichen:** Angabe von Elektrisieren entlang des Rückens und z. T. in die Arme bei Beugung des Nackens

Differentialdiagnose
Polyneuropathien mit bevorzugtem Befall großkalibriger afferenter Fasern können klinisch eine Hinterstrangstörung imitieren; Unterscheidung mit Elektroneurographie (verminderte sensible Nervenaktionspotentiale bei Polyneuropathie) und evozierten Potentialen (periphere Leitungsverzögerung bei Polyneuropathie)

Zusatzdiagnostik
- **Medianus-SEP** (→ S. 376): Verlängerung der Leitungszeit zwischen Erb'schem Potential (N 9) und Nackenantwort (N 13) über 4.9 ms
- **Tibialis-SEP** (→ S. 378): Verlängerung der Leitungszeit zwischen L1-Antwort (N 22) und Nackenantwort (N 29) über 10.4 ms bzw. zwischen L1-Antwort und Skalpantwort (P 37) über 12.2 ms pro Meter Körperlänge

1.9.3 Vorderseitenstrang-Syndrom (Syndrom des Tractus spinothalamicus) (ICD-10: G82)

Anatomie
Ursprungszellen des 2. sensiblen Neurons im Hinterhorn, Kreuzung in gleicher Höhe bis wenige Segmente oberhalb über die vordere Kommissur und Aufzweigung in den Tractus spinothalamicus anterior (Berührung, Druck) und Tractus spinothalamicus lateralis (Schmerz, Temperatur); somatotope Gliederung: Fasern von sacralen Segmenten liegen dorsolateral, Fasern von weiter rostralen Segmenten lagern sich ventromedial an

Ursächliche Erkrankungen
- **isolierte Läsionen** praktisch nur im Rahmen des Syndroms der vorderen Kommissur (Syringomyelie S. 190, Stiftgliome), dann bilateral
- **in Kombination mit anderen Ausfällen:** Spinalis-anterior-Syndrom (oft auch Schädigung der vorderen Kommissur) und fast alle entzündlichen/tumorösen Rückenmarkserkrankungen

Symptome
- Störung von Schmerz- und Temperaturempfindung bei erhaltenem Lagesinn (dissoziierte Sensibilitätsstörung) und Verminderung von (grob lokalisierender) Berührungs- und Druckempfindung
  - *bei Läsion in der vorderen Kommissur* bilateral, entsprechend der Ausdehnung der Läsion (poly-)segmental verteilt
  - *bei Läsion des Tractus* kontralateral, querschnittsförmig verteilt, beginnend 1–3 Segmente unterhalb der Läsion
- **Reizerscheinungen:** Parästhesien, Dysästhesien, Hyperpathie (verstärkte Berührungs- und Schmerzempfindung bei erhöhter Schwelle), Spontanschmerzen (→ Deafferentierungsschmerz S. 325)

1.9.4 Vorderhornsyndrom (ICD-10: G82)

Anatomie
Ursprungszellen des 2. motorischen Neurons α- und γ-Motoneurone)

Ursächliche Erkrankungen
- **isolierte Läsion möglich bei:** spinaler Muskelatrophie, Poliomyelitis, cervikaler Spondylose (direkte Druckwirkung oder über venöse Stauung)
- **in Kombination mit anderen Ausfällen** bei Syringomyelie (→ S. 190), ALS, Spinalis-anterior-Syndrom, Tumoren, Traumata etc.

Symptome
- **schlaffe Parese**, Atrophie und Abschwächung oder Ausfall der Muskeleigenreflexe in segmentaler/polysegmentaler Verteilung entsprechend der Ausdehnung der Läsion
- **Faszikulationen**

Zusatzdiagnostik
EMG: Nachweis von pathologischer Spontanaktivität (Fibrillationspotentiale, scharfe positive Wellen, pseudomyotone Entladungen) und von Faszikulationen; bei längerbestehender Läsion chronisch-neurogene Umbauzeichen (Vergrößerung und Verbreiterung der Potentiale und vermehrte Polyphasie)

1.9.5 Hinterhornsyndrom (ICD-10: G82)

Anatomie
- im Hinterhorn liegen die Ursprungszellen des Tractus spinothalamicus
- an den Hinterhornzellen greifen segmentale und deszendierende Hemmsysteme an, die v.a für die Schmerzleitung klinisch relevant sind

Ursächliche Erkrankungen
- **isolierte Läsion möglich bei:** traumatischen Wurzelausrissen, intramedullären Tumoren
- **in Kombination mit anderen Ausfällen** bei Syringomyelie (→ S. 190) u. a.

Symptome
dissoziierte Sensibilitätsstörungen in (poly-) segmentaler Verteilung entsprechend der Ausdehnung der Läsion, aber sehr viel häufiger als bei Läsion des Tractus spinothalamicus Deafferentierungsschmerzen durch Schädigung inhibitorischer Strukturen

1.9.6 Zentromedulläres Syndrom (ICD-10: G82)

Anatomie
je nach Ausdehnung des Prozesses sukzessive Beteiligung der vorderen Kommissur (kreuzende spinothalamische Fasern), der Vorderhörner (2. motorisches Neuron), Hinterhörner und von Pyramidenbahn und Vorderseitenstrang

Ursächliche Erkrankungen
Syringomyelie (→ S. 190), intramedulläre Tumoren/Blutungen

Symptome
- **Syndrom der vorderen Kommissur:** dissoziierte Sensibilitätsstörung bilateral in segmentaler/polysegmentaler Verteilung (gürtelförmig) entsprechend der Ausdehnung der Läsion; Spontanschmerzen
- übrige Syndrome entsprechend den betroffenen Strukturen (s. o.)

1.9.7 Brown-Séquard-Syndrom (ICD-10: G82)

Ursächliche Erkrankungen
halbseitige Rückenmarksläsion durch Trauma, lateralisierte Tumoren, Myelitis, Blutungen, Ischämie (A. sulcocommissuralis), radiogen

Symptome
- **schlaffe Paresen und Atrophien** in segmentaler Verteilung ipsilateral
- **zentrale Parese** caudal der Läsion ipsilateral
- **Sensibilitätsstörungen:**
  - *Tiefensensibilitätsstörung* (Lagesinn, fein lokalisierende Druck-/Berührungsempfindung) caudal der Läsion ipsilateral
  - *dissoziierte Sensibilitätsstörung* (Störung von Schmerz- und Temperaturempfindung bei erhaltener Tiefensensibilität) 1 – 3 Segmente caudal der Läsion beginnend kontralateral

1.9.8 Querschnittssyndrom (ICD-10: G82-G83)

Ursächliche Erkrankungen
Trauma mit oder ohne knöcherne Beteiligung, spinale Tumoren, Myelitis, Ischämie

Klinisches Bild
- **im akuten Stadium:** schlaffe Lähmung mit Ausfall aller Eigen- und Fremdreflexe, Hyp-/Anästhesie caudal der Läsion, Überlaufblase, evtl. Ileus („spinaler Schock"); Dauer 2 – 6 Wochen
  - *Differentialdiagnose:* akutes Guillain-Barré-Syndrom: oft keine Sphinkterstörungen; in der Elektroneurographie früh Verlängerung der distal-motorischen Latenzen
- **im chronischen Stadium:** spastische Para-/Tetraparese oder -plegie mit spinalen Automatismen, sensible Störungen caudal der Läsion („sensibler Querschnitt"), evtl. gürtelförmige Hyperalgesie/Hyperästhesie in Höhe der Läsion, oft Schmerzen (→

Deafferentierungsschmerz S. 325), meist Reflexblase (automatische Entleerung ohne Willkürkontrolle), Stuhlinkontinenz; Erektions- (und evtl. Ejakulationsfähigkeit) z. T. erhalten, trophische Störungen

Komplikationen Kontrakturen, Dekubitalulcera, rezidivierende Harnwegsinfekte; bei hohem Querschnitt (C 3) Atemlähmung

1.9.9 Conussyndrom (ICD-10: G95.8)

Ursächliche Erkrankungen mediane Bandscheibenvorfälle, Tumoren (v. a. Ependymome des Filum terminale, Neurinome, Epidermoide, Lipome, Chordome), Kompression durch Wirbelfrakturen

Symptome schlaffe Blasen- und Mastdarmlähmung, Reithosenanästhesie

Untersuchung
- **Analreflex** abgeschwächt oder ausgefallen: Palpation des Analsphinkters (gleichzeitig Beurteilung des Sphinktertonus) und seitengetrennte Stimulation perianal mit einem spitzen Gegenstand; normal: reflektorische Sphinkterkontraktion
- **Bulbocavernosusreflex** abgeschwächt oder ausgefallen: kräftiger Druck auf die Glans penis führt zu tastbarer Kontraktion des M. bulbocavernosus am Damm

Differentialdiagnose tiefgelegenes (S 2 und tiefer) Caudasyndrom

1.9.10 Caudasyndrom (ICD-10: G83.4)

Ursächliche Erkrankungen wie Conussyndrom

Symptome
- **Parese und Areflexie** der Beinmuskeln entsprechend der Läsionshöhe
- **Blasen- und Mastdarmstörungen**

Untersuchung Areflexie, schlaffe multisegmentale Paresen, Anal- und Bulbocavernosusreflex ausgefallen

2 Neurologische Krankheiten

2.1 Cerebrovaskuläre Erkrankungen (ICD-10: G46)
A. Hetzel und A. Hufschmidt

2.1.1 Vaskuläre Syndrome

2.1.1.1 A. chorioidea anterior (ICD-10: I66.9)

- Endarterie, deren Verschluß zu lakunärem Infarkt führt
- **Abgang** direkt aus der A. carotis interna
- **Versorgungsgebiet:** Knie und hinterer Schenkel der Capsula interna, inneres Pallidum
- **Symptome:** sensomotorische Hemiparese

2.1.1.2 A. cerebri anterior (ICD-10: G46.1)

Hauptast
- **Versorgungsgebiet:** Mantelkante und Mesialfläche der Hemisphären bis zum Sulcus parietooccipitalis, vordere 4/5 des Balkens, vorderer Schenkel der inneren Kapsel, unterer Teil des Caput nuclei caudati
- **Symptome:** beinbetonte Hemiparese, Inkontinenz, Frontalhirnsyndrom bei beidseitigem Verschluß

Tiefe Äste (A. recurrens (Heubner'sche Arterie) und perforierende Äste)
- Endarterien, deren Verschlüsse zu lakunären Infarkten (→ S. 46) führen
- **Versorgungsgebiet:** vorderer Schenkel der inneren Kapsel, unterer Teil des Caput nuclei caudati
- **Symptome:** Hemiparese

Cortikale Äste (A. orbitalis, A. frontopolaris, A. pericallosa, A. callosomarginalis, A. parietalis interna)
- **Versorgungsgebiet:** Mantelkante und Mesialfläche der Hemisphären bis zum Sulcus parietooccipitalis, medialer orbitaler Frontallappen, vordere 4/5 des Balkens
- **Symptome:** Frontalhirnsyndrom (bei bilateralem Verschluß der A. orbitalis), Mantelkantensyndrom (bei Verschluß der A. pericallosa bzw. A. callosomarginalis) mit Monoparese des kontralateralen Beines

2.1.1.3 A. cerebri media (ICD-10: G46.0)

Hauptast
- **Versorgungsgebiet:** frontale und parietale Konvexität, laterale und kraniale Anteile des Temporallappens, darunterliegendes Marklager, Stammganglienblock mit Ausnahme des Thalamus, Capsula interna (mit Ausnahme der von der A. chorioidea anterior und der Heubner'schen Arterie versorgten Anteile)
- **Symptome:** sensomotorische Halbseitensymptomatik und Hemianopsie, oft Blickdeviation zur betroffenen Seite; neuropsychologische Ausfälle (Aphasie, Apraxie / räumlich-konstruktive Apraxie) je nach betroffener Hemisphäre

Perforierende Äste (A. lenticularis, A. lenticulostriata)
- Endarterien, deren Verschlüsse zu lakunären Infarkten führen
- **Versorgungsgebiet:** Putamen, Caudatum, äußeres Pallidum, hinterer Schenkel der Capsula interna, Corona radiata
- **Symptome:** Hemiparese, Hemihypästhesie/-algesie und Hemianopsie, einzeln und kombiniert

Aszendierende frontale Äste (A. orbitofrontalis)
- **Versorgungsgebiet:** frontale Konvexität
- **Symptome:** armbetonte Hemiparese, nicht-flüssige Aphasie (→ S. 8)

Rolandische Äste
- **Versorgungsgebiete:**
  - *A. praerolandica:* Fuß der 3. Stirnwindung
  - *A. rolandica:* Gyrus praecentralis
- **Symptome:** sensomotorische Hemiparese (A. rolandica), nicht-flüssige Aphasie (A. praerolandica der dominanten Hemisphäre)

Temporale Äste (A. temporopolaris, A. temporalis anterior (in < 25 % Abgang aus der A. cerebri posterior), A. temporalis posterior)
- **Versorgungsgebiet:** Temporallappen, laterale und basale Anteile
- **Symptome:** Wernicke-Aphasie (→ S. 8) bei Läsionen der dominanten Hemisphäre

Cerebrovaskuläre Erkrankungen **33**

Parietale Äste (A. parietalis anterior, A. parietalis posterior, A. angularis)
- **Versorgungsgebiet:** Parietallappen
- **Symptome:** Leitungsaphasie und Apraxie bei Läsionen der dominanten Hemisphäre

2.1.1.4 A. cerebri posterior (ICD-10: G46.2)

Hauptast
- **Versorgungsgebiet:** Occipitallappen, laterale und basale Anteile des Temporallappens, Thalamus, Corpus geniculatum laterale
- **Symptome:** Hemianopsie, bei Läsion der dominanten Hemisphäre evtl. flüssige Aphasie

Perforierende Äste
- Endarterien, deren Verschlüsse zu lakunären Infarkten führen
- **Rr. interpedunculares:**
  - *Versorgungsgebiet:* (durch die Substantia perforata posterior) Nucleus ruber, Substantia nigra, mediale Teile der Hirnschenkel, Hirnnervenkerne III und IV, Formatio reticularis des oberen Hirnstamms, obere Kleinhirnschenkel, Fasciculus longitudinalis medialis, Lemniscus medialis
  - *Symptome:* Weber-Syndrom (→ S. 34, Oculomotoriusparese und kontralaterale Hemiparese), vertikale Blickparese (→ S. 20), Bewußtseinstrübung, Ataxie
- **Rr. thalamoperforantes:**
  - *Versorgungsgebiet:* inferiore mediale anteriore Teile des Thalamus, Pulvinar, Corpus geniculatum laterale, hinterer Teil der inneren Kapsel, Nucleus subthalamicus
  - *Symptome:* Sensibilitätsstörungen (v. a. Tiefensibilität); evtl. Hemiballismus, Hemichorea, Hemiataxie, Tremor, Korsakow-Syndrom (→ S. 227)
- **A. chorioidea posterior:**
  - *Versorgungsgebiet:* posteriore superiore Teile des Thalamus, Plexus chorioideus, Hippocampus
  - *Symptome:* Thalamussyndrom
- **A. thalamogeniculata:**
  - *Versorgungsgebiet:* Corpus geniculatum laterale, zentrale und posteriore Anteile des Thalamus
  - *Symptome:* dissoziierte Sensibilitätsstörung, thalamisches Schmerzsyndrom, evtl. Hemianopsie

Rr. temporales (A. temporalis anterior, A. temporalis posterior)
Abgang z. T. aus der A. cerebri media
- **Versorgungsgebiet:** Temporallapen, laterale und basale Anteile
- **Symptome:** Wernicke-Aphasie bei Läsionen der dominanten Hemisphäre

Rr. occipitales (A. occipitalis posterior, A. calcarina, A. parietooccipitalis)
- **Versorgungsgebiet:** Occipitallappen
- **Symptome:** macula-aussparende Hemianopsie (A. calcarina), visuelle Halluzinationen im hemianopischen Feld, Metamorphopsien, bei Läsion der dominanten Hemisphäre Alexie, Agraphie, amnestische Aphasie, Anomie für Farben, visuelle Agnosie; evtl. Gedächtnisstörungen; bei bilateralem Ausfall cortikale Blindheit

2.1.1.5 A. basilaris / A. vertebralis (ICD-10: G46.3)

Übersicht
- **allgemeines:** Versorgungsgebiete und Symptome lassen sich in axialer Richtung der rostralen, mittleren und caudalen A. basilaris zuordnen; dabei besteht eine sektorielle Gliederung
- **Gefäßterritorien:** Abb. 1
- **Leitsymptome und Sektoren:**

Sektor	Abschnitt in axialer Richtung		
	rostrale/distale A. basilaris (Abb. **1A**)	mittlere A. basilaris (Abb. **1B**)	proximale A. basilaris / A. vertebralis (Abb. **1C**)
lateral (Rr. circumferentes longi)	Gesichtsfeldausfälle, Alexie, Amnesie (A. cerebri posterior)	Ataxie, Sensibilitätsstörungen, Schwindel (Rr. circumferentes)	Ataxie, Horner-Syndrom, Hypalgesie, Hirnnervenläsionen V, VIII–XII (A. cerebelli inferior posterior, PICA)
paramedian/median (Rr. circumferentes breves, Rr. paramedianae)	Pupillen-, Oculomotorikstörungen, Bewußtseinsstörungen (Rr. interpenduncu-lares), Hemianästhesie (Aa. thalamoperforatae)	Oculomotorikstörungen (IV, VI, komplexe), Dysarthrie, clumsy hand syndrome, rein motorische/sensorische Defizite	Hemihypästhesie und Hemiparese ohne Gesichtseinschluß, Hirnnervenläsion: XII

Syndrome und Ursachen
- **Ausdehnung multisektoriell (bilateral, lateral und median), caudal und evtl. rostral:** Basilaristhrombose (→ S. 49)
- **Ausdehnung multisektoriell (lateral und median), rostral:** Top-of-the-Basilar-Syndrom (→ S. 50)

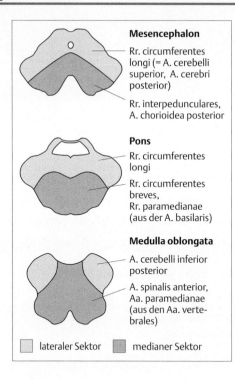

Abb. 1 Gefäßterritorien innerhalb des Hirnstamms (Mittelhirn, Pons, Medulla oblongata) mit Berücksichtigung der lateralen und medianen Sektoren, denen auf jeder Ebene laterale und mediane Gefäßsyndrome zuzuordnen sind

- **Ausdehnung monosektoriell, lateral, proximale A. basilaris:** laterales Oblongata- (Wallenberg-) Syndrom (→ S. 48)
- **Ausdehnung monosektoriell, median:** lakunäre Infarkte (s. u. unter → „Klassische" Hirnstammsyndrome S. 46)
- **allgemeines:** diese Syndrome sind – mit Ausnahme des Wallenberg-Syndroms – sehr selten, es handelt sich dabei i. d. R. um größere lakunäre Infarkte, die monosektoriell zuzuordnen sind

„Klassische" vaskuläre Hirnstammsyndrome (nach [548]) (ICD-10: G46.3)

Syndrom	Ausfälle ipsilateral	Ausfälle kontralateral
Mittelhirn		
Chiray-Foix-Nicoleso-Syndrom (oberes Ruber-Syndrom)	–	Hyperkinesie, Ruber-Tremor, Hemiataxie, Hemiparese, (Hemihypästhesie)
Benedikt-Syndrom (oberes Ruber-Syndrom)	N. III-Parese, evtl. Blickparese nach ipsilateral	evtl. Hemiparese, Hemiataxie, Hemihypästhesie, Ruber-Tremor, Rigor
Claude-Syndrom (unteres Ruber-Syndrom)	N. III-Parese	Hemiataxie, Hemiparese
Weber-Syndrom (Mittelhirnfuß)	N. III-Parese	Hemiparese
Parinaud-Syndrom (→ S. 20)		
Nothnagel-Syndrom (Vierhügel)	N. III-Parese	Hemiataxie
Brückenhaube		
Raymond-Céstan-Syndrom (orale Brückenhaube)	Blickparese nach ipsilateral,	dissoziierte Hemihypästhesie, evtl. Hemiparese
Gasperini-Syndrom (caudale Brückenhaube)	Hirnnervenausfälle N. V, VI, VII, VIII	Hemihypästhesie
Millard-Gubler-Syndrom (caudale Brückenhaube)	N. VII-Parese	Hemiparese, dissoziierte Hemihypästhesie

Syndrom	Ausfälle ipsilateral	Ausfälle kontralateral
Brissaud-Syndrom (caudale Brückenhaube)	Facialisspasmus	Hemiparese
Foville-Syndrom (caudale Brückenhaube)	Hirnnervenausfälle N. VI, evtl. N. VII	Hemiparese
pontomedullärer Übergang		
Babinski-Nageotte-Syndrom	Ataxie, Horner-Syndrom	Hemiparese, Hemihypästhesie
Medulla oblongata		
Wallenberg-Syndrom (→ S. 48)	Hirnnervenausfälle N. V, IX, X; Horner-Syndrom, Hemiataxie	dissoziierte Sensibilitätsstörung
Céstan-Chenais-Syndrom (laterale Oblongata)	Hemiataxie, Horner-Syndrom, motorische Hirnnervenausfälle N. IX, X	Hemiparese, Hemihypästhesie
Avellis-Syndrom	motorische Hirnnervenausfälle N. IX, X	Hemiparese, Hemihypästhesie
Schmidt-Syndrom	motorische Hirnnervenausfälle N. IX – XII	Hemiparese, Hemihypästhesie
Tapia-Syndrom	motorische Hirnnervenausfälle N. IX, X, XII	Hemiparese, Hemihypästhesie
Vernet-Syndrom	motorische Hirnnervenausfälle N. IX, X, XI, Ageusie hinteres Zungendrittel, Hemihypästhesie Schlund	Hemiparese
Jackson-Syndrom	N. XII-Parese	Hemiparese

2.1.1.6 Kleinhirnarterien (ICD-10: G46.4)

A. cerebelli superior (SCA)

- **Versorgungsgebiet:** dorsolaterales Mittelhirn, Oberwurm, obere und seitliche Teile der Kleinhirnhemisphären
- **Symptome**
  - *komplettes Versorgungsgebiet (selten):*
    - ipsilateral Horner-Syndrom, Hemiataxie, cerebellärer oder Intentionstremor
    - kontralateral dissoziierte Sensibilitätsstörung
  - *cerebelläres Versorgungsgebiet:* Kopfschmerzen, ipsilaterale Hemiataxie, Dysarthrie, Schwindel, Übelkeit

A. cerebelli inferior anterior (AICA)

- **Versorgungsgebiet:** rostrale Medulla, Basis der Brücke, rostrales Cerebellum (Flocculus, vordere Anteile der Kleinhirnhemisphären)
- **Symptome:** Tinnitus, Schwindel, Dysarthrie
  - ipsilateral Horner-Syndrom, Hirnnervenausfälle V, VII und VIII, Hemiataxie

A. cerebelli inferior posterior (PICA)

- **Versorgungsgebiet:** dorsolaterale Medulla oblongata, Unterwurm, Unterseite der Kleinhirnhemisphären
- **Symptome:** → Wallenberg-Syndrom S. 48

2.1.1.7 Pseudobulbärparalyse (ICD-10: G46.8)

Ursächliche Läsion(en)
bilaterale Läsion der cortikobulbären Bahnen (i. d. R. mikroangiopathisch bedingt)

Symptome
Schluckstörungen, Dysarthrie, Einschränkung der Zungenbeweglichkeit, Kaustörungen; Zwangsweinen/Zwangslachen

Untersuchung
Masseterreflex gesteigert, keine Zungenatrophie, eingeschränkte oder aufgehobene Beweglichkeit des Gaumensegels

Spinale Gefäßsyndrome → S. 192

2.1.2 Cerebrale Ischämie (ICD-10: I63)

2.1.2.1 Ischämischer Insult (Schlaganfall) (ICD-10: I63-I64)

Ätiologie

- **Makroangiopathie der supraaortalen Gefäße:** Häufigkeit 30–40%
  - *arteriosklerotisch:* → S. 59
  - *nicht-arteriosklerotisch:*
    - ▶ Dissektion (→ S. 60), fibromuskuläre Dysplasie (→ S. 61)
    - ▶ nicht-erregerbedingte Vaskulitiden: Riesenzellarteriitis (→ S. 70), Takayasu-Syndrom (→ S. 71)
    - ▶ erregerbedingte Vaskulitiden:
      - ▸ akute bakterielle Meningitis durch Meningokokken, Pneumokokken, Haemophilus
      - ▸ akute virale Meningitis/Encephalitis durch VZV, CMV
      - ▸ chronische Meningitis durch Tuberkulose, Lues, Pilze, Borrelien, Leptospiren
    - ▶ selten: Moya-Moya-Erkrankung (→ S. 61), drogeninduzierte Spasmen (→ S. 228)
- **cerebrale Mikroangiopathie** (→ S. 65): Häufigkeit 20–30%
  - *arteriosklerotisch:* Mikroatherome, Lipohyalinose perforierender Arterien mit 200–400 µm Durchmesser; Risikofaktoren Hypertonie und Diabetes
  - *nicht-arteriosklerotisch:* Vaskulitiden (→ S. 67)
- **proximale Emboliequelle** (→ S. 59): Häufigkeit 25–40%
  - *kardiale Embolie bei:* Vorhofflimmern, Vorhofmyxom, Vorhofseptumaneurysma, koronarer Herzkrankheit (akuter Myokardinfarkt, Ventrikelaneurysma, Ventrikelakinesie), Herzklappenfehler nach oder bei Endokarditis (rheumatisch, thrombotisch, bakteriell), Klappenersatz, Mitralklappenprolaps (myxomatös), dilatativer Kardiomyopathie
  - *paradoxe Embolie bei:* Vorhofseptumdefekt, offenem Foramen ovale, ventil-offenem Foramen ovale bei tiefer Bein- und Beckenvenenthrombose oder Thrombophilie
  - *Arteriosklerose des Aortenbogens:* bei Plaques > 4 mm Dicke ± thrombotische Auflagerung
- **Gerinnungsstörungen** (→ S. 74): Häufigkeit <5% (meist bei juvenilem Insult, evtl. Co-Faktor)
  - *genetisch bedingt:* AT III-Mangel, Protein S- / Protein C-Mangel, APC-Resistenz (Faktor V-Mutation), Faktor II-Mutation, Plasminogen-Funktionsstörung, -Defizit
  - *erworben:* disseminierte intravasale Gerinnung z. B. bei Sepsis, Polytrauma, Intoxikationen, Hämolyse
- **hämatologische Erkrankungen** (Häufigkeit <1%): Polyzythämie, Haemoglobinopathien, Eisenmangelanämie, Leukämie, Thrombozythämie, Thrombozytenfunktionsstörung, Purpura Moschkowitz, Paraproteinämien, Gabe von i. v. Immunglobulin

Pathophysiologie (Abb. 2)

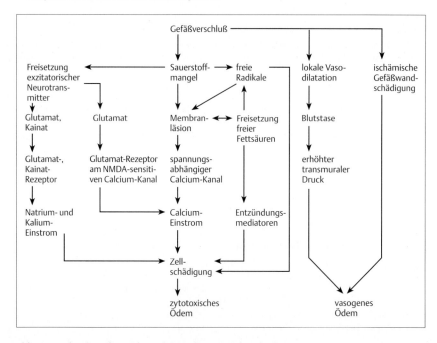

Abb. 2   Pathophysiologie der ischämischen Gewebeschädigung

Cerebrovaskuläre Erkrankungen 37

Anamnese
- **vorangehend:** Amaurosis fugax, TIA, Trauma, Carotidodynie, cervikaler Schmerz (→ Dissektion), Thrombosen (→ paradoxe Embolie, Thrombophilie mit arteriellen Thromben), Migräne mit Aura
- **Auftreten der Symptome** bei Valsalva (→ paradoxe Embolie), bei körperlicher Anstrengung (→ Blutung), in Orthostase (→ hämodynamisch bedingter Insult)
- **disponierende Faktoren:** kardiale Erkrankungen, Gefäßerkrankungen, Gefäßrisikofaktoren, Klappenersatz, Infekte, Kollagenosen, Medikamente (Kontrazeptiva, Drogen), Schwangerschaft

Klinisches Bild
- → **vaskuläre Syndrome S. 32**
- **Bewertung der neurologischen Defizite** z. B. nach der NIH Stroke Scale (NIHSS, → S. 429), der kombinierten Orgogozo-Scale, der European Stroke Scale (ESS) oder Scandinavian Stroke Scale (SSS)
- **Einteilung nach klinischem Verlauf:**
  - *transiente ischämische Attacke (TIA):* Ausfälle für < 24 Stunden, meist < 1 Stunde, bei > 4 Stunden handelt es sich häufig um kleine v. a. subkortikale Infarkte (→ S. 46)
  - *reversibles ischämisches neurologisches Defizit (RIND):* komplette Rückbildung inerhalb von 72 Stunden, entspricht kleinen Infarkten
  - *cerebraler ischämischer Infarkt:* keine komplette Rückbildung innerhalb von 72 Stunden
- **besondere Verlaufsformen:** → progressive stroke S. 45, → maligner Mediainfarkt S. 45
- **Bewertung des outcome** nach der Rankin Scale (→ S. 430), der Selbstständigkeit nach dem Barthel-Index (→ S. 430)

Notfallmäßige Diagnostik
- **Ultraschalluntersuchung (Doppler)**
- **MRT-DWI (diffusion-weightes images = diffusionsgewichtete Seqenzen):** Darstellung des Infarktes schon in den ersten Stunden – falls für akute diagnostische/therapeutische Entscheidungen relevant
- **Initial-CT (Abb. 3)** zum Blutungsausschluß bei:
  - *geplanter Voll-Heparinisierung* zur sofortigen Sekundärprophylaxe
  - *progressive stroke* (→ S. 45)
  - *fluktuierender Symptomatik*
  - *primärer höhergradiger Bewußtseinstrübung* z. B. bei malignem Mediainfarkt (→ S. 45) oder bei V. a. große Blutung evtl. mit Ventrikeleinbruch
  - *exzessiv erhöhtem Blutdruck*
  - *als Voraussetzung für mögliche Lyse-Therapie*, auch zur Beurteilung der Frühzeichen eines Insultes
- **CT nach > 24 Stunden** bei Vorliegen einer eindeutigen Hypothese zur Ätiologie, die beinhaltet, daß eine Heparinisierung nicht indiziert ist (z. B. gesicherte arterio-arterielle Emboliequelle oder Mikroangiopathie) zur letztendlichen Klärung der Ätiologie
- **EKG**
- **Notfall-Labor:** BSG, CRP, kleines Blutbild, Blutzucker, Gerinnung (Quick, PTT, AT III), GPT, Kreatinin

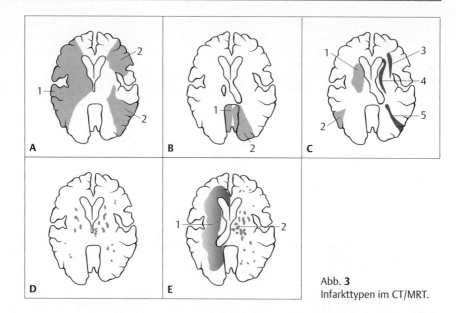

Abb. 3
Infarkttypen im CT/MRT.

A, B, C 1–2 Territorialinfarkte: A: 1 kompletter Mediainfarkt bei Mediahauptstammverschluß, 2 große Territorialinfarkte der vorderen und hinteren Mediaastgruppe bzw. von Mediahauptästen (embolische Infarkte durch arterio-arterielle oder kardiale Embolien), B: 1 kleiner territorialer Posteriorinfarkt und Thalamusinfarkt (häufig kardioembolisch), 2 großer Posteriorinfarkt (kardio- oder arterio-arteriell embolisch), C: 1 großer subcorticaler Infarkt (Riesenlakune) im Versorgungsgebiet der Aa. lenticulostriatae (häufig: Mediahauptstammverschluß und gute leptomeningeale Anastomosen), 2 kleiner corticaler Infarkt durch Mediaastverschluß

C 3–5 hämodynamisch bedingte Infarkte: 3 streng subcorticaler Infarkt in der Grenzzone zwischen oberflächlichen und tiefen Mediaästen, 4 streng subcorticaler Infarkt im Endstromgebiet, 5 cortikal/subcortikaler Infarkt in der Grenzzone Media-/Posteriorstromgebiet,

D, E mikroangiopathisch bedingte Infarkte: D: lakunäre Infarkte, E: 1 subcorticale arteriosklerotische Encephalopathie (SAE) mit Maximum in der Grenzzone zwischen tiefen und oberflächlichen Mediaästen und diffuser Dichteminderung periventrikulär, 2 multiple kleinere subcorticale (lakunäre) Infarkte entsprechend Arteriolen der Aa. lenticulostriatae und Aa. thalamoperforatae, zusammen mit der SAE typisch für das Vollbild des Morbus Binswanger

Ätiologische Differentialdiagnose des ischämischen Insults

Kriterien der TOAST- (Treatment of Acute Stroke-) Studie [4]

	Makro-angiopathie	kardiale Embolie	Mikro-angiopathie	andere Ursachen
Klinik				
cortikale oder cerebelläre Dysfunktion	+	+	+	+/–
lakunäres Syndrom	–	–	+	+/–
Bildgebung				
Infarkt > 1.5 cm	+	+	–	+/–
Infarkt subcortikal oder Hirnstamm, < 1.5 cm	–	–	+/–	+/–
Zusatzdiagnostik				
extrakranielle Carotisstenose	+	–	–	–
kardiale Emboliequelle	–	+	–	–
sonstige Befunde	–	–	–	+

Weitergehende Diagnostik zur ätiologischen Abklärung

- **alle Patienten:**
  - *Labor:* Hinweise für Infektionen (→ Blutkultur); BSG-Erhöhung (→ Vaskulitisdiagnostik, s. u.), Blutzucker-Tagesprofil, Fructosamin (→ Diabetes), Lipid-Elektrophorese (→ Dyslipoproteinämien)
  - *Ultraschalluntersuchung (Doppler/Duplex):* Carotisstenose, Dissektion
    - wenn möglich: transkranielle Dopplersonographie (TKD): Verschluß größerer intrakranieller Arterien, intrakranielle Stenosen, Kollateralversorgung bei extrakraniellem Verschlußprozeß
  - *Bildgebung (CT, MRT):* Blutung, Infarkttyp (Abb. 3) und -größe
  - *EKG, Langzeit-EKG:* Vorhofflimmern, Sick-Sinus-Syndrom, Myokardinfarkt, Kardiomyopathie
  - *bei V. a. hämodynamisch bedingten Insult:* Untersuchung der cerebralen Perfusionsreserve, Diamox®-Test mit HMPAO-SPECT oder transkraniellem Doppler
- **junge Patienten und ältere Patienten ohne Hinweise auf Makroangiopathie:** zusätzlich
  - *transthorakales/transoesophageales Herzecho:* offenes Foramen ovale (→ Venenduplex und Phlebographie: Beinvenenthrombose? Thrombophilie?), Vorhofseptumaneurysma, Vorhofseptumdefekte, Mitralvitium, linksatriale/linksventrikuläre Thromben, Vorhofmyxom
  - *Kernspintomographie (MRT):* höhere Sensitivität im Nachweis kleinerer Infarkte, Hinweise für Vaskulitis, bessere Differenzierung arterielle vs. venöse ischämische Infarkte, bei Dissektion der extra- und intrakraniellen hirnversorgenden Arterien direkter Nachweis des dissezierenden Wandhämatoms mit höherer Spezifität als cerebrale Angiographie (als Methämoglobin ab 3. Tag bis mindestens 20. Tag nachweisbar), lebenslanger Nachweis charakteristischer Signalveränderungen nach abgelaufener Blutung (z. B. multiple Blutungen bei hypertensiver Mikroangiopathie oder bei Amyloidangiopathie)
  - *MR-Angiographie:*
    - arteriell: hilfreich als Ergänzung der extrakraniellen Ultraschalldiagnostik, intrakraniell hohe Sensitivität für relevante Stenosen pialer Gefäße
    - venös: Methode der Wahl zum Nachweis von Sinusvenenthrombosen, unklare Sensitivität bei corticalen oder Brückenvenenthrombosen
  - *Emboliedetektion mit transkraniellem Doppler:* Suche nach paradoxer Embolie mit Echokontrastmittel und Valsalva-Manöver; Langzeit-Untersuchung zur Suche nach spontanen Embolien und ihrer Quelle
  - *cerebrale Angiographie* (intrakranielle, selektive cerebrale Angiographie in DSA-Technik): intrakranielle Stenosen, Dissektionen, fibromuskuläre Dysplasie (→ Angiographie der Nierenarterien), Moya-Moya-Erkrankung
  - *Vaskulitis/Immunologie-Screening:*
    - Vaskulitis-Serologie (→ S. 67): Urinuntersuchung auf Eiweiß (→ Vaskulitis), ANA, ANCA, Rheumafaktoren, Phospholipid-Antikörper, Komplementfaktoren (CH50, C3d), Kryoglobuline
    - Erreger-Serologie: HIV, Borreliose, Lues
    - Nerven-/Muskelbiopsie: Panarteriitis nodosa, Kollagenosen
    - Leptomeninxbiopsie: granulomatöse Arteriitis
    - sonstige: ACE und Röntgen-Thorax (Morbus Boeck), Hyperhomocystinämie (→ akzelerierte Arteriosklerose) [77]
  - *Gerinnungsuntersuchungen:*
    - immer vor Beginn einer Therapie (v. a. mit gerinnungsaktiven Substanzen) genügend Serum asservieren, zentrifugieren und bei minus 70° lagern für evtl. spätere Labordiagnostik
    - Quick, PTT (< 25 s → Hinweis auf Thrombophilie, > 45 s → Antiphospholipid-Antikörper untersuchen), Thrombozytenaggregation, Protein S, Protein C, AT III, APC-Resistance, Faktor V-Mutation, Faktor II-Mutation (Risikofaktor für venöse Thrombosen, bei möglicher paradoxer Embolie), Fibrinogen (→ Hyperviskositätssyndrom)
    - sekundäre Veränderungen von Gerinnungsparametern durch Ischämien: Leukozytose, Fibrinogenerhöhung, AT III-Abnahme, Abnahme oder Anstieg von Protein C
  - *sonstiges:* Drogenanamnese und -screening (→ drogeninduzierte Vaskulitis S. 73), Suche nach Mitochondriopathie; Blut einfrieren für ggf. weitere Untersuchungen

Differentialdiagnose: akutes fokalneurologisches Defizit

- **intracerebrale Blutung** (→ S. 53): Anteil der Blutungen bei klinischem Bild „Schlaganfall" 6–19%; Unterscheidung klinisch nicht verläßlich, nur mit CT möglich
- **Subarachnoidalblutung** (→ S. 55)
- **Sinus-/Hirnvenenthrombose** (→ S. 51): fluktuierende Symptomatik, Kopfschmerzen, Eintrübung oder andere psychische Veränderungen, Risikofaktoren (weibliches

Geschlecht, Kontrazeptiva, Schwangerschaft); in der Bildgebung (evtl. mehrere) territorialüberschreitende (stauungsbedingte) Ischämien oft mit deutlicherem Ödem und hämorrhagischer Transformation (venöser Infarkt)
- **Migräne mit Aura** („Migraine accompagnée"; → S. 310): Migräneanamnese; „Wandern" des fokalen Defizits über die Gefäßprovinzen (z. B. Beginn mit Flimmerskotom, bei Rückbildung des Gesichtsfelddefektes Sensibilitätsstörungen o.ä.), deutlichere vegetative Symptomatik, Kopfschmerzen nach kompletter Rückbildung der fokalen Ausfälle
- **postictuale Hemiparese** (Todd'sche Lähmung): vorangehender fokal-motorischer Anfall

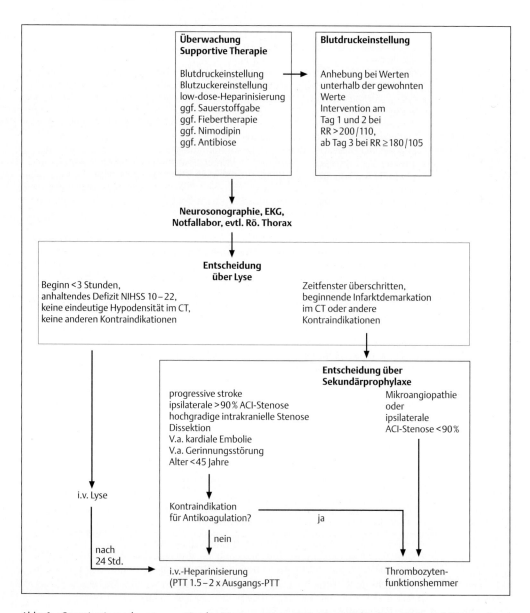

Abb. 4 Organisationsschema zur optimalen Versorgung von Patienten mit frischem Schlaganfall im vorderen Hirnkreislauf

Therapie
(Abb. 4)

- **Blutdruckeinstellung**: Abb. 4
- **Temperaturkontrolle:** Einstellung auf < 38° C
- **Blutzuckereinstellung**, Ziel: Normoglykämie; Hypoglykämie absolut vermeiden
- **Hämatokrit-Einstellung** auf 40–48% (bei Polycythämie Aderlaß 250 ml und Ersatz durch HAES, evtl. wiederholen)
- **Nimodipin** (Nimotop®, → S. 391)
  - *Therapiebeginn* so früh wie möglich; später als 24 Stunden nach Eintritt der Ischämie Wirkung eher noxisch, daher kontraindiziert
  - *Dosierung:*
    - oral: 4 × 30–60 mg/Tag (je nach Blutdruck) für 4 Wochen
    - parenteral nur wenn keine orale Gabe möglich:
      - Perfusor mit 5 ml/Stunde; wenn Blutdruck größer oder gleich 190/110: 10 ml/Stunde
      - nur unter initial engmaschiger Blutdruck-Kontrolle (alle 15 Minuten)
      - Dosisreduktion oder Absetzen bei deutlichem Blutdruckabfall (> 20 mm Hg) unter der Therapie; Blutdruck-Werte dürfen nicht unter denen vor der Ischämie liegen
- **frühe Sekundärprophylaxe** (→ S. 43):
  - *Voll-Heparinisierung* (S. 392): generell bei jüngeren Patienten (< 45 Jahre) und bislang unklarer Ätiologie bis die Ätiologie und/oder das Risiko eines Rezidivs beurteilbar ist
    - Indikation:
      - absolut (Antikoagulation trotz relativer Kontraindikationen): Basilarissyndrom (S. 49), progressive stroke (S. 45), ≥ 70%ige intrakranielle Stenosen, präokklusive Stenose der A. carotis interna, Dissekate hirnversorgender Arterien, proximale Hochrisiko-Emboliequelle (Vorhofflimmern mit Vorhofthromben, Vorhofmyxom, intraventrikuläre Thromben nach Herzinfarkt, bei Ventrikelaneurysma oder bei Kardiomyopathie, Thromben in der Aorta ascendens), Thrombophilie
      - relativ: proximale Emboliequelle (Vorhofflimmern, akuter Myokardinfarkt)
    - Zeitpunkt:
      - bei gesicherter, risikoreicher kardialer Emboliequelle sofort
      - bei dringendem Verdacht auf embolische Genese je nach Größe des Infarktes im CT: < 1/3 des Mediastromgebietes → sofort, > 1/3 des Mediastromgebietes → nach 4 Tagen, auf Überwachungsstation Grenze ½ des Mediastromgebietes
    - Kontraindikationen:
      - absolut: cerebrale Blutung (außer bei venösem Infarkt), Gerinnungsstörungen, die nicht selbst therapierbar sind, > 2 relative Kontraindikationen (außer Alter)
      - relativ: Infarkt > 1/3 des Mediastromgebietes mit Mittellinienverlagerung, mikroangiopathische vaskuläre Encephalopathie, bekannte extra- und intrakranielle Blutungsquellen, unkontrollierte arterielle Hypertonie, infektiöse Endokarditis, Alter > 80 Jahre
  - *Thrombozytenaggregationshemmer* (→ S. 394): Carotisstenosen (nicht-präokklusiv), V. a. Cholesterin-Embolien (retinale Cholesterinembolie), < 70%ige intrakranielle Stenosen
  - *operativ:* Carotis-Thrombendarteriektomie (→ S. 396), wenn Voraussetzungen gegeben; bei reversibler Ischämie sofort, bei Infarkt nach 5 Wochen
  - *keine frühe Sekundärprophylaxe* bei cerebraler Mikroangiopathie
- **systemische Lyse mit Gewebeplasminogen-Aktivator (recombinant tissue plasminogene activator, rtPA)** [257]:
  - *Indikation:* frische hemisphärale Ischämien mit anhaltendem signifikantem neurologischem Defizit
  - *Voraussetzungen:* Beginn der Therapie innerhalb von 3 Stunden (3–6 Stunden nur im Rahmen weiterer klinischer Studien), Alter 18–80 Jahre (Einzelfallentscheidung bei Patienten < 18 Jahren), qualitativ gutes CT (bei entsprechend geschulter Beurteilung) ohne relevante frische Ischämiezeichen:
    - Lyse noch möglich bei verwaschener Mark-Rinden-Grenze bzw. Capsula interna
    - keine Lyse mehr bei Nachweis einer Hypodensität (Stammganglien, Marklager)
  - *Kontraindikationen:* Schlaganfall oder schweres Schädelhirntrauma in den letzten 3 Monaten, größerer chirurgischer Eingriff in den letzten 3 Wochen, cerebrale oder gastrointestinale oder urologische Blutung in der Vorgeschichte, frischer Myokardinfarkt, Blutdruck > 185/110 mm Hg, Therapie mit Antikoagulantien bei INR > 1.7 (Vorbehandlung mit ASS oder Ticlopidin/Clopidogrel ist erlaubt), Thrombozytopenie < 100 000/mm^3, Blutzucker > 400 mg/dl bzw. < 50 mg/dl

- *Dosierung:* auf Intensivstation einmalige Gabe von rtPA 0.9 mg/kg KG i. v., davon 10% als Bolus, den Rest über 1 Stunde, maximal 90 mg; PTT-wirksame Heparinisierung (bzw. auch ASS oder Ticlopidin) erst > 24 Stunden nach Lyse; keine Indikation für Streptokinase/Urokinase (Empfehlung der American Heart Association [3])
- *Risiko:* 6.4% (vs. 0.6% in der Placebogruppe) klinisch manifeste intracerebrale Blutungen
- *Effekt:* Outcome nach 3 Monaten in der rtPA-Gruppe signifikant besser (Defizite und Behinderung), Mortalität 17% in der rtPA-Gruppe vs. 21% in der Placebogruppe
- **lokale Lyse mit rtPA oder Urokinase:** gesicherte Indikation bei Basilaristhrombose; im Carotis-Stromgebiet keine durch kontrollierte Studien gesicherte Indikation, allerdings Hinweise für eine positive Wirkung bei kurzstreckigem Mediahauptstammverschluß (z. B. Komplikationen bei Angiographien) innerhalb von 4 Stunden bei fehlenden Ischämie-Zeichen im CT
- **Entlastungskraniotomie** bei malignem Mediainfarkt (s. dort, → S. 45)
- **notfallmäßige Carotis-Thrombendarteriektomie** (→ S. 396) in Einzelfällen bei nachweislich akut erfolgtem Verschluß der A. carotis interna
- **nicht indiziert:** klassische hypervolämische Hämodilutionsbehandlung (Senkung des Hämatokrit auf 38%, HAES, Rheomacrodex), Osmotherapie ohne Hirndruck, Vasodilatoren, Cortikosteroide

Prognose bei cerebralem Gefäßprozeß

- **nach Stadium:**
  - *Stadium I:* asymptomatische Stenosen / Verschlüsse
    - 3% der Patienten erleiden innerhalb eines Jahres eine TIA (transient ischemic attack = fokalneurologisches Defizit für weniger als 24 Stunden)
    - hochgradige Stenosen (75–99%): jährliche cerebrale Infarktrate ca. 2% (ACAS-Studie [1])
    - deutlich höheres Insultrisiko bei gleichzeitiger koronarer Herzkrankheit (Embolien? Kovarianz?) und supraaortalem Gefäßprozeß
  - *Stadium II:* TIA (transitorisch-ischämische Attacke = fokalneurologisches Defizit für weniger als 24 Stunden), Amaurosis fugax (ICD-10: G45.3)
    - 25% der Patienten erleiden innerhalb von 3 Jahren einen Insult [295]
    - Zeitpunkt: 25% der Insulte im 1. Monat nach TIA, dabei additiver Einfluß von Alter und Hypertonie
    - symptomatische hochgradige Stenose der A. carotis interna: 10–15% Insulte im 1. Jahr [546]
  - *Stadium III:*
    - PRIND (prolongiertes reversibles ischämisches neurologisches Defizit) für maximal 3 Tage: oft kleinere Infarkte; keine einheitliche prognostische Aussage möglich
    - progressive stroke: Mortalität 40%
  - *Stadium IV: Infarkt*
    - Überlebensrate je nach Bewußtseinslage (bei akutem Insult) [309]: ein Jahr überleben 80% der bewußtseinsklaren, 50% der bewußtseinsgetrübten und 20% der komatösen Patienten
    - Todesursachen von Insult-Patienten: 50% Herzinfarkt, 25% Insult, 25% andere
- **nach Stenosegrad:**
  - bei asymptomatischer Stenose der A. carotis interna > 70%: ca. 2% TIA/Jahr [1]
  - bei symptomatischer Stenose der A. carotis interna: Insulte in den ersten 3 Jahren [546,574]:
    - bis 30% Stenosierung: ca. 1.5%/Jahr
    - 40–70% Stenosierung: ca. 7%/Jahr
    - 70–80% Stenosierung: mindestens 10%/Jahr
    - über 80%-99% Stenosierung: bis zu 15%/Jahr
  - bei Verschluß der A. carotis interna: ischämische Ereignisse in den ersten 3 Jahren [546,574]:
    - wenn zuvor asymptomatisch: 2% Insulte/Jahr, 2% TIA/Jahr
    - wenn zuvor symptomatisch: 4.5% Insulte/Jahr, 6% TIA/Jahr
- **nach Sono-Morphologie der Stenose** (jeweils zunehmendes Risiko) [865]:
  - *Oberfläche:* irregulär begrenzt (Nischenbildung) → höheres Risiko als glatt
  - *Echogenität:* inhomogen (Hämorrhagie oder Plaque-Detritus) → höheres Risiko als homogen
- **nach Perfusionsreserve (CO_2-Reaktivität):** ipsilaterale Ereignisse (Insult oder TIA) in 38 Monaten [394,865]:
  - *suffiziente CO_2-Reaktivität:* 8%
  - *verminderte CO_2-Reaktivität:* 23%
  - *aufgehobene CO_2-Reaktivität:* 55%

Primärprophylaxe (= Prophylaxe bei asymptomatischen Patienten)

- **Vorhofflimmern / -flattern mit erweitertem Vorhof:** low-dose-Marcumarisierung, d. h. Einstellung auf Quick 40 ± 5% (INR 1.25–2.5; → S. 393) [391]; relative Kontraindikation: vaskuläre Encephalopathie
- **asymptomatische Stenosen der A. carotis interna** (ICD-10: I65.2):
  - *ACAS-Studie [1]:* durch Carotis-Operation (TEA) Reduktion des Insultrisikos in den folgenden 5 Jahren um 53%, jedoch nur bei Annahme einer extrem niedrigen perioperativen (inkl. Angiographie) Morbidität (2.3%)

- *pragmatisches Vorgehen:* individuelle Abschätzung des Insultrisikos durch Multiplikation des Insultrisikos des Spontanverlaufs (ca. 2 %) mit den zusätzlichen Risikofaktoren:
  - ▶ Nachweis der Progredienz zur höchstgradigen Stenose = Faktor 2
  - ▶ sonographische Plaquemorphologie: Faktor 1 – 3
  - ▶ stark eingeschränkte oder aufgehobene Vasomotorenreserve: Faktor 3 – 10
  - ▶ kontralateraler Verschluß: Faktor 2
- **Hochrisikopatienten** (Infarkte im CT, aufgehobene Vasomotorenreserve): im Einzelfall Carotis-Operation, extra-intracranieller Bypass, Thrombozytenaggregationshemmer (→ S. 394)

Sekundärprophylaxe (= Prophylaxe nach stattgefundenen ischämischen Ereignissen)

- **allgemeine Maßnahmen:** Kontrolle der Risikofaktoren, v. a. Blutdruck (Ziel: Blutdruck 130 – 140 / 80 – 85), *CAVE* abrupte Senkung (z. B. durch erste Dosis eines ACE-Hemmers am Abend)
- **spezielle Prophylaxe:**
  - *Verdacht auf proximale Emboliequelle* → weitere Abklärung siehe Abb. 5

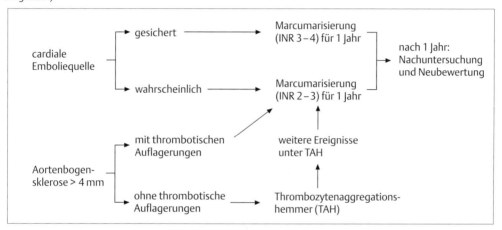

Abb. 5   Sekundärprophylaxe cerebraler Ischämien bei Verdacht auf embolische Genese und herznahe Emboliequelle

- *Stenose der ipsilateralen A. carotis interna*   (ICD-10: I65.2) → vermutlich thromboembolische Genese, weitere Abklärung und Indikation zur Carotis-TEA (→ S. 396) siehe Abb. **6**
- *Verschluß der ipsilateralen A. carotis interna:* → vermutlich hämodynamische Genese, weitere Abklärung siehe Abb. **7**
- **praktisches Vorgehen:**
  - *initial:* Heparinisierung → S. 392
    - ▶ bei kleinerem Infarkt (< 1/3 bzw. bei Hochrisikopatienten 1/2 des Mediastromgebietes) nach einem Tag
    - ▶ bei größerem Infarkt (> 1/3 bzw. bei Hochrisikopatienten 1/2 des Mediastromgebietes) am 3. Tag CT-Kontrolle, Heparinisierung nach Ausschluß einer hämorrhagischen Transformation oder parenchymalen Blutung
  - *nach Abschluß der Akutphase* Umstellung auf Marcumar → S. 393

Fahrtauglichkeit [456]

- **Gruppe 1** (v. a. PKW, Motorrad) „nach erfolgreicher Therapie und nach Abklingen des akuten Ereignisses ohne erhebliche Rückfallgefahr", zu klären im Rahmen einer stationären Untersuchung; Nachuntersuchungen nach 1, 2 und 4 Jahren
- **Gruppe 2** (v. a. LKW, Busse): nicht fahrtauglich

Selbsthilfegruppe

(für Patienten mit Schlaganfall oder Aphasie) Stiftung Deutsche Schlaganfall-Hilfe, Carl-Bertelsmann-Straße 256, 33315 Gütersloh, Tel.: 05241/97700, Fax: 05241/702071; viele lokale Selbsthilfegruppen

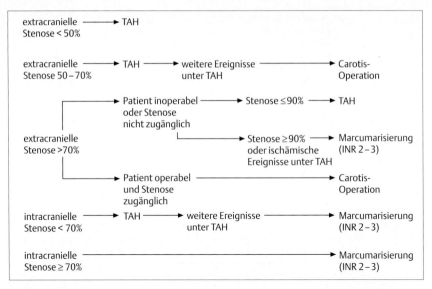

Abb. 6 Sekundärprophylaxe cerebraler Ischämien bei Vorliegen einer ipsilateralen Stenose der A. carotis interna

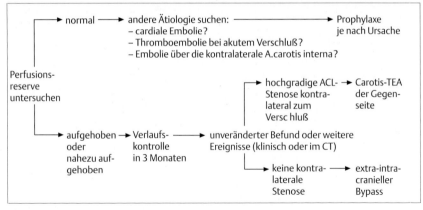

Abb. 7 Sekundärprophylaxe cerebraler Ischämien bei Vorliegen eines ipsilateralen Verschlusses der A. carotis interna

2.1.3 Ischämische Infarkttypen

2.1.3.1 Territorialinfarkt (ICD-10: I63)

Definition cortikaler und subcortikaler Infarkt durch Verschluß pialer cerebraler Arterien

Ätiologie
- meist embolischer Verschluß bei arterio-arterieller Emboliequelle, v. a. bei hochgradiger arteriosklerotischer Obstruktion der hirnversorgenden Halsarterien > intrakranieller Makroangiopathie (hier auch Dissektionen, fibromuskuläre Dysplasie, Moya-Moya) > Aortenbogen oder bei kardialer Emboliequelle, letzteres häufiger mit Verschluß von Hirnbasisarterien
- lokal atherothrombotisch oder lokal thrombotisch bei andersartiger Makroangiopathie

Klinisches Bild (→ vaskuläre Syndrome, unter „cortikale Äste" S. 32)

2.1.3.2 Progressive stroke (ICD-10: I63)

Definition allmähliche oder stotternde Verschlechterung der neurologischen Defizite vorwiegend bei Territorialinfarkten

Therapie ■ je nach Ursache (s. u.) PTT-wirksame Heparinisierung (→ S. 392):

Ursache	therapeutische Heparinisierung
zytotoxisches Hirnödem bei großem Infarkt	kontraindiziert
fortschreitende Thrombose	möglicherweise wirksam
rezidivierende Embolien	wirksam
Einblutung im Infarkt	kontraindiziert

Prognose Mortalität 40%

2.1.3.3 Maligner Mediainfarkt (ICD-10: G46.0, I66)

Allgemeines ausgedehnter, raumfordernder Mediainfarkt v. a. bei jüngeren Patienten (wenig Atrophie → wenig Reserveräume) mit Mediahauptstammverschluß oder distalem Verschluß der A. carotis interna, bei dem es infolge des zunehmenden Hirnödems zur Einklemmung kommt

Zusatzdiagnostik
- **Doppler:** extrakraniell proximaler oder distaler Verschluß bzw. hochgradiges distales Strombahnhindernis, intrakraniell Verschluß des Mediahauptstamms, fehlender crossflow von der Gegenseite über die A. communicans anterior
- **CT:**
  - *Frühzeichen:* aufgehobene Mark-Rinden-Grenze, fehlende Abgrenzbarkeit des Stammganglienblocks
  - *beginnende Raumforderungszeichen:* verstrichenes Oberflächenwindungsrelief, fehlende Abgrenzbarkeit insbesondere der Inselzisterne, beginnende Kompression der Ventrikel
  - *Vollbild:* Demarkierung eines subtotalen oder kompletten Mediainfarktes, massives Hirnödem mit Mittellinienverlagerung

Therapie
- **konservative Hirndrucktherapie** (→ S. 347)
- **Operation:** sinusübergreifende Trepanation, Deckung mit Duraplastik und Haut, sekundäre Re-implantation des (zwischenzeitlich tiefgefrorenen) Knochendeckels nach 3–6 Monaten oder Ersatz durch eine Palacos-Platte
- **Zeitpunkt:** umstritten; bei eindeutiger Klassifikation als „maligner Mediainfarkt" oder bei Auftreten von Einklemmungszeichen; pathophysiologische Überlegungen sprechen eher für eine frühe Dekompression (Erhaltung von cortikalem Gewebe, das über leptomeningeale Kollateralen versorgt wird, bevor diese durch das zunehmende Ödem komprimiert werden)

Prognose
- **bei konservativer Therapie** einschließlich Maximaltherapie des Hirnödems unter Intensivbedingungen: hohe Mortalität (~ 80%), meist durch tentorielle Einklemmung (78%), bei Überlebenden mittlerer Barthel-Index (S. 430) ~ 60 (Streubreite: 45–70) [272]
- **bei operativer Therapie:** bei Entlassung gering behindert 19%, mäßig/schwer behindert 47%; verstorben 34%; in der konservativen Kontrollgruppe 0% vs. 24% vs. 76% [680]

2.1.3.4 Hämodynamischer ischämischer Insult (ICD-10: I63.8)

Allgemeines
- **Definition:** ausgeprägte Perfusionsminderung distal eines Verschlusses oder hochgradiger Stenosen der hirnversorgenden Arterien im Bereich der „letzten Wiesen" bzw. Wasserscheiden
- **Ätiologie:** ausgeprägte Minderung des Perfusionsdruckes und/oder des Herz-Minuten-Volumens, auch ohne hochgradige Stenosen
- **Lokalisation:** Grenzzonenischämien treten sowohl zwischen den Gefäßterritorien cortikaler Äste als auch zwischen denen tiefer und von cortikal ausgehender perforierender Arterien aus

Klinisches Bild
- häufiger subakut entstehende fokal-neurologische Defizite, im zeitlichen Zusammenhang mit Orthostase, postprandial, Körperüberwärmung (heißes Bad), Valsalva, kardialer Arrhythmie, Hypotension (spontan, medikamentös)
- atypisches Bild mit mono- oder binocularen Sehstörungen, Müdigkeit, Bewußtseinsminderung und fokalen motorischen Anfällen nicht selten

Therapie/Sekundärprophylaxe
- **Behandlung der Auslöser**, insbesondere der Hypotension (Ziel: hochnormale RR-Werte) und der verminderten kardialen Auswurfleistung
- **gerinnungsaktive Medikation** in Abhängigkeit vom Gefäßstatus und cerebraler Bildgebung (z. B. Antikoagulation bei Hinweis auf akuten Gefäßverschluß oder präocclusive Stenose ohne relevante Mikroangiopathie)
  - *keine Sekundärprophylaxe* bei extrakraniellem Auslöser ohne hochgradige Makroangiopathie

2.1.3.5 Lakunärer Infarkt (ICD-10: G46.5-G46.7, I63-I65)

Definition
kleiner subcorticaler ischämischer Infarkt nach Verschluß von Endarterien

Ätiologie
Mikroangiopathie Typ II (Lipohyalinose, fibrinoide fokale Nekrosen), Arteriosklerose basaler Hirngefäße, die zu einer Ischämie perforierender Marklagerarterien, pialer Mediaäste oder tiefer perforierender Arterien aus der proximalen A. cerebri media, anterior, posterior oder der A. basilaris führen oder (selten) kardiale Mikroembolien (v. a. bei Aortenvitium)

Klinisches Bild (typische Syndrome)

Syndrom	Lokalisation
rein motorische Hemisymptomatik (pure motor stroke) (ICD-10: G46.5)	Capsula interna, Pons
rein sensible Hemisymptomatik (pure sensory stroke) (ICD-10: G46.6)	Thalamus, Hirnstamm
sensomotorische Hemiparese (ICD-10: G46.7)	Capsula interna, Thalamus
Dysarthrie und Feinmotorikstörung der Hand (dysarthria/clumsy hand syndrome) (ICD-10: G46.7)	Pons, selten Striatum
ataktische Hemiparese (ataxic motor syndrome) (ICD-10: G46.7)	Pons mit Brachium conjunctivum

siehe auch: → vaskuläre Hirnstammsyndrome S. 33

Zusatzdiagnostik
- **MRT, (CT):** multiple, kleine (< 1.5 cm) subcorticale Läsionen

Sekundärprophylaxe
- **Kontrolle der Risikofaktoren**
- **bei fehlenden Hinweisen für eine zusätzliche Makroangiopathie** keine Thrombozytenaggregationshemmer (TAH) (→ S. 394)
- **bei zusätzlicher Makroangiopathie:** Zusammenhang des Insultes mit Arteriosklerose der „Muttergefäße" A. cerebri media oder A. basilaris als Ursache wahrscheinlicher → Gabe von Thrombozytenaggregationshemmern (Ergebnis der Abwägung: erhöhtes Blutungsrisiko infolge Lipohyalinose gegen Rezidiv-Risiko)

2.1.3.6 Subcorticale arteriosklerotische Encephalopathie / Morbus Binswanger (ICD-10: I67.3)

Disponierende Faktoren
arterielle Hypertonie in ca. 90%, ebenso bedeutender, unbekannter konstitutioneller Faktor; keine Geschlechtsdisposition, Untergruppe familiärer Fälle ohne Hypertonie, Beginn ab dem Präsenium

Pathologie
- fleckige bis diffuse Marklagerischämien und Entmarkungen durch Hyalinose und fibrotische Wandverdickung der langen perforierenden Marklagerarterien (Mikroangiopathie Typ I)
- **Lokalisation:** ventrikelnah betont, Aussparung von U-Fasern und Balken, Temporallappen weniger betroffen
- **fakultativ:** multiple Lakunen (besonders der Stammganglien und des Pons) und ischämische Läsionen des Cortex durch Mikroangiopathie Typ II (Lipohyalinose und fibrinoide fokale Nekrosen)
- **Beachte:** allenfalls lose Korrelation mit cerebraler Makroangiopathie

Klinisches Bild
- **subcorticale Demenz:** Erschöpfbarkeit, Verlangsamung, Aufmerksamkeitsstörung, Antriebsminderung bis Apathie

Cerebrovaskuläre Erkrankungen 47

- **neurologische und vegetative Symptome:** apraktische Gangstörung, Harninkontinenz, TIAs, fokale Defizite, unsystematischer Schwindel, Benommenheitsgefühl, teils Krampfanfälle
- **affektive Labilität**, teils Reizbarkeit und/oder Depression
- **Verlauf:** stufenweise Verschlechterung typisch, aber nicht obligat; Wechselhaftigkeit der Symptomatik, auch Episoden scheinbarer Besserung, nächtliche Verwirrtheit

Zusatzdiagnostik
- **CT/MRT:** fleckige bis diffuse, ventrikelnah betonte Hypodensitäten (CT, siehe Abb. **3 E**) bzw. Hyperintensitäten (MRT); fakultativ: multiple Lakunen (Stammganglien, Pons; siehe Abb. **3 D**), innen betonte Hirnatrophie

Differentialdiagnose
- **Normaldruckhydrocephalus** (→ **S. 204**): ähnliches klinisches Bild, insbesondere Trias aus Demenz, Gangstörung und Inkontinenz, Unterscheidung nach CT-Befund und Effekt probatorischer Liquorpunktionen
- **Morbus Alzheimer:** → S. 152
- **CADASIL-Syndrom** (→ **S. 66**): kein Hypertonus, Familienanamnese; Diagnosestellung über Gefäßbiopsie

Therapie
- **frühzeitige Diagnose** und Therapie bei Vorliegen erster Symptome (u. a. Vergeßlichkeit) ist entscheidend
- **Risikofaktoren kontrollieren:** strikte Blutdruckeinstellung maximal 140 / 90, ggf. Diabetes-Einstellung
- **Nootropica:** langfristige Gaben von z. B. Nimodipin (→ S. 391) oder Nicergolin sind nach der aktuellen Datenlage gerechtfertigt
- **Thrombozytenaggregationshemmer** (ASS, → S. 395) nur bei zusätzlichen symptomatischen Carotis-Stenosen, evtl. bei Nachweis von lakunären Insulten und Makroangiopathie der „Muttergefäße" (A. cerebri media, A. basilaris)

2.1.3.7 Akute hypertensive Encephalopathie (ICD-10: I67.4)

Pathologie
cortikales und subcortikales Ödem, z. T. mit petechialen Blutungen; sekundär auch Ischämien über Endothelschäden und Hirndruck

Pathophysiologie
akuter/subakuter Blutdruckanstieg → Blut-Hirn-Schrankenstörung: multifokale Permeabilitätsstörung, Plasmaextravasation [361]; Nachweis der Hyperperfusion als Zeichen der Überschreitung der Obergrenze der cerebralen Blutfluß-Autoregulation

Klinisches Bild
Kopfschmerzen, Verwirrtheit, Bewußtseinstrübung, fluktuierende fokal-neurologische Ausfälle (v. a. Sehstörungen), epileptische Anfälle

Spezielle Formen
Hyperperfusionssyndrom (s. u.), reversible posteriore Leukencephalopathie (s. u.)

Therapie
Blutdrucksenkung (→ hypertensive Krise S. 357), Hirndrucktherapie, ansonsten symptomatisch

Chronische hypertensive Encephalopathie → subcortikale arteriosklerotische Encephalopathie / Morbus Binswanger S. 46

2.1.3.8 Hyperperfusionssyndrom (ICD-10: I67.4)

Allgemeines
Komplikation nach Carotis-Thrombendarteriektomie (→ S. 396)

Pathophysiologie
interstitielles Ödem entsprechend einer umschriebenen hypertensiven Encephalopathie

Klinisches Bild
meist 5–8 Tage postoperativ einsetzend: Kopfschmerzen, epileptische Anfälle, fokale Ausfälle, u. U. Hirndrucksymptomatik [291]

Zusatzdiagnostik
- **CT:** diffuse Marklagerhypodensität auf der operierten Seite, evtl. mit raumfordernder Wirkung
- **MRT:** in T2-Wichtung Signalanhebung im Bereich der weißen Substanz auf der operierten Seite, in diffusionsgewichteten Aufnahmen keine Diffusionsstörung
- **transkranielle Dopplersonographie:** Nachweis erhöhter Strömungsgeschwindigkeit und erniedrigter Pulsatilität [641]

Therapie
Hirndrucktherapie, Blutdruckeinstellung, ansonsten symptomatisch

Prognose
i. d. R. restitutio ad integrum

2.1.3.9 Reversible posteriore Leukencephalopathie [316]

Allgemeines occipital betonte hypertensive Encephalopathie als seltene Komplikation bei immunsuppressiver Behandlung (v. a. Ciclosporin), Eklampsie, renaler Hypertonie

Pathophysiologie (hypothetisch): cerebrales „capillary leak-Syndrom" in Verbindung mit toxischem Endothelschaden, hypertensiv induzierter „Vasospasmus" von Endarterien

Klinisches Bild Kopfschmerzen, Verwirrtheit, Bewußtseinstrübung, epileptische Anfälle, corticale Sehstörungen bis zur Rindenblindheit

Zusatzdiagnostik
- **CT/MRT:** occipital betontes Marklagerödem mit Aussparung der Calcarina und der paramedianen Anteile der Occipitallappen; seltener Beteiligung von Hirnstamm, Kleinhirn, Stammganglien, Frontallappen bzw. Einbeziehung der grauen Substanz

Differentialdiagnose
- **bilaterale Posteriorinfarkte** z. B. bei Basiliariskopfsyndrom (→ S. 50): Infarktdemarkierung im CT
- **Sinusthrombose** (Sinus sagittalis superior): Unterscheidung anhand der Sinusdarstellung in MR-Angiographie bzw. Katheterangiographie

Therapie keine Daten

Verlauf spontane Remission innerhalb von 2 Wochen

2.1.3.10 Ischämischer Insult im vertebrobasilären Stromgebiet (Hirnstamminsult) (ICD-10: G46.3)

Einteilung nach Gefäßterritorien und Sektoren
- **paramediane und mediane Äste und medianer Sektor:** → vaskuläre Hirnstammsyndrome S. 33, → Lakunärer Infarkt S. 46
- **lateraler Sektor:** → Wallenberg-Syndrom (s. u.), (→ Kleinhirninfarkt S. 48)
- **multisektoriell:** → Basilaristhrombose S. 49, → Top of the basilar-Syndrom S. 50

2.1.3.11 Wallenberg-Syndrom (ICD-10: G46.3)

Ätiologie Verschluß der A. cerebelli posterior inferior (PICA) oder der distalen A. vertebralis durch Makroangiopathie oder kardiale Embolie

Klinisches Bild
- **ipsilateral:** Horner-Syndrom (→ S. 307), Gaumensegel-, Pharynx- und Stimmbandparese, Trigeminusausfall, Hemiataxie
- **kontralateral:** dissoziierte Sensibilitätsstörung
- **allgemein:** Schwindel, Singultus

Therapie/ Sekundärprophylaxe primär PTT-wirksame Heparinisierung (→ S. 392), bei kardialer Emboliequelle oder hochgradiger extra- oder intracranieller Vertebralisstenose, anschließend Marcumarisierung (Ziel-Quick: 30 ± 5 %) (→ S. 393)

Komplikation Fortschreiten zur Basilaristhrombose (→ S. 49) möglich

Prognose 0–2 % Mortalität in 30 Tagen

2.1.3.12 Kleinhirninfarkt (ICD-10: G46.4)

Klinisches Bild

	SCA	AICA	PICA
Schwindel, Nystagmus, Erbrechen	+	+	+
Extremitätenataxie	++	+	+
Gang- und Standataxie	+	+	++
Kopfschmerzen	–	–	+
Horner-Syndrom	–	(+)	+

SCA = A. cerebelli superior (*cerebelläres Versorgungsgebiet*), AICA = A. cerebelli inferior anterior, PICA = A. cerebelli inferior posterior

Zusatzdiagnostik
- **Doppler:** extra- und/oder intrakranielle Vertebralisstenose oder -verschluß, Ausschluß einer (evtl. ursächlichen) Basilaristhrombose
- **CT:** Infarktdemarkation, evtl. raumfordernd mit Ventrikelerweiterung als Zeichen des Liquoraufstaus, evtl. Verlegung der basalen Zisternen (→ unmittelbare Einklemmungsgefahr)
- **akustisch evozierte Hirnstammpotentiale:** als Monitoring-Methode; Zunahme der Interpeaklatenz I–V zeigt eine Hirnstammkompression an

Cerebrovaskuläre Erkrankungen **49**

Differential- Kleinhirnblutung (→ S. 54): häufiger Zeichen einer Hirnstammkompression oder eines
diagnose Liquoraufstaus, klinisch aber nicht sicher unterscheidbar

Therapie
- **Hirndrucktherapie:**
  - *Osmotherapie* bei Verlegung des IV. Ventrikels
  - *Intubation und Beatmung* bei komatösen Patienten
- **externe Liquordrainage** bei klinischer Verschlechterung und Zunahme der Ventrikelweite im CT
  - *bei Besserung im Verlauf* nach einigen Tagen Abklemmversuch und klinische Beobachtung für 24 Stunden, danach Liquordruckmessung
  - *vor geplanter Entfernung* der Drainage Ventrikulographie zum Nachweis der Durchgängigkeit des Aquaedukts
  - *Komplikation:* Infektionen (abhängig von der Verweildauer), daher täglich Liquorkontrolle; selten Aufwärtsherniation durch supratentorielle Druckentlastung
- **operative Entlastung** bei ausbleibender Besserung nach Ventrikeldrainage oder bei Verlegung der basalen Zisternen im CT

Komplikationen
- **akuter Verschlußhydrocephalus** durch Verlegung des IV. Ventrikels
- **Hirnstammkompression**

2.1.3.13 Basilaristhrombose (ICD-10: G46.3)

Ätiologie
- **kardio-embolisch oder lokale Thrombose** auf arteriosklerotischen Wandveränderungen
  - **anatomische Besonderheit:** Gefäß mit 2 Zuflüssen und 2 Hauptabflüssen, die häufig über die A. communicans posterior auch über A. carotis versorgt werden
    - → bei prox. Obstruktion geringer Druckgradient mit sekundär geringen Scherkräften, so daß sich in Arterie ein Gerinnungsthrombus bilden kann, der raschen Umbau durch Autolyse und Rethrombose zeigt
    - → Dauer der Symptomatik entspricht nicht dem Alter des Thrombus, erklärt vermutlich neben den guten intraparenchymalen Kollateralen im Hirnstamm die fluktuierende Klinik und seltenere permanente Hirnstamminfarkte mit Blutungsrisiko nach Lyse

Klinisches Bild
- **Prodromi:** TIA (hinterer Kreislauf) 1–4 Wochen vorher bei 2/3 der Patienten
- **fluktuierender Verlauf,** v. a. während der ersten 48 Stunden
- Kopfschmerzen, Schwindel, Verwirrtheit oder Bewußtseinstrübung, Dysarthrie, einseitige Parästhesien, Pupillenstörungen, Augenbewegungsstörungen (internukleäre Ophthalmoplegie (→ S. 21), Blickparesen (→ S. 20), ocular bobbing, Ptose (→ S. 24), Nystagmus), Hirnnervenausfälle (v. a. VI, VII), Hemi-/Tetraparese, Gaumensegeltremor, locked-in-Syndrom (→ S. 4)
- **selten, aber nicht gegen die Diagnose sprechend:**
  - *Krampfanfälle* (mediale Teile des Temporallappens, von terminalem Ast der A. cerebri posterior (Ammonshornarterie, A. chorioidea posterior) versorgt)
  - *amnestische Aphase oder Alexie* (Marklager unter dem Gyrus angularis durch A. occipitalis media (= A. parietooccipitalis) aus der A. cerebri posterior versorgt)

Zusatz-
diagnostik
- **Labor:** Gerinnungswerte (Quick, PTT, Thrombozyten, Fibrinogen) wegen ggf. geplanter Lyse und anschließender Koagulation
- **Doppler,** wenn ohne relevanten Zeitverlust möglich und bei fraglichen Fällen
- **CT** zum Blutungsausschluß, wenn in weniger als 1 Stunde möglich; bei typischer (fluktuierender) Klinik entbehrlich
- **Doppler und farbkodierte extra- und intrakranielle Duplexsonographie** bei Verschlußprozessen bis Basilarismitte hoch sensitiv und spezifisch, aber nur wenn ohne relevanten Zeitverlust möglich; meist bei fraglichen Fällen indiziert
- **Labor:** Gerinnungswerte (Quick, PTT, Thrombozyten, Fibrinogen) wegen ggf. geplanter Lyse und anschließender Koagulation
- **selektive Vertebralisangiographie** in jedem Fall mit Basilarissyndrom, mit anschließender intra-arterieller Lyse, evtl. am folgenden Tag Re-Angiographie; Vorgehen auch ohne permanentes Defizit gerechtfertigt, wenn der Verlauf typisch ist und die transienten Symptome nur einem Basilarissyndrom entsprechen können
  - *Ausnahme:* mehrstündiges Koma oder > 6 Stunden Tetraplegie, da hier Prognose auch mit Lyse infaust; schon bei Koma zu Beginn der Therapie ist mit zweifelhaften Ergebnissen zu rechnen

50 Neurologische Krankheiten

Differential-diagnose	■ **Hirnstamm/Mittelhirnblutung** ■ **Wernicke-Encephalopathie** (→ S. 221) ■ **zentrale pontine Myelinolyse** (→ S. 219) mit Bewußtseinstrübung, bilateralen Pyramidenbahnzeichen, evtl. cerebellären Zeichen; vorangehende Hyponatriämie ■ **Intoxikation mit Anticholinergika** (→ zentrales anticholinerges Syndrom S. 230) mit Schwindel, Dysarthrie, Pupillenstörungen, Vigilanzstörungen, Pyramidenbahnzeichen
Therapie	■ **intraarterielle Lyse** im Rahmen der Angiographie 　■ *kein fixes Zeitfenster* (Zeitfenster bestehen nur bei Koma und Tetraplegie, s. o.) 　■ *Substanzen:* 　　▶ Urokinase: renale Clearance, HWZ 10 Minuten 　　▶ rtPA: hepatische Clearance, HWZ 4 Minuten 　■ *Wirkung:* Überführung von Plasminogen in die aktive Form Plasmin, das wiederum Fibrin proteolytisch spaltet 　■ *Kontraindikationen:* bereits demarkierter Infarkt (v. a. im Kleinhirn: hohes Blutungsrisiko), in der jüngsten Anamnese Operationen, gastrointestinale Blutungen oder Traumen ■ **i. v.-Antikoagulation** (→ S. 391): 10000 IE Heparin als Bolus, danach Perfusor ■ **Intensivüberwachung** für mindestens 24 Stunden sinnvoll ■ **Sekundärprophylaxe:** orale Antikoagulation (→ S. 393), evtl. Thrombozytenaggregationshemmer (→ S. 394)
Prognose	> 50 % Mortalität in 30 Tagen

2.1.3.14 Basilariskopfsyndrom (Top of the basilar-Syndrom) (ICD-10: I65.1)

Ätiologie	*embolisch* (kardial > proximal vertebro-basilär), seltener durch lokale Makroangiopathie
Klinisches Bild	Bewußtseinstrübung, symptomatische Psychose (Agitiertheit, Verwirrtheit, visuelle Halluzinationen), Gesichtsfelddefekte, Augenbewegungs- und Pupillenstörungen, Amnesie, Alexie, *keine Paresen*!
Zusatzdiagnostik	■ **Ultraschalldiagnostik (Doppler):** selten mit sicher pathologischem Befund ■ **CT:** Basilariskopfaneurysma? mesencephale / thalamische Läsionen anderer Genese? ■ **besser MRT und MR-Angiographie:** direkter Thrombusnachweis, Abklärung anderer Ätiologien ■ **Angiographie** in Zweifelsfällen
Therapie	■ **akut:** Antikoagulation (→ S. 392), nur bei Occlusion i. a.-Lyse ■ **Sekundärprophylaxe:** orale Antikoagulation, evtl. Thrombozytenaggregationshemmer (→ S. 394)
Prognose	bis zu 10 % Mortalität in 30 Tagen

2.1.3.15 Subclavian-Steal-Syndrom (Subclavia-Anzapf-Syndrom) (ICD-10: G45.8)

Definition	Blutentzug im Hirnstamm durch Flußumkehr in der ipsilateralen A. vertebralis durch hochgradige proximale Subclaviastenose oder proximalen Subclaviaverschluß
Klinisches Bild	■ **zentral:** Schwindel bei Arbeit mit dem ipsilateralen Arm (durch stärkeren Abfluß des Blutes aus der kontralateralen A. vertebralis und A. basilaris in den ipsilateralen Arm und Verringerung des Flusses in die A. basilaris und A. cerebelli inferior posterior) ■ **peripher:** vorschnelle Ermüdbarkeit, belastungsabhängige Schmerzen und Raynaud-Symptomatik des ipsilateralen Arms
Untersuchung	Stenosegeräusch, Blutdruckdifferenz an den Armen
Zusatzdiagnostik	Doppler, Angiographie
Therapie	■ Katheterdilatation, Carotis-Subclavia-Bypass, Thrombendarteriektomie der A. subclavia ■ **Indikation:** 　■ behindernde Symptome seitens des ipsilateralen Armes (Schmerzen) 　■ rezidivierende Hirnstammsymptomatik bei Armarbeit oder im Hyperämie-Test (Arbeit mit dem Arm bis zur Schmerzgrenze)

- *keine Operation/Dilatation bei* asymptomatischem Steal zur primären Prophylaxe eines Hirnstamminsults (Risiko ist zu gering)

Spinale Ischämie → S. 191

2.1.3.16 Venöser ischämischer Insult (ICD-10: I63.3)

Allgemeines
Thrombose cerebraler Venen oder Sinus führt zu Abflußstörungen mit Minderperfusion im Kapillarbett, nicht selten kommt es sekundär zu Hämorrhagien; ca. 1 % der cerebralen Infarkte

Formen
→ aseptische Sinusthrombose S. 51
→ cortikale Venenthrombose/Brückenvenenthrombose S. 52
→ tiefe cerebrale Venenthrombose S. 52
→ septische Sinusthrombose S. 52

2.1.3.17 Aseptische Sinusthrombose [607] (ICD-10: I67.6, I63.6)

Disponierende Faktoren
Kontrazeptiva, Hormontherapie (Menopause), Schwangerschaft, AT III-Mangel, Protein-S-/Protein-C-Mangel, lokale Infektionen, „Virusinfekt", Polyglobulie, Lues, Vaskulitis, M. Behcet, Bagatelltrauma, Operationen im kleinen Becken

Lokalisation
- **Sinus sagittalis superior:** häufigste Lokalisation; Symptome: Kopfschmerzen, Vigilanzstörungen
- Sinus transversus, Sinus petrosus inferior (Klinik: Gradenigo-Syndrom), Sinus cavernosus

Klinisches Bild
- **Symptombeginn:** akut mit fokalen Ausfällen (wie ischämischer Insult oder TIA) oder subakut (Tage oder über Wochen/Monate), selten Beginn mit akutem Kopfschmerz (wie Subarachnoidalblutung)
- Kopfschmerzen *(Initialsymptom!)*, zentrale Paresen, Bewußtseinstrübung, epileptische Anfälle, Stauungspapillen, Psychosen, Verwirrtheitszustand; u. U. Symptomatik eines Pseudotumor cerebri (s. u.)

Zusatzdiagnostik
- **Labor:** Entzündungszeichen (→ septische Sinusthrombose, s. u.)
- **CT:** „empty triangle" = Aussparung im hinteren Sinus sagittalis superior im Kontrastmittel-CT (DD gespaltener Sinus sagittalis superior; 32%), Hirnödem, Blutungen (hämorrhagisch transfomierte Infarkte, parenchymatöse Blutungen, selten subarachnoidale Blutungen), „cord sign" = thrombosierte Vene im Nativbild
  - *CT oft unauffällig* bei Thrombose von Brückenvenen (s. u.), inneren Hirnvenen, Sinus rectus
- **MRT:** zusätzlich direkter Nachweis der Thrombose durch erhöhtes Signal in T1-gewichteten Bildern und T2-gewichteten flußsensitiven Sequenzen (mindestens 2 Ebenen wegen Flußartefakten), Darstellung des Restlumens
- **MR-Venographie:** Ausdehnung des Verschlusses und des Restlumens
- **Angiographie:**
  - *direkte Zeichen:* fehlende Darstellung eines Sinus oder einer Vene
  - *indirekte Zeichen:* verzögerter venöser Abfluß, venöse Kollateralen
- **Liquor:** unauffällig (50%), Pleozytose (25%), Schrankenstörung (16%), blutig (9%)
- **Gerinnung:** AT III, Protein C, Protein S, PTT, Fibrinogen, Quick, Plasminogen

Diagnosestellung
MR-angiographisch (Venographie) oder mit konventioneller Angiographie; bei Brückenvenenthrombosen ist die MR-Angiographie nicht ausreichend

Differentialdiagnose
- **hämorrhagisch transformierter ischämischer Infarkt:** akutes Einsetzen der Symptomatik, Patienten mit vaskulären Risikofaktoren
- **Encephalitis**, v. a. Herpes- (→ S. 81): ähnliche Liquorveränderungen bei Sinusthrombose möglich, sichere Unterscheidung nur über Angiographie
- **Raumforderung**, v. a. diffus infiltrierendes malignes Gliom (→ S. 129)
- **Pseudotumor cerebri (→ S. 205):** kann sekundär zur Sinusthrombose auftreten, u. U. auch als einzige klinische Manifestation; idiopathischer Pseudotumor nur als Ausschlußdiagnose bei unauffälliger Angiographie [140]
- **Hirnödem** anderer Ursache: Elektrolytstörungen, Insolation

Therapie
- **Heparin** (→ S. 392) 3000–5000 IE als Bolus, dann nach PTT-Kontrolle (Ziel: Verdoppelung des Ausgangswertes oder 60–90 s)
  - *bei Vorbehandlung mit ASS* in den ersten 3–4 Tagen Voll-Heparinisierung nur bei progredienter Klinik (Kombination ASS + Heparin → hohes Blutungsrisiko)

- *intracerebrale Blutungen* im Rahmen einer Sinusthrombose sind keine Kontraindikation gegen Voll-Heparinisierung
- *fehlende Wirksamkeit von Heparin:* → AT III-Mangel suchen
- **Lyse mit Urokinase:** bisher wenige Studien an kleinen Patientenzahlen [607]; vertretbar als ultima ratio bei progredienter Verschlechterung unter Heparin
- **Hirndrucksenkung** (→ S. 347) (z. B. Mannit), Krampfprophylaxe (z. B. Phenytoin: initial 750 mg Phenhydan® in 500 ml NaCl, danach weiter mit Zentropil® 200–300 mg/Tag p. o.), Analgesie (Paracetamol, Opiate)

Prophylaxe
- **überlappende Marcumarisierung** (S. 393), Ziel-Quick 30–35%
  - *Ende der Heparin-Therapie* bei Quick 35%
  - *Dauer der Marcumarisierung je nach Ätiologie:*
    ▶ Gerinnungsstörungen (S. 74), z. B. AT III-Mangel oder Faktor V-Mutation: auf Dauer
    ▶ Kontrazeption, Hormone: 6 Monate

Schwangerschaft
- **neu auftretende Sinusthrombose bei Schwangeren:** Heparinisierung (3 × 7500 IE s. c.) während der gesamten Schwangerschaft (Komplikation: subplazentare Einblutungen)
- **Schwangerschaft bei Sinusthrombose in der Anamnese:** nur bei nachgewiesener Thrombophilie Heparinisierung während der Schwangerschaft [649]

Prognose [649]
- komplette Erholung bei 86%
- Rezidive bei ca. 12%, fast nur innerhalb des ersten Jahres
- kein Rezidiv bei 12 Schwangerschaften (7 Patientinnen innerhalb einer Kohorte von 77 Patienten, alle ohne Hinweise auf Thrombophilie)

2.1.3.18 Cortikale Venenthrombose / Brückenvenenthrombose [346] (ICD-10: I63.3)

Ätiologie
vermutlich wie bei Sinusthrombose

Klinisches Bild
- **typisch:** fokale Anfälle, progrediente oder fluktuierende fokale Ausfälle, evtl. Kopfschmerzen
- **meist fehlend:** Bewußtseinstrübung, Hirndruckzeichen

Zusatzdiagnostik
- **CT:** ischämisches Areal, nicht einem arteriellen Versorgungsgebiet entsprechend, evtl. multilokulär, oft mit früher zentralgelegener fingerförmiger hämorrhagischer Transformation, selten im Nativ-CT direkte Darstellung der thrombosierten Vene („cord sign"); CT kann unauffällig sein
- **MRT und MR-Angiographie:** Aussagefähigkeit (anders als bei der Sinusthrombose) noch nicht gesichert, falsch positive und falsch negative Befunde möglich
- **Angiographie:** Thrombose einer cortikalen Vene entsprechend der Infarktlokalisation, kann aber unspezifisch sein; kein Arterien-Verschluß

Differentialdiagnose
hämorrhagischer Infarkt, Sinusthrombose

Therapie
wie bei Sinusthrombose

2.1.3.19 Tiefe cerebrale Venenthrombose (ICD-10: I63.3)

Ätiologie
wie Sinusvenenthrombose

Klinisches Bild und Bildgebung
entsprechend dem Versorgungsgebiet tiefer Hirnvenen (bilateraler Läsionen des Gyrus cinguli und der Stammganglien)

Prognose
wegen schlechterer Kollateralen deutlich schlechter als bei cortikalen Venenthrombosen/Sinusthrombosen; z. B. ist eine Thrombose der V. Galeni häufig letal

2.1.3.20 Septische Sinusthrombose (ICD-10: G08)

Ursächliche Erkrankungen
Meningitis, Z. n. Operationen oder Entzündungen im HNO-Bereich, Schädeltrauma, Thrombophlebitis

Lokalisation
v. a. Sinus cavernosus (Gesichtsinfektionen), Sinus transversus / sigmoideus / petrosus (Infektionen am Ohr)

Klinisches Bild
Fieber, bei Lokalisation im Sinus cavernosus Chemosis, Exophthalmus, Hirnnervenausfälle (II, III, IV, V, VI)

Zusatzdiagnostik
- **wie bei aseptischer Sinusthrombose; zusätzlich:**
- **Labor:** Leukozytose, Linksverschiebung; Erregerdiagnostik aus Fokus, Blutkultur oder Abstrich

Therapie
- **Heparinisierung** (→ S. 392) wie aseptische Sinusthrombose
- **antibiotisch nach Antibiogramm,** bis dahin Cefotaxim (Claforan®) 4 × 2 g, Dicloxacillin (Diclor-Stapenor®) 6 × 2 g und Metronidazol (Clont®) 4 × 0.5 g

2.1.4 Intracranielle Blutungen (ICD-10: I60-I62)

2.1.4.1 Supratentorielle intracerebrale Blutung (ICD-10: I61.0-I61.2)

Epidemiologie
- **Inzidenz** 11 – 23/100 000 Einwohner und Jahr
- **Geschlechtsverteilung** M : F = 3 : 2

Ätiologie
- Hypertonie, sekundäre Einblutung bei Ischämie, Aneurysma, Angiom, arteriovenöse Malformation, Gerinnungsstörungen, Tumor-Einblutung, Angiitis, Sinusthrombose, Drogenabusus (Kokain, Amphetamine) (S. 228)
- **häufigste Ursachen nach Alter** [732]:

Alter	häufigste Ursache	häufigste Lokalisation
< 40 Jahre	AV-Malformationen (29 – 57%)	Stammganglien
40 – 70 Jahre	Hypertonie (> 70%)	Stammganglien
> 70 Jahre	ungeklärt (33%); wahrscheinlich cerebrale Amyloid-Angiopathie	Marklager

Disponierende Faktoren
Hypertonie, Alter, Alkoholismus, Antikoagulantienbehandlung

Pathophysiologie
- **Blutungsursachen:**
  - *Rhexisblutung:*
    - Lipohyalinose → Gefäßwandnekrose → durch die Blutung Abriß weiterer Arteriolen → v. a. Stammganglienblutungen (durch erhöhten systolischen Blutdruck entstehende Pseudoaneurysmen)
    - Mikroaneurysmen (selten) → Lobärblutungen
    - cerebrale Amyloid-Angiopathie (S. 65)
    - cerebrale AV-Malformationen (→ S. 61), Kavernome (→ S. 62)
    - cerebrale Makroangiopathie (→ S. 65): Moya-Moya (→ S. 61), Dissektion (→ S. 60), septische Arteriitis
    - Carotis-Sinus-cavernosus-Fistel
    - Gerinnungsstörungen (→ S. 74): häufiger multiple Blutungen
  - *Diapedeseblutung:* Ischämie ("hämorrhagische Infarzierung"), Gerinnungsstörungen, Sinuscerebrale Venenenthrombose
- **Blutungsfolgen:**
  - direkte Gewebedestruktion
  - Ischämie durch Kompression des umgebenden Gewebes
  - Hirnödem → Hirndruck → Senkung des cerebralen Perfusionsdrucks → globale Perfusionsminderung und Verstärkung des Hirnödems

Klinisches Bild
akut einsetzende fokale Ausfälle ("Schlaganfall"), epileptische Anfälle, akute Hirndrucksymptomatik (→ S. 346)

Zusatzdiagnostik
- **CT** zur Lokalisierung und Abschätzung der Blutungsgröße:
  - *3 cm Durchmesser = 20 ml*
  - *4.5 cm Durchmesser = 50 ml*
- **MRT** zur Abschätzung des Alters der Blutung
- **Gerinnungsstatus:**
  - *Basisprogramm:* Quick, PTT, Thrombozytenzahl, -funktion
  - *erweitertes Programm:* Faktor I, VII, VIII, IX, XIII, von Willebrand-Faktor
- **Angiographie:**
  - *bei V. a. Aneurysmablutung oder Sinusthrombose:* sofort
  - *bei V. a. AV-Malformation:* nach Resorption der Blutung (6 – 8 Wochen)
- **Drogenscreening** bei jüngeren Patienten

Diagnosestellung
mit CT: hyperintense, raumfordernde Blutung meist im Stammganglienblock/Marklager; Röntgendichte der Massenblutung entspricht der von Knochen

Differentialdiagnose
- **Aneurysmablutung** (→ S. 55) aus Hirnbasisaneurysma: v. a. A. cerebri media und distale A. cerebri anterior; Blutungen basisnah lokalisiert, evtl. subarachnoidaler Blutanteil (kann aber fehlen!) → Abklärung wie bei Subarachnoidalblutung (Abb. **8**)
- **Sinusthrombose** (→ S. 51): anderes Risikoprofil, evtl. multiple Blutungsherde (Diapedeseblutungen, Dichte im CT weit unter Knochendichte), zusätzlich ischämische Zonen im CT mit Verteilungsmuster entsprechend venösem Infarkt

Konservative Therapie

- **alle Patienten:**
  - *Blutdruckkontrolle:* Blutdrucksenkung zunächst durch leichte Sedierung z. B. mit Midazolam (Dormicum®) versuchen, sonst:
    - bei Blutdruck syst > 200 mm Hg Urapidil (Ebrantil®) 25 mg i. v., dann 10–30 mg/Stunde im Perfusor
    - CAVE: Senkung nicht unter 160–180 mm Hg systolisch!
  - *Krampfprophylaxe*
    - nach erstem Anfall Phenytoin-Schnellaufsättigung (Phenhydan® 750 mg in 500 ml NaCl)
    - bei Sinusthrombosen primäre Prophylaxe (Schnellaufsättigung, s. o.)
  - *Analgesie:* Pethidin (Dolantin®) 50–100 mg i. v. (kein Pentacozin (Fortral®): nicht antagonisierbar!)
  - *Low-Dose-Heparinisierung:* am Tag nach der Blutung möglich (3 × 5000 IE) [72]
- **soporöse/komatöse Patienten:** zusätzlich
  - *Ventrikeldrainage:* bei Nachweis eines Hydrocephalus im CT
  - *intraventrikuläre Lyse* bei Ventrikeleinbruch: Instillation von rtPA oder Urokinase in den Ventrikelkatheter → deutliche Reduktion der Mortalität [687]; Effekt bisher aber nicht an randomisierten Studien belegt
  - *Hirndruckbehandlung:*
    - Oberkörper 30° hochlagern
    - Intubation und Hyperventilation auf pCO_2 < 35 mm Hg
    - Osmotherapie: Mannit 20% 125 ml als Infusion über 5 Minuten 4–6x/Tag (bei Einklemmung 250 ml im Bolus)
- **Blutungen unter Antikoagulantienbehandlung:** Gabe von Prothrombin-Komplex Konzentrat [208] oder fresh frozen plasma (FFP)

Operation [143,646]]

- **offene Operation [143]:**
  - *Indikation:*
    - Marklagerblutungen und Einblutungen bei Aneurysmaruptur
    - Angioblutungen: bei Verschlechterung der Bewußtseinslage, vorzugsweise aber Operation zu einem späteren Zeitpunkt mit Angiomentfernung
    - Basalganglienblutungen: Operation zwecklos [365]
  - *Voraussetzung:* Glasgow Coma Score (S. 428) zwischen 6 und 10; Operationszeitpunkt am ehesten beim Übergang Somnolenz → Sopor
  - *Ergebnisse* umstritten, d. h. manche Studien zeigen keinen positiven Effekt der Operation [525]; bei einer Metaanalyse [646] Reduktion des Risikos eines schlechten outcome (Tod oder schwere Behinderung) um 13% (Vertrauensintervall 3–23%)
- **endoskopische Absaugung [23,646]:** Reduktion des Risikos eines schlechten outcome (Tod oder schwere Behinderung) um 18% (Vertrauensintervall 0–36%), Ergebnisse besser bei Patienten < 60 Jahre bzw. Hämatomvolumen > 50 ml

Komplikationen

- **Erbrechen** → Gefahr der Aspiration (→ S. 355)
- **Zunahme des Ödems, Nachblutung** → Hirndruck (→ S. 346), Einklemmung (→ S. 346)
- **Behinderung der Liquorzirkulation** → Verschlußhydrocephalus, Hydrocephalus aresorptivus (→ S. 205)

Prognose

- **nach Größe:** 50 ml (entsprechend 4.5 cm Durchmesser) → 50% Mortalität
- **nach Größe und Glasgow Coma Scale** [87]:
  - *GCS 8 oder kleiner und Blutung 60 ml oder mehr* → 30-Tage-Mortalität 91%
  - *GCS 9 oder größer und Blutung 30 ml oder kleiner* → 30-Tage-Mortalität 19%
- **nach Lokalisation:** Stammganglien → 20%, Marklager → 8% Mortalität
- **nach Ventrikeleinbruch:** keiner/gering → 13%, Ventrikeltamponade → 53% Mortalität

2.1.4.2 Infratentorielle Blutung (Kleinhirnblutung, Ponsblutung) (ICD-10: I61.3, I61.4)

Stadieneinteilung der Kleinhirnblutungen

- **1:** wach, cerebelläre Symptome, evtl. einseitige Abduzensparese, einseitige Pyramidenbahnzeichen
- **2:** fluktuierende Bewußtseinslage, bilaterale Hirnstammausfälle, bilaterale Pyramidenbahnzeichen, Pupillenstörungen
- **3:** komatös, Strecksynergismen

Therapie

- **Kleinhirnblutungen:** prinzipielles Vorgehen wie bei Kleinhirninsult (→ S. 48); Entscheidung über operatives Vorgehen anhand Stadium und Blutungsgröße:
  - *Stadium 1 und Blutungsgröße bis 20 ml (Durchmesser 3 cm):* konservativ

- *Stadium 2 oder Blutungsgröße > 20 ml:* externe Liquordrainage, evtl. Entlastungsoperation (gute Resultate)
- *Stadium 3:* Entlastung nur bei relativ kurzer Komadauer
- **Mittelhirn/Ponsblutungen:** konservativ

2.1.4.3 Subarachnoidalblutung (ICD-10: I60.0-I60.7)

Epidemiologie Inzidenz: 6–12 / 100 000 und Jahr in Europa und USA [462]

Ätiologie [644] Aneurysmaruptur (59–75%; siehe auch: → cerebrale Aneurysmen S. 64), ungeklärt („nicht-aneurysmatische SAB", s. u.; 10–20%), cerebrales Angiom (→ S. 61) (5–8%), hypertone Blutung (5%), spinales Angiom (1%), hämorrhagische Diathese (1%), Metastase (1%), Sinusthrombose; traumatisch

Klinisches Bild
- **Anamnese:** bei 1/3–1/2 der Patienten mit SAB Hinweise auf vorangegangene Blutungen Stunden oder Tage zuvor
- **Auftreten** bei körperlicher Anstrengung, bei Tagesaktivitäten oder im Schlaf (je ca. 1/3)
- **Symptome:**
  - *akute heftige Kopfschmerzen* und meningeale Reizzeichen (letztere können fehlen in den ersten 3–4 Stunden und bei älteren oder bewußtseinsgetrübten Patienten), u. U. (bei entsprechender Umverteilung des Blutes) Schulter-, Rücken- oder lumbo-ischialgieforme Schmerzen
  - *Bewußtseinsstörungen* oft nur vorübergehend
  - *vegetative Symptome:* Erbrechen, Blutdruckanstieg, Fieber
  - *fokale Ausfälle:* Hirnnervenausfälle (v. a. N. III), motorische/sensible Defizite, Gesichtsfelddefekte
  - *epileptische Anfälle* als Initialsymptom bei ca. 6% [622]
  - *Glaskörperblutungen* (Terson-Syndrom), unilateral oder bilateral, venös

Stadieneinteilung
- **Hunt und Hess [333]**
  - *0:* unrupturiertes, asymptomatisches Aneurysma; unauffälliger Patient
  - *1:* keine oder leichte Kopfschmerzen, leichter Meningismus, keine fokalen Ausfälle
  - *2:* mäßige bis schwere Kopfschmerzen, Meningismus, keine Ausfälle außer Hirnnervenausfällen
  - *3:* Somnolenz und/oder Verwirrtheit und/oder fokale Ausfälle
  - *4:* Sopor, mäßige bis schwere fokale Ausfälle, vegetative Störungen
  - *5:* Koma, Dezerebrationshaltung
- **World Federation of Neurological Surgeons Subarachnoid Hemorrhage Grading Scale (WFNS SAH Scale):**

WFNS Grad	Glasgow Coma Scale (→ S. 428)	motorisches Defizit
I	15	nein
II	13–14	nein
III	13–14	ja
IV	7–12	ja/nein
V	3–6	ja/nein

Differentialdiagnose
- **Migräneanfall (S. 310):** Anamnese vorangehender ähnlicher Attacken, kein Meningismus
- **Spannungskopfschmerz / vertebragener Kopfschmerz:** oft persistierend einseitig, oft Nackenbeugung *und Kopfdrehung* schmerzhaft eingeschränkt, keine Bewußtseinstrübung
- **intracerebrale Blutung (S. 53):** meist fokale Ausfälle führend, oft Vigilanzstörung, sichere Unterscheidung nur mit Bildgebung
- **ischämischer Infarkt (S. 36):** im hinteren Stromgebiet bei ca. 1/3 mit Kopfschmerzen assoziiert, meist fokale Ausfälle führend, kein Meningismus
- **Sinusthrombose (S. 51)** kann mit subarachnoidaler Blutung (meist über der Konvexität) bzw. mit akut einsetzendem Kopfschmerz einhergehen
- **Meningitis:** sehr akuter Beginn möglich; CT unauffällig oder mit Hirnödem, Liquor kann ebenfalls hämorrhagisch sein!
- **traumatische SAB:** Traumaanamnese

*Diagnostisch/
therapeutisches
Procedere
(Abb. 8)*

- **CT:**
  - *Befunde:*
    - ▶ Blut in basalen Zisternen, Sylvischer Fissur, über der Konvexität oder im Interhemisphärenspalt, praepontin und interpedunkulär; intracerebrale Blutungen möglich (v. a. Mediaaneurysmen) mit Einbruch ins Ventrikelsystem
    - ▶ evtl. beginnender Aufstau der Ventrikel
    - ▶ evtl. Hirnödem oder Infarkte

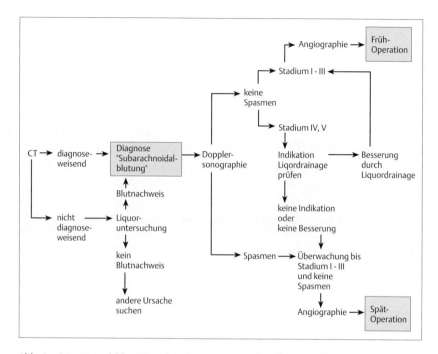

Abb. 8   Diagnostisch/therapeutisches Procedere bei Verdacht auf Subarachnoidalblutung

- *Sensitivität* bezüglich SAB am ersten Tag ca. 90–95%, nach 3 Tagen 80%, nach einer Woche 50%; ein unauffälliges CT schließt eine SAB nicht aus!
- *Darstellung des Aneurysmas* in 5%
- **Liquorpunktion (S. 389):**
  - *Indikation:* bei fehlendem oder nicht eindeutigem Blutnachweis im CT
  - *Alter der Blutung:*
    - ▶ Liquor xanthochrom: > 2 Stunden
    - ▶ Nachweis von Siderophagen: > 4 Tage
- **transkranieller Doppler:** nach frühestens 3 Tagen Nachweis von Spasmen der intrakraniellen Gefäße
- **selektive i. a. Angiographie der hirnversorgenden Arterien:** Aneurysmanachweis
  - *Zeitpunkt:* möglichst innerhalb der ersten 72 Stunden, da bei Einsetzen von Vasospasmen eingeschränkte Aussagefähigkeit und größere Komplikationsrate
  - *Darstellung aller Gefäße* wegen der Möglichkeit multipler Aneurysmen (15–20%), bei fehlendem Nachweis von subarachnoidalem Blut im CT und spinaler Symptomatik auch Darstellung der A. spinalis anterior
  - *Nach-Angiographie:*
    - ▶ bei inkompletter Darstellung der Hirngefäße in der Erst-Angiographie: nach 2–4 Wochen
    - ▶ bei kompletter Darstellung ohne Auffinden eines Aneurysmas: nach 6 Wochen
      - ▲ Ausnahme: praepontine Subarachnoidalblutungen: bei vollständiger Erstangiographie keine Nach-Angiographie erforderlich
  - *wenn kein Aneurysmanachweis:* Möglichkeit einer spinalen SAB bedenken, wenn kein klinischer Hinweis bzw. unauffällige spinale Angiographie → Diagnose einer nichtaneurysmatischen Subarachnoidalblutung (s. u.), rasche Mobilisation
  - *bei Aneurysmanachweis:* Früh-Operation (innerhalb von 72 Stunden)

- **Operation:**
  - *Voraussetzung:* Stadium I – III; Stadium IV nur, wenn kein deutliches Hirnödem vorliegt
  - bei nachweisbaren *Spasmen* Operation riskanter (Manipulation → Verstärkung der Spasmen → Infarkte), daher Risikoabwägung im Einzelfall (Kriterien: Ausprägung der Spasmen, Kollateralisierung); für eine Operation kann sprechen, daß eine wirksame Therapie kritischer Spasmen (Hypertonie, Hypervolämie, Hämodilution) nur bei ausgeschaltetem Aneurysma vertretbar ist
  - *Ausräumung einer parenchymalen Einblutung* bei Bewußtseinstrübung oder schweren fokalen Ausfällen [305]
  - *Aufschieben der Operation* („Spätoperation") bei vorhandenen Spasmen, Stadium IV und V oder ICP-Erhöhung infolge Hirnödem
- **endovaskuläre Therapie mit Coiling** (Gugliemi detachable coil, GDC):
  - *Indikation:* nicht oder nur unter großem Risiko operable Aneurysmen (Riesenaneurysmen, Basilariskopfaneurysmen); Indikationsstellung im Wandel begriffen!
  - *Risiken* [98]: Komplikationsrate gesamt 14%, permanentes Defizit oder Tod 4.8%
- **Verschluß des aneurysmatragenden Gefäßes** (Ballonokklusion) bei nicht-operablen bzw. nicht endovaskulär verschließbaren Aneurysmen
  - vorherige angiographische Überprüfung der Kollateralversorgung und Probeokklusion unter klinischer Überwachung
  - in manchen Zentren zuvor Kompressionstestung (A. carotis communis / A. carotis interna) mit Bestimmung der Kollateralkapazität des Circulus arteriosus

Symptomatische Therapie
- **Blutdruckeinstellung** mindestens auf prämorbide Werte, höchstens 160 mm Hg systolisch; z. B. mit Urapidil (Ebrantil®) 12.5 mg (= 1/2 5-ml-Amp.) langsam i. v. (CAVE Blutdruckabfall bei Spasmen)
- **Analgesie:** z. B. Tramadol (Tramal®) 4 – 6 × 20 Tr. p.o. oder Buprenorphin (Temgesic®) 3 – 4 × 1 Tbl. sublingual
- **Anfallsprophylaxe (S. 399)** bei vorangegangenen epileptischen Anfällen
- **Laxantien (Pressen vermeiden), Ulcusprophylaxe**

Komplikationen
- **Nachblutung bei nicht operierten Aneurysmen:**
  - *Zeitpunkt:* erster Tag 5%, erste 14 Tage 1.5%/Tag, erste 6 Monate gesamt 50% [377], danach 3%/Jahr
- **Hydrocephalus:** Inzidenz 10%
  - *Typen:*
    - Früh-Hydrocephalus: einige Stunden bis Tage, durch Okklusion oder Abflußbehinderung
    - Späthydrocephalus: durch Liquorresorptions-/zirkulationsstörungen
  - *Symptome:* sekundäre Eintrübung, Kopfschmerzen
  - *Zusatzdiagnostik:* Zunahme der Ventrikelweite im CT
  - *Therapie:*
    - Okklusionshydrocephalus: Ventrikeldrainage
    - Hydrocephalus malresorptivus: Lumbalpunktion, Ventrikeldrainage oder lumbale Drainage (letztere zwei erfordern mehr Überwachung)
- **Spasmen:** → S. 58
- **Elektrolytstörungen:**
  - *Hyponatriämie* durch Syndrom der inadäquaten ADH-Sekretion (SIADH, → S. 352) oder cerebrales Salzverlustsyndrom
  - *Hypernatriämie*
- **Herzrhythmusstörungen** in bis zu 30%: Sinustachykardie/-bradykardie, T- oder ST-Streckenveränderungen, AV-Block
- **andere:** intracerebrale Blutungen (bis 18%), epileptische Anfälle (bis 10%), Blutdruckkrisen, neurogenes Lungenödem

Prognose
- **akute Mortalität** (vor Erreichen des Krankenhauses): 15%
- **prognostische Faktoren [376]:**
  - *Bewußtseinslage bei Aufnahme* wach: Mortalität 13%, somnolent: 28%, soporös: 44%, komatös: 72%
  - *Alter:* < 40 Jahre: Mortalität 7 – 17%, 40 – 59 Jahre: 22 – 27%, > 60 Jahre: 36 – 49%
  - *Größe des Aneurysmas:* < 12 mm: Mortalität 25%, 12 – 24 mm: 29%, > 24 mm: 41%

2.1.4.4 Nicht-aneurysmatische Subarachnoidalblutung (ICD-10: I60.8)

Definition — SAB ohne Nachweis einer Blutungsquelle bei kompletter selektiver Angiographie

Epidemiologie — Inzidenz: 10 – 20% der SAB

58 Neurologische Krankheiten

Lokalisation	v. a. praepontin, interpedunkulär; wahrscheinlich *venöse* Blutung; Auftreten von Vasospasmen spricht eher für eine *aneurysmatische* Genese
Therapie	symptomatisch; rasche Mobilisation
Prognose	■ **Risiko einer Rezidivblutung** [350] ca. 1%/Jahr ■ **klinischer Outcome:** 80% arbeitsfähig

2.1.4.5 Spasmen (ICD-10: G45.9)

Inzidenz	bei 10–40% der Subarachnoidalblutungen; Beginn nach > 3 Tagen, Maximum nach 8–11 Tagen, Dauer meist 21–28 Tage, z. T. bis 40 Tage
Pathologie	Intimaverquellung, Nekrose der Media, sekundär Endothelproliferation
Disponierende Faktoren	■ **Menge des Bluts im initialen CT** korreliert mit der Schwere der Spasmen ■ **ältere und gefäßkranke Patienten** erleiden bei gleicher Ausprägung der Spasmen eher ischämische Störungen (eingeschränkte Möglichkeit der Kompensation über Dilatation der peripheren Gefäße) ■ Hyponatriämie und Hypovolämie [293,871] ■ Therapie mit Antihypertensiva [872] und Antifibrinolytica [832]
Klinisches Bild	verzögerte neurologische Defizite (delayed neurological deficits, DND) mit Bewußtseinstrübung, fokalen Ausfällen, Agitiertheit; subfebrile Temperaturen; Maximum 2.–3. Woche
Zusatzdiagnostik	■ **transkranielle Dopplersonographie** ■ *Berechnung der mittleren Dopplerfrequenz über die Zeit*; $f_{(syst)}$ = systolisches Maximum, $f_{(diast)}$ = enddiastolisches Minimum der Hüllkurve der Dopplerfrequenzen ▶ bei Herzfrequenz 60–80/Minute: $[2 \times f_{(diast)}+f_{(syst)}]/3$ ▶ bei Herzfrequenz 100–110/Minute: $[f_{(diast)}+f_{(syst)}]/2$ ■ *Bewertung:* unter Berücksichtigung der extra- und intrakraniellen Dopplerfrequenzen ▶ Alter ≥ 50 Jahre: > 2 kHz: subkritisch, > 3 kHz: kritisch ▶ Alter < 40 Jahre: ≥ 3 kHz: subkritisch, ≥ 4 kHz: kritisch
Überwachung	■ **Doppler-Kontrollen:** 4., 7., 10., 14., 17., 23. Tag nach Subarachnoidalblutung, bei Hochrisikopatienten (Stadium 3–5 nach Hunt und Hess) täglich ■ **Blutdruck** soll hochnormal bis leicht hyperton sein
Therapie	■ **Subarachnoidalblutung ohne Spasmen:** Therapie nicht zwingend ■ **stabile subkritische Spasmen:** Bettruhe (→ Vermeidung orthostasebedingter Blutdruckabfälle) und Nimodipin (Nimotop®) (→ S. 391) 4 × 60 mg p. o. ■ *Überwachung:* initial engmaschige Blutdruck-Kontrolle (alle 15 Minuten); bei deutlichem Blutdruckabfall (> 20 mm Hg) unter der Nimodipin-Therapie Dosisreduktion oder Absetzen und Volumenzufuhr ■ *Kontraindikationen für Nimodipin:* ausgeprägtes Hirnödem, Hirndruck, schwere Leberschäden ■ **zunehmende Spasmen oder bereits am 4. Tag subkritische Spasmen oder kritische Spasmen bei stabiler Klinik:** Nimodipin parenteral im Perfusor mit initial 5 ml/Stunde, bei ausreichendem Blutdruck (größer oder gleich 190/110 mm Hg): 10 ml/Stunde; Überwachung s. o. ■ **kritische Spasmen bei progredienter Klinik:** Triple-H-Therapie (Hypertonie, Hypervolämie, Hämodilution) unter Intensivbedingungen: ■ *Hypertonie:* Dopamin 100–1500 µg/Minute (CAVE Tachykardie) oder Arterenol 0.6–0.8 mg/Stunde Zielwert: systolischer Blutdruck 160–200 mm Hg ■ *Hypervolämie und Hämodilution:* Humanalbumin 5% 3 × 250 ml/Tag oder Hydroxyäthylstärke (HAES®) 6% 1000 ml/Tag; Zielwerte: ZVD 6–10 mm Hg oder pulmonaler Wedgedruck 12–15 mm Hg ■ *Risiken:* Lungenödem, kardiale Dekompensation, hämorrhagische Transformation bestehender Infarkte, Zunahme des Hirnödems ■ *Kontraindikationen:* Hirnödem, demarkierte Infarkte, Lungenödem, adult respiratory distress-Syndrom (ARDS), Niereninsuffizienz ■ *CAVE:* Hyperventilation (bei maschineller Beatmung) → Verschlechterung der Perfusion ■ **transluminale Angioplastie:** z. Zt. noch experimentell
Prognose	bei 10–15% bleibende Residuen oder Tod

Traumatische intracranielle Blutungen

→ Epiduralhämatom S. 238
→ akutes Subduralhämatom S. 238
→ chronisches Subduralhämatom S. 239

2.2 Ätiologie cerebraler Infarkte: Gefäßerkrankungen und Gerinnungsstörungen

A. Hetzel, A. Hufschmidt und U. Berninger

2.2.1 Kardiale Embolien

2.2.1.1 Allgemeines

Ätiologie/Emboliequellen
- **paradoxe Embolie** bei Vorhofseptumdefekt, offenem Foramen ovale, ventil-offenem Foramen ovale bei tiefer Bein- und Beckenvenenthrombose oder Thrombophilie
- **linker Vorhof:** Vorhofflimmern, Vorhofmyxom, Vorhofseptumaneurysma
- **Mitralklappe:** v.a bei Endokarditis (rheumatisch, thrombotisch, bakteriell s. u.); Klappenersatz, Mitralklappenprolaps (myxomatös), Antiphospholipid-Antikörper-Syndrom
- **linker Ventrikel:** bei koronarer Herzkrankheit, akutem Myokardinfarkt, Ventrikelaneurysma, Ventrikelakinesie, dilatativer Kardiomyopathie, intraventrikulären Tumoren
- **Aortenklappe:** wie Mitralklappe
- kardiale Operationen, Koronarangiographien

Klinisches Bild meist Territorialinfarkte mit vorwiegend cortikalen Defiziten

Prophylaxe
- **Primärprophylaxe** bei Vorhofflimmern mit vergrößertem Vorhof (→ Marcumar S. 393)
- **Sekundärprophylaxe:** i. d. R. Antikoagulation (→ S. 391)

2.2.1.2 Subakute bakterielle Endokarditis (ICD-10: I33.0)

Ätiologie
- **Erreger:** Staphylokokken, gramnegative Bakterien

Disponierende Faktoren Klappenvitien, Dialyse, Immunsuppression, i. v.-Drogenabusus, Zahnextraktionen, Tonsillektomie

Untersuchung Herzgeräusch, Suche nach Petechien, Splenomegalie

Klinisches Bild
- **Allgemeinsymptome:** Fieber, Nachtschweiß, Leistungsabfall, Dyspnoe, Gewichtsverlust, Inappetenz
- **cerebrovaskuläre Ereignisse** durch Embolien, Ruptur mykotischer Aneurysmen (sehr selten)
- **entzündliche Komplikationen:** septisch-embolische Herdencephalitis

Zusatzdiagnostik
- **Echokardiographie:** Sensitivität transthorakal 60–80 %, transoesophageal 90–95 %
- **Blutkulturen** im Abstand von 6–8 Stunden; bis zu 10 Blutkulturen können notwendig sein

Diagnosestellung subakutes septisches Bild, rezidivierende Embolien und Herzbefund

Therapie
- **antibiotisch** (immer Kombinationstherapie) nach Erregernachweis, Dauer 4–8 Wochen
- **operativ** bei nicht beherrschbarer Sepsis oder fortgesetzten Embolien

2.2.2 Makroangiopathien

2.2.2.1 Arteriosklerose (ICD-10: I70)

Allgemeines
- **Alter:** atheromatöse Plaques entstehen beim Mann ab dem 3. Dezennium, bei Frauen i. allg. nach der Menopause
- **Risikofaktoren:** Alter, genetische Disposition Geschlecht M > F, Rasse, Hyperhomocysteinämie
- **beeinflußbare Risikofaktoren:** Hypertonie, Rauchen, Hyperlipidämien, Diabetes mellitus
- **Pathologie:** Progression zu stenosierenden Atheromen mit Lipideinlagerung, Einlagerung fibröser Strukturen, Einblutungen und Ulcerationen → Plättchen-Fibrin-Thromben auf der Plaqueoberfläche → progrediente Stenosierung

Lokalisation vorwiegend Aorta sowie große und mittlere hirnversorgende Arterien

Klinisches Bild (Hauptursache für arterio-arterielle Embolien) → Territorialinfarkte

Therapie	■ hochgradige (≥ 80 %) symptomatische und ggf. asymptomatische Stenosen der A. carotis interna: operative Desobliteration (→ S. 396), zur Indikationsstellung siehe auch → S. 43, Abb. **6** und **7**
Prophylaxe	■ **Kontrolle der Risikofaktoren** ■ **Thrombozytenaggregationshemmer** (→ S. 394)

2.2.2.2 Carotis-Dissektion (ICD-10: I65.2)

Ätiologie	2/3 spontan, fibromuskuläre Dysplasie, Traumata (oft Bagatelltrauma; freies Intervall)
Pathologie	dissezierendes Wandhämatom mit oder ohne Lumeneinengung
Lokalisation	distale A. carotis interna, oft langstreckig
Klinisches Bild	Schmerzen, einseitig (Hals = Carotidodynie, Kopf, Nacken), Horner-Syndrom (→ S. 307), caudale Hirnnervenausfälle, retinale/cerebrale Ischämien
Zusatz- diagnostik	■ **Ultraschall** ■ **Angiographie** (Aussagekraft in den ersten Tagen am größten): 　■ *wenn keine neurologischen Ausfälle vorliegen:* sofort 　■ *wenn Ausfälle vorliegen:* nach 4 Tagen ■ **MRT:** nach 3 Tagen direkter Nachweis des Wandhämatoms durch Methämoglobin-Signal (hyperintens in T1- und T2-gewichteten Bildern)
Therapie	■ **Heparin** (→ S. 392) in der Akutphase, danach 　■ *wenn keine Stenose mehr nachweisbar ist:* ASS für 1 Jahr (→ S. 395) 　■ *bei signifikanter Lumenreduktion durch das intramurale Hämatom:* Antikoagulation (→ S. 391) für mindestens 1 Jahr ■ **Operation** bei Vorliegen eines Pseudoaneurysmas (Definition: Aussackung allein (sub-) intimaler Gefäßwandanteile durch blutungsbedingte Schwächung der übrigen Wandschichten) wegen Emboliegefahr

2.2.2.3 Vertebralis-Dissektion (ICD-10: I65.0)

Disponierende Faktoren	v. a. übergewichtige Frauen im Alter von 20–40 Jahren, HWS-Trauma, chiropraktische Manöver, fibromuskuläre Dysplasie
Assoziierte Erkrankungen	Migräne, Cervikalsyndrom
Pathologie	dissezierendes Wandhämaton mit oder ohne Lumeneinengung
Lokalisation	Übergänge von fixiertem zu unfixiertem Gefäßverlauf: ■ vor Eintritt in das Foramen transversarium HWK 6 (HWK 5) ■ in Höhe der Atlasschlinge nach Austritt aus dem Foramen transversarium ■ in Höhe des Duradurchtritts
Klinisches Bild	■ **einseitige Nackenschmerzen** mit Ausstrahlung in den Arm und nach occipital (C 2,3) ■ **ischämische Symptome:** v. a. Wallenberg-Syndrom ■ **Wurzelläsion (C4), C5, C6, (C7)**, evtl. rein motorisch [313]
Zusatz- diagnostik	farbkodierte Duplexsonografie, MRT, MR- und konventionelle Angiographie
Therapie	wie bei Carotis-Dissektion, im Zweifelsfalle Antikoagulation (→ S. 391)

2.2.2.4 Aorten-Dissektion (ICD-10: I71)

Disponierende Faktoren	Arteriosklerose, Dezelerationstraumen, iatrogen (Angiographie), Lues, Marfan-Syndrom, Ehlers-Danlos-Syndrom
Typen	■ **Stanford A:** Aorta ascendens ■ **Stanford B:** Aorta distal der linken Arteria subclavia
Zusatz- diagnostik	Sonographie (nicht ausreichend zum Ausschluß!), CT, MRT
Therapie	■ **Typ A:** Operation ■ **Typ B:** Blutdrucksenkung auf < 140 mm Hg systolisch
Prognose	■ **Mortalität im ersten Monat:** 　■ *ohne Therapie:* Typ A 60 %, Typ B 40 % 　■ *mit Therapie:* Typ A (mit Operation) 10–20 %, Typ B (bei konservativer Therapie) 10 %

Ätiologie cerebraler Infarkte: Gefäßerkrankungen und Gerinnungsstörungen 61

2.2.2.5 Fibromuskuläre Dysplasie (ICD-10: I77.3)

Assoziierte Erkrankungen — Hypertonie (50%), Migräne, Aneurysmen (durch dissezierende Wandhämatome)

Pathologie — multifokale Gefäßwanddysplasie

Lokalisation — Carotiden distal der Bifurkation und distale A. vertebralis mit Maximum häufig in Höhe HWK 1/2, selten basale Hirnarterien; Nierenarterien

Klinisches Bild — Manifestation bei Diagnosestellung vorwiegend durch assoziierte Dissekate: Kopfschmerzen, Migräne (1/3), cerebrale Ischämien (50%), Hörverlust oder Hörminderung (10–20%), Horner-Syndrom (10–20%)

Therapie
- **akut:** wie bei Dissekaten
- **chronisch:** Thrombozytenaggregationshemmer (→ S. 394), falls keine hämodynamisch relevante Stenose vorliegt

2.2.2.6 Moya-Moya-Erkrankung (ICD-10: I67.5)

Ätiologie — ungeklärt

Epidemiologie — in Europa Ursache von 1–2% der kindlichen/juvenilen Insulte

Pathologie
- **Makroangiopathie** meist der distalen A. carotis interna beidseits mit progredienter Stenosierung
- **sekundär Ausbildung von ausgedehnten kleinkalibrigen Kollateralnetzen** v. a. im Bereich der Hirnbasis (Differentialdiagnose: Gefäßmalformation mit Hypoplasie der A. carotis interna und angeborenem rete mirabile)
- **histologisch:** Intimaverdickung, normale Adventitia, Media und Lamina elastica interna; keine entzündlichen Zeichen

Typen
- **juvenil:** rasche Progredienz mit hoher Inzidenz an cerebralen Ischämien und Subarachnoidalblutungen (Makroaneurysmen), Parenchymblutungen (Mikroaneurysmen)
- **adult:** langsame Progredienz, Prognose entsprechend einem vergleichbaren arteriosklerotischen Gefäßprozeß

Zusatzdiagnostik
- **Doppler:** distales Strombahnhinderniss in der A. carotis interna, im transkraniellen Doppler multiple Kollateralen, poststenotisches Strömungsverhalten
- **Angiographie:** Stenosen im Endabschnitt der A. carotis interna, Verschluß der A. carotis interna und der Hauptäste (A. cerebri media, A. cerebri anterior, Ramus communicans posterior proximal), feinste Kollateralen an der Hirnbasis z. T. mit Mikroaneurysmen; es werden v. a. Stammganglienarterien kollateralisiert

Differentialdiagnose — „Pseudo-Moya-Moya" (atypisches Moya-Moya): ausgeprägte Arteriosklerose der basalen Hirnarterien mit angiographischem Nachweis von Moya-Moya-Gefäßen auch in atypischer Lokalisation

Therapie
- **beginnendes Moya-Moya** ohne angiographischen Nachweis von Mikro- und Makroaneurysmen: Marcumarisierung
- **bei ausgeprägtem Moya-Moya** Thrombozytenaggregationshemmer (→ S. 394) (kein Marcumar wegen des Risikos cerebraler Parenchymblutungen und Subarachnoidalblutungen)
- bei rascher Progredienz oder rezidivierenden Ischämien extra-intracranieller Bypass

2.2.3 Vaskuläre Malformationen (ICD-10: M912-M916)

Klassifikation
- **arteriovenöses Angiom** (Angioma arteriovenosum aneurysmaticum, AV-Angiom)
- **kavernöses Angiom** (Angioma cavernosum, Kavernom)
- **kapilläres Angiom** (Angioma capillare ectaticum, cerebrale Teleangiektasie)
- **venöses Angiom** (developmental venous anomaly (DVA), venöse Anomalie)
- **durale arteriovenöse Malformation** (Durafistel)
- **Sturge-Weber-Syndrom:** siehe unter → Phakomatosen S. 197; Angioma capillare et venosum calcificans, cerebrofaciale Angiomatose)

2.2.3.1 Arteriovenöses Angiom (AV-Angiom) (ICD-10: M9120/0, Q27.3)

Assoziierte Erkrankungen — Aneurysmen

Pathologie
- **makroskopisch:** Gefäßknäuel (Nidus) mit erweiterten arteriellen und venösen Gefäßen
- **mikroskopisch:** primitive Gefäße, Mikroblutungen, Gliose, Rundzellinfiltrate, Verkalkungen

Klassifikation (Spetzler und Martin [766])	■ **Grad** = Summe der Risiko-Punktzahlen (1–5) ■ **Risiko-Punktzahlen:** 　■ *Größe:* < 3 cm = 1 Punkt, 3–6 cm = 2 Punkte, > 6 cm = 3 Punkte 　■ *funktionelle Bedeutung der angrenzenden Hirnregion* (funktionell bedeutsam i. S. dieser Klassifikation sind: Prae- und Postzentralregion, Sprachzentren, visueller Cortex, Hypothalamus, Thalamus, Capsula interna, Hirnstamm, Pedunculus cerebellaris): funktionell wenig bedeutsam = 0 Punkte, funktionell bedeutsam = 1 Punkt 　■ *venöser Abfluß:* oberflächliche Venen = 0 Punkte, tiefe Venen = 1 Punkt
Klinisches Bild bei Erstmanifestation	■ **Blutungen** (60%): 　■ *Lokalisation:* Parenchym 2/3, subarachnoidal < 1/3, ventrikulär < 10% 　■ *Blutungsrisiko:* 　　▶ 2–4%/Jahr, Mortalität 1%/Jahr [583] 　　▶ erhöhtes Blutungsrisiko nach stattgehabter Blutung umstritten: von „nicht erhöht" [583] bis 6% [255] bzw. 18% im ersten Jahr [218] 　■ *Mortalität:* 13–30%, kein Unterschied zwischen erster und Rezidivblutung 　■ *Risikofaktoren für Blutung:* Alter (Maximum 3. Dekade), Schwangerschaft (1. und 2. Trimenon) ■ **Ischämien** durch Steal-Effekt ■ epileptische Anfälle (20–30%), fokale Ausfälle, Kopfschmerzen, kardiale Dekompensation bei hohem Shuntvolumen
Zusatzdiagnostik	Doppler, MRT, Angiographie
Therapie	■ **Operation:** 　■ *kleine AVM (< 30 mm):* 94–99% komplette Elimination, 4–5% neue neurologische Defizite (2% schwere Defizite), Mortalität 0% [729,755,789] 　■ *größere AVM (≥ 30 mm):* Morbidität 15–20%, Mortalität 0.5–13% ■ **Embolisation:** Obliterationsrate abhängig von Größe und Lagebeziehung zu eloquenten Cortexarealen, insgesamt 10–80%; Risiko: Blutungen 2–14%, fokale Ausfälle 3–16%, Mortalität 0–6% ■ **stereotaktische Einzeitbestrahlung:** nur Angiome bis 30 mm Durchmesser; nach 2 Jahren Obliterationsrate bei < 4 cm³ 94%, 4–25 cm³ 75%, > 25 cm³ 39% [777]; Risiko: Radionekrosen 2.3% [777], in der Latenzphase bis zur Obliteration (2 Jahre) kein gegenüber dem Spontanverlauf erhöhtes Blutungsrisiko [214] ■ **Differentialindikation:** derzeit divergierende Therapiekonzepte, daher Einzelfallentscheidung, auch orientiert an den lokalen Erfahrungen mit den jeweiligen Therapieverfahren; Grundzüge [729]: 　■ *Spetzler Grad 1–3:* Operation; wenn operativ unzugänglich: Embolisation oder stereotaktische Bestrahlung 　■ *Spetzler Grad 4–5:* Operation nur bei stattgehabter Blutung (evtl. vorher Embolisation) oder progredienter Ausfallssymptomatik; ggf. Embolisation (Herabsetzung des Spetzler-Scores) und nachfolgend Operation oder Bestrahlung

2.2.3.2 Kavernom (kavernöses Hämangiom)   (ICD-10: M9121/0)

Epidemiologie	ca. 15% der cerebralen Gefäßmalformationen; Prävalenz in kernspintomographischen Studien 0.47%, in autoptischen Studien 0.02–0.13%
Pathologie	■ **Lokalisation:** 77–90% supratentoriell (v. a. weiße Substanz, nahe der Windungstäler bzw. der Ventrikelwand), 10–23% infratentoriell ■ **Histologie:** beerenartige Ansammlung von dilatierten Gefäßräumen, keine glatte Muskulatur, kein Nerven- oder Gliagewebe zwischen den Gefäßen, in der Umgebung Hämosiderinablagerungen
Klinisches Bild	epileptische Anfälle, Kopfschmerzen, fokale Ausfälle
Zusatzdiagnostik	■ **CT:** inhomogen hypodense Rundherde, teilweise mit Verkalkung; kein perifokales Ödem, geringe Kontrastmittel-Aufnahme ■ **MRT:** in T2-gewichteten Bildern signalintensiver Herd mit signalvermindertem Randsaum (Hämosiderin) ■ **Angiographie:** i. d. R. keine Anfärbung
Diagnosestellung	MRT und (zum Ausschluß andersgearteter AVM, v. a. AV-Angiom) Angiographie

Ätiologie cerebraler Infarkte: Gefäßerkrankungen und Gerinnungsstörungen **63**

Therapie	Operation von gut zugänglichen Kavernomen bei stattgehabter Blutung und bei epileptischen Anfällen; Indikationsstellung unter Abwägung des Operationsrisikos und des relativ gutartigen Spontanverlaufs
Prognose	■ **Blutungsrisiko** 0.1% [149] – 0.7% [685] Parenchymblutungen pro Läsion und Jahr, nach vorangegangener Blutung 4.5%/Jahr [401] ■ *Disposition* für Blutungen: F >> M, Schwangerschaft (v. a. 1. Trimenon) ■ **Risiko für die Entwicklung einer Epilepsie:** einzelne Kavernome 1.34% / Patienten-Jahr, multiple Kavernome 2.48% / Patienten-Jahr; nach chirurgischer Therapie Abnahme der Anfallshäufigkeit bei 50% der Patienten

2.2.3.3 Kapilläres Angiom (kapilläre Teleangiektasie) (ICD-10: M9131/0)

Mikroangiome, meist asymptomatisch (Autopsiebefund), evtl. Quelle von Marklagerblutungen; im CT/MRT z. T. als punktförmige Dichte/Signalanhebung darstellbar; keine Operationsindikation

2.2.3.4 Venöses Angiom (ICD-10: M9122/0)

Epidemiologie	häufigste intracranielle Gefäßmalformation (ca. 63% der Malformationen)
Pathologie	■ **Lokalisation:** frontoparietales Marklager, Kleinhirn, Hirnstamm ■ **Histologie:** dünnwandige Venen ohne Muskelschicht, teilweise fibrotische Verdickung und Hyalinose der Gefäßwände; zwischen den Gefäßen normales Hirnparenchym
Klinisches Bild [227]	Kopfschmerzen (4%), epileptische Anfälle (5%), fokale Ausfälle (8%); 2/3 asymptomatisch
Zusatzdiagnostik	■ **CT bzw. MRT** mit Kontrastmittel: Darstellung der erweiterten drainierenden Vene ■ **Angiographie:** unauffällige arterielle und kapilläre Phase; in der venösen Phase Darstellung eines „Caput medusae" mit radiären Gefäßen, die in eine Sammelvene einmünden
Diagnosestellung	angiographisch: keine zuführenden Arterien, Darstellung von erweiterten Venen in der venösen Phase
Therapie	Operation nur indiziert bei Blutungen, dabei Schonung der drainierenden Vene (Gefahr von Stauungsblutungen)
Verlauf	Blutungsrisiko 0.22%/Jahr [227], kein Anhalt für erhöhtes Blutungsrisiko in der Schwangerschaft

2.2.3.5 Durale arteriovenöse Malformation (Durafistel, AV-Fistel) (ICD-10: Q28.3)

Synonyma	durale AV-Malformation, DAVM
Ätiologie	ungeklärt; möglicher Zusammenhang mit venösen Thrombosen durch Trauma, Infektionen, Angiomen, Operationen
Assoziierte Erkrankungen	Aneurysmen, Gefäßprozeß, Angiome, Hypertonie, Schwangerschaft
Pathophysiologie	Vergrößerung von physiologisch vorhandenen Mikrofisteln durch erhöhten arteriellen oder venösen Druck
Typen	■ **I:** Drainage in einen Sinus oder eine meningeale Vene ■ **II:** Sinus-Drainage mit Reflux in cerebrale Venen ■ **III:** direkte Drainage in cerebrale Venen ■ **IV:** mit supra- oder infratentoriellen varikösen Venen
Klinisches Bild je nach Lokalisation [437]	■ **vordere Schädelgrube:** Blutungen (intracerebral > subarachnoidal) ■ **Sinus cavernosus** (Carotis-Cavernosus-Fistel): Exophthalmus, Hirnnervenausfälle (III – VI), konjunktivale Injektion (59%), Visusverfall, Stauungspapille, pulsierender Tinnitus ■ **Tentorium:** Blutungen (subarachnoidal > intracerebral), Ischämien ■ **Sinus transversus/sigmoideus** (occipitale Durafistel): pulsierender Tinnitus, occipitaler seitenbetonter Kopfschmerz, Blutungen, cerebrale Ischämien, Visusverlust, selten Hirnnervenausfälle ■ **alle:** Hydrocephalus malresorptivus (durch venösen Überdruck oder rezidivierende kleinere SAB), sehr selten Herzinsuffizienz
Untersuchung	Strömungsgeräusch; vereinzelt Kompression des zuführenden Gefäßes möglich

Zusatz- diagnostik	■ **Extra- und intrakranielle Dopplersonographie:** 　■ *Carotis-cavernosus-Fistel:* arterialisierte periorbitale Venen, interna- / externaversorgter AV-Shunt 　■ *occipitale Durafistel:* Externa- (A. occipitalis > A. retroauricularis, A. temporalis) Vertebralis- und/oder Internaversorgter AV-Shunt ■ **Schädel-CT ohne und mit Kontrastmittel:** Ausschluß einer schon vorhandenen Parenchymläsion oder einer begleitenden cerebralen Gefäßmalformation ■ **cerebrale Angiographie** zur Klärung der arteriellen Zuflüsse und Drainagetyps (Sinus und /oder cortikale Venen)
Therapie	■ **Indikation** je nach Leidensdruck, Progredienz, Shuntvolumen, Komplikationen und Vorliegen einer Drainage in cortikale Venen: 　■ *geringer Leidensdruck, geringes Shuntvolumen (A. occipitalis < 150% der Gegenseite) und normales CT:* Verlaufskontrolle (Spontanheilung, fehlende Progredienz) 　■ *deutlicher Leidensdruck, gesicherte Progredienz, großes Shuntvolumen oder Komplikationen:* diagnostische cerebrale Angiographie zur Klassifikation der venösen Drainage (cortikale Drainage?) und endovaskuläre Therapie 　■ *Leidensdruck, Vorliegen von Komplikationen und Drainage in cortikale Venen* rechtfertigen eine endovaskuläre Therapie ■ **endovaskuläre Therapie:** Embolisation der arteriellen Zuflüsse; Reembolisationen sind häufig notwendig, Besserung in 85–98%, Rezidive bis zu 9% ■ **Okklusion des Sinus (Ballon, Coils) oder offene Operation** bei fehlendem Erfolg der endovaskulären Therapie (höheres Risiko als endovaskuläre Therapie) ■ **regelmäßige klinische und dopplersonographische Kontrollen** wegen nicht vorhersehbarem Verlauf

2.2.3.6 Cerebrale Aneurysmen [718] (ICD-10: I67.1)

Epidemiologie	■ **Prävalenz** unrupturierter Aneurysmen 　■ *unselektiert:* (Autopsiebefunde): 2–5% 　■ *in Familien mit aneurysmatischen Subarachnoidalblutungen* bei ≥ 2 Familienmitgliedern: 10–20% Aneurysmaträger [689,719] 　■ *bei polyzystischer Nierenerkrankung* ca. 10% Aneurysmaträger ■ **Neuentwicklung von Aneurysmen** jährlich bei ca. 2% der Patienten mit vorangegangener Aneurysmaruptur; Jahresblutungsrisiko in dieser Gruppe ca. 0.6 ‰/Jahr
Patho- physiologie	■ kongenitale Wandschwäche (Texturstörung der Muscularis?) → basale, sackförmige Aneurysmen ■ postnatale Degeneration der Lamina elastica interna (arteriosklerotisch, entzündlich, embolisch (z. B. bakterielle Embolien bei Endokarditis in die Vasa vasorum), traumatisch) → vorwiegend fusiforme Aneurysmen
Assoziierte Erkrankungen	Zystennieren, Neurofibromatose Typ I, fibromuskuläre Dysplasie, Marfan-Syndrom, Ehlers-Danlos-Syndrom Typ IV
Lokalisation	A. communicans anterior (36%), A. cerebri anterior (10%), A. cerebri media (13%), A. carotis interna (33%), A. vertebralis (1–3%), A. basilaris (4%) ■ **multiple Aneurysmen** bei > 20% der Patienten mit SAB [694]
Blutungsrisiko	■ **bei nicht-rupturierten Aneurysmen:** 1–2%/Jahr (Mortalität 0.6–1.5%/Jahr) [304,866,879] ■ **Korrelation mit der Größe** des Aneurysmas [366]; bei Manifestation durch Masseneffekt 6%/Jahr; Blutungsrisiko bei Durchmesser < 10 mm umstritten ■ **weitere Risikofaktoren:** Rauchen (3–10fach höheres Risiko), Hypertonie, starker Alkoholkonsum
Klinisches Bild	■ **Subarachnoidalblutung** (→ S. 55) 　■ *seltenere Blutungstypen:* intraparenchymatös (z. B. nach oben orientierte Mediaaneurysmen), intraventrikulär, subdural ■ **Raumforderungszeichen:** Hirnnervenausfälle (v. a. N. opticus und Augenbewegungsnerven), epileptische Anfälle durch Druck auf den frontobasalen oder temporalen Cortex, Trigeminusneuralgie, hypothalamische Störungen ■ **ischämische Symptome** durch Spontanthrombose mit gleichzeitigem Verschluß des tragenden Gefäßes oder von perforierenden Gefäßen bzw. durch Ausschwemmung intraaneurysmaler Thromben
Diagnose- stellung	■ **digitale Subtraktions-Angiographie** (empfindlichste Methode) ■ **CT (mit Kontrastmittel):** Darstellung von größeren Aneurysmen ■ **MR-Angiographie:** Nachweisgrenze z. Zt. 2–3 mm Aneurysmadurchmesser, unsicherer Nachweis bis 5 mm ■ **MRT:** u. U. Darstellung von (angiographisch nicht sichtbaren) thrombosierten Aneurysmen ■ **CT-Angiographie:** Empfindlichkeit ungesichert, vermutlich ähnlich wie MR-Angiographie

Ätiologie cerebraler Infarkte: Gefäßerkrankungen und Gerinnungsstörungen 65

Screening	■ in Familien mit aneurysmatischen Subarachnoidalblutungen bei ≥ 2 Familienmitgliedern; kein Konsens über Methode und Häufigkeit von Wiederholungsuntersuchungen ■ bei polyzystischer Nierenerkrankung erhöhtes Angiographierisiko, daher Screening mit nicht-invasiven Methoden [116]
Therapie	■ operativ zugängliche Aneurysmen: Ausschaltung durch clipping ■ inoperable Aneurysmen: Embolisation durch Platin-coils; Ausschaltungsrate je nach Aneurysmagröße (klein/groß/Riesen-) 100/95/85 % [97] ■ sowohl operable als auch embolisierbare Aneurysmen: vergleichende Studie (ISAT) läuft
Selbsthilfe-gruppe	Vereinigung für Hirn-Aneurysma-Erkrankte, Egerländer Str. 40c, 86368 Gersthofen, Tel.: 0821473023, Internet: http://www.medizin-forum.de/selbsthilfe/aneurysma/

2.2.3.7 Morbus Osler (hereditäre hämorrhagische Teleangiektasie) [270] (ICD-10: I78.0)

Genetik	autosomal dominant vererbt, genetisch heterogen (bisher Loci auf Chromosom 9q und 12q identifiziert)
Pathologie	Dilatation postkapillärer Venolen, Verbindung zu dilatierten Arteriolen (→ AV-Shunt); mononukleäre Zellinfiltrate im perivaskulären Raum
Diagnostische Kriterien [623]	zwei der folgenden Merkmale: rezidivierendes Nasenbluten, Teleangiektasien außerhalb der Nasen-schleimhaut, autosomal dominanter Erbgang und viszerale Beteiligung

Klinisches Bild	■ **Epistaxis**, häufiges Erstsymptom, ggf. mit transusionsbedürftigem Blutverlust
	■ **Teleangiektasien der Haut**, v. a. Lippen, Zunge, Gaumen, Finger, Gesicht, Konjunktiven, Nagelbett; selten Blutungen
	■ **pulmonale AV-Shunts** (5 – 15 %) v. a. in den Unterlappen → Dyspnoe, Zyanose, Polyzythämie
	■ **neurologische Manifestationen:**
	  ■ *pulmonale AV-Shunts* → paradoxe Embolien → transitorische Ischämien oder Schlaganfälle, Hirn-abszesse
	  ■ *cerebrale oder spinale AV-Malformationen* → intracerebrale und subarachnoidale Blutungen, epilep-tische Anfälle, migräneartige Kopfschmerzen
	■ **Gastrointestinaltrakt:** rezidivierende obere und untere GI-Blutungen, meist erst in der 5. oder 6. Dekade; selten Leberbefall (multiple Angiome, Cirrhose)

Zusatz-diagnostik	■ **pulmonale Manifestationen:** Blutgasanalyse, Röntgen Thorax, Thorax-CT; Angiographie im Rahmen der Therapieplanung
Therapie/ Prophylaxe	■ **pulmonale Manifestationen:** Embolisation oder Ligatur der zuführenden Arterie, Teilresektionen ■ *Antibiotika-Prophylaxe* vor Operationen (auch im Zahnbereich!) bei Patienten mit pulmonalen AV-Shunts ■ **neurologische Manifestationen:** Prophylaxe durch Ausschaltung pulmonaler AV-Shunts bzw. cere-braler AV-Angiome

2.2.4 Mikroangiopathien

Lipohyalinose und hypertensive Mikroangiopathie → lakunäre Infarkte S. 46

2.2.4.1 Cerebrale Amyloid-Angiopathie (CAA) (ICD-10: I68.0)

Synonym	kongophile Angiopathie
Allgemeines	CAA ist die häufigste Ursache von Lobärhämatomen bei Patienten über 60 Jahren, 30 % entwickeln eine Demenz
Pathologie	Amyloidablagerungen v. a. in den leptomeningealen Gefäßen und in perforierenden Arteriolen; Ver-drängung der glatten Muskulatur, Zerstörung der Elastica interna und externa, transmurale und peri-vaskuläre Infiltrate, Pseudoaneurysmen; nicht assoziiert mit systemischer Amyloidose
Patho-physiologie	■ **Lumeneinengung** → Hypoperfusion → Leukencephalopathie ■ **Wandnekrose/Aneurysmenbildung** → Blutungen (→ S. 53)
Assoziierte Erkrankungen	■ **Morbus Alzheimer** (→ S. 152) Amyloid der Gefäßwände ist identisch mit dem Amyloid der Alzheimer-Fibrillen, pathoanatomisch in 50 % der CAA-Patienten ■ **Dementia pugilistica** (Boxer-Demenz) ■ **cerebrale Vaskulitis** (→ S. 67)

Klinisches Bild	klinische Manifestation als rezidivierende, meist lakunäre Ischämien bzw. als Blutungen v. a. in der subcortikalen weißen Substanz
Zusatzdiagnostik	Marklagerveränderungen (im CT als Hypodensität, im MRT (T2-Bild) hyperintens), evtl. mit multiplen Lakunen
Therapie	keine bekannt

2.2.4.2 CADASIL-Syndrom (ICD-10: I67.8)

Allgemeines	CADASIL = cerebral autosomal dominant arteriopathy with subcortical infarcts and leukoencephalopathy; nicht-arteriosklerotische und nicht-amyloide Angiopathie ohne Zusammenhang mit Hypertonus
Epidemiologie	Prävalenz der Genträger (nur Bayern und Baden-Württemberg, geschätzt) 1:160 000
Genetik	autosomal dominant vererbt (Chromosom 19p13); komplette Penetranz der MRT-Veränderungen bis zum 40. Lebensjahr, der klinischen Symptome bei Männern bis zum 61., bei Frauen bis zum 66. Lebensjahr (Chromosom 19q12); Penetranz 50% im Alter von 30 Jahren, 100% mit 60 Jahren
Pathologie	generalisierte nicht-arteriosklerotische nicht-kongophile Angiopathie, Schwerpunkt in den langen penetrierenden Markarterien, mit granulärer Degeneration der Media, ultrastrukturell Nachweis von charakteristischem elektronendichtem osmophilem Material (granular electron-dense osmiophilic material, GEM) im Bereich glatter Gefäßmuskelzellen (abnorme osmophile Granula ubiquitär in der Gefäßwand; neben ZNS auch Muskel, Nerv, Haut, Aorta etc. betroffen)
Klinisches Bild	■ wiederholte subcortikale Ischämien (TIA, PRIND, Schlaganfall), migräneartige Kopfschmerzen (mit und ohne Aura, hemiplegische Migräne), cognitive Defizite, Gangstörung, Blasenentleerungsstörungen, psychiatrische Störungen (depressive Zustandsbilder, Anpassungsstörungen), epileptische Anfälle ■ im Alter über 40 Jahre Einmündung in Pseudobulbärparalyse, spastische Tetraparese und (subcortikale) Demenz (→ S. 15)
Zusatzdiagnostik	■ **MRT:** diffuse, z. T. konfluierende Marklagerhyperintensitäten in T2-gewichteten Bildern (Leukencephalopathie und umschriebene subcortikale Infarkte (Schwerpunkt: Basalganglien, Capsula interna, Hirnstamm) umschriebene kleine T2-Hyperintensitäten subcortikal und in den Basalganglien, flächige Marklagerveränderungen (Lakunen und Leukencephalopathie) ■ **Hautbiopsie** [174] (→ ultrastruktureller Nachweis von GEM, siehe Pathologie): hohe Spezifität, falsch negative Befunde möglich ■ **genetische Diagnostik:** Punktmutationen im Notch3-Gen 　■ Durchführung: aus 20 ml EDTA Blut im Neurogenetischen Labor, Neurologische Klinik, Klinikum Großhadern, Marchioninistr. 15, 81377 München, Tel. 089 7095 – 1, Fax 089 7095 – 3677 ■ CAVE: hohe Rate von Angiographie-Komplikationen!
Diagnosestellung	klinisches Bild und MRT-Befund+positive Hautbiopsie oder genetische Diagnose und entweder Hautbiopsie oder Gentest
Differentialdiagnose	■ **M. Binswanger:** vaskuläre Risikofaktoren nachweisbar; in der Bildgebung ebenfalls subcortikale Infarkte und Marklagerveränderungen ■ **Hereditary Endotheliopathy with Retinopathy, Nephropathy and Stroke (HERNS) [356]:** autosomal-dominat vererbte Arteriopathie mit generalisierte Veränderungen (Gehirn, Niere, Appendix, Haut) der Basalmembranen; klinisch initial Visusstörungen (Maculaödem, perifoveale mikroangiopathische Teleangiektasien), Proteinurie/Hämaturie, in der 3. – 4. Lebensdekade Migräne-artige Kopfschmerzen, psychiatrische Störungen, subcortikale Infarkte
Therapie	■ keine kausale Therapie bekannt ■ **vaskuläre Ereignisse:** Versuch mit ASS, Kontrolle sonstiger vaskulärer Risikofaktoren (falls vorhanden) ■ **Migräne:** kein Sumatriptan, am ehesten Prophylaxe mit β-Blockern
Verlauf	mittleres Todesalter 61 Jahre

2.2.5 Vaskulitiden (ICD-10: I67.7)

2.2.5.1 Allgemeines

Definition
heterogene Gruppe klinischer Syndrome gekennzeichnet durch eine Entzündung der Gefäßwand ein oder mehrerer Organe mit resultierender Minderdurchblutung und manchmal irreversibler Gefäßdestruktion

Ätiologie/ Pathogenese
letztlich ungeklärt; verschiedene Mechanismen sind involviert: Bildung von Immunkomplexen (z. B. Cryoglobulinämie, Henoch-Schönlein-Purpura); Bildung von Antikörpern (z. B. c-ANCA beim Morbus Wegener); Endothelzellaktivierung, vermehrte Expression von Adhäsionsmolekülen; Einfluß von Sexualhormonen (Takayasu-Vaskulitis, SLE); direkte Gefäßnoxen

Klassifikation
- **Histopathologie:** Biopsieresultate geben anhand der histopathologischen Veränderungen Hinweise auf den Typ der Vaskulitis, sind jedoch nie pathognomonisch
- **Labordiagnostik** von wenigen Ausnahmen abgesehen (z. B. c-ANCA bei Morbus Wegener) ebenso nicht richtungsweisend
- daher Versuche der letzten Jahre, auf der Basis von klinischen Kriterien, Laborergebnissen und histologischen Veränderungen, Klassifikationssysteme zu entwickeln, wie z. B. die der „American College of Rheumatology 1990 Criteria for the Classification of Vasculitis" [215]
- **Einteilung nach Größe / Typ der betroffenen Gefäße** (modifiziert aus Klippel, 1994):

Typ	Aorta, -äste	große/ mittlere Aa.	mittelgroße muskuläre Aa.	kleine muskuläre Aa.	Venolen, Arteriolen
Takayasu-Vaskulitis	+				
Riesenzell-Arteriitis	+	+			
Panarteriitis nodosa (PAN)		+	+	+	
Churg-Strauss-Vaskulitis			+	+	+
Primäre Angiitis des ZNS (PACNS)			+	+	
Wegener'sche Granulomatose			+	+	+
Vaskulitis bei Kollagenosen				+	+
leukozytoklastische Vaskulitis inkl. Henoch-Schönlein Purpura und Hypersensitivitäts-vaskulitis				+	+

- **weitere Vaskulitiden und Erkrankungen mit Begleitvaskulitis:** Kryoglobulinämie, Kawasaki-Vaskulitis, lymphomatoide Granulomatose (gilt heute als T-Zell-Lymphom), Cogan-Syndrom, Morbus Behcet, thrombotisch-thrombozytopenische Purpura, Sarkoidose, Thrombangiitis obliterans, Vaskulitiden durch Infektionen, Neoplasien und Bestrahlung
- **Differentialdiagnose** (Erkrankungen, die Vaskulitis-ähnliche Verläufe zeigen können): bakterielle Endokarditis, Vorhofmyxom, Cholesterolemboli (Cave: Angiographie kann zum Auslösen von Embolien führen), hypertensive Arteriitis, Vasokonstriktiva (z. B. Ergotismus), Sneddon-Syndrom

Klinisches Bild
- **Allgemeinsymptome:** Status febrilis (gelegentlich über 40°C), z. T. schweres Krankheitsgefühl, Gewichtsverlust, Myalgien, Arthralgien; vorausgegangene oder bestehende Infekte
- **Zeichen der vaskulären Insuffizienz** (z. B. Aortenbogensyndrom bei der Takayasu-Vaskulitis) oder des Organversagens (z. B. Niereninsuffizienz durch Glomerulonephritis)

Zusatzdiagnostik
- **Routinelabor:** erhöhte Entzündungsparameter, Anämie, Thrombozytose oder Thrombozytopenie, Nierenwerte und Urinstatus mit Frage nach renaler Mitbeteiligung, CK
- **Blutkulturen:** Ausschluss eines bakteriellen Infektes bei Status febrilis
- **Serologie:** ANA (= antinukleäre Antikörper) und Subgruppen, Rheumafaktoren, c- und p-ANCA (antineutrophile cytoplasmatische Antikörper), Antiphospholipid-AK, Komplementfaktoren (C3, C3d, C4, CH50), Cryoglobuline, Serumprotein- und Immunelektrophorese, Hepatitis-Serologie

- Röntgen Thorax (interstitielle Pneumopathie, Infiltrate, Pleuraergüsse), EKG (Rhythmusstörung, Repolarisationsstörung), ggf. transoesophageales Echokardiogramm (Vegetationen?)
- **Angiographie** bei Verdacht auf Befall großer und mittelgroßer Arterien sowie ZNS- und gastrointestinaler Manifestation mit Frage nach Gefäßabbrüchen, unregelmässigen Stenosen, Aneurysmen
- **Biopsie** von Haut, Nerven, Muskulatur, Niere, Lunge, Meningen und Hirnparenchym, A. temporalis je nach klinischem Befall und vor Beginn einer Immunsuppression

Immunsuppressive Therapie

- **Initialtherapie** oft mit Prednison 1 mg/kg KG/Tag p. o., führt bei einigen Formen der Vaskulitis bereits zu einem deutlichen Ansprechen der Erkrankung (z. B. bei Riesenzellarteriitis, Takayasu-Vaskulitis, leichteren Verläufen der Churg-Strauss-Vaskulitis, Panarteriitis, z. T. auch beim Morbus Wegener)
- **Kombinationstherapie** bei Befall innerer Organe wie Niere, Gastrointestinaltrakt, Herz und ZNS (incl. isolierte ZNS-Vaskulitis); größte Erfahrung / Erfolgsquote mit Steroiden und Cyclophosphamid 2 mg/kg KG/Tag p. o., initial bis maximal 5 mg bei lebensbedrohlichen Zuständen; alternativ Cyclophosphamid i. v. alle 3–4 Wochen (sog. „pulse therapy"), Vorteil: geringere Toxizität, Nachteil: geringere Erfolgsrate
- **Therapiedauer:** nach Ansprechen der Therapie und Stillstand der Erkrankung langsames Ausschleichen der Steroide über Monate (zunächst Dosisreduktion nur jeden 2. Tag („every other day"-Methode), hierdurch Reduktion der Sekundärinfektionen); Cyclophosphamid wird meist für 6–12 Monate nach Stillstand der Erkrankung verabreicht und dann versuchsweise abgesetzt
  - *Dauertherapie:* Einfluß auf die Rezidivrate (insbesondere bei der Wegener'schen Granulomatose) unsicher, folglich Abwägung von Nutzen und Risiken bei Indikation und Dauer einer immunsuppressiven Therapie im Einzelfall
  - *beträchtliche Nebenwirkungen einer Dauertherapie* mit Cyclophosphamid: Cystitis 43%, Unfruchtbarkeit bei Frauen > 57%, schwere Infektionen bei ca. 50% der Patienten (CAVE: Pneumocystis carinii-Infektion mit hoher Mortalität; daher wird derzeit im Falle einer Kombinationstherapie von Cortison und Cyclophosphamid/Methotrexat eine Pneumocystis-carinii-Prophylaxe mit Trimethoprim 160 mg + Sufamethoxazol 800 mg 3 ×/Woche p. o. empfohlen), signifikantes Risiko eines Sekundärmalignoms (Harnblasencarcinom um 5% → Kontrolle des Urinstatus alle 3–6 Monate über Jahre, auch nach Absetzen der Therapie; Lymphom 1.5%, Myelodysplasie 2%)
- **Alternativtherapien und neue Therapieansätze:** Absetzen auslösender Medikamente oder Infektbehandlung bei milden Formen der Hypersensitivitätsvaskulitis; wöchentliche Gabe von Methotrexat (bei nicht lebensbedrohlichem Verlauf der Wegenerschen Granulomatose als Initialtherapie [759] oder auch Therapieumstellung von Cyclophosphamid auf Methotrexat nach Erzielen einer Remission; bei protrahierten Verläufen der Takayasu-Vaskulitis); Azathioprin, Cyclosporin bzw. FK 506, Salizylate und i. v. Immunglobuline (etablierte Therapie bei Kawasaki-Vaskulitis), monoklonale Antikörper (z. B. Campath-1H); antivirale Substanzen z. B. bei Hepatitis-assoziierter Polyarteriitis

2.2.5.2 Polyarteriitis (Panarteriitis nodosa, PAN) [266] (ICD-10: M30.0)

Allgemeines

Inzidenz 5–220/Millionen/Jahr, vorwiegend mittleres Alter, Männer häufiger betroffen; Unterscheidung zwischen primärer PAN und PAN in Assoziation mit Viren (HBV > HCV > HIV)

Pathologie

vorwiegend fokaler und segmentaler Befall von kleinen und mittelgroßen Arterien, nekrotisierende Vaskulitis mit fibrinoider Nekrose, Thrombose, Ausbildung von Mikroaneurysmen mit transmuralem pleomorphem Zellinfiltrat, selten granulomatös; sehr typisch für die PAN sind parallel anzutreffende Läsionen in unterschiedlichen Stadien (d. h. aktiv nekrotisierende Läsion neben proliferativ fibrotischen Heilungsstadien entweder in verschiedenen Geweben oder an unterschiedlichen Stellen des gleichen Gewebestücks)

Klinisches Bild

- **großes Spektrum** einer milden limitierten Erkrankung (z. B. cutane PAN) bis hin zu einem progressiven, tödlich verlaufenden Krankheitsbild mit schweren Allgemeinsymptomen und Multiorganbefall
- **typische Organbeteiligungen:**
  - *peripheres Nervensystem* (50–75%): häufig Frühmanifestation in Form einer Mononeuritis multiplex
  - *Niere* (70%): fokal nekrotisierende Glomerulonephritis, renale Vaskulitis, renale Hypertension
  - *Haut* (50%): palpable Purpura, Livedo reticularis, Gangrän
  - *Muskel* (ca. 50%): Myositis
  - *Gelenke:* Arthralgien (50%), asymmetrische, nicht destruktive Oligoarthritis (20%)
  - *Gastrointestinaltrakt* (30%): gastrointestinale Ischämie bis zum akuten Abdomen, gelegentlich Appendizitis, Cholezystitis und Mesenterialthrombose, erhöhte Transaminasen oder alkalische Phosphatase meist ohne klinische Bedeutung

Ätiologie cerebraler Infarkte: Gefäßerkrankungen und Gerinnungsstörungen 69

	■ **seltene Organbeteiligungen:** Herz (Myokardinfarkt meist klinisch inapparent, Herzinsuffizienz), ZNS (Krampfanfälle, cerebrovaskulärer Insult; meist spät im Verlauf auftretend), Auge (retinale Blutungen), Temporalarterien (Kiefergelenk-Claudicatio), Hoden (Schmerzen, Schwellung), Lunge (interstitielle Pneumonitis)
Zusatz-diagnostik	■ **Labor:** erhöhte BSG, Anämie, Leuko- und Thrombozytose, meist normales Komplement, Rheumafaktor in 20%, positives HbsAG in 15–50%, auch positive Hepatitis C-AK in ca. 20%, p-ANCA in einigen Fällen ■ **Angiographie:** evtl. multiple Aneurysmen, oft an Gefäßverzweigungsstellen, Stenosen, Wandunregelmässigkeiten; kein spezifischer Befund ■ **Liquor** meist unauffällig ■ **Biopsie** klinisch befallener Organe (Haut, N. suralis, Muskulatur, Niere, Testis); siehe Pathologie
Differential-diagnose	■ **PAN im Rahmen anderer Erkrankungen:** gemischte Cryoglobulinämie, rheumatoide Arthritis, Sjögren-Syndrom, Haarzell-Leukämie, myelodysplastisches Syndrom und andere hämatologische Erkrankungen ■ **vaskulitis-ähnliche Erkrankungen** (s. o.) ■ **andere Vaskulitiden**, v. a. Churg-Strauss-Vaskulitis, mikroskopische Polyangiitis (noch nicht geklärt, ob Unterform der PAN oder davon getrenntes Krankheitsbild); lymphomatoide Granulomatose
Therapie	■ **Steroide** bei leichten Verläufen ■ **zusätzlich Zytostatikum** (meist Cyclophosphamid) bei viszeralem, kardialem oder ZNS-Befall, bei Progredienz der Erkrankung unter Steroiden oder als Steroid-sparende Substanz, wenn die Erkrankung auf Dauer mit niedrigen Prednisondosen nicht kontrolliert werden kann ■ **Hepatitis-assoziierte PAN (bes. HBV):** initial Steroide für einige Wochen, um schwere vaskulitische Manifestationen zu kontrollieren; dann antivirale Therapie (Interferon α, Vidarabin), ferner plasma exchange [267]; keine Zytostatika
Prognose [266]	■ **5-Jahres-Überlebensrate** ohne Therapie unter 15%, mit Therapie inzwischen > 60% ■ höchste Todesrate innerhalb des ersten Jahres nach Diagnose

2.2.5.3 Churg-Strauss-Vaskulitis (allergische Angiitis und Granulomatose) [266] (ICD-10: M30.1)

Epidemiologie	sehr selten, genaue Inzidenz nicht bekannt; betroffen vorwiegend Männer im mittleren Lebensalter mit vorbestehendem Asthma oder Allergie
Klinisches Bild	■ häufig initial Allgemeinsymptome; *typisch:* triphasisches Bild, initial mit Zunahme der allergischen Manifestationen und des Asthmas, gefolgt von Blut- und Gewebe-Eosinophilie, dann Vaskulitis; auch paralleles Auftreten der Trias möglich ■ **typische Organbeteiligungen:** *peripheres Nervensystem* (sehr häufig betroffen, meist Mononeuritis multiplex, gelegentlich distale Polyneuropathie), Lunge (Asthma bronchiale, radiologische Veränderungen in 50% mit Infiltraten wie beim Löffler-Syndrom oder der chronischen eosinophilen Pneumonie oder Zeichen einer diffusen interstitiellen Pneumopathie), Haut (ca. 2/3 der Fälle; subcutane Noduli, Petechien, Purpura, Ulzerationen), Herz (oft betroffen bis hin zur Herzinsuffizienz) ■ **seltene Organbeteiligungen:** Nieren (Niereninsuffizienz, Befall meist mild, Nierenversagen selten), ZNS (z. B. Krampfanfälle), Gastrointestinaltrakt (Ischämiesymptome bis hin zum Infarkt, (blutige) Diarrhoe, Abdominalschmerz)
Zusatz-diagnostik	■ **Labor:** unspezifische Entzündungszeichen, Eosinophilie in nahezu allen Fällen mit Rückgang unter Therapie, meist normales Komplement, IgE-Anstieg in einigen Fällen, p-ANCA in einigen Fällen ■ **Röntgen-Thorax:** fleckige oder noduläre Infiltrate, interstitielle Pneumopathie ■ **Biopsie involvierter Organe:** charakteristischerweise eosinophile nekrotisierende extravasale Granulome und nekrotisierende Vaskulitis der kleinen Gefäße
Differential-diagnose	■ **andere Vaskulitiden:** insbesondere Morbus Wegener und PAN, bei letzterer häufiger Nierenbefall und viel seltener Lungenbefall ■ **andere granulomatöse Erkrankungen:** z. B. Sarkoidose ■ **andere hypereosinophile Erkrankungen**
Therapie	Prednison, initial 40–60 mg p. o. täglich meist ausreichend; in seltenen lebensbedrohlichen Fällen Cyclophosphamid
Prognose	günstiger als bei PAN, 5-Jahres-Überlebenschance > 60–70%, kardiale Komplikationen (Myokardinfarkt, Herzinsuffizienz) wahrscheinlich häufigste Todesursache

2.2.5.4 Wegener'sche Granulomatose [323] (ICD-10: M31.3)

Epidemiologie genaue Inzidenz nicht bekannt; betroffen v. a. junges bis mittleres Lebensalter, häufiger Männer

Pathologie nekrotisierende Granulome im oberen und unteren Respirationstrakt, nekrotisierende oder granulomatöse Vaskulitis meist der kleinen Arterien und Venen und fokal segmentale nekrotisierende Glomerulonephritis

Klinisches Bild
- initial oft Allgemeinsymptome; *typisch:* nekrotisierende Vaskulitis der oberen und unteren Luftwege und fokal segmentale Glomerulonephritis
- **Nasennebenhöhlen** (> 90 %): chronische Sinusitis/Rhinitis mit Ulcerationen, blutigem Sekret, Destruktion bis zur Sattelnase möglich
- **Lunge** (85 %): asymmetrische Lungeninfiltrate, Thoraxschmerzen, Atemnot, purulentes oder blutiges Sputum, gelegentlich lebensbedrohliches Krankheitsbild
- **Niere** (75 %): fokal segmentale Glomerulonephritis
- **Auge** (> 50 %): Episkleritis, Uveitis, Exophthalmus durch Orbita-Granulome
- **Haut** (> 40 %): Purpura, Noduli, Ulcerationen
- **peripheres Nervensystem** (ca. 15 %): selten initial, meist Bild einer Mononeuritis multiplex; Hirnnervenbefall
- **ZNS** (ca. 8 %): cerebrovaskulärer Insult, Diabetes insipidus

Zusatz-diagnostik
- **Labor:** akute Entzündungszeichen, c-ANCA von recht hoher Spezifität, positiv in über 80 %, p-ANCA in Minderheit positiv, Urinstatus
  - *Hinweis:* trotz Korrelation von Morbus Wegener mit c-ANCA sind diese nicht pathognomonisch, sondern finden sich auch in einer kleinen Anzahl anderer Vaskulitiden sowie bei infektiösen Prozessen wie Mykobakterien, Amöben, Leptospiren, bakterieller Endokarditis und HIV
- **Röntgen-Thorax:** asymmetrische, z. T. kavitierende Lungeninfiltrate
- **Biopsie:** nasal, Haut, Niere und Lunge; siehe Pathologie

Differential-diagnose
- **septische Prozesse**, v. a. Pilze, Tbc
- **„pauci-immune glomerulonephritis"** mit oder ohne systemischer Vaskulitis besonders bei positiven p-ANCA und renalem Befall
- **andere Vaskulitiden:** v. a. Churg-Strauss und lymphomatoide Granulomatose

Therapie
- **initial Cyclophosphamid** (2 mg/kg KG/Tag), in schnell progressiven Fällen initial bis 3–5 mg, Dosisanpassung bei Entwicklung einer Neutropenie
- **gleichzeitig Prednison** 1 mg/kg KG/Tag, zumindest für 4 Wochen
- **bei klinischem Ansprechen** der Erkrankung auf beide Substanzen langsames Ausschleichen des Cortisons über Monate und Gabe von Cyclophosphamid nach Remission für weitere 6–12 Monate
- **Alternative in nicht lebensbedrohlichen Fällen:** Kombination Prednison mit wöchentlicher Gabe von Methotrexat [759] oder Methotrexat im Anschluß an Remission unter Cyclophosphamid

Prognose ohne Therapie durchschnittliche Lebenserwartung 5 Monate, unter Therapie mit Steroiden und insbesondere Cyclophosphamid signifikante Verbesserung der Prognose, deutliches Ansprechen > 90 %, Remission 75 %; beträchtliche Nebenwirkungen einer Dauertherapie beachten

Selbsthilfe-gruppe Selbsthilfegruppe Wegener'sche Granulomatose, c/o Rheuma-Forum e. V., Postfach 1308, 71536 Murrhardt, Tel.: 07192/1366, 07191/980014, Fax: 07191/980013

2.2.5.5 Arteriitis temporalis, Arteriitis cranialis, Riesenzellarteriitis (ICD-10: M31.5)

Epidemiologie Prävalenz 15–30/100 000, fast immer Patienten > 50 Jahre, im Durchschnitt Krankheitsbeginn um 70 Jahre, Frauen häufiger betroffen, genetische Assoziation mit HLA-DRB1-Allelen

Pathologie granulomatöse Panarteriitis mittelgroßer und großer Arterien mit Riesenzellformationen oft in Nähe eines Unterbruchs der Lamina elastica interna, später Stenosierung des Lumens insbesondere durch Intimaproliferation

Diagnostische Kriterien [215]
- **Erfüllung von drei der nachfolgenden Kriterien:**
  - *Alter ≥ 50 Jahre*
  - *neuartige oder neuauftretende Kopfschmerzen*
  - *abnorme Temporalarterien* (Dolenz, abgeschwächte Pulsation)
  - *BSG ≥ 50 mm* in der ersten Stunde
  - *histologische Veränderungen* (s. o.) bei Biopsie der Temporalarterie

Klinisches Bild
- Beginn meist schleichend mit Allgemeinsymptomen, Beschwerden wie bei der Polymyalgia rheumatica (wahrscheinlich „Minor"-Variante der Riesenzellarteriitis), gelegentlich plötzlicher Grippe-ähnlicher Beginn

Ätiologie cerebraler Infarkte: Gefäßerkrankungen und Gerinnungsstörungen 71

- **Leitsymptome** Kopfschmerzen und Visusverlust (ca. 15% (gelegentlich Initialsymptom!) durch vaskulitischen Befall der A. ophthalmica oder Arteria ciliaris posterior; oft abrupt und schmerzlos, auch bilateral, Amaurosis fugax möglich)
- **Kiefergelenk-Claudicatio**
- **Befall von Aortenbogen und Aortenbogenästen** analog der Takayasu-Vaskulitis in 10–15% → Blutdruckseitendifferenz, abgeschwächte Pulse, Claudicatio der Arme; deutlich erhöhte Inzidenz von Aortenaneurysmen (17%), v. a. thorakal, evtl. mit sekundärer Aorteninsuffizienz und Gefahr der Dissektion
- **selten:** intracerebrale Ischämien, Befall von peripherem Nervensystem, Haut, Niere, Lunge, Herz

Untersuchung verdickte, dolente Temporalarterien; Strömungsgeräusche, abgeschwächte oder fehlende Pulse v. a. der oberen Extremität

Zusatzdiagnostik
- **Labor:** BSG meist höher als bei anderen Vaskulitiden, oft 80–100 mm/Stunde, selten auch normal trotz aktiver Entzündung, Anstieg anderer akuter Phasenproteine, Transaminasenanstieg in 20–30%, erhöhter Faktor VIII und IL-6
- **Farbduplex** der Temporalarterien: Wandverdickung (echoarmer „Halo"); bei typischer Klinik wahrscheinlich zur Diagnosestellung (ohne zusätzliche Biopsie) ausreichend [722]
- **Biopsie der Temporalarterien** evtl. beidseitig, mindestens 3 cm langes Segment, da segmentaler Befall
    - *Beachte:* vor Biopsie dopplersonographisch Ausschluß eines retrograden Flusses der A. ophthalmica, da dann die A. temporalis ein hirnversorgendes Gefäß ist
- **Angiographie** z. B. bei Verdacht auf Aortenbogensyndrom oder Befall der Koronararterien

Differentialdiagnose Abgrenzung gegenüber anderen Vaskulitiden meist problemlos, gelegentlich können v. a. der Morbus Wegener und die PAN die Temporalarterien befallen; histopathologisch und bei Befall großer Gefäße ist die Takayasu-Vaskulitis abzugrenzen (vorwiegend jüngere Frauen, Temporalarterienbefall nicht beschrieben)

Therapie → S. 68, Therapiedauer meist 2 Jahre

Prognose meist gutes Ansprechen auf Cortison und komplette Remission, die auch oft nach Ausschleichen anhält

2.2.5.6 Takayasu-Vaskulitis (ICD-10: M31.4)

Epidemiologie Inzidenz 0.26/100 000, vorwiegend asiatische Frauen unter 40 Jahren

Klinisches Bild
- **initial** meist unspezifische Entzündungszeichen und Allgemeinsymptome, die den vaskulären Symptomen um Jahre vorausgehen können
- **Befall von Aorta und ihrer Äste** (vorwiegend) mit Stenosen, Okklusionen und Aneurysmenbildung, die nach Wochen bis Jahren zu Zeichen der vaskulären Insuffizienz führen:
    - kühle Extremitäten, Claudicatio von Armen und Beinen, subclavian steal-Phänomen, asymmetrisch verminderte Pulse in fast allen Patienten („pulseless disease"), Strömungsgeräusche, Blutdruckseitendifferenz, arterielle Hypertonie durch Nierenarterienstenose oder peripher arterielle Obstruktion
    - *Ischämien:* cerebral (häufiger als bei der Arteriitis temporalis), oculär, mesenterial
    - *kardiopulmonale Manifestationen:* Aorteninsuffizienz sekundär durch Dilatation der Aorta ascendens; Befall von Coronar- und Pulmonalarterien
- **Haut:** Erythema nodosum-ähnliche Läsionen an den Beinen (selten)

Zusatzdiagnostik
- **Labor:** unspezifische Entzündungszeichen
- **Ultraschalldiagnostik** der Aorta und der supraaortalen Äste
- **Arteriographie:** Nachweis von Stenosen, Gefäßverschlüssen und Aneurysmen

Differentialdiagnose Carotisdissektion, frühe Arteriosklerose bei entsprechendem Risikoprofil, Riesenzellarteriitis, Aortitis und Befall großer Gefäße bei hereditären Bindegewebserkrankungen, Lues, Morbus Bechterew

Therapie
- **Prednison** (5-Jahres-Überlebensrate unter Prednisontherapie > 90%)
- **bei fehlendem Ansprechen** alternativ Azathioprin oder Cyclophosphamid
- **bei irreversiblen signifikanten Stenosen** Angioplastie und Bypass-Operationen

Prognose 5-Jahres-Überlebensrate > 90%

2.2.5.7 Primäre Angiitis des ZNS (PACNS), granulomatöse Vaskulitis des ZNS [101,539] (ICD-10: I67.7)

Epidemiologie — sehr seltene Erkrankung, vorwiegend mittleres Lebensalter betroffen

Pathologie — sehr variabel, im typischen Fall segmentale Angiitis der kleinen Gefäße mit Prädilektion leptomeningeal und Nachweis multinukleärer Riesenzellen

Diagnostische Kriterien [538]
- **klinisches Bild** mit Kopfschmerzen und multifokalen neurologischen Defiziten seit mindestens 6 Monaten oder bei akutem Einsetzen schwerster Symptome
- **cerebrale Angiographie** mit Darstellung mehrerer Areale mit segmentalen Verengungen
- **Ausschluß systemischer Entzündungen oder Infektionen**
- **Leptomeninx-/Hirnbiopsie** mit Nachweis einer Vaskulitis und Ausschluß von Infektion, arteriosklerotischen Veränderungen oder Neoplasie

Klinisches Bild
- **initial** oft Verwirrtheit, Kopfschmerzen, verminderte kognitive Funktionen; akuter Beschwerdebeginn eher untypisch
- **fokale neurologische Defizite** häufig: Krampfanfälle, Hirnnervenausfälle, Paresen
- **selten** Befall der spinalen Gefäße, cerebrale Blutung, Apoplex

Zusatzdiagnostik
- **Labor:** allgemeine Entzündungsparameter meist im Normbereich
- **Liquor** oft pathologisch: leichte Pleozytose und erhöhtes Gesamteiweiß, in manchen Fällen erhöhter Druck; Liquor-Kultur zum Ausschluß einer infektiösen Genese
- **MRT:** multiple Läsionen in grauer und weißer Substanz, Sensitivität 50–100%
- **Angiographie:** segmentale Stenosierungen, Wandunregelmäßigkeiten, Dilatationen von kleinen bis mittleren intracerebralen Gefäßen, jedoch auch Normalbefunde möglich
  - *Beachte:* cerebrale Angiographie besitzt weder hohe Sensitivität, noch weniger eine hohe Spezifität (26%) zum Nachweis einer cerebralen Vaskulitis; einige Erkrankungen (z. B. hypertensive Veränderungen, postpartale Angiopathie, Migräne und insbesondere Vasospasmen) können angiographisch nicht sicher abzugrenzen sein; bei berechtigtem Verdacht auf eine cerebrale Vaskulitis → Biopsie
- **Biopsie** von Leptomeningen *und* Hirnparenchym: einzig diagnoseweisende Maßnahme
  - *falsch negative Befunde* nicht ausgeschlossen, da segmentaler Befall und oft kleine Gewebeproben
  - Sensitivität ca. 75%, Spezifität > 80%
  - *Gewebekultur* zum Ausschluß einer infektiösen Genese

Differentialdiagnose
- **benigne Angiopathie des ZNS [102]:** wichtige Differentialdiagnose der PACNS, vorwiegend junge Frauen betroffen, initial meist akuter Kopfschmerz mit oder ohne akutem fokalem neurologischem Defizit, angiographisch nicht von PACNS unterscheidbar, in der Anamnese oft beträchtlicher Nikotin-, Coffeinkonsum oder Östrogentherapie erwähnenswert, Liquor meist normal; im Unterschied zur PACNS wahrscheinlich benigner, limitierter Verlauf, der Behandlung mit Zytostatika nicht erfordert, aktuell wird eine Cortisontherapie hochdosiert über 3–6 Wochen in Kombination mit Calcium-Antagonisten (in Annahme einer Vasokontriktion als zusätzlichem Faktor) empfohlen
- **sekundäre ZNS-Vaskulitiden** im Unterschied zum ausgesprochen seltenen Krankheitsbild der PACNS häufiger, kommen bei diversen Erkrankungen vor:
  - *Infektionen:* Borrelien, Viren incl. HIV, Herpesviren z. B. Vaskulitis mit verzögerter kontralateraler Hemiplegie nach Herpes zoster ophthalmicus-Infektion; HTLV III; Bakterien incl. Mykobakterien; Pilze; Parasiten
  - *systemische Vaskulitiden* (meist spät im Verlauf der Erkrankung) und Kollagenosen, v. a. SLE, Sjögren-Syndrom
  - *drogeninduzierte Vaskulitiden* (→ S. 73): Kokain, Heroin, Amphetamine, Ephedrin, Phenylpropanolamin
- **Neoplasien**, v. a. lymphoproliferative Erkrankungen incl. Hodgkin- und Non-Hodgkin-Lymphomen
- **Multiple Sklerose** (→ S. 113)
- **Vaskulopathien** wie Moya Moya, fibromuskuläre Dysplasie; Antiphospholipid-AK-Syndrom, thrombotisch thrombozytopenische Purpura

Therapie — aufgrund der geringen Fallzahl keine kontrollierten Studien; Kombination aus hochdosiert Cortikosteroide (→ S. 409) für mindestens 4 Wochen und Ausschleichen über Monate *und* Cyclophosphamid (→ S. 410) für 6–12 Monate nach Erreichen einer klinischen Remission

Prognose — sehr variabel, chronisch-progredienter sowie gelegentlich letaler Verlauf innerhalb von Wochen möglich

2.2.5.8 Vaskulitiden bei Kollagenosen

Allgemeines — in einem geringen Prozentsatz von Patienten mit rheumatoider Arthritis, systemischem Lupus erythematodes und anderen Kollagenosen tritt im Verlauf der Erkrankung eine meist nekrotisierende Form einer Vaskulitis auf

2.2.5.9 Rheumatoide Arthritis (ICD-10: M05, M05.2)

Neurologische Manifestationen
- **cervikale Myelopathie** durch Destruktion des Dens axis und Ligamentum transversum des HWK1 mit atlantoaxialer (Sub)Luxation, meist bei Patienten mit langjähriger Erkrankung
- **Kompressionssyndrome durch (Teno)Synovitis,** insbesonders Carpaltunnelsyndrom, auch N. ulnaris, N. tibialis, R. interosseus des N. radialis betroffen

- **Vaskulitis:** meist nekrotisierende Vaskulitis ähnlich der PAN, v. a. Befall von Haut (Ulzerationen) und Nerven mit dem Bild einer überwiegend sensiblen Polyneuropathie oder Mononeuritis multiplex; systemischer Befall viel seltener (cerebrale Manifestation (Apoplex, Krampfanfälle durch Vaskulitis, aseptische Meningitis oder meningeale Granulome), koronare und mesenteriale Manifestation)
- **Nebenwirkungen der Therapie:** Polyneuropathie durch Gold, myasthenisches Bild durch D-Penicillamin

2.2.5.10 Systemischer Lupus erythematodes (SLE) (ICD-10: M32)

Pathogenese des ZNS-Lupus

im Einzelnen noch ungeklärt, Nachweis echter vaskulitischer Veränderungen selten (unter 7%, dann oft akutes, dramatisches klinisches Bild); autoptisch zeigen sich vielmehr oft multiple Mikroinfarkte, für die mindestens zwei Mechanismen denkbar sind: kardiogene Embolien durch Libman-Sacks-Endokarditis und Hyperkoagulabilität (→ Antiphospholipid-Antikörper-Syndrom S. 74)

Neuropsychiatrische Manifestationen

- neuropsychiatrische Symptome bei > 80% der Patienten mit SLE
- **ZNS:** Kopfschmerzen (40%, z. T. stark und Analgetika-resistent), fokale und generalisierte Krampfanfälle (15%), cerebrovaskuläre Insulte (7%; kardiogen bei Libman-Sacks-Endokarditis bzw. thrombotisch bei sekundärem Antiphospholipid-Antikörper-Syndrom), Chorea (evtl. in Assoziation mit Antiphospholipid-Antikörpern)
- **peripheres Nervensystem:** sensomotorische Polyneuropathie, Mononeuritis multiplex, kraniale Neuropathien (6%), Guillain-Barré-Syndrom-ähnliches Bild, autonome Dysfunktion
- **Rückenmark:** Myelitis transversa (ca. 1%), Prognose ungünstig
- **psychiatrische und neuropsychologische Symptome:** Psychosen, z. T. schwere Depressionen (6–22%), hirnorganisches Psychosyndrom (→ S. 17) mit Delirien, emotionaler Labilität, verminderten Gedächtnisleistungen und Konzentrationsfähigkeit, Prävalenz kognitiver Beeinträchtigung wird vielfach unterschätzt (> 40% nach bisherigen Untersuchungen)
- **Myopathie:** Polymyositis (→ S. 294) (DD Nebenwirkung von Cortison oder anderen Medikamenten, z. B. Malariamitteln)
- **Auge:** Retinopathie, hier vaskulitische Veränderungen nachgewiesen

Zusatzdiagnostik

- **Serum:** Antiphospholipid-Antikörper (APA) (IgM-, IgG-Titer), Anticardiolipin-Antikörper (ACA) (ELISA, VDRL) oder Lupus-Antikoagulans (LA) (Thromboplastin-Generationstest), aktivierte PTT
- **Liquor:** fakultativ Nachweis von IgG-antineuralen Antikörpern
- **Elektrophysiologie:** EEG unspezifisch, evozierte Potentiale oft pathologisch
- **MRT** des Schädels mit fokalen Hyperintensitäten in weißer und grauer Substanz sowie cortikale Atrophien
- **transoesophageales Echokardiogramm** bei V. a. Embolien (Libman-Sacks-Endokarditis)

Therapie

- **immunsuppressiv** bei anzunehmendem entzündlichem Prozess (z. B. Polyneuropathie, Myelitis, Polymyositis, selten bei cerebralem Insult), u. U. auch als kurzer Therapieversuch bei psychiatrischen und neuropsychologischen Symptomen, die auf symptomatische Therapie nicht ausreichend ansprechen
- **Antikoagulation** (→ S. 391) bei V. a. Embolie oder sekundäres Antiphospholipid-Antikörper-Syndrom (Ziel-INR 2.5–3.0)

Selbsthilfegruppe

Lupus Erythematodes Selbsthilfegemeinschaft e. V., Göllenkamp 3, 44357 Dortmund, Tel.: 0231/370286, Fax: 0231/370286

2.2.5.11 Drogeninduzierte ZNS-Vaskulitis (ICD-10: I77.6)

Allgemeines

- **Fallbeschreibungen in der Literatur z. T. schwierig zu interpretieren, da**
    - oft die Diagnose einer Drogen-induzierten Vaskulitis lediglich angiographisch gestellt wurde
    - auch cerebrale Vasospasmen, maligne Hypertension, SAB und cerebrale Emboli angiographisch zu Vaskulitis-ähnlichen Veränderungen führen können
- gut dokumentierte Fallbeschreibungen mit histopathologisch nachgewiesenen vaskulitischen Veränderungen liegen jedoch vor

Ätiologie

Kokain, Heroin, Amphetamine (v. a. Methamphetamin; Ecstasy!), Phenylpropanolamin, Ephedrin; Ko-Faktor möglicherweise i. v.-Zufuhr von Fremdmaterial (Lösungsvermittler, Pulver); auffallend häufig Substanzen mit sympathomimetischen Eigenschaften

Pathologie

nekrotisierende Angiitis der mittleren und kleinen Gefäße mit fibrinoider Nekrose der Media und Intima und zellulärer Infiltration (Neutrophile, Eosinophile, Lymphozyten)

Klinisches Bild	■ **Allgemeinsymptome:** Kopfschmerzen, Übelkeit/Erbrechen, Bewußtseinstrübung ■ **fokale Symptome** durch ischämische Ereignisse, intracerebrale oder subarachnoidale Blutungen
Zusatz- diagnostik	■ **Vaskulitis-Serologie** unauffällig ■ **Drogen-Screening** im Urin ■ **Angiographie:** unauffällig oder disseminierte, z. T. perlschnurartige Stenosen und/oder Gefäßaussackungen der mittelgroßen und großen Gefäße
Therapie	Einzelberichte über positive Ergebnisse mit Calcium-Antagonisten
Prognose	unter Therapie mit Calcium-Antagonisten und bei Abstinenz im weiteren Verlauf komplette Remissionen beobachtet

2.2.6 Gerinnungsstörungen

2.2.6.1 Allgemeines

Normwerte

(je nach Labor unterschiedlich)

Quick	70–100 %
PTT	28–40 s
Thrombinzeit	17–22 s
Fibrinogen	170–450 mg/dl
Fibrinogenspaltprodukte	< 12 mg/l
AT III	70–130 %
Protein C	70–130 %
Plasminogen	70–120 %

Gerinnungs-
diagnostik
unter Anti-
koagulation

Diagnostik		unter Heparin (20 000 IE/Tag)	unter Marcumar
AT III		–	+
Protein C/S	funktionell	–	–
	chromogen	+	–
Faktor-V-Mutation		+	+
Lupus-Antikoagulans		–	+
Faktor XII	funktionell	–	+
	chromogen	+	+

„+" = durchführbar; „–" = nicht durchführbar

2.2.6.2 Hereditärer Mangel an Gerinnungsinhibitoren (ICD-10: D68.8)

Klinisches Bild
■ **venöse Thrombosen:** tiefe Beinvenen, pulmonale Embolie, retinale Venen) und/oder
■ **arterielle Embolien:** cerebrovaskulär, myokardial, mesenterial, retinal

Einzelformen
■ **AT III-Mangel**
  ▪ *Funktion des AT III:* inaktiviert freies Thrombin, Akzeleration der Wirkung um das 2000–3000fache durch Heparin, der AT III-Spiegel wird dagegen durch Heparin vermindert
  ▪ *Folgen des AT III-Mangels:*
■ **Protein C-Mangel:**
  ▪ *Funktion des Protein C:* aktiviertes PC inhibiert Faktoren Va und VIIIa, stimuliert die Fibrinolyse, Vitamin K-abhängig
  ▪ *Folge des Protein C-Mangels:* Faktoren Va- und VIIIa-Konzentration steigt, verminderte fibrinolytische Aktivität
■ **Protein S-Mangel:**
  ▪ *Funktion des Protein S:* Kofaktor von Protein C, Vitamin K-abhängig
  ▪ *Folgen des Protein S-Mangels:* Faktoren Va- und VIIIa-Konzentration steigt, verminderte fibrinolytische Aktivität
■ **APC-Resistenz (Faktor-V-Mutation):**
  ▪ *Funktion:* aktiviertes Protein C spaltet mit Protein S die Faktoren Va und VIIIa → reduzierte Thrombinbildung
  ▪ *Folge der APC-Resistenz:* gesteigerte Thrombinbildung

Therapie   Antikoagulation
- **Faktor-II-Mutation:**
  - *Funktion des Prothrombins:* Proenzym der Serinprotease Thrombin
  - *Folgen:* G-A-Mutation des Faktor II am Nukleotid 20,210 (bis bis zu 20% der Bevölkerung) führt zur Thrombophilie mit vermehrten venösen Thrombosen

2.2.6.3 Hereditäre Fibrinolysestörungen (ICD-10: G7, F9)

Klinisches Bild   v. a. venöse Thrombosen, selten arterielle Thrombosen (verminderte Fibrinolyse)

Einzelformen
- **Plasminogen-Defizit**
- **Dysfibrinogenämie**
- **Faktor XII-Defizit** (verlängerte aPTT)

Therapie   bisher keine Erfahrungen

2.2.6.4 Antiphospholipid-Antikörper-(APA-)Syndrom (ICD-10: D68.8)

Allgemeines   Anti-Phospholipid-Antikörper (APA), Anti-Cardiolipin-Antikörper (ACA) und Lupus anticoagulant (LA): heterogene Gruppe von Antikörpern, die sich alle gegen die negativ geladene Phosphodiester-Gruppe von Phospholipiden richten; Wirkung:
- *paradox antikoagulatorisch:* Hemmung des Prothrombin-Aktivator-Komplexes und damit der Thrombinsynthese, Schädigung der Thrombozyten durch Membranbindung
- *thrombotisch:* Hemmung der Prostacyclin-Synthese der Endothel-Zellen, Reduktion der Protein C Aktivität mit nachfolgend reduzierter Fibrinolyse

Klassifikation
- **primäres APA-Syndrom** = ohne systemischen Lupus erythematodes (SLE)
- **(SLE) sekundäres APA-Syndrom** = bei SLE

Disponierende Faktoren   F > M, Alter < 45 Jahre

Klinisches Bild
- **Leitsymptom:** rezidivierende venöse und/oder arterielle Thrombosen/Embolien
- **Plazentainfarkte** mit intrauterinem Fruchttod und Abort im späten zweiten oder dritten Trimenon
- **Livedo reticularis/racemosa** (Sneddon-Syndrom)
- **migräneartige Kopfschmerzen** (17%)

Zusatz-diagnostik
- **Antikörpernachweis:** zum sicheren Ausschluß müssen alle drei Tests durchgeführt werden, da sich die APA aus unterschiedlichen Untergruppen zusammensetzen:
  - *Antiphospholipid-Antikörper (APA):* IgM-, IgG-Titer
  - *Anticardiolipin-Antikörper (ACA):* ELISA, VDRL
  - *Lupus-Antikoagulans (LA):* Thromboplastin-Generationstest, aktivierte PTT
- **Gerinnung:** mit wechselnder Häufigkeit Thrombozytopenie (bis zu 30%), verlängerte PTT (> 40 sec), reduzierte Faktor VIII Aktivität (< 30%), verlängerte Prothrombinzeit (< 65%)
- **falsch positiver VDRL**

Diagnosestellung   klinisches Bild mit venöser und/oder arterieller Thrombosen/Embolien oder Abort *und* Antikörpernachweis

Therapie [84,331]
- **nur eine kontrollierte Studie [386]**
- **Antikoagulation:**
  - *Therapie der Wahl:* Marcumarisierung mit Ziel-INR 2.5 – 3, lebenslang bzw. solange APA nachgewiesen werden können; besser wirksam als ASS [84,386]
  - *bei relativer Kontraindikation gegen Marcumarisierung* (z. B. vaskuläre Encephalopathie): Marcumarisierung mit INR = 1.5 – 2
  - *bei absoluter Kontraindikation gegen Marcumarisierung:* ASS 500 mg/Tag
  - *in der Schwangerschaft:* Heparin 3 × ca. 7500 IE s. c. je nach Konstitution, sodaß eine beginnende PTT Erhöhung nachgewiesen werden kann
- **Immunsuppression** (→ S. 413):
  - *Indikation:*
    - primäres APA-Syndrom: Wirksamkeit nicht belegt
    - sekundäres APA-Syndrom: entsprechend der Grunderkrankung
  - *Substanzen/Dosis:*
    - Cortikoide (→ S. 409): evtl. inital Stoßtherapie, meist langfristig 10 bis 60 mg Prednison (Decortin®) pro Tag
    - Azathioprin (→ S. 409) (Imurek®) 150 mg/Tag oder 1.5 mg/kg pro Tag

▶ Cyclophosphamid (→ S. 410) (Endoxan®) 5 – 10 mg/kg i. v. einmal pro Woche über 3 Wochen, danach 1 – 1.5 mg/kg oral über mindestens 3 Monate

Komplikationen
- **cerebrovaskuläre Ereignisse**, (37%), evtl. rezidivierend, 0.54 – 0.7 pro Patientenjahr
- **systemische arterielle/venöse Komplikationen:** Auge (13%), tiefe Beinvenenthrombose (54%), pulmonale Embolie (28%)
- **Schwangerschaft:** bei 80% der Frauen mit APA-Syndrom und fast 100% der ACA-positiven Frauen endet die Schwangerschaft mit Fruchttod intrauterin oder durch Abort
- **nach Absetzen von Marcumar** für mindestens 6 Monate signifikant erhöhtes Risiko für embolische Ereignisse

2.2.6.5 Sneddon-Syndrom

Allgemeines — seltenes Krankheitsbild, Kombination einer cerebrovaskulären Erkrankung mit Livedo racemosa

Ätiologie — ungeklärt, möglicherweise eine thrombotische Vaskulopathie (DD kardiale Embolie), Vaskulitis als Ursache eher unwahrscheinlich; positive Familienanamnese mit autosomal-dominantem Erbgang bei einem Teil der Patienten

Klinisches Bild
- **Livedo racemosa** meist einige Jahre vor Auftreten neurologischer Symptome
- **neurologische Manifestationen:** multifokale cerebrale Insulte, am häufigsten Infarkt der A. cerebri media; gelegentlich cognitive Dysfunktionen, Demenz, transiente globale Amnesie, Krampfanfälle
- **Herzklappen:** häufig morphologische Veränderungen (mögliche Emboliequelle)
- durchschnittliche Zeit bis Diagnosestellung: 10 Jahre

Zusatzdiagnostik
- **Antiphospholipid-AK** positiv bei 1/3 der Patienten
- **unauffällig:** Vaskulitis-Serologie, Liquor
- **Angiographie:** Gefäßverschlüsse, Stenosen, auch Gefäßerweiterungen mittelgroßer Arterien, Gefäßunregelmäßigkeiten; auch Normalbefunde möglich
- **MRT:** konfluierende Herde mit Signalanhebung in T_2-gewichteten Bildern beschrieben

Therapie
- **orale Antikoagulation** wird empfohlen
- **ohne entscheidenden Effekt:** Therapieversuche mit Aspirin oder Immunsuppression (letztes in der Annahme einer vaskulitischen Genese)

Prognose — sehr variabel, meist (partielle) Remissionen nach jeder neurologischen Attacke; Verlauf meist progredient über Jahre

2.2.6.6 Heparin-induzierte Thrombozytopenie Typ I (ICD-10: D69.5)

Geringer Abfall der Thrombozytenzahl bei ca. 10% in der Frühphase der Heparintherapie (vor dem 5. Behandlungstag), keine Komplikationen; keine Unterbrechung der Heparintherapie notwendig

2.2.6.7 Heparin-induzierte Thrombozytopenie Typ II [848] (ICD-10: D69.5)

Pathogenese — allergische Reaktion auf Heparin: Anlagerung eines Komplexes aus Heparin-induzierter-Thrombozytopenie-(HIT-) IgG-Antikörper und Plättchenfaktor IV mit dem Fc-Teil an den Plättchen-Fc-Rezeptor → Plättchenaktivierung

Klinisches Bild
- **Thrombozytenabfall** innerhalb von 5 – 8 (bis 14) Tagen nach Heparingabe auf 150 000 – 100 000 × 10^9/l, meist bis 50 000 × 10^9/l
- **thrombotische Komplikationen** (bei 50% der Patienten mit HIT-IgG in der ersten Woche, auch bei Plättchenzahlen > 150 000 × 10^9/l beschrieben): arterielle Thrombosen (Aorta, Extremitäten, cerebrale Gefäße, Koronarien, Mesenterialgefäße), venöse Thrombosen
- **Allgemeinsymptome:** akute Entzündungsreaktion mit Fieber, Ausschlag, Dyspnoe, Tachykardie; Hautläsionen an der s. c. Einstichstelle

Diagnosestellung — Thrombozytenabfall und Antikörpernachweis von HIT-IgG

Therapie
- **Heparin absetzen**
- **1. Wahl: Lepirudin** (Refludan®) = rekombinantes Hirudin, direkter Thrombininhibitor), nicht kreuzallergen mit Heparin; Nachteil: nicht antagonisierbar
  - *Dosierung:* 0.4 mg/kg KG i. v. als Bolus, danach 0.15 mg/kg KG/Stunde über 2 – 10 Tage
  - *Überwachung* über aktivierte PTT (aPTT), erster Wert 4 Stunden nach Therapiebeginn, danach 3mal täglich, Ziel: 1.5 bis 3fache Verlängerung des Normalwertes
  - *CAVE:* bei Niereninsuffizienz Dosisreduktion (Tabelle in der Fachinformation)

- **2. Wahl: Danaparoid** (Orgaran®, in Deutschland nur über internationale Apotheken erhältlich) = Mischung aus antithrombotischen Glycosaminoglykanen; Nachteile: Gefahr der Kreuzreaktivität 10–20%, lange Halbwertszeit (24 Stunden)
  - *Dosierung:* Aufsättigung mit Bolus 2250 U i. v., danach 400 U/Stunde für 4 Stunden, danach 300 U/Stunde für 4 Stunden, danach Erhaltungsdosis 150–200 U/Stunde; Ziel: Anti Xa 0.5–0.8 U/ml
- **problematisch:** orale Antikoagulation (Gefahr der venösen Gangrän trotz niedrigem Quick); niedermolekulares Heparin (Fraxiparin®, Clexane®): 100% Kreuzreaktivität mit Heparin
- **in Erprobung:** Ancrod, Plasmapherese, Immunglobuline

Prophylaxe — Kontrolle der Thrombozytenzahlen am 1., 3., 5., 8. und 14 Tag nach Beginn der Heparingabe

2.2.6.8 Thrombotisch thrombozytopenische Purpura (Purpura Moschkowitz) (ICD-10: M31.1)

Pathophysiologie — Endothelveränderungen → Gerinnungsstörung

Klinisches Bild — Trias hämolytische Anämie, Thrombopenie, neurologische Symptome (Ischämien, Blutungen)

Zusatzdiagnostik — Nachweis von Fragmentozyten im peripheren Blut (98%), Milz-Biopsie (72%), Gingiva-Biopsie (39%)

Differentialdiagnose — Encephalitis, Sinusthrombose, Intoxikationen, Sepsis, andere Thrombopenien

Therapie — Versuch mit Cortison für 48 Stunden, dann Plasmaaustausch

Prognose — unbehandelt fast 100% letal, behandelt 10–30% letal

2.3 Entzündliche und infektiöse Erkrankungen
R. Kaiser

2.3.1 Virusinfektionen

2.3.1.1 Virale Meningitis / Meningoencephalitis (ICD-10: G02.0)

Erreger
- **RNA-Viren:**
  - *Picornaviren:*
    - ▶ Enteroviren: Poliomyelitis-Viren, Coxsackie-Viren (A und B), ECHO-Viren
  - *Flaviviren:* FSME-Virus
  - *Myxoviren:*
    - ▶ Orthomyxoviren: Influenzavirus A, B
    - ▶ Paramyxoviren: Parainfluenzaviren, Mumpsvirus, Masernvirus, RS-Virus
  - *Rhabdovirus*
    - ▶ Lyssa (=Rabies)-Virus
  - *Retroviren:* HIV-1, HIV-2, HTLV–I
- **DNA-Viren**
  - *Adenoviren* (31 Serotypen)
  - *Herpesviren:* Herpes-simplex-Virus (Typ 1 und 2), Varizellen-Zoster-Virus, Zytomegalievirus, Epstein-Barr-Virus
  - *Arenaviren:* Virus der lymphozytären Choriomeningitis (LCM-Virus)

Klinisches Bild
- **Menigitis:** Fieber, Kopfschmerzen, meningeale Reizzeichen (s. u.)
- **Meningoencephalitis:** zusätzlich fokale Ausfälle, epileptische Anfälle, Bewußtseinstrübung
- assoziierte nicht-neurologische Symptome bei bestimmten Erregern:
  - *Mumpsvirus:* Parotitis, Orchitis, Pankreatitis
  - *LCM-Virus:* pulmonale Vorsymptome
  - *Epstein-Barr-Virus (Mononucleose):* Angina, Lymphknotenschwellungen
  - *ECHO-Viren:* Enanthem (grauweiße Flecken auf der Wangenschleimhaut) und makulo-papulöses Exanthem (Kopf-/Hals-betont)
  - *Coxsackieviren:* makulo-papulöses Exanthem (Kopf-/Hals-betont)

Untersuchung
- **meningeale Reizzeichen:**
  - *Meningismus*

- *Brudzinski-Zeichen:* reflektorische Beugung der Beine zur Entlastung der Meningen bei Anheben des Kopfes
- *Kernig-Zeichen:* reflektorische Beugung der Kniegelenke zur Entlastung der Meningen bei Anheben der gestreckten Beine
- Hauterscheinungen, Lymphknotenschwellungen

Zusatzdiagnostik

- **Liquor:** → Liquor bei Entzündungen: S. 389
  - *lymphozytäre Pleozytose* bis ca. 500/µl (initial evtl. > 50 % Granulozyten),
  - *Eiweißerhöhung* bis ca. 2000 mg/l
  - *Liquor/Serum-Glucose-Quotient* > 0.5
- **peripheres Blut/Serum:** Monozytose bei LCM-Virus, Mumps, ECHO-Viren, Kälteagglutinine bei Mykoplasmen
- **Erregerdiagnostik:**

	Serologie		Erregeranzucht aus		PCR	sonstige
	Serum[a]	Liquor[b]	Liquor	Stuhl		
Enteroviren (Polio, Coxsackie A, B), ECHO-Viren	+	+	+	+	+	
Flaviviren (FSME)	+	+				
Orthomyxoviren (Influenza A, B)	+	+				
Paramyxoviren (Parainfluenza, Mumps, Masern, RSV)	+	+				
Rabiesvirus	?	?			+	+[c]
Adenoviren	+	+				
Herpesviren (Herpes simplex, Varizella-Zoster, Zytomegalie, Epstein-Barr)	+	+			+[d]	
HIV	+	+				

[a] Nachweis von IgM-Antikörpern oder eines ≥ 4-fachen Titeranstiegs nach ≥ 2 Wochen
[b] erregerspezifische intrathekale Antikörper-Synthese (→ S. 389)
[c] Tierversuch, Biopsie
[d] aus Liquor und EDTA-Blut

Diagnosestellung

klinisches Bild und zu viraler Entzündung passende Liquorveränderungen; Erregerdiagnostik oft unergiebig

Differentialdiagnose

- **Fieber und Kopfschmerzen bei:**
  - *grippalem Infekt:* unauffälliger Liquor
- **lymphozytäre Pleozytose bei:**
  - *bakteriellen Nachbarschaftsinfektionen:* Sinusitis, Mastoiditis
  - *Antibiotika-Behandlung* mit Unterdrückung der granulozytären Reaktion, Überwiegen von Lymphozyten
  - *spezifischen Infektionen:* Lues (Stadium II; kein Fieber), Tuberkulose (basale Hirnnervenausfälle, Glucosequotient erniedrigt), Kryptokokkose
  - *Neoplasien:* Lymphom, Meningeosis carcinomatosa
  - *aseptischen, nicht-erregerbedingten Meningitiden:*
    ▶ Vogt-Koyanagi-Harada-Syndrom: Iridozyklitis, Vitiligo, Verlust der Wimpern
    ▶ Mollaret-Meningitis: → S. 112
    ▶ sterile Meningitis bei Kollagenosen, Serumkrankheit, Scharlach, Streptokokkenangina
    ▶ Morbus Behcet (→ S. 111): Iridozyklitis, Mund-/Genital-Ulcera
    ▶ medikamenteninduziert bei Einnahme von Ibuprofen
- **Fieber, Kopfschmerzen und entzündliche Liquorveränderungen bei:**
  - *bakterieller Meningitis* (→ S. 90): Risikogruppe (alte Menschen, Alkoholiker, Resistenzgeschwächte), meist klinisch „schwer kranke" Patienten, systemische Entzündungszeichen (Leukozytose, Blutkultur!), granulozytäres Zellbild, meist über 2000 Zellen/µl

Entzündliche und infektiöse Erkrankungen **79**

- *Herpes-Encephalitis* (→ S. 80): deutliche psychische Veränderungen (Bewußtseinstrübung, organisches Psychosyndrom), fokale Ausfälle (z. B. Aphasie), fokale Läsionen im CT/MRT
- *septischer Sinusthrombose* (→ S. 52): entzündlicher Nachbarschaftsprozeß, evtl. umschriebene Ödemzonen oder Blutungen im CT, exakte Differenzierung nur mit Angiographie

Therapie
- **symptomatisch:** Analgetika/Antipyretika (z. B. Paracetamol 4 × 500 mg p. o.), Flüssigkeitszufuhr, bei vorangegangenen epileptischen Anfällen Anfallsprophylaxe
- **spezifisch:** nur bei HSV-, VZV-, und CMV-Encephalitiden möglich (siehe dort)

Meldepflicht bei Erkrankung und Tod (§ 3 Bundesseuchengesetz)

2.3.1.2 Frühsommer-Meningoencephalitis (FSME) (ICD-10: A84.1)

Epidemiologie
- **Infektionsrisiko** in Endemiegebieten: 1:100 bis 1:1000 pro Stich (die häufig zitierten Daten zur Häufigkeit der stillen Feiung (70%) und der klinischen Manifestationen (30%) stützen sich nur auf retrospektive Studien)
- Infektion bis in ca. 800 m Meereshöhe möglich
- Infektion fast ausschließlich durch Zeckenstiche, bislang keine Infektion durch andere stechende Insekten nachgewiesen

Inkubationszeit 7 – 21 Tage, in > 70% zweigipfliger Verlauf (grippales Vorstadium)

Klinische Manifestationen Meningitis, Meningoencephalitis, Meningoencephalomyelitis (proximal betonte Para- und Tetraparesen), Meningomyeloradikulitis (gelegentlich erst nach Abfiebern, klinisches Bild wie Plexusneuritis)

Diagnosestellung entzündliche Liquorveränderungen und
- **im Serum:** Nachweis von IgM- und IgG-Antikörpern *oder*
- **im Liquor:** erregerspezifische intrathekale Antikörper-Synthese (bei > 70%) (→ S. 389)

Therapie symptomatisch

Prognose
- **Meningitis:** vollständige Ausheilung
- **Encephalitis:** häufig passageres (bis zu 6 Monaten anhaltendes) neurasthenisches Syndrom, Ataxie, Hörstörungen und Paresen
- **Radikulitis:** Rückbildung der Paresen innerhalb von Monaten bis Jahren
- **Myelitis:** häufig bleibende Paresen (wie bei Poliomyelitis)
- **Letalität:** 1%

Prophylaxe
- **Impfstoff:** Formalin-inaktiviertes Virus; hohe Antigenität (spezifische Antikörper nach der dritten Dosis bei 95 – 99% der Impfungen); Auffrischung alle 3 Jahre notwendig
- **Indikation:** wiederholte berufliche und Freizeitexposition in Endemiegebieten (Bayern, Baden-Württemberg, Elsaß, Österreich, Ungarn, Tschechien, Slowakei, Rumänien, Bulgarien, ehem. Jugoslawien, Rußland); Impfung vorzugsweise im Winter
- **Impfreaktionen:** bei 10% leichtes Fieber, allgemeines Krankheitsgefühl, Druckgefühl an der Injektionsstelle (M. deltoideus), in 0.1% meningeale Reizung
- **Impfkomplikationen** (Risiko: 1:1000000): gesichert für Neuritiden (mit Rückbildung über 6 – 8 Wochen)
- **passive Immunisierung:** Wirksamkeit tierexperimentell nachgewiesen, jedoch stark abhängig von der Dosis der verabreichten Immunglobuline und dem Zeitintervall seit dem Infektionsbeginn, daher möglichst baldige Verabreichung (innerhalb der ersten 48 Stunden nach Zeckenstich) von 0.2 ml Hyperimmunglobulin pro kg KG

2.3.1.3 Enterovirus-Infektionen

Erreger Poliovirus Typ 1 – 3, Coxsackievirus A Typ 1 – 24 (A23 = Echovirus 9), Coxsackievirus B Typ 1 – 6, ECHO-Virus (ECHO = enteric cytopathic human orphan) Typ 1 – 34 (E-10 = Reovirus 1, E-28 = Rhinovirus 1A, E 34 = Variante von Coxsackie A-24), Enterovirus Nr. 68 – 72 (Enterovirus 72 = Hepatitis A-Virus)

Epidemiologie fäkal-orale Übertragung, gehäuft im Spätsommer und Herbst; regional unterschiedlich gehäuftes Auftreten; Infektionen bei Kindern und Jugendlichen < 15 Jahren dreimal so häufig wie bei Erwachsenen

Disponierende Erkrankungen Patienten mit x-chromosomaler Agammaglobulinämie neigen zu chronisch-persistierenden Infektionen mit Enteroviren (v. a. Poliovirus 1 – 3, Coxsackievirus A15, B3 und ECHO-Viren 2, 3, 5, 7, 9, 11, 15, 17 – 19, 22, 24, 25, 27, 29, 30, 33)

Pathophysiologie
- **Virusvermehrung** im Oropharynxbereich und bei relativer Säureresistenz, weitere ausgeprägte Virusvermehrung im unteren Darm (Enteroviren)

Neurologische Krankheiten

- **erste Virämie** → Besiedlung von Lymphknoten (vor allem Tonsillen und Peyer'sche Plaques), Leber und Milz; Entwicklung von Prodromalsymptomen (grippeartige Beschwerden)
- **erneute, stärkere Virämie** bei einem kleinen Teil der Patienten → Infektion von Muskel, Haut, Myocard, Perikard, Pankreas, Haut und Gehirn; lytische Infektion mit Zelluntergang; im Nervensystem Befall von Vorderhornzellen, Gyrus praecentralis, Thalamus, Hypothalamus, Kerne der motorischen Hirnnerven sowie gelegentlich Kleinhirn (ähnlich wie FSME-Viren)
- **Viruselimination** durch neutralisierende Antikörper; Bedeutung der zellulären Immunität (T-Lymphozyten) bislang nicht hinreichend geklärt

Klinisches Bild
- **Inkubationszeit** 3–5 (2–14) Tage
- **Verlauf:**
  - *asymptomatisch:* bei Poliovirusinfektionen in 95 %, bei den anderen Enterovirusinfektionen in 50–80 %
  - *symptomatisch:* häufig uncharakteristisch (grippale Symptomatik), bei Schwangeren und unter Stress oft schwerwiegender; häufig biphasischer Krankheitsverlauf (Prodromalphase, Manifestationsphase) ähnlich wie bei FSME
- **neurologische Syndrome:**
  - *aseptische Meningitis:* Fieber, Kopfschmerzen, Meningismus
    - ▶ Erreger: Poliovirus 1–3, Coxsackie-Viren A1–11, 14, 16–18, 22, 24, Coxsackie-Viren B 1–6, ECHO-Viren 1–7, 9, 11–25, 27, 30–33, Enterovirus 71 (Enteroviren gehören zu den häufigsten Erregern bei ätiologisch klärbaren aseptischen Meningitiden)
  - *Encephalitis:* Agitiertheit, Desorientiertheit, Halluzinationen, Sopor, Koma, epileptische Anfälle, Herdsymptome
    - ▶ Erreger: Poliovirus 1–3, Coxsackie-Viren A2, 4–9, Coxsackie-Viren B 1–6, ECHO-Viren 2–4, 6, 7, 9, 11, 14, 17–19, 25, Enterovirus 71, 72
  - *Myelitis/Radikulitis* (Poliomyelitis (ICD-10: A80)): rasche Entwicklung der schlaffen Paresen (über Nacht), untere Extremitäten häufiger als obere betroffen, distal > proximal
    - ▶ Erreger: Poliovirus 1–3, Coxsackie-Viren A 2–4, 6–11, 14, 16, 21, Coxsackie-Viren B 1–4, ECHO-Viren 6, 7, 9, 11, 13, 14, 16, 18–20, 30, 31, Enterovirus 70, 71
  - *Cerebellitis:* Ataxie
    - ▶ Erreger: Poliovirus 1, 3, Coxsackie-Viren A2, 4, 7, 9, Coxsackie-Viren B 1–6, ECHO-Viren 6, 9, Enterovirus 71

Diagnosestellung
- entzündliche Liquorveränderungen und Erregernachweis:
  - *Serologie:* Neutralisationstest mit Nachweis von IgM-Antikörpern oder nach > 2 Wochen mindestens vierfacher Titeranstieg von IgG-Antikörpern und/oder Nachweis einer erregerspezifischen intrathekalen Synthese von Antikörpern
  - *Erregerisolierung* aus dem Liquor (aufwendig, teuer, nur in den ersten Tagen erfolgreich)
  - *PCR* aus dem Liquor

Therapie
symptomatisch

Prophylaxe (Poliomyelitis)
- **aktive Immunisierung** mit inaktivierten Polioviren i. m. oder s. c. (Impfstoff n. Salk)
- **passive Immunisierung** im Kontaktfall bei Nichtgeimpften mit Kontraindikationen gegen aktive Impfung → Versuch mit humanem Standardimmunglobulin, mindestens 0.5 ml/kg KG in den ersten 5 Tagen nach Exposition

Meldepflicht
bei Verdacht, Erkrankung und im Todesfall

2.3.1.4 Post-Polio-Syndrom

Pathophysiologie
ungeklärt; immunologische Prozesse? Viruspersistenz? Untergang vorgeschädigter Zellen? Begleitmyopathie?

Klinisches Bild
Jahrzehnte nach (meist in der Kindheit oder Jugend durchgemachter) akuter Poliomyelitis Auftreten von langsam progredienten Paresen und Muskelatrophien der ursprünglich betroffenen Muskelgruppen und gelegentlich auch darüber hinaus

Zusatzdiagnostik
- **Elektromyogramm:** erhöhter Einstichwiderstand (Zeichen der Fibrose), pathologische Spontanaktivität, neurogener Umbau (evtl. Nachweis von Riesenpotentialen)

Differentialdiagnose
degenerative Vorderhornerkrankungen, Myositiden

Therapie
keine wirksame Therapie bekannt

Verlauf
Progredienz meist begrenzt und nicht bedrohlich

2.3.1.5 Herpes-Encephalitis [122] (ICD-10: G05.1, B00.4)

Erreger
HSV Typ 1 (HSV Typ 2 verursacht in der Regel Meningitiden)

Klinisches Bild
- **Leitsymptome:** Fieber, Bewußtseinstrübung, fokale Ausfälle
- Bewußtseinstrübung (97–100%), Fieber (90–95%), Wesensänderung (71–87%), Kopfschmerzen (74–81%), epileptische Anfälle (62–67%), Hemiparese (33–40%), Erbrechen (38–46%)

Zusatzdiagnostik
- **Liquor:** 10–500 Zellen/µl, anfangs auch Granulozyten, evtl. Erythrozyten (hämorrhagische Encephalitis), Eiweißerhöhung, selten leichte Glucoseverminderung
- **Polymerase-Ketten-Reaktion (PCR) im Liquor** bis zum 5. Tag nach Krankheitsbeginn positiv, danach Nachweisrate fallend
- **CT:** Hypodensität oder hämorrhagische Läsion temporal oder frontoorbital
- **MRT:** uni- oder bilaterale Veränderungen temporal oder frontal, u. U. mit Einbeziehung limbischer Strukturen (Gyrus cinguli); T1-hypointens, T2-hyperintens
- **EEG:** zwischen 2. und 15. Tag periodische (alle 2–3 Sekunden) steile Wellen oder sharp-slow-wave-Komplexe frontotemporal

Diagnosestellung
- **initial:** klinisches Bild, fokale Läsionen im CT/MRT und positive Polymerase-Kettenreaktion (PCR)
- **nach 2 Wochen:** Nachweis einer intrathekalen HSV-spezifischen IgG-Synthese

Differentialdiagnose
- **virale Meningoencephalitis anderer Ätiologie:** deutlichere meningeale Zeichen (da im Verlauf primär eine Meningitis), keine fokalen Läsionen im MRT; fokale neurologische Zeichen, epileptische Anfälle und Herdbefunde im EEG können auch hier auftreten
- **Sinusthrombose** (→ S. 51): charakteristisches Risikoprofil (Kontrazeptiva, Hormontherapie, Schwangerschaft/Wochenbett, AT III-Mangel, entzündliche Nachbarschaftsprozesse), evtl. umschriebene Ödemzonen oder Blutungen im CT, exakte Diagnosestellung nur mit Angiographie
- **limbische Encephalitis** (→ S. 120): weniger akuter Verlauf, im MRT auch Ausdehnung bis in den Balken
- **CMV-Encephalitis** (→ S. 82): fast nur bei resistenzgeschwächten oder HIV-infizierten Patienten

Therapie
- **Aciclovir** (Zovirax®) 10 mg/kg Körpergewicht über 1 Stunde i. v. alle 8 Stunden für 10–14 Tage
  - *Behandlung schon bei Verdacht*
  - *Nebenwirkungen:*
    - nephrotoxisch, daher reduzierte Dosis bei Niereninsuffizienz; Merkwort: SLOW (Strenge Indikation, langsame i. v.-Applikation, ordentliche Flüssigkeitszufuhr, wiederholte Kreatinin-Kontrollen)
    - Nekrosen bei paravasaler Injektion
    - ZNS: Psychosen, epileptische Anfälle

2.3.1.6 Zoster (Herpes zoster) (ICD-10: G05.1, B02.0)

Erreger
Varizella-Zoster-Virus (VZV); Reaktivierung einer latenten Infektion

Disponierende Faktoren
konsumierende Erkrankungen, Immunsuppression, Fieber, UV-Exposition

Klinisches Bild
- **Radikulitis:** typische klinische Manifestation mit segmentalen und radikulären Schmerzen sowie Sensibilitätsstörungen, häufig später Bläschen in einem oder mehreren Dermatomen an Rumpf >> Extremitäten, selten motorische Ausfälle, gelegentlich Fieber
- **Myelitis:** gelegentlich Fieber, radikuläre Schmerzen, aufsteigende Sensibilitätsstörungen und Paraparesen, Blasenstörung, häufig ohne dermatologische Effloreszenzen
- **Encephalitis:** eher selten, hemisphärale und Hirnstammencephalitis, Cerebellitis
- **Sonderformen:**
  - *Zoster ophthalmicus:* Befall des Versorgungsgebietes des 1. Trigeminusastes
    - Komplikationen: Keratitis, Iritis, Neuritis nervi optici, granulomatöse Angiitis des ZNS
  - *Zoster oticus:* Bläschen im äußeren Gehörgang
    - Komplikationen: Hirnnervenausfälle VII und VIII mit Hörverlust, Tinnitus, Schwindel
  - *Zoster-induzierte Vaskulitis* mit nachfolgenden z. T. hämorrhagischen Infarkten → epileptische Anfälle, Bewußtseinsstörungen, fokale Ausfälle [11]

Zusatz-diagnostik
- **Liquor:** lymphozytäre Pleozytose (5–200 Zellen/µl), fakultativ intrathekale IgG-Synthese
- **Erregerdiagnostik:**
  - *serologisch:* Nachweis einer VZV-spezifischen intrathekalen Antikörpersynthese (→ S. 389)
  - *Polymerase-Kettenreaktion (PCR)*
  - erhöhte VZV-spezifische IgA-Antikörper im Serum als Hinweis für VZV-Reaktivierung
- **Suche nach einem okkulten Malignom**

Diagnosestellung
klinisch; nur in Zweifelsfällen Erregerdiagnostik

Therapie
- **Indikation [888]:**
  - *immunsupprimierte Patienten* (therapiebedingt, maligne Grunderkrankung, HIV-Infektion)
  - *sonstige:* Zoster im Kopfbereich, ausgedehnter kutaner Befall (> 1 Segment) mit hämorrhagischen Läsionen, Schleimhautbefall, Alter über 50 Jahre
- **Therapiebeginn:**
  - *möglichst innerhalb von 72 Stunden* nach Beginn der Hautsymptomatik
  - *Therapiebeginn nach mehr als 72 Stunden noch sinnvoll, wenn* noch frische Bläschen erkennbar sind, Anzeichen eines Schleimhautbefalls bestehen, bei floridem Zoster ophthalmicus und oticus, bei immunsupprimierten Patienten
- **Therapeutika:**
  - *bei kutanen Zosterläsionen* Gleichwertigkeit der u. g. Substanzen
  - *bei akutem Zosterschmerz und zur Vermeidung einer Zoster-Neuralgie* signifikant bessere Wirksamkeit von Famciclovir und Valaciclovir im Vergleich zur Aciclovir (oral)
- **Dosierung und Behandlungsdauer [888]:**

Virostatikum	Dosierung (Erwachsene)	Behandlungsdauer
Aciclovir (Zovirax®) i. v. – unkomplizierte Fälle bei Patienten > 50 Jahre – immunsupprimierte Patienten	 3 × 5 mg/kg KG 3 × 10 mg/kg KG	mindestens 5 Tage
Aciclovir (Zovirax® 800) p. o.	5 × 800 mg	5–7 Tage
Brivudin (Helpin®)	4 × 125 mg	5 Tage, schwere Fälle bis 10 Tage
Famciclovir (Famvir® Zoster)	3 × 250 mg	7 Tage
Valaciclovir (Valtrex®)	3 × 1000 mg	7 Tage

- **adjuvante Therapie:** Steroide (z. B. Prednisolon 50 mg/Tag) verkürzt die Phase des akuten Zosterschmerzes, hat jedoch keinen sicheren Einfluß auf die Entwicklung einer Zoster-Neuralgie
  - *Gefahr einer Generalisierung* des Zoster unter Steroiden wird unterschiedlich eingeschätzt, ist aber wohl unter Virostatika sehr gering [36]
- **Therapie der Zoster-Neuralgie:** → S. 326

Komplikationen
- **Entwicklung einer Zoster-Neuralgie** (→ S. 326), daher frühzeitige Prophylaxe (s. dort)

Prognose
unter rechtzeitiger antiviraler Therapie deutlich günstiger [537]

2.3.1.7 Cytomegalie-Encephalitis (CMV-Encephalitis) (ICD-10: G05.1, B25.8)

Pathophysiologie
opportunistische Infektion bei Immunsuppression

Klinisches Bild
- **bei HIV-Patienten:** oft wie AIDS-Demenz-Komplex: kognitive und amnestische Störungen, selten epileptische Anfälle oder fokale Ausfälle, gelegentlich Radikulitis
- **bei immunkompetenten Patienten:** Meningoencephalitis, Radikulomyelitis, Polyradikulitis

Zusatzdiagnostik
- **MRT:** periventrikuläres und meningeales Enhancement
- **Erregerdiagnostik:**
  - *Virusanzucht* aus Liquor oder Urin (10–14 Tage)
  - *Polymerase-Kettenreaktion (PCR)* aus dem Liquor und EDTA-Blut

Entzündliche und infektiöse Erkrankungen **83**

- *CMV-spezifische intrathekale IgG-Synthese* (→ S. 389)
- **Augenhintergrund:** CMV-Retinitis

Diagnosestellung klinisches Bild und Erregernachweis

Therapie
- **Ganciclovir** (Cymeven®) = 1. Wahl; 10 mg/kg KG/Tag in 2 Dosen über 1 Stunde i. v. für 3 Wochen
  - *Nebenwirkungen:* Neutropenie (35–40%), Thrombopenie (20%)
- **Foscarnet** (Foscavir®) = 2. Wahl; 2 × 90 mg/kg KG/Tag i. v. für 3 Wochen
- **Kombination von Ganciclovir und Foscarnet** als ultima ratio

2.3.1.8 Akute Masern-Encephalitis (ICD-10: G05.1, B05.0)

Allgemeines Auftreten innerhalb von 1 Woche nach Beginn des Exanthems, Häufigkeit: 1:1000 Maserninfektionen

Pathologie Blutungen und venöse Stauungen, perivaskuläre Infiltrationen und Demyelinisierungen, Einschlußkörperchen

Pathogenese verschiedene Pathomechanismen: akute Einschlußkörperchen-Encephalitis mit milden Entzündungsreaktionen, geringem perivenösem Myelinverlust und seltenem Nachweis von Masernvirus im Hirngewebe; akute allergische Encephalitis ohne Virusnachweis mit ausgeprägter Entzündung und Demyelinisierungen; indirekte Hinweise für die allergische Verlaufsform ergeben sich aus der teilweisen Sequenzhomologie zwischen dem Masern C-Protein und dem basischen Myelinprotein (MBP) der Myelinscheiden

Klinisches Bild oft nach Entfieberung und Abblassen des Exanthems: epileptische Anfälle, choreatiforme Bewegungsstörungen, akute Hemiplegien, cerebelläre Ataxie, Paraparesen, Verhaltensauffälligkeiten (Irritabilität, exzessives Schreien, Schlafstörungen)

Zusatzdiagnostik
- **CT, MRT:** keine spezifischen Läsionsmuster, im Akutstadium im MRT jedoch signalintensive Läsionen in T2-Wichtung
- **Serologie:** erhöhte Titer von IgM und IgG-Antikörpern gegen das Masernvirus
- **Liquor:** Pleozytose, Schrankenstörung, intrathekale Synthese von masernspezifischen Antikörpern (→ S. 389)

Diagnosestellung klinisches Bild in Assoziation mit dem Masernexanthem (selten Encephalitis auch vor dem Exanthem), Antikörpernachweis

Therapie keine gesicherte antivirale Behandlung, Steroide trotz der vermuteten autoimmunologischen Genese ohne gesicherten Effekt

Prognose Defektsyndrome (20–30%; Epilepsie, Verhaltensauffälligkeiten, Innenohrtaubheit, Hemi-/Paraplegien), letaler Ausgang (5–15%)

2.3.1.9 Masern-Einschlußkörperchen-Encephalitis (subakute Masern-Encephalitis) (ICD-10: A81.1)

Disponierende Faktoren Immundefekte (Lymphome, Leukämie), 1–6 Monate nach Masernexposition/-infektion (1:1000)

Pathologie makroskopisch ödematöse Schwellung des Gehirns, kleine subarachnoidale Blutungen; mikroskopisch multiple Nekrosen mit Infiltrationen von Neutrophilen; Gliose, epitheliale Riesenzellen, eosinophile intranukleäre und intrazytoplasmatische Einschlußkörperchen in Neuronen und Gliazellen; im Gegensatz zur akuten Masernencephalitis kaum perivenöse Lymphozyteninfiltrate oder Demyelinisierungen

Pathogenese defektes Replikationsverhalten von Masernviren mit verminderter Synthese von mRNS für die Hüllproteine (H, F) und deutlich langsamerer Vermehrung der Viren

Klinisches Bild häufig kein vorausgehendes Masernexanthem, initial zunehmende Lethargie, Fieber, Schwäche, verwaschene Sprache, im weiteren Verlauf generalisierte und fokale Anfälle (u. a. auch Epilepsia partialis continua), progrediente Bewußtseinstrübung

Zusatzdiagnostik
- **Serologie:** selten wegweisend, da ein spezifischer Antikörperanstieg ausbleiben kann
- **Liquor:** oft unauffällig; gelegentlich leichte Pleozytose, Schrankenstörung und intrathekale IgG-Synthese
- **Bildgebung** (CT/MRT): unspezifische Befunde; cortikale Atrophien, signalintensive Zonen im MRT (Nucleus caudatus, frontaler/parietaler/temporaler Cortex, Kleinhirn)
- **EEG:** Grundrhythmus-Verlangsamung
- **Hirnbiopsie** bei immunsupprimierten Patienten (v. a. mit akuter lymphatischer Leukämie) mit

	■ Masernerkrankung oder -exposition 1 – 12 Monate zuvor und ■ nicht-febrilen therapierefraktären fokalen Anfällen (± Generalisierung) und ■ Fehlen entzündlicher Liquorveränderungen (die die Anfälle erklären würden)
Diagnose- stellung	■ **Verdacht:** Masernerkrankung oder -exposition in der Anamnese, klinisches Bild mit therapieresistenten epileptischen Anfällen und neu aufgetretenen Sprechstörungen ■ **definitiv:** nur durch Hirnbiopsie möglich (Erregeranzucht, in-situ-Hybridisierung)
Therapie	keine kausale Therapie bekannt
Verlauf	letal innerhalb von wenigen Wochen bis Monaten

2.3.1.10 Subakute sklerosierende Panencephalitis (SSPE) (van Bogaert-Leukencephalitis) (ICD-10: A81.1)

Epidemiologie	betroffen v. a. Kinder und Jugendliche unter 18 Jahren mit früh (vor dem 2. Lebensjahr) durchgemachter Maserninfektion; Risiko: 1:1 000 000; M : F = 2 : 1
Pathologie	variables Bild aus Degeneration neuronaler Zellen, perivaskulären und parenchymatösen Zellinfiltraten aus Lymphozyten und Makrophagen, Demyelinisierungsherden und Gliose; eosinophile Einschlußkörperchen (Cowdry) = defektes Masernvirus in Oligodendrozyten
Pathogenese	persistierende Infektion mit einem defekten Masernvirus? veränderte zelluläre und humorale Immunität? veränderte Expression von Virusproteinen?
Klinisches Bild	intellektueller Abbau (Verhaltensauffälligkeiten, Vergeßlichkeit, Reizbarkeit), epileptische Anfälle, Myoklonien, Dystonien, Ataxie, Choreoathetose, Spastik, Visusverfall (durch Chorioretinitis), Dezerebrationsrigidität
Zusatz- diagnostik	■ **EEG:** periodische paroxysmale δ-Aktivität (Radermecker-Komplexe) ■ **Liquor:** fakultativ leichte Schrankenstörung und Pleozytose, immer deutlich erhöhter IgG-Index und Masern-Antikörper-Index (→ S. 389), masernspezifische OKB im Liquor
Diagnose- stellung	EEG und entweder erhöhter Masern-Antikörper-Index oder masernspezifische OKB im Liquor
Differential- diagnose	Leukodystrophien, Morbus Schilder
Therapie	keine kausale Therapie bekannt
Verlauf	letal innerhalb von 1 – 3 Jahren (minimal 6 Wochen, maximal 10 Jahre)

2.3.1.11 Tollwut (Rabies, Lyssa) [307,697] (ICD-10: A82)

Epidemiologie	■ Zooanthroponose, weltweit endemisch, in Deutschland sehr selten; tollwutfreie Länder u. a. Großbritannien, Island und Zypern ■ Virusreservoir-Tiere: Füchse, Wildschweine, Rehe, Marder, Dachse, Wiesel, Nager und Fledermäuse ■ Übertragung auf den Menschen in 75 % durch Hundebisse
Pathogenese	Anhaften des Virus über das Glykoprotein G an den Acetylcholinrezeptor → Virusvermehrung in Muskelzellen → Wanderung über neuromuskuläre Endplatte → peripherer Nerv → Vorderhorn → erneute Vermehrung → weitere Ausbreitung durch Zell-zu-Zell-Kontakt → über das autonome Nervensystem Wanderung der Viren zu den Speicheldrüsen
Pathologie	■ besondere Vulnerabilität der Neurone des limbischen Systems; anfänglich nur wenige entzündliche Infiltrate, später Zeichen einer Virusencephalitis mit Aggregation von Mikroglia, Neuronophagie und perivaskulären Lymphozyteninfiltraten ■ typisches Merkmal: Negrikörperchen = basophile, intrazytoplasmatische Einschlüsse in großen Neuronen = Replikationsort der Viren ■ Viruselimination durch neutralisierende Antikörper, zelluläre Immunantwort und vermehrte Produktion von γ-Interferon und IL-1a
Klinisches Bild	■ **Inkubationszeit:** 1 – 2 Monate (in Extremfällen 1 Woche bis 6 Jahre) ■ **Prodromalphase:** Juckreiz, Schmerzen und Parästhesien an der heilenden Bißwunde, unspezifische Zeichen eines grippalen Infektes; im weiteren Verlauf rasende (furiose) Wut mit Hydrophobie (inspiratorischer Muskelkrampf mit und ohne schmerzhaften Laryngospasmus und Kontraktion des M. sternocleidomastoideus), Überstreckung des Rumpfes und Kontraktion der Gesichtsmuskulatur mit Mundöffnung; episodenhafte Erregungszustände mit Halluzinationen ■ **fakultativ:** Meningismus, Hirnnervenausfälle (III, IV, VII, IX – XII), Pyramidenbahnzeichen, Faszikulationen, vegetative Dysregulation ■ **„stille" (fehlende) Wut** bei spinalen Verlaufsformen: schlaffe Paresen der Extremitäten, Atem- und Schlucklähmung, Bewußtseinstrübung

Entzündliche und infektiöse Erkrankungen **85**

Zusatz-diagnostik	■ **Erregerisolierung:** aus Speichel, Liquor und Urin ■ **Antikörperbestimmung:** ansteigende Titer innerhalb von 2 Wochen ■ **EEG:** Grundrhythmusverlangsamung, auch Suppressionsphasen ■ **Liquor:** fakultativ leichte Schrankenstörung und Pleozytose
Diagnose-stellung	klinisches Bild und Erregernachweis
Differential-diagnose	■ Herpes simiae-Encephalomyelitis durch Affenbisse bei exponiertem Laborpersonal ■ Tetanus, Neuroleptika-Intoxikation ■ **„stille" Wut:** Polyradikulitis Guillain-Barré, Poliomyelitis, akute hepatische Porphyrie
Therapie	starke Sedation bzw. Analgosedation, symptomatische Therapie

Prophylaxe	■ **prae-expositionelle Prophylaxe:** bei Personen mit hohem Expositionsrisiko Immunisierung 3 × 0.1 ml i. m. oder s. c. an den Tagen 0, 7, 28
	■ **post-expositionelle Prophylaxe:**
	  ■ *bei hautpenetrierenden Bißverletzungen, Kontamination von Schleimhäuten mit Speichel (Grad III):*
	    ▶ lokale Wundreinigung: zunächst Seife oder Detergenzien, dann 70% Alkohol
	    ▶ aktive Immunisierung: je eine Dosis Zellkulturvakzine an den Tagen 0, 3, 7, 14, 28, 90
	    ▶ passive Immunisierung: 1 × mit 20 IU/kg KG autologes Tollwut-Immunglobulin (mit einer Hälfte der Dosis die Wunde infiltrieren, die 2. Hälfte in den kontralateralen M. gluteus) möglichst innerhalb der ersten 72 Stunden
	  ■ *bei Knabbern an der Haut, nicht blutenden Kratzern, Belecken der nichtintakten Haut (Grad II):* aktive Immunisierung
	  ■ *bei Berühren von Tieren, Belecken der intakten Haut (Grad I):* keine Impfung

Verlauf	bei klinischer Erkrankung sehr hohe Letalität, höchste Letalität bei Bissen in Kopfnähe

2.3.1.12 AIDS / HIV – Infektion (ICD-10: B20-B24)

Stadien	■ **I. akute Infektion**, klinisch wie Mononukleose
	■ **II. Latenzphase** (5 Monate bis einige Jahre): positive Serologie, asymptomatisch
	■ **III. Lymphadenopathie-Syndrom (LAS)**
	■ **IV. AIDS**
	  ■ *IVa:* Fieber, Gewichtsverlust, Durchfälle
	  ■ *IVb:* neurologische Manifestationen
	  ■ *IVc:* opportunistische Infektionen
	  ■ *IVd:* sekundäre Neoplasien
	  ■ *IVe:* nicht einzuordnende Verläufe

Neurologische Manifestationen: Übersicht	■ **primäre HIV-Manifestationen (Stadium IVb):**
	  ■ *akute HIV-Meningitis/Meningoencephalitis*
	  ■ *chronische HIV-Meningitis*
	  ■ *HIV-Encephalopathie*
	  ■ *HIV-Myelopathie*
	  ■ *periphere Neuropathie*
	  ■ *HIV-Myopathie*
	■ **opportunistische Infektionen (Stadium IVc):**
	  ■ *ZNS-Toxoplasmose*
	  ■ *Pilz-Meningitiden (→ S. 103) und Hirnabszesse (S. 93):* Kryptokokkose, Kokzidiomykose, Aspergillose, Histoplasmose, Candidose
	  ■ *bakterielle Meningitiden (S. 90) und Hirnabszesse (→ S. 93):* Mykobakterium tuberculosis, Mykobakterium avium-intracellulare, Treponema pallidum, Listeria monocytogenes, Norcardia asteroides
	  ■ *virale Syndrome:* progressive multifokale Leukenchalopathie (PML), Meningoencephalitiden oder Myelitiden, hervorgerufen durch Viren der Herpesgruppe (Herpes simplex, Varizella-zoster-Virus (VZV), Cytomegalie-Virus, Epstein-Barr-Virus), segmentaler Zoster
	■ **Neoplasien (Stadium IVd):**
	  ■ *primäres ZNS-Lymphom* (→ S. 133)
	  ■ *metastasierendes Kaposi-Sarkom*
	■ **cerebrovaskuläre Komplikationen (Stadium IVe):**
	  ■ *embolischer Infarkt bei marantischer Endokarditis*
	  ■ *hämorrhagischer Infarkt bei Immunthrombozytopenie*
	  ■ *parainfektiöse cerebrale Arteriitis:* Treponema pallidum, Pseudomonas aeruginosa

Neurologische Manifestationen: einzelne	■ **Akute HIV-Meningitis/-Meningoencephalitis:** ■ *klinisches Bild:* **Kopfschmerzen** als Hauptsymptom, Hirnnervenausfälle, selten akutes hirnorganisches Psychosyndrom (→ S. 16), epileptische Anfälle, quantitative Bewußtseinsstörungen

- *Zusatzdiagnostik:* HIV-Serologie (anfangs oft noch negativ; nach 6 Wochen wiederholen), Antigen-Nachweis in Liquor und Serum, Liquor-Pleozytose (< 200/µl), Schrankenstörung (→ S. 389)
- *Diagnosestellung:* klinisches Bild, Liquorveränderungen und Antigennachweis im Liquor
- *Differentialdiagnose:* Kryptokokken-Meningitis (Antigennachweis im Liquor), Herpes-Encephalitis (oft eindeutiger CT-Befund nach 3 Tagen)
- *Verlauf:* monophasisch oder rezidivierend

■ **Chronische HIV-Meningitis:**
- *klinisches Bild:* Kopfschmerzen, oft ohne Fieber und Meningismus, Hirnnervenausfälle
- *Diagnosestellung:* Liquor-Pleozytose und erhöhter HIV-spezifischer Antikörper-Index (→ S. 389)
- *Differentialdiagnose:* Meningitiden durch Kryptokokken, Entero- und Mumpsviren, VZV und HSV

■ **HIV-Encephalopathie (AIDS-Dementia-Complex) [464]** (ICD-10: B22.0):
- *Pathologie:* multifokale Riesenzellencephalitis, v. a. Pons, Basalganglien; progressive diffuse Leukencephalopathie, v. a. im frontalen Kortex und limbischen System; spongioforme Encephalopathie
- *Pathogenese:* Apoptose von neuronalen Zellen, mögliche Mediatoren der neuronalen Zytolyse: IL-1β, TNF-α, IFN-γ, Stickoxide, gp120
- *klinisches Bild:* schleichend; hirnorganisches Psychosyndrom, Hirnleistungsschwäche, Psychosen (10%), Gangunsicherheit, Inkontinenz, pyramidale/ extrapyramidale Störungen, Augenbewegungsstörungen (Blickfolgesakkadierung, Konvergenzschwäche, OKN-Minderung)
- *Zusatzdiagnostik:*
  ▶ somatosensible evozierte Potentiale (sSEP): früh verzögert
  ▶ MRT: Atrophie, periventriculäre Signalhyperintensitäten
- *Diagnosestellung:* neuropsychologischer Befund, Nachweis einer HIV-spezifischen intrathekalen IgG-Synthese (→ S. 389) und Ausschluß opportunistischer Infektionen (z. B. PML)

■ **HIV-Myelopathie:**
- *Pathologie:* vakuoläre Myelopathie, vorwiegend Hinter- und Seitenstränge betroffen, spärliche Entzündungsreaktion
- *Zusatzdiagnostik:*
  ▶ MRT: u. U. Auftreibung des Thorakalmarks
  ▶ Liquor: u. U. Pleozytose, Schrankenstörung, HIV-spezifische Antikörper-Index erhöht (→ S. 389)
- *Diagnosestellung:* klinisches Bild und Nachweis eines erhöhten HIV-spezifischen Antikörper-Index
- *Differentialdiagnose:* HSV-, CMV-Myelitis (rascherer Verlauf); Augenhintergrund: CMV-Retinitis?

■ **HIV-Polyneuropathie:**
- *entzündlich-demyelinisierende Polyneuropathie:* im Stadium I und II der AIDS-Erkrankung
  ▶ Labordiagnostik: polyklonale Hypergammaglobulinämie, positive Hepatitis-B-Serologie, Blut-Liquor-Schrankenstörung, lymphozytäre Pleozytose
  ▶ Verlauf und Therapie: wie Guillain-Barré-Syndrom (→ S. 250)
- *progressive entzündliche Polyradikulopathie:* im Stadium III der AIDS-Erkrankung
  ▶ Ätiologie: ungeklärt; CMV – Infektion?, direkter HIV-Befall?
  ▶ Symptome: Caudasyndrom mit Sphinkterstörungen
  ▶ Zusatzdiagnostik: EMG: NLG leicht vermindert, F-Wellen-Latenz erhöht. Liquorbefund wie bei entzündlich-demyelinisierender Polyneuropathie
  ▶ Therapie: bei CMV-Ätiologie Ganciclovir
- *Mononeuritis multiplex:* im Stadium III und IV der AIDS-Erkrankung
  ▶ Symptome: nekrotisierende Vaskulitis
  ▶ Differentialdiagnose: Zoster-Neuralgie, Plexusläsionen durch Lymphome, Schwerpunktneuropathie bei i. v. Drogenabusus
  ▶ Verlauf: Stillstand oder Übergang in die schmerzhafte distal-symmetrische Polyneuropathie
- *schmerzhafte distal-symmetrische Polyneuropathie:* im Stadium III und IV der AIDS-Erkrankung bei 30–40%
  ▶ Pathologie: axonale Degeneration
  ▶ Verlauf: progredient
  ▶ Therapie: Prednisolon 50–100 mg/Tag [81]

■ **HIV-Myopathie:**
- *klinisches Bild:* wie Polymyositis
- *Diagnosestellung:* Muskelbiopsie (Muskelfasernekrosen, endomysiale und perivaskuläre Nekrosen)
- *Differentialdiagnose:* Zidovudin (Retrovir®)-induzierte Myopathie
- *Therapie:* Prednisolon 1 mg/kg KG, nach einigen Wochen Erhaltungstherapie mit 20 mg/Tag

Entzündliche und infektiöse Erkrankungen

Differential-diagnose klinischer Bilder
- **Encephalitis:** HIV, HSV Typ 1, CMV, VZV, Toxoplasmose, JC-Virus
- **Meningitis:** HIV, Kryptokokkose, atypische Mykobakterien
- **Myelitis:** HIV, HTLV–I, CMV, VZV, HSV Typ 1 und 2
- **Hirnabszeß:** Toxoplasmose, Candida, Aspergillose, Listeriose, atypische Mykobakterien

Differential-diagnose apparativer Befunde
- **fokale Läsionen im CT:**
  - *kontrastmittelaufnehmend:* Toxoplasmose (zu 50–70% KM-aufnehmend), Lymphome (zu 75–90% KM-aufnehmend)
  - *nicht kontrastmittelaufnehmend:* PML (10–22%), Lymphom (10–25%)
- **Liquor:**
  - *keine Pleozytose:* HIV-Encephalopathie, PML, Toxoplasmose
  - *leichte Pleozytose:* ZNS-Lymphom, Toxoplasmose
  - *deutliche Pleozytose:* Kryptokokken-Meningitis, opportunistische virale und bakterielle Infektionen
  - *intrathekale IgM-Synthese:* cerebrales Lymphom, opportunistische Infektion

Therapie [779]
- **Indikation:**
  - *symptomatische HIV–Infektion:* Therapieindikation bei allen Patienten
  - *asymptomatische HIV–Infektion, $CD4^+$-T-Zellzahl < 500/µl:* Abwarten vertretbar bei stabilen $CD4^+$-T-Zellzahlen von 350–500/µl und Plasmavirämie anhaltend < 5000–10000 Kopien/ml
  - *asymptomatische HIV–Infektion, $CD4^+$-T-Zellzahl > 500/µl:* Therapieindikation bei < 30000–50000 RNA-Kopien/ml oder rasch sinkenden $CD4^+$-T-Zellzahlen, Therapie zu erwägen bei > 5000–10000 RNA-Kopien/ml
- **Nukleosidanaloga:**

Substanz	Kombination möglich mit
Zidovudin (AZT, ZDV; Retrovir®-Kps., iv-Lösung) 2 × 250, 3 × 200 mg/Tag	ddI, ddC, 3TC, Protease-Inhibitoren, Nevirapin
Didanosin (ddI; Videx® Tbl. 2 × 200 mg/Tag)	AZT, d4T, Protease-Inhibitoren, Nevirapin
Zalcitabin (ddC; Hivid® Tbl. 3 × 0.75 mg/Tag)	AZT, Protease-Inhibitoren
Stavudin (d4T; Zerit® Tbl.2 × 20–40 mg/Tag)	3TC, ddI, Protease-Inhibitoren
Lamivudin (3TC; Epivir® Tbl. 2 × 150 mg/Tag)	AZT, d4T, ddI, Protease-Inhibitoren

- **Protease-Inhibitoren:**

Substanz	Kombination möglich mit
Saquinavir (Ro-31–8959; Invirase® Kps. 3 × 600 bis 3 × 2400 mg/Tag)	Ritonavir (2 × 400 mg), Nelfinavir, Nukleosidanaloga
Ritonavir (KBT; Norvir® Kps. 2 × 600 mg)	Nukleosidanaloga, Saquinavir
Indinavir (MK-639; Crixivan® Kps. 3 × 800 mg)	Nukleosidanaloga
Nelfinavir (AG1343; Viracept® (USA) Tbl. 3 × 750 mg/Tag	Nukleosidanaloga, Saquinavir

2.3.1.13 Progressive multifokale Leukencephalopathie (PML) (ICD-10: A81.2)

Erreger
- **Papovaviren:** JC-Virus (Durchseuchung: > 75%) , SV40 (Durchseuchung: 3%)

Disponierende Faktoren
AIDS, lympho/myeloproliferative Erkrankungen (chronische lymphatische Leukämie, Morbus Hodgkin, Non-Hodgkin-Lymphome), Immunsuppression (insbesondere nach Transplantationen), seltener andere Malignome

Pathologie
- **Prädilektion** der makroskopischen Veränderungen: parieto-occipital
- **histologische Merkmale:** multifokale Demyelinisierung, hyperchromatische vergrößerte Zellkerne in den Oligodendrozyten, vergrößerte Astrozyten mit hyperchromatischen gelappten Kernen; Nachweis von JC-Virus in den Kernen der Oligodendrozyten

Klinisches Bild
- **Leitsymptome:** rasch fortschreitende Demenz in Verbindung mit neurologischen Herdzeichen
- Mono- und Hemiparesen (52%), selten auch Tetraparesen, Rumpf- und Extremitätenataxie (32%), Sehstörungen (22%): homonyme Hemi- und Quadrantenanopsie, cortikale Blindheit; visuelle Agnosie und Alexie, Sprach- und Sprechstörungen (10%), gelegentlich Kopfschmerzen, Schwindel und Sensibilitätsstörungen

Neurologische Krankheiten

Zusatz-diagnostik	■ **MRT:**
	  ■ asymmetrisch verteilte Signalintensitäten vornehmlich parieto-occipital
	  ■ Hirnstamm und Kleinhirn ausgespart
	  ■ Differentialdiagnose des MRT-Befundes: Toxoplasmose, Morbus Binswanger, multiple lymphomatöse Infiltration
	■ **EEG:** verlangsamt (unspezifisch)
	■ **Liquor:** unauffällig (spezifischer Antikörper-Titer (→ S. 389) nur bei großer Differenz zum Serumtiter verwertbar), PCR auf JC-Virus

Diagnose-stellung	Zugehörigkeit zu einer der Risikogruppen (s. o.), MRT-Befund und PCR aus dem Liquor
Differential-diagnose	■ **AIDS-Demenz:** deutlichere Ausprägung der Demenz, langsamerer Verlauf, seltener fokale neurologische Ausfälle; deutliche Veränderungen im Liquor: Pleozytose, HIV-spezifische intrathekale IgG-Synthese ■ **CMV-Encephalitis** (→ S. 82): Lokalisation der Läsionen vornehmlich periventrikulär, im Centrum semiovale und subependymal
Therapie	keine rationale Therapie bekannt, in vitro Effekt von Cytarabin (ARA-C) nachgewiesen (Therapiestudien hierzu sind geplant)
Verlauf	letaler Ausgang meist ca. 4 Monate nach Beginn der klinischen Symptomatik, in Ausnahmefällen auch längere Überlebenszeit (bis einige Jahre)

2.3.1.14 Cerebellitis

Ursächliche Erkrankungen	■ **paraneoplastisch:** → S. 122 ■ **erregerbedingt:** VZV, Listeriose, FSME-Virus, Epstein-Barr-Virus, Influenza-, Parainfluenza-, Polio-, Coxsackie-, Herpes simplex-, Zytomegalie-Virus
Klinisches Bild [396]	■ **Prodromalphase:** Tage bis 8 Wochen ■ **cerebelläre Symptome:** Gang- und Standataxie (100%), Augenbewegungsstörungen (Blickfolgesakkadierung, OKN-Minderung, gestörte Fixationssuppression des VOR, Blickrichtungsnystagmus, Sakkadenhypermetrie), Ataxie der Arme, Dysarthrie
Zusatz-diagnostik	■ **Liquor:** je nach Ätiologie leichte Schrankenstörung und Pleozytose, gelegentlich intrathekale IgG-Synthese ■ **MRT** zu Beginn meist unauffällig ■ **Serologie** (Erregersuche) ■ **Suche nach Auto-Antikörpern** (→ paraneoplastische Cerebellitis S. 122) ■ **Tumorsuche** (v. a. Mamma-Carcinom, Ovarial-Carcinom)
Diagnose-stellung	klinisches Bild und Ausschluß anderer Ursachen einer subakut auftretenden cerebellären Ataxie (s. u.)
Differential-diagnose	■ **toxische Schädigung:** Alkohol, Antiepileptika, Benzodiazepine, Barbiturate, Zytostatika, Lithium, Nitrofurantoin, Schwermetalle, Lösungsmittel ■ Hypothyreose, Vitamin-E-Mangel
Prognose	■ **Alter < 60 Jahre:** komplette Remission innerhalb von 3–30 Wochen ■ **Alter > 60 Jahre:** oft persistierende Ataxie (insbesondere bei Paraneoplasie) ■ **bei paraneoplastischer Cerebellitis** auch nach Tumorresektion nur selten Rückbildung der Kleinhirnsymptomatik

2.3.1.15 Neurologische Erkrankungen im zeitlichen Zusammenhang mit Impfungen (ICD-10: G04.0, G03.8, T88.1)

Übersicht (modifiziert n. Quast, 1993) [653,788]

Erkrankung	geschätzte Inzidenz pro 100 000 Impfungen	Pathomechanismus	
		Impfung mit Totimpfstoffen	Impfung mit Lebendimpfstoffen
Krampfanfälle	1000	Fieber bei der Impfkrankheit	
Mononeuritis einschließlich Hirnnerven	?	Immunkomplex-vermittelte Entzündung der Myelinscheiden	
Polyneuritis	1.6	vermutlich Induktion einer Autoimmunreaktion gegen Myelinproteine	

Erkrankung	geschätzte Inzidenz pro 100 000 Impfungen	Pathomechanismus	
		Impfung mit Totimpfstoffen	Impfung mit Lebendimpfstoffen
Guillain-Barré-Syndrom	2.5	Aktivierung von autoaggressiven T-Lymphozyten und Makrophagen	
Poliomyelitis	0.01	kommt nicht vor	Lyse von Neuronen durch Polioviren
Meningitis/ Encephalitis	0.1	unbekannt	direkte Virusinfektion oder pathologische Immunreaktionen (molecular mimicry)
Schub einer MS	unbekannt	unspezifische Aktivierung von autoaggressiven T-Lymphozyten	

Kausalität [653, 787]

- **Kriterien für einen Zusammenhang zwischen Impfung und neurologischen Symptomen [787]:**
  - *zeitliches Intervall:* 7 – 21 Tage (maximal 5 Tage bis 6 Wochen)
  - *biologische Plausibilität* (erklärende Mechanismen)
  - *epidemiologische Beobachtungen* verschiedener Wichtungen:
    - niedriger Stellenwert: Einzelfallberichte, Fallserien, unkontrollierte deskriptive Studien
    - mittlerer Stellenwert: kontrollierte Fallstudien
    - hoher Stellenwert: plazebo-kontrollierte prospektive klinische Studien
- **Graduierung der Wahrscheinlichkeit** eines Kausalzusammenhangs zwischen Impfung und neurologischen Symptomen:
  - *Grad 1 – kein Zusammenhang:* ein unerwünschtes Ereignis, das nicht in ausreichendem zeitlichen Zusammenhang mit der Verabreichung des Präparates auftritt oder in dem die Konzentration des Präparates (Antikörper-Konzentrationen) nicht bestimmt werden konnte; und das keinem dem mutmaßlich auslösenden Präparat verbundenen bekannten Reaktionsmuster folgt; und das durch die bekannten Charakteristika des klinischen Zustandes des Probanden oder alternative Therapieformen erklärt werden kann; kein vergleichbarer Fallbericht in der Literatur
  - *Grad 2 – unwahrscheinlich:* ein unerwünschtes Ereignis, das in ausreichendem zeitlichen Zusammenhang mit der Verabreichung des Präparates auftritt oder bei dem die Konzentration des Präparates bestimmt werden konnte; und das keinem dem mutmaßlich auslösenden Präparat verbundenen bekannten Reaktionsmuster folgt; und das durch die bekannten Charakteristika des klinischen Zustandes des Probanden oder alternative Therapieformen erklärt werden kann; die Beweise sind inadäquat, um einen Kausalzusammenhang zu akzeptieren oder zu widerlegen (wenigstens ein vergleichbarer Fallbericht), die biologischen Kriterien reichen jedoch nicht, um den Zusammenhang zu beweisen)
  - *Grad 3 – möglich:* ein unerwünschtes Ereignis, das in ausreichendem zeitlichen Zusammenhang mit der Verabreichung des Präparates auftritt oder bei dem die Konzentration des Präparates bestimmt werden konnte; und das bei der Verabreichung einem dem mutmaßlich auslösenden Präparat verbundenen bekannten Reaktionsmuster folgt; und das auch durch die bekannten Charakteristika des klinischen Zustandes des Probanden oder alternative Therapieformen ausreichend erklärt werden kann; die Beweise sprechen eher für eine Ablehnung eines Kausalzusammenhangs (ein Zusammenhang zwischen Impfung und möglicher Nebenwirkung konnte in einer ausreichend großen Studie (oder Metaanalyse mehrerer Studien) nicht erbracht werden; anderweitige Gründe für einen Zusammenhang haben gegenüber dem Studienergebnis eine geringere Wichtung)
  - *Grad 4 – wahrscheinlich:* ein unerwünschtes Ereignis, das in ausreichendem zeitlichen Zusammenhang mit der Verabreichung des Präparates auftritt oder bei dem die Konzentration des Präparates bestimmt werden konnte; und das bei der Verabreichung einem dem mutmaßlich auslösenden Präparat verbundenen bekannten Reaktionsmuster folgt; und das durch die bekannten Charakteristika des klinischen Zustandes des Probanden oder alternative Therapieformen nicht vernunftmäßig erklärt werden konnte; und das dadurch bestätigt wird, daß bei Absetzen der Arzneimittelgabe (Dechallenge) eine Besserung eintritt; die Beweise sprechen eher für einen Kausalzusammenhang (die Beobachtungen aus Einzelfallberichten oder epidemiologischen Studien ergeben mehr Hinweise für als gegen einen Zusammenhang)
  - *Grad 5 – definitiv:* ein unerwünschtes Ereignis, das in ausreichendem zeitlichen Zusammenhang mit der Verabreichung des Präparates auftritt oder bei dem die Konzentration des Präparates bestimmt werden konnte; und das bei der Verabreichung einem dem mutmaßlich auslösenden Präparat verbundenen bekannten Reaktionsmuster folgt; und das durch die bekannten Charakteristika des klinischen Zustandes des Probanden oder alternative Therapieformen nicht erklärt werden konnte; und das dadurch bestätigt wird, daß sich bei Absetzen der Arzneimittelgabe (Dechallenge) eine Besserung einstellt; und das bei wiederholter Anwendung (Rechallenge) neuerlich auftritt; die Beweise begründen einen Kausalzusammenhang (epidemiologische Studien und/oder Einzelfallberichte belegen einen eindeutigen Kausalzusammenhang, die biologische Plausibilität wurde nachgewiesen)

Einzelsymptome/ Erkrankungen

- **Krampfanfälle:**
  - *Voraussetzung:* Auftreten innerhalb von 72 Stunden nach Impfung, mindestens zwei weitere afebrile epileptische Anfälle innerhalb von 12 Monaten

- *epileptische Anfälle nach Masern/Mumps-Impfung:* wahrscheinlich kein Zusammenhang (Kategorie 2)
- *Differentialdiagnose:* Erstmanifestation eines Krampfleidens, Encephalitiden anderer Genese, Tumoren
- **Mononeuritis:** Auftreten bis maximal 4 Wochen nach Immunisierung; bei Tetanus und Diphtherie: wahrscheinlich kein Kausalzusammenhang (Kategorie 2) [787], bei FSME wahrscheinlicher Zusammenhang
- **Plexusneuritis:** Auftreten bis maximal 4 Wochen nach Immunisierung oder Gabe von Immunglobulinen
  - *Tetanus und Diphtherie:* wahrscheinlicher Kausalzusammenhang (Kategorie 4) [787]
  - *FSME:* wahrscheinlicher Kausalzusammenhang (Kategorie 4)
- **Meningitis:** bei Mumps: Risiko je nach Stamm 1/10 000 bis 1/1 000 000 [653], die vorliegenden Daten sprechen jedoch eher gegen einen Zusammenhang (Kategorie 3) [787]
- **Encephalitis:**
  - *Masern, Mumps, Röteln:* wahrscheinlich kein Zusammenhang (Kategorie 2) [787]
  - *Tetanus, Diphtherie:* die vorliegenden Daten sprechen eher gegen einen Zusammenhang (Kategorie 3) [787]
- **Myelitis:**
  - *Poliomyelitis:* Lebendvakzine: wahrscheinlich kein Zusammenhang (Kategorie 2) [787], Totimpfstoff: bislang kein Beweis für einen Kausalzusammenhang (Kategorie 1) [787]
  - *Hepatitis B:* wahrscheinlich kein Zusammenhang (Kategorie 2) [787]
- **Guillain-Barré-Syndrom:**
  - *Tetanus:* wahrscheinlicher Kausalzusammenhang (Kategorie 4) [787]
  - *Masern, Mumps:* wahrscheinlich kein Zusammenhang (Kategorie 2) [787]
  - *Poliomyelitis:* Lebendvakzine: wahrscheinlicher Kausalzusammenhang (Kategorie 4) [787], Risiko: ca. 0.3/100 000 Impfungen innerhalb der ersten 6 Wochen (wahrscheinlicher Zeitraum)
  - *Hepatitis B:* wahrscheinlich kein Zusammenhang (Kategorie 2) [787]

Zusatzdiagnostik [244,653,787]

- **Anamnese:** zeitlicher Ablauf der Ereignisse (zwischen dem 5. Tag und 6 Wochen nach Impfung, Reexposition?), lokale Impfreaktionen, Impfstoff-Chargennummer, Medikamenten- und Drogenanamnese (Alkohol), Stoffwechselerkrankungen, Familienanamnese
- **Labordiagnostik zum Ausschluß andersartiger Erkrankungen:**
  - *Immunologie:* quantitative Immunglobuline incl. IgE, Immunelektrophorese, Komplementanalyse, Rheumafaktoren, antinukleäre Antikörper, ggf. Immunkomplexnachweis
  - *Serologie:* spezifischer Nachweis von Antikörpern gegen das Impfagens (4-facher Titeranstieg nach 2 Wochen) Influenza A, B, Parainfluenza 1–3, Adenoviren, Masernvirus, Varicella-Zoster-Virus, Zytomegalievirus, Herpes simplex Virus, Mumpsvirus, FSME, Borrelia burgdorferi, Mykoplasma pneumoniae, Listeria monocytogenes, Toxoplasma gondii
  - *Liquor:* Zytologie, Glucose, Albumin, Immunglobuline, gegebenenfalls isoelektrische Fokussierung, serologische Diagnostik wie oben, in Einzelfällen Kulturen bzw. PCR
  - Stuhlproben: Enteroviren und Polio-Impfviren

2.3.2 Bakterielle Infektionen

2.3.2.1 Bakterielle Meningitis / Meningoencephalitis: Allgemeines (ICD-10: G00)

Erreger

Alter	Typische Erreger	Empfohlene Antibiotika
< 1 Monat	Gram-negative Enterobacteriaceae (E. coli, Klebsiella, Enterobacter, Proteus, Pseudomonas aeruginosa), β-hämolysierende Streptokokken der Gruppe B, Listeria monozytogenes	Cefotaxim plus Ampicillin
1 Monat – 6 Jahre	Neisseria meningitidis, Streptococcus pneumoniae, Haemophilus influenzae	Cephalosporin der 3. Generation*

Alter	Typische Erreger	Empfohlene Antibiotika
> 6 Jahre	N. meningitidis, Str. pneumoniae, Streptokokken	Cephalosporin der 3. Generation* plus Ampicillin

* Ceftriaxon oder Cefotaxim, bei Allergie gegen Cephalosporine: Vancomycin 2 × 2 g/Tag

Pathophysiologie
- **Infektionswege:**
  - *hämatogen* z. B. bei Pneumokokkenpneumonie
  - *Nachbarschaftsprozesse* bei Sinusitis, Otitis, Mastoiditis
  - *offene Liquorfisteln* nach offenem Schädelhirntrauma
- **Pathogenese:**
  - Anhaften der Bakterien auf der Mukosa der Schleimhäute mittels Pili und Adhäsionsmolekülen → Endozytose und interzelluläre Ausbreitung
  - Überwindung der ersten Immunantwort durch proteolytischen Verdau von sekretorischem IgA1 und Verhinderung der Phagozytose und Komplementaktivierung aufgrund der Polysaccharidkapsel
  - im Liquorkompartiment nur geringe Abwehrmöglichkeiten
  - Aktivierung der Immunantwort über bakterielle Zellwandprodukte (Peptidoglykane, Teichonsäure, Lipopolysaccharide) → vermehrte Synthese von Zytokinen (IL-1β, TNF-α, IL-6), Arachnidonsäuremetaboliten, Plättchen-aktivierendem Faktor → vermehrte intravasale Gerinnung → Mikro- und Makrothrombosen → Infarkte

Klinisches Bild
- **allgemein:** schwere Allgemeinerkrankung, septische Temperaturen, Erbrechen
- **neurologisch:** Kopfschmerzen (90%), meningeale Reizzeichen (85%), Bewußtseinstrübung (80%), epileptische Anfälle (30%), fokale Ausfälle (20%), Stauungspapille nur in 1%!
- **CAVE atypische Präsentationen:** apurulente Verläufe mit nur geringer Zellzahlerhöhung im Liquor, fehlendem Meningismus, fehlendem Fieber, initial psychotischer Symptomatik oder initialen Anfällen

Zusatzdiagnostik
- **Liquor (→ S. 389):**
  - *typischer Befund:* Pleozytose > 500/μl, Eiweiß > 2000 mg/l, Liquor/Serum-Glucose-Quotient < 0.5, Lactat > 3.5 mval/l, lichtmikroskopischer Erregernachweis bei 2/3 der Fälle
  - *Liquorzytologie:*
    - im Akutstadium: segmentkernige Granulozyten
    - im frühen Reparationsstadium: Monozyten >> Lymphozyten
    - im späten Reparationsstadium: Lymphozyten >> Monozyten
  - *bei zweifelhaftem Liquorbefund* nach 24 Stunden nachpunktieren
- **Erregeranzucht aus Blutkulturen und nativem Liquor:**
  - *Blutkulturen* (aerob und anaerob), insgesamt mindestens 25 ml Blut aus zwei verschiedenen Venen
  - *Nativ-Liquor* (0.2 – 0.5 ml), bei laufender Antibiotikatherapie in Blutkulturflasche; rascher Transport zur kulturellen Erregeranzucht
  - *Aufbewahrung* (falls unumgänglich) für bakteriologische Diagnostik bei Zimmertemperatur (für Virusanzucht bei 4° C)
  - *Zeitbedarf* in der Regel:
    - gängige Erreger: mikroskopischer Befund sofort; am Folgetag Kultur-Zwischenbefund, am 2. – 3. Tag Speziesbestimmung und Resistenz
    - Kryptococcus neoformans: Kultur-Befund nach 2 – 4 Tagen
    - Mykobakterien: Kultur-Befund nach 4 – 8 Wochen, Resistenz nach 8 – 12 Wochen
- **Labor:** Blutbild, Differential-Blutbild (segmentkernige Leukozytose), CRP-Erhöhung, BSG-Erhöhung
- **Bildgebung:** CT, Röntgen-Thorax (Pneumonie?), Röntgen-Schädel (Frakturen?), Aufnahmen nach Stenvers und Schüller (Mastoiditis?), Röntgen/Ultraschall der Nasennebenhöhlen (Sinusitis?)

Diagnosestellung
klinisches Bild und zu bakterieller Entzündung passende Liquorveränderungen

Diagnostisch-therapeutisches Procedere
- **bei Verdacht auf bakterielle Meningitis muß innerhalb von 30 Minuten durchgeführt werden:**
  - *1.* neurologische Untersuchung
  - *2.* Blutkultur
  - *3.* erste Antibiotikagabe (nach Erregerwahrscheinlichkeit/Alter des Patienten)

Therapie

- 4. CT Schädel nur bei komatösen Patienten, Verdacht auf Hirndruck oder fokalen neurologischen Ausfällen
- 5. Lumbalpunktion – sofern kein Hinweis auf Hirndruck
- **Antibiotikum:**
  - *bei unbekanntem Erreger:* Primärtherapie in Abhängigkeit vom Alter (s. o.) bzw. bei speziellen Formen:
    - ▸ posttraumatische Meningitis: Flucloxacillin (Staphylex®) 3 × 4 g/Tag plus Cefotaxim (Claforan®) 3 × 3–4 g/Tag
    - ▸ Shunt-Meningitis: Vancomycin 2 × 2 g/Tag plus Ceftazidim (Fortum®) 3 × 3–4 g/Tag
    - ▸ postoperative Meningitis: Ceftriaxon (Rocephin®) 2 × 2 g/Tag plus Vancomycin 2 × 2 g/Tag
  - *bei bekanntem Erreger [619,652,818]:*

Erreger	Mittel der Wahl	Alternativen
Neisseria meningitidis	Penicillin G	Cephalosporin der 3. Generation*, Ampicillin, Vancomycin
Streptococcus pneumoniae Penicillin-empfindlich	Penicillin G	Cephalosporin der 3. Generation*, Vancomycin, Ampicillin
Str. pneumoniae Penicillin-tolerant MIC: 0,1–1 µg/mL	Cephalosporin der 3. Generation*	Vancomycin
Str. pneumoniae Penicillin-tolereant MIC > 1 µg/mL	Ceftriaxon + Vancomycin oder Rifampicin	Vancomycin plus Cephalosporin der 3. Generation, Hoch-Dosis-Cefotaxim-Regime
H. influenzae	Cephalosporin der 3. Generation*	Ampicillin plus Choramphenicol
Streptokokken (Gruppe B)	Penicillin G	Cephalosporin der 3. Generation*, Ampicillin
Gram-negative Enterobacteriaceae (z. B. E. coli)	Cephalosporin der 3. Generation* plus Aminoglykosid	Breitspektrum-Penicillin (z. B. Piperacillin oder Mezlocillin) plus Aminoglykosid oder Aztreonam
Staphylokokken (Methicillin-empfindlich)	Flucloxacillin	Vancomycin
Staphylokokken (Methicillin-resistent)	Vancomycin	Trimethoprim-Sulfamethoxazol
Listeria monocytogenes	Ampicillin plus Aminoglykosid	Trimethoprim-Sulfamethoxazol
Bacteroides fragilis	Metronidazol	Chloramphenicol

* Ceftriaxon oder Cefotaxim, bei Allergie gegen Cephalosporine: Vancomycin 2 × 2 g/die

- **empfohlene Antibiotikadosis:** Ampicillin (Binotal®) 3 × 5 g/Tag, Cefotaxim (Claforan®) 4 × 3–4 g/Tag, Ceftriaxon (Rocephin®) 2 × 2 g/Tag, Chloramphenicol (Paraxin®) 4 × 0.5 g/Tag, Flucloxacillin (Staphylex®) 4 × 2 g/Tag, Metronidazol (Clont®) 3 × 500 mg/Tag, Mezlocillin (Baypen®) 4 × 5 g/Tag, Penicillin G 6 × 5 Mega/Tag, Piperacillin (Pipril®) 4 × 4 g/Tag, Rifampicin (Rifa®) 1 × 600 mg/Tag, Trimethoprim-Sulfamethoxazol (Bactrim®, Eusaprim®) 2 × 2 Tbl. = 4 g /Tag, Vancomycin (Vancomycin®) 2 × 2 g/Tag
- **Therapiedauer in Tagen:** H. influenzae (7), N. meningitidis (7), Str. pneumoniae (10–14), L. monocytogenes (14–21), Streptokokken Gruppe B (14–21), gram-negative Bakterien (21)
- **Dexamethason** (keine gesicherte Indikation): 4 × 0.15 mg/kg KG über 2 Tage bei Infektion mit H. influenzae, Str. pneumoniae oder Nachweis eines Hirnödems im CT, klinischen Hirndruckzeichen oder komatösen Patienten, nicht bei bakterieller Endokarditis; erste Dexamethasongabe möglichst vor Beginn der Antibiotikatherapie [515,647]

Entzündliche und infektiöse Erkrankungen 93

Komplikationen	■ **neurologische:** Hydrocephalus malresorptivus, subdurales Empyem, Arteriitis (v. a. bei Haemophilus), Sinusthrombose (→ S. 51), Hirnödem (→ Einklemmung) (→ S. 346), Hirnabszeß (selten), Schwerhörigkeit ■ **internistische:** Pneumonie, Sepsis, Verbrauchskoagulopathie, ARDS (adult respiratory distress syndrome), SIADH (Syndrom der inadäquaten ADH-Sekretion) (→ S. 352), Rhabdomyolyse
Prognose	■ **Mortalität:** H. influenzae 3 %, N. meningitidis 13 %, Gram-neg. Bakterien 10 – 20 %, Str. pneumoniae 20 % ■ **Defektheilungen** bei 10 – 30 % (Hypakusis, neuropsychologische Defizite)
Meldepflicht	bei Erkrankung und Tod (§ 3 Bundesseuchengesetz)

2.3.2.2 Meningokokken-Meningitis (ICD-10: G01, A39.0)

Erreger	Meningokokken (Neisseria meningitidis)
Klinisches Bild (Besonderheiten)	Exanthem mit petechialen Blutungen (bakterielle Embolien) speziell an den Extremitäten
Diagnosestellung	Nachweis intrazellulärer Diplokokken im Liquorpräparat oder Blut/Liquorkultur
Therapie	siehe Tabelle
Prophylaxe	bei Personen, die engen Kontakt zum Patienten hatten (gleicher Haushalt, Mund-zu-Mund-Kontakt) sinnvoll bis zum 7. Tag nach letztem Kontakt [234]; Rifampicin (z. B. Rimactan®) 600 mg alle 12 Stunden für 2 Tage oder Ceftriaxon (Rocephin®) 1 × 2 g i. m. für 2 Tage oder Ciprofloxacin (Ciprobay®) 1 × 750 mg p. o.
Verlauf	Letalität 10 % (s. o.)
Komplikationen	Herpes labialis (ausgedehnt), Ertaubung, Meningokokkensepsis (Waterhouse-Friderichsen-Syndrom) mit Schock, Verbrauchskoagulopathie und Nebennierenversagen (hämorrhagischer Infarkt)
Hygienische Maßnahmen	■ **Meldepflicht** bei Erkrankung und Tod (§ 3 Bundesseuchengesetz) ■ **Isolierung** ■ **Behandlung von Kontaktpersonen** (Familie, Krankenhauspersonal; s. o.) notwendig

2.3.2.3 Pneumokokken-Meningitis (ICD-10: G00.1)

Allgemeines	häufigster Erreger einer bakteriellen Meningitis im Alter > 18 Jahre
Erreger	Streptococcus pneumoniae
Disponierende Faktoren	Krankheit, Alkoholismus; meist hämatogene Streuung oder Durchwanderungsmeningitis bei Nachbarschaftsprozessen (Mastoiditis), Splenektomie, Diabetes mellitus, Tumorleiden
Klinisches Bild (Besonderheiten)	ausgedehnter Herpes labialis
Diagnosestellung	Nachweis extrazellulär gelegener Diplokokken im Liquorpräparat oder Blut/Liquorkultur
Therapie	siehe Tabelle
Verlauf	Letalität > 30 %

2.3.2.4 Hirnabszeß [645,717] (ICD-10: G06.0)

Erreger	■ **häufig:** Streptokokken (Str. milleri, Str. viridans) und obligat anaerobe Erreger des Genus Peptostreptococcus ■ **seltener:** Bacteroides-Subspezies, Enterobakterien und Pseudomonas Subspezies, Staphylococcus aureus ■ **sehr selten:** Pilze (Candida, Kryptokokken; Ausnahme: bei immundefizienten Patienten häufig!), Entamoeba histolytica (Auslandsaufenthalt), Toxoplasmose
Ätiologie	■ **fortgeleitet** (50 %) bei Otitis, Sinusitis, Osteomyelitis ■ **hämatogen** (30 %) bei Bronchiektasen, Pneumonie, Endokarditis, Herzklappenfehler ■ **nach offenen Schädelhirnverletzungen** (10 %); Spätabszesse evtl. nach Jahren ■ **nach septischer Sinusthrombose oder eitriger Meningitis:** selten

Stadien	Stadium	Histologie	CT-Befund
	frühe Cerebritis (Hirnphlegmone)	Ödem, entzündliche Leukozyteninfiltrate, keine Kapsel, disseminierte Nekrosen	nativ: unscharf begrenzte Hypodensität Kontrastmittel: keine oder geringe Anreicherung
	späte Cerebritis	Ödem, zusätzlich zur Leukozyteneinwanderung Fibroblasten, große zentrale Nekrose	nativ: unscharf begrenzte Hypodensität Kontrastmittel: unscharf begrenzte ringförmige Anreicherung
	frühe Kapselbildung	Rückgang des Ödems; Fibroblasten und Makrophagen, Verkleinerung der zentralen Nekrose, Kollagenkapsel	nativ: Hypodensität mit strahlendichterem ringförmigen Zentrum Kontrastmittel: scharf begrenzte ringförmige Anreicherung
	späte Kapselbildung	Ödem fast verschwunden, kleine zentrale Nekrose, dichte Kollagenkapsel, Abnahme von Leukozyten und Makrophagen	nativ: blasse ringförmige Hyperdensität in der Hypodensität Kontrastmittel: scharf begrenzte ringförmige Anreicherung

Klinisches Bild
- **akuter Verlauf:** Kopfschmerzen, Übelkeit, Erbrechen, Herdzeichen, psychische Auffälligkeiten, Meningismus, epileptische Anfälle, Fieber, Hirndruckzeichen, Leukozytose
- **chronischer Verlauf:** kein Fieber, keine Entzündungszeichen

Zusatzdiagnostik
- **CT:** solitäre (bei fortgeleiteten Abszessen) oder multiple (bei metastatischen Abszessen) Ringstrukturen (hypodens) mit nach Kontrastmittel-Gabe hyperdensem Randsaum:
  - *inhomogen* entspricht noch einer Herdencephalitis
  - *homogen* spricht für Abszess
- **EEG:** Herdbefund(e)
- **Liquor:** in bis zu 25% der Patienten unauffällig!, häufig kein Erregernachweis; variable Pleozytose (5–1000 Zellen/µl, segmentkernige Granulozyten); Schrankenstörung, im Verlauf oft intrathekale IgA- (und gelegentlich auch IgM und IgG-) Synthese; diagnostischer Nutzen der LP gemessen am Risiko einer intrakraniellen Herniation relativ gering
- **stereotaktische Punktion:** entscheidend für den Erregernachweis

Diagnosestellung
klinisches Bild, CT-Befund und bioptischer Befund (Eiter und/oder Erregernachweis) bei stereotaktischer Punktion oder offener Operation
  - *offene Operation* zur Diagnosesicherung nur bei erfolgloser bzw. nicht möglicher stereotaktischer Punktion bzw. bei Verdacht auf Infektion mit Nocardien oder Pilzen

Differentialdiagnose
- **nach dem CT:** Glioblastom (→ S. 129), Metastasen (→ S. 138), Insult, Hämatom
- **nach klinischem Bild:** Herpes-Encephalitis (→ S. 81), Glioblastom (→ S. 129)

Therapie
- **stereotaktische Punktion** zur Keimisolierung und Entleerung, ggf. Wiederholung nach Verflüssigung des Abszesses, möglichst vor der ersten Antibiotikagabe
  - *Komplikationsrate:* 4%, Operations-Letalität: 0.2%, Spätfolgen: 6%
- **Abszeßexzision via Kraniotomie:**
  - *Indikationen:* gekammerter Abszeß, Fremdkörper im Abszeß, Fisteln, revisionsbedürftige Frakturen, Abszesse mit fester Konsistenz (Pilz-, Mykobakterien- oder Actinomyces-Genese), massive intrakranielle Raumforderung, Infektion mit Nocardia asteroides
  - *Kontraindikationen:* Cerebritisstadium, Lokalisation in der Nähe eloquenter Cortexareale, in den Stammganglien oder im Hirnstamm
- **Antibiose:**
  - *vor Erregerisolierung* Beginn mit einer Kombinationstherapie:
    ▶ Frontallappen: Penicillin G + Metronidazol oder Cefotaxim + Metronidazol
    ▶ Temporallappen, Kleinhirn: Flucloxacillin + Metronidazol + Ceftazidim
    ▶ multiple Abszesse: Flucloxacillin + Metronidazol + Cefotaxim
    ▶ postoperativ: Ceftazidim + Vancomycin
    ▶ nach penetrierenden Traumen: Cefotaxim + Flucloxacillin
  - *bei Nokardieninfektion* (u. a. bei vorausgegangener schwerer Pneumonie): Imipenem (Zienam®) 2 × 2 g/Tag plus Amikacin (Biklin®) 3 × 5 mg/kg KG/Tag
  - *bei Pilzinfektion* Amphotericin B 1 × 0.5–2 mg/kg Körpergewicht/Tag und Flucytosin (Ancotil®) 3 × 50 mg/kg KG/Tag

- *Dosierungen:* Penicillin G 24 Mio E, Metronidazol (Clont®) 4 × 500 mg, Cefotaxim (Claforan®) 1 – 2 g alle 4 – 8 Stunden (max. 12 g/Tag), Ceftazidim (Fortum®) 1 – 2 g alle 4 – 8 Stunden (maximal 12 g/Tag), Flucloxacillin (Staphylex®) 3 × 4 g, Vancomycin (Vancomycin®) 2 × 1 g
- *Dauer der Antibiose:* 4 – 8 Wochen, abhängig auch vom CT-Befund (Schrankenstörung); verzögerte Rückbildung der Kontrastmittel-Anreicherung der in situ verbliebenen Abszeßkapsel ist normal und kein Hinweis für ein Rezidiv
- **Cortikosteroide:** Dexamethason (Fortecortin®) (→ S. 409) 4 – 6 × 4 mg i. v. bei raumfordernden Abszessen bzw. drohender Herniation, multiplen Abszesse, die nur teilweise operativ angehbar sind, Abszessen in Hirnregionen mit besonderer Ödemneigung (Kleinhirn), ausgeprägtem perifokalem Ödem
- **antiepileptische Prophylaxe** für 1 – 2 Jahre empfohlen
- **Fokussuche und -sanierung**

Komplikationen Durchwanderungsmeningitis, Ventrikeleinbruch (Pyocephalus internus), Hirnödem → Einklemmung

Prognose Letalität 10 – 40 %, häufig Residuen (Epilepsie: 30 – 70 %)

2.3.2.5 Septisch-embolische Herdencephalitis [552]   (ICD-10: G04.2)

Ätiologie
- **Erreger:** Staphylococcus aureus, gramnegative Bakterien
- **septische Streuherde:** subakute bakterielle Endokarditis (→ S. 59), zentrale Venenkatheter

Disponierende Erkrankungen Drogenabusus, Immunschwäche, chronische pulmonale Infekte

Pathophysiologie subakute/chronische septische Streuung → cerebrale Embolien → Infarkte (oft hämorrhagisch transformiert), encephalitische Herde, mykotische Aneurysmen

Klinisches Bild
- **Allgemeinsymptome:** Abgeschlagenheit, Inappetenz, Fieber (kann fehlen), selten septische Symptome
- **neurologisch:** Kopfschmerzen, Nackensteife, Herdsymptome (transient oder permanent), epileptische Anfälle, organisches Psychosyndrom, Bewußtseinsstörungen

Untersuchung
- **Herzgeräusch**, Splenomegalie
- **Hautembolien:** Petechien, „Splitterblutungen" unter den Nägeln, Osler'sche Knötchen (schmerzhafte, purpurrote, leicht erhabene, 2 – 5 mm große Effloreszenzen v. a. an Fingerkuppen und Zehen), Janeway-Flecken (schmerzlose, ulzerierende Flecken)

Zusatzdiagnostik
- **Bildgebung** (CT, MRT): Territorialinfarkte, oft mit hämorrhagischer Transformation, unregelmäßig Kontrastmittel-aufnehmend
- **Labor:** BSG-Beschleunigung, Leukozytose, Mikrohämaturie
- **Blutkulturen**, wiederholt im Abstand von wenigen Stunden
- **EKG:** Rhythmusstörungen, Sinustachykardie
- **Echokardiogramm** (transthorakal und transoesophageal): Suche nach einer bakteriellen Endokarditis (S. 59)
  - *falls unergiebig:* weitere Fokussuche mit Thorax-Röntgen, Abdomen-Sonographie
- **Liquor:** granulozytäre Pleozytose, Schrankenstörung, intrathekale IgA-Produktion, Lactatanstieg, Glucoseverminderung; Liquor-Kultur

Diagnosestellung klinisches Bild, typische morphologische Veränderungen in der Bildgebung und Erregernachweis in der Blutkultur

Differentialdiagnose
- **multiple Embolien:** nicht-bakterielle Endokarditis, Fett- und Luftembolien, disseminierter intravasaler Gerinnung, cerebrale Malaria
- **multiple entzündliche Herde:** Herpes-Encephalitis (→ S. 81), generalisierte Vaskulitiden, tuberkulöse Aussaat
- **multiple Blutungen:** Sinusthrombose (→ S. 51), cerebrale Amyloid-Angiopathie (→ S. 65)

Therapie
- **kausal:**
  - *Antibiose:* initial Rifampicin (Rifa®) 1 × 600 mg/Tag oder Cefotaxim (Claforan®) 3 × 4 g/Tag; nach Erregernachweis gezielt
  - *Antikoagulation* umstritten (hohe Blutungsgefahr bei septischen Embolien)
- **symptomatisch:** Anfallsprophylaxe

Komplikationen
- **entzündliche Gefäßnekrosen** → intracerebrale Blutungen
- **Erregeraussaat** in den Liquorraum (→ Meningitis; ca. 6 %)
- **embolische („mykotische") Aneurysmen** der distalen Arterien (Ruptur → intracerebrale Blutungen oder atypisch lokalisierte Subarachnoidalblutungen)
- **Hirnabszeßbildung** (→ S. 93) selten
- **Retinablutungen** (aus septischen Embolien) ca. 35 %

2.3.2.6 Septisch-metastatische Herdencephalitis [552]   (ICD-10: G04.2)

Ätiologie	■ **Erreger:** Staphylokokken, Streptococcus viridans u. a., Enterokokken, Enterobakterien
Pathophysiologie	akute Sepsis (Ausgangspunkt beliebig) → Mikroabszesse → encephalitische Herde und evtl. eitrige Meningitis
Klinisches Bild	Kopfschmerzen, akutes organisches Psychosyndrom, Bewußtseinstrübung, epileptische Anfälle, fokale Ausfälle, evtl. spinale Beteiligung bzw. Beteiligung peripherer Nerven als Mononeuritis multiplex
Zusatzdiagnostik	■ **Bildgebung (CT, MRT):** multiple Mikroabszesse ■ **Labor, Blutkulturen, Liquor** wie bei wie bei septisch-embolischer Herdencephalitis
Diagnosestellung, Therapie	wie septisch-embolische Herdencephalitis

2.3.2.7 Septische Encephalopathie [105]

Definition	■ potentiell reversible Dysfunktion des Zentralnervensystems bei Patienten mit einer septischen Erkrankung ■ nicht verursacht durch direkte Infektion des ZNS (Meningitis, Encephalitis, Hirnabszeß) ■ bei Fehlen einer Sepsis (Polytrauma, schwere Verbrennungen) = „Syndrom der systemischen Entzündungsreaktion" (systemic inflammatory reaction syndrome, SIRS)
Epidemiologie	Häufigkeit je nach Definitionskriterien bei 17 – 48 % der septischen Patienten
Pathophysiologie	ungeklärt, wahrscheinlich multifaktoriell: Hypotonie [870], cerebrale Mikroabszesse, Wirkungen von Endotoxinen, Zytokinen und Interferonen, Beeinträchtigung des Serotoninmetabolismus bzw. des hepatischen Metabolismus von Aminosäuren;
Klinisches Bild	Irritabilität, Desorientierung, Bewußtseinstrübung bis Koma, meist keine fokalen Zeichen, fakultativ paratonische Rigidität/Gegenhalten; Einsetzen u. U. als Initialsymptom der Sepsis
Zusatzdiagnostik	■ **EEG:** mit ansteigendem Schweregrad der Encephalopathie Grundrhythmusverlangsamung, triphasische Wellen, burst-suppression-Muster ■ **Bildgebung** (CT oder MRT) meist unauffällig ■ **Liquor** häufig unauffällig, in schweren Fällen evtl. geringgradige Proteinerhöhung
Diagnosestellung	Vorgeschichte (Sepsis, Multiorganversagen), klinisches Bild und Ausschluß anderer metabolisch/toxischer Ursachen
Differentialdiagnose	Hypoxie, Hypoglykämie, andere metabolische Entgleisungen, Sinusthrombose, Wernicke-Encephalopathie
Therapie	■ Therapie der Sepsis und begleitender Erkrankungen, Aufrechterhaltung einer ausreichenden cerebralen Perfusion ■ **experimentell:** Gabe verzweigtkettiger Aminosäuren, Immunsuppression
Prognose	Mortalitätsrate 50 – 80 %

2.3.2.8 Tuberkulöse Meningitis   (ICD-10: A17.0)

Erreger	Mycobacterium tuberculosis, Mycobacterium bovis
Pathologie	makroskopisch gallertartige Exsudate vornehmlich in den basalen Zisternen, im Bereich der Leptomeningen hirsekorngroße, gelbbraune Knötchen (miliare Tuberkel); die raumfordende Wirkung der Tuberkel sowie das Übergreifen der Entzündung auf die Gefäßwände führt zu kleinen Infarkten; im Zentrum der Tuberkel Langhans'sche Riesenzellen und Tuberkelbakterien
Disponierende Erkrankungen	Alkoholismus, Immunsuppression, Malignome, Lebercirrhose
Klinisches Bild	Kopfschmerzen, Meningismus, Bewußtseinstrübung, Stauungspapillen (30 %), Hirnnervenausfälle (20 %), epileptische Anfälle (5 – 10 %), Hemiparese (5 %)
Zusatzdiagnostik	■ **Liquor:** initial vorübergehend granulozytäre Pleozytose bei 25 – 50 %, lymphozytäre Pleozytose (100 – 400 Zellen/µl), Eiweiß 1000 – 5000 mg/l, Glucose-Quotient erniedrigt (u. U. initial noch normal), intrathekale Synthese von IgA (gelegentlich IgG und IgM) ■ beachte: u. U. unauffälliger Liquor bei Immundefekten und vorangehender Cortisontherapie! ■ **Erregernachweis aus dem Liquor:** ■ *Ausstrichpräparat (Ziehl-Neelsen-Färbung):* Nachweis von säurefesten Stäbchen

- *Polymerase-Kettenreaktion (PCR)* aus Sputum, Bronchiallavage und evtl. aus Liquor (noch kein Routineverfahren)
- *Kultur, Tierversuch:* positiver Befund nach ca. 30 Tagen, negativer Befund nach 8 Wochen
- **CT:** Tuberkulome, basale Arachnoiditis, Hydrocephalus, Infarkte bei tuberkulöser Vaskulitis
- **Röntgen Thorax** (in ca. 50% unauffällig)
- **Trachealsekret, Sputum, Magensaft, Urin:** Nachweis von säurefesten Stäbchen
- **Tuberkulin-Test** unzuverlässig: bei ca. 50% falsch negativ

Diagnosestellung
Nachweis säurefester Stäbchen in der Ziehl-Neelsen-Färbung, positive PCR oder kultureller Nachweis

Differentialdiagnose
Kryptokokkose, virale Meningitiden, Neurolues (→ S. 100), Meningeosis carcinomatosa/lymphomatosa (→ S. 140), Sarkoidose (→ S. 110)

Therapie
- **Therapiebeginn vor Diagnosesicherung!**
- **Antibiose:**
    - *6-Monats-Regime* (optimale Standardtherapie):
        - Initialphase (2–3 Monate): Viererkombination aus Isoniazid (INH) 1 × 10 mg/kg KG/Tag i. v. bzw. später p. o. (zusätzlich Vitamin B_6 100 mg/Tag) *plus* Rifampicin 1 × 10 mg/kg KG/Tag i. v. bzw. später p. o. *plus* Pyrazinamid (PZA) 1 × 35 mg/kg KG/Tag p.o *plus* Streptomycin 0.75–1 g/Tag i. v. oder Ethambutol 1 × 20 mg/kg KG p. o.
        - Stabilisierungsphase (4 Monate): INH plus Rifampicin täglich oder INH plus Rifampicin 2–3mal/Woche
    - *9 (-12)-Monats-Regime* (falls 6-Monats Regime mit PZA nicht möglich):
        - Initialphase (2–3 Monate): INH *plus* Rifampicin *plus* Ethambutol täglich
        - Stabilisierungsphase (7–10 Monate): INH plus Rifampicin täglich oder 2–3mal/Woche
    - *Rezidive:* Behandlungsdauer 9–12 Monate
- **Steroide:** bei ausgeprägtem Hirnödem bzw. zur Prophylaxe von arachnitischen Verklebungen Dexamethason 6 × 4 mg i. v. über 4–6 Wochen
- **Anfallsprophylaxe** erst nach dem 1. Anfall
    - *CAVE:* INH hemmt den Abbau von Carbamazepin, Phenytoin und Primidon → Intoxikation

Komplikationen
- **Hydrocephalus** (40%) → Liquordrainage
- **Vaskulitis:** → Infarkte bei 20–30%
- **SIADH** (→ S. 352) → Flüssigkeitsrestriktion
- **Tuberkulome** (10–15%) → Operation nur bei klinischer Symptomatik
- **Abszesse** (→ S. 93) selten (→ Operation)
- **spinale Beteiligung:** Radikulomyelopathie, Arachnoiditis, Vaskulitis, spinale Tuberkulome, Syringomyelie [728]

2.3.2.9 Listeriose (ICD-10: A32.1)

Erreger
Listeria monozytogenes

Disponierende Faktoren
Schwangerschaft, Leukämie, malignes Lymphom, Organtransplantation, Cortikosteroidtherapie, Cyclosporin A-Therapie, Leberzirrhose, Genuß von Weichkäse aus unpasteurisierter Milch

Pathologie
in ca. 90% Meningitis oder Meningoencephalitis, in ca. 10% Hirnstammencephalitis mit ödematöser Schwellung, Nekrosen und Hämorrhagien vornehmlich im Hirnstamm, selten Abszesse

Klinisches Bild
- **häufig:** febriles Prodromalstadium, meningitische Zeichen, Ataxie, nukleäre Hirnnervenparesen
- **seltener:** Ptosis, Doppelbilder, Parese der caudalen Hirnnerven mit Dysarthrie, Schluckstörungen, Hemiparesen, vegetative Dysregulation, Diabetes insipidus

Zusatzdiagnostik
- **Mikroskopie:** Erregernachweis im Liquorpräparat: grampositive kokkoide Stäbchen (Verwechslung mit Streptokokken möglich)
- **Kultur:** Blutkultur (wiederholt durchführen), Liquorkultur (nur in ca. 20% positiv)
- **Serologie** ohne Bedeutung, da unsicher und verspätet positiv
- **neuere Verfahren ohne ausreichende Erfahrung:** Antigennachweis im Liquor mit Capture ELISA, DNA-Hybridisierung, Polymerase-Ketten-Reaktion (PCR)

Diagnosestellung
Meningitis (evtl. mit Hirnstamm-/Kleinhirnsymptomatik, v. a. bei einem immunsupprimierten Patienten oder einer Schwangeren) und Erregernachweis

Therapie	■ Ampicillin (Binotal®) 3 × 5 g und Gentamicin 5 mg/kg KG/Tag i. v. ■ **Cephalosporine (z. B. Rocephin®) sind unwirksam!**
Prognose und Verlauf	Letalität in Abhängigkeit von der Grunderkrankung zwischen 5 % und 50 % (bei Immundefekten), bei der Hirnstammencephalitis bis 60 %

2.3.2.10 Q-Fieber (ICD-10: A78)

Erreger	Coxiella burnetti
Disponierende Faktoren	Kontakt mit infizierten Tieren (Rinder, Schafe, Ziegen) oder über Rohmilch; Inkubationszeit 2–3 Wochen; gefährdet sind Arbeiter in Schlachthäusern, Landwirte, Veterinärmediziner und Menschen, die nicht-pasteurisierte Milch konsumieren
Klinisches Bild	hochfieberhafte Allgemeinerkrankung, Kopfschmerzen, Pneumonie, seltener Diarrhoe, granulozytäre Vaskulitis der Haut, Keratokonjunktivitis, meningitisches Syndrom; selten auch parkinsonähnliche Beschwerden
Zusatzdiagnostik	KBR, BSG stark erhöht, meist keine Leukozytose
Diagnosestellung	klinisches Bild (typisch: heftige Brustschmerzen und Gürtelgefühl am Rippenbogen) und positive KBR
Therapie	Doxycyclin 2 × 100 mg/Tag für 3 Wochen
Prognose und Verlauf	im allgemeinen gut bis auf Gefäßprozesse und Myokarditis
Meldepflicht	bei Erkrankung und Tod (§ 3 Bundesseuchengesetz)

2.3.2.11 Borreliose (Übersicht) (ICD-10: A69.2)

Erreger	Borrelia burgdorferi sensu stricto, B. garinii, B. afzelii, B. japonica
Epidemiologie	Übertragung durch Zeckenstiche, fraglich auch durch andere stechende Insekten (Pferdebremsen, Stechmücken)
Stadien und klinische Manifestationen	■ **akute Borreliose (Stadium I)** (Symptomdauer < 6 Monate, lokalisierte Symptome): Erythema migrans (EM; am Stichort entstehendes kranzförmiges, zentrifugal fortschreitendes livid-rotes, zentral abblassendes Erythem mit hellrotem, randbetontem Ring; Differentialdiagnose: Erythema anulare centrifugum bei akutem rheumatischem Fieber, Erysipel, Erysipeloid); regionale Lymphadenopathie ■ **akute Borreliose (Stadium II)** (Symptomdauer < 6 Monate, disseminierte Symptomatik): Allgemein-Symptome (Arthralgien/Myalgien, Fieber, Nachtschweiß, Gewichtsabnahme), multiple sekundäre EM, Borrelien-Lymphozytom (Lymphadenosis cutis benigna; bevorzugte Lokalisationen: Ohrläppchen, Scrotum, Mamille; tumoröse Herde von blau-roter Farbe und weicher Konsistenz, histologisch Proliferation von lymphatischen Zellen), regionale Lymphknotenschwellungen, Arthralgien (betreffen vorwiegend die großen Gelenke), Karditis (AV-Block, Arrhythmien), *akute Neuroborreliose* ■ **chronische Borreliose (Stadium III)** (Symptomdauer > 6 Monaten): Akrodermatitis chronica atrophicans Herxheimer (ACA; betrifft überwiegend Frauen > 50 Jahre), Arthritis, *chronische Neuroborreliose*
Zusatzdiagnostik bei Borreliose	■ **Serum:** 　■ IgM-Antikörper auch bei akuten Verläufen nur in ca. 40 % nachweisbar, Titerabfall und Verschwinden der IgM-Antikörper meist erst nach 4–6 Monaten, gelegentlich jedoch Persistieren positiver IgM-Titer über Jahre trotz Beschwerdefreiheit 　■ IgG-Antikörper: bei chronischen Verläufen häufig höhere Titer als bei akuten Verläufen; zur Beurteilung laborinterne Referenzwerte beachten, nach Therapie Titerabfall und -anstieg möglich ■ **falsch positive Befunde** bei akuter EBV-, VZV-, CMV-, Lues-, Hepatitis B- oder C-Infektion
Zusatzdiagnostik bei Neuroborreliose	■ **Liquor:** Pleozytose (zahlreiche aktivierte Lymphozyten), Schrankenstörung (Albuminquotient oft > 10×10^{-3}, Gesamtprotein > 600 mg/l), intrathekale Immunglobulinsynthese (bei akuter Neuroborreliose IgM >> IgG und IgA, bei chronischer Neuroborreliose IgG und IgA >> IgM), Antikörper-Index (Antikörperbestimmung zur Berechnung der borrelienspezifischen intrathekalen IgG- bzw. IgM-Antikörpersynthese; diese liegt vor bei einem Antikörper-Index > 2, bei > 90 % der Fälle erhöht) ■ **MRT:** bei der chronischen Verlaufsform in T2-Wichtung gelegentlich signalhyperintense Läsionen ■ **Angiographie:** nur bei Verdacht auf borrelieninduzierte Vaskulitis (hierbei auch pathologischer Liquorbefund)

Entzündliche und infektiöse Erkrankungen **99**

Diagnostische Kriterien (Neuroborreliose) [367]

- **mögliche Neuroborreliose:**
  - *typisches klinisches Bild* (Hirnnervenausfälle, Meningitis, fokale neurologische Ausfälle)
  - *Borrelien-spezifische IgG- und/oder IgM-Antikörper* im Serum
  - *Liquorbefund* nicht vorliegend
- **wahrscheinliche Neuroborreliose:** wie „mögliche Neuroborreliose", jedoch zusätzlich
  - *positiver Liquorbefund* mit Pleozytose, Schrankenstörung und/oder intrathekaler Immunglobulinsynthese
- **gesicherte Neuroborreliose:** wie „wahrscheinliche Neuroborreliose", jedoch zusätzlich
  - *intrathekale Synthese Borrelien-spezifischer Antikörper* (IgG und/oder IgM) im Liquor oder positive PCR im Liquor

Therapie

Erkrankung	Antibiotikum	Dosierung	Dauer
Erythema migrans Borrelien-Lymphozytom	Doxycyclin* Amoxicillin* Cefuroxim*	2 × 100 mg/Tag 3 × 1000 mg/Tag 2 × 500 mg/Tag	14–21 Tage 14–21 Tage 7 Tage
Acrodermatitis chronica atrophicans	Amoxicillin* Ceftriaxon* Cefotaxim* Doxycyclin*	2 × 1000 mg/Tag 1 × 2 g/Tag 3 × 2 g/Tag 2 × 100 mg/Tag	21 Tage 14–21 Tage 14–21 Tage 21 Tage
Karditis	Ceftriaxon*	1 × 2 g/Tag	14 Tage
Arthritis	Doxycyclin* Amoxicillin* Ceftriaxon* Cefotaxim*	2 × 100 mg/Tag 3 × 1000 mg/Tag 1 × 2 g/Tag 3 × 2 g/Tag	28 Tage 28 Tage 14–21 Tage 14–21 Tage
akute Neuroborreliose	Ceftriaxon* Cefotaxim*	1 × 2 g/Tag 3 × 2 g/Tag	14 Tage 14 Tage
chronische Neuroborreliose	Ceftriaxon* Cefotaxim*	1 × 2 g/Tag 3 × 2 g/Tag	21 Tage 21 Tage
Erythema migrans in der Schwangerschaft und bei Kindern bis 14 Jahre	Amoxicillin Cefuroxim* Ceftriaxon*	3 × 1000 mg/Tag 2 × 500 mg/Tag 1 × 1 g/Tag	14 Tage 7 Tage 14 Tage

* alternativ

2.3.2.12 Akute Neuroborreliose (ICD-10: A69.2)

Klinisches Bild

- **Symptomdauer:** ≤ 6 Monate
- **peripheres Nervensystem:** Radikulitis mit zunächst heftigsten, nächtlich betonten, radikulär bzw. segmental verteilten Schmerzen, im weiteren Verlauf Parästhesien und Paresen
- **Hirnnerven:** bis auf den N. olfactorius können alle Hirnnerven erkranken, am häufigsten (> 80%) Facialisparese (oft doppelseitig) > Augenmuskelparesen (N. abducens > N. oculomotorius und trochlearis), Opticus-Neuritis, Hörminderung, Schwindel (N. vestibulocochlearis), Hypoglossusparese
- **ZNS:** meningitische Symptome (bei Kindern viel häufiger als bei Erwachsenen): Kopfschmerzen, Lichtscheu, Übelkeit, Erbrechen, Müdigkeit, emotionale Labilität; selten organisches Psychosyndrom mit Konzentrationsschwäche, Bewußtseinsminderung und Halluzinationen; im Rahmen borrelieninduzierter cerebraler Vaskulitiden vornehmlich Thalamus- und Hirnstamminfarkt, gelegentlich epileptische Anfälle und fokale neurologische Ausfälle
- **Rückenmark:** selten akute Myelitis (Paraparese, Blasenstörungen)

Prognose und Verlauf [417]

- **akute Neuroborreliose:** in den meisten Fällen Ausheilung auch ohne spezifische Antibiotikatherapie; die Antibiose verkürzt jedoch die Dauer der Schmerzen und verringert das seltene Risiko des Übergangs in eine chronische Verlaufsform
- **„Post-Borreliosis-Syndrom":** fibromyalgische Beschwerden nach einer akuten Neuroborreliose, selten, depressive Entwicklung(?), spricht nicht auf eine erneute antibiotische Therapie an; Empfehlung: trizyklische Antidepressiva (S. 425) [775]

2.3.2.13 Chronische Neuroborreliose (ICD-10: A69.2)

Klinisches Bild
- **Symptomdauer:** > 6 Monate
- **peripheres Nervensystem:** selten vorwiegend sensibel betonte axonale Polyneuropathie in Assoziation mit der Acrodermatitis chronica atrophicans; eine Borrelieninfektion als Ursache einer isolierten Polyneuropathie läßt sich trotz positiver Borrelienserologie meist nicht beweisen
- **Hirnnerven:** bei ca. 40% der Patienten mit Myelitis, am häufigsten Facialisparesen, Hörstörungen und Opticusneuritiden mit langsam progredienter Erblindung
- **ZNS:** häufig Myelitis mit spastisch-ataktischer Gangstörung, bei ca. 60% zusätzlich Encephalitis (Hemiparesen, Sensibilitäts- und Koordinationsstörungen)

Differentialdiagnose
multiple Sklerose (→ S. 113), Sarkoidose (→ S. 110), Lupus erythematodes (→ S. 73), spinale Raumforderungen

Prognose und Verlauf [417]
Ausheilung umso eher, je kürzer die klinische Symptomatik bestanden hat; in ca. 20–30% Defektheilungen mit Restparesen

2.3.2.14 Neurolues (ICD-10: A52.1)

Erreger
Treponema pallidum

Epidemiologie
Inzidenz der Syphilisneuinfektionen (BRD 1990) 1.4/100 000 Einwohner, am höchsten (5/100 000) bei 25–30-jährigen Männern; Inzidenz der Neurosyphilis (BRD 1981) 1/100 000

Pathogenese
- **Tendenz zum Befall mukoidhaltiger Gewebe** wahrscheinlich aufgrund der fehlenden Fähigkeit des Erregers, N-Acetyl-D-Glucosamin, ein Baubestandteil der Peptidoglykanschicht und Mukoidhülle, zu produzieren
- bedeutsam für die Pathogenität ist einerseits die Haftung des Erregers an Oberflächenstrukturen der Wirtszellen, die parasitär ausgenutzt werden, und andererseits die Maskierung der Erregeroberfläche mit wirtseigenem Material, wodurch diese vom Immunsystem schlechter erkannt werden

Klinische Manifestationsformen
- **frühsyphilitische Meningoencephalitis:** (Latenz 6 Wochen – 2 Jahre), bei einem Drittel aller Infizierten
  - *Symptome:* häufig nur entzündliches Liquorsyndrom; ansonsten diffuser Kopfschmerz, Übelkeit, Schlafstörungen, Reizbarkeit, Affektlabilität, vegetativer Tremor, Hirnnervenausfälle (VIII > VII > III, Papillitis), epileptische Anfälle
- **meningovaskuläre Syphilis:** Latenz (1/2 -) 6–12 Jahre; „Heubner'sche Arteriitis", v. a. A. cerebri media und posterior
  - *Symptome:* Sehstörungen, Schwindel, apoplektiform beginnende Mono- und Hemiparesen, Kopfschmerzen, Sprachstörungen, Hörstörungen, epileptische Anfälle, rein vaskulitische Verlaufsformen (hinterer Stromkreislauf) nur in etwa 10% aller Neurosyphilisfälle
- **progressive Paralyse:** Latenz 15–20 Jahre
  - *Symptome:* Wesensänderung, Verwirrtheit und Demenz, Spastik, Dysarthrie, Myoklonien, epileptische Anfälle, Aktionstremor, Pupillenstörungen, Normaldruckhydrocephalus (→ S. 204)
- **Tabes dorsalis:** Latenz 15–20 Jahre
  - *Symptome:* einschießende („lanzinierende") Schmerzen, Ataxie, Blasenstörungen (Deafferentierung), Ptosis, Ophthalmoplegie, Visusverlust (Opticusatrophie), Arthropathie, viszerale (gastrische, intestinale) Krisen
- **syphilitische Opticusatrophie:** einseitig beginnend
- **syphilitische Meningomyelitis:** klinisch wie spastische Spinalparalyse, zusätzlich Blasenstörungen
- **spinale meningovaskuläre Syphilis:** klinisch als Spinalis-anterior-Syndrom (→ S. 192)
- **syphilitische Amyotrophie:** klinisch wie spinale Muskelatrophie (→ S. 163)
- **Pachymeningitis cervicalis:** cervikale Myelopathie durch chronisch entzündete und dadurch verdickte Meningen

Serologische Diagnostik [436]
- **Suchtest:** TPHA (Treponema pallidum-Hämagglutinationstest)
- **Bestätigungstest:** FTA-ABS (Fluoreszenz-Treponemen-Antikörper-Absorptionstest)
- **Aktivitätstest:** Cardiolipin-Reaktion (Card-R.), IgM-FTA-ABS, IgM-ELISA
- **Procedere:**
  - wenn der TPHA positiv oder nicht eindeutig negativ ist: → FTA-ABS
  - wenn TPHA oder FTA-ABS oder beide positiv sind: → Card-R. = Verlaufsparameter zur späteren Therapiekontrolle

- **Latenz bis zur Reaktivität:**
  - *19S [IgM] FTA-ABS:* 1–2 Wochen
  - *TPHA und FTA-ABS:* 2–3 Wochen
  - *Card-R.:* 4–6 Wochen
- **nach Therapie:**
  - *TPHA:* evtl. lebenslang positiv
  - *FTA-ABS:* früher negativ als TPHA
  - *Card-R.:* innerhalb von 6–12 Monaten areaktiv, bei spätem Einsetzen der Therapie evtl. persistierende Titer bis 1 : 4
- **falsch positive Titer:**
  - *Card-R.:* bei Virusinfektionen (v. a. Mononukleose), Tbc, Typhus, Malaria, Neoplasmen, Kollagenosen, Schwangerschaft
  - *TPHA:* bei Autoimmunerkrankungen, Mononukleose, Borreliose
  - *FTA-ABS:* bei SLE, rheumatoider Arthritis, Frambösie

Diagnosestellung
- „aktive Lues:" positiver TPHA und erhöhter Card-R.
- „aktive Neurolues:" positiver TPHA, erhöhter Card-R. und entzündliche Veränderungen im Liquor (Pleozytose, Schrankenstörung)

Behandlungsindikation [644]
- **absolut:**
  - Nachweis von treponemenspezifischen IgM-Antikörpern (19S [Igm]-FTA-Abs) im Serum
  - Liquorpleozytose bei positiver Lues-Serologie
  - Anstieg des IgM- oder IgG-Index
- **relativ:**
  - OKB im Liquor bei positiver Lues-Serologie und bislang keine Behandlung erfolgt
  - erhöhter erregerspezifischer Antikörper-Titer und bislang keine Behandlung erfolgt

Therapie
- **1. Wahl:** Penicillin G 3 × 10 Mega/Tag i. v. für 14 Tage
- **2. Wahl:** Ceftriaxon (Rocephin®) 1 × 2 g/Tag i. v. für 14 Tage, am ersten Tag 2 × 2 g
- **3. Wahl:** Doxycyclin 200 mg/Tag für 2–4 Wochen

Prognose
bei frühzeitiger Erkennung und Behandlung gut, bei langer Krankheitsdauer sind jedoch häufig Defektsyndrome (lanzinierende Schmerzen, epileptische Anfälle, Hemiparesen) zu erwarten

2.3.2.15 Morbus Whipple [566] (ICD-10: K90.8, M14.8)

Definition
seltene infektiöse Systemerkrankung mit fakultativer Beteiligung des ZNS

Erreger
Tropheryma whippelli (gram-positive Aktinobakterien) [671]

Pathologie
im ZNS entzündliche Herde in Hypothalamus, ventralen Basalganglien, medialen Temporallappen, Tectum und Tegmentum (Mittelhirn/Pons) sowie Cerebellum, betroffen ist vorwiegend die graue Substanz; *diagnoseweisend* Makrophagen mit PAS-positiven Einschlußkörperchen

Diagnostische Kriterien [472]
- **eindeutiger cerebraler M. Whipple:** eines der folgenden Kriterien
  - *oculomastikatorische oder oculo-facial-skeletale Myorhythmie*
  - *positive Gewebebiopsie*
  - *positive PCR*
- **möglicher cerebraler M. Whipple:**
  - *eines der folgenden systemischen Symptome* unter Ausschluß anderer Ätiologie:
    - Fieber ungeklärter Ätiologie
    - gastrointestinale Symptome (Steatorrhoe, chronische Diarrhoe, Bauchschmerzen)
    - chronische Arthralgien oder Polyarthralgien, wandernd
    - unerklärte Lymphknotenschwellung, Nachtschweiß oder allgemeines Krankheitsgefühl
  - *plus eines der folgenden neurologischen Zeichen* unter Ausschluß anderer Ätiologie:
    - supranukleäre vertikale Blickparese
    - rhythmische Myoklonien
    - Demenz mit psychiatrischen Symptomen
    - hypothalamische Störungen

Klinisches Bild
- **typisches Bild:** Mann im mittleren Alter mit Gewichtsverlust, Steatorrhoe, Bauchschmerzen, Fieber, Arthralgien und neurologischen Symptomen (s. u.)
- **neurologische Symptome** fakultativ; sehr selten auch ohne gastrointestinale Symptome: dementieller Abbau mit Gedächtnis- und Orientierungsstörungen, Hyper-

somnie, supranukleäre Ophthalmoplegie, oculomastikatorische Myorhythmie, Krampfanfälle (fokal; sekundär generalisiert), Myoklonien, Ataxie

Zusatzdiagnostik
- **Liquor:** oft unauffällig, evtl. Makrophagen mit PAS-positiven Einschlußkörperchen; PCR
- **MRT:** Signalhyperintensitäten in T2-gewichteten Bildern in den entzündlich veränderten Gebieten um den 3. und 4. Ventrikel, Hydrocephalus
- **Jejunum/Hirn-Biopsie:** PAS-positive Einschlußkörper in Makrophagen

Diagnosestellung
bioptischer Nachweis PAS-positiver Einschlußkörperchen in Makrophagen und Nachweis des Erregers in der Elektronenmikroskopie bzw. mittels PCR

Therapie
- **Initialtherapie (erste 2–4 Wochen):** Cotrimoxazol (Bactrim®, Eusaprim®) 10 mg/kg KG/Tag i. v. oder Doxycyclin 200 mg/Tag p. o.
- **Erhaltungstherapie (1–3 Jahre):** Cotrimoxazol 360 mg/Tag p. o. oder Doxycyclin 100 mg/Tag p. o.

Prognose und Verlauf
bei ZNS-Beteiligung i. d. R. progredienter Verlauf; nur bei rechtzeitigem Therapiebeginn kann die Progression beeinflußt werden; partielle Rückbildung möglich

2.3.2.16 Tetanus (ICD-10: A35)

Erreger
Clostridium tetani (Anaerobier); Vermehrung in Wunden unter Luftabschluß

Pathophysiologie
- retrograder Transport des Toxins Tetanospasmin aus der Peripherie ins Rückenmark
- **Ausschaltung der Hemmsysteme des Rückenmarks und Hirnstamms** durch irreversible Blockade der Freisetzung inhibitorischer Transmitter (Glycin, GABA) →
  - *motorisches System:* Spasmen
  - *autonomes System:* sympathische (seltener parasympathische) Enthemmung

Klinisches Bild
- **Inkubationszeit:** 8 Stunden bis mehrere Wochen; je kürzer die Inkubation, desto ungünstiger der Verlauf
- **Prodromi:** Müdigkeit, Schwitzen, Kopfschmerzen, Erbrechen
- **Vollbild:** Trismus, Opisthotonus, generalisierte Tonuserhöhung, durch akustische oder taktile Reize provozierbar, sehr selten schlaffe Paresen, vor allem des N. facialis

Zusatzdiagnostik
- **EMG:** anhaltende, nicht unterdrückbare Willküraktivität, Verkürzung oder Aufhebung der silent period des Masseterreflexes
- **Toxinnachweis im Tierversuch**

Diagnosestellung
klinisches Bild und Toxinnachweis im Tierversuch

Differentialdiagnose
- **Meningitis:** bei Tetanus keine Pleozytose im Liquor, initial kein Fieber
- **Hyperkinesen nach Psychopharmaka:** v. a. Metoclopramid (Paspertin®), Domperidon (Motilium®), Haloperidol (Haldol®)
- **Strychnin-Intoxikation:** hier zwischen den Spasmen vollständige Erschlaffung der Muskulatur

Therapie
- **Tetanus-Immunglobulin** (Tetagam®) 3000–10000 IE i. m. initial, danach 3000 IE/Tag
- **chirurgische Sanierung** der Eintrittspforte
- **Penicillin G** 1 Mega i. v. alle 6 Stunden für 10 Tage (bei Allergie: Doxycyclin 2 × 100 mg)
- **Reizabschirmung:** Diazepam (Valium®) oder Promethazin (Atosil®) oder Barbiturate

Komplikationen
Encephalopathie (im Verlauf der ersten Wochen), Vorderhornbeteiligung, Muskelnekrosen

Prognose
Letalität bei milden Verläufen etwa 10 %, bei schweren Verläufen bis 50 %, Todesursachen: autonome Dysregulation (Asystolie) und cerebrale Hypoxie bei nicht rechtzeitiger Intubation und Beatmung

Meldepflicht
bei Erkrankung und Tod (§ 3 Bundesseuchengesetz)

2.3.2.17 Botulismus (ICD-10: A05.1)

Erreger
Clostridium botulinum (Anaerobier); Produktion des Toxins unter Luftabschluß (meist in Konserven)

Pathophysiologie
Hemmung der Acetylcholinfreisetzung an der motorischen Endplatte (→ schlaffe Paresen) und an autonomen Nervenendigungen (→ autonomes Versagen)

Klinisches Bild
- **Prodromi:** Übelkeit (Latenzzeit 12–36 Stunden)
- **Hirnnervenausfälle:** Augenmuskelparesen, Facialisparese, Kaumuskelparese, Gaumensegelparese, Schlucklähmung
- **Tetraparese,** absteigend, proximal betont, einschließlich Interkostalmuskeln

Entzündliche und infektiöse Erkrankungen **103**

	■ **vegetative Symptome** (können in Einzelfällen fehlen): Mydriasis, Blasen-, Darmlähmung, Tachykardie, Mundtrockenheit ■ **Bewußtseinstrübung** (10%), Ursache unklar

*Zusatz-
diagnostik*
	■ **Toxinnachweis** im Meerschweinchen-Versuch
	■ **Neurographie:**
	  ■ erniedrigte motorische Summenpotentiale (bei fehlender Atrophie), normale NLG und distale Latenz
	  ■ deutliches Inkrement bei 30 Hz Serienreizung und bei Reizung nach maximaler Willkürkontraktion, evtl. Dekrement bei 3 Hz Serienreizung
	■ **Liquor:** Eiweißerhöhung und/oder Pleozytose möglich

Diagnose- stellung	klinisches Bild und Toxinnachweis im Tierversuch
Therapie	■ **Botulismus-Antitoxin** 500 ml i. v. nur nach vorherigem Intracutan- und Konjunktivaltest ■ **Magenspülung, Magensonde, Abführen** ■ **evtl. Beatmung,** immer Intensivüberwachung (wegen autonomer Störungen und Gefahr der respiratorischen Insuffizienz)
Prognose	Letalität bei 10%, bei Überlebenden ist die Prognose gut
Meldepflicht	bei Verdacht, Erkrankung und Tod (§ 3 Bundesseuchengesetz)

2.3.3 Pilzinfektionen (ICD-10: G02.1)

2.3.3.1 Übersicht

Erreger	Aspergillen (mehrere Typen), Candida albicans, Kryptococcus neoformans
Epidemiologie	Inzidenz 60/100 000 Einwohner/Jahr, Candidamykosen >> Aspergillosen; Kryptokokkose ist eine der häufigsten Komplikationen bei AIDS-Kranken
Disponierende Faktoren	primäre und sekundäre Immunschwäche bei Malignomen, Hämoblastosen, Diabetes mellitus, Tuberkulose, Traumen, Verbrennungen, Heroin- und Alkoholabusus, längerer Chemotherapie, Cortikoidbehandlung; immungeschwächte Patienten (Steroide, Neoplasmen, AIDS)
Pathogenese	■ **Eintrittspforten:** Atemwege > Gastrointestinaltrakt > Haut (Verbrennungen), hämatogene Aussaat; hoher Tropismus zum ZNS für Kryptokokken und Aspergillen, geringer für Candida ■ **Gewebsreaktionen im ZNS** je nach Erreger unterschiedlich: Candida → überwiegend Meningitiden, Kryptokokken → überwiegend granulomatöse Encephalitiden, Aspergillen → cerebrale Granulome und hämorrhagische Hirninfarkte
Klinische Manifestationsformen unabhängig vom Erreger	■ **granulomatöse basale Meningitis:** Hirnnervenausfälle, epileptische Anfälle, Paresen, andere Herdsymptome ■ **chronische Meningoencephalitis:** rezidivierender Verlauf mit Fieber, Kopfschmerzen, Meningismus, Hirndruckzeichen (→ S. 346), Herdsymptomen ■ **cerebrale Abszesse:** → Hirnabszeß S. 93

*Zusatz-
diagnostik*
	■ **CT:** Abszesse
	■ **Liquor:**
	  ■ *Pilznachweis mikroskopisch:* Tuschepräparat oder Samson-Lösung oder Kultur
	  ■ *Antigen-Nachweis:* Kapsel-Polysaccharide (90%)
	  ■ *Pleozytose:* einige 100 Zellen/μl, v. a. lymphozytäre, wenige segmentkernige
	  ■ *Eiweiß* erhöht
	  ■ *Glucosequotient* (Liquor/Blut) < 0.5

Differential- diagnose	tuberkulöse Meningitis (→ S. 96), Virus-Encephalitis (→ S. 77), bakterielle Abszesse (→ S. 93), Toxoplasmose (→ S. 104)
Therapie	■ **siehe unter den jeweiligen Erregern** ■ **Dauer:** bis 6 Monate, dann 1/2-jährliche Kontrollen für 2 – 3 Jahre ■ **Abszesse:** Operation
Prognose	unbehandelt: Letalität 80 – 90%, behandelt überleben etwa 75% (oft mit Defiziten)

2.3.3.2 Candidamykose des ZNS (ICD-10: B37.5)

Disponierende Faktoren
Neutropenie, Zustand nach großen bauchchirurgischen Operationen, i. v. Drogenabusus, arterielle und venöse Verweilkatheter

Klinisches Bild
primär Candidasepsis mit mäßiger Verschlechterung des Allgemeinzustandes und Temperaturanstieg, Leukozytose und Anämie; ZNS-Manifestation nur in 2% aller Systemmykosen: subakute bis chronische basale Meningoencephalitis, klinisch flüchtige Hirnnervenparesen, Stauungspapille, gelegentlich auch Para- und Tetraparesen

Zusatzdiagnostik
- **CT, MRT:** Abszesse
- **Liquor:** mäßiggradige polymorphkernige bis monozytäre Pleozytose, deutliche Blut-Liquorschrankenstörung, erniedrigter Glucosequotient und erhöhter Lactatspiegel, im weiteren Verlauf intrathekale Dreiklassen-Synthese (überwiegend IgA)
- **Erregerdiagnostik:** Mikroskopie (Gram- oder Methylenblaufärbung); kulturelle Anzucht; Latexagglutination mit spezifischen Antikörpern; Antikörpernachweis mittels ELISA

Diagnosestellung
Erregernachweis in Serum oder Liquor

Differentialdiagnose
tuberkulöse Meningitis (→ S. 96), Virus-Encephalitis (→ S. 77), bakterielle Abszesse (→ S. 93), Toxoplasmose (→ S. 104)

Therapie
- **Kombinationstherapie** aus Amphotericin B und Flucytosin; bei Amphotericin-Gabe initial Testdosis 1 mg in 100 ml über 30 Minuten (Monitorkontrolle!), i. v.-Gabe in 5% Glucose, lichtgeschützt
  - Dosierung:

Tag	Amphotericin B	Flucytosin (Ancotil®)
1	0.1 mg/kg KG/Tag i. v.	150 mg/kg KG/Tag
2	0.2 mg/kg KG/Tag i. v.	150 mg/kg KG/Tag
3	0.3 mg/kg KG/Tag i. v.	150 mg/kg KG/Tag

- **bei Unverträglichkeit** Fluconazol (Diflucan®) als Monotherapie, erste 3 Tage 1 × 800 mg, danach 1 × 400 mg/Tag

Prognose
unbehandelt: Letalität 80–90%, behandelt überleben etwa 75% (oft mit Defiziten)

2.3.3.3 Kryptokokkose des ZNS (ICD-10: B45.1)

Disponierende Faktoren
T-Zelldefekte (insbesondere AIDS), Erregervorkommen in Taubenmist, aber auch in Fruchtsäften und Milch von Kühen mit Kryptokokkenmastitis; Aufnahme per Inhalation

Klinisches Bild
Prodromi: Kopfschmerzen, Diarrhoe, Subfebrilität, Apathie, im weiteren Verlauf basale Meningitis mit Hirnnervenausfällen und Papillenödem

Zusatzdiagnostik
- **Liquor:** „bunte" Pleozytose, Schrankenstörung, intrathekale IgG- und IgM-Synthese
- **Erregernachweis:** Tuschepräparat des Liquors, Antigennachweis im Latextest (Liquor, Serum, Urin), Pilzkultur
- **CT, MRT:** Kryptokokkom

Diagnosestellung
chronischer Kopfschmerz und Antigennachweis (im Liquor)

Therapie
- **Fluconazol** (Diflucan®) erste 3 Tage 1 × 800 mg i. v., danach 1 × 400 mg/Tag i. v.
- **bei Unverträglichkeit:** Kombinationstherapie Amphotericin B und Flucytosin (Dosierung: wie bei Candidiasis)

Verlauf
Mortalität nach 3 Monaten 40%

2.3.3.4 Aspergillose des ZNS (ICD-10: B44.8)

Erreger
mindestens 6 Serotypen, wichtigster humanpathogener Erreger: Aspergillus fumigatus; ubiquitäres Vorkommen, besonders häufig in Heu, silertem Getreide, Kompost, Blumenerde, bei Haustieren

Disponierende Faktoren
Immunsuppression, prolongierte Neutropenie, Cortikosteroidbehandlung, Alkoholismus

Klinisches Bild	zunächst hochfieberhafte Pneumonie, im weiteren Verlauf Hemisymptomatik, epileptische Anfälle, rasche Bewußtseinstrübung, Beatmungspflicht, Hirndrucksymptomatik
Zusatz-diagnostik	■ **CT, MRT:** kein pathognomonischer Befund; diffuse raumfordernde Hypodensitäten u. U. mit umschriebenen hyerdensen Arealen (Einblutung), Abszeßbildung ■ **Liquor:** anfangs geringe, später deutliche überwiegend polymorphkernige Pleozytose, deutliche Blut-Liquorschrankenstörung, erniedrigter Glucosequotient und erhöhter Lactatspiegel, im weiteren Verlauf intrathekale Dreiklassen-Synthese (überwiegend IgA) ■ **Erregerdiagnostik:** Hirnbiopsie zum Erregernachweis dringend erforderlich (Mikroskopie, Anzucht), da Erregernachweis im Liquor relativ unsensitiv und Antikörperanstieg in Serum oder Liquor bei Immunsupprimierten ziemlich unsicher
Diagnosestellung	Erregernachweis in Serum oder Liquor bzw. (falls negativ bei weiter bestehendem Verdacht) in der Hirnbiopsie
Therapie	■ **Amphotericin B** 1 – 1.5 mg/kg Körpergewicht/Tag i. v. ■ **bei Unverträglichkeit** Itraconazol (Sempara®) 400 mg/Tag p. o.
Verlauf und Prognose	hohe Letalität, wegen der geringen Fallzahlen liegen keine genauen prognostischen Angaben vor

2.3.4 Protozoeninfektionen

2.3.4.1 Toxoplasmose des ZNS (ICD-10: G05.2, B58.2)

Erreger	Toxoplasma gondii
Pathologie	multifokale nekrotisierende Encephalitis
Pathophysiologie	■ **Infektion** durch rohes Fleisch, menschliche Sekrete, Katzenkot ■ **Erregerpersistenz** (Trophozoiten) in Makrophagen, Herz- und Skelettmuskelzellen ■ **bei Immundefekten** Enzystierung und Freisetzung von Toxoplasmen ■ **bei AIDS** Vermehrung in Hirnmakrophagen
Klinisches Bild	bei immunkompetenten Patienten keine spezifische neurologische Symptomatik
Zusatzdiagnostik	■ **Liquor:** leichte Pleozytose, selten spezifische IgM-Synthese bzw. Erregernachweis, bei HIV – Infektion oft kein IgM, keine Titerbewegung ■ **CT:** ringförmige Kontrastmittel-Aufnahme mit perifokalem Ödem, Markrindengrenze frontal, Basalganglien, selten Hirnstamm oder Kleinhirn; alte Läsionen verkalken ■ **MRT:** multiple Signalhyperintensitäten
Diagnosestellung	Bildgebung und Liquorserologie
Therapie	■ **Akuttherapie:** Pyrimethamin (Daraprim®) 100 mg/Tag p. o. für 3 Tage, dann 50 – 75 mg/Tag *und* Clindamycin (Sobelin®) 2400 mg/Tag p. o. oder i. v. *und* Folinsäure 30 – 45 mg/Tag über 3 – 8 Wochen; bei Kombinationstherapie 80 – 90 % Responder ■ **Rezidivprophylaxe:** Pyrimethamin 25 mg und Sulfadoxin 500 mg (= Fansidar®) 2 Tbl./Woche *und* Folinsäure 30 mg 1 Tbl./Woche ■ **bei Immunsupprimierten** Dauerprophylaxe zwingend notwendig, da ansonsten 80 % Rezidive
Verlauf und Prognose der cerebralen Toxoplasmose	unbehandelt bei Immunsupprimierten fast immer tödlich; bei HIV – Infizierten weist die cerebrale Toxoplasmose auf eine fortgeschrittene Immundefizienz hin, ca. 10 % der Patienten sterben während der Behandlung, ca. 80 % innerhalb eines Jahres an anderen AIDS-assoziierten Komplikationen

2.3.4.2 Malaria (ICD-10: B50-B54)

Erreger	■ **Malaria tropica:** Plasmodium falciparum (Inkubationszeit 9 – 14 Tage) ■ **Malaria tertiana:** P. vivax oder P. ovale (Inkubationszeit 10 – 20 Tage) ■ **Malaria quartana:** P. malariae (Inkubationszeit 15 – 30 Tage)
Epidemiologie	verbreitet in tropischen und subtropischen Gebieten, vor allem in Südostasien, Ost- und Zentralafrika; Prophylaxeempfehlung unterschiedlich je nach Region
Pathologie	■ **immunbedingte Schädigung:** vermehrte Produktion von Tumornekrosefaktor und Interferon ■ **mikrovaskuläre Störungen:** Kapillarblockade durch parasitenbefallene Erythrozyten, Immunvaskulitis ■ **Endotoxinbildung** → erhöhte Kapillardurchlässigkeit und Hirnödementwicklung

Klinisches Bild	■ **allgemein/internistisch:** Fieberschübe unregelmäßig (Malaria tropica) bzw. im 48- (Malaria tertiana) bzw. 72-Stunden-Rhythmus (Malaria quartana); Kopf- und Gliederschmerzen, Übelkeit, Erbrechen, Durchfall, Anämie, Hepatosplenomegalie ■ **neurologisch** (nur P. falciparum): Bewußtseinstrübung bis zum Koma, fokale Ausfälle, epileptische Anfälle, Hyperkinesen, Augenmotilitätsstörungen, Nackensteife, Masseterspasmus, Bruxismus, Singultus, selten Myelitiden ■ **psychische Veränderungen** (alle Erreger): symptomatische Psychose
Zusatz- diagnostik	■ **Liquor:** Lactaterhöhung und Glucoseverminderung (durch anaerobe Glykolyse), evtl. Schrankenstörung ■ **CT:** Hirnödem (in schweren Fällen)
Diagnose- stellung	Nachweis des Erregers im Blutausstrich („dicker Tropfen"; evtl. mehrfach in 8-stündigen Abständen wiederholen)
Differential- diagnose	Infektionen durch Influenza-, Adeno- oder Hepatitisviren, Bruzellose, Typhus, Paratyphus, Cholera, miliare Tuberkulose; M. Weil, Maltafieber, Schlafkrankheit, Denguefieber

Therapie [869]	■ **allgemein:** hohe Toxizität der Einzelsubstanzen, daher
	   ■ Gesamtdosis von Chloroquin maximal 1800 mg/Tag
	   ■ intravenöse Applikation nach spätestens 3 Tagen auf orale Gabe umsetzen
	   ■ Gesamtdauer der Therapie maximal 7–10 Tage
	■ **Chloroquin-sensitive Stämme:** Chinin 25 mg/kg KG/Tag in jeweils 500 ml 0.9% NaCl in 3 Tagesdosen über 2–4 Stunden *oder* Chloroquin (Resochin®) 4 × 200 mg/Tag i. m.
	■ **Chloroquin-resistente Stämme:** Chinin (s. o.) *und* Pyrimethamin (25 mg)-Sulfadoxin (500 mg) (Fansidar®) 3 × 1 Tbl. p. o.
	■ **Chloroquin- und Pyrimethamin/Sulfadoxin-resistente Stämme:** Chinin (s. o.) und Mefloquin (Lariam®) 3–2–1 Tbl. im Abstand von 6–8 Stunden *oder* Halofantrin (Halfan®) 3 × 500 mg im Abstand von 6 Stunden *oder* Doxycyclin (Vibramycin®) 2 × 100 mg p. o.

Komplikationen	(v. a. bei Malaria tropica) Schock, Nierenversagen, Lungenödem, disseminierte intravasale Gerinnung
Prophylaxe [94,565]	■ **Chloroquin** (Arthrabas®, Chloroquin®, Resochin®, Weinmerquin®), auch bei Schwangeren und Kleinkindern einsetzbar; 300 mg pro Woche p. o., bei über 75 kg KG: 450 mg/Woche p. o. ■ **Progual** (Paludrine®) 200 mg (2 × 1 Tbl.) pro Tag ■ **Mefloquin** (Lariam®) 250 mg (1 Tbl.) pro Woche, nicht bei Schwangeren und Kindern unter 8 Jahren, allgemein erhöhtes Risiko eines Post-Malaria-Syndroms (Anfälle, Psychosyndrom) ■ **Doxycyclin** 100 mg (1 Tbl.) pro Tag, nicht bei Schwangeren und Kindern unter 8 Jahren
Prognose	bei Überleben hinsichtlich neurologischer Folgeschäden gut, bei akutem fulminantem Verlauf Letalität ca. 50%
Meldepflicht	bei Erkrankung und Tod (§ 3 Bundesseuchengesetz)

2.3.5 Parasitosen

2.3.5.1 Zystizerkose (ICD-10: B69.8, G05.2)

Erreger	Finnen des Schweinebandwurms (Taenia solium)
Epidemiologie	häufigste parasitäre Erkrankung des ZNS; Auftreten vorwiegend in wenig entwickelten Ländern Lateinamerikas, Asiens und Afrikas; in Westeuropa selten
Pathogenese	Aufnahme durch unzureichend gekochte Nahrung, Penetration der Erreger durch die Magenwand, hämatogene und lymphogene Aussaat mit Infektion von ZNS >> Skelettmuskeln, subcutanem Fettgewebe, Augen; im ZNS Bildung von Zystizerkenzysten (entzündliche Reaktion aus Lymphozyten, Plasmazellen und Eosinophilen um den Erreger), im weiteren Verlauf Verkalkung der Zystenwand
Klinisches Bild	Inkubationszeit Wochen bis 30 Jahre, klinisches Bild einer chronischen Meningitis: epileptische Anfälle, Kopfschmerzen, Hirndruck, fokale Ausfälle
Zusatz- diagnostik	■ **Serologie:** ELISA im Serum: Empfindlichkeit 70%, Spezifität 70%, Immunoblot ■ **Röntgen** Weichteilaufnahme Oberschenkel tangential: Verkalkungen

- **CT:** Ring-Enhancement, Verkalkungen, Granulome (kontrastanreichernd), Zysten (isodens, nicht kontrastanreichernd), Hydrocephalus
- **MRT:** Beurteilung der Krankheitsaktivität (anhand von Kontrastmittelaufnahme in Granulome)
- **Liquor:** Pleozytose und Eiweißerhöhung (40–80%), Eosinophilie (10–40%)
- **Stuhl:** Parasiteneier

Diagnose-stellung serologisch oder (bei negativer Serologie und weiterbestehendem Verdacht) anhand des CT- oder MRT-Befundes

Differential-diagnose
- **Meningoencephalitis:** Tuberkulose (→ S. 96), Brucellose, Sarkoidose (→ S. 110)
- **kleine Verkalkungen im CT/MRT:** Toxoplasmose und verkalkende Tumoren (Oligodendrogliom) (→ S. 130), Echinokokkose (→ S. 107)
- **Zystenbildung im CT/MRT:** cerebrale Abszesse (→ S. 93), zystische Tumoren, Echinokokkose (→ S. 107)

Therapie
- **Praziquantel** (Biltricide®, Cysticide®) 50 mg/kg Körpergewicht/Tag in 3 Dosen p. o. für 15 Tage und Dexamethason 12 mg p. o. für 2–3 Wochen; bei gleichzeitiger Gabe von Phenytoin oder Cortison sinkt die effektive Serumkonzentration von Praziquantel!
    - *Komplikationen:* Herxheimer-Reaktion (ohne Cortison > 90%, mit Cortison 10–20%)
- **Alternative:** Albendazol (Eskazole®) 15 mg/kg KG/Tag p. o. für 8 Tage

Komplikationen
- **chronische Meningitis** → Hydrocephalus (30–40%) (→ S. 205)
- **Endarteriitis cysticercosa** → Hirninfarkte
- **flottierende oder gestielte Zysten** → akuter Hirndruck (→ S. 346)

2.3.5.2 Echinokokkose (ICD-10: B67.3, G05.2)

Erreger Echinococcus granulosus (Hundebandwurm), Echinococcus multilocularis (Fuchsbandwurm)

Epidemiologie sporadisches Vorkommen weltweit, gehäuft in Ländern mit intensiver Schafzucht

Disponierende Faktoren Infektion durch Nahrungsmittel, die mit Hunde-/Fuchsexkrementen kontaminiert sind, berufliche Disposition bei Hundezüchtern, Schäfern, Schlachtern

Pathologie befallen sind in folgender Häufigkeit: Leber (70%), Lunge (20%), ZNS (2%); in 50–70% finden sich die intracerebralen Echinococcuszysten bei Jugendlichen bis 15 Jahre; bedeutsam sind die raumfordernde Wirkung der Zysten sowie die allergisierende Wirkung der Zystenflüssigkeit; wegen der Gefahr der Anaphylaxie ist die Punktion der Zysten daher streng kontraindiziert

Klinische Symptomatik zunächst meist Zeichen der Leber- (Ikterus, Cholangitis, Aszites etc.) und Lungeninfektion (Dyspnoe, Bronchitis); bei Kindern meist Zeichen des gesteigerten Hirndrucks, seltener fokale Ausfälle und epileptische Anfälle; bei Erwachsenen zunächst fokale Ausfälle, im weiteren Verlauf Hirndruckzeichen; bei spinaler Aussaat Paraparesen und Blasenfunktionsstörungen

Zusatz-diagnostik
- **Labor:** Eosinophilie und IgE-Erhöhung im Serum in Abhängigkeit von der Akuität der Infektion
- **Liquor:** fakultativ entzündliche Veränderungen u. a. mit Eosinophilie, Abhängigkeit der Veränderungen von der Nähe der Zysten zum Liquorkompartiment
- **Serologie:** Hämagglutinationstest, KBR und ELISA
- **CT:** charakteristische Befunde: solitäre runde Zysten mit scharfem isodensem Rand und hypodensem Zysteninhalt, in der Regel kein Ödem und keine Kontrastmittel-Aufnahme; gelegentlich Verkalkung der Zystenwand; bei Perforation der Zysten Ödembildung und Kontrastmittel-Aufnahme als Zeichen der akuten Entzündung

Diagnose-stellung serologisch

Differential-diagnose Metastasen (→ S. 138), Abszesse (→ S. 93), Zystizerkose (→ S. 106)

Therapie nach Möglichkeit Entfernung der Zysten in toto, wenn dies nicht möglich ist: Behandlung mit Albendazol (Eskazole®) 15 mg/kg KG/Tag über 40 Tage, dann Therapiepause für 15 Tage, viermalige Wiederholung dieses Therapiezyklus und Fortsetzung in Abhängigkeit vom Therapieerfolg

Verlauf und Prognose abhängig von der Lokalisation und Anzahl der Zysten, bei vollständiger Zystenentfernung gute Prognose

2.3.6 Prion-Erkrankungen [651,854]

2.3.6.1 Creutzfeldt-Jakob-Erkrankung (Subakute spongiforme Encephalopathie) (ICD-10: A81.0, F02.1)

Genetik	85% sporadisch, 15% autosomal dominant vererbt (Gen des Prion-Proteins (PrP) auf dem kurzen Arm des Chromosoms 20), multiple Punktmutationen mit unterschiedlichen klinischen Verläufen
Epidemiologie	bis 1994 ca. 62 Fälle einer iatrogenen Übertragung durch: Corneatransplantation, EEG-Tiefenelektroden, chirurgische Instrumente und Wachstumshormon; Übertragbarkeit von Mensch auf Tier
Pathologie	cortikaler und subcortikaler Neuronenverlust, Gliose, spongiöse Degeneration, Amyloidbildung, keine entzündlichen Veränderungen
Klinisches Bild	■ **Früh-Symptome:** „neurasthene" Beschwerden: Ermüdbarkeit, Depression, Schlafstörungen, Appetitlosigkeit, Gewichtsverlust ■ dementieller Abbau (rasch progredient), cerebelläre Symptome, extrapyramidale Störungen (Myoklonien, Hyperkinesen, Rigor), gesteigerte Schreck-Reaktionen, Pyramidenbahnzeichen, Faszikulationen ■ **Spätsymptom:** Decortikationszeichen ■ **Hirnbiopsie:** selten durchgeführt; keine therapeutischen Konsequenzen, Instrumente können danach nicht mehr verwendet werden (Infektionsgefahr)

Zusatzdiagnostik	■ **EEG:** 0.5–1/s triphasische Wellen (periodic sharp wave complexes), meist nur passager zusammen mit dem Auftreten von Myoklonien, bei Vergleich mit anderen progressiven Demenzen Sensitivität 67%, Spezifität 86% [778]
	■ **CT:** Rindenatrophie (final)
	■ **Liquor:**
	  ■ *neuronenspezifische Enolase (NSE):* Referenzbereich 5–20 µg/l, > 35 ng/ml pathologisch; als Screeningparameter (unspezifisch, jedoch richtungsweisend)
	  ■ *S100 und Protein 14-3-3:* Untersuchung im Referenzzentrum, s. u.

Diagnosestellung [636]	■ **sicher:** neuropathologischer Nachweis von PrPCJD im Hirngewebe (in der Immunhistochemie, im Histoblot oder im Immunoblot)
	■ **wahrscheinlich:** fortschreitende Demenz von höchstens 2 Jahren Dauer und
	  ■ *zwei von vier neurologischen Zeichen:*
	    ▸ visuelle und/oder cerebelläre Störungen (z. B. Gangunsicherheit)
	    ▸ pyramidale und/oder extrapyramidale Zeichen (z. B. Rigor)
	    ▸ Myoklonien
	    ▸ akinetischer Mutismus
	  ■ *periodisch auftretende sharp-wave Komplexe im EEG*
	■ **möglich:** die klinischen Kriterien liegen vor, das EEG ist bei mehrmaliger Ableitung jedoch nicht typisch verändert

Therapie	keine kausale Therapie bekannt
Prophylaxe	Einhaltung allgemeiner krankenhaushygienischer Maßnahmen ausreichend [568]
Verlauf	mittlere Überlebenszeit 6–12 Monate, starke Variationsbreite (3 Wochen – 13 Jahre)
Referenzzentrum	Prionforschungsgruppe Göttingen, Robert-Koch-Str. 40, 37075 Göttingen, Tel.: 0551 39–6636 oder -8401, Fax: 0551 39–7020; Untersuchung der Patienten vor Ort und Untersuchung der Liquorparameter durch Mitglieder der Forschungsgruppe
Meldepflicht	bei Erkrankung und Tod (§ 3 Bundesseuchengesetz)

2.3.6.2 Variante der Creutzfeldt-Jakob-Erkrankung (CJD-Variante) [874]

Ätiologie	Prion-Erkrankung vermutlich durch Übertragung des BSE-Erregers auf den Menschen
Pathologie	■ relativ blande spongiforme Degeneration, Neuronenverlust und Astrozytose vor allem in den Basalganglien und im Thalamus ■ Hauptmerkmal: PrP-Plaques im gesamten Cerebrum und Cerebellum, jedoch mit geringerer Anzahl in den Basalganglien, im Thalamus und im Hypothalamus ■ starke Ähnlichkeit der PrP-Plaques mit Kuru-Plaques (stark eosinophiles Zentrum mit relativ blasser Umgebung)
Klinisches Bild	Alter meist unter 35 Jahre (9/10 Patienten), erstes Symptom meist Verhaltensauffälligkeiten, Dysästhesien und Schmerzen in den Füßen, dann frühzeitige Entwicklung einer Ataxie; im weiteren Verlauf immer Demenz, jedoch nur selten Gedächtnisstörungen

Zusatzdiagnostik	■ **EEG:** keine für CJD typischen Veränderungen ■ **Hirnbiopsie:** Histologie (s. o.) und Nachweis des Prionproteins im Westernblot
Diagnosestellung	klinisches Bild, histologischer Befund und Nachweis des Prionproteins
Prognose	mittlere Überlebenszeit 1 Jahr nach Diagnosestellung

2.3.6.3 Gerstmann-Sträussler-Syndrom (GSS)

Genetik	autosomal dominant vererbt, multiple Punktmutationen des Priongens mit unterschiedlichen klinischen Bildern, keine Geschlechtsdisposition
Pathologie	amyloide Plaques, anfärbbar mit anti-PrP-Antikörpern, Faserdegenerationen (spinocerebellär, cortikospinal, Hinterstränge), Degeneration der grauen Substanz
Klinisches Bild	■ **Erkrankungsbeginn** meist zwischen dem 40. und 50. Lebensjahr (maximal 25. – 66. Lebensjahr) ■ **initial:** cerebelläre Symptome (v. a. Stand- und Gangataxie) ■ **später:** Extremitätenataxie, Oculomotorikstörungen, Dysarthrie, Bradykinese, Pyramidenbahnzeichen, Vorderhornzellbefall, dementieller Abbau erst spät ■ **selten:** Myoklonien, epileptische Anfälle, Erblindung, Ertaubung
Zusatzdiagnostik	■ **Liquor:** Neuronenspezifische Enolase (NSE) > 35 ng/ml als Screeningparameter (unspezifisch, jedoch richtungsweisend)
Diagnosestellung	wie bei Creutzfeldt-Jakob-Erkrankung (→ S. 108)
Therapie	keine kausale Therapie bekannt
Verlauf	1 – 10 Jahre, meist 4 – 5 Jahre

2.3.6.4 Fatale familiäre Insomnie (FFI)

Genetik	autosomal dominant vererbt, bislang nur eine Punktmutation am Codon 178 des Priongens
Pathologie	Atrophie der anteroventralen Thalamuskerne, des archicerebellären Cortex und der Oliven; Gliose des cerebralen Cortex
Klinisches Bild	progrediente Müdigkeit, Myoklonien, Tremor, Ataxie, Dysarthrie, Gedächtnisstörungen, jedoch keine Demenz, autonome Dysfunktion mit Sympathicusüberfunktion, Dysregulation des zirkadianen Rhythmus von ACTH, Cortison, STH und Melatonin
Diagnosestellung	klinisch und Familienanamnese
Therapie	keine kausale Therapie bekannt
Verlauf	1 – 2 Jahre

2.3.7 Aseptische Meningitiden und Encephalitiden

2.3.7.1 Aseptische Meningitis (ICD-10: A87.2+)

Ätiologie	■ **Kollagenosen** als Grunderkrankung
	■ **Medikamente:**
	  ▪ *nichtsteroidale Antiphlogistika:* Ibuprofen, Naproxen
	  ▪ *Antibiotika:* Sulfamethiazol, Trimethoprim, Isoniazid, Phenazopyridin, Cephalexin, Cefazolin, Ceftazidim
	  ▪ *Chemotherapeutika:* Azathioprin, Cytosin Arabinosid
	  ▪ detaillierte Liste bei [134,667]

Pathophysiologie	nicht genau bekannt; Typ I einer Hypersensitivitätsreaktion (IgE-vermittelt)?, in den wenigen untersuchten Fällen keine Immunkomplexe aus Antikörpern und Arzneimittel nachweisbar
Klinisches Bild	■ Entwicklung der neurologischen Symptome innerhalb weniger Stunden nach Applikation/Aufnahme des Medikamentes, Dauer der Symptome 24 – 72 Stunden ■ **initial:** häufig rasch hohes Fieber (bis 40 °C), Übelkeit, Kopfschmerz, Photophobie ■ **encephalitische Beteiligung:** Krampfanfälle, qualitative und quantitative Bewußtseinsstörungen

	■ **fakultativ:** Juckreiz, Exanthem, Konjunktivitis, Gesichtsschwellung, Myalgie, Arthralgie, Lymphadenopathie
Zusatzdiagnostik	■ **Labor:** Leukozytose, Eosinophilie ■ **Liquor:** erhöhter Druck bis 40 cm H2O, granulozytäre Pleozytose (50–5000/µl), Schrankenstörung (Gesamtprotein: 500–5000 mg/l)
Diagnosestellung	zeitlicher Zusammenhang zur Medikamenteneinnahme, klinisches Bild, entzündlicher Liquor und Ausschluß anderer Ursachen
Differentialdiagnose	erregerinduzierte Meningitiden, Sarkoidose (→ S. 110)
Therapie	symptomatisch, evtl. Steroide (Prednisolon 50–100 mg/Tag p. o. für 2–3 Tage)
Prognose	Restitutio ad integrum innerhalb weniger Tage

2.3.7.2 Morbus Boeck (Sarkoidose) (ICD-10: D86.8)

Definition	systemische granulomatöse Erkrankung ungeklärter Ätiologie
Epidemiologie	Prävalenz 20–50/100000 Einwohner (BRD), kann in jedem Alter symptomatisch werden, Altersgipfel 25–45 Jahre, keine Geschlechtspräferenz, hohe Inzidenz bei Afro-Amerikanern und in Schweden
Pathologie	■ Granulome (Epitheloidzellen gesäumt von Lymphozyten und Makrophagen; evtl. mehrkernige Riesenzellen) ohne zentrale Verkäsung; können in allen Organen vorkommen, am häufigsten in mediastinalen und peripheren Lymphknoten ■ **ZNS:** basale granulomatöse Meningoencephalitis mit Beteiligung von Hirnnerven und Hirnbasisgefäßen

Klinisches Bild	■ **typisches Bild:** periphere Facialisparese (→ S. 275) oder andere Hirnnervenausfälle, hypothalamische Störungen (Diabetes insipidus, Amenorrhoe), Sehstörungen (Stauungspapille, Opticusatrophie) und fokale Krampfanfälle
	■ **Hirnnerven**, v. a.
	  ■ *N. VII:* durch Granulome in der Parotis oder an der Hirnbasis (26%)
	  ■ *N. VIII* Hörstörungen (12%), Nystagmus (9%)
	  ■ *N. II:* Opticusatrophie (12%), Stauungspapille (16%) durch Granulome im Bereich des N. opticus/Chiasma
	■ **ZNS:**
	  ■ Polydipsie/Polyurie (Diabetes insipidus; 21%), Appetitstörung, Amenorrhoe (durch Granulome im Hypothalamus und Hypophyse)
	  ■ organische Psychosen, epileptische Anfälle (fokal, sekundär generalisiert), Hemiparesen (oft durch granulomatöse Angiitis), Ataxie (durch Granulome im Cerebellum), spinale Symptome
	■ **periphere Nerven:** Polyneuropathie vom Multiplex-Typ (durch granulomatöse Infiltration)
	■ **Muskulatur:** subakute symmetrische Schwäche, proximal betont (selten; durch granulomatöse Myositis; kann einzige Manifestation sein)
	■ Lungenbeteiligung (90%)
	■ Haut-/Augenbeteiligung (12%), „endokrine" Orbitopathie

Zusatzdiagnostik	■ **Röntgen-Thorax:** schmetterlingsförmige Verschattung (durch hiläre Lymphadenopathie) evtl. mit Lungenbefall
	■ **CT:** Granulome als verkalkte, kontrastmittel-aufnehmende Raumforderungen, Kontrastmittel-Aufnahme der Meningen, evtl. Hydrocephalus
	■ **MRT:** Granulome als multiple basale und periventrikuläre Hyperintensitäten in T2-gewichteten Bildern
	■ **Serum:** BSG-Erhöhung, Eosinophilie, ACE-Erhöhung bei 50%
	■ **Liquor** bei Neurosarkoidose: lymphozytäre Pleozytose mit 10–200 Zellen/µl (50–70%), Schrankenstörung (40–70%), ACE-Erhöhung (60%, s. u.), Lysozym-Erhöhung (75%), β-2-Mikroglobulin-Erhöhung, IgG-Erhöhung/positive OKB (70%)
	  ■ *Angiotensin-Converting-Enzyme (ACE):* aufgrund der geringen Konzentration des Enzyms im Liquor und methodischer Bedingungen ist für die Untersuchung eine 50–100-fache Konzentrierung des Liquors erforderlich
	    ▶ Referenzbreich: Serum 62–167 nmol/Min/ml, Liquor 0.24–1.8 nmol/Min/ml (bei intakter Blut-Liquor-Schranke)
	    ▶ Beurteilung: relativ geringe Spezifität (erhöht auch bei anderen entzündlichen Prozessen) und geringe Sensitivität (Vorliegen einer Neurosarkoidose auch bei normalen Konzentrationen möglich)

Entzündliche und infektiöse Erkrankungen **111**

- **Bronchoskopie:** Bronchiallavage mit Bestimmung der T4/T8-ratio (CD4/CD8 > 5), im Zellbild erhöhter Lymphozytenanteil (>20%), Biopsie hilärer Lymphknoten
- **Gallium-Szintigraphie:** Anreicherung in aktiven pulmonalen und extrapulmonalen Granulomen; geeignet zur Aktivitätskontrolle
- **Kveim-Nickerson-Test:** Intracutantest mit menschlichem Boeck-Gewebe als Antigen, Auswertung nach Wochen durch Biopsie; 20% falsch negativ, 5% falsch positiv

Diagnosestellung
- **sicher:** klinisches Bild mit histologischem Nachweis typischer Granulome in einer Biopsie
- **wahrscheinlich:** Klinik mit typischen Befunden bei bildgebenden Verfahren und Labor

Therapie der Neurosarkoidose
- **Immunsuppression** mit Cortikosteroiden; keine kontrollierten Studien, pragmatische Therapie mit 40–60 mg Prednison/d initial, Reduktion auf 20 mg/d Erhaltungsdosis (innerhalb von 3 Monaten), Erhaltungsdosis nach klinischer Symptomatik für > 1 Jahr
    - *andere Immunsuppressiva:* Azathioprin (1–2 mg/kg KG/Tag), Methotrexat, Ciclosporin
- **symptomatische Therapie:** bei Hydrocephalus (→ S. 205), Epilepsie, Hormonstörungen

Verlauf
bei Neurosarkoidose selten Spontanremission; 2/3 subakut monophasisch; 1/3 chronisch rezidivierend; Stabilisierung bei 70–90%; 55% nach Therapie symptomfrei

Selbsthilfegruppe
Deutsche Sarkoidose-Vereinigung e. V., Uerdinger Str. 43, 40668 Meerbusch, Tel.: 02150/7369, Fax: 02150/7360

2.3.7.3 Morbus Behçet (ICD-10: M35.2)

Definition
Immunkomplexvaskulitis ungeklärter Ätiologie

Epidemiologie
in Nordwesteuropa eher seltene Erkrankung, gehäuft im Mittelmeergebiet sowie im mittleren und fernen Osten, genaue Angaben zur Prävalenz in Europa liegen nicht vor; Neuro-Behcet gehäuft bei HLA-B51 und HLA-DRw52 Trägern; M : F = 2 : 1

Diagnostische Kriterien
- **Hauptkriterien:** rezidivierende orale Aphthen, Hautveränderungen (Erythemanodosum-ähnliche Effloreszenzen, oberflächliche Thrombophlebitis, akneähnliche Effloreszenzen, Pathergie = Hyperirritabilität), Augenveränderungen (rezidivierende Hypopyoniritis, Iridozyklitis, Chorioretinitis), Genitalulzera
- **Nebenkriterien:** Arthralgien oder Arthritis der großen Gelenke, gastrointestinale Störungen (z. B. Ulzera der Iliozökalregion), Epididymitis, vaskuläre Manifestationen (Gefäßverschlüsse, Aneurysmen), zentralnervöse Störungen
- **Bewertung:**
    - *komplettes Behcet-Syndrom:* alle 4 Hauptkriterien
    - *inkomplettes Behcet-Syndrom:* 3 Hauptkriterien oder rezidivierende Hypopyoniritis oder Chorioretinitis und ein weiteres Hauptsymptom

Klinisches Bild bei neurologischen Manifestationen
Erkrankungsbeginn in jedem Alter (Gipfel 20–40 Jahre); ähnlich remittierende Verläufe wie bei der MS; gelegentlich auch unter dem Bild einer Meningitis, einer Sinusvenenthrombose (→ S. 51) oder arterieller Verschlüsse: Opticusneuritis, Hirnnervenausfälle, fokale Ausfälle (Großhirn, Hirnstamm, Kleinhirn), epileptische Anfälle, organisches Psychosyndrom (→ S. 17), selten spinale Ausfälle

Zusatzdiagnostik
- **MRT, CT:** disseminierte Herde in der weißen und grauen Substanz, Infarkte, Zeichen von Venen- und Sinusthrombosen
- **Labor:** Leukozytose, Linksverschiebung, Akutphasereaktion
- **Liquor:** lymphozytäre Pleozytose, Schrankenstörung, selten IgG-Synthese
- **EEG:** Allgemeinveränderung, Herdbefunde

Diagnosestellung
klinisches Bild und Liquorveränderungen

Differentialdiagnose
Reiter-Syndrom, Vogt-Koyanagi-Harada-Syndrom, Morbus Boeck (→ S. 110), Kollagenosen (→ S. 72)

Therapie
- **bei neurologischen Komplikationen:** Prednisolon initial 100–200 mg/Tag
- **im Intervall:**
    - *Azathioprin* (Imurek®) 2–3 mg/kg Körpergewicht/Tag p. o., evtl. Cyclophosphamid (Endoxan®) initial 1–3 mg/kg Körpergewicht/Tag, Erhaltungsdosis 50 mg/Tag
    - *Chlorambucil* (Leukeran®) initial 0.1 mg/kg Körpergewicht/Tag p. o., Erhaltungsdosis 2 mg alle 1–2 Tage

Verlauf
Akutphasen von Tagen bis wenigen Wochen, Rezidive über Jahre bis Jahrzehnte

2.3.7.4 Mollaret-Meningitis (ICD-10: G03.2)

Ätiologie Reaktivierung einer Infektion mit Varizella zoster-, Herpes simplex- oder Zytomegalieviren; häufig keine sichere Infektion feststellbar

Epidemiologie selten; bis 1992 maximal 50 Fälle publiziert

Diagnostische Kriterien [536]
- **rezidivierende Fieberattacken mit meningealer Reizung:** Kopfschmerzen, Übelkeit, Erbrechen, Meningismus
- **mehrtägige Attackendauer** mit generalisierten Schmerzen und symptomfreien Intervallen von Wochen oder Monaten
- **Liquorpleozytose** evtl. mit Nachweis von Endothelzellen (nicht pathognomonisch)
- **Restitutio ad integrum**

Therapie keine spezifische Therapie bekannt

2.3.7.5 Rasmussen-Encephalitis [15,292]

Allgemeines chronische fokale Entzündung des Hirnparenchyms mit nachfolgender Atrophie; < 100 Einzelfälle in der Literatur, keine regionale Häufung, familiäre Praedisposition von einzelnen Autoren diskutiert

Ätiologie ungeklärt, Theorien: 1. Chronische Virusinfektion (Berichte über DNA-Nachweis von CMV, EBV und Enteroviren), 2. Autoimmunerkrankung: bei einem Teil der Patienten Nachweis von IgG-Antikörpern gegen die Glutamat-Rezeptor-Untereinheit R3 (GluR3)

Pathophysiologie Kreuzreaktivität von Antikörpern gegen bakterielle periplasmatische Aminosäurebindungsproteine mit GluR3 (molecular mimicry), Bindung dieser Antikörper an neuronale Strukturen → Induktion einer lokalen Entzündung → vermehrte Glutamatfreisetzung?, verstärkte Durchlässigkeit der lokalen Blut-Hirnschranke → Progredienz der Entzündung

Pathologie
- **im aktiven Stadium:** Mikrogliaknötchen, perivenöse Lymphozyteninfiltrate, Neuronophagie, Gliafaserreaktion
- **in späteren Stadien:** Neuronenverlust, Gliose, einzelne Lymphozyteninfiltrate. Atrophie einer Hemisphäre

Klinisches Bild
- **Beginn der Erkrankung** meist im Kindes-/Jugendalter (85% vor dem 10. LJ), z. T. nach einem fieberhaften Infekt, anfänglich fast immer fokale oder generalisierte Anfälle, die an Häufigkeit zunehmen
- **Entwicklung einer Epilepsia partialis continua** (ca. 50%)
- zusätzlich langsam progredient: Myoklonien, Hemiparese, Hemianopsie, Minderbegabung, Dysphasie (bei Befall der dominanten Hemisphäre)

Zusatzdiagnostik
- **Liquor:** Pleozytose, Schrankenstörung, intrathekale IgG-Synthese, Nachweis von Antikörpern gegen GluR3
- **EEG:** diffuse spike-wave-Aktivität
- **MRT:** erhöhte Signalintensitäten in T2-Wichtung in einer Hemisphäre

Diagnosestellung klinisches Bild, MRT und Biopsie

Differentialdiagnose Immunvaskulitiden, Sarkoidose, andere ZNS-Entzündungen

Therapie
- **symptomatisch:** Antikonvulsiva (mit begrenztem Erfolg), Antispastika
- **operative Entfernung entzündlich veränderten Hirngewebes** z. Zt. kontrovers diskutiert

Prognose schlecht: progredienter dementieller Abbau

2.3.7.6 Hashimoto-Encephalopathie [406]

Allgemeines seltene Autoimmun-Encephalopathie in Assoziation mit (evtl. klinisch nicht manifester) Autoimmun-Thyreoiditis, bisher 20 beschriebene Fälle (19 Frauen, 1 Mann), mittleres Alter 41 (12–58) Jahre

Klinisches Bild
- **vaskulitischer Typ:** apoplektiforme Episoden mit fokal neurologischen Defiziten, Verwirrtheitszustände, kognitive Defizite, epileptische Anfälle, transiente Somnolenz, Koma
- **diffuser, progredienter Typ:** schleichender Beginn, kontinuierlich progrediente Verschlechterung (Fluktuationen möglich); kognitive Defizite bis hin zur Demenz, häufig fokale oder generalisierte Krampfanfälle, psychotische Zustände mit Verwirrtheit, Bewußtseinsstörungen, Myoklonien, Ataxie

Untersuchung lebhafte Reflexe, Pyramidenbahnzeichen

Zusatzdiagnostik
- **Antikörper:** erhöhte MAK (mikrosomale Antikörper) (normal bis 1/100) und TAK (Thyreoglobulin-Antikörper) (normal bis 1/100)
- **Liquor:** fakultativ mononukleäre Pleozytose, Schrankenstörung, positive OKB
- **MRT:** meist bilaterale, subkortikale T2-hyperintense Läsionen

Diagnosestellung klinsches Bild einer multifokalen Encephalitis und Antikörpernachweis

Therapie	Prednison 50–150 mg/Tag, Therapiedauer (abhängig von der Klinik) 1 Woche – 2 Jahre
Prognose	Besserung unter Therapie im Durchschnitt nach 4–6 Wochen, Gesamtprognose sehr gut, bei vaskulitischem Typ 1 besser als bei diffusem, progredientem Typ

2.4 Demyelinisierende Erkrankungen
R. Kaiser

2.4.0.1 Encephalomyelitis disseminata (Multiple Sklerose) (ICD-10: G35)

Epidemiologie	Prävalenz 30–80 / 100 000 Einwohner in Europa; F:M = 1.7:1
Genetik	■ Verwandte 1. Grades haben das 15- bis 25-fache Erkrankungsrisiko ■ Marker: HLA-Dr2, -Dw2, -B7, -A3
Pathologie	■ multiple z. T. großflächige, disseminiert verteilte Entmarkungsherde (= Plaques), typischerweise perivenös gelegen ■ paralleler Nachweis von aktiven Plaques (weich, ödematös, unscharf begrenzt, rosafarben) und chronischen Plaques (derb, hart, grau) ■ im Frühstadium zunächst Vorherrschen von myelinhaltigen Makrophagen (Gitterzellen), im weiteren Verlauf dann überwiegend Nachweis von Lymphozyten und proliferierenden Astrozyten und Oligodendrozyten ■ in ausgebrannten Plaques Fehlen von Entzündungszellen und Vorherrschen von glialen Stützzellen ■ Prädilektionsstellen der Entmarkungsherde: Nervus opticus, periventrikulär, Hirnstamm, Kleinhirn, Frontallappen, Hinterstränge besonders im Cervikalmark
Verlaufsformen [476]	■ **schubförmig remittierende MS:** eindeutig abgrenzbare Schübe mit vollständiger Remission oder einzelnen Residuen; in den Schubintervallen keine Krankheitsprogression ■ **schubförmig progrediente MS:** von Beginn an progrediente MS mit eindeutigen Schüben, die sich vollständig zurückbilden können ■ **sekundär progrediente MS:** anfänglich schubförmige MS, im weiteren Verlauf progredient mit oder ohne Schübe, geringe Remission der Schübe ■ **primär chronisch progrediente MS:** von Beginn an (langsame) Progredienz der Krankheitssymptome ohne sichere schubartige Verschlechterung, temporäre Plateauphasen und geringe Rückbildungen einzelner Symptome möglich ■ *weitere Merkmale:* höheres Alter bei Beginn (38 vs. 28 Jahre), selten Optikusneuritis als Erstsymptom, meist Paraparese der Beine, im MRT weniger und kleinere Läsionen als bei der schubförmigen MS, häufig keine cerebralen Läsionen, sehr selten Kontrastmittelaufnahme

Klinisches Bild	■ **Beginn:** überwiegend zwischen dem 20. und 40. Lebensjahr, nur in ca. 7% vor dem 20. und in 12% nach dem 50. Lebensjahr
	■ **Früh-Symptome:** Sensibilitätsstörungen (30–40%), Retrobulbärneuritis (20–30%)
	■ **häufig:**
	   ■ *motorische Störungen:* Mono-, Hemi- und Paraparesen, Myoklonien, Reflexsteigerung, pathologische Reflexe, fehlende Bauchhautreflexe, spastische Tonuserhöhung
	   ■ *Sensibilitätsstörungen:* positives Lhermitte-Zeichen („Stromschlag" entlang der Wirbelsäule bei Kopfbewegungen, v. a. Inklination), Parästhesien wie Pelzigkeit, Kribbeln, Gürtel- und Korsettgefühl, Hitze- und Kältegefühle mit oft asymmetrischer und distal betonter Verteilung, vermindertes räumliches Tastgefühl („nutzlose Hand")
	   ■ *cerebelläre Störungen:* Stand-, Gang- und Zeigeataxie, Nystagmus, Intentionstremor, Dysarthrie
	   ■ *Augensymptome:* temporale Papillenabblassung; Augenmuskelparesen (III>VI>IV), internukleäre Ophthalmoplegie (INOP) (→ S. 21)
	   ■ *Blasenstörungen:* Retention, Inkontinenz, imperativer Harndrang
	■ **selten:** epileptische Anfälle (2–3%), tonische Hirnstammanfälle, Polyneuropathie, Schmerzen, beidseitige Trigeminusneuralgie
	■ **klinische Bewertung** nach der EDSS (→ S. 430)

Zusatz-diagnostik	■ **Liquor** (→ S. 389):
	   ■ *Zellzahl* bei 50% normal, bei den übrigen im Mittel 11/µl (Spannbreite 6–50)
	   ■ *Blut-Liquor-Schranke* bei 90% intakt, bei 10% Albuminquotient bis maximal 16×10^{-3} erhöht

- *intrathekale Immunreaktion:* IgG-Index > 0.7 bei 75 %, intrathekale Synthese nach der Reiber-Formel bei 90 %, Nachweis von oligoklonalen Banden bei 95 %
- **Evozierte Potentiale:** im Verlauf der Erkrankung pathologische Verzögerung:
  - *visuell evozierte Potentiale (VEP)* bei bis zu 80 %
  - *Tibialis- und Medianus-SEP* bei bis zu 60 %
  - *akustisch-evozierte Potentiale (AEP)* bei bis zu 40 %
  - *transcranielle Magnetstimulation (TCS)* bei bis zu 80 %
- **Kernspintomographie (MRT):** signalintense Herde in T2-gewichteten Bildern im Marklager, periventrikulär, gelegentlich auch subcortikal, bei bis zu 90 % der Erkrankten

Diagnostische Kriterien [635]

- **klinisch sichere MS („clinically definite MS", CDMS):**
  - zwei Schübe *und*
    - klinische Evidenz für zwei separate Läsionen *oder*
    - klinische Evidenz für eine Läsion und apparative (mittels neurophysiologischer oder neuroradiologischer Befunde) Evidenz für eine weitere Läsion
- **sichere MS bei typischem Laborbefund („laboratory-supported definite MS", LSDMS):**
  - zwei Schübe *und* klinische oder apparative Evidenz für eine Läsion und IgG-Synthese oder OKB im Liquor *oder*
  - ein Schub und klinische Evidenz für zwei separate Läsionen *und* IgG-Synthese oder OKB im Liquor *oder*
  - ein Schub *und* klinische Evidenz für eine Läsion und apparative Evidenz einer anderen, davon getrennten Läsion *und* IgG-Synthese oder OKB im Liquor
- **klinisch wahrscheinliche MS („clinically probable MS", CPMS):**
  - zwei Schübe und klinische Evidenz für eine Läsion *oder*
  - ein Schub und klinische Evidenz für zwei separate Läsionen *oder*
  - ein Schub und klinische Evidenz für eine, apparative Evidenz für eine weitere Läsion
- **wahrscheinliche MS bei typischem Laborbefund („laboratory-supported probable MS", LSPMS):**
  - zwei Schübe und IgG-Synthese oder OKB im Liquor

Differentialdiagnose

- **chronische Neuroborreliose** (→ S. 98): häufig spastisch-ataktische Gangstörung mit Blasenstörung, gelegentlich auch Retrobulbärneuritis, Differenzierung mittels Serologie und Liquorbefund
- **Neurolues** (→ S. 100): bunte Symptomatik, Differenzierung mittels Serologie und Liquorbefund
- **AIDS** (→ S. 85): disseminiert entzündliche Veränderungen gelegentlich Erstmanifestation einer HIV–Infektion; positive HIV-Serologie
- **Neurosarkoidose** (→ S. 110): u. U. sehr ähnliche Symptomatik, Differenzierung mittels ACE im Serum (und evtl. auch im Liquor), Röntgen Thorax (Hilusverbreiterung), Bronchiallavage ($T_{4/8}$ Ratio)
- **cerebrale Vaskulitiden** (→ S. 67): häufig Kopfschmerzen und deutliche Bewußtseinsstörungen, diagnostische Hinweise über BSG, CRP, antinukleäre Antikörper, Veränderung von Komplementfaktoren, Eosinophilie, Leukopenie; cerebrale Angiographie
- **cerebraler Lupus erythematodes** (→ S. 73): häufig epileptische Anfälle, Kopfschmerzen, organisches Psychosyndrom, Hirnnervenausfälle, viszerale Organbeteiligung oft erst im Verlauf, Differenzierung durch ANA-Bestimmung, dsDNA-Antikörper
- **Wegener's che Granulomatose** (→ S. 70): nekrotisierende Vaskulitis der Lunge und Nieren, Polyneuropathie, kraniale Neuropathie, Granulome in Nasen-Rachenbereich
- **Morbus Whipple** (→ S. 101): Bewußtseinsstörungen, Visusminderung, Ophthalmoplegie, Moyklonien; Nachweis PAS-positiver Makrophagen in der Biopsie von Dura und Cortex
- **Mitochondriopathien:** Beteiligung von Muskel und Cerebrum
- **sonstige:** Sjögren-Syndrom, Morbus Behcet (→ S. 111), Adrenoleukodystrophie (→ S. 214), Leber'sche Opticusatrophie, Arnold-Chiari-Malformation (→ S. 200), Vitamin-B_{12}-Defizit (→ S. 223), spinocerebelläre Ataxien, Cadasil-Syndrom (→ S. 66), HTLV–I-Infektion

Therapie im akuten Schub

- **Cortikosteroide** (→ S. 409):
  - *Indikation:* Cortison-Hochdosistherapie in der Regel nur, wenn für den Patienten eine deutliche Beeinträchtigung/Behinderung vorliegt (Mono-, Hemi- und Paraparesen, Koordinationsstörungen, Sehstörungen); nicht jeder leichte Schub (z. B. Parästhesien für wenige Tage) ist behandlungsbe-

dürftig; da andererseits nicht nur schwere, sondern auch häufig auftretende Schübe die Gesamtprognose der MS verschlechtern, ist bei häufigen leichten Schüben die Indikation zur Cortison-Hochdosistherapie eher großzügig zu stellen
- *im akuten Schub wirksam*
- *kein signifikanter Unterschied zwischen Cortison und ACTH*
- *bei hochdosierter Gabe kein signifikanter Unterschied zwischen oraler und intravenöser Verabreichung* [9]
- *geringste Nebenwirkungen bei Hochdosistherapie:* mit 0.5–1 g Methylprednisolon/Tag für 5 Tage, danach über 8–10 Tage oral ausschleichen
- *Dauertherapie:* kein Hinweis für Wirksamkeit
- *hochdosierte Intervall-Therapie (4 × /Jahr):* möglicherweise sinnvoll bei primär chronisch progredientem Verlauf [112]
- *intrathekale Anwendung obsolet* (Gefahr einer Meningoencephalitis und adhäsiven Arachnoiditis)

Schubprophylaxe

- **allgemeines:** Voraussetzung einer Beurteilung eines Therapieeffektes ist die Kenntnis des klinischen Verlaufs der letzten zwei Jahre ohne Therapie; Abweichungen von dieser Empfehlung können sich ergeben bei Erstmanifestation mit erheblicher objektiver Beeinträchtigung und zahlreichen Entmarkungsherden im MRT
- **Indikation:**
  - *≥ zwei Schübe pro Jahr* mit Zunahme des EDSS im Schub um ≥ 0.5
  - *ein schwerer Schub pro Jahr in den letzten zwei Jahren* mit Zunahme des EDSS im Schub um ≥ 0.5 und Zunahme von Anzahl und/oder Gesamtvolumen von Entmarkungsherden im MRT innerhalb von 2 Jahren
- **Therapeutika:**
  - *Wirksamkeit durch klinische Studien und MRT-Daten belegt:*
    - ▶ Interferon β-1a (Avonex®) 1 × 6 Mio. IE pro Woche i. m.
    - ▶ Interferon β-1a (Rebif®) 3 × 6 Mio. IE pro Woche s. c.
    - ▶ Interferon β-1b (Betaferon®) 3.5 × 8 Mio. IE pro Woche s. c. bzw. alle 2 Tage
  - *Wirksamkeit in klinischen Studien belegt, bislang nur wenig MRT-Daten:*
    - ▶ Glatirameracetat (Copaxone®) 1 × täglich 20 mg s. c.
    - ▶ Immunglobulin G 1 × monatlich 0.2 g/kg KG i. v. [191]
  - *limitierte Wirksamkeit in einzelnen klinischen Studien, keine MRT-Daten:*
    - ▶ Azathioprin (Imurek®) [892]: 2.5 mg/kg KG täglich (2–4 × 50 mg); Einsatz nur bedingt empfohlen, wenn Therapeutika der 1. und 2. Wahl nicht vertragen werden oder nicht in Betracht kommen
- **Procedere bei der Primärbehandlung der schubförmigen MS:** wegen der Unterschiede im Studiendesign und in den Patientengruppen sind die Studienergebnisse nur bedingt miteinander vergleichbar; Orientierungshilfe: Krankheitsprogression, Schubrate und Verträglichkeit:
  - *geringere Behinderung (EDSS ≤ 3) und wenige Schübe:* Interferon β-Präparate und Copaxone wahrscheinlich ähnlich wirksam
  - *deutlichere Behinderung (EDSS ≥ 3) und häufigere Schübe:* aufgrund der höheren Dosis und der MRT-Daten günstigerer Effekt von Interferon β-1a (Rebif®) und Interferon β-1b (Betaferon®) zu erwarten
- **Procedere bei Therapieversagern:**
  - *Definition:* keine Stabilisierung oder weiterer Anstieg der Schubfrequenz innerhalb von zwei Jahren und/oder deutliche Progredienz im EDSS (Zunahme um > 1 im EDSS innerhalb eines Jahres)
  - *bei fehlendem Therapieerfolg unter Interferon β-1a (Avonex®) oder Glatirameracetat (Copaxone®)* Umstellung auf Interferon β-1a (Rebif®) oder Interferon β-1b (Betaferon®) (wegen der höheren Dosis)
  - *bei fehlendem Therapieerfolg unter Interferon β-1a (Rebif®) oder Interferon β-1b (Betaferon®):* wegen des unterschiedlichen Wirkmechanismus Versuch einer Umstellung auf Glatirameracetat (Copaxone®)
  - *bei rascher Progredienz* (bei einem EDSS < 6 Zunahme um ≥ 1.0 Punkte in einem Jahr): siehe unter sekundär progrediente MS

Therapie der primär chronisch progredienten MS

eventuell Cortison-Hochdosistherapie alle 3 Monate (bislang nur diesbezüglich eine positive Studie), keine kausal wirksame Therapie bekannt, symptomatische Behandlung

Therapie der sekundär progredienten MS

- **allgemeines:** bislang keine Therapieform allgemein empfohlen bzw. akzeptiert; für keines der angeführten Medikamente liegt zum Zeitpunkt der Drucklegung (10/98) eine Zulassung für die Behandlung der chronisch progredienten MS vor → ausführliche Aufklärung des Patienten und Behandlungsvertrag erforderlich
- **mögliche Indikationen:**
  - rasche oder deutliche Zunahme der körperlichen Behinderung (drohende Rollstuhlpflichtigkeit bzw. bei einem EDSS < 6 Anstieg des EDSS um ≥ 1 Punkt bzw. bei einem EDSS > 6 Anstieg um 0.5 Punkte innerhalb eines Jahres)
  - neu aufgetretene und im Verlauf progrediente Störungen von Konzentration und Gedächtnis bei gleichzeitiger Progredienz des MRT-Befundes [659]

- **Therapeutika:**
  - *Interferon β 1b* (Betaferon®); die im Juni 98 vorgestellten Ergebnisse einer zweijährigen Studie mit Patienten mit sekundär progredienter MS lassen einen deutlich Profit für die Patienten erkennen (siehe unter Therapie), eine Zulassung von IFN ß-1b für die chronisch progrediente Verlaufsform liegt bislang noch nicht vor
  - *Cyclophosphamid* (Endoxan®), keine Zulassung für diese Indikation
  - *Mitoxantron* (Novantron®), keine Zulassung für diese Indikation
- **Procedere je nach Ausgangssituation:**
  - *bislang keine Behandlung mit Interferonen:* Interferon β 1b (Betaferon®) (sobald Zulassung zur Behandlung der sekundär progredienten MS vorliegt; 1999?), Cyclophosphamid oder Mitoxantron
  - *bei vorheriger Behandlung mit Interferon β-1a (Avonex®) oder Glatirameracetat:* Umstellung auf Interferon β-1a (Rebif®) oder Interferon β-1b (Betaferon®) (wegen der höheren Dosis)
  - *bei vorheriger Behandlung mit Interferon β-1a (Rebif®) oder Interferon β-1b (Betaferon®):*
    - ▶ evtl. Kombination mit Azathioprin (Imurek®); bislang keine etablierte Therapieform, keine Zulassung, keine Daten; Behandlung daher möglichst im Rahmen von kontrollierten Studien an spezialisierten Zentren, *oder*
    - ▶ Umstellung auf Cyclophosphamid oder Mitoxantron

Symptomatische Therapie

- **Spastik:**
  - *Baclofen (Lioresal®):* Beginn mit 2 × 5 mg/Tag, evtl. Steigerung um 2 × 5 mg/Woche bis 4 × 20 mg
  - *Dantrolen (Dantamacrin®):* Beginn mit 2 × 25 mg/Tag, evtl. Steigerung um 2 × 25 mg/Woche bis 4 × 50 mg/Tag
  - *Tizanidin (Sirdalud®):* Beginn mit 3 × 2 mg/Tag, evtl. Steigerung um 4 – 8 mg/Woche bis ca. 24 mg/Tag
  - *Tetrazepam (Musaril®):* Beginn mit 1 × 25 mg/Tag, evtl. Steigerung um 25 mg/Woche bis auf ca. 4 × 50 mg/Tag
- **Müdigkeit:** Amantadin (PK Merz®) 200 – 300 mg/Tag p. o. [416]
- **Myoklonien:**
  - *Clonazepam (Rivotril®):* Beginn mit 1 mg/Tag, evtl. Steigerung um 2 – 4 mg/Woche bis auf 8 mg, u. a. auch bei vertikalem Nystagmus wirksam
  - *Valproinsäure (z. B. Ergenyl®):* Beginn mit 600 mg/Tag, evtl. Steigerung um 300 – 600 mg/Woche bis auf 2400 mg/Tag
- **Intentionstremor:**
  - *Propanolol (Dociton®):* Beginn mit 40 mg/Tag, Steigerung bis 200 mg/Tag
  - *Primidon (z. B. Mylepsinum®):* Beginn mit 25 mg/Tag, langsame Steigerung bis 3 × 125 mg/Tag
  - *Bleimanschetten* mit 300 – 700 g (verringern die Amplitude des Tremors)
  - *stereotaktische Operation* bei medikamentös nicht beherrschbarem Tremor und ansonsten erhaltener Funktionsfähigkeit des Armes
- **Blasenstörungen** (→ S. 304): Überwachung des Urinstatus

Verlauf

- **Definition „Schub":** ein Schub = Symptomdauer mindestens 24 Stunden; ein neuer Schub ist anzunehmen, wenn zwischen zwei Schüben ein Intervall von mindestens einem Monat liegt
- **Schubrate** durchschnittlich 0.2 – 1.2 / Jahr
- **Verlaufsformen:** Definitionen s. o.
  - *benigner Verlauf (30%):* nach 15 Jahren Krankheitsdauer nur geringgradige Behinderung als Grad III der Kurtzke-Skala (z. B. leichte Hemiparese, mäßige Ataxie)
  - *maligner Verlauf (< 5%):* innerhalb von 3 – 5 Jahren erhebliche Funktionsminderung (Rollstuhlabhängigkeit)
- **Beginn der Erkrankung:**
  - *schubförmig* bei 80%, vor allem vor dem 25. Lebensjahr
  - *primär chronisch* bei 20%, vor allem nach dem 40. Lebensjahr
- 50% der Patienten erleiden den 2. Schub innerhalb von 2 Jahren [704]
- 50% der Schübe bessern sich spontan innerhalb von 2 Monaten
- 50% der schubförmigen Verläufe gehen innerhalb von 10 Jahren in eine chronisch progrediente Verlaufsform über
- **nach 25 Jahren** sind 1/3 noch arbeitsfähig und 2/3 noch gehfähig
- **Schwangerschaft:** während der Schwangerschaft erniedrigte, in den ersten 3 – 6 Monaten postpartal etwas erhöhte Schubrate [66]
- **prognostische Faktoren** [704]:
  - *Verlauf zu Beginn:* schubförmig günstiger als progredient, monosymptomatisch günstiger als polysymptomatisch; wenige und kleine Herde im Kernspintomogramm sind günstiger als viele und große Herde, viele Schübe zu Beginn sind ungünstig
  - *Geschlecht:* F günstiger als M (nur in den ersten 5 Jahren)
  - *Alter:* bei Beginn vor dem 40. Lebensjahr günstiger als danach
  - *Remission:* gute und lang anhaltende Remission nach dem ersten Schub ist günstig
  - *Symptomatik:* nur afferente Symptome zu Beginn (Nervus opticus, Rückenmark) günstiger, monolokulär günstiger als multilokulär

Selbsthilfegruppen

- Deutsche Multiple Sklerose Gesellschaft e. V. – Bundesverband, Vahrenwalder Straße 205 – 207, 30165 Hannover, Tel.: 0511/633023, Fax: 0511/633887
- Initiative Selbsthilfe Multiple Sklerose-Kranker (M. S. K.) e. V., Wiclefstraße 61, 10551 Berlin, Tel.: 030/395 3135, Fax: 030/395 7773

2.4.0.2 Retrobulbärneuritis (ICD-10: H46, H48.1)

Klinisches Bild
- **Sehverschlechterung** (Nebel- oder Schleiersehen), häufig plötzlich; gelegentlich vermindertes Farbenerkennen, Zentralskotom, Lichtscheu oder Blendempfindlichkeit, sehr selten Erblindung; manchmal hitzeinduzierte und tageszeitliche Schwankungen (Uthoff-Phänomen), häufiger einseitig, bei beidseitiger Visusminderung häufiger andere Ursachen (siehe DD)
- **Bulbusbewegungsschmerz**

Zusatzdiagnostik — Augenhintergrundspiegelung, Perimetrie, visuell evozierte Potentiale, Liquoranalyse

Differentialdiagnose — Papillitis/Retrobulbärneuritis bei MS, Neuroborreliose (→ S. 98), Neurolues (→ S. 100), Neurosarkoidose (→ S. 110), Lupus erythematodes (→ S. 73; hierbei nicht nur Cortisonempfindlichkeit, sondern auch Cortisonabhängigkeit mit erneuter Verschlechterung nach dem Absetzen)

Therapie [47] — Methylprednisolon i. v. 500 mg/Tag für 3 Tage, danach 1 mg/kg/Tag p. o. für 10 Tage

Verlauf — Entwicklung über 1–2 Tage, Rückbildung über 2–4 Wochen, gelegentlich auch über Monate, 1/3 komplette Remission, 25% residuale Visusminderung um > 30%

Prognose [683] — innerhalb von 2 Jahren entwickeln 20%, innerhalb von 5 Jahren ca. 40% und innerhalb von 15 Jahren 45–80% der Patienten eine MS

2.4.0.3 Neuromyelitis optica (Devic-Syndrom) (ICD-10: G36.0)

Pathologie — Demyelinisierung nur im N. opticus, sonst an keiner weiteren Stelle des Gehirns oder Rückenmarks; im Myelon Nekrosen und Vakuolenbildung, kaum Lymphozyteninfiltrate [497]; eine der MS vergleichbare Pathogenese wird neuerdings wieder in Frage gestellt [497]

Klinisches Bild — akut und fulminant verlaufend: ein oder beidseitiger Visusverlust und Querschnittssymptomatik, selten periphere Neuropathie

Zusatzdiagnostik
- **Liquor:** leichte Pleozytose, Schrankenstörung, meist keine intrathekale IgG-Synthese, gelegentlich Auto-Antikörper gegen ein Astrozytenstützprotein (glial fibrillary astrocyte protein)
- **MRT:** T2-intense Herde (unspezifisch) im Rückenmark, nicht jedoch im Gehirn

Therapie — keine gesicherte Therapie bekannt; probatorisch hochdosierte Steroide, Cyclophosphamid

Prognose — Mortalität 50%

2.4.0.4 Diffuse Sklerose (Schilder'sche Erkrankung) (ICD-10: G37.0)

Pathologie — wenige scharf begrenzte, außerordentlich große Demyelinisierungsherde meist im Marklager, oft asymmetrisch, gelegentlich mit Ausdehnung über den Balken

Klinisches Bild — Kinder > Erwachsene, Beginn häufig mit psychischen Symptomen, dann neurologische Symptome wie Gesichtsfeldausfälle, cortikale Blindheit, Retrobulbärneuritis, Pyramidenbahnstörung, bulbäre Symptome

Verlauf — monophasisch, keine Schübe

Zusatzdiagnostik — Kernspintomographie, Liquorveränderungen wie bei MS

2.4.0.5 Akute disseminierte Encephalomyelitis (ADEM) (ICD-10: G36.8)

Ätiologie
- **parainfektiös:** Auftreten wenige Tage nach einer Infektion mit Masern-, Varizellen-, Pocken-, Mumps-, Röteln-, Adeno- und Influenzaviren
- **postvaccinal:** nach Gabe von Substanzen mit haptogenen Eigenschaften (v. a. Rabies, Pocken)

Pathologie — Demyelinisierung, perivenöse Lymphozyteninfiltrate

Klinisches Bild — Beginn mit Fieber, Kopfschmerzen, Erbrechen, Verwirrtheit, Vigilanzstörungen (von Apathie bis Koma), im weiteren Verlauf Hemisymptome, Kleinhirnzeichen, Opticusneuritis

Zusatzdiagnostik
- **Liquor:** fakultativ Pleozytose, Schrankenstörung und intrathekale IgG-Synthese, sämtliche Veränderungen, insbesondere die IgG-Synthese, bilden sich innerhalb von 6 (?) Monaten zurück

	■ **MRT** [385]: sensitiv, aber unspezifisch, ähnliche Veränderungen wie bei der MS; da es sich um einen monophasischen Verlauf handelt, sind überwiegend floride Herde (Kontrastmittelaufnahme) und nicht – wie bei der MS – ältere neben frischeren Herden zu erwarten (diesbezüglich kontrollierte Studien fehlen)
Diagnose-stellung	■ vorangehende Infektion, klinisches Bild und Liquorbefund ■ die Diagnose kann nur als gesichert angesehen werden, wenn bis ca. 6 Monate nach dem Ereignis kein weiterer Schub mehr auftritt
Therapie	■ **keine kontrollierten Studien!** ■ **Cortison-Hochdosistherapie** mit 500 mg/Tag Methylprednisolon über 5 Tage ■ **Immunglobuline** 5 × 5 g an fünf aufeinanderfolgenden Tagen [310] ■ **Endoxan-Pulstherapie** mit 1 g in 3- bis 4-wöchentlichem Abstand ■ weitere immunsuppressive Therapie (z. B. Plasmapherese) in Abhängigkeit vom Verlauf
Verlauf	monophasisch, Mortalität bis 30%, bei Überleben der ersten Woche gute Prognose

2.4.0.6   Subakute Myeloopticoneuropathie (SMON)   (ICD-10: G36.8)

Allgemeines	seltene, in Japan gehäuft vorkommende Erkrankung vermutlich durch Einnahme von Oxychinolinderivaten (Durchfallmittel) in Verbindung mit einem konstitutionellen Faktor
Pathologie	symmetrische Demyelinisierung der Pyramidenbahn, der Hinterstränge und des N. opticus
Klinisches Bild	initial aufsteigende Sensibilitätsstörungen, dann motorische Schwäche und Sehstörungen
Zusatz-diagnostik	■ **Elektroneurographie:** NLG-Verlangsamung ■ **evozierte Potentiale/TCS:** verzögerte Leitung zentraler afferenter und efferenter Bahnen

2.5   Paraneoplastische Erkrankungen
R. Kaiser

2.5.0.1   Allgemeines

Definition	neurologische Syndrome, die in Assoziation mit einem Tumor auftreten, ohne durch diesen direkt, dessen Metastasen oder eine Meningeosis carcinomatosa bedingt zu sein

Klassifikation	bislang keine verbindliche Klassifikation; Untergliederungen nach anatomisch/klinischen Aspekten oder nach Antikörperbefunden
	■ **klinisch-anatomische Klassifikation** [14,262,639]:
	  ■ *Gehirn und Hirnnerven:* paraneoplastische Kleinhirndegeneration, Opsoclonus-Myoklonus-Syndrom, limbische Encephalitis, Hirnstammencephalitis, Opticusneuritis, paraneoplastische Retinopathie
	  ■ *Rückenmark:* Myelitis, nekrotisierende Myelopathie, Motoneuronerkrankung, Stiff-man Syndrom
	  ■ *peripheres Nervensystem und Spinalganglien:* subakute sensorische Neuronopathie (SSN), sensomotorische Polyneuropathie, autonome Neuropathie, akute Polyradikulitis, Mononeuritis multiplex und Plexusneuritis, periphere Neuropathien bei Apudomen (endokrin aktive Inselzelltumoren), periphere Neuropathien bei Paraproteinämien
	  ■ *neuromuskulärer Übergang und Muskel:* Neuro-Myotonie, Lambert-Eaton-Syndrom, Dermato-/Polymyositis, akute nekrotisierende Myositis, Myopathie bei Karzinoid-Syndrom
	■ **Klassifikation nach Antikörperbefunden** [533,535,639]:

Paraneoplastische Erkrankungen

Antikörper anti-	Neurologisches Syndrom	häufig assoziierte Carcinome (Ca)	Immunhistologie/ Zytochemie	Immunoblot Reaktion mit Proteinen	Antigen-eigenschaften
Hu/ANNA-1, Typ IIa	Limbische Encephalitis, Hirnstammencephalitis, subakute sensorische und autonome Neuropathie	kleinzelliges Bronchial-Ca > nicht-kleinzellige Ca der Lunge u. der Prostata, Seminom, Neuroblastom,	Färbung der Nuclei aller neuronaler Zellen, geringer auch des Zytoplasmas	38–40 kDa sowie rekombinantes 43 kDa Protein (HuD)	neuronen-spezifisches RNA/DNA-Bindungsprotein
Ri/ ANNA-2, Typ IIb	Opsoclonus-Myoclonus-Syndrom	Mamma-Ca > kleinzelliges Bronchial-Ca Neuroblastom u. Medulloblastom	Färbung der Nuclei aller neuronaler Zellen des ZNS	55 kDa und 80 kDa sowie rekombinantes 55 kDa Protein (NOVA)	RNA-Bindungsprotein, Bedeutung für die Reifung und Differenzierung von Neuronen
Yo/APCA-1/ PCA-1	subakute Kleinhirndegeneration mit ausgeprägter Ataxie, Dysarthrie und Nystagmus	Ovarial-Ca > Uterus-Ca, Mamma-Ca. Einzelfälle: Lymphom, Adeno-Ca der Lunge und der Parotis	Färbung des Zytoplasmas (granulär) und der proximalen Axone von Purkinjezellen	34 und 62 kDa aus Purkinje- und Tumorzellen sowie rekombinante CDR34/ CDR62 Proteine	62 kDa = DNA-Bindungsprotein
Tr/APCA-2/ PCA-2	langsam-progrediente Kleinhirndegeneration mit gelegentlicher Dysarthrie und Nystagmus	Morbus Hodgkin	Färbung des Zytoplasmas (feingranulär) von Purkinjezellen	bislang kein definiertes Protein bekannt	nicht bekannt
Recoverin	Subakute Retinadegeneration	kleinzellige > nicht kleinzellige Bronchial-Ca, Mamma- und Endometrium-Ca	Färbung von retinalen Neuronen, Stäbchen und Zäpfchen	23 kDa und 48 kDa	Visinin-ähnliches Protein?, Calmodulin, Ca^{2+}-bindendes Protein
Amphiphysin	Stiff-man-Syndrom	Mamma-Ca, kleinzelliges Bronchial-Ca, Colon-Ca, Morbus Hodgkin, Thymom	Färbung von neuronalen Zellen	128 kDa, isoliert aus neuronalen Zellen	Bindung an Dynamin: Endozytose von synaptischen Vesikeln
VGCC/Synaptotagmin	Lambert-Eaton-Syndrom	kleinzelliges Bronchial-Ca, Epidermoid-Ca	Färbung der Synapsen	53 kDa (Synaptotagmin)	praesynaptische, Ca^{2+}-bindende Proteine

Legende:
Hu, Ri, Yo: Initialen der ersten Patienten, bei denen diese Syndrome beschrieben wurden
ANNA: anti-neuronal-nuclear antibody (Anti-Neuronale-Nukleäre Antikörper)
APCA: anti-purkinje-cell-antibody (Anti-Purkinjezell-Antikörper)
PCA: purkinje-cell-antibody (Purkinjezell-Antikörper)
VGCC: voltage gated calcium channels (Antikörper gegen spannungsabhängige Calciumkanäle)

Epidemiologie   Prävalenz: 0.5–2% der Tumorpatienten, am häufigsten bei kleinzelligen Bronchialcarcinomen und gynäkologischen Tumoren; bezüglich der Häufigkeit bei primär neurologisch erkrankten Patienten keine Zahlen

Diagnosestellung
- **Assoziation neurologischer Symptomatik mit einem Tumorleiden**
- **spezifische Antikörper** in Serum und/oder Liquor, fakultativ entzündliches Liquorsyndrom mit leichter lymphozytärer Pleozytose, geringer Schrankenstörung und eventuell intrathekaler IgG-Synthese
- **Ausschluß anderer Ursachen**, insbesondere von Metastasen (→ S. 138) oder einer Meningeosis carcinomatosa (→ S. 140)

Therapie [42,534,771]
- **Tumorentfernung:** häufig ist der Primärtumor so klein, daß zuerst die Metastasen entdeckt werden; da für die Pathogenese eine Kreuzreaktion von Antikörpern gegen Tumorantigene und neuronale (muskuläre) Antigene postuliert wird und letztere

	weiterhin exprimiert werden, hat die Tumorentfernung häufig keinen sicheren Einfluß auf die paraneoplastische Erkrankung ■ **immunsuppressive/-modulatorische Therapie** (→ S. 413): Cortison, Azathioprin, Cyclophosphamid, Gammaglobulin i. v. und Plasmapherese nur bei sehr frühzeitigem Beginn (innerhalb von wenigen Tagen bis Wochen nach Auftreten der neurologischen Symptome) und bei gleichzeitiger Tumorresektion aussichtsreich, meist jedoch ohne sicheren Effekt
Verlauf und Prognose	paraneoplastische Syndrome können der eigentlichen Tumorentdeckung um Monate bis Jahre vorausgehen; mittlere Überlebenszeit nach Tumorentdeckung etwa 2 Jahre (1 Monat bis 7 Jahre)

2.5.0.2 Limbische Encephalitis (ICD-10: G13.1)

Allgemeines [142,692]	■ **Primärtumoren:** kleinzelliges Bronchial-Ca > nicht-kleinzelliges Lunge-Ca, Prostata-Ca, Seminom, Neuroblastom ■ **Autoantikörper:** Hu/ANNA-1, Typ IIa ■ Hu-assoziierte neurologische Syndrome treten häufig in Kombination auf
Pathologie	■ **makroskopisch** Atrophie der Hippocampi mit Erweiterung der Temporalhörner, gelegentlich auch unauffälliger Befund ■ **mikroskopisch** regionaler Neuronenverlust mit reaktiver Gliose und mikroglialen Knötchen, perivaskulären Lymphozyten- und Makrophageninfiltraten ■ **Verteilung:** Hauptbefunde im mesialen Temporallappen, Hippocampus und in den Corpora amygdaloidea; diskretere Veränderungen im Gyrus cinguli, im insulären und frontobasalen Cortex, den Basalganglien und im Diencephalon
Klinisches Bild	subakuter Beginn mit Störung und Funktionsverlust des Kurzzeitgedächtnisses, Angst und Schlafstörungen, Agitiertheit und Verwirrtheit, paranoider Psychose, Halluzinationen, Depression; im weiteren Verlauf gelegentlich Gangataxie, Hemiparesen, komplex-fokale Anfälle, Störung der Temperaturregulation ■ **häufige Assoziation** mit der subakuten sensiblen Neuronopathie
Zusatz- diagnostik	■ **Nachweis von Hu-/ANNA-1 Antikörpern** in Serum und/oder Liquor ■ **Liquor:** fakultativ leichte Pleozytose, Schrankenstörung und intrathekale IgG-Synthese ■ **EEG:** in der Frühphase oft noch unauffällig, im weiteren Verlauf zunehmende Allgemeinveränderung, gelegentlich temporale Herdbefunde, jedoch ohne periodische Komplexe wie bei Herpes-simplex-Encephalitis ■ **MRT:** temporal gelegene, gelegentlich auch frontal lokalisierte signalhyperintense Veränderungen in den T2-gewichteten Bildern, meist einseitig, gelegentlich auch beidseitig, kaum raumfordernd, keine Kontrastmittelaufnahme
Differential- diagnose	■ **Encephalitis:** vor allem Herpes-simplex-Encephalitis (→ S. 81) (ähnliche Veränderungen im MRT, jedoch Kontrastmittel-Aufnahme), aber auch andere akute und „Slow-virus-" Encephalitiden ■ **degenerative Demenzen** (→ S. 152) ■ **bilaterale ischämische Infarkte** ■ **cerebrale Vaskulitiden** (→ S. 67) ■ **Bestrahlungsencephalopathie** ■ **Gliomatosis cerebri:** im MRT im Frühstadium ähnliche Signalhyperintensitäten wie bei limbischer Encephalitis, im Verlauf jedoch Raumforderungszeichen und Kontrastmittel-Aufnahme ■ **Encephalopathien:** Wesensänderung, Bewußtseinsstörungen, jedoch keine MRT-Veränderungen; toxisch z. B. durch MTX, Carmustin, Cytosin-Arabinosid, Asparaginase sowie metabolisch durch Hormone, Hyperkalzämie, hepatische Encephalopathie

2.5.0.3 Hirnstammencephalitis/bulbäre Encephalitis

Allgemeines	Primärtumoren und Auto-Antikörper wie bei limbischer Encephalitis
Pathologie	ähnliche Veränderungen wie bei der limbischen Encephalitis: variable Verteilung der Läsionen im Hirnstamm, Hauptbefunde in der Medulla oblongata am Boden des 4. Ventrikels und in der unteren Olive; meist Aussparung der Substantia nigra, in seltenen Fällen sind hier jedoch die stärksten Veränderungen (Entzündungsherde) lokalisiert
Klinisches Bild	Schwindel, Übelkeit, Ataxie, Nystagmus, Bulbärparalyse, Augenbewegungsstörungen, Zwerchfellmyoklonien

Zusatz- diagnostik	■ **Nachweis von Hu-/ANNA-1 Antikörpern** in Serum und/oder Liquor ■ **Liquor:** fakultativ leichte Pleozytose, Schrankenstörung und intrathekale IgG-Synthese ■ **Ausschlußdiagnostik** (siehe DD)
Differential- diagnose	erregerbedingte Hirnstammencephalitiden vor allem bei Infektionen mit Listerien und Varizella zoster-Viren

2.5.0.4 Subakute sensorische Neuronopathie (ICD-10: G13.0)

Synonym	Ganglionitis, Denny-Brown-Syndrom
Allgemeines	Primärtumoren und Auto-Antikörper wie bei limbischer Encephalitis
Pathologie	■ **im Frühstadium** Lymphozyteninfiltrationen in den sensiblen Spinalganglien ■ **im weiteren Verlauf** Fehlen von Entzündungszeichen, jedoch Degeneration neuronaler Zellen; sekundär Degeneration der Hinterwurzeln und der Hinterstränge im Rückenmark
Klinisches Bild	Beginn mit sensiblen Mißempfindungen in Händen, Füßen sowie gelegentlich im Rumpf; in Einzelfällen auch radikuläre Schmerzen; anfangs asymmetrische, später symmetrische Verteilung, Reflexverlust; nach einigen Wochen bis Monaten Entwicklung einer ausgeprägten sensiblen Ataxie
Zusatz- diagnostik	■ **Nachweis von Hu-/ANNA-1 Antikörpern** in Serum und/oder Liquor ■ **Liquor:** meist deutliche Schrankenstörung ■ **elektrophysiologische Untersuchungen:** deutlich verkleinertes sensibles Nervenaktionspotential, verlangsamte NLG; kaum Beteiligung motorischer Fasern; in den sensibel evozierten Potentialen pathologisch erniedrigte Amplituden und Latenzverzögerung
Differential- diagnose	■ **Polyneuropathien anderer Ätiologie** vor allem durch Vincristin, Cis-Platin oder Taxol (→ S. 249), Vitamin B-12 Mangel, Tabes dorsalis, Sjögren-Syndrom ■ **epidurale Metastasen, Meningeosis carcinomatosa** (→ S. 140)

2.5.0.5 Autonome Neuropathie (ICD-10: G13.0)

Allgemeines	Primärtumoren und Auto-Antikörper wie bei limbischer Encephalitis
Pathologie	in Einzelfällen Nachweis einer Degeneration des Plexus myentericus sowie einer Infiltration des Plexus mit Lymphozyten und Makrophagen
Klinisches Bild	subakuter Beginn mit verminderter Magendarmmotilität (Obstipation), hypotone Kreislaufregulationsstörungen mit orthostatischer Hypotonie, im weiteren Verlauf neurogene Blasenentleerungsstörung, Impotenz, Anhidrosis und gestörte Pupillen- und Akkomodationsreaktionen
Zusatz- diagnostik	■ **Nachweis von Hu-/ANNA-1 Antikörpern** im Serum ■ **neurovegetative Diagnostik:** → S. 303
Differential- diagnose	autonome Insuffizienz bei Polyneuropathien anderer Ätiologie z. B. Diabetes mellitus (→ S. 247), bei Multisystematrophie (→ S. 172)
Verlauf und Prognose	die autonome Insuffizienz ist neben dem eigentlichen Tumorleiden die häufigste Todesursache (Herzstillstand) bei Patienten mit paraneoplastischem Syndrom

2.5.0.6 Opsoklonus-Myoklonus-Syndrom [482] (ICD-10: H51.8)

Allgemeines	■ **Primärtumoren:** bei Erwachsenen Mamma-Ca, seltener kleinzelliges Bronchial-Ca; bei Kindern Neuroblastom, Medulloblastom ■ **Autoantikörper:** Ri/ ANNA-2, Typ IIb ■ Frauen häufiger betroffen als Männer
Pathologie [328]	makroskopisch meist unauffälliger Befund; mikroskopisch: z. T. ausgeprägte Degeneration von Purkinje- und Körnerzellen vor allem im Kleinhirnwurm und cerebellären Cortex; perivaskuläre Lymphozyteninfiltrate im cerebralen Cortex, Thalamus, Nucleus dentatus und in den Basalganglien; Gliose der weißen Substanz
Klinisches Bild	meist subakute, selten rasche Entwicklung der Symptome: Opsoklonus: kurze, schnelle Augenbewegungen unterschiedlicher Frequenz und Amplitude in alle Richtungen; Myoklonus: unwillkürliche, blitzartige, arrhythmische Einzelzuckung von Muskeln oder Muskelgruppen oder von Muskelteilen; gelegentlich auch Schwindel und Dysarthrie

Zusatz-diagnostik	■ **Nachweis von Ri-/ANNA-2 Antikörpern** im Serum ■ **Elektronystagmographie**
Differential-diagnose	■ **Opsoklonus:** bei Kindern im Rahmen benigner Encephalitiden; bei Erwachsenen als Folge einer Hypoxämie sowie vaskulärer und anderer entzündlicher Prozesse (Sarkoidose → S. 110, Guillain-Barré-Syndrom → S. 250, benigne Hirnstammencephalitis (Bickerstaff)) ■ **Myoklonus:** im Rahmen von entzündlichen Prozesse (MS) (→ S. 113), posthypoxischen Schädigungen (→ Lance-Adams-Syndrom S. 185), Anfallsleiden (Myoklonusepilepsie Unverricht-Lundborg)
Verlauf und Prognose [165]	oft günstigerer Verlauf als bei den anderen neurologischen Paraneoplasien mit z. T. spontaner Rückbildung und gutem Ansprechen auf Cortison und Cyclophosphamid

2.5.0.7 Cerebellitis (paraneoplastische Kleinhirndegeneration) (ICD-10: G13.1)

Allgemeines	■ **Autoantikörper und Primärtumoren:** ■ *Yo/APCA-1/PCA-1:* Ovarial-Ca > Uterus-Ca, Mamma-Ca; Einzelfälle: Lymphom, Adeno-Ca der Bronchien und der Parotis ■ *APCA-2/PCA-2:* Morbus Hodgkin ■ *VCGG oder AK negativ:* kleinzellige Carcinome der Lunge und Prostata, Non-Hodgkin-Lymphome
Pathologie [123,277,610]	makroskopisch: deutliche Kleinhirndegeneration; mikroskopisch: Degeneration und z. T. vollständiger Verlust von Purkinje-Zellen, Atrophie der Körnerzell- und der Molekularschicht; reaktive Proliferation von Astrozyten, jedoch kaum entzündliche Infiltrate; gelegentlich auch Atrophie der Hinterstränge, des Tractus spinocerebellaris und der cortikospinalen Bahnen
Klinisches Bild	meist akute bis subakute Entwicklung der klinischen Symptomatik (1 Tag bis 16 Wochen): ausgeprägte Stand-, Gang- und geringer auch Zeigeataxie; in einem Drittel der Fälle Dysarthrie, Down-beat-Nystagmus, Oscillopsien und Doppelbilder, häufig zusätzlich Zeichen einer Polyneuropathie
Zusatz-diagnostik	■ **Nachweis spezifischer Auto-Antikörper** je nach Tumor; bei Morbus Hodgkin in der Immunfluoreszenz Reaktion der Proben mit dem Zytoplasma von Purkinjezellen (APCA-2/PCA-2), im Immunoblot jedoch kein Nachweis von Antikörpern gegen das Yo-Antigen oder andere Antigene ■ **Liquor:** fakultativ leichte Pleozytose, Schrankenstörung und intrathekale IgG-Synthese
Differential-diagnose	■ **toxische Kleinhirnschädigung** z. B. durch 5-Fluorouracil, Cytosin-Arabinosid, Phenytoin ■ andere degenerative Kleinhirnerkrankungen (→ S. 159)
Verlauf und Prognose [263]	äußerst geringes Ansprechen auf Chemotherapie oder Tumorchirurgie; der weitere Krankheitsverlauf wird stärker durch die neurologische Behinderung als durch den auslösenden Tumor geprägt; Todesursache – nach oft mehreren Jahren – ist meist eine autonome Insuffizienz

2.5.0.8 Paraneoplastische Retinopathie [138,348,627] (ICD-10: H35.8)

Synonym	CAR = Cancer-associated retinopathy
Allgemeines	■ **Primärtumoren:** kleinzellige > nicht kleinzellige Bronchial-Ca, Mamma- und Endometrium-Ca
Pathologie	Degeneration und Verlust des Neuroepithels (Stäbchen und Zäpfchen) sowie des 1. Neurons (Stratum ganglionare), Nachweis von Melanin-speichernden Makrophagen; in Einzelfällen auch Demyelinisierung des N. opticus und Degeneration des Corpus geniculatum laterale
Klinisches Bild	zunächst passagere Sehstörung (z. T. nur einseitig) mit bizzaren Skotomen, vermehrter Lichtempfindlichkeit und Nachtblindheit, im weiteren Verlauf schmerzlose Erblindung
Zusatz-diagnostik	■ **ophthalmologisch:** Trias aus Photosensibilität, ringförmiger Gesichtsfeldeinengung und Kaliberverengungen der A. retinalis ■ **Nachweis von Antikörpern gegen Recoverin** in Serum/Liquor
Verlauf und Prognose	in Einzelfällen Ansprechen auf Cortikoide

2.5.0.9 Stiff-man-Syndrom [38,201,260] (ICD-10: G25.8)

Assoziierte Erkrankungen
insulinpflichtiger Diabetes mellitus (1/3 – 2/3), andere Autoimmunerkrankungen (Thyreoiditis, Perniziosa, Vitiligo), Epilepsie (10 %), Neoplasien (kleinzelliges Bronchialcarcinom, Thymom, Lymphom, Pharynxcarcinom, Mammacarcinom)

Pathologie
in Einzelfällen perivaskuläre Lymphozyteninfiltrate (überwiegend Plasmazellen) besonders im Vorderhornbereich

Klinisches Bild
- **Steifigkeit** der Muskulatur (Dauerinnervation), Hyperlordose der LWS, brettharte Verspannung der Bauchmuskeln
- **Spasmen** bei Schreckreizen, Willkürbewegungen oder passiven Bewegungen
- **Lokalisation:** axiale Muskeln (Hyperlordose), dann proximale Extremitäten, Gesicht und Finger ausgespart
- **Unterbrechung der Tonuserhöhung** durch Schlaf, periphere Nervenblockade, Spinalanästhesie oder Narkose
- **Verschlimmerung** der Symptome nach L-Dopa, Clomipramin (diagnostisch verwertbar)

Zusatzdiagnostik
- **EMG [522]:** kontinuierliche Aktivität in Ruhe, die nicht willkürlich supprimiert werden kann, simultane Kontraktionen in Agonisten und Antagonisten, normale silent period (im Gegensatz zum Tetanus), nach elektrischer Nervenstimulation polygraphische Ableitung symmetrischer und simultaner EMG-Muster der ventralen und dorsalen Rumpfmuskulatur beidseits [522]
- **Nachweis von Antikörpern** gegen Amphiphysin (128 kDa Protein) im Serum und fakultativ im Liquor
- **Liquor:** in Einzelfällen intrathekale IgG-Synthese
- **Periduralanästhesie** führt zum Sistieren der Muskelaktivität

Diagnosestellung
klinisches Bild und Nachweis eines zentralen Generators der unwillkürlichen Muskelaktivität (Blockierungsversuche, Sistieren der Aktivität im Schlaf), evtl. Antikörpernachweis

Differentialdiagnose
- **Stiff-man-Syndrom ohne Tumorassoziation:** häufig gleichzeitig Diabetes mellitus und Nachweis von Antikörpern gegen Glutamat-Decarboxylase (GAD, 64 kDa), jedoch keine Antikörper gegen das 128 kDa Protein
- **Tetanus** (→ S. 102): generalisierte Muskelspasmen unter Einschluß der Gesichtsmuskulatur (Trismus), raschere Entwicklung über Tage; im EMG Fehlen der silent periods
- **Neuromyotonie** (→ **Isaacs-Syndrom S. 301**): kontinuierliche Muskelfaseraktivität mit neurogener, durch Curare, nicht aber durch Leitungsblock behebbarer diffuser Daueranspannung der Muskulatur; als paraneoplastisches Syndrom bei Bronchial-Ca und Thymomen; Ansprechen auf Carbamazepin und Phenytoin (DD zum Stiff-man-Syndrom)

Therapie
- **kausal:** Plasmapherese, ev. Immunsuppression
- **symptomatisch:** Diazepam (4 – 8 × 10 mg/Tag), evtl. Versuch mit Clonazepam, Baclofen, Clonidin, Tizanidin, Vigabatrin

Verlauf und Prognose
in Einzelfällen Rückbildung der Symptomatik nach Tumorentfernung

2.5.0.10 Lambert-Eaton-Syndrom (ICD-10: C80)

Assoziierte Erkrankungen
maligne Tumoren (70 %, meist kleinzelliges Bronchial-Carcinom), Perniziosa, Hypo-/Hyperthyreose, Sjögren-Syndrom, Vitiligo

Pathologie
lichtmikroskopisch oft unauffällig, elektronenmikroskopisch Mangel an „aktiven Partikeln" der präsynaptischen Membran

Pathogenese [796]
kreuzreaktive (kleinzelliges Bronchial-Ca/Präsynapse) IgG-Antikörper gegen spannungsabhängige praesynaptische Kalzium-Kanäle (voltage-gated calcium channels = VGCC) führen zu einer im Vergleich zu Gesunden ca. 5-fach geringeren Freisetzung von Acetylcholinquanten; passiver Transfer von Antikörpern führt im Versuchstier zu entsprechender Erkrankung; vorübergehende Besserung unter Plasmapherese und Immunsuppression; signifikante Assoziation mit HLA-B8 und HLA-DR3

Klinisches Bild
- **abnorme Ermüdbarkeit:** proximal- und beinbetonte Muskelschwäche mit kurzfristiger Zunahme der Kraft bei Beginn der Belastung und anschließend progredienter Schwäche, i. d. R. keine Atrophien, Abschwächung der Muskeleigenreflexe, gelegentlich Parästhesien
- **evtl. Myalgien**

- **Hirnnervenausfälle:** Ptosis, Doppelbilder (50%)
- **autonome Symptome:** bei etwa 50% der Patienten zusätzlich cholinerge Dysautonomie (Blasenstörungen, Impotenz, mangelnde Schweiß- und Speichelsekretion, Ptosis, orthostatische Hypotonie; Assoziation mit dem Hu-Syndrom?)

Untersuchung
- **Reflexbahnung nach Willkürkontraktion:** abgeschwächter oder fehlender Muskeleigenreflex in Ruhe, Auslösung oder Steigerung nach 20–30 Sekunden maximaler Willkürinnervation

Zusatzdiagnostik
- **Antikörper gegen VGCC/Synaptotagmin**
- **EMG:**
  - hochgradige Amplitudenminderung des motorischen MAP in Ruhe, Zunahme um 200–1200% nach 20–30 Sekunden maximaler Willkürkontraktion
  - *niederfrequente repetitive Reizung (3–5 Hz):* Dekrement > 10%
  - *hochfrequente repetitive Reizung (10–50 Hz für 5–10 Sekunden):* initiales Dekrement, nachfolgendes Inkrement um 200–1200%
- **Tensilon-Test** negativ oder nur schwach positiv

Therapie
- **Tumorentfernung** führt häufig zu einer deutlichen Rückbildung der Symptome
- **Immunsuppression (→ S. 413):** Plasmapherese, intravenöse Immunglobuline, Prednisolon (1.5 mg/kg/KG) Azathioprin (2.5 mg/kg/KG)
- **symptomatisch:** 3,4 Diaminopyridin bis 100 mg/Tag [513] (erhöht Ca^{++}-Konzentration in den Kanälen)

2.6 Tumoren

P. Behrens

2.6.0.1 Allgemeines

WHO-Klassifikation der Tumoren des Nervensystems (1993) [393]

	WHO Grad
■ **neuroepitheliale Tumoren**	
▪ *Astrozytome*	
▸ fibrilläres, protoplasmatisches, gemistozytisches A.	II
▸ anaplastisches (malignes) A.	III
▸ Glioblastom	IV
▸ pilozytisches A.	I
▸ pleomorphes Xantho-A.	I
▸ subependymales Riesenzell-A. (tuberöse Sklerose)	I
▪ *Oligodendrogliome*	
▸ Oligodendrogliom	II
▸ anaplastisches (malignes) O.	III
▪ *Ependymome*	
▸ Ependymom	II
▸ anaplastisches (malignes) E.	III
▸ myxopapilläres E.; Sub-E.	I
▪ *Mischgliome*	
▸ Oligoastrozytom	II
▸ anaplastisches (malignes) Oligoastrozytom	III
▪ *Tumoren des Plexus chorioideus*	
▸ Plexus chorioideus Papillom	I
▸ Plexus chorioideus Karzinom	III, IV
▪ *neuroepitheliale Tumoren ungeklärten Ursprungs*	
▸ Astroblastom, polares Spongioblastom	variabel
▸ Gliomatosis cerebri	III, IV
▪ *neuronale und gemischte neuronale-gliale Tumoren*	
▸ Gangliogliom	I, II
▸ anaplastisches Gangliogliom	III
▸ Gangliozytom; desmoplastisches infantiles Gangliogliom; dysembryoblastischer neuroepithelialer Tumor; zentrales Neurozytom	I
▪ *parenchymatöse Tumoren der Pinealis*	
▸ Pineozytom	II
▸ Pineozytom/Pineoblastom	III, IV
▸ Pineoblastom	IV
▪ *embryonale Tumoren*	
▸ Medulloepitheliom; Neuroblastom; Ependymoblastom	IV
▸ primitive neuroektodermale Tumoren (PNET's)	IV
▸ Medulloblastom mit Varianten	IV

- **Tumoren der Hirn- und Spinalnerven**
  - *Schwannom* (Neurilemmom, Neurinom)   I
  - *Neurofibrom*   I
  - *maligner Tumor der peripheren Nervenscheiden* (malignant peripheral nerve sheath tumour, MPNST), neurogenes Sarkom, Neurofibrosarkom, anaplastisches Neurofibrom, „malignes Schwannom" III, IV
- **Tumoren der Meningen**
  - *Tumoren des Meningothels*
    - ▶ Meningiome mit Varianten   I
    - ▶ atypisches M.   II
    - ▶ papilläres M.   II, III
    - ▶ anaplastisches (malignes) M.   III
  - *Mesenchymale, nicht meningotheliale Tumoren*
    - ▶ benigne: osteokartilaginöser Tumor, Lipom, fibröses Histiozytom, andere
    - ▶ maligne: Hämangioperizytom, Chondrosarkom, malignes fibröses Histiozytom, Rhabdomyosarkom, meningeale Sarkomatose, andere
  - *primäre melanocytische Läsionen*
    - ▶ diffuse Melanosis, Melanozytom, malignes Melanom
  - *Tumoren ungeklärter Histogenese*
    - ▶ Hämangioblastom
- **Lymphome und Neoplasien des hämatopoetischen Systems**   „Kiel Klassifikation"
  - *maligne Lymphome*
  - *Plasmozytom*
  - *granulozytisches Sarkom*
  - *andere*
- **Keimzelltumoren**
  - *Germinom, Embryonalsarkom, Choriokarzinom*   III, IV
  - *Teratom*   I
  - *gemischte Keimzelltumoren*
- **Zysten und tumorartige Läsionen**
- **Tumoren der Sellaregion**
  - *Hypophysen-Adenom*   I
  - *Hypophysen-Karzinom*   III, IV
  - *Kraniopharyngeom*   I
- **aus der Umgebung einwachsende Tumoren**
- **Metastasen**
- **unklassifizierte Tumoren**

Epidemiologie (primäre Hirntumoren)

- **Inzidenz von Gliomen, Meningeomen und Schwannomen** Männer 9.2/100 000/Jahr, Frauen 8.1/100 000/Jahr [648]
- **Verteilung der einzelnen Tumorarten:** pilozytisches Astrozytom (1%), niedriggradiges Astrozytom (27%), anaplastisches Astrozytom (3%), Glioblastom (28%), Oligodendrogliom (2%), Ependymom (1%), Medulloblastom (2%), Meningeom (22%), Neurinom (4%), primäres ZNS Lymphom (1%) [492]

Diagnostik

- **bildgebende Diagnostik** zur Feststellung von Lokalisation und Ausdehnung des Tumors vor Operation/Biopsie
  - *CT mit Kontrastmittel:* vielfach Methode zum ersten Nachweis einer Raumforderung, jedoch nur beschränkt aussagekräftig
    - ▶ Vorteile: Kalzifikationen und Lagebeziehung bestimmter Tumoren (z. B. Meningeome) zu knöchernen Strukturen eindeutig dargestellt
    - ▶ Nachteile: auch nach Kontrastmittelgabe nur schlechte oder fehlende Darstellung z. B. niedriggradiger Gliome, schlechte Abgrenzung zwischen Tumor und Begleitödem, durch Artefakte eingeschränkte Beurteilbarkeit der Schädelbasis und hinteren Schädelgrube
    - ▶ CAVE Kontrastmittelgabe bei Hyperthyreose:
      - ▶ Bestimmung von FT_3, FT_4 und TSH basal
      - ▶ Prophylaxe mit Natriumperchlorat (Irenat®) 900 mg (entsprechend 45 Tropfen) 1 Stunde vor Kontrastmittelgabe, danach 3 × 300 mg (entsprechend 15 Tropfen)/Tag für 1 Woche, danach weiter je nach Schilddrüsenwerten
      - ▶ bei Kombinationstherapie mit Natriumperchlorat sind erhöhte Thiamazoldosen erforderlich
    - ▶ CAVE Jod-Gabe (Kontrastmittel) bei Schilddrüsencarcinom-Metastasen → nachfolgende Radiojod-Therapie wirkungslos!
  - *MRT mit Kontrastmittel:* Untersuchung der Wahl bei allen intrakraniellen Tumoren
    - ▶ Vorteile: hohe Sensitivität der Tumorsuche (klinisch „stumme" Metastasen), klarere Festlegung der Tumorlokalisation und -grenzen in mehreren Ebenen
    - ▶ Nachteil: Darstellung von Kalzifikationen problematisch
  - *Angiographie:* präoperative Gefäßdarstellung bei bestimmten Tumoren (z. B. Keilbeinflügelmeningeom, die A. carotis ummauernd), Durchgängigkeit der venösen Sinus, Vorbereitung der Embolisation von Meningeomen, Diagnose und Gefäßversorgung bei vaskulären Malformationen und Aneurysmen
    - ▶ CAVE Kontrastmittelgabe: wie unter CT (s. o.)

- **Liquordiagnostik:**
  - *Zytologie und Zellmarker* bei Verdacht auf meningeale Aussaat, z. B. bei Karzinomatose, Lymphomen, Medulloblastomen, infratentoriellen Ependymomen
  - *Tumor„marker"* z. B. β-HCG, α-Fetoprotein, LDH bei Pinealistumoren/Keimzelltumoren
- **stereotaktische Biopsie:**
  - *Indikation:*
    - ▶ Gewinnung der histologischen Diagnose bei allen Tumoren, bei denen eine offene Operation nicht indiziert ist und grundsätzlich eine therapeutische Option besteht; vor Durchführung einer nicht-operativen Therapie (Strahlen-, Chemotherapie) zwingend!
    - ▶ Differenzierung zwischen Rezidivtumor und Strahlennekrose bzw. Tumor und nicht-neoplastischem Prozeß (Abszeß, Granulom)
      - ▶ Ausnahme: in manchen Fällen (z. B. primäres intrakranielles Non-Hodgkin-Lymphom) kann die Liquorzytologie die Histologie ersetzen
  - *Durchführung:*
    - ▶ in Zentren mit entsprechender operativer Einrichtung und Erfahrung in enger Zusammenarbeit mit der Neuropathologie
    - ▶ Operation bei Erwachsenen meist in Lokalanästhesie möglich, bei nicht kooperativen Patienten und Kindern Inhalationsnarkose erforderlich; CT/MRT geführt
    - ▶ Thrombozytenaggregationshemmer 10 Tage vorher absetzen
  - *Komplikationen:*
    - ▶ Morbidität gesamt: 2.7–4% (persistierend 1%, transient 3%); dabei Blutungsrisiko ca. 2%
    - ▶ Mortalität: 0.7% [126,589,720]
  - *Kontraindikation:* vaskuläre Malformationen
- **Elektrophysiologie:** untergeordnete Bedeutung; akustisch evozierte Hirnstammpotentiale bei Tumoren im Kleinhirnbrückenwinkel

Operative Therapie

- **Ziele:**
  - *histologische Diagnosesicherung*
  - *komplette Resektion* und damit chirurgische Heilung nur bei WHO °I Tumoren möglich
  - *Entlastung* bei lokaler Raumforderung oder generalisiert erhöhtem intrakraniellem Druck
  - *Reduktion des Tumorvolumens* bei vielen neuroepithelialen Tumoren (Konzept der „Zytoreduktion", *umstritten!*) zur Vorbereitung der adjuvanten Therapie

Radiotherapie

- **Indikationen:**
  - *primäre Radiotherapie:*
    - ▶ maligne Hirntumoren, die neurologische Symptome verursachen oder radiologisch eine Progression aufweisen, und bei denen keine Indikation zur Dekompression besteht (z. B. Mittellinienverlagerung oder beginnende tentorielle Einklemmung)
    - ▶ differenzierte Tumoren, die neurologische Symptome verursachen und nicht oder nur inkomplett resezierbar sind und radiologisch eine Progression aufweisen (nicht durch prospektiv randomisierte Studien gesichert)
    - ▶ Germinome, bestimmte Pinealistumoren
  - *postoperative Radiotherapie* bei malignen Hirntumoren (durch Studien gesichert)
- **konventionelle externe Herd- oder Ganzschädelbestrahlung:**
  - *Prinzip:* möglichst selektive Tumorzellschädigung, Erzeugung eines differentiellen Effekts durch Fraktionierung (Tumorzellen erholen sich weniger gut als das übrige Hirnparenchym zwischen den einzelnen Bestrahlungen)
  - *Durchführung:* externe Photonen-Megavolt-Therapie mit Linearbeschleuniger oder ^{60}Co-Strahler → Tumorfeld oder Ganzhirn plus zusätzliche „Herd"Dosis; fraktionierte Bestrahlung z. B. in Einzelfraktionen 1.8–2 Gy/Tag, 5 mal pro Woche, bis Gesamtdosis von 60 Gy erreicht ist; alternative Schemata möglich [186]
  - *Nebenwirkungen:*
    - ▶ akut (während der Bestrahlung): Kopfschmerz, Müdigkeit, Übelkeit: 20% [679], Alopezie (40% bei Gesamtstrahlendosis ≥ 40 Gy, meist reversibel), Epithelschäden (Hauterythem, Otitis externa (6%), Otitis media (5%)), akutes Hirnödem meist bei Einzeldosen > 2 Gy/Tag [27]; Therapie: prophylaktisch bis 16 mg Dexamethason/Tag p. o.
    - ▶ frühe Strahlenreaktion (bis 3 Monate nach der Bestrahlung) [445]: reversible Leukencephalopathie (bis 25%) nach Latenz von Wochen bis 3 Monaten: Verschlechterung der neurologischen Symptome, Kopfschmerz, Übelkeit, Bewußtseinsstörung; Therapie: wenn nötig Steroide
    - ▶ späte Strahlenreaktion (ab 3 Monate nach der Bestrahlung)
      - ▶ lokale Strahlennekrose: häufig raumfordernd; klinisch, nuklearmedizinisch (PET) und radiologisch nicht sicher von Tumorrezidiv zu unterscheiden; Latenz 0.5–10 Jahre, Risiko < 5% bei Herddosis < 55 Gy und Fraktionen < 2 Gy/Tag; falls therapeutische Konsequenzen: Operation/stereotaktische Biopsie und Steroide

- irreversible Leukencephalopathie (meist progredient) mit epileptischen Anfällen und Demenz; Risiko abhängig vom Bestrahlungsregime
- Katarakt bei Herddosis > 4 Gy auf die Linse
- hypophysäre/hypothalamische Insuffizienz besonders bei Kindern und Bestrahlung der kraniospinalen Achse [740]
- Knochenmarksdepression bei Bestrahlung der kraniospinalen Achse
- Innenohrschwerhörigkeit bei Bestrahlung der Schädelbasis
- Myelopathie bei spinaler (Myelon-) Bestrahlung mit Gesamtdosis > 30 Gy in 1-2% [501]
- selten mit Latenz von 1-25 Jahren: Induktion mesenchymaler Tumoren: Sarkom, Fibrosarkom, Meningeom

■ **fraktionierte stereotaktische Radiotherapie:**
  ■ *Prinzip:* fraktionierte Bestrahlung bei stereotaktischer Lokalisation des Zielvolumens; neue Methode, aufwendig, kaum klinische Daten
  ■ *Indikation:* abgegrenzte Läsionen ≥ 3 cm [220]

■ **Radiochirurgie:**
  ■ *Prinzip:* Zerstörung eines lokalisierten Zielvolumens mit geringem Strahlenschaden des umgebenden Gewebes, kein oder geringer differentieller Effekt Tumor vs. gesundes Hirnparenchym, nur für kleine Zielvolumina geeignet
  ■ *interstitielle Radiochirurgie* (Brachytherapie)
    ▶ Methodik: stereotaktisch implantierte permanente oder temporäre Strahler (Seeds) im Tumor z. B. mit 125J oder 192Ir (niedrigenergetische Gamma-Strahlung)
    ▶ Indikation: im CT scharf abgrenzbare rundlich / ovalär konfigurierte WHO °I oder °II Tumoren (z. B. Gliome, Pineozytome, Meningeome) oder Metastasen ≤ 4 cm; keine diffus infiltrierenden Tumoren, nicht im Balken, Hirnstamm oder multifokal
    ▶ Komplikationen siehe unter „stereotaktische Biopsie"; Strahlennekrose
  ■ *externe fokussierte Radiochirurgie:*
    ▶ Prinzip: stereotaktische Konvergenzbestrahlung z. B. durch Linearbeschleuniger („X-knife") oder „gamma knife", als einzeitige (d. h. einmalig durchgeführte) Bestrahlung; optimaler Tumordurchmesser ≤ 3 cm [447]
    ▶ Indikation: AV-Malformationen, Akusticusneurinome, Meningeome, Metastasen; Wert bei Gliomen bisher nicht gut dokumentiert [480]

Chemotherapie ausreichend untersucht nur für anaplastische Astrozytome und Glioblastome; besonders profitieren offenbar Patienten mit primär malignen ZNS-Lymphomen, anaplastischen Oligodendrogliomen/Oligoastrozytomen, anaplastischen Astrozytomen und Glioblastomen oligodendroglialer Herkunft (siehe unter den jeweiligen Tumorarten)

Symptomatische Therapie

■ **Ödemtherapie (→ S. 346):**
  ■ *Steroide:* Reduktion des vasogenen Hirnödems (genauer Wirkmechanismus unbekannt)
    ▶ Dexamethason: geringe mineralocortikoide Wirkung; Methylprednisolon wenig gebräuchlich
    ▶ Dosierung nach klinischem Befund: 40-100 mg Dexamethason i. v. initial bei akutem Hirndruck, Erhaltungsdosis 6-24 mg/Tag in 3-4 Einzeldosen p. o., maximaler Therapieeffekt nach 3-4 Tagen; Kombination mit Magenschutz (H_2-Blocker) üblich
  ■ *Osmotherapie* bei akuter Hirndrucksymptomatik möglich

■ **Behandlung epileptischer Anfälle (→ S. 399):**
  ■ *Indikation:* bereits nach 1. Anfall bei bekanntem langsam wachsenden Tumor; bei allen rasch wachsenden Tumoren prophylaktische Gabe, da bei epileptischen Anfällen Gefährdung durch Hirnödem (→ rasch zunehmende Raumforderung, evtl. mit Herniation); bei i. v. zu gebenden Antikonvulsiva perioperative Prophylaxe möglich [128]
  ■ *Medikamente:* Phenytoin, perioperativ und im Notfall parenteral zu geben; evtl. Phenobarbital, Carbamazepin; CAVE: Phenytoin verkürzt nach 24 Stunden die Halbwertszeit von Dexamethason um 50-60% [113]

■ **Schmerzen:**
  ■ *bei Hirndruck:* wenn möglich symptomatische Hirndrucktherapie
  ■ *bei nozizeptiven/neuropathischem Schmerz:* gemäß allgemeinen schmerztherapeutischen Richtlinien (→ S. 414)

2.6.1 Neuroepitheliale Tumoren (ICD-10: C71, D33)

2.6.1.1 Astrozytom WHO °II (ICD-10: M938-M948)

Allgemeines — Altersverteilung: 25–45 Jahre, F = M

Lokalisation — Marklager der Großhirnhemisphären: frontal > temporal > parietal > Pons und diencephal [742]

Pathologie — 3 Varianten: fibrilläres Astrozytom (häufig), gemistozytisches Astrozytom und protoplasmatisches Astrozytom (selten), Auftreten von fokalen zystischen Arealen möglich

Klinisches Bild — in 50% epileptische Anfälle als Erstsymptom; Ausfälle entsprechend der Lokalisation des Tumors

Bildgebende Diagnostik
- **CT:** homogen hypodens bis isodens, häufig unscharf abgrenzbar; meist keine Kontrastmittel-Aufnahme, kein Ödem; Verkalkungen in 10–20%, evtl. Darstellung von Tumorzysten
- **MRT:** T1 homogen, iso- bis hypointens, keine bis minimale Kontrastmittelaufnahme, T2 homogen hyperintens; Tumorinfiltration entspricht mindestens Ausdehnung des T2-Signals, evtl. Tumorzysten [382]

Differentialtherapie — (gilt auch für Oligoastrozytom WHO ° II; bisher keine kontrollierten, randomisierten Vergleichsstudien, „natürlicher" Verlauf unbekannt)
- **primär:**
  - *Patient < 40 Jahre und fibrilläres, protoplasmatisches Astrozytom oder Oligoastrozytom sowie keine neurologischen/neuropsychologischen Symptome (Anfälle medikamentös einstellbar):* Zuwarten, Verlaufskontrolle
  - *Patient > 40 Jahre oder gemistozytisches Astrozytom oder neurologische/neuropsychologische Symptome (auch schwer/nicht einstellbare epileptische Anfälle):* primäre Operation oder (nach stereotaktischer Biopsie) Radiotherapie oder interstitielle Radiochirurgie [415,438,590,621,742,829]
  - *Verdacht auf maligne Transformation (rasche Größenzunahme, Kontrastmittel-Enhancement):* erneute Biopsie; bei Bestätigung und wenn aufgrund der bisher applizierten Strahlendosis möglich: externe fraktionierte Radiotherapie
- **je nach Tumorlokalisation:**
  - *Ponsgliom:* klinische Verschlechterung oder radiologisch nachgewiesene Größenzunahme: stereotaktische Biopsie und externe Bestrahlung, ggf. Shuntanlage bei Verschlußhydrocephalus
  - *Tumor lobär/cerebellär, im CT/MRT gut abgrenzbar und zugänglich:* Tumorresektion oder interstitielle Radiochirurgie
  - *Tumor tief intrakraniell und / oder in funktionell wichtigen Arealen (diencephal, Hippocampus, Insel, zentral):* stereotaktische Biopsie; bei klinischer Verschlechterung und / oder radiologisch dokumentierter Größenzunahme weitere Therapie:
    - ▶ im CT scharf abgrenzbar, rundlich / ovalär konfiguriert, Größe ≤ 4 cm Durchmesser, Karnofsky-Index (→ S. 429) ≥ 70%: interstitielle Radiochirurgie
    - ▶ im CT nicht scharf abgrenzbar, Lokalisation im Balken: „konventionelle" externe Bestrahlung [590]
- **Rezidiv, erneute dokumentierte Größenzunahme:** erneute interstitielle Radiochirurgie oder externe Bestrahlung mit 50–60 Gy Herddosis

Nachsorge
- **postoperativ und nach Radiotherapie:** klinische und radiologische Kontrolle (CT oder MRT) alle 6 Monate, nach einem Jahr einmal jährlich
- **bei klinischer Verschlechterung**, Änderung/Verschlechterung eines Anfallsleidens Kontrolle sobald als möglich

Prognose
- **therapieabhängig:**
  - *(inkomplette) Resektion:* 5 Jahres-Überlebensrate 13–32%
  - *(inkomplette) Resektion plus Radiotherapie:* 5 Jahres-Überlebensrate 51–68% [192,742,833]
  - *interstitielle Radiochirurgie:* 5 Jahres-Überlebensrate 61% [414]
- **günstige prognostische Faktoren:** kein gemistozytisches Astrozytom, jüngeres Lebensalter, Karnofsky-Index (→ S. 429) ≥ 70%, kein Kontrastmittel-Enhancement im CT-Scan, kleines Tumorvolumen, kein Tumorrezidiv [414,705,762]
- **maligne Transformation** bei ca. 80% der Astrozytome WHO °II über die Zeit nachgewiesen, 5 Jahre nach Diagnosestellung bei ca. 36%, im Alter zunehmend [414,665,705]

2.6.1.2 Anaplastisches Astrozytom WHO °III, Glioblastom WHO °IV (ICD-10: M938-M948)

Allgemeines — Altersverteilung: anaplastisches Astrozytom 40–50 Jahre, Glioblastom 55–65 Jahre

Lokalisation — meist supratentoriell lobär, Stammganglien, multifokal in 3–6%, Metastasierung in den Subarachnoidalraum 5%; „Schmetterlingsglioblastom" bei Lokalisation im Bereich des Balkens

Pathologie
- **primäres/de novo Glioblastom:** ohne Nachweis eines vorbestehenden geringer differenzierten Glioms; häufigere Form, Vorkommen eher bei älteren Patienten
- **sekundäres Glioblastom:** Entwicklung aus bekanntem, besser differenziertem Astrozytom/Oligoastrozytom/Oligodendrogliom; seltenere Form, Vorkommen eher bei jüngeren Patienten, bessere Prognose (um Wochen)

Klinisches Bild — Kopfschmerzen 20–60%, Paresen 20–60%, Psychosyndrom 14–42%, epileptische Anfälle 11–36% [843]

Bildgebende Diagnostik
- **CT:** inhomogen hypodens; inhomogene Kontrastmittel Aufnahme: randständig, fleckförmig; perifokales Ödem; evtl. Zysten, Tumoreinblutungen; bei multizentrischer Lokalisation wichtige Differentialdiagnose zu Metastasen!
- **MRT:** T1 inhomogen hypointens, Kontrastmittel Aufnahme wie im CT; T2 inhomogen hyperintens

Differentialtherapie
- **primär:**
  - *bei Hirnödem:* Steroide
  - *Tumor raumfordernd mit Mittellinienverlagerung, zu erwartender Karnofsky-Index (→ S. 429) nach Operation ≥ 70%, bei gesteigertem Hirndruck, Gefahr der Herniation unter Bestrahlung, Tumor lobär und zugänglich, nicht in funktionell wichtigen Regionen:* Resektion plus Radiotherapie
  - *Tumor nicht raumfordernd, in funktionell wichtigen oder tief intrakraniell gelegenen Arealen:* stereotaktische Biopsie plus externe Radiotherapie [226,555,590]
  - *Karnofsky-Index (→ S. 429) ≤ 70%, Alter > 70 Jahre:* meist stereotaktische Biopsie plus supportive Therapie, möglichst kurze Hospitalisation [518]
- **Rezidiv:**
  - *anaplastisches Astrozytom, Patientenalter < 50 Jahre, nach Operation und Strahlentherapie, Karnofsky-Index (→ S. 429) ≥ 90%:* Chemotherapie möglich
  - *guter Allgemeinzustand (Karnofsky-Index ≥ 70%) und günstige Lokalisation:* Operation möglich

Spezielle Therapieverfahren
- **externe Bestrahlung:** Beginn ca. 2–4 Wochen nach Operation und primärer Wundheilung; Bestrahlung von erweitertem Tumorfeld mit 60 Gy Gesamtdosis, Einzeldosis 1.8–2 Gy; effektivste Therapiemodalität bei malignen Gliomen nach Resektion, aber auch ohne Resektion, nach Diagnosesicherung durch stereotaktische Biopsie [444,555]
- **Chemotherapie** [195,404,843]
  - *PCV* (Procarbazin, CCNU, Vincristin): Therapieschema siehe unter Oligodendrogliom; diese Therapie ist in den USA verbreiteter als:
  - *BCNU* (Carmubris®) i. v.; ein Zyklus: 80 mg/m² Körperoberfläche/Tag für 3–4 Tage bei Leukozyten > 4000/µl und Thrombozyten > 100 000/µl, Zyklenabstand 6–8 Wochen; Therapie bis zum Rezidiv oder schwerwiegenden Nebenwirkungen; wöchentliche Kontrolle von Leukozyten und Thrombozyten; 4-wöchentliche Kontrolle von Leber-/Nierenwerten, Lungenfunktion
    ▸ Nebenwirkungen: kumulative Dosis > 1500 mg / m²: Nierenschaden 50%, Lungenfibrose 20%, Leberschaden 10%, Leukencephalopathie 2% [319]

Nachsorge
- **postoperativ und nach Radio-/Chemotherapie:** klinische und radiologische Kontrolle (CT oder MRT) alle 3 Monate, nach einem Jahr alle 4–6 Monate
- **bei klinischer Verschlechterung,** Änderung/Verschlechterung eines Anfallsleidens Kontrolle sobald als möglich

Prognose bei malignem Gliom
- **therapieabhängig:**
  - *ohne Therapie:* mittlere Überlebenszeit ca. 8–11 Wochen [126,317]
  - *Resektion alleine:* mittlere Überlebenszeit ca. 22 Wochen
  - *Resektion plus externe Radiotherapie:* mittlere Überlebenszeit ca. 35–50 Wochen
  - *Resektion plus externe Radiotherapie und Chemotherapie:* nur bei einer kleinen Untergruppe (20%) der Patienten Verlängerung der mittleren Überlebenszeit auf mehr als 1.5 Jahre [843]

- **prognostisch günstige Faktoren:** histologische Differenzierung WHO °III, jüngeres Lebensalter, guter Karnofsky-Index (→ S. 429) bei Therapiebeginn (Radikalität der Operation fraglich) [126,383,858,877,885]

2.6.1.3 Oligodendrogliom WHO °II und °III (ICD-10: M9450/3)

Allgemeines
Altersverteilung: 40–50 Jahre [541]

Lokalisation
supratentoriell 90–100%, frontal 53%, parietal 33%; leptomeningeale Aussaat bis 30% (v. a. beim anaplastischen Oligodendrogliom), lokalisierte Metastasen in bis zu 30% [491]

Pathologie
- oligodendrogliale Tumoren mit Nekrosen werden nach der WHO-Klassifikation als Glioblastome WHO °IV klassifiziert; diese Tumoren verhalten sich biologisch anders als ein „de-novo"-Glioblastom und sprechen wahrscheinlich besser z. B. auf eine Chemotherapie an
- Oligoastrozytome, d. h. sog. „Mischgliome" WHO °II und III weisen astrozytäre und oligodendrogliale Anteile auf; die Diagnose wird gestellt, wenn die mindervertretene Komponente > 15–20% des Tumorparenchyms ausmacht

Klinisches Bild
epileptische Anfälle in 70–80% Initialsymptom

Bildgebende Diagnostik
- **CT:**
  - *Oligodendrogliom WHO °II* nativ iso- bis hypodens, gelegentlich zystisch, selten Kontrastmittel-Enhancement, 50–90% oft schollige Verkalkungen
  - *Oligodendrogliom WHO °III* hypo-, iso-, hyperdens, häufig fleckförmiges Kontrastmittel-Enhancement und perifokales Ödem
- **MRT:** T1 hypo- bis isodens, T2 hyperintens, Verkalkungen (die sich empfindlicher in gradient echo als in spin-echo Sequenzen darstellen lassen)

Differentialtherapie
(wenige, nicht prospektive Therapiestudien mit heterogenen Patientenkollektiven)
- **Oligodendrogliom, Oligoastrozytom WHO °II:** wie Astrozytom WHO ° II: Resektion, stereotaktische Biopsie plus externe Radiotherapie, interstitielle Radiochirurgie [452,600]
- **anaplastisches Oligodendrogliom/Oligoastrozytom WHO °III, Glioblastom oligodendroglialer Herkunft WHO °IV:** primäre Polychemotherapie mit PCV (s. u.), offenbar auch auf Metastasen/liquorgene Absiedlung sehr gut wirksam

Spezielle Therapieverfahren
- **Chemotherapie [387,609,720]** = Polychemotherapie mit PCV z. B. nach Cairncross [99]
  - *Medikamente:* Procarbazin (Natulan® Kps.), CCNU (Cecenu® Kps.), Vincristin (z. B. Vincristin®)
  - *Behandlungsschema:*
    - Beginn ca. 2 Wochen nach Abschluß oder während der Radiotherapie
    - Tag 1: CCNU 130 mg/m² Körperoberfläche oral
    - Tage 8 und 29: Vincristin 1.4 mg/m² Körperoberfläche i. v. (nicht >2 mg gesamt)
    - Tage 8–29: Procarbazin 75 mg/m² Körperoberfläche oral in 3 Einzeldosen pro Tag
    - Wiederholung alle 6 Wochen; erneuter Zyklus wenn Leukozyten >1500/µl, Thrombozyten >100 000/µl; Wiederholung 5–7 mal (ein Jahr) bzw. bis zur Tumorprogression bzw. bis zum Rezidiv; Beendigung, wenn radiologisch kein Tumor nachweisbar ist
  - *Kontrollen:*
    - wöchentlich großes Blutbild mit Differential-BB und Thrombozyten
    - vor erneutem Zyklus Kontrolle der Leber-/Nierenwerte
    - bei Leukozyten < 500/µl oder Thrombozyten < 50 000/µl Reduktion der Procarbazin und CCNU-Dosis um 25%
    - bei Granulozytopenie Gabe von GCSF
    - bei Allergie Absetzen des Procarbazin
    - bei starker Neurotoxizität Absetzen des Vincristin
  - *Nebenwirkungen:* kumulative Myelotoxizität unter Procarbazin und CCNU mit Thrombo- und Leukozytennadir oft erst nach 4–6 Wochen; Übelkeit, Erbrechen durch CCNU und Procarbazin (Gabe von Metoclopramid, Odansetron i. v.); allergische Hautreaktionen auf Procarbazin, Vincristinpolyneuropathie

Prognose
- **alle:** Oligodendrogliome/Oligoastrozytome WHO °II insgesamt besser als Astrozytome WHO °II°
- **therapieabhängig** (nicht differenziert nach Dignität):
  - *Resektion:* 5-Jahres-Überlebensrate 34%
  - *Resektion plus externe Radiotherapie:* 5-Jahres-Überlebensrate 54–61% [743,845]
  - *interstitielle Radiochirurgie:* 5-Jahres-Überlebensrate ca. 50% (geringe Fallzahl) [414]
- **abhängig von der Dignität** (nicht differenziert nach Therapie; z. T. Operation und Radiotherapie): Oligodendrogliom WHO °II: 5-Jahres-Überlebensrate 46%, WHO ° III: 5-Jahres-Überlebensrate 10% [862]
- **anaplastische Oligodendrogliomen nach Chemotherapie:** Ansprechrate 75%, kompletter Rückgang des Tumors nach CT/MRT-Kriterien und neurologisch stabil oder verbessert („complete response", [490]) 38%

2.6.1.4 Ependymom WHO °II und anaplastisches Ependymom WHO °III (ICD-10: M9391/3)

Allgemeines — zwei Altersgipfel: Kinder und Erwachsene um 30–40 Jahre

Lokalisation — supratentoriell 30%; infratentoriell 70%, meist im IV. Ventrikel; subarachnoidale Metastasen 7–13%, v. a. bei Ependymom WHO ° III in infratentorieller Lage; selten extraneurale Metastasen [564,827]

Bildgebende Diagnostik
- **CT nativ:** iso-hyperdens, häufig zystisch, > 50% Verkalkungen; irreguläres Kontrastmittel-Enhancement, ggf. Hydrocephalus
- **MRT:** T1 hypointens; T2 hyperintens, Verkalkungen (gradient echo)

Weitere Diagnostik
- **MRT Spinalkanal** obligatorisch bei infratentoriellen Tumoren
- **Liquoruntersuchung,** wenn möglich, zum Nachweis meningealer Aussaat [827]

Differentialtherapie
- **generell:** keine kontrollierten Studien, heterogene Patientenkollektive
- **Ependymom ohne meningeale Aussaat:** wie niedriggradiges Gliom: Resektion / stereotaktische Biopsie. Bei inkompletter Resektion, klinischer / radiologisch dokumentierter Tumorzunahme und beim anaplastischen Ependymom WHO °III zusätzlich externe Radiotherapie (Herddosis Tumor 55 Gy), evtl. interstitielle Radiochirurgie
- **meningeale Aussaat:** Radiotherapie der Neuroaxis mit 40 Gy
- **spinale Metastase:** Radiotherapie lokal mit 50 Gy Herddosis

Spezielle Therapieverfahren
- **Chemotherapie:** im Rahmen von Therapiestudien möglich [451]

Prognose
- **therapieabhängig:**
  - *Resektion:* 5-Jahres-Überlebensrate 17–27%
  - *Resektion plus externe Radiotherapie:* 5-Jahres-Überlebensrate 40–87% [444,708]
- **Einfluß des Grading auf die Überlebenszeit nicht sicher:** die meisten Studien unterscheiden nicht nach Grad der Differenzierung [696]
- **ungünstiger prognostischer Faktor:** Kleinkindalter [407]

2.6.1.5 Medulloblastom WHO °IV (ICD-10: M9470/3)

Allgemeines — Altersverteilung: 70–80% Kinder (5–9 Jahre), 20–30% Erwachsene (20–30 Jahre)

Lokalisation — meist Dach des IV. Ventrikels; Metastasen in den Subarachachnoidalraum 33%, (Spinalkanal 94%, intrakraniell 6%, systemisch 2–13%) [57,69,322,745]

Klinisches Bild — gesteigerter intracranieller Druck 70–80%, häufig cerebelläre Symptome [611]

Bildgebende Diagnostik
- **MRT kraniell:** in T1-gewichteten Bildern Tumor in der Mittellinie des IV. Ventrikels; hypointens, gelegentlich zystisch; kräftige Kontrastmittel Aufnahme; evtl. Hydrocephalus, in T2-gewichteten Bildern Tumor fast isointens
- **CT:** meist homogen; leicht hyperdens; gelegentlich Blutungen, Zysten; relativ homogene, kräftige Kontrastmittel Anreicherung

Weitere Diagnostik
- **MRT Spinalkanal** obligatorisch
- **Liquoruntersuchung,** wenn möglich, zum Nachweis meningealer Aussaat

Differentialtherapie bei Erwachsenen
- **primär:** Operation (möglichst komplett, unter Umgehung einer liquorableitenden Operation) plus Radiotherapie 55 Gy Herddosis hintere Schädelgrube plus Bestrahlung des Spinalkanals ≤ 35 Gy, bei lokalisierten spinalen Metastasen zusätzliche Herddosis; Wert der additiven Chemotherapie umstritten, offenbar profitieren jedoch v. a. Patienten mit sehr ausgedehntem/metastasiertem Tumor von einer Chemotherapie [110], z. B. bei Kindern nach HIT-SKK-Protokoll (Vincristin, Cyclophosphamid, MTX, VP-16, Carboplatin); für Erwachsene kein Schema
- **Rezidiv:** sofern möglich Radiotherapie, evtl. Chemotherapie

Spezielle Therapieverfahren
- **Kraniotomie:** Risiko von 10% für lokale Implantationsmetastasen
- **Liquorshunt:** erhöhtes Risiko systemischer Metastasierung [322,598]
- **Radiotherapie:** bei Kindern in bis 50% Beeinträchtigung von Intelligenz, Wachstum, Entwicklung

Prognose
- **therapieabhängig:**
  - *Resektion:* mediane Überlebenszeit 13 Monate [745]
  - *Resektion plus Radiotherapie (wie oben):* 5-Jahres-Überlebensrate 54–77%, 10-Jahres-Überlebensrate 41–77% [57,300,441]

- **günstige prognostische Faktoren:** Radikalität der Tumorentfernung, Alter des Patienten > 5 Jahre (vermutlich durch weniger aggressive Operation / Radiotherapie unterhalb dieses Alters), fehlende Metastasierung [110,643]

2.6.2 Tumoren der Nervenscheiden

2.6.2.1 Akusticusneurinom WHO °I (Kleinhirnbrückenwinkeltumor) (ICD-10: M9560/0, D33.3)

Allgemeines
Altersverteilung: 47–54 Jahre

Pathologie
Schwannom des N. vestibularis (70–85% der Kleinhirnbrückenwinkeltumoren), bilateral in 5%, CAVE: Neurofibromatose Typ II: häufig bilaterale Tumoren; im Mittel Zunahme des Durchmessers um 2–10 mm pro Jahr [691]

Klinisches Bild
Hörverlust (Erstsymptom bei > 70%; meist schrittweise, selten als „Hörsturz"), Tinnitus, Schwindel; größere Tumoren verursachen z. B. Hyp/Hyperästhesie im Trigeminusversorgungsgebiet, caudale Hirnnervenausfälle, Ataxie, Facialisparese; evtl. Verschlußhydrocephalus [812]

Bildgebende Diagnostik
- **MRT:** Methode der Wahl; T1 scharf abgegrenzt, fleckig hypo- bis isointens, intratumorale Gefäße, z. T. intratumorale Zysten; evtl. Aufweitung des Porus acusticus internus; meist inhomogene Kontrastmittel Aufnahme; T2 heterogen hyperintens
- **CT:** meist isodens, seltener hyper-/hypodens; nach Kontrastmittel-Gabe kräftige Anreicherung des homogenen scharf begrenzten Tumors; in Knochenfenstertechnik ggf. Aufweitung des inneren Gehörganges, Arrosion der Pyramidenspitze, Hochstand des Bulbus jugulare, Pneumatisation des Felsenbeins vermindert

Weitere Diagnostik
- **akustisch evozierte Hirnstammpotentiale:** Verlängerung der Interpeaklatenz I–III (empfindlicher Screening-Test) [120]
- **Tonaudiometrie:** Hochtonschwerhörigkeit; Sprachdiskriminationsaudiometrie (Freiburger Sprachtest) schlechter als von der Tonschwelle zu erwarten
- **Vestibularisprüfung**

Differentialtherapie
- **symptomatischer Tumor:** Resektion, externe fokussierte Radiochirurgie wenn Tumor ≤ 3 cm im Durchmesser
- **asymptomatischer Tumor:** Verlaufskontrolle; bei Symptomatik und dokumentiertem Tumorwachstum → Resektion

Spezielle Therapieverfahren
- **Operation:**
  - *Tumordurchmesser < 2.5 cm, vorwiegend intrakanalikulärer Tumor:*
    - ausgeprägter Hörverlust/Ertaubung: translabyrinthärer Zugang
    - gutes Hörvermögen: transtemporaler extraduraler Zugang (HNO-Klinik)
  - *andere Akusticusneurinome:* meist suboccipitaler Zugang (neurochirurgische Klinik), Möglichkeit zur Schonung des Labyrinths
  - *bilaterale Tumoren:* wenn erforderlich zuerst Seite mit ausgeprägterer Hörstörung und größerem Tumor operieren
- **externe fokussierte Radiochirurgie bei Tumoren ≤ 3 cm:** schonendes Verfahren bei älteren Patienten (> 75 Jahre), bei Patienten mit beidseitigen Tumoren (Neurofibromatose) und ausgeprägtem einseitigem Hörverlust der kontralateralen Seite, da gehörerhaltend in 46%, relativ geringe Inzidenz von Facialisparesen [199,200,481,573]; Langzeitergebnisse (> 8 Jahre) fehlen bislang

Prognose
- **therapieabhängig:**
  - *„totale" Resektion:* Rezidivrate 3%
  - *subtotale Resektion (< 90% des Tumors):* Rezidivrate 46%
  - *subtotale Resektion plus Radiotherapie:* Rezidivrate 6% [846]
- **prognostisch ungünstiger Faktor:** Neurofibromatose Typ II als Grunderkrankung [117]

2.6.3 Tumoren der Meningen (ICD-10: D32, M953)

2.6.3.1 Meningeom WHO °I–III (ICD-10: D32, M953)

Allgemeines
Manifestationsalter 50–70 Jahre; Häufigkeit F:M = 1:2.5; Entstehung der Meningeome aus den Deckzellen der Arachnoidea (nicht aus der Dura) [239,688]; Wachstum meist umschrieben verdrängend, selten rasenförmig (meningeome en plaque); häufig kombiniert mit Hyperostosis, seltener mit Knochenverdünnung; Einwachsen in Dura (Sinus), Knochen, Muskulatur; Meningeome bei jungen Patienten in bis zu 24% bei Neurofibromatoseals Grunderkrankung

Lokalisation
ca. 90% intrakraniell: Falx und parasagittal 22–28%, Konvexität 20–34%, Keilbein 16–17%, multilokulär 2.5%; ca. 10% extrakraniell

Bildgebende Diagnostik
- **CT:** nativ: scharf abgegrenzt hyperdens, seltener isodens, Verkalkungen; meist intensive homogene Kontrastmittel-Aufnahme, breite Basis zur Dura; Ödem; präzise Darstellung der Lagebeziehung des Tumors zur knöchernen Umgebung
- **MRT:** T1 heterogen hyperintens, heterogenes Kontrastmittel-Enhancement, Verkalkungen, T2 inhomogen hyperintens (Vaskularisierung)
- **konventionelle Angiographie:** Gefäßversorgung des Tumors (A. carotis externa / interna), Lagebeziehung zu venösen Sinus, arteriellen Blutleitern (ggf. auch MR-Angiographie ausreichend)

Differentialtherapie
- **primär:**
  - *symptomatische Tumoren, nachgewiesene Größenzunahme, Karnofsky-Index (→ S. 429) > 70%:*
    - Riesenmeningeome, evtl. Meningeome der Schädelbasis, Falx / parasagittale Strukturen, Nähe kritischer Gefäße: präoperative Tumorembolisation
    - Meningeome WHO °I und °II: Operation
    - Meningeome WHO °III: Operation plus Radiotherapie
    - inoperable Meningeome der Schädelbasis, < 3.5 cm Durchmesser: externe fokussierte Radiochirurgie [157,185,400,480,481]
  - *Inoperabilität, hohes Alter, inkomplett resezierte WHO °I und °II Tumoren:* Therapie umstritten; Versuch der palliativen Embolisation; weitere Möglichkeiten:
    - umschriebene runde/ovaläre Meningeome bis 3 cm Durchmesser: externe fokussierte Radiochirurgie [115]
    - größere polyzyklische Meningeome: externe fraktionierte Radiotherapie [245,563,707,799]
  - *„zufällig" entdeckte Meningeome, nicht in Nähe „kritischer" Strukturen (z. B. Sinus, Hirnnerven), symptomlos:* radiologische Kontrolle, evtl. keine Therapie
- **Rezidiv:** ggf. erneute Operation

Spezielle Therapieverfahren
- **Embolisation (Embolisat meist Polyvinylalkohol):** in Verbindung mit Angiographie: Tumordevaskularisation, Verringerung intraoperativer Blutverluste, Tumornekrose erleichtert Operation; Komplikation: Emboli im Stromgebiet der A. carotis interna mit Infarzierung eines Gefäßareals

Prognose
- **therapieabhängig:**
  - *„totale" Resektion:* 5-Jahres-Rezidivrate 7%, 10-Jahres-Rezidivrate 20%, 15-Jahres-Rezidivrate 32%
  - *subtotale Resektion:* 5-Jahres-Rezidivrate 37%, 10-Jahres-Rezidivrate 55%, 15-Jahres-Rezidivrate 91% [531]
  - *subtotale Resektion plus externe Radiotherapie:* 5-Jahres-Rezidivrate 22%, 10-Jahres-Rezidivrate 33%, 15-Jahres-Rezidivrate 44% [239]
- **günstige prognostische Faktoren:** jüngeres Lebensalter

2.6.4 Lymphome des ZNS

2.6.4.1 Primäre Non-Hodgkin-Lymphome des ZNS (ICD-10: M959-M971, C71)

Allgemeines
- **Altersverteilung:** Alter bei nicht AIDS Patienten: 50–70 Jahre; Inzidenz bei nicht immunsupprimierten Patienten zunehmend (in USA von 1973 bis 1984 etwa verdreifacht [176])
- **Prädisposition:** Immunsuppression angeboren oder erworben: AIDS, Organtransplantation (ca. 100fach erhöhtes Risiko), Zytostatika

Pathologie
überwiegend B-Zell-Lymphome, sehr selten T-Zell-Lymphome; Klassifikation umstritten (Kiel-, REAL-Klassifikation, IWF-Schema); morphologische Subtypisierung hat wahrscheinlich keine prognostische Bedeutung; intrakranielle Herde meist supratentoriell (52–82%), solitär (50–57%) oder multipel, diffuse

meningeale oder periventrikuläre Aussaat (25–75%, autoptisch in annähernd 100% meningeale Aussaat); Befall von Uvea oder Glaskörper (10–18%); intramedulläre Absiedlung (selten: < 1%); systemische Absiedlungen (bis zu 10%) [319,556]

Klinisches Bild fokale neurologische Zeichen (> 50%), hirnorganisches Psychosyndrom (ca. 50%), Zeichen des intrakraniellen Druckanstiegs (ca. 30%), Hirnnervenausfälle (ca. 30%), Visusminderung (durch Befall von Uvea oder Glaskörper, meist allerdings klinisch inapparent) [85,147]

Bildgebende Diagnostik
- **CT:** meist multiple, scharf abgrenzbare Läsionen periventrikulär, nativ meist isodens, hypo- oder hyperdens; homogen und kräftig kontrastmittelaufnehmend, geringes perifokales Ödem, nur geringe Raumforderung
- **MRT:** T1 hypo-, isointens, meist kräftiges homogenes Kontrastmittel-Enhancement, T2 hyperintens; wichtige Differentialdiagnose bei HIV-positiven Patienten: Toxoplasmose (S. 105)

Weitere Diagnostik
- **stereotaktische Biopsie:** zur Diagnosestellung obligat, zuvor Steroide absetzen; bei längerer Cortisonbehandlung nach ca. 10 Tagen erneute Bildgebung, dann evtl. Biopsie [230]
- **ophthalmologische Untersuchung (obligat!):** Spaltlampe, ggf. Glaskörperaspirationszytologie
- **Liquoruntersuchung** (bei fehlendem Hirndruck/Massenverschiebung):
  - *lymphozytäre Pleozytose* (ca. 50%), meist gedeutet als reaktive Lymphozyten (Reizformen); Nachweis von malignen Lymphomzellen mit immunologischen B-Zell-Markern; wiederholte Liquorpunktionen erhöhen die Ausbeute!
  - *Gesamteiweiß und Lactat* erhöht; evtl. monoklonale Bande in der isoelektrischen Fokussierung
- **Labor:** HIV-Serologie
- **Staging:** Wert eines umfangreichen Staging zur Suche nach okkulten Lymphomen (selten: 3.9% [576]) umstritten; deren Einfluß auf Verlauf und Therapie der Erkrankung ungeklärt; wichtig: rasche Durchführung der Diagnostik, um die Therapie nicht zu verzögern

Differentialtherapie keine kontrollierten, randomisierten, prospektiven Studien; Therapie mit Methotrexat führt zu deutlichen Verlängerung der Überlebenszeit; Empfehlungen für immunkompetente Patienten:
- **Hirndrucktherapie** (vor Biopsie) z. B. mit Mannit 15% z. B. 6 × 80 ml/Tag i. v. über ZVK oder mit Glycerol z. B. Glycerosteril 10% 4–8 × 100 ml i. v.
- **Chemotherapie** = Therapie der Wahl: hochdosiertes Methotrexat (> 3.5 g/m^2 Körperoberfläche) i. v. (s. u.)
- **Radiotherapie** bei inkompletter Remission unter Chemotherapie oder Rezidiv nach primär erfolgreicher Chemotherapie

Spezielle Therapieverfahren
- **Chemotherapie mit Methotrexat (MTX):** aufgrund der Erfahrung mit dem Therapiemanagement Verabreichung durch internistischen Onkologen sinnvoll; bezüglich Therapieindikation wahrscheinlich keine wesentlichen Einschränkungen hinsichtlich Alter und Allgemeinzustand der Patienten: auch Patienten im schlechten Allgemeinzustand können gut von der Therapie profitieren; wahrscheinlich kein zusätzlicher Nutzen durch intrathekale Gabe

Nachsorge
- **1. und 2. Jahr:** 3-monatliche Kontrollen mittels CT/MRT, Liquorzytologie, evtl. EEG (ZNS-Toxizität!); bei oculärem Befall/Beschwerden augenärztliche Kontrolle
- **3.–5. Jahr:** halbjährliche Untersuchung wie oben beschrieben

Prognose
- **immunkompetente Patienten:**
  - *keine spezifische Therapie:* mediane Überlebenszeit 2–3 Monate
  - *Chemotherapie plus Radiotherapie:* mediane Überlebenszeit 17–44 Monate [148]
  - *nur Radiotherapie* > 50 Gy: mediane Überlebenszeit 10–18 Monate
  - *nur Chemotherapie:* noch keine ausreichenden Daten, wahrscheinlich vergleichbar mit Chemotherapie plus Radiotherapie
- **AIDS-Patienten:**
  - *keine spezifische Therapie:* mediane Überlebenszeit 1 Monat
  - *Radiotherapie:* mediane Überlebenszeit 4–5 Monate; 2/3 versterben an opportunistischen Infekten [44,204,246,461,693]
- **prognostisch günstige Faktoren:** niedrig malignes Lymphom, Karnofsky-Index (→ S. 429) ≥ 70%, Alter unter 60 Jahre, immunkompetente Patienten [68,628]

2.6.4.2 ZNS-Manifestation bei systemischen Non-Hodgkin-Lymphomen (ICD-10: M959-M971)

Allgemeines 5 – 15 % aller Patienten mit Non-Hodgkin-Lymphomen; Altersverteilung 40 – 50 Jahre; 75 % leptomeningeales Wachstum, < 25 % parenchymatöses oder epidurales Wachstum [457]

Zusatzdiagnostik wie bei primärem ZNS-Lymphom

Therapie
- **leptomeningealer Befall:** wie bei Meningeosis neoplastica (Therapie mit MTX, Cytosin-Arabinosid) bzw. spinalen Metastasen
- **intrakranielle Lymphome:** wie bei primären Non-Hodgkin Lymphomen (systemische Chemotherapie) [664]

Prognose
- **Meningeosis, Befall des Hirnparenchyms, Chemotherapie und Radiotherapie:** mittlere Überlebenszeit ca. 3 Monate
- **epidurales Wachstum, Radiotherapie:** mittlere Überlebenszeit 12 Monate [679]

2.6.4.3 Morbus Hodgkin des ZNS (ICD-10: M959-M971)

Allgemeines Altersverteilung um 30 Jahre, nach dem 40. Lebensjahr wieder zunehmend; M : F = 2 : 1

Pathologie
- **primäres Hodgkin-Lymphom des ZNS:** sehr selten (wenige dokumentierte Fälle)
- **sekundärer ZNS-Befall** bei 0.25 – 4 % mit fortgeschrittener Grunderkrankung (v. a. Hodgkin Lymphom mit nodulär-sklerosierendem und gemischtzelligem Typ)
   - 90 % spinale epidurale Metastasen, meist thorakal
   - 0.5 % intrakranielle Infiltration von Dura oder Cortex

Zusatzdiagnostik
- **MRT:** wie bei primärem Non-Hodgkin-Lymphom des ZNS
- **Liquor:** auch bei sicherem meningealem Befall selten positiv!

Therapie
- **intrakranieller Befall:** Steroide, Ganzhirnbestrahlung mit ca. 40 Gy, systemische Chemotherapie
- **spinaler Befall:** siehe Therapie spinaler Metastasen, intrathekale plus systemische Chemotherapie

Prognose
- **ohne spezifische Therapie:** mediane Überlebenszeit 2 Monate
- **intrakranielle Absiedlung plus Therapie:** mediane Überlebenszeit 10 Monate [679]

2.6.5 Sonstige Tumoren

2.6.5.1 Hypophysenadenome WHO °I (ICD-10: D35.2)

Klassifikation
- **Einteilung nach Durchmesser:** Mikroadenom: < 10 mm; Makroadenom: > 10 mm
- **immunhistochemische Einteilung [808]:** Prolactinom (27 %), Nullzelladenom (26 %), STH produzierendes A. (13 %), STH und Prolactin produzierendes A. (8 %), cortikotropes (ACTH produzierendes) A. (10 %), gonadotropes (FSH, LH, TSH, α-Kette) produzierendes A. (9 %), plurihormonelles A. (1 %)
- **Einteilung nach Färbbarkeit (Eosinophilie u. a.) obsolet**

Klinisches Bild
- **übermäßige Hormonproduktion** im Erwachsenenalter:
   - *Prolactin:* Galaktorrhoe, Oligo-/Amenorrhoe, Libido-, Potenzverlust
   - *STH:* Weichteilschwellung, Müdigkeit, Schwitzen; Akromegalie, Diabetes mellitus; Organomegalie (Schilddrüse, Herz); Neuropathie, arterielle Hypertonie
   - *ACTH:* Morbus Cushing, arterielle Hypertonie, Hypogonadismus, Osteoporose
   - *TSH:* Hyperthyreose
- **verminderte Hormonproduktion** (Hypopituitarismus) im Erwachsenenalter:
   - *sekundärer Hypogonadismus:* verminderte Libido, Potenzverlust, sekundäre Amenorrhoe, Schwinden der Sekundärbehaarung, Ausfall der lateralen Augenbrauen, Abnahme des Bartwuchses
   - *sekundäre Hypothyreose:* Kälteintoleranz, Bradykardie, Müdigkeit, Obstipation, „blecherne" Stimme
   - *sekundäre Nebenniereninsuffizienz:* wächserne Blässe durch Depigmentierung
- **lokale Raumforderung:**
   - *intrasellär:* HVL-Insuffizienz, Diabetes insipidus, Arrosion des Sellabodens mit Rhinoliquorrhoe

- *suprasellär:* Chiasmasyndrom (bitemporale Hemianopsie), Verschlußhydrocephalus durch Blockade des Foramen Monroi
- *parasellär:* Oculomotoriusparese, Thrombose des Sinus cavernosus; Kopfschmerzen

Bildgebende Verfahren

- **MRT** (Methode der Wahl): T1 häufig nur geringe Kontrastunterschiede; Mikroadenome meist hypointens im ansonsten homogenem Hypophysengewebe, nach Kontrastmittel-Gabe oft geringere Anreicherung als normales Drüsengewebe; T2 hyperintens, isointens;
  - *indirekte Zeichen der intrasellären Raumforderung:* schräg stehender Hypophysenstiel, nach caudal konvexe Ausdehnung des Diaphragma sellae, Verlagerung des Sinus cavernosus
- **CT:** suprasellär Tumoranteile meist scharf abgrenzbar, leicht hyperdens oder isodens; homogenes Kontrastmittel-Enhancement; ggf. Zysten, ältere Blutungen, Verkalkungen; Versuch des intrasellären Tumornachweises in koronarer Schnittführung mit Kontrastmittel-Gabe
  - *indirekte Zeichen der intrasellären Raumforderung:* Sellabodenarrosion, Verbreiterung der Hypophyse ≥ 8 mm mit konvexbogiger Begrenzung

Weitere Diagnostik

- **Endokrinologie:** unabhängig von Größe des Tumors: Basalwerte der Hypophysenhormone (ACTH, TSH, LH, FSH, GH, PRL) plus FT_3, FT_4, Testosteron oder Östradiol und 24 Stunden Sammelurin auf freies Cortisol
  - *bei unklarem Befund:* Überprüfung der hypophysären Partialfunktionen mit „Achsendiagnostik" durch hypothalamische Releasing-Faktoren (LRH-, TRH-, GH-RH-, GnRH-Test)
  - *bei ADH-Mangel:* Bestimmung 24-Stunden Urinvolumen, spezifisches Uringewicht, Serumelektrolyte
- **Ophthalmologie:** Gesichtsfeldprüfung (bitemporale Gesichtsfelddefekte) [430]

Differentialtherapie

- **zufällig entdeckte Mikro-(/Makroadenome):** Inzidenz von Mikroadenomen in „Normal"-Population 10% [275]; Therapie nur bei endokrin aktiven / symptomatischen (Gesichtsfelddefekte) Tumoren; sonst Verlaufskontrollen mit MRT nach Gesichtsfelduntersuchung [532]: zunächst nach 3 Monaten, dann Zeitintervalle verdoppeln
- **symptomatische/endokrin aktive Adenome:** primäre Operation, externe Bestrahlung/Radiochirurgie bei inkompletter Resektion bzw. bei Rezidiv (beachte abweichendes Procedere bei Prolactinom s. u.); Substitutionstherapie

Spezielle Therapieverfahren

- **allgemeines:** gute Kooperation mit Neurochirurgie und Endokrinologie; lebenslange Nachsorge
- **Operation:**
  - *transnasal/transsphenoidal* (in > 90% aller Hypophysentumoren möglich); Komplikationen: Liquorfistel, eitrige Sinusitis/Meningitis, Oculomotorikparesen, Diabetes insipidus [265]
  - *transkraniell:* bei parasellärem / größerem suprasellären Tumoranteil; Komplikationen: bleibender Diabetes insipidus, Verschlechterung der Vorderlappenfunktion [265]
- **externe Radiotherapie:**
  - *Herddosis* > 45 Gy
  - *Wirkungseintritt* nach Monaten bis einigen Jahren
  - *Effekt:* 20 Jahre progressionsfreies Intervall in 77–88% [332] (nur Radiotherapie, alle Tumoren zusammengenommen)
  - *unerwünschte Wirkung:* Hypopituitarismus in 30–50%; Sehverschlechterung in 1.5–3%; Inzidenz eines zweiten Hirntumors nach ca. 20 Jahren (häufig Meningeom): bis 2% [80,897]
- **externe fokussierte Radiochirurgie und fraktionierte stereotaktische Bestrahlung:** neuere Verfahren, z. Zt. noch begrenzte Erfahrung [224,480,506]
- **Substitutionstherapie:** Einstellung nach Anamnese und klinischem Befund; Bestimmung der Hormonspiegel primär zur Kontrolle der Medikamenteneinnahme
  - *Hydrocortison* um 10 mg/Tag, kein Magenschutz
  - *L-Thyroxin* 50–150 µg/Tag
  - *ADH* (Desmopressin: Minirin® Nasenspray 10 µg (1 Hub)-40 µg/Tag), Dosierung möglichst niedrig, sonst Wasserretention und Natrium-Verlust (SIADH)
  - *Testosteron* enantat 250 mg i. m. alle 3 Wochen, keine oralen Präparate
  - *Östrogene* [545]

2.6.5.2 Prolactinom (ICD-10: D35.2, M8271, E22)

Diagnosestellung
Prolactinspiegel > 150 µg/l

Differentialdiagnose
Pseudoprolaktinom: Prolactin < 100 µg/l durch perihypophysären Tumor → Schädigung des Hypophysenstiels → verminderter Fluß des auf die Prolactinsekretion inhibitorisch wirkenden Dopamins vom Hypothalamus in die Hypophyse [59]

Differentialtherapie
- **primär bei Mikro- und Makroprolaktinomen:** Dopaminagonist Bromocriptin (Pravidel®), einschleichende Gabe, Beginn 1.25 mg abends, nach 3 Tagen 2.5 mg/Tag, alle 3 Tage um 2.5 mg steigern bis 3 × 2.5 mg/Tag; zu Beginn häufig Übelkeit, Erbrechen und orthostatische Dysregulation; evtl. lebenslange Therapie; alternativ Cabergolin (Dostinex®) 0.5 mg/Woche = 1 Tbl., nach 1 Monat steigern auf 1 mg/Woche
- **Therapieeffekt:** Verkleinerung des Tumors, Suppression des Prolactins
- **Resistenz gegen Dopaminagonisten, Pseudoprolaktinome:** Operation
- **Residualtumor** nach Operation und Makroadenome mit weiterhin erhöhten Prolactinspiegel: externe fokussierte Radiochirurgie oder externe fraktionierte Radiotherapie

Prognose
- **Mikroprolaktinom plus Dopaminagonist:** normaler Prolactinspiegel in 80–90%
- **Makroprolaktinom plus Dopaminagonist:**
  - *ohne Operation:* normaler Prolactinspiegel in 60–80%, signifikante Volumenreduktion in 60–70%
  - *nach Operation:* 5 Jahres-Rezidivrate 40%

2.6.5.3 STH-produzierende Tumoren (ICD-10: D35.2, E22.0)

Diagnosestellung
- **STH im Serum:** Tagesprofil incl. Nachtwerte; normale STH-Serumspiegel möglich; im oralen Glucosetoleranztest fehlende Suppression des STH
- selten ektope Produktion des STH releasing hormone (GH-RH) (z. B. Bronchial-Ca)
- bei Diagnosestellung sind die meisten Tumoren Makroadenome, vom ersten Symptom bis zur Diagnose vergehen durchschnittlich 4–10 Jahre (!)

Differentialtherapie
- **primär**
  - *komplette Tumorresektion* wenn möglich, dann keine weitere spezifische Therapie
  - *inkomplette Tumorresektion:* zusätzlich Radiochirurgie; weiterhin erhöhtes Serum-STH: Octreotid (Sandostatin®); Therapiekontrolle: STH-Nachtwerte
- **Rezidiv nach Operation und Radiotherapie:** Versuch mit Bromocriptin, externe fokussierte Radiochirurgie

Prognose nach Operation
5-Jahre-Remissionsrate 63% [145], STH-Serumspiegel in 40–60% normalisiert [121]

2.6.5.4 ACTH-produzierende Tumoren (ICD-10: D35.2, E24.0)

Zusatzdiagnostik
- **MRT:** in ca. 50% kein eindeutiger Tumornachweis; 10–15% mit „empty-sella-Syndrom" verbunden; in 85% Mikroadenom
- **Hormonbestimmung:** freies Cortisol im 24-Stunden-Urin, Dexamethason-Hemmtest [545]
- **IPSS (= inferior petrous sinus sampling)** (selektive bilaterale simultane ACTH Bestimmung im Sinus petrosus inferior) bei fehlendem Adenomnachweis im MRT und eindeutigem Hormonbefund im Serum: Mikroadenomlokalisation vor und nach CRH Stimulation (zugleich auch Ausschluß ektoper ACTH Sekretion) (bilaterale Adrenalektomie großer Eingriff) [432]

Therapie
Tumorresektion, ggf. externe fokussierte Radiochirurgie oder externe fraktionierte Radiotherapie

Prognose nach Operation
- *Rezidivtumor:* ca. 10% nach 4–14 Jahren, abhängig von Größe und Ausdehnung des Tumors [487]
- *persistierender Hypercortisolismus:* ca. 30% [512]

Unterform
- **Nelson's Syndrom:** aggressiv wachsender ACTH-produzierender Hypophysentumor mit starker Hautpigmentierung nach Adrenalektomie bei Morbus Cushing (in 25%); Therapie: Operation, Radiochirurgie, evtl. Octreotid

2.6.5.5 Hormoninaktive Hypophysentumoren (ICD-10: D352, M8270/0)

Allgemeines normale Plasmahormonspiegel oder Hypophyseninsuffizienz; gelegentlich leichte Hyperprolaktinämie aufgrund von Kompression des Hypophysenstiels durch den Tumor; immunhistochemisch meist Produktion eines oder mehrerer Hormone; im allgemeinen Makroadenome

Therapie
- **primär:** Tumorresektion; inkomplette Tumorresektion plus Radiotherapie
- **Rezidiv:** Versuch mit Bromocriptin, Octreotid, externe fraktionierte Radiochirurgie

Prognose
- **Operation:** Residualtumor in 30–50%, Gesichtsfelddefekt in 60–70% verbessert
- **Operation plus Radiotherapie:** Rezidivrate ca. 20% [713]

2.6.5.6 Akute Nekrose der Hypophyse („pituitary apoplexy") (ICD-10: E23.0)

Allgemeines akute Infarzierung eines Hypophysentumors mit Einblutung und Ödem

Klinisches Bild akute stärkste Kopfschmerzen, Nackensteife, Nausea, Sehstörungen, Visusverlust, Bewußtseinsstörung

Therapie Steroidgabe und Notfall-Operation

2.6.5.7 Kraniopharyngeom WHO °I (ICD-10: D44.4, M9350/1)

Allgemeines Altersverteilung: Kinder 5–15 Jahre, dann im Alter wieder zunehmend

Pathologie epithelialer Tumor, ausgehend von Zellnestern der ehemaligen Rathke-Tasche; Ausdehnung entlang des Hypophysenvorderlappens nach sellär und suprasellär möglich; die Tumoren wachsen primär verdrängend, können auch in neurale Strukturen, v. a. den Hypothalamus, einwachsen

Klinisches Bild Visusstörungen (75%), Hypophysenvorderlappeninsuffizienz (bei Kindern wichtig: Wachstumsstillstand) (70%), bitemporale Hemianopsie (55%), Verschlußhydrocephalus, Wachstum in Hypothalamus und III. Ventrikel (15%)

Bildgebende Diagnostik
- **CT:** meist zystisch (hypo-, iso-, hyperdens), randständig/intratumoral verkalkt; solide, meist isodense Tumoranteile reichern Kontrastmittel an; Arrosion der umliegenden knöchernen Strukturen (Dorsum sellae, Processus clinoideus)
- **MRT:** heterogener Tumor mit abgrenzbarer, homogen hyperintenser Zyste in T1 und T2; Kontrastmittel-Enhancement der nicht-zystischen Tumoranteile, Verkalkungen

Weitere Diagnostik
- **Endokrinologie:** Überprüfung der hypophysären Partialfunktionen wie bei Patienten mit Hypophysentumoren
- **Ophthalmologie:** Gesichtsfeldprüfung

Differentialtherapie
- **primär**
  - komplett resezierbarer Tumor (bis 60%): Operation
  - inkomplett resezierbarer Tumor: Operation plus externe Radiotherapie, evtl. stereotaktische Biopsie und externe fraktionierte Radiotherapie *oder* externe fokussierte Radiochirurgie plus externe fraktionierte Radiotherapie
  - primär nicht-resezierbare, raumfordernde Zyste: Zystenableitung durch Rickham-Katheter mit subcutanem Reservoir oder Zystoventrikulostomie mit Ableitung in Seitenventrikel
- **Rezidiv:** externe fraktionierte Radiotherapie

Spezielle Therapieverfahren
- **Operation:** bei Operation großer Tumoren Erwachsener relativ hohe Mortalität, ebenfalls der Rezidiv-Operation [792,889]; wichtigste Todesursache: hypothalamischhypophysäre Störungen [720]
- **postoperativ:** häufig Diabetes insipidus; evtl. Hormonsubstitution wie oben beschrieben; bei Kindern besonders Wachstumkontrolle, ggf. STH-Substitution

Prognose
- **Operation:** 5-Jahres-Überlebensrate 35%, 10-Jahres-Überlebensrate 27%
- **Operation plus Radiotherapie:** 5-Jahres-Überlebensrate 89%, 10-Jahres-Überlebensrate 76%

2.6.6 Metastasen (ICD-10: M8000/6, C80)

2.6.6.1 Hirnmetastasen (ICD-10: M8000/6, C80)

Allgemeines
- **Altersverteilung** 55–65 Jahre

Tumoren

Definitionen:
- *solitäre Hirnmetastase:* keine extraneuralen Metastasen bekannt
- *singuläre Metastase:* Vorliegen nur einer einzigen Hirnmetastase bei weiterer möglicher Organmanifestation

Häufigkeit
10–25% aller Patienten mit systemischen Tumoren; in ca. 40% singuläre, in ca. 20% zwei Metastasen; 11% der Patienten mit Metastasenverdacht nach CT- und MRT-Kriterien haben andersgeartete Läsionen (Abszeß u.ä.) [151]; bei 10–20% der Patienten mit Hirnmetastasen Primärtumor unbekannt

Primärtumor
Bronchial-Ca 50%, Mamma-Ca 20%, gastrointestinale Tumoren 8%, Melanom 6%, urogenitale Tumoren 6%; bei 5–20% der Patienten mit Hirnmetastasen kein systemischer Tumor gefunden

Bildgebende Diagnostik
- **MRT:** Methode der Wahl (20–25% sensitiver als CT); T1 iso- oder hypointens, Kontrastmittel-Enhancement, häufig ausgedehntes peritumorales Ödem; T2 hyperintens; Melanom: Signalminderung durch paramagnetischen Effekt des Melanins
- **CT:** hypo-, iso-, hyperdens (oft Melanom, Kolon-Ca, Chorion-Ca), häufig randständig oder homogen Kontrastmittel aufnehmend, ausgeprägtes perifokales Ödem

Weitere Diagnostik
- **Gewinnung der histologischen Diagnose** bei solitärer Metastase unbedingt erforderlich
- **bei unbekanntem Primärtumor** möglichst rasch Computertomogramm Thorax, Abdomen und kleines Becken; Palpation von Mammae, Hoden und Rectum; Inspektion der Haut [720,820]

Differentialtherapie
- **abhängig von der Einschätzung der Überlebenszeit aufgrund des Primärtumors:**
- **voraussichtliche Überlebenszeit mindestens einige Monate, Karnofsky-Index (→ S. 429) ≥ 70%:**
  - *singuläre Metastasen:*
    - Tumor > 3 cm, lobär und zugänglich, nicht in funktionell wichtigen Regionen, Primärtumor kein kleinzelliges Bronchial-Ca: Operation plus externe Radiotherapie, ggf. stereotaktische fraktionierte Radiotherapie [600,637,638]
    - Tumor ≤ 3 cm: externe fokussierte Radiochirurgie, interstitielle Radiochirurgie, evtl. plus externe fraktionierte Radiotherapie [197,198]
    - Rezidiv: Re-Operation nur in ausgewählten Fällen; evtl. externe fokussierte Radiochirurgie [468,563]
  - *zwei bis drei Metastasen:*
    - primär: externe fokussierte Radiochirurgie möglich
    - bei Rezidiv: evtl. fraktionierte Radiotherapie bis „Toleranzdosis" des Gehirns erreicht
- **voraussichtliche Überlebenszeit wenige Wochen, Karnofsky-Index (→ S. 429) ≤ 50%:** supportive Therapie, z. B. Dexamethason bei ausgeprägterem Hirnödem
- **Sonderfälle:**
  - *Mamma-Ca, kleinzelliges Bronchial-Ca, malignes Melanom:* Chemotherapie erwägen
  - *Keimzelltumoren (Germinome und Chorionzell-Ca):* Chemotherapie (evtl. in Verbindung mit Radiotherapie Heilung möglich) [93]
  - *Schilddrüsen-Ca:* Versuch mit Radio-[131]Jodtherapie

Spezielle Therapieverfahren
- **externe Radiotherapie:** optimale Strahlendosis und Indikation zur externen Radiotherapie nach Resektion kontrovers diskutiert; keine kontrollierten Studien [129,130]
  - *Bestrahlungsformen z. B.:*
    - konventionell: 30–40 Gy bei Patient mit guter Prognose
    - andere Schemata: z. B. hypofraktioniert mit höherer (z. B. 3,5 Gy) Einzeldosis
  - *Bestrahlungsfeld bei multiplen Metastasen:* Ganzhirn mit Opticusscheiden und hinterer Schädelgrube
  - *Effekt:* häufig keine radiologisch nachweisbare Schrumpfung der Metastasen (bes. maligne Melanome, Colon-Ca, Nierenzell-Ca [638])
  - *prophylaktische Radiotherapie:* kontrovers bei kleinzelligem Bronchial-Ca; Häufigkeit von Hirnmetastasen wirksam gesenkt, mittleres Überleben nicht beeinflußt, da Lebenserwartung durch den systemischen Tumor begrenzt [108]
- **interstitielle Radiochirurgie:** alternatives Verfahren; Erfahrungen begrenzt; in allen Lokalisationen möglich; geringere Mortalität und Morbidität als Operation; möglich für Metastasen ≤ 3–4 cm
- **externe fokussierte Radiochirurgie:** relativ gut etabliertes Verfahren, schonend [125,185,521]; stereotaktische fraktionierte Radiotherapie: noch geringe Erfahrungen [220]

- **Chemotherapie:** auch bei primär chemosensiblen Tumoren sprechen Hirnmetastasen oft nicht an; nach interdisziplinärer Absprache möglich bei Mamma-Ca (z. B. Tamoxifen, Cyclophosphamid), kleinzelligem Bronchial-Ca (z. B. Etoposid) und malignem Melanom

Prognose
- **therapieabhängig (alle Tumoren unterschiedlicher Histologie zusammengenommen):**
  - *keine spezifische Therapie:* mittlere Überlebenszeit 1 Monat
  - *nur Steroidgabe:* mittlere Überlebenszeit 2 Monate
  - *Operation plus Radiotherapie:* mittlere Überlebenszeit 8–12 Monate
  - *Radiochirurgie:* fehlende Tumorprogression nach 6 Monaten in 93%, nach 1 Jahr 90% [747]
- **prognostisch günstige Faktoren:** nicht kleinzelliges Bronchial-Ca, Primärtumor Mamma-Ca, langes Intervall zwischen Erstdiagnose des Tumors und Auftreten der ZNS-Metastase, solitäre Metastase, Karnofsky-Index (→ S. 429) ≥ 70%, Alter < 60 Jahre, Abwesenheit anderer systemischer Metastasen [403,591,887]

2.6.6.2 Spinale Metastasen (ICD-10: M8000/6, C80)

Häufigkeit
5–10% aller Patienten mit systemischem Tumor [35]; Wirbelsäule häufigste Lokalisation von Knochenmetastasen (bis zu 75%); Lage: 94–98% extradural, 0.5–3.4% intramedullär [608]; symptomatische Metastasen lokalisiert thorakal > lumbal > cervikal

Primärtumor
häufig Bronchial-Ca, Mamma-Ca, Prostata-Ca, Nierenzell-Ca

Klinisches Bild
initial: Schmerzen 80–93% (lokal, radikulär), Paraparese 64–85%, Paraplegie 3–19%, Blasenstörungen ca. 50% [35]; jeder Tumorpatient mit neu auftretenden Rückenschmerzen ist auf eine spinale Metastase verdächtig!

Bildgebende Diagnostik
- **nativ Röntgen:** erst ab > 50% Knochenverlust positiv, gibt Aussage über Stabilität der Wirbelsäule
- **MRT:** sensitivste Untersuchung, auch MRT der gesamten Wirbelsäule als Screening [793]

Differentialtherapie
- **bei allen symptomatischen spinalen Metastasen** Steroide hochdosiert, z. B. bei Paraplegie: Dexamethason (Fortecortin®) 4 × 8 mg/Tag
- **bei Instabilität, Verschlechterung während der Radiotherapie, Karnofsky-Index (→ S. 429) > 70%, voraussichtliche Überlebenszeit > 9–12 Monate:** Operation plus Radiotherapie (30–40 Gy) [388,608]
- **bei stabiler Fraktur, länger bestehendem Querschnitt, schlechterer Gesamtprognose:** primäre Radiotherapie
- **evtl. bei Non-Hodgkin Lymphomen, Keimzelltumoren:** zusätzlich Chemotherapie

Spezielle Therapieverfahren
- **Operation** bei unbekannten Primärtumoren zur Sicherung der histologischen Diagnose
- **Radiotherapie:** Effekt 85% Besserung der Schmerzen, 50% selbstständig gehfähig, 40% Wiederherstellung autonomer Dysfunktion [500]
- **Embolisation:** präoperativ zur Reduktion des Blutverlustes der nachfolgenden Operation, z. B. bei Nierenzellkarzinomen

Prognose
- **Bronchial-Ca (alle histologischen Formen zusammengenommen):** mittlere Überlebenszeit ca. 3 Monate
- **Mamma-, Prostata-, Thyroidea-Ca:** mittlere Überlebenszeit > 1 Jahr [811]

2.6.6.3 Meningeosis neoplastica (ICD-10: M9530/1)

Allgemeines
bei soliden Tumoren Spätkomplikation bei fortgeschrittener Tumorerkrankung; betrifft alle Ebenen der Neuroaxis: Hemisphären, Hirnnerven, Spinalwurzeln; zusätzlich Liquorzirkulationsstörung

Häufigkeit
bei 4–15% der soliden Tumoren (kleinzelliges Bronchial-Ca 25%, Mamma-Ca 5%, Melanom 5–15%, Magen-Darm-Ca), 5–15% der Leukämien (besonders ALL bei Kindern bis zu 50%), 7–15% der Lymphome, 1–12% der hirneigenen Tumoren (Germinom, PNET, Glioblastom, Ependymom); bei soliden Tumoren kombiniert in 42% mit nodulärer leptomeningealer Infiltration, in 30–60% mit intrakraniellen Metastasen [114,264,466]

Klinisches Bild
polyradikuläre Symptome (> 50%), ZNS-Symptome (50%), „meningitische" Symptome (10%), häufig in Kombination [850]

Bildgebende Diagnostik
- **MRT** = Methode der Wahl: Kontrastmittel-Anreicherung der Meningen, basalen Zisternen, Ependym, Tentorium; evtl. Hydrocephalus; in 30–60% zusätzliche Parenchymmetastasen
- **CT-Myelographie** wahrscheinlich entbehrlich

Weitere Diagnostik	■ **Liquoruntersuchung: wenn möglich** ■ *maligne Zellen im Sediment, evtl. immunhistochemische Zelltypisierung)* ■ *Protein, Zellzahl, Lactat und Liquordruck meist erhöht, Glucose vermindert* ■ *Nachweis von Tumor„markern" möglich, nur bei begründetem Verdacht sinnvoll:* CEA (Tumoren von Gastrointestinaltrakt, Mamma, Lunge, Ovarien, Urogenitaltrakt), β-HCG (Choriocarcinom, embryonale Carcinome und Keimzelltumoren), AFP (Teratocarcinome, embryonale Carcinome, andere); unspezifische Marker: β-Glucoronidase, LDH-Isoenzym V, β2-Mikroglobulin [177,209,686,850]
Diagnosestellung	Liquoruntersuchung; diagnostisch beweisend: maligne Zellen im Sediment; bei 1. Punktion nur ca. 50–60% positiv, daher ggf. Punktion noch 2 mal wiederholen [114]
Differentialtherapie	■ **bei gutem Karnofsky-Index** (→ S. 429) (≥ 70%), **nicht weit fortgeschrittener Grunderkrankung** ■ *akute lymphatische Leukämie bei Erwachsenen:* systemische Chemotherapie ■ *alle übrigen:* intrathekale Chemotherapie; bei nodulärer Absiedlung zusätzliche lokale Radiotherapie (20–30 Gy), bei basaler meningealer Tumoraussaat Zielbestrahlung der Schädelbasis [720] ■ **schlechter Karnofsky-Index** (→ S. 429) (< 70%), **weit fortgeschrittene Grunderkrankung:** supportive Therapie [114,370,849]
Spezielle Therapieverfahren	■ **intrathekale Chemotherapie mit Methotrexat (MTX):** ■ *praktisches Vorgehen:* bald nach Diagnosestellung möglichst über intraventrikuläres Ommaya/Rickham Reservoir (wahrscheinlich wirksamer als lumbale Gabe), ▶ Therapieschema: ggf. zu Beginn lumbale Gabe; Leukozyten > 3000/μl, Thrombozyten > 100000/μl; möglichst ambulante Fortführung der Therapie für 4–6 Wochen 2 mal/Woche 12 mg MTX; danach für 4 Wochen 1 mal/Woche, dann 1 mal/2 Wochen, dann 1 mal monatliche Gabe von 12 mg MTX [412,715,867] ▶ Ziel: Liquor frei von malignen Zellen, mindestens klinische Stabilisierung ▶ Substitution: einen Tag nach MTX-Gabe Folsäure 3 × 15 mg oder 4 × 10 mg p. o. ■ *Komplikationen der MTX-Gabe* in ca. 10% aseptische Meningitis, Kopfschmerzen, Krampfanfälle ■ *Komplikation des Ommaya Reservoirs:* in ca. 10% Infektion, Reservoirmalfunktion [465,577] ▶ Kontraindikation: Liquorabflußstörung ■ **bei fehlendem Ansprechen auf MTX:** Versuch mit Ara C oder Thiotepa
Prognose	■ **therapieabhängig** (alle Tumoren unterschiedlicher Histologie zusammengenommen): ■ *keine spezifische Therapie:* mittlere Überlebenszeit 1–2 Monate ■ *spezifische Therapie:* mittlere Überlebenszeit 4–7 Monate; 30–60% sterben an systemischer Metastasierung [114] ■ **günstige prognostische Faktoren:** hämatologische Tumoren, Mamma- und Bronchial-Ca, guter Karnofsky-Index (→ S. 429)

2.7 Anfallserkrankungen

W. Berger und T. J. Feuerstein

2.7.1 Epilepsie (ICD-10: G40)

2.7.1.1 Allgemeines

Definition	chronische Erkrankung, bei der es zu rezidivierenden, meist „spontan" auftretenden epileptischen Anfällen kommt
Ätiologie	■ **idiopathische (genuine) Epilepsie:** Fehlen einer bekannten Läsion, starke genetische Disposition, altersgebundener Beginn ■ **symptomatische Epilepsie** (Einteilung nach Ursachen und/oder anatomischer Lokalisation): Mißbildungen, perinatale/traumatische/entzündliche Schädigungen, ischämische Läsionen, Tumoren, metabolische Störungen
Epidemiologie	Prävalenz 0.5–1%
Pathophysiologie	pathologisches Entladungsverhalten (paroxysmal depolarization shifts = PDS) eines Neuronenverbundes mit Störungen im Neurotransmitter-, Ionenkanal-, Elektrolytbereich
Klassifikation epileptischer Anfälle [342]	■ **fokale Anfälle** (lokal beginnende Anfälle) ■ *einfach fokale Anfälle* (Bewußtsein nicht gestört) ▶ mit motorischen Symptomen (inkl. Jackson-Anfälle)

- mit somatosensorischen oder spezifisch-sensorischen Symptomen (einfache Halluzinationen wie Kribbeln, Lichtblitze, Klingeln)
- mit autonomen Symptomen (Erbrechen, Inkontinenz, Blässe, Schwitzen, Erröten)
- mit psychischen Symptomen (dysphasisch, dysmnestisch, kognitiv, affektiv, aber ohne Bewußtseinsstörung; sehr selten)
  - komplex fokale Anfälle (mit Störung des Bewußtseins)
    - einfacher fokaler Anfall, gefolgt von einer Störung des Bewußtseins
    - mit einer Bewußtseinsstörung zu Beginn
  - fokale Anfälle, die sich zu sekundär-generalisierten Anfällen, z. B. tonisch-klonischen Anfällen mit Bewußtseinsverlust (Grand mal) entwickeln
- **generalisierte Anfälle** (konvulsiv oder nicht-konvulsiv)
  - *Absencen* (typische und atypische)
  - *myoklonische Anfälle* (inkl. Impulsiv-Petit mal)
  - *klonische Anfälle*
  - *tonische Anfälle*
  - *tonisch-klonische Anfälle* (auch als myoklonisch-astatische Anfälle)
- unklassifizierbare epileptische Anfälle (wegen unvollständiger Daten)

Klassifikation der Epilepsien und epileptischen Syndrome [343]

- **fokale (lokalisationsbezogene, lokale, partielle) Epilepsien und Syndrome**
  - *idiopathisch* (mit altersgebundenem Beginn):
    - benigne Epilepsie des Kindesalters mit zentrotemporalen Spikes
    - Epilepsie des Kindesalters mit occipitalen Paroxysmen
  - *symptomatisch:*
    - Syndrome großer Variabilität, die hauptsächlich auf der anatomischen Lokalisation, klinischen Eigenschaften, Anfallsarten und der Ätiologie – soweit bekannt – beruhen
  - *kryptogen:* kryptogene Epilepsien sind vermutlich symptomatisch, die Ätiologie ist aber nicht nachzuweisen
- **generalisierte Epilepsien und Syndrome**
  - *idiopathisch* (mit altersgebundenem Beginn)
    - benigne familiäre Neugeborenenkrämpfe
    - benigne Neugeborenenkrämpfe
    - benigne myoklonische Epilepsie des Kleinkindesalters
    - Absencenepilepsie des Kindesalters (Pyknolepsie)
    - juvenile Absencenepilepsie
    - juvenile myoklonische Epilepsie (Impulsiv-Petit mal)
    - Aufwach-Grand mal-Epilepsie
    - Epilepsien mit spezifischer Anfallsauslösung (früher: Reflexepilepsien)
  - *idiopathisch und/oder symptomatisch* (mit altersgebundenem Beginn)
    - Blitz-Nick-Salaam-Krämpfe (West-Syndrom)
    - Lennox-Gastaut-Syndrom
    - Epilepsie mit myoklonisch-astatischen Anfällen
    - Epilepsie mit myoklonischen Absencen
  - *symptomatisch:*
    - unspezifische Ätiologie
    - frühe myoklonische Encephalopathie
    - frühe infantile epileptische Encephalopathie mit Burstsuppression
    - andere symptomatische generalisierte Epilepsien
- **Epilepsien oder Syndrome, die nicht als fokal oder generalisiert bestimmt werden können**
  - *mit generalisierten und fokalen Anfällen:*
    - Neugeborenenkrämpfe
    - schwere myoklonische Epilepsie des Säuglingsalters
    - Epilepsie mit kontinuierlichen Spikes und Waves im Schlaf
    - erworbene epileptische Aphasie (Landau-Kleffner-Syndrom)
    - nicht klar zuzuordnende fokale oder generalisierte Anfälle, z. B. Schlaf-Grand-mal
- **Spezielle Syndrome**
  - Fieberkrämpfe
  - einzelne Anfälle oder ein einzelner Status epilepticus
  - Anfälle bei akutem metabolischem oder toxischem Anlaß (z. B. Alkohol, Medikamente, Eklampsie, nichtketotische Hyperglykämie)

Klinisches Bild

- **einfach-fokale Anfälle** abhängig vom auslösenden Hirnareal:
  - *motorisch:* nicht willkürlich unterdrückbare, oft rhythmische Zuckungen in einer Körperregion oder Körperhälfte, evtl. mit Ausbreitungstendenz („march of convulsion"), dabei eingeschränkte oder aufgehobene Willkürbeweglichkeit, evtl. postictuale Parese („Todd'sche Lähmung")
  - *somatosensorisch:* Parästhesien in einer Körperregion oder Körperseite
  - *Adversivanfall:* tonische Wendebewegung der Augen, des Kopfes und evtl. auch der Schulter und des Armes zur Gegenseite des Herdes
- **komplex-fokale Anfälle** (psychomotorische Anfälle, „Temporallappenanfälle"): Dauer > 1 Minute, evtl. postictuale Verwirrtheit und Amnesie

- *motorische Erscheinungen:* orale und andere Stereotypien (Nesteln, Gestikulieren), motorische Erstarrung
- *sensorische Erscheinungen:* epigastrische Sensationen (aufsteigendes Wärmegefühl), olfaktorische, gustatorische oder auditive Wahrnehmungen/Illusionen, Schwindel, Dysmorphopsien (Makropsie/Mikropsie)
- *autonome Erscheinungen:* Übelkeit, Palpitationen, Mundtrockenheit
- *psychische Erscheinungen:* Zwangsgedanken, déjà/jamais-vu-Erlebnisse, inadäquate Affekte
- **spezielle fokale Anfallsformen** unter den entsprechenden Lokalisationen, s. u.
- **generalisierte Anfälle (Grand mal):**
  - *evtl. Aurasymptome* als Hinweise auf fokalen Beginn
  - *Anfall:* im „klassischen" Fall Initialschrei, Hinstürzen, tonisch-klonisches Krampfen, Zyanose, Zungenbiß, Bewußtseinsverlust, lichtstarre Pupillen, evtl. Urin- oder Stuhlabgang, Apnoe, Tachy- oder Bradykardie (zentral oder reflektorisch)
  - *postictual:* Verwirrtheit, z. T. Kopfschmerzen, evtl. Agitiertheit oder Verlangsamung, Terminalschlaf, Amnesie für den Anfall

Zusatzdiagnostik

- **zur differentialdiagnostischen Klärung eines Anfallsereignisses** und zur Abgrenzung von psychogenen Anfällen, Synkopen, Tetanie, Kataplexie:
  - *EEG, Langzeit-, Schlafentzugs-EEG:* Anfallsmuster, Herdbefunde
  - *Labor:* oft Anstieg von CK (bis zur Rhabdomyolyse) und Prolactin
  - *probatorische Behandlung* mit Antikonvulsiva (ex juvantibus)
- **zur ätiologischen Klärung eines erstmaligen Krampfanfalls:**
  - *EEG* (→ S. 367): Unterscheidung zwischen primär generalisierter und fokaler Epilepsie, evtl. Lokalisation des Fokus (oft nur als Herdbefund, selten als Krampffokus), Nachweis einer gesteigerten Anfallsbereitschaft
  - *CT mit Kontrastmittel und/oder Kernspintomographie:* Raumforderungen, AV-Malformationen, posttraumatische Veränderungen, Erweiterung des Temporalhorns, ischämische Defekte, Migrationsstörung, Verkalkungen (z. B. tuberöse Sklerose)
  - *Liquoruntersuchung* nur bei gezieltem Verdacht: entzündliche Erkrankungen, meningeale Tumoraussaat

Diagnosestellung

- **Diagnose „epileptischer Anfall":** klinisch, z. T. EEG-gestützt; oft nur anhand einer Fremdanamnese möglich
- **Diagnose „Epilepsie":** mehrere gesicherte unprovozierte epileptische Anfälle

Differentialdiagnose

- **Synkope** (→ S. 148): evtl. typische Auslösesituationen (Aufstehen nach dem Sitzen, nächtlicher Gang zur Toilette, Blutabnahme), oft initiales „Schwarzwerden vor Augen", meist nur kurze Bewußtlosigkeit und sehr rasches Wiedererlangen von Bewußtsein und Orientierung, keine postictuale Verlangsamung oder Verwirrtheit; flüchtige Krampferscheinungen und Urin-/Stuhlabgang möglich, → Synkopenabklärung S. 148
- **„drop attack"** bei vertebrobasilärer Insuffizienz: nur Tonusverlust, kein Bewußtseinsverlust; meist Patienten mit vaskulären Risikofaktoren; Ausschlußdiagnose!
- **Hyperventilationstetanie** (→ S. 149): vorangehend oft Gefühl der Atemnot, oft kein Bewußtseinsverlust; auch im Intervall u. U. klinische/elektromyographische Zeichen der latenten Tetanie; Hyperventilation kann auch einen epileptischen Krampfanfall auslösen
- **psychogene Anfälle:** Ausdruckscharakter (schwieriges Kriterium!), Vermeiden von ernsthaften Verletzungen im Anfall (kein sicheres Kriterium!), erhaltene Pupillenreaktionen und unauffälliges EEG im Anfall
- **Narkolepsie** (→ S. 143): Patienten sind jederzeit weckbar; Hinstürzen bei affektivem Tonusverlust ohne Bewußtseinstrübung

Therapie

- **Therapie des akuten Anfalls:** Lagerung (stabile Seitenlage) und Zungenkeil zur Verhütung von Verletzungen; medikamentöse Intervention nur bei Anfallsserie oder Status epilepticus
- **Therapie des Status epilepticus** siehe unter → Neurologische Intensivmedizin S. 351

Allgemeine Maßnahmen

- **Beratung:**
  - *Vermeidung potentiell anfallsauslösender Situationen/Verhaltensweisen:* Schlafentzug, Alkohol, Flackerlicht, Intoxikationen (metabolisch und exogen), evtl. individuelle Auslösemechanismen

- *Beratung über medikamentöse Anfallsprophylaxe:* Wirkungen, Nebenwirkungen, Überwachung
- *Berufswahl:* kein gewerbliches Führen von Verkehrsmitteln; Analyse der beruflichen Unfallgefährdung, kein Schichtdienst
- *Sport:* Schwimmen nur unter Aufsicht, Ski-Abfahrtslauf und andere risikoreiche Sportarten mit großer Einschränkung; kein grundsätzlicher Einwand gegen Leistungssport
- *Fahrtauglichkeit:* → S. 146
- *genetische Beratung* im Einzelfall, falls gewünscht; Erkrankungsrisiko für Nachkommen abhängig von Anfallstyp (febril, afebril, fokal, generalisiert)
  ▶ bei zwei epilepsiekranken Eltern ca. 5mal höher
  ▶ bei pyknoleptischen und juvenilen Absencen und Impulsiv-petit-mal hohes Risiko (5–10%)
- **Vermeidung anfallsdisponierender Medikamente:** Anticholinergica, Analgetika (Morphinderivate, Novalgin), Antibiotika (Penicillin i. v., Gyrasehemmer, Ofloxazin, Streptomycin intrathekal), Theophyllin, Hormone (Cortison, ACTH, Kontrazeptiva), Psychopharmaka (Neuroleptika, trizyklische Antidepressiva)
- **Impfungen:**
  - *erhöhte Komplikationsrate* bei Typhus, Paratyphus, Cholera, Gelbfieber, Pertussis

Medikamentöse Anfallsprophylaxe

- **Indikation zur antikonvulsiven Einstellung:**
  - *relative Behandlungsindikation:* Anfälle nach vermeidbaren Auslösemechanismen (Schlafmangel, Alkohol), nicht gefährdende, kleine Anfälle oder seltene Grand mal-Anfälle nur im Schlaf
  - *definitive Indikation:* > 2 Anfälle/Jahr, Anfälle mit Verletzungen, deutliche interictuale EEG-Veränderungen, soziale Zwänge (Berufsausübung, Fahrtauglichkeit)
- **Antikonvulsiva:** → S. 399
- **Differentialindikation der Antikonvulsiva:**
  - *primär generalisierte Anfälle (Aufwach-GM):* Valproat, Lamotrigin, Phenobarbital
  - *sekundär generalisierte Anfälle:* Carbamazepin, Phenytoin, Phenobarbital, Lamotrigin, Gabapentin, Vigabatrin, Topiramat
  - *fokale Anfälle:* Carbamazepin, Phenytoin, Clobazam, Valproat
  - *Absencen:* Valproat, Ethosuximid
  - *nicht oder schlecht wirksam:* Barbiturate bei Absencen, Ethosuximid bei GM, Carbamazepin und Phenytoin bei Absencen
- **Kombinationstherapie:**
  - *generell ungünstig*, Interaktionen (→ S. 397) beachten
  - *mögliche Kombinationen:* Carbamazepin und Valproat, Lamotrigin und Valproat, Valproat und Ethosuximid, Valproat und Phenobarbital (geringe Dosis Phenobarbital in dieser Kombination führt bereits zu therapeutischen Spiegeln)
  - *fragliche Kombinationen:* Phenobarbital und Phenytoin, Carbamazepin und Phenobarbital
  - *ungünstige Kombination:* Phenytoin und Carbamazepin
- **Wirksamkeit:** 65% werden unter Monotherapie anfallsfrei, weitere 10–15% unter Kombinationstherapie
- **Beendigung der Anfallsprophylaxe**
  - *Indikation* (relativ!) bei mehrjähriger Anfallsfreiheit bei nicht-progredienter epileptogener Läsion oder idiopathischer Epilepsie (Ausnahme: Impulsiv-PM); soziale/berufliche Faktoren berücksichtigen (welche Folgen hätte ein erneuter Anfall?)
  - *Verfahren:* langsames Ausschleichen (6 Monate) unter EEG-Kontrolle
  - *Risiko:* Anfallsrezidive zwischen 20 und 80%

Chirurgische Therapie (Epilepsiechirurgie)

- **Indikation:** medikamentös therapierefraktäre Epilepsien fokalen Ursprungs
- **Kontraindikationen:**
  - *absolut:* primär generalisierte Epilepsien, benigne fokale Epilepsien der Kindheit
  - *relativ:* zu befürchtende neurologische/neuropsychologische postoperative Defizite
- **prächirurgische Diagnostik** mit dem Ziel der Lokalisation des primären epileptogenen Areals: („Fokus"):
  - *Beobachtung lokalisierender Aspekte* der Anfalls-Semiologie (z. B. Versivbewegung)
  - *EEG-Registrierung* mit Oberflächenelektroden, ggf. auch mit intrakraniellen Elektroden

- *MRT:* Nachweis einer Strukturveränderung des Gehirns
- *HMPAO-SPECT/FDG-PET:* Nachweis funktioneller Veränderungen in Form einer interictualen Hypoperfusion bzw. ictualen Hyperperfusion
- *Iomazenil-SPECT/Flumazenil-PET:* Nachweis fokaler Minderungen der Benzodiazepinrezeptordichte
- *Neuropsychologie:* Nachweis interictualer Funktionsstörungen durch das epileptogene Areal (z. B. Wortgedächtnisstörung bei linksseitiger Hippocampussklerose)
- *WADA-Test:* Lateralisierung der Sprachdominanz, motorischen Steuerung und von Gedächtnisleistungen
- *Elektrocortikographie:* Bestimmung der Lage des Fokus sowie eloquenter Cortexareale
- **Operationsmethoden:** 2/3-Temporallappenresektion, selektive Amygdalohippocampektomie, erweiterte Läsionektomie, Lobektomie, funktionelle Hemisphärektomie, Callosotomie, multiple subpiale Transsektionen
- **Operationsergebnisse:** bei temporalem Anfallsursprung bis zu 80% postoperative Anfallsfreiheit, bei extratemporalen Epilepsien bis zu 60% Anfallsfreiheit in Abhängigkeit u. a. vom Nachweis einer morphologischen Läsion und von der Lokalisation des Fokus; Reduktion der Anfallsfrequenz oder -schwere

Komplikationen
- **beim einzelnen Anfall:** Verletzungen, Wirbelfrakturen durch Hyperlordose in der tonischen Phase, Ertrinken beim Baden, Rhabdomyolyse, kardio-respiratorische Störungen
- **beim Status epilepticus:** hypoxische Hirnschädigung, Hirnödem
- **bei längerbestehender Epilepsie:** Wesensänderung (Ursache umstritten, wahrscheinlich Kombination aus häufigen Anfällen und Nebenwirkungen der Antikonvulsiva) mit Verlangsamung und überpräzisem, „haftendem" Denken; Nebenwirkungen der Antikonvulsiva

Selbsthilfegruppen
- Deutsche Epilepsievereinigung e. V., Zillestr. 102, 10585 Berlin, Tel.: 030/342 4414, Fax: 342 4466
- Informationszentrum Epilepsie (IZE), Herforder Str. 5 – 7, 33602 Bielefeld, Tel: 0521/124117
- Stiftung Michael – Stiftung für Epilepsie, Münzkamp 5, 22339 Hamburg, Tel: 040/5388540, Fax: 040/5381559

2.7.1.2 Spezielle Probleme

Schwangerschaft
- **Verhalten der Epilepsie in der Schwangerschaft:** kein Einfluß (50%), Zunahme der Anfallsfrequenz (25%), Abnahme der Anfallsfrequenz (25%); Zunahme der Anfallshäufigkeit kann eine Gestose anzeigen
- **Risiko von Mißbildungen:** Patientinnen mit Epilepsie haben ein um den Faktor 2 – 3 erhöhtes Risiko, ein fehlgebildetes Kind zur Welt zu bringen; unter Therapie 90% Kinder ohne Mißbildung
- **Therapie:**
  - *Monotherapie* mit möglichst niedriger Dosierung
  - *Mittel der 1. Wahl:* Carbamazepin
  - *kontraindiziert:* Valproat (→ 2% Spaltmißbildungen)
  - *Spiegelkontrolle:* spontanes Absinken der Spiegel durch die Schwangerschaft, Dosiserhöhung nur bei Zunahme der Anfallsfrequenz
  - *prophylaktische Folsäure-Substitution:* 400 – 500 µg/Tag, bei vorangegangen Mißbildungsgeburten 4 mg/Tag
- **Blutungsprophylaxe bei Neugeborenen** (Enzyminduktion führt zu beschleunigtem Abbau von Vitamin K auch beim Kind): 1 mg Konakion i. m.
- **Stillen:** bedingte Einwände (Müdigkeit der Säuglinge)

Narkose und perioperative Behandlung
Fortführung der antikonvulsiven Therapie, unterstützt eventuell durch zusätzliche Gabe von Benzodiazepinen oder Phenobarbital perioperativ

Fahrtauglichkeit
[455,456]

- **Grundsätze:**
  - *Gruppe 1 (PKW, Motorräder):* Fahrtauglichkeit aufgehoben „solange ein wesentliches Risiko von Anfallsrezidiven besteht"
  - *Gruppe 2 (LKW, Busse):* „nach mehreren Anfällen grundsätzlich ausgeschlossen"
    - Ausnahme: durch ärztliche Kontrolle nachgewiesene 5-jährige Anfallsfreiheit ohne antikonvulsive Behandlung
- **Ausnahmen:**
  - *einfache fokale Anfälle* ohne Bewußtseinsstörung, motorische/sensorische oder cognitive Behinderung und nach mindestens einjähriger Verlaufsbeobachtung ohne Übergang zu komplex-fokalen oder generalisierten Anfällen
  - *ausschließlich an Schlaf gebundene Anfälle* nach mindestens dreijähriger Beobachtungszeit
  - *Beachte:* seltene Anfälle, Anfälle mit Prodromi, langjähriges unfallfreies Fahren stellen nicht von sich aus eine Ausnahme dar
- **kein wesentliches Risikio von Anfallsrezidiven:**
  - *nach einmaligem Anfall* nach einer Beobachtungszeit von 3–6 Monaten *unter folgenden Voraussetzungen:*
    - Gelegenheitsanfall (Schlafentzug, akute Erkrankung), wenn
      - der Nachweis erbracht wurde, daß die Bedingungen nicht mehr gegeben sind
      - die Abklärung keinen Hinweis auf eine ursächliche morphologische Läsion ergeben hat
    - nach zweijähriger Anfallsfreiheit nach Behandlung, und wenn kein erkennbares Risiko für weitere Anfälle besteht
      - nicht in jedem Falle einschränkend: Persistenz epilepsietypischer Veränderungen im EEG
      - einschränkend (Indikatoren für Rezidivneigung): Zunahme von generalisierten Spike-wave-Komplexen oder fokalen sharp-waves oder Persistenz einer Grundrhythmusverlangsamung
  - *nach epilepsiechirurgischem Eingriff* nach einjähriger Anfallsfreiheit
  - *bei symptomatischen Anfällen* (Hirnoperationen oder -verletzungen) nach einem anfallsfreien Intervall von 1/2 Jahr
- **Voraussetzungen zur Wiedererlangung der Fahrtauglichkeit:** regelmäßige Überwachung einschließlich Fremdanamnese, ausreichende Zuverlässigkeit und Selbstverantwortlichkeit des Patienten, regelmäßige EEG- und Spiegelkontrollen
  - *in Zweifelsfällen* Video-Simultan-Doppelbildaufzeichnung oder mobiles Langzeit-EEG
- **Kontrolluntersuchungen** in Abständen von 1, 2 und 4 Jahren erforderlich

2.7.1.3 Kindliche Epilepsien (ICD-10: G40.0, G40.4)

Alter	Anfallstyp	EEG
Säuglingsalter (6 Monate)	BNS-Krämpfe (Propulsiv-Petit mal)	Hypsarrhythmie: Deltawellen und desynchrone spikes oder sharp waves
Kleinkindalter (3–5 Jahre)	Myoklonisch-astatisches Petit mal	spike und wave variant: sharp-slow-wave-Komplexe oder spike-wave-Komplexe 2–2.5 Hz
Schulalter (6–8 Jahre)	Pyknolepsie	3 Hz (über 10 Jahre: bis 4 Hz) spike-wave-Muster
Pubertät (14–17 Jahre)	Impulsiv-Petit mal	Polyspike-wave-Muster

2.7.1.4 Temporallappen-Epilepsie (ICD-10: G40.0)

Unterformen

- **Anfälle des medialen Temporallappens** [175]
  - *Disposition:*
    - komplizierte Fieberkrämpfe im ersten Lebensjahr (70%)
    - epileptische Anfälle in der Familienanamnese (30%)
    - eitrige Meningitis im Kindesalter (5–10%)
  - *klinisches Bild:*
    - Auren (80–90%): epigastrisch, Angstauren
    - psychomotorische Symptome: Starren, orale und ipsilaterale manuelle Automatismen

> motorische Symptome: dystone Haltung der kontralateralen oberen Extremität, Kopfbewegungen
> neuropsychologische Symptome: postictuale Aphasie bei Fokus in der dominanten Hemisphäre
> postictualer Verwirrtheitszustand
- **Anfälle des lateralen Temporallappens:** auditive Halluzinationen/Illusionen, visuelle Halluzinationen, Sprachstörung (dominante Hemisphäre)

Zusatzdiagnostik
- **EEG interictual:** Grundrhythmus-Asymmetrie, temporale spikes, sharp waves oder einseitige langsame Wellen
- **EEG im Anfall:**
  - *ein- oder beidseitige Unterbrechung der Hintergrundaktivität*
  - *temporale (oder ausgedehntere) niedrigamplitudige schnelle Aktivität*
  - *rhythmische spikes, zu Beginn einseitig*
  - *rhythmische langsame Wellen, zu Beginn einseitig*

2.7.1.5 Frontallappen-Epilepsie (ICD-10: G40.0)

Unterformen
- **supplementär motorische Anfälle:** Haltungsänderung, fokale tonische Symptome (Vokalisation, Sprechhemmung, Fechterstellung)
- **cinguläre Anfälle:** komplexe Gestikulationen zu Beginn, vegetative Symptome, Änderungen von Stimmung und Affekt
- **vordere frontopolare Anfälle:** Zwangsdenken, initialer Kontaktverlust, Wendebewegungen des Kopfes und der Augen, vegetative Symptome
- **orbitofrontale Anfälle:** motorische und gestische Automatismen, olfaktorische Halluzinationen/Illusionen, vegetative Symptome
- **dorsolaterale Anfälle:** Wendung der Augen, Sprechhemmung
- **operculäre Anfälle:** Kaubewegungen, Speichelfluß, Schlucken, laryngeale Symptome, Sprechhemmung, epigastrische Aura, Angst, vegetative Symptome

Klinisches Bild — meist komplex fokal, auch sekundär generalisiert; kurze Anfälle, oft mehrere täglich, wenig oder keine postictuale Verwirrtheit, rasche sekundäre Generalisierung, initial komplexe gestische Automatismen, dann vorwiegend tonische oder posturale motorische Erscheinungen, bei bilateralen Entladungen Sturz

2.7.1.6 Parietallappen-Epilepsie (ICD-10: G40.0)

Klinisches Bild — einfach fokal, komplex fokal oder sekundär generalisiert; sensorisch (Prickeln, Elektrisieren, Bewegungsdrang, Empfindung, Schmerzen), geformte Halluzinationen, Metamorphopsien, Drehschwindel (unterer Parietallappen), Sprachstörungen; illusionäre Verkennung

2.7.1.7 Occipitallappen-Epilepsie (ICD-10: G40.0)

Klinisches Bild — einfach fokal und sekundär generalisiert; Paropsien negativ (Skotome, Hemianopsie), positiv (Funken, Blitze), komplexe visuelle Wahrnehmungen

2.7.1.8 Reflexepilepsien (ICD-10: G40.5)

Synonym — sensorisch ausgelöste epileptische Anfälle

Ursächliche Erkrankungen — v. a. perinatale Schädigungen

Auslöser
- **taktile, thermische Reize:** haptogene Epilepsie
- **visuelle Reize:** Photo-Epilepsie
- **Lesen:** Lese-Epilepsie
- **einfache akustische Reize:** audiogene Epilepsie
- **komplexe akustische Reize:** musikogene Epilepsie
- **Schreckreize:** Startle-Epilepsie

2.7.1.9 Aufwach-Grand-mal-Epilepsie (ICD-10: G40.3)

Allgemeines — genetisch determiniertes Anfallsleiden mit GM vorwiegend in der Aufwachphase; Manifestationsalter meist 2. Lebensdekade, oft kombiniert mit Impulsiv-Petit mal

Klinisches Bild	GM ohne Aura vorwiegend in der Aufwachphase, evtl. zweite Häufung am frühen Abend („Feierabendepilepsie"); Provokation durch Schlafentzug, Alkohol und Streß
Zusatz-diagnostik	■ **EEG:** bilateral-synchrone spike-wave- oder polyspike-wave-Komplexe, verstärkt unter Hyperventilation; Photosensibilität
Therapie	Valproat, 2. Wahl Barbiturate; insgesamt bei 60–80% Anfallsfreiheit unter Medikation

Degenerative Erkrankungen mit Leitsymptom Epilepsie → S. 158

2.7.2 Nicht-epileptische Anfälle

2.7.2.1 Synkope (ICD-10: R55)

Definition	kurzer Bewußtseins- und Tonusverlust nicht-epileptischer Genese
Klassifikation	■ **orthostatische Synkope** (beim Aufstehen nach dem Sitzen, beim nächtlichen Gang zur Toilette) durch Volumenmangel oder defizitäre orthostatische Regulation (Neuropathien, autonome Insuffizienz) oder beides (Antihypertensiva, niederpotente Neuroleptika) ■ **kardiale Synkope** bei Rhythmusstörungen, Aorten- oder Mitralstenose, Lungenembolie ■ **vasovagale Synkope** bei Blutabnahme, Schmerz, Angst ■ **reflektorische Synkope:** 　■ *Syndrom des hypersensitiven Carotissinus:* Bradykardie oder Asystolie durch lokalen Druck (Rasieren, Reklination) bei Vorschädigung im Rahmen einer Mikro- oder Makroangiopathie 　■ *Miktionssynkope* durch Abnahme des Sympathicotonus bei Miktion v. a. im Stehen 　■ *Husten-/Lachschlag:* durch Valsalva-Manöver ■ **Synkope aus cerebrovaskulärer Ursache:** als Initialsymptom bei cerebralen Ischämien/Blutungen
Klinisches Bild	■ **Prodromi:** Schwindel, „Leere im Kopf", Übelkeit, Schweißausbruch, Schwarzwerden vor Augen ■ **Bewußtlosigkeit** mit Tonusverlust → Sturz, sehr rasches Wiedererlangen von Bewußtsein und Orientierung, keine postictuale Verlangsamung oder Verwirrtheit; flüchtige Krampferscheinungen und Urin-/Stuhlabgang möglich
Zusatz-diagnostik	■ **EEG:** Ausschluß epileptischer Veränderungen ■ **kardiale Abklärung:** 　■ *EKG, Langzeit-EKG:* Hinweise auf Lungenembolie, Rhythmusstörungen, evtl. Carotissinus-Druckversuch unter EKG-Überwachung (CAVE: Auslösung einer Asystolie) 　■ *Echokardiographie:* Mitralklappenprolaps, Vorhofthrombus-/Myxom ■ **Dopplersonographie:** Stenosen im Vertebralis-/Basilarisgebiet, Subclavian-Steal-Syndrom ■ **neurovegetative Untersuchung** (→ S. 302): Prüfung der orthostatischen Regulation (Schellong-Test)
Diagnose-stellung	■ **Diagnose „Synkope":** Ausschlußdiagnose, wenn die Abklärung keinen Hinweis auf ein epileptisches Geschehen ergibt ■ **Zuordnung zu einer der ätiologischen Formen** oft nicht oder (bei Hinweisen auf ursächliche Erkrankung) nur mit Wahrscheinlichkeit möglich
Differential-diagnose	Grand mal-Anfall, psychogene Anfälle
Therapie/ Prophylaxe	■ **orthostatische Synkope:** → kardiovaskuläre Regulationsstörungen S. 302 ■ **kardiale Synkope:** kausal (z. B. Schrittmacher) ■ **vasovagale/reflektorische Synkope:** da sich der Blutdruck- und Herzfrequenzabfall während der Synkope rasch normalisiert, ist eine Akuttherapie nicht notwendig; zur Prophylaxe nur wenige, nicht-kontrollierte Studien an kleinen Kollektiven oder Einzelfallberichte; folgende Ansätze als erfolgreich berichtet: β-Blocker (z. B. Pindolol → 64% asymptomatisch [127]), Sympathomimetika, Mineralcorticoide, 2-Kammer-DDD-Herzschrittmacher (59 bis 84% asymptomatisch nach Implantation)
Fahrtauglichkeit	gleiche Grundsätze wie bei epileptischen Anfällen (→ S. 146)

2.7.2.2 Drop attack (ICD-10: G45.0)

Ätiologie — meist ungeklärt, selten nachweisbare Perfusionsstörungen im Vertebralisgebiet

Klinisches Bild — Hinstürzen ohne Warnsymptome, ohne Bewußtseinsverlust oder amnestische Lücke, evtl. ausgelöst durch Kopfdrehung oder -reklination

Zusatzdiagnostik
- **Doppler:** (selten) funktionelle (von der Kopfposition abhängige) Einengung der A. vertebralis nachweisbar
- **EEG:**
  - im Rahmen der Ausschlußdiagnostik (Epilepsie)
  - häufig verlangsamter, wenig modulierter α-Rhythmus mit stärkerer Ausprägung nach frontal (v. a. bei Kombination mit unsystemischem Schwindel); unspezifisch, da auch im Alter zu beobachten

Diagnosestellung — klinisch anhand der Anamnese; die ätiologische Deutung im Rahmen einer vertebrobasilären Insuffizienz läßt sich nur in Ausnahmefällen belegen

Differentialdiagnose — Synkope (mit Bewußtseinsverlust), Stürze als Frühsymptom der progressiven supranukleären Lähmung, atonische (epileptische) Anfälle, Kataplexie

Therapie — nur bei Nachweis einer Kausalbeziehung zu Strömungsbehinderungen im vertebrobasilären Stromgebiet ggf. kausal (Dilatation einer Subclaviastenose, operative Versteifung des Bewegungssegments, in dem die Kompression stattfindet), ansonsten keine wirksame Therapie bekannt

2.7.2.3 Tetanie (ICD-10: R29.0, R06.4)

Ursächliche Erkrankungen
- **normokalzämische Tetanie:** metabolische oder respiratorische (Hyperventilation) Alkalose
- **hypokalzämische Tetanie:** Hypoparathyreoidismus

Klinisches Bild — Beginn mit Parästhesien perioral und an Extremitäten, dann Carpopedalspasmen und „Karpfenmaulstellung"; bei Hyperventilationstetanie oft Gefühl der Luftnot und Angst

Untersuchung
- **Chvostek'sches Zeichen:** Zucken der mimischen Muskulatur bei Beklopfen des Facialisstamms praeauriculär (Hinweis auf latente Tetanie)
- **Trousseau'sches Zeichen:** Auftreten von Pfötchenstellung bei Stauung am Oberarm durch Blutdruckmanschette, Deutung wie Chvostek'sches Zeichen

Zusatzdiagnostik — EMG: repetitive Entladungen motorischer Einheiten (Doubletten und Tripletten)

Diagnosestellung — klinisch: Anfallsbeschreibung und Zeichen der latenten Tetanie

Differentialdiagnose — fokale und generalisierte epileptische Anfälle bei Hypokalzämie

Therapie
- **im Anfall:** Rückatmung in Plastiktüte (CAVE: nicht über den Kopf ziehen!), Gabe von Sedativa bzw. Anxiolytika wegen Dependenzgefahr vermeiden
- **Prophylaxe** bei HV-Tetanie: Psychotherapie, Entspannungstechniken

2.7.2.4 Hirnstammanfälle (ICD-10: R56.8)

Ursächliche Erkrankungen — Encephalomyelitis disseminata, vaskuläre Läsionen

Klinisches Bild — schmerzhafte tonische Verkrampfung der Muskulatur, oft einseitig, z. T. ausgelöst durch abruptes Aufrichten oder Aufstehen, Hemiataxie mit gekreuzten Sensibilitätsstörungen; Sekunden bis Minuten Dauer, mehrfach am Tag auftretend

Zusatzdiagnostik — EEG zeigt keine Veränderung

Differentialdiagnose — psychogene Anfälle

Therapie — Antikonvulsiva

2.8 Schlafassoziierte Störungen (ICD-10: G47) und Atemstörungen
W. Berger

2.8.0.1 Narkolepsie (ICD-10: G47.4)

Genetik — autosomal dominant mit wechselnder Penetranz vererbt

Assoziierte Erkrankungen — zentrales Schlafapnoe-Syndrom, periodische Beinbewegungen im Schlaf

Symptomatische Formen — bei Encephalitis, Schädel-Hirn-Traumen, Tumoren (3. Ventrikel, Hirnstamm, medialer Temporallappen), Polycythämie, Encephalomyelitis disseminata

Klinisches Bild
- **Beginn mit Tagesschläfrigkeit** in der 2. Dekade, Kataplexie später
- **imperativer Schlafdrang** in natürlicherweise schlaffördernden Situationen, kurzer Schlaf, bei dem die Patienten jederzeit erweckbar sind
- **Kataplexie (affektiver Tonusverlust):** Sekunden bis Minuten dauernder Tonusverlust mit Hinstürzen ohne oder nur mit sehr leichter Vigilanzstörung, Auslöser z. T. Schreck, Lachen, aber auch ohne Auslöser
- **Schlaflähmung:** Bewegungsunfähigkeit und Sprachblockierung beim Aufwachen, unterbrechbar durch Berührung, Ansprache oder andere äußere Reize
- **hypnagoge Halluzinationen**, verstärkt bei Ermüdung und affektiver Gespanntheit
- **fragmentierter Nachtschlaf:** verfrühtes Einschlafen, verfrühter REM-Schlaf
- **automatisches Handeln:** Fortsetzung der motorischen Aktivität oder sinnlose Handlungen im Halbschlaf (DD: Dämmerattacken)

Zusatzdiagnostik
- **EEG/Polygraphie:** verkürzte Einschlaflatenz (< 10 Minuten) und verkürzte REM-Latenz (< 20 Minuten)
- **genetische Marker:** HLA-DR 2 (bei 99.5% aller Narkolepsie-Patienten), HLA DQw 1

Differentialdiagnose
- **symptomatische Kataplexie** (Chalastic fit) bei Raumforderungen im Bereich des III. Ventrikels (Gliom, Kraniopharyngeom, Kolloidzyste), Anomalien des craniocervikalen Übergangs, frontomesialen und frontobasalen Läsionen, Hydrocephalus (Verschluß-, Normaldruckhydrocephalus), Hirnatrophie
- **idiopathische Sturzanfälle der Frau** („maladie des genoux bleus") im mittleren Lebensalter
- **vaskulär bedingte Tonusverluste:** drop attacks, TIA (A. cerebri anterior beidseits)
- tonische Hirnstammanfälle, hypokaliämische Lähmung, kardiogene und andere Synkopen (→ S. 148)

Allgemeine Maßnahmen
- **Strukturierung des Schlaf-Wach-Rhythmus** z. B. durch geplanten Tagschlaf zur Reduzierung des imperativen Schlafdrangs
- psychosoziale Beratung, Einstufung des Behinderungsgrades (wichtig für die berufliche Einbindung)

Medikamentöse Therapie
- **Vigilanzstörungen:** Ephedrin, Methylphenidat (Ritalin®) 10–80 mg/Tag, Pemolin (Tradon®) Anfangsdosis 20 mg; Therapiepausen notwendig!
- **Kataplexie:** Clomipramin (Anafranil®) 25–75 mg/Tag, Imipramin (Tofranil®) 25–100 mg/Tag
- **Vigilanzstörungen und Kataplexie:**
  - *MAO-Hemmer* unter Tyramin-armer Diät: Selegilin (z. B. Movergan®) 20–40 mg/Tag [329], Tranylcypromin (Parnate®) 5–15 mg/Tag
  - *Serotonin-Wiederaufnahme-Hemmer:* Moclobemid (Aurorix®) 300–600 mg/Tag

Selbsthilfegruppe — Deutsche Narkolepsie-Gesellschaft e. V., Postfach 1107, 42755 Haan, Tel.: 02129/53723, Fax: 02129/52945

2.8.0.2 Obstruktives Schlaf-Apnoe-Syndrom (Pickwick-Syndrom) (ICD-10: G47.3)

Disponierende Faktoren — Übergewicht (60% der Patienten mit OSAS); M : F = 10 : 1; kurzer, dicker Hals, Z. n. HNO-Operationen, Mikrognathie, chronische vasomotorische Rhinitis

Pathophysiologie — Tonusverlust der Pharynxmuskulatur → Obstruktion → Anstieg des CO_2-Partialdrucks, Abfall des O_2-Partialdrucks → verstärkter Atemantrieb und Weckreaktion

Diagnostische Kriterien
- **leichtes Apnoe-Syndrom:** im Schlaf > 5 Apnoephasen/Stunde von > 10 Sekunden Dauer
- **mittelschweres Apnoe-Syndrom:** 10–20 Apnoephasen/Stunde
- **schweres Apnoe-Syndrom:** > 20 Apnoephasen/Stunde

Klinisches Bild	Schnarchen mit Atempausen (Zurückfallen der Zunge), plötzliches („explosives") Wiedereinsetzen der Atmung; Schlafdefizit → Tagesschläfrigkeit und Konzentrationsschwäche/Leistungsminderung
Zusatzdiagnostik	■ **MESAM-Screening:** polygraphische Registrierung von O_2-Sättigung, Puls und Schnarchgeräuschen mit tragbarem Gerät ■ **Schlafpolygraphie:** mit EEG, ENG und EMG des M. mentalis, Registrierung des Luftflusses (Mund, Nase), der thorakalen und/oder abdominalen Atemexkursionen, EKG und Sauerstoffsättigung ■ **Mehrfachschlaflatenztest** (MSLT) zur Bestimmung der Tagesschläfrigkeit
Therapie	■ **Allgemeinmaßnahmen:** Gewichtsreduktion, Alkoholkarenz, keine Einnahme von Sedativa/Hypnotika, Verhinderung von Schlaf in Rückenlage („ball in the back" = Einnähen eines Tennisballs in den Rücken des Schlafanzugs) ■ **medikamentös:** Theophyllin, antriebssteigernde trizyklische Thymoleptika (Nortriptylin, Protriptylin) ■ **Esmarch-Prothese:** Prothese, die das Zurücksinken der Zunge verhindert ■ **CPAP-Therapie:** Aufrechterhaltung eines kontinuierlichen Drucks von 5–15 cm H_2O verhindert den Kollaps des Pharynx ■ **inspiratorische Überdruckbeatmung** (IPPV) bei zusätzlicher obstruktiver Lungenerkrankung, ursächlicher Myopathie oder zentralem Apnoe-Syndrom (Undines Fluch) ■ **Tracheotomie** bei Bradykardien unter 40/Minute unter der Apnoe, Asystolien, ventrikulären Tachykardien, häufiger O_2-Sättigung unter 50% oder Cor pulmonale ■ **Tonsillektomie oder Uvulopalatinopharyngoplastik** (UPPP) bei vergrößerter Uvula, vergrößerten Schleimhautfalten der Pharynxwände, tiefhängendem Gaumensegel
Komplikationen	Hypertonie (durch Hypoxie → Vasokonstriktion), Cor pulmonale, Herzrhythmusstörungen
Selbsthilfegruppen	■ SHG Schlafapnoe/Atemstillstand e. V., Deipenbecktal 171, 45289 Essen, Tel.: 0201/570657 und 421311, Fax: 0201/570657 ■ Selbsthilfegruppe Schlafbezogene Atemregulationsstörungen e. V. Herne, Halluinstr. 29, 45739 Oer-Erkenschwick, Tel.: 02368/54700 ■ Fachverband Schlafapnoe/Chronische Schlafstörungen, c/o VdK Deutschland, Wurzerstr. 4a, 53175 Bonn, Tel.: 0228/82093–0, Fax: 0228/82093–46

2.8.0.3 Primäres Schlaf-Apnoe-Syndrom (Undines Fluch-Syndrom) (ICD-10: G47.3)

Ursächliche Erkrankungen	Prozesse im pontomedullären Übergang (Tumor, Entzündung)
Pathophysiologie	zentrale Atemregulationsstörung mit verminderter Ansprechbarkeit des Atemzentrums auf CO_2
Klinisches Bild	während der Aufwachphase Perioden von Apnoe, Zyanose und Somnolenz
Zusatzdiagnostik	Schlafpolygraphie: respiratorische Acidose mit Phasen von Hyperventilation, auch Cheyne-Stokes-Atmung, Husten- und Würgreflex herabgesetzt
Differentialdiagnose	obstruktives Schlaf-Apnoe-Syndrom
Therapie	Zwerchfellschrittmacher

2.8.0.4 Periodische Hypersomnie (Kleine-Levin-Syndrom)

Ätiologie	unbekannt
Disponierende Faktoren	betroffen vorwiegend Männer in der Adoleszenz bzw. im jungen Erwachsenenalter
Klinisches Bild	■ **Hypersomnie:** mehrmals im Jahr auftretende, Tage bis Wochen andauernde Perioden mit prolongiertem Tages- und/oder Nachtschlaf oder tagelangem Dauerschlaf ■ **Polyphagie** in den Wachphasen ■ **Verhaltensänderungen:** sozialer Rückzug, Negativismus, Verlangsamung
Differentialdiagnose	bisher schlecht abgegrenzt gegen atypische psychiatrische Erkrankungen
Prognose	meist spontanes Sistieren im Erwachsenenalter

2.9 Degenerative Erkrankungen

2.9.1 Degenerative Erkrankungen mit Leitsymptom Demenz (ICD-10: G30-G32, F00-F03)

K. Schmidtke

2.9.1.1 Allgemeines

Klinisches Bild
- **Prägnanztypen des dementiellen Syndroms:**
  - *cortikale Demenz:* Gedächtnisstörungen und andere Werkzeugstörungen wie Aphasie, Apraxie, Störungen von Denk- und Urteilsvermögen
  - *subcortikale Demenz:* im Vordergrund Verlangsamung, Konzentrationsschwäche, diffuses cognitives Defizit
  - *frontale Demenz:* Sprach- und Antriebsverarmung, Verlangsamung, Persönlichkeitsveränderung
- **mögliche körperlich-neurologische Symptome:** akinetisch-rigide Symptomatik, Gangstörung, Schädigungszeichen des 1. und 2. Motoneurons, Blickparesen, epileptische Anfälle, Myoklonien, Primitivschablonen, Inkontinenz, Harnverhalt, Neuroleptika-Überempfindlichkeit
- **mögliche psychiatrische Symptome:** Depression, schizophreniforme Psychosen, Verkennungen/Halluzinationen, Verwirrtheit, wahnhafte/delirante Symptomatik, Frontalhirnsyndrom, Persönlichkeitsveränderung, Antriebsmangel, Zwangssymptomatik, Reizbarkeit
- **cognitive Symptome:** siehe bei einzelnen Erkrankungen und im Kapitel → Demenz S. 15

Zusatzdiagnostik
- **Basisprogramm:** Eigen-, Fremd- und Familienanamnese, präzise Medikamenten-Anamnese (u. a. Wismut-haltige Magenmittel, Brom-haltige Präparate, depressionsauslösende Pharmaka (z. B. Reserpin, β-Blocker), Hypnotika, Psychopharmaka, Vitamin D-Präparate, Selen-Präparate, Drogen), neurologische, internistische und psychiatrische Untersuchung, neuropsychologische Untersuchung, CT, EEG, Routinelabor plus CRP, T4, TSH, Lues-Serologie, Vitamin B_{12} / Folsäure, Calcium, Phosphat
- **erweitertes Programm:** Liquor, MRT, SPECT, elektrophysiologische Diagnostik (bei motorischen Symptomen), stationäre Beobachtung, ggf. spezielle Laboruntersuchungen (Hormone, Immunologie, Schwermetalle, Stoffwechselstörungen u. a. m.)

Differentialdiagnose: Demenz bei nicht-degenerativen Hirnerkrankungen
- vaskuläre Läsionen (→ S. 47)
- Normaldruckhydrocephalus (→ S. 204)
- cerebrale Vaskulitis → S. 67 bei SLE (→ S. 73), Sneddon-Syndrom, isolierter ZNS-Angiitis
- Insulte (→ S. 36), Tumoren (→ S. 124) (u. a. diencephal, frontal)
- Hormon-, Vitamin- und Elektrolytstörungen (v. a. Hypothyreose, Pellagra)
- chronische Intoxikationen (Metalle, Gifte, Medikamente, Alkohol)
- Pseudodemenz bei verschiedenen psychiatrischen Erkrankungen
- seltene infektiöse Ursachen, z. B. Lues (→ S. 100), AIDS (→ S. 85), progressive multifokale Leukencephalopathie (PML) (→ S. 87), Morbus Whipple (→ S. 101)
- seltene nichtinfektiöse Ursachen, z. B. limbische Encephalitis (→ S. 120) (paraneoplastisch), Sarkoidose (→ S. 110), mitochondriale Encephalopathien, spätmanifestierende erbliche Stoffwechselkrankheiten [131]
- Demenz als Defektzustand z. B. nach cerebraler Hypoxie, Meningitis, Encephalitis, Trauma, Hirnödem, Radiatio, Wernicke-Encephalopathie (→ S. 221), multipler Sklerose, Alkoholismus, langjährigen Psychosen

2.9.1.2 Morbus Alzheimer (Demenz vom Alzheimer-Typ, DAT) (ICD-10: G30, F00)

Disponierende Faktoren
- **Prävalenz** mit dem Alter kontinuierlich zunehmend, 1–4% der 65–70-jährigen, danach Verdopplung pro 5-Jahres-Schritt
- F > M (ca. 2 : 1)
- **erhöhtes Risiko:** DAT-Fälle unter Erstgrad-Angehörigen (siehe unten)
- **Risikofaktoren:**

Degenerative Erkrankungen

- bei Vorliegen eines *ApoE 4 – Allels* Erkrankungsrisiko ca. dreifach (auf 25 – 40 %) erhöht; ApoE ist ein Lipid-Transportprotein, wird auch im ZNS gebildet; das Gen liegt auf Chromosom 19; neben dem Haupttyp ApoE 3 gibt es die Varianten 2 und 4, die mit einem oder zwei Allelen bei je ca. 20 % der Bevölkerung vorkommen [454]
  - bei familiärer DAT früherer Krankheitsbeginn unter ApoE 4 – Trägern
- **Senkung des Risikos** auf ca. die Hälfte bei langdauernder Einnahme antiphlogistischer Medikamente [514], mögliche Risikoreduktion bei Frauen durch postmenopausale Östrogensubstitution [65,308]
- Unklare Befundlage zu Risikoerhöhung durch frühere Kopfverletzung, elektromagnetische Felder, niedriges Bildungsniveau

Genetik [454]
- ca. ein Drittel aller DAT-Patienten haben einen Erstgrad-Angehörigen mit DAT
- ein Viertel bis die Hälfte aller Erstgrad-Angehörigen von DAT-Patienten erleiden selbst eine DAT
- nur wenige DAT-Fälle stammen aus Familien mit i. e. S. autosomal-dominantem Vererbungsmuster; es liegen Mutationen des β-Amyloid-precursor-Protein- (β-APP-) Gens auf Chromosom 21, des Präsenilin-2-Gens auf Chromosom 1 oder (häufiger) Mutationen des Präsenilin-1-Gens auf Chromosom 14 vor; diese Familien zeigen z. T. atypische Verläufe mit frühem Krankheitsbeginn, epileptischen Anfällen und Myoklonien (Differentialdiagnose: Creutzfeldt-Jakob-Erkrankung (→ S. 108))
- die meisten familiär gehäuften Fälle sind auf das Vorliegen von 1 oder 2 ApoE 4-Allelen zurückzuführen; sie zeigen keine Unterschiede bezüglich Klinik und Verlauf gegenüber sporadischer DAT

Pathologie
- **Ablagerung von Beta-A4-Protein** in cortikalen Amyloid-Plaques sowie perivaskulär; entsteht aus aggregierten Teilstücken des unphysiologisch gespaltenen β-Amyloid-Präkursor-Proteins (βAPP), eines ubiquitären Membranproteins mit unbekannter Funktion
- **Aggregation** von pathologisch hyperphosphoryliertem Mikrotubuli-assoziiertem Tau-Protein zu intraneuronalen Neurofibrillenbündeln (tangles oder paired helical filaments, „neurofibrilläre Degeneration")
  - *Beachte:* Tangles sind notwendig für die Diagnose DAT, kommen aber auch bei einigen anderen ZNS-Erkrankungen vor
- **neuritische Degeneration von Axonen**, teils diffus im Cortex (neuropil threads), teils im Bereich einer Untergruppe von Plaques („neuritische" Plaques); wichtigstes Korrelat der Demenz ist die resultierende Synapsenverarmung
  - *Beachte:* „diffuse" Amyloid-Plaques ohne neuritische Degeneration sind auch bei nicht-dementen Personen häufig
- **Nervenzellverluste**, besonders große Pyramiden-Neurone; im späteren Verlauf globale Hirnatrophie mit Betonung temporal / mediobasal und hippocampal
- **cholinerge Verarmung** des Cortex durch neuronale Degeneration im Nucleus basalis Meynert
- mögliche Rolle von immunologischen Prozessen [13]

Klinisches Bild
- **Frühsymptome:** Gedächtnisschwäche, räumliche Orientierungsstörung, verminderte Aktivität und Kompetenz bei Alltagstätigkeiten; bei einer Teilgruppe depressive Symptomatik; selten frühe umschriebene cognitive Werkzeugstörungen (z. B. Aphasie, Akalkulie, Apraxie) (→ S. 15)
- **im Verlauf:**
  - *cortikale Demenz* mit Kernsymptom der ausgeprägten Neugedächtnisstörung (Amnesie)
  - visuell-räumliche Verarbeitungsstörung (v. a. Rechnen, Uhrenlesen, Abzeichnen), Benennstörung (v. a. für ungeläufige Objekte)
  - später teils Unruhe, psychotische Symptomatik, Störung des Schlaf/Wach-Rhythmus, Depression, Poriomanie (Wandertrieb), Verkennung von Orten und Personen
- **lange gut erhalten:** Antrieb, Vigilanz und psychomotorisches Tempo sowie Persönlichkeit
- **Spätsymptome:** Abbau aller höheren Hirnleistungen, Mutismus, Inkontinenz; Motorik und Sensorik dagegen relativ resistent
- **fakultativ** (wenn früh: Diagnose DAT fragwürdig!): Gangstörung, Rigor, Pyramidenbahnzeichen, epileptische Anfälle, Myoklonien

Verlaufsbeobachtung
z. B. mit dem Mini-Mental State (S. 433) oder der Alzheimer Disease Assessment Scale (ADAS)

Zusatzdiagnostik
- **frühzeitige stationäre Aufnahme** zur Verhaltensbeobachtung, Liquoruntersuchung zum Ausschluß einer chronisch-entzündlichen Erkrankung, erweitertes Labor
- **EEG:** Allgemeinveränderung
- **CT/MRT:** unauffällig, oder äußere Atrophie (besonders temporo-mediobasal)
- **SPECT/PET:** Hypoperfusion/Hypometabolismus temporoparietal

Diagnosestellung
typisches neuropsychologisches Profil, v. a. Nachweis der disproportionalen Neugedächtnisstörung, Ausschluß anderer Ursachen einer Demenz, Bildgebung, Verlaufsbeobachtung

Differentialdiagnose

■ **vaskuläre Encephalopathie** [837] (→ S. 47)

	Morbus Alzheimer	Vaskuläre Encephalopathie
Begleit-Symptome	internistisch/neurologisch i. d. R. unauffällig	Hypertonus; oft neurologische Symptome wie Schwindel, Gangstörung, TIA's; spät: Harninkontinenz, Pseudobulbärsymptome, Pyramidenbahnzeichen
Verlauf	kontinuierliches, u. U. rasches Voranschreiten	diskontinuierliche Entwicklung ist typisch, aber nicht obligat; Fluktuationen, nächtliche Verwirrtheit
Prognose	letztlich immer Entwicklung von schwerer Demenz, letaler Verlauf	Entwicklung einer schweren Demenz nur in einem Teil der Fälle
Typ der Demenz	*cortikale Demenz:*	*subcortikale Demenz:*
Leit-Symptome	im Vordergrund Störungen von Neugedächtnis und cognitiven Werkzeugleistungen (Benennen, Rechnen, Uhrenlesen, Raumorientierung)	Apathie, Vigilanzminderung, Antriebsmangel, Verlangsamung, Erschöpfbarkeit; diffuse Minderung intellektueller Leistungen
wenig betroffen	Antrieb, Wachheit, psychomotorisches Tempo, Persönlichkeit	passive Gedächtnisleistung, Sprache
psychiatrische Symptome	Depression z. T. als Frühmanifestation, z. T. reaktiv, u. U. Unruhe, Wandertrieb, spät u. U. wahnhafte Symptomatik, Verkennungen, Aggressivität	Affekt- und Stimmungslabilität, Reizbarkeit, Ängstlichkeit, Rigidität, Depression

■ **Morbus Pick / Demenz vom Frontalhirntyp:**

	Morbus Alzheimer	Morbus Pick und Demenz vom Frontalhirntyp (DFT)
Disposition	positive Familienanamnese bei ca. 30%, F > M (ca. 2 : 1), mit Alter zunehmende Inzidenz, Assoziation mit ApoE4	dominanter Erbgang bei 20–50%, Altersgipfel ca. 54 Jahre, ca. M = F, keine bekannten biologischen Marker
Leit-Symptome	Amnesie, visuell-räumliche Störung, Benennstörung	frontales Psychosyndrom, Sprachverarmung, Antriebsmangel
psychiatrische Symptome	erhaltene Persönlichkeit, teils Depression, Unruhe	frühe Persönlichkeitsveränderung mit Indifferenz, Anosognosie, Enthemmung (nicht obligat)
neurologische Symptome	Rigor, Myoklonien, epileptische Anfälle möglich	Spastik, Primitivreflexe, Parkinsonoid möglich
CT, SPECT, PET	temporo-parietale Atrophie, Hypoperfusion, Hypometabolismus	frontale Atrophie, Hypoperfusion, Hypometabolismus
EEG	allgemeinverändert	normal, selbst in späteren Stadien

■ **Pseudodemenz bei Depression:**

	Morbus Alzheimer	Pseudodemenz bei Depression
Verlauf	Demenzsymptomatik allmählich progredient, konsistent	Demenzsymptomatik relativ akut, Schweregrad u. U. massiv, Ausprägung fluktuierend
depressive Symptome	Depression kann primär oder sekundär auftreten	Depression zu Beginn, durchgehend; evtl. „larviert", Schlafstörung, Grübelzwang, Suizidgedanken, Angst
Therapieeffekt	keine wesentliche Besserung unter Therapie	wesentliche Besserung unter Thymoleptika, Schlafentzug

	Morbus Alzheimer	Pseudodemenz bei Depression
Verarbeitung	Tendenz zur Dissimulation, gute Leistungs- und Testmotivation	Tendenz zur Aggravation, Verzagtheit und Klagsamkeit, „Ich weiß nicht"-Antworten
Leit-Symptome	im Vordergrund Neugedächtnisdefizit	im Vordergrund Antriebsmangel, subjektives Versagen, psychomotorische Verlangsamung
weitere Symptome	umschriebene Fehlleistungen (Verlaufen, Desorientiertheit, Fehlbedienung von Geräten); cognitive Werkzeugstörungen (Dyspraxie, visuellräumliche Störung, Dysphasie, Dyskalkulie, Störung des abstrakten Denkens)	globale Leistungsschwäche, Orientierung meist erhalten, kaum eklatante Fehlleistungen

Verlauf	Überlebensdauer im Mittel 10 (3–20) Jahre
Therapie	■ **Cholinesterasehemmer** (Aricept®, Exelon®): symptomatische Besserung möglich (jeweils geringe bis mäßige signifikante Vorteile gegenüber Placebo bzgl. Kognition und Alltagskompetenz; Verzögerung der Pflegebedürftigkeit); relativ hohe Behandlungskosten
	■ *Nebenwirkungen:* unter Tacrin (Cognex®) in 50% Hepatotoxizität, unter Donepezil (Aricept®) nur cholinerge Nebenwirkungen, v. a. gastrointestinal
	■ **Ginkgo Biloba:** keine überzeugenden Effekte
	■ **Selegelin, α-Tocopherol** Hinweis auf langsamere Progression [710]
	■ Therapie von Depression und psychotischen Symptomen mit Serotonin-Wiederaufnahmehemmern bzw. Neuroleptika
	■ adjuvante Behandlung durch stabile, streßfreie Lebenssituation, Unterstützung der Angehörigen durch Beratung, Gruppen, Hausbesuche
Selbsthilfegruppen	■ **Deutsche Alzheimer Gesellschaft e. V.**, Büchsenstr. 34–36, 70174 Stuttgart, Tel.: 0711/2268598, Fax: 0711/2268519
	■ **lokale/regionale Selbsthilfegruppen:** Adressenliste im Internet: http://pluto.neurologie.uni-duesseldorf.de/~prior/support.html

2.9.1.3 Demenz vom Frontalhirn-Typ (DFT) / Morbus Pick (ICD-10: G31.0, F02.0)

Definition [803]	■ **degenerative Erkrankung** von frontalem und / oder temporalem, seltener parietalem Cortex, umfaßt knapp 10% aller, bis 20% der frühmanifesten Demenzen
	■ „Pick-Kugeln" und ballonierte Neurone sind fakultativ und von nur fraglicher nosologischer Bedeutung, eine scharfe begriffliche Abtrennung von „Morbus Pick" gegen DFT ist nicht möglich [206]
	■ **unscharfe Abgrenzung** auch gegenüber cerebralen Lobaratrophien und progressiver subcorticaler Gliose
Epidemiologie	■ kein sicherer Geschlechtsunterschied
	■ **Altersgipfel** 50.–60. Lebensjahr; Frühfälle (25.–40. Lebensjahr) und Spätfälle (> 70. Lebensjahr) kommen vor
Genetik	Mehrzahl der Fälle sporadisch, jedoch 20–50% mit dominantem Erbgang
Assoziierte Erkrankungen	Demenz beim ALS-Demenz-Komplex (ca. 1–2% der ALS-Fälle) ist nahezu immer vom Frontalhirn-Typ
Pathologie	■ **makroskopisch:** wechselnd ausgeprägte, oft asymmetrische Rindenatrophie vom Frontaltyp, Temporaltyp oder Mischtyp
	■ *parietale Beteiligung* fakultativ (sehr selten dominierend)
	■ *Insula* immer beteiligt
	■ *fakultativ* Beteiligung von motorischer Primärregion und Basalganglien (besonders Caudatum, Substantia nigra) sowie Marklageratrophie
	■ **histologisch:**
	■ *Nervenzellverluste* vornehmlich in Laminae I–III
	■ *Gliose* v. a. der U-Fasern, selten des ganzen Marklagers
	■ *fakultativ* zytoplasmatische argyrophile „Pick-Kugeln" und ballonierte chromatolytische Neurone
Klinisches Bild	■ **Frontalhirnsyndrom**, verschiedene reine und gemischte Formen (außer bei primär temporalen und parietalen Verläufen)

- *Konvexitätstyp:* Antriebsarmut bis Apathie (z. T. „Pseudodepression"), Sprachverarmung bis Mutismus, Echolalie/Palilalie, Defizite von Denk-Flüssigkeit, Konzentration, Denk- und Urteilsvermögen
- *Basaltyp:* Wesensänderung mit Disinhibition, Unruhe, Hyperoralität, mangelnder Hygiene, emotionaler Labilität (z. B. Euphorie, Dysphorie, Angst, Indifferenz), Zwangshandlungen, Bewegungsstereotypien
- **körperlich-neurologisch** können Inkontinenz, Parkinson-Symptome, Pyramidenbahnzeichen bis hin zu Paresen [725] und ALS-Symptome hinzutreten, dagegen keine choreatischen Symptome
- bei temporalem Typ Bild der „semantischen Demenz" mit progredienter Benennstörung und Verlust des Wissens über Objekte und Lebewesen

Untersuchung
- **Neuropsychologie:** Nachweis frontaler und ggf. temporaler und parietaler Dysfunktion, Sprachverarmung

Zusatzdiagnostik
- **MRT:** häufig (nicht immer) frontal bis temporal betonte Atrophie, oft asymmetrisch, oft frontaler Marklagerschwund, Caudatum z. T. betroffen, Gyrus praecentralis meist intakt, Gyrus postcentralis, Wernicke-Areal, Occipitalhirn nahezu immer intakt, fakultativ Leukoaraiose (Marklagerhyperintensität)
- **EEG:** lange unauffällig (u. a. keine Allgemeinveränderung)
- **SPECT/PET:** zur Atrophie überproportionale Perfusionsminderung und Hypometabolismus frontotemporal

Diagnosestellung
Klinik, Neuropsychologie, Bildgebung, ggf. SPECT, PET

Differentialdiagnose
- **Morbus Alzheimer** (→ S. 152): fast immer früh ausgeprägte Gedächtnisstörung, später Wortfindungsstörung, visuell-räumliche Störung, kaum Antriebsminderung (siehe dort, Tabelle)
- **cortikobasale Degeneration** (→ S. 173): Unterscheidung vor allem anhand motorischer Phänomene bei CBD
- **links-temporale Lobaratrophie:** flüssige oder gemischte Aphasie, Beteiligung des Gyrus temporalis superior, keine Demenz i. e. S., aber ggf. Übergang in DFT
- **sonstige:** progressive Paralyse (entzündlicher Liquor), Psychosen, Frühstadium von Chorea Huntington (→ S. 174) oder Creutzfeldt-Jakob'scher Erkrankung (→ S. 108)

Therapie
nicht bekannt, ggf. symptomatische Psychopharmakotherapie

2.9.1.4 Lobare Hirnatrophien (progressive fokale cortikale Degeneration) (ICD-10: G31.0)

Allgemeines
uneinheitliche Ätiopathogenese, unklare Nosologie [111], Überlappung mit Demenz vom Frontalhirntyp, in einer Minderzahl der Fälle familiäres Auftreten

Pathologie
- progrediente Degeneration eines Lappens, Lappenteils oder größeren Hirnareals, in der Regel mit makroskopischer Atrophie, einseitig, beidseitig oder asymmetrisch
- unspezifische Nervenzellausfälle (besonders obere Schichten und große Pyramidenzellen)
- reaktive Gliose und Vakuolisierung der Rinde
- Beteiligung der Basalganglien möglich
- einzelne Fälle zeigen fokale Alzheimer- oder Pick-Veränderungen oder subcorticale Gliose

Klinisches Bild
- **allgemein:** verschiedene umschriebene cortikale Werkzeugstörungen ohne Demenz i. e. S., teils langfristig nur fokale Symptomatik, teils Entwicklung von zusätzlichen Herdsymptomen und Demenz, teils Demaskierung einer generalisierten degenerativen Hirnerkrankung (siehe unter Differentialdiagnose)
- **häufigste Form:** links-temporale Lobaratrophie mit progressiver Aphasie variablen Typs (oft führend: semantisch-lexikalische Störung); teils begleitende rechts-temporale oder links-frontale Atrophie [760]
- **wesentlich seltener:**
  - *rechts-temporale Atrophie* mit progressiver Dysprosodie, Amusie oder Prosopagnosie
  - *parietal betonte Atrophie* mit visuell-räumlicher Verarbeitungsstörung und/oder Apraxie, Agraphie
  - *occipital betonte Atrophie* mit visueller Agnosie, Dyslexie, Balint-Syndrom (oculäre Dysmetrie, Simultanagnosie, optische Ataxie (Danebengreifen)), Aufmerksamkeitsstörung für periphere Gesichtsfeldabschnitte
  - *prämotorische Rindenatrophie* mit Hemiparese [725]
  - *eine medio-basale temporale Lobaratrophie* mit progressiver Amnesie ist nicht beschrieben

Differential- diagnose	■ **nicht-degenerative fokale cerebrale Erkrankungen,** z. B. Rasmussen-Encephalitis (→ S. 112) ■ **cortikobasale Degeneration** (→ S. 173): dort motorische Defizite führend ■ **initial fokale Betonung einer generalisierten Erkrankung:** Morbus Alzheimer (→ S. 152), Creutzfeldt-Jakob'sche Erkrankung (→ S. 108)
Diagnose- stellung	Bildgebung, Neuropsychologie, Ausschlußdiagnostik
Therapie	nicht bekannt

2.9.1.5 Lewy-Körperchen-Krankheit (ICD-10: G31.8)

Definition	Demenz bei Präsenz zahlreicher neocortikaler Lewy-Körperchen
Assoziierte Erkrankungen	■ **Morbus Parkinson** und Lewy-Körperchen-Krankheit werden als Vertreter eines Erkrankungsspektrums aufgefaßt ■ **Morbus Alzheimer:** Überlappung histologischer Merkmale (Plaques), aber wahrscheinlich keine nosologische Verwandtschaft
Pathologie	■ zahlreiche neocortikale und limbische Lewy-Körperchen (Ubiquitin-Färbung) ■ neuritische Degeneration in Sektoren CA 2 und 3 des Hippokampus ■ häufig zahlreiche „diffuse" senile Plaques im Cortex, jedoch keine neuritischen Plaques, Fibrillenbündel oder Nervenzellverluste ■ *Beachte:* wenige kortikale Lewy-Körperchen finden sich auch bei Morbus Parkinson fast immer (Insel, Cingulum, Gyrus parahippocampalis), diffuse senile Plaques sind auch bei normalem Altern häufig
Klinisches Bild	■ **Leitsymptome:** Kombination von cortikaler Demenz mit Dopa-responsiver Parkinson-Symptomatik; variable relative Ausprägung und Abfolge der körperlichen und psychischen Symptome; oft nur mäßige Bradykinese, wenig ausgeprägter Ruhetremor; teils psychotische Symptomatik, z. B. fluktuierende Verwirrtheit, Paranoia, visuelle Halluzinationen (spontan oder bei niedrigen Dopa-Dosen) ■ **Frühfälle:** Parkinson-Symptomatik in der Regel führend, senile Plaques fehlen hier ■ **Einzelfälle:** Präsentation als spastische Spinalparalyse (→ S. 165), Meige-Syndrom (→ S. 181), amyotrophe Lateralsklerose (→ S. 162)
Diagnose- stellung	Wertigkeit klinischer Kriterien noch unklar, nach Mega et al. [520] sind v. a. bedeutsam: Rigor, Zahnradphänomen, Bradykinese, Neuroleptikaüberempfindlichkeit, Halluzinationen (v. a. visuell), spontane Fluktuationen der geistigen Leistungsfähigkeit und der Wachheit
Differential- diagnose [252, 463]	■ **Morbus Parkinson** (→ S. 165) mit Demenz aufgrund sonstiger Pathologie (teils Degeneration subcortikaler dopaminerger, noradrenerger und cholinerger Projektionssysteme, teils begleitender Morbus Alzheimer, gutteils noch unbekannte Ursachen); frühzeitige alleinige Demenz oder Gedächtnisstörung sprechen stark gegen, Ruhetremor für Morbus Parkinson ■ **Morbus Alzheimer** (→ S. 152): keine oder geringe Parkinsonsymptome; schneller Verlauf und niedriges Alter sprechen für Lewy-Körperchen-Krankheit, Hirnatrophie für Morbus Alzheimer; im PET nur bei Lewy-Körperchen-Erkrankung auch occipitaler Hypometabolismus ■ **progressive supranukleäre Paralyse (Steele-Richardson-Olszewski-Syndrom)** (→ **S. 170**): subcortikaler Demenztyp, Blickparese, nur geringe Dopa-Responsivität ■ **cortikobasale Degeneration** (→ S. 173): asymmetrische, gliedbetonte motorische und sensorische Defizite, Myoklonien, geringe Dopa-Responsivität, ausnahmsweise Präsentation mit cognitivem Defizit, im Verlauf mäßige subcortikale Demenz ■ **Morbus Pick (→ S. 155) mit Parkinsonsymptomen:** frontaler Demenztyp, oft fokal betonte Atrophie
Therapie	L-Dopa für begleitendes Parkinson-Syndrom, CAVE: Überempfindlichkeit (psychotische Symptomatik); Clozapin bei psychotischer Symptomatik; Versuch mit Tacrin oder Donepezil (→ unter M. Alzheimer S. 152) gegen cognitive Defizite

Cortikobasale Degeneration → S. 173

2.9.2 Degenerative Erkrankungen mit Leitsymptom Epilepsie (ICD-10: G40.3, G40.4)

B. Landwehrmeyer

2.9.2.1 Progressive Myoklonusepilepsien [55]

Allgemeines
Gruppe seltener, genetisch bedingter Erkrankungen mit Trias von myoklonischen Anfällen, tonisch-klonischen Anfällen und progressivem neurologischem Funktionsverlust: Unverricht-Lundborg, MERRF (→ S. 210), Lafora-Krankheit, neuronale Ceroid-Lipofuscinose, Sialidosen; sehr selten: dentatorubro-pallidoluysianische Atrophie (DRPLA), neuroaxonale Dystrophie

Differential-diagnose
- **Epilepsie-Syndrome mit myoklonischen Anfällen:** juvenile Myoklonus-Epilepsie, Lennox-Gastaut-Syndrom
- **progressive myoklonische Ataxie:** spinocerebelläre Degeneration (früher Ramsay-Hunt-Syndrom) (→ S. 160), Zöliakie [63], Morbus Whipple (→ S. 101)
- **progressive Encephalopathien mit Krampfanfällen:** juveniler Morbus Huntington (→ S. 174), Morbus Alzheimer (→ S. 152), Hyperglycinämie, Morbus Niemann-Pick Typ C (→ S. 215), GM_2-Gangliosidose (→ S. 212), Morbus Gaucher Typ III (→ S. 213)

2.9.2.2 Myoklonusepilepsie, Unverricht-Lundborg-Typ [287,405,443] (ICD-10: G40.3, G32.8)

Epidemiologie
sehr selten, kommt weltweit vor

Genetik
autosomal rezessiv vererbt; Dodecamer repeat-Expansion im Cystatin B Gen auf Chromosom 21q22 [428]

Pathologie
Neuronenverlust und Gliose, betont in Cerebellum, medialem Thalamus und Rückenmark, keine Einschlußkörperchen

Klinisches Bild
- Beginn um das 10. Lebensjahr (6–16 Jahre) mit Myoklonus oder tonisch-klonischen Anfällen (Myoklonus oft schwer ausgeprägt; stimulus-sensitiv)
- Ataxie und Demenz in der Regel milde ausgeprägt, Demenz kann fehlen oder erst spät im Verlauf auftreten

Zusatz-diagnostik
- **EEG:** über den Verlauf zunehmende β-Aktivität, spike-wave-Komplexe
- **evozierte Potentiale:** Amplitudenvergrößerung P22 bis 40 µV, N30 bis 75 µV
- **Hautbiopsie:** Untersuchung von Schweißdrüsen (Nachweis von membrangebundenen Körperchen)
- **Mutationsnachweis:** PCR-Assay aus Blut-Leukozyten

Diagnose-stellung
klinisches Bild *und* positive Hautbiopsie oder positiver Gentest

Therapie
- **neuroprotektive Therapie** mit Antioxidantien: N-acetylcystein 4–6 g/Tag, nach Einzelberichten klinische Verbesserungen [336]
- **antikonvulsive Therapie** mit Valproat; CAVE: Phenytoin kontraindiziert (zum Teil dramatische Verschlechterung der Ataxie)

Prognose
sehr variabel, Überlebenszeit nach Diagnosestellung wenige Jahre bis Jahrzehnte; im Verlauf schwere Dysarthrie, Bettlägerigkeit

2.9.2.3 Myoklonusepilepsie, Lafora-Typ [109,426] (ICD-10: G40.3, G31.8)

Genetik
autosomal rezessiv vererbt, Chromosom 6q24

Pathologie
intraneuronal basophile cytoplasmatische Einschlüsse aus Polyglucosan (Lafora-Körperchen), gehäuft im Nucleus dentatus, Hirnstamm, Thalamus sowie in Herz- und Skelettmuskel, Leber, ekkrinen Drüsen der Haut

Klinisches Bild
- Beginn um das 14. Lebensjahr (10–18 Jahre) mit Myoklonus, tonisch-klonischen Anfällen und progressivem cognitivem Abbau; Myoklonus kann diskret sein, cognitiver Abbau kann im Vordergrund stehen, fokale Anfälle der Sehrinde bei 50%
- **Spät-Symptome:** Rigor, Areflexie, Pyramidenbahnzeichen

Zusatz-diagnostik
- **somatosensible evozierte Potentiale:** Riesenpotentiale (bei 1/3 der Patienten)
- **Hautbiopsie:** Nachweis von Lafora-Körperchen in ekkrinen Drüsen [109]

Diagnose-stellung
Klinik und Nachweis von Lafora-Körperchen in der Hautbiopsie

Therapie	Antikonvulsiva: Valproat
Prognose	ungünstig; Verlauf 2–10 Jahre, Tod meist um das 20. Lebensjahr

MERRF-Syndrom → S. 210

2.9.3 Degenerative Erkrankungen mit Leitsymptom Ataxie (ICD-10: G11)

B. Landwehrmeyer

2.9.3.1 Allgemeines [168,237,286,395]

- klinisch heterogene Gruppe von etwa 50 verschiedenen Syndromen, oft genetisch bedingt
- **Einteilung** in zwei große Gruppen: Heredoataxien (mit bekanntem/ mit unbekanntem Defekt) und idiopathische Ataxien

Pathologie, Hauptmuster
- **cortikale cerebelläre Atrophie (CCA)**
- **olivopontocerebelläre Atrophie (OPCA):** Degeneration von Pons, mittleren cerebellären Pedunkeln, Kleinhirn (Cortex, Kleinhirnkerne), Hirnstammkerne (v. a. Olive und Nucleus arcuatus), evtl. Putamen, Substantia nigra
- **spinocerebelläre Atrophie (SCA)**

Klassifikation der Ataxien
- **autosomal rezessiv (Beginn 1.–2. Dekade)**
  - Morbus Friedreich (→ S. 159)
  - Vitamin E-Mangel-Ataxie [593]
  - früh-beginnende cerebelläre Ataxie (FBCA) mit erhaltenen Muskeleigenreflexen
  - FBCA mit anderen Kennzeichen: mit Hypogonadismus, mit Taubheit, mit Taubheit und Retardierung, mit Opticusatrophie und Retardierung (und evtl. Taubheit / Spastik) = Behr-Syndrom, mit Retinitis pigmentosa (und evtl. Taubheit / Retardierung), mit Katarakt und Retardierung (= Marinesco-Sjögren-Syndrom)
  - cerebelläre Atrophie (CA) mit Lipidstoffwechselstörung (Abetalipoproteinämie (→ S. 247), Morbus Refsum)
  - CA mit Lipidspeichererkrankung (GM_2-Gangliosidose → S. 212, Sialidose, Adrenoleukodystrophie → S. 214, metachromatische Leukodystrophie) → S. 213
  - CA mit Aminosäurestoffwechselerkrankung (Hartnup-Erkrankung (→ S. 224), Ahornsirup-Erkrankung)
  - CA mit Hyperammonämie
  - CA mit DNA-Reperaturdefekt (Louis-Bar-Syndrom (→ S. 161) Ataxia teleangiectatica), Cockayne-Syndrom
- **x-chromosomal rezessiv (Beginn 1.–2. Dekade)**
- **autosomal-dominant (ADCA, entspricht Morbus Nonne-Marie-Menzel):** → S. 160
- **nicht-erbliche Ataxien**
  - idiopathische cerebelläre Ataxie mit rein cerebellärer Symptomatik (IDCA (→ S. 161); Marie-Foix-Alajouanine)
  - CA im Rahmen einer Multisystematrophie (→ S. 172) mit zusätzlichen extrapyramidalen und vegetativen Symptomen
  - symptomatische Ataxien: s. u. unter Differentialdiagnose

Differentialdiagnose symptomatische cerebelläre Ataxien bei Alkoholabusus, Intoxikationen (Phenytoin, Schwermetalle, Lithium), Hypothyreose, E-, B_{12}-Hypovitaminose, entzündlichen (cerebelläre Encephalitiden, demyelinisierende Erkrankungen) / paraneoplastischen (→ S. 122) / cerebrovaskulären Erkrankungen

Selbsthilfegruppe Deutsche Heredo-Ataxie-Gesellschaft e. V.-Bundesverband, Haußmannstraße 6, 70188 Stuttgart, Tel.: 0711/2155–114, Fax: 0711/2155–214

2.9.3.2 Morbus Friedreich [282] (ICD-10: G11.1)

Epidemiologie Prävalenz 0.4–4.7/100 000 Einwohner

Genetik autosomal rezessiv vererbt, Trinukleotid-repeat-Erkrankung (GAA) im ersten Intron des Frataxin-Gens auf Chromosom 9q13 [103]

Pathologie	■ **Faseruntergänge:** spinocerebelläre Bahnen, Hinterstränge, evtl. Pyramidenbahn ■ **Zelluntergang** im Nucleus dentatus
Patho- physiologie	loss-of-function eines nukleär codierten mitochondrialen Proteins
Klinisches Bild	■ **typisches Bild:** Beginn um das 12. Lebensjahr (in der Regel vor dem 25. Lebensjahr) mit progredienter Ataxie, fehlenden Beineigenreflexen, Störung der Hinterstrangsensibilität und Entwicklung einer Dysarthrie ■ **kardiale Symptome:** Reizleitungsstörungen, obstruktive Kardiomyopathie bei 70–80% ■ **fakultative Symptome:** Hohlfuß, Kyphoskoliose (evtl. als erstes Symptom), Pyramidenbahnzeichen, distal-betonte Muskelatrophie und -schwäche, Opticusatrophie, Oculomotorikstörung (Fixationsrucke, verminderte Fixationssuppression des vestibulooculären Reflexes), hirnorganisches Psychosyndrom, Hypakusis und Schwindel, Diabetes mellitus (10–20%)
Zusatz- diagnostik	■ **Elektroneurographie:** Verminderung oder Fehlen der sensiblen Nervenaktionspotentiale ■ **somatosensible evozierte Potentiale:** verzögerte periphere und (seltener) zentrale Leitung ■ **transcranielle Magnetstimulation (TCS):** verlängerte zentrale motorische Leitungszeit (ZML) ■ **Elektronystagmogramm:** Gegenrucke ■ **EKG:** Überleitungsstörungen ■ **MRT:** cervikale Rückenmarksatrophie ■ **Labor:** Mutationsnachweis (triplet repeat)
Diagnose- stellung	■ **klinischer Verdacht:** progrediente Ataxie, in der Regel fehlende Beineigenreflexe, Dysarthrie innerhalb von 5 Jahren nach Erkrankungsbeginn; Beginn vor dem 25. Lebensjahr ■ **und Mutationsnachweis**
Differential- diagnose	Vitamin E-Mangel-Ataxie, hereditäre motorische und sensible Neuropathie (HMSN) Typ I und III, weitere s. o. unter „Klassifikation"

Therapie	■ **neuroprotektiv:** Einzelberichte über Behandlungen mit Antioxidantien (N-acetylcystein, Selen und Vitamin E [306])
	■ **symptomatisch:**
	  • Krankengymnastik
	  • *Ataxie:* keine Therapie von erwiesenem Erfolg; evtl. Versuche mit Amantadin-HCl (PK-Merz®) 100 mg/Tag initial, maximal 300 mg/Tag [612]
	  • *obstruktive Kardiomyopathie:* Verapamil (Isoptin®) 3 × 80 mg/Tag

Verlauf	Rollstuhlpflicht nach etwa 15 Jahren, Tod im Durchschnitt 35 Jahre nach Symptombeginn

2.9.3.3 Autosomal dominante cerebelläre Ataxie (ADCA) („Nonne-Marie-Menzel-Erkrankung") [284] (ICD-10: G11.2)

Allgemeines	genetisch und klinisch heterogene Gruppe; Typen stellen klinisch definierte Syndrome dar, die auf distinkte, genetisch definierte Krankheiten zurückgeführt werden können; Symptombeginn in der Regel mit 30–50 Jahren, nur in 10% vor dem 25. Lebensjahr
Epidemiologie	Prävalenz 1:100000
Pathologie	■ **Typ I, II und IV:** Bild entsprechend der OPCA oder einer spinocerebellären Atrophie (SCA), zusätzlich Degeneration von Striatum, Substantia nigra, Cortex ■ **Typ III:** reine Kleinhirnatrophie und evtl. Atrophie der unteren Olive

Typen und
klinisches Bild
	■ **ADCA I:** cerebelläre Ataxie (CA) mit Opticusatrophie, Ophthalmoplegie, Demenz, Basalgangliensymptomen, Amyotrophie
	  • *spinocerebelläre Atrophie 1 (SCA 1):* Chromosom 6, triplet repeat; Ataxie mit Ophthalmoplegie, pyramidalen und extrapyramidalen Zeichen [586]
	  • *spinocerebelläre Atrophie 2 (SCA 2):* Chromosom 12; Ataxie mit Sakkadenverlangsamung und geringen pyramidalen und extrapyramidalen Zeichen [238]
	  • *Machado-Joseph-Erkrankung (SCA 3):* Chromosom 14, triplet repeat; Ataxie mit Ophthalmoplegie, pyramidalen und extrapyramidalen Zeichen und Amyotrophie [797]
	  • *spinocerebelläre Atrophie 4 (SCA 4):* Chromosom 16; Ataxie mit normalen Augenbewegungen, sensorischer axonaler Polyneuropathie und pyramidalen Zeichen [196]

- *spinocerebelläre Atrophie 5 (SCA 5)* = ADCA III (s. u.)
- *spinocerebelläre Atrophie 6 (SCA 6):* Chromosom 19, CAG-triplet repeat im Gen für die α_{1A}-Calciumkanal-Untereinheit; allelisch mit dem Gen für die episodische Ataxie Typ 2 [247,780,896]
- *spinocerebelläre Atrophie 7 (SCA 7)* = ADCA II (s. u.): Chromsom 3, triplet repeat
- *dentatorubropallidoluysianische Atrophie (DRPLA):* Chromosom 12, triplet repeat; Ataxie, Choreoathetose, Dystonie, Myoklonus, Krampfanfälle, Demenz [550]

■ **ADCA II** (Chromosom 3, triplet repeat): CA mit Pigmentdegeneration der Retina, Ophthalmoplegie, extrapyramidale Symptomatik (= SCA 7)

■ **ADCA III:** CA mit rein cerebellärer Symptomatik: spinocerebelläre Atrophie 5 (SCA 5) mit Ataxie und Dysarthrie (= SCA 5)

■ **ADCA IV:** CA mit Myoklonien und Taubheit

Zusatz-diagnostik

■ **Elektrophysiologie:** Beteiligung spinaler langer Bahnen (SEP, TCS); ENG, ERG
■ **MRT:** Nachweis einer OPCA/SCA; zusätzliche Läsionen (Basalganglien, Mittelhirn)
■ **Labor:** Nachweis der entsprechenden Mutationen durch DNA-Analyse
  - *Material:* 2 EDTA-Röhrchen mit je 5 ml Blut
  - *Labor:* z. B. PD Dr. O. Rieß, Humangenetisches Labor der Ruhruniversität Bochum, Universitätsstr. 150, 44801 Bochum, Tel. 0234 700 – 3831, Fax 0234 709 – 4196

Diagnose-stellung

klinisches Bild, positive Familienanamnese, Nachweis einer entsprechenden Mutation

Therapie

symptomatisch (siehe Morbus Friedreich); hypokinetisch-rigide Symptome: Versuch mit L-DOPA

Verlauf

chronisch-progredient, oft Verlust der Gehfähigkeit

2.9.3.4 Idiopathische cerebelläre Ataxien (IDCA) [283,398]   (ICD-10: G11.8, G11.9)

Allgemeines

heterogene Gruppe, zum Teil wohl sporadisch aufgetretene ADCA; klinische Einteilung in 2 Gruppen:
■ **rein cerebelläre Symptome:** ca. 30 % = Marie-Foix-Alajouanine, Atrophie cérébelleuse tardive à prédominance corticale, neuropathologisch mit corticaler cerebellärer Atrophie
■ **mit extracerebellären Symptomen:** ca. 70 %, neuropathologisch mit OPCA, bei vielen Patienten vermutlich cerebellär betonte Form einer Multisystematrophie (MSA)

Epidemiologie

3 – 4 mal häufiger als ADCA

Zusatz-diagnostik

■ **Ausschluß symptomatischer Ataxien:**
  - *Blutbild:* Erythrozyten (Akanthozytose?), MCV (→ chronischer Alkoholismus)
  - *Serum:* γ-GT, GOT, GPT (→ chronischer Alkoholismus), Lipidelektrophorese (→ Abetalipoproteinämie), Lactat (→ Mitochondriopathie), TSH, T3, T4 (→ Hypothyreose), Vitamin E (→ Malabsorption, Abetalipoproteinämie, Vitamin E-Mangel), evtl. Phytansäure (→ Morbus Refsum), VLCFA (→ Adrenoleukodystrophie), Hexosaminidase A (→ GM_2-Gangliosidosen), α-Fetoprotein (→ Louis-Bar-Syndrom)
  - *Liquor:* Anti-Yo, Anti-Hu, Anti-Ri (→ paraneoplastische Cerebellitis), Lactat, IgG-Index, OKB (→ MS)
  - *MRT:* Veränderungen von Volumen und Signalgebung von Kleinhirn, Kleinhirnschenkel, Brücke, Cervikalmark, Basalganglien; Ausschluß einer infratentoriellen Raumforderung, einer cerebrovaskulären Erkrankung im vertebrobasilären Stromgebiet, MS

Diagnose-stellung

klinisch: progressive cerebelläre Atrophie mit Beginn nach dem 25. Lebensjahr, leere Familienanamnese, Ausschluß symptomatischer Ursachen

Therapie

keine kausale Therapie bekannt, symptomatische Behandlung

2.9.3.5 Ataxia teleangiectatica (Louis-Bar-Syndrom)   (ICD-10: G11.3)

Definition

hereditäre, cerebelläre Ataxie, Teleangiektasie und Immunsystemschwäche

Genetik

autosomal rezessiv vererbt (Gen auf Chromosom 11)

Assoziierte Erkrankungen

erhöhte Neoplasieanfälligkeit (Lymphome, Leukämie), Immunschwäche mit Infektanfälligkeit

Pathologie

im Kleinhirn Purkinje- und Körnerzellschwund, aber keine Gefäßmißbildungen; vermehrtes Auftreten von Chromosomenbrüchigkeit

Klinisches Bild	■ **rezidivierende Infekte,** vorwiegend bronchopulmonal ■ **neurologisch:** verzögertes Gehenlernen, cerebelläre Ataxie im Kleinkindesalter beginnend (4. – 5. Lebensjahr), choreoathetotische Störungen, leichte Polyneuropathie (9. – 10. Lebensjahr), Blickapraxie, Verzögerung der geistigen Entwicklung, Demenz (9. – 10. Lebensjahr) ■ **Teleangiektasien:** Konjunktiven, Körperbeugen (ab 3. – 5. Lebensjahr)
Zusatz- diagnostik	■ **Schädel-CT:** Kleinhirnatrophie ■ **Labor:** IgA- und IgE-Mangel, α-Fetoprotein-Erhöhung, erhöhte Sensibilität von Lymphozyten und Fibroblasten gegenüber Bestrahlung
Therapie	keine gesicherte kausale Therapie, daher symptomatisch, z. B. Behandlung von Infekten
Verlauf	■ progredienter Verlauf mit Astasie, Abasie vor Erreichen der Adoleszenz ■ Exitus meist vor dem 20. Lebensjahr

2.9.4 Degenerative Erkrankungen mit Leitsymptom Schwäche oder Muskelatrophie (ICD-10: G12)

B. Landwehrmeyer

2.9.4.1 Amyotrophe Lateralsklerose (ICD-10: G12.2)

Definition	kombinierte Degeneration der oberen und unteren Motoneurone
Genetik	> 90% sporadisch; 5–10% autosomal dominant mit variabler Penetranz; ca 2% durch Mutationen der Kupfer-Zink-Superoxid-Dismutase (SOD1) auf Chromosom 21 [690]
Pathologie	Verlust und Degeneration von unteren Motoneuronen (spinal und im Bereich der caudalen motorischen Hirnnerven) mit axonalen Schwellungen (Spheroiden) und hyalinen Einschlußkörperchen (Hirano, Bunina), sowie von oberen Motoneuronen (Betz'sche Pyramidenzellen) im Motorcortex, in einzelnen Fällen auch der Spinalganglien und der Clarke'schen Säule
Diagnostische Kriterien der World Federation of Neurology [89,791]	nach Ausschluß symptomatischer Ursachen: ■ **eindeutige ALS:** Schädigungszeichen der oberen und unteren motorischen Neurone in 3 von 6 Regionen (bulbärer Versorgungsbereich, obere Extremität (incl. Schulter) re/li, Stamm, untere Extremität (incl. Hüfte) re/li) ■ **wahrscheinliche ALS:** Schädigungszeichen der oberen und unteren motorischen Neurone in 2 von 6 Regionen oder Schädigungszeichen der oberen Motoneurone rostral der Schädigung der unteren Motoneurone ■ **mögliche ALS:** Schädigungszeichen der oberen und unteren motorischen Neurone in 1 von 6 Regionen oder Schädigungszeichen der oberen Motoneurone in zwei Regionen
Klinisches Bild	■ **typisches Bild:** Beginn um das 60. Lebensjahr (20–80 Jahre) mit distal betonter Muskelschwäche und -atrophie (Handmuskeln, Fußheber) und Beteiligung der caudalen motorischen Hirnnerven (progressive Bulbärparalyse), Faszikulationen, Hyperreflexie, Spastik und Crampi ohne sensible oder cerebelläre Symptome; emotionale Labilität ■ **nicht oder nur sehr selten betroffen:** Augenmuskeln, Harnblasen- und Analsphinkter; Sensibilität allenfalls gering und spät im Verlauf der Erkrankung ■ **Varianten:** 　■ *bulbäre Symptome zu Beginn:* ca. 20% (ungünstige Prognose) 　■ *Beginn in den Rumpfmuskeln oder den Extremitäten einer Körperseite* („hemiplegische", Mills-Variante), Vulpian-Bernhardt 　■ *ausschließlicher Befall des 1. Motoneurons* initial in 2% ■ **Graduierung:** mit der ALS severity scale (→ S. 434)
Zusatz- diagnostik	■ **zur Bestätigung der Diagnose:** 　■ *Nadel-EMG:* Nachweis einer axonalen Schädigung in spinal und bulbär versorgten Muskeln 　■ *TCS:* Nachweis verlängerter zentraler Leitungszeiten 　■ *Muskelultraschall:* Nachweis von Faszikulationen mit hoher Empfindlichkeit [670] 　■ *SEP:* subklinische Beteiligung sensibler (zentraler) Bahnen in 30% ■ **im Rahmen der Ausschlußdiagnostik:** 　■ *Neurographie:* Ausschluß multifokaler Leitungsblöcke

- *MRT:* Ausschluß einer cervikalen Myelopathie, v. a. bei Faszikulieren nur in einer Körperregion
- *Liquor:* Ausschluß einer chronischen Radikulopathie durch Borrelien, Lues, Pilze
- *Labor:* Makroglobulinämie (Protein-/Immunelektrophorese), Lues, HTLV1, Hyper-/Hypothyreose
- **Abklärung in Richtung einer Paraneoplasie [205] bei:**
  - *Motoneuronerkrankungen mit zusätzlichen Symptomen einer Encephalomyelopathie* (cerebelläre Symptome, Anfälle, fokale Ausfälle, Sensibilitätsstörungen) → anti-Hu-Ak suchen, falls positiv → Suche nach kleinzelligem Bronchial-Ca
  - *Nachweis vom M-Protein in der Immunfixationselektrophorese, Hinweisen auf eine lymphoproliferative Erkrankung oder frühem Erkrankungsbeginn (< 40 Jahre)* → Knochenmarksbiopsie
  - *Frauen mit Syndrom des oberen Motoneurons* → Mammographie

Differentialdiagnose
- cervikale Myelopathie, spinale Muskelatrophie (→ S. 163), virale Erkrankungen (Polio, HTLV1), Lues (→ S. 100), subakute (paraneoplastische) Poliomyelitis, GM1-Antikörper-Erkrankung (multifokale Leitungsblöcke), HMSN (→ S. 244), Paraproteinämie, Mononeuritis multiplex, Gliedergürtelmuskeldystrophie, Polymyositis (→ S. 295)
- **in Kombination mit anderen Symptomen:**
  - *Stoffwechselstörungen:* GM_2-Gangliosidose (Hexosaminidase A-Mangel)
  - *neurodegenerative Erkrankungen:* Machado-Joseph-Erkrankung = SCA 3 (→ S. 160), Jacob-Creutzfeldt-Erkrankung (→ S. 108), Morbus Huntington (→ S. 174), Morbus Alzheimer (→ S. 152), Morbus Pick (→ S. 155)

Therapie
- keine kausale Therapie bekannt
- **Riluzol** (Na^+-Kanalblocker und Hemmer der Glutamatfreisetzung 2 × 50 mg/Tag) scheint die Überlebenszeit im Vergleich zu Placebo signifikant zu verbessern [51,424]
  - *Indikation [21]:* eindeutige oder wahrscheinliche ALS nach den Kriterien der World Federation of Neurology (s.o), v. a. in frühen Krankheitsstadien (Symptome weniger als 5 Jahre) und bei guter Atemfunktion (FCV > 60%; keine Tracheotomie); kein belegter Nutzen bei anderen Motoneuronerkrankungen
  - *Nebenwirkungen:* Übelkeit, Erbrechen, Müdigkeit, Schwächegefühl, Transaminasenanstieg, Neutropenie (0.06%), selten anaphylaktische Reaktionen
  - *Kontraindikationen:* Leberfunktionsstörungen oder Transaminasenerhöhung um > 3fache der Norm, Niereninsuffizienz (relative KI; keine Studien bisher)
  - *Überwachung:* Transaminasen in den ersten drei Monaten monatlich, danach im ersten Jahr 3-monatlich; bei Fieber Blutbildkontrolle (wg. Neutropenie)
  - *Behandlungskosten:* ca. DM 1000/Monat
- Studien mit Wachstumsfaktoren (glial derived neurotrophic factor, GDNF) sind noch nicht abgeschlossen; ciliary neurotrophic factor (CNTF) ist klinisch getestet und nicht protektiv
- **symptomatisch:**
  - *bei bulbärer Symptomatik* evtl. Pyridostigmin (Mestinon®) 3 × 30 – 60 mg/Tag; Kommunikationshilfen
  - *Unterdrückung des Speichelflusses* mit Fluvoxamin (Fevarin®) 50 – 150 mg/d oder niedrigen Dosen Amitriptylin (Saroten®), evtl. Scopolamin (Scopoderm-TTS® Pflaster) einmal alle 2 – 3 Tage
  - *bei ausgeprägter Spastik* Versuch mit Baclofen (Lioresal®) 10 – 80 mg

Verlauf
50% Mortalität innerhalb von 3 Jahren; 90% Mortalität innerhalb von 6 Jahren

Selbsthilfegruppe
Deutsche Gesellschaft für Muskelkranke e. V., Im Moos 4, 79112 Freiburg-Waltershofen, Tel.: 07665/9447 – 0, Fax: 07665/9447 – 20 (auch für degenerative Motoneuronerkrankungen zuständig)

2.9.4.2 Spinale Muskelatrophien (SMA) (ICD-10: G12.1)

Definition
symmetrische Muskelschwäche und -atrophie bei Degeneration von α-Motoneuronen spinal (und bulbär), meist infolge eines genetischen Defekts

Allgemeines
- **Epidemiologie:** bei Kindern häufigste letale autosomal-rezessive Erkrankung nach der cystischen Fibrose; Häufigkeit der autosomal-rezessiven Form ca 1:10000; Heterozygote 1:57
- **Einteilung** traditionellerweise nach rein klinischen Gesichtspunkten (Krankheitsbeginn, -verlauf) in 4 Typen (s. u.)

Genetik allen autosomal rezessiven Typen (Werdnig-Hoffmann (Typ I, Typ II); Kugelberg-Welander (Typ III), einigen adulten Formen (akuten wie chronischen Formen)) liegen vermutlich Defekte (v. a. Deletionen) auf Chromosom 5q13 zugrunde, wahrscheinlich im motor-neuron-survival-Gen [440], wobei die Schwere der Erkrankung zusätzlich durch andere Faktoren, vermutlich auch ein benachbartes Gen (neuronal apoptosis inhibitory protein) beeinflußt wird [702]

Klassifikation [146]
- **Typ I = infantile Form (Werdnig-Hoffmann):** autosomal rezessiv vererbt [83], Beginn bei Geburt oder innerhalb der ersten 6 Monate, Tod vor dem 3. Lebensjahr, klinisch Schwäche und Atrophie proximal und beinbetont, bulbäre und respiratorische Muskulatur mitbetroffen; Hypotonie („floppy infant"), ausgefallene Muskeleigenreflexe
- **Typ II = intermediäre Form:** autosomal rezessiv vererbt [211], Beginn im Alter von 3–15 Monaten (Patienten lernen Sitzen, aber nicht Stehen und Gehen), überleben das 3. LJ, oft bis zur Adoleszenz, klinisch Schwäche und Atrophie proximal und beinbetont
- **Typ III = juvenile Form (Kugelberg-Welander):** autosomal rezessiv vererbt [83], Beginn nach dem 2., vor dem 18. LJ, Langzeitüberleben möglich, klinisch Schwäche und Atrophie proximal und beinbetont
- **Typ IV = adulte Form:** Beginn nach dem 18. LJ, genetisch wie klinisch heterogene Gruppe:
  - *autosomal rezessiv mit geringer Behinderung* (proximal betont) und normaler Lebensspanne (ca. 60%); genetischer Defekt auf Chromosom 5q13
  - *autosomal dominant mit Beginn in der 4. bis 6. Dekade* und rascher Progredienz (ca. 30%), genetischer Defekt unbekannt
  - *x-chromosomal gebunden (Kennedy-Syndrom):* genetischer Defekt: CAG-Expansion (> 40) im Androgenrezeptorgen auf Chromosom Xq13.21; Beginn um das 40. Lebensjahr; sehr variabel (je länger die CAG-Expansion, desto früher der Beginn), Verlauf langsam progredient, vereinbar mit Langzeitüberleben; klinisch Beginn in Gesichts- und Schlundmuskulatur (Faszikulation im Gesicht; Dysphagie); proximale Muskelschwäche und -atrophie mit Faszikulationen, abgeschwächten Muskeleigenreflexen; keine Pyramidenbahnzeichen, fakultativ sensible oder cerebelläre Symptome; Augenmuskeln und Sphinktermuskulatur nicht betroffen; z. T. Gynäkomastie, evtl. Hodenatrophie; Diagnosestellung durch Nachweis der CAG-Expansion im Androgenrezeptorgen [384,423]
  - *sporadische Formen* [203]:
    - Aran-Duchenne: Beginn um das 30.–40. Lebensjahr mit distalen Atrophien (Handmuskeln) und Faszikulationen, über Jahrzehnte langsam progredient
    - scapulo-humerale spinale Muskelatrophie: Beginn jenseits des 45. Lebensjahres in Schultergürtel und Oberarmen, langsam progredient
    - juvenile segmentale Atrophie der Unterarme [761]: Beginn im Alter von 18–22 Jahren (v. a. Männer) mit *einseitiger* Atrophie der Unterarm- und Handmuskulatur; nur subklinisch im EMG Nachweis von neurogenen Schädigungszeichen kontralateral und an den unteren Extremitäten

Therapie keine kausal wirksame Therapie bekannt

2.9.4.3 Primäre Lateralsklerose [650]   (ICD-10: G12.2)

Definition isolierte Degeneration des oberen Motoneurons

Epidemiologie selten (nur Einzelfallberichte)

Pathologie primäre, isolierte Degeneration von großen Pyramidenbahnzellen in der Schicht V des Motorcortex mit Degeneration der Pyramidenbahn

Klinisches Bild [650] ab 5. Dekade, schleichend beginnende, symmetrische spastische Parese, in der Regel beinbetont (seltener bulbär oder armbetont), mit Dysarthrie und Affektinkontinenz; selten oder spät Blasenstörungen; ohne positive Familienanamnese

Zusatzdiagnostik
- **EMG:** keine oder nur diskrete Denervierungszeichen
- **transcranielle Magnetstimulation (TCS):** fehlende oder stark verzögerte Antworten
- **MRT:** keine cervikale Raumforderung, keine periventrikulären Herde, evtl. Atrophie des Gyrus praecentralis
- **PET:** verminderte Glucoseutilisation in der Zentralregion
- **Liquor** unauffällig (OKB negativ)

Diagnosestellung klinische Verdachtsdiagnose mit pathologischer Bestätigung; zur sicheren Diagnosestellung sollte die spastische Parese ohne Hinweis auf die Beteiligung weiterer Systeme und bei negativer Familienanamnese für mindestens drei Jahre bestehen

Differential- diagnose	familiäre spastische Spinalparalyse, Vitamin B$_{12}$-Mangel (→ S. 223), Borreliose (→ S. 98), MS (→ S. 113), spinale Raumforderung, Myelitis (Lues, HTLV1) (→ S. 188), Adrenoleukomyelodystrophie (→ S. 214) [503]
Therapie	eine kausal wirksame Therapie ist derzeit nicht bekannt
Verlauf	langsam progredient

2.9.4.4 Familiäre spastische Spinalparalyse (spastic paraplegia, SPG) [167,286] (ICD-10: G11.8)

Definition	vererbte spastische Paraparesen; Sammelbegriff für klinisch und genetisch heterogene Erkrankungen
Pathologie	Degeneration der gekreuzten Pyramidenbahnen, nach caudalwärts zunehmend; variable, in der Regel geringe Degeneration des vorderen cortikospinalen Trakts und der spinocerebellären Bahnen sowie der Hinterstränge

Klassifizierung	▪ „reine" Formen der spastischen Spinalparalyse: selten; es werden unterschieden:
	  ▪ *x-chromosomal gebundene Formen:*
	    ▸ SPG Typ 1: genetischer Defekt: Xq28; klinisch keine reine spastische Paraparese; assoziiert mit Hydrocephalus infolge Aquaeduktstenose
	    ▸ SPG Typ 2: genetischer Defekt: Xq13, myelin proteolipid protein Gen (= Pelizaeus-Merzbacher), klinisch früher Beginn, langsame Progression, Langzeitüberleben; im Verlauf fakultativ Beteiligung der spinocerebellären Bahnen und des N. opticus
	  ▪ *autosomal dominante Formen* (bis zu 30%): beinbetonte Spastik, variable Parese; bei Formen mit Beginn im Erwachsenenalter Urininkontinenz oder sensible Defizite möglich; bei frühem Beginn meist normale Lebenserwartung, Gehunfähigkeit erst nach dem 60. Lebensjahr
	    ▸ SPG Typ 3: autosomal dominant mit Koppelung zu Chromosom 14
	    ▸ SPG Typ 4: autosomal dominant mit Koppelung zu Chromosom 2p; CAG-triplet-repeat [567]
	  ▪ *autosomal rezessive Formen* (ca 50%):
	    ▸ SPG Typ 5A: autosomal rezessiv mit Koppelung zu Chromosom 8
	    ▸ SPG Typ 5B: autosomal rezessiv ohne Koppelung zu Chromosom 8
	▪ „komplizierte" Form der spastischen Spinalparalyse: Übersicht bei Harding [285]

Therapie	keine kausal wirksame Therapie bekannt
Selbsthilfe- gruppe	▪ Selbsthilfegruppe spastische Spinalparalyse-SSP, Römerstr. 30, 73525 Schwäbisch-Gmünd, Tel. 07171 69443, Fax 07171 49245

2.10 Basalganglienerkrankungen (ICD-10: G20-G26)

B. Landwehrmeyer und C. H. Lücking

2.10.0.1 Allgemeines

Akinetisch-rigide Bewegungsstörungen (Parkinson-Syndrom), abnorme unwillkürliche Bewegungen (Hyperkinesen und Dyskinesien: Chorea, Athetose, Ballismus, Tic, Tremor, Myoklonus) sowie abnorme Muskelkontraktionen (Dystonie: fokale und generalisierte Dystonien) sind mit Erkrankungen der Basalganglien assoziiert. Neben Bewegungsstörungen werden auch kognitive Veränderungen beobachtet, v. a. Störungen von Frontalhirnfunktionen (z. B. Abulie), vermutlich infolge einer Unterbrechung cortikostriato-thalamischer Neuronenkreise.

2.10.1 Erkrankungen mit akinetisch-rigidem Syndrom

2.10.1.1 Morbus Parkinson (idiopathisches Parkinson-Syndrom) (ICD-10: G20)

Definition	klinisch-pathologisch definierte Erkrankung: akinetisch-rigide Bewegungsstörung mit Ruhe- und Haltetremor sowie Störungen der Körperhaltung bei Lewy-Körperchen-assoziierter Degeneration umschriebener Neuronenpopulationen, v. a. der dopaminergen Neurone in der Substantia nigra pars compacta
Epidemiologie	Prävalenz 0.16% der Bevölkerung mit zunehmender Prävalenz im höheren Lebensalter (1% bei 60-jährigen, 3% bei 80-jährigen), F = M, mittleres Erkrankungsalter 55 Jahre (17–80 Jahre) [321]
Ätiologie	▪ bei ca. 15% der Parkinson-Patienten finden sich mehrere Parkinson-Kranke in der Familie [604] ▪ für einen autosomal-dominanten Erbgang wurde ein Gen auf dem Chromosom 4q21-q23 (Genprodukt: α-Synuclein) lokalisiert und bei einigen Familien mit früheinsetzendem M. Parkinson (vor dem 50. LJ) nachgewiesen [630,631] ▪ für ein autosomal-rezessives juveniles Parkinson-Syndrom konnte ein Gen auf dem Chromosom 6q25.2–27 (Genprodukt: Parkin) nachgewiesen werden [392]

- ein Suszeptibilitäts-Gen ist an das Chromosom 2p13 gekoppelt und in Familien mit spät einsetzendem M. Parkinson nachgewiesen worden [228]

Pathologie Verlust und Degeneration von dopaminergen Neuronen v. a. in den ventrolateralen Anteilen der Substantia nigra pars compacta sowie von Neuronen im Locus coeruleus (noradrenerg), den Raphe-Kernen (serotoninerg), dem N. basalis Meynert (cholinerg), dem dorsalen Vaguskern und den peripheren sympathischen Ganglien mit Lewy-Körperchen (hyaline eosinophilen Einschlußkörperchen) in verbleibenden degenerierenden Neuronen, extrazellulärem Pigment, Mikroglia- und Astrogliaaktivierung

Klinisches Bild
- **typisches Bild:** Patient in der 6. Lebensdekade, der allmählich – zunächst halbseitig und armbetont – motorische Symptome (Akinese, Tremor, Rigor) entwickelt, die langsam fortschreiten, auch die Gegenseite einbeziehen, und die sich unter Behandlung mit L-DOPA gut bessern
  - *Manifestation vor dem 40. Lebensjahr* häufig als autosomal dominantes oder rezessives juveniles Parkinson-Syndrom
- **Leitsymptome:** Bewegungsverarmung oder -verlangsamung, „Akinese" im weiteren Sinne (Akinese i. e. S. = Bewegungsverarmung bis zur Bewegungsunfähigkeit, Hemmung des Bewegungsstarts oder -stops; Bradykinese = Bewegungsverlangsamung; Hypokinese = Verminderung der Bewegungsamplituden), Rigor, Ruhe- und/oder Haltetremor, Verminderung der Haltungsreflexe
- **Manifestationen der Akinese:**
  - *Kopfbereich:* Hypomimie, Hypophonie, Festination des Sprechens (Starthemmung und Stottern zu Sprechbeginn, Auslassen von Phonemen, Beschleunigung gegen Satzende), Dysphagie
  - *Extremitäten:* verminderte Mitbewegungen, reduzierte Finger-/Fußgeschicklichkeit (Tapping), Störung rasch alternierender Bewegungen (Diadochokinese), Mikrographie, Gangstörung
  - *axial:* Schwierigkeiten beim Aufstehen und Umdrehen im Bett
- **Manifestationen des Tremors:** typischerweise langsamer distaler Ruhetremor (Frequenz um 5 Hz) v. a. der oberen Extremität („Pillendrehen"), am deutlichsten bei entspannter Extremität, aktivierbar durch mentale Belastung (Kopfrechnen), auch in hängender Extremität beim Stehen und Gehen
  - *EMG:* i. d. R. reziprok-alternierendes Muster bei polygraphischer Ableitung
  - bei ca. 25 % der Patienten kein Tremor
  - bei 40–60 % der Patienten neben Ruhe- auch Haltetremor (seltener Bewegungstremor)
- **Manifestationen des Rigors:** subjektiv Steifigkeitsgefühl, fakultativ ziehende Mißempfindungen; objektiv bei passiven Bewegungen gleichförmig zäher Widerstand, evtl. mit Zahnradphänomen, unabhängig von der Geschwindigkeit der passiven Bewegung, aktivierbar durch Willkürbewegungen der kontralateralen Extremität
  - *Pendeltest:* Pendeln des Handgelenks (bei Schütteln des Unterarms durch den Untersucher bzw. der Arme bei Schütteln an den Schultern) an den Extremitäten verringert
  - *Wartenberg-Test* für die axiale Muskulatur: der Kopf des liegenden Patienten wird von der Unterlage abgehoben und plötzlich losgelassen, bei Rigor in der Nackenmuskulatur fällt der Kopf nicht oder nur langsam zurück
- **Verminderung der Haltungsreflexe:** Retro- und Propulsionstendenz, v. a. nach passiver Auslenkung (Stoß / Zugtest), Festinationen (Propulsion im Gang)
- **Haltungsstörung:** Flexion der HWS / BWS, Adduktion der Arme im Schultergelenk, leichte Flexion in Ellenbogen-, Fingergrund-, Hüft- und Kniegelenk, Streckung in Interphalangealgelenken
- **neuropsychologische Symptome:** Frontalhirnfunktionsstörung („subcorticale Demenz") mit Schwierigkeiten beim Wechsel zwischen alternativen Problemlösungsstrategien, Perseverationsneigung und Defiziten bei der Generierung von Handlungsplänen
- **weitere / fakultative Symptome im Verlauf der Erkrankung:**
  - *autonome Dysfunktion / vegetative Zeichen:* orthostatische Hypotension, Obstipation, leichtgradige Blasenentleerungsstörung, Temperaturdysregulation, Seborrhoe
  - *fehlende Habituation von Glabella- und Blinkreflex*
  - *Augenbewegungen:* sakkadierte Blickfolge, Blicksprünge mit Treppensakkaden
  - *psychische Symptome:* Depression (bei 20–60 %), Angststörung (bei 40 %)
  - *dementieller Abbau* (15–20 %)

- *somatosensorische Beschwerden:* Schmerzen, Parästhesien, Verminderung der Sehkontrastsensitivität und Farbdiskrimination, Geruchstörung

Typen
- **Äquivalenz-Typ:** Akinese, Rigor und Tremor annähernd gleich ausgeprägt
- **akinetisch-rigider Typ:** Tremor fehlt oder ist minimal
- **Tremordominanz-Typ:** Akinese und Rigor minimal

Bewertungsskalen
verschiedene Bewertungsskalen, u. a. Hoehn und Yahr (→ S. 435), Northwestern University Disability Scale (NUDS), Webster-Scale (→ S. 435), Unified Parkinson's Disease Rating Scale (UPDRS)

Zusatzdiagnostik
- **CT oder MRT:** unauffällig, relevant nur unter differentialdiagnostischem Aspekt (Hinweis auf Normaldruckhydrocephalus, cerebrale Mikroangiopathie, evtl. auf andere neurodegenerative Erkrankungen, z. B. Multisystematrophie)
- **PET oder SPECT** zur Quantifizierung der striatalen dopaminergen Afferenzen (mit 18-Fluor-DOPA; Dopamintransporter-Liganden), des cerebralen Glucosestoffwechsels (mit Fluordesoxyglucose) und der striatalen Dopaminrezeptoren (mit IBZM-SPECT; Racloprid-PET für D2-Rezeptoren, SCH 23390 für D1-Rezeptoren); Bedeutung bei L-DOPA-Therapie-Versagern und wissenschaftlichen Fragestellungen
- **Labor:** unauffällig; Ausschluß von Morbus Wilson bei jungen, akinetisch-rigiden Patienten
- **pharmakologische Untersuchungen:**
  - *L-DOPA-Test:* 125–250 mg L-DOPA (Madopar® LT Tbl.n) als Einzeldosis auf nüchternen Magen nach Vorbehandlung mit Domperidon (3 x 2 Tbl. Motilium® für mindestens 48 Stunden)
  - *Apomorphin-Test [30]*
    - Vorbereitung: Domperidon (Motilium®) 3 x 20 mg (= 3 x 2 Tbl. oder 3 x 60 Tropfen) für 3 Tage
    - Durchführung: bei Behandlung mit L-DOPA möglichst vor der nächsten Einnahme oder während der OFF-Phase; Gabe von ansteigenden Dosen (1, 2, 3, 5, 7, 10 mg) Apomorphin s. c. mit jeweils > 3 Stunden Abstand bis maximal 10 mg oder bis zum Auftreten von Nebenwirkungen
    - Auswertung: Verbesserung in der Unified Parkinson's Disease Rating Scale (UPDRS) motor section um mindestes 20%; Motorik-Tests (Tapping, Diadochokinese, Gang) vor Injektion und 20, 40 und 60 Minuten nach Injektion; bei Respondern Wirkungseintritt nach 5–15 Minuten, Wirkungsdauer ca. 1 Stunde

Diagnosestellung
- vorrangig klinische Verdachtsdiagnose, die durch die Zusatzdiagnostik gestützt, aber letztlich nur durch neuropathologische Postmortaluntersuchung gesichert werden kann (bei Diagnosestellung durch Neurologen: 80% der Verdachtsdiagnosen korrekt)
- **für Morbus Parkinson spricht:** isolierter Ruhetremor (nur in 25% bei akinetisch-rigiden Syndromen anderer Ätiologie), einseitiger Beginn, progressive Erkrankung, gutes Ansprechen auf L-DOPA für > 5 Jahre
- **gegen Morbus Parkinson spricht:** Gangstörung und zahlreiche Stürze früh im Verlauf, rasche Progression der Erkrankung, fehlendes oder rasch nachlassendes Ansprechen auf L-DOPA, spontane Remissionen; zusätzliche Befunde:
  - *klinisch:* cerebelläre oder Pyramidenbahnzeichen, supranukleäre Blickparese, frühe autonome Störung, frühe oder schwere Demenz, Myoklonien, frühe und schwere Sprech- und Schluckstörung
  - *Zusatzuntersuchungen:* pathologisches CT oder MRT

Differentialdiagnose
- **akinetisch-rigides Syndrom:**
  - *unerwünschte Medikamentenwirkung:* Dopamin D2-Rezeptor-Antagonisten (z. B. Neuroleptika), Calcium-entry-Blocker (Flunarizin, Cinnarizin), Dopaminentspeicherer (Reserpin, Tetrabenazin), α-Methyl-DOPA
  - *Intoxikationen:* MPTP (in synthetischen Drogen), Mangan, CO, Kohlenstoffdisulfid (CS_2), Methanol, Cyanid, Quecksilber
  - *Entzündung:* Folgezustand nach Encephalitis lethargica u. a. viralen Erkrankungen
  - *multiple Traumata* (Boxer-Encephalopathie)
- **akinetisch-rigides Syndrom mit anderen neurologischen oder neuropsychologischen Defiziten:**
  - *andere neurodegenerative Erkrankungen:* supranukleäre Paralyse (Steele-Richardson-Olszewski) (→ S. 170), Multi-Systematrophie (MSA) (→ S. 172) (Unterformen: striatonigrale Degeneration, olivo-ponto-cerebelläre Atrophie und Shy-Drager-Syndrom), cortikobasale Degeneration (→ S. 173), familiäre Basalganglienverkalkung (→ S. 174), Hemiatrophie-Hemiparkinson-Syndrom

- *bei juvenilen Patienten:* Morbus Wilson (→ S. 182), Hallervorden-Spatz (→ S. 184), juvenile Form des Morbus Huntington (→ S. 174) (Westphalvariante), Pallidum-Degeneration, DOPA-sensitive Dystonie (→ S. 180)
- **akinetisch-rigides Syndrom mit prominenter Demenz:** cortikale oder diffuse Lewy-Körperchen-Erkrankung (→ S. 157), Morbus Alzheimer (→ S. 152), Jakob-Creutzfeldt-Erkrankung (→ S. 108), Parkinson-Demenz-ALS-Komplex (Guam); cerebrovaskuläre Erkrankung (Multi-Infarkte im Bereich der Basalganglien)
- **akinetisches Syndrom mit prominenter Gangstörung:** frontale Gangstörung bei Normaldruckhydrocephalus (→ S. 204), subcorticale vaskuläre Encephalopathie (M. Binswanger → S. 47)
- **sonstige:** endogene Depression, Schulter-Arm-Syndrom, seniler Tremor

Medikamente → S. 401

Initialtherapie
- **wann?** Beginn der Pharmakotherapie bei subjektiver und objektiver Behinderung; unter der Vorstellung eines neuroprotektiven Effekts wird zum Teil eine frühe Behandlung (Hoehn und Yahr Stadium I = Symptome ohne Beeinträchtigung) mit MAO-B-Hemmer und NMDA-Antagonisten praktiziert
  - *verzögerte Behandlung mit L-DOPA:* Dauer und Dosis der L-DOPA-Behandlung korrelieren mit der Schwere/Wahrscheinlichkeit von Langzeitkomplikationen (Dyskinesien, on/off-Phänomene), es ist aber nicht klar,
    - ob diese Tatsache nur den Verlust der Dopaminspeicherkapazität im Striatum durch fortschreitenden Neuronenverlust reflektiert, oder
    - ob hohe L-DOPA-Dosen den Untergang dopaminerger Neurone beschleunigen
- **mit was?** keine Konsensmeinung auf dem Boden kontrollierter Studien; prinzipiell beeinflußt durch Lebensalter des Patienten, Bedeutung einer optimalen Symptomkontrolle für den Patienten (Arbeitsplatzverlust etc.), Symptome des Patienten und Ansicht des Therapeuten bezüglich möglicherweise nachteiliger Effekte von L-DOPA auf den Langzeitverlauf
  - *Patient unter 60 Jahre:*
    - bei akinetisch-rigidem oder Äqualenztyp Amantadin, Selegilin, Dopaminagonist als Monotherapie oder in Kombination
    - bei Tremordominanztyp Anticholinergika
    - bei unzureichender Symptomkontrolle frühe Kombinationstherapie mit L-DOPA plus Dopaminagonist
      - initiale Gabe von L-DOPA als Retardpräparat wird kontrovers diskutiert, bzgl. Langzeitkomplikationen aber offenbar kein Unterschied zum Standardpräparat
  - *Patient über 60 Jahre:* eher Therapie mit L-DOPA in niedriger Dosierung (bis 400 mg/Tag), dann Kombination mit Dopaminagonist und/oder Selegilin anstreben; Anticholinergika vermeiden
- **wieviel?** Grundsatz: so wenig wie möglich, aber so viel wie nötig zur guten Symptomkontrolle

Behandlung von Therapiekomplikationen
- **Wirkungsfluktuationen** (end-of-dose-akinesia, on-off, biphasische Dyskinesien in An- und Abflutungsphase von L-DOPA):
  - *pathophysiologische Hypothese* der Wirkungsfluktuationen: durch progrediente Abnahme der physiologischen Dopaminspeicher im Striatum (= dopaminerge Terminale) beginnen die physiologischerweise stabilen striatalen Dopaminspiegel zunehmend mit den L-DOPA-Plasmaspiegeln zu schwanken, was vermutlich Veränderungen der Rezeptorsignalketten (G-Proteine) zur Folge hat
  - *Maßnahmen:*
    - Stabilisierung von L-DOPA-Plasmaspiegeln: Verkürzung der L-DOPA-Dosierintervalle, Einsatz von L-DOPA-retard-Präparaten, Einsatz von MAO oder COMT-Hemmern, Eiweißrestriktionsdiät, L-DOPA-Einnahmen getrennt vom Essen, Anticholinergica (Darmmotilitätsstörung) weglassen, lösliches L-DOPA (Madopar® LT 125), Einsatz von Dopaminagonisten (v. a. mit langer Halbwertszeit)
- **L-DOPA-induzierte Dyskinesien:**
  - *Spitzen("peak-dose")-Dyskinesien (choreoathetoid):* Reduktion der L-DOPA-Dosen bei gleichzeitiger Steigerung der Dopaminagonistendosis, Fraktionierung der L-DOPA-Gaben oder Übergang zu Dopamin-Agonisten-Monotherapie; ultima ratio: atypische Neuroleptika (Tiaprid (Tiapridex®), Clozapin (Leponex®), evtl. auch Haloperidol (Haldol®))

- *Off-Dystonie:* v. a. frühmorgens auftretende, schmerzhafte Fußdystonien → Retard-L-DOPA oder Dopamin-Agonist mit langer HWZ vor dem Schlafengehen

Chirurgische Therapie

- **stereotaktische Läsionen:**
  - *zur Tremorbehandlung* im Vim, Vop des kontralateralen Thalamus [485], neuerdings auch wieder im posteroventrolateralen Pallidum
  - *zur Behandlung aller Achsensymptome (Akinese, Rigor, Tremor) und der L-DOPA-induzierten Dyskinesien:* posteroventrolaterale Pallidotomie [427]
- **chronische Hochfrequenzstimulation:**
  - *zur Tremorbehandlung* im Thalamus (Vim) [50,104] und im Nucleus subthalamicus
  - *zur Besserung der Achsensymptome und von Dyskinesien* im Globus pallidus oder im Nucleus subthalamicus [458,459]

Spezielle therapeutische Probleme

- **Freezing:** plötzlich auftretende, kurz andauernde Gangstörung mit Bewegungsunfähigkeit („Füße bleiben am Boden kleben") unabhängig von L-DOPA-Plasmaspiegel, möglicherweise Symptom eines noradrenergen Defizits → kann evtl. durch visuelle Hilfen (Gehen über eine Stufe, Spazierstockkrücke) überwunden, im Einzelfall durch Orphenadrin (Norflex®) oder L-Threo-DOPS (in Deutschland nicht im Handel) gebessert werden
- **pharmakogene Psychose:**
  - *Korrektur evtl. auslösender Faktoren:* Infekt, Dehydrierung
  - *Minimierung der Parkinsonmedikation* (minimal effektive Therapie anstreben): Reduktion oder Absetzen von Anticholinergica, Amantadin, Dopaminagonisten, Reduktion von L-DOPA
  - *atypische Neuroleptika:*
    - Clozapin (Leponex®) 12.5 – 25 mg zur Nacht, in schweren Fällen bis 200 mg in 4 Einzeldosen à 50 mg; CAVE: 1 – 2 % Agranulozytoserisiko → wöchentliche Blutbild-Kontrollen, Anfallsrisiko → EEG-Kontrollen
    - Risperidon (Risperdal®) 0.5 – 1 mg/Tag
    - Odansetron (Zofran®) 12 – 20 mg/Tag; für diese Indikation in Deutschland nicht zugelassen
- **Schlafstörungen:** z. T. durch Restless-legs-Syndrom oder periodische Beinbewegungen im Schlaf („periodic leg movement in sleep" – PLMS) als Symptome einer nächtlichen L-DOPA-Unterdosierung; Behandlung durch Retard-L-DOPA oder Dopamin-Agonist mit langer HWZ vor dem Schlafengehen
- **Depression:** Optimierung der Parkinsontherapie; wenn depressive Symptome (v. a. Suizidalität) off-Phasen-unabhängig auftreten → Indikation für antidepressive Therapie mit Amitryptilin (Saroten®) 25 – 150 mg zur Nacht, Nortriptylin (Nortrilen®) 20 – 100 mg/Tag, Sertralin (Zoloft®) 20 – 40 mg/Tag
- **therapierefraktärer Tremor:** Differentialtherapie nach Tremoranalyse
  - *Typ I = klassischer Ruhetremor (4 – 5.5 Hz):* 1. Wahl Anticholinergica: Bornaprin (Sormodren®) 3 – 12 mg, Trihexiphenidyl (Artane®) 10 – 15 mg/Tag; 2. Wahl L-DOPA + Decarboxylase-Hemmer oder Dopaminagonist; 3. Wahl Clozapin (Leponex®) bis 75 mg p. o. bei stark ausgeprägem Tremor
  - *Typ II = Ruhe- und Haltetremor (4.5 – 7 Hz):* wie Typ I
  - *Typ III = Ruhetremor (4 – 5.5 Hz) und höherfrequenter Haltetremor (5.5 – 8 Hz):* wie Typ I und II, plus Propranolol (Dociton®) 120 – 180 (-240) mg/Tag oder Primidon (Mylepsinum®, Liskantin®) bis 250 mg/Tag
  - *Typ IV = Haltetremor (5 – 10 Hz):* Propranolol (Dociton®) 120 – 180 (-240) mg/Tag oder Primidon (Mylepsinum®, Liskantin®) bis 250 mg/Tag
  - *bei schwerem unilateralem Tremor, alle Typen:* stereotaktischer Eingriff mit Thalamotomie oder chronischer Stimulation in der ventrolateralen Kerngruppe (Vim/Vop)
- **akinetische Krise:** akute Verschlechterung der akinetischen Symptomatik mit Immobilität, Dysphagie und vegetativer Symptomatik (Tachykardie, Blutdruckanstieg, Schwitzen)
  - *allgemeine Maßnahmen:* Absetzen eventuell auslösender Medikamente (Neuroleptika, Calcium-Antagonisten etc; Liste siehe unter DD), Behandlung von Zweitkrankheiten (Exsikkose, gastrointestinale und pulmonale Infekte), ausreichende Kalorien- und Flüssigkeitszufuhr, Pneumonieprophylaxe (Atemtraining, evtl. Antibiotika), Thromboseprophylaxe

- *spezifische Therapie:*
  - ▶ Amantadin i. v. (PK Merz®; 200 mg in 500 ml), Dosis 2 – 3 × 500 ml/Tag
  - ▶ wasserlösliches L-DOPA (Madopar® LT 125) über Magensonde, 4 – 6 × 125 mg/Tag; wenn nicht verfügbar: aufgelöste Tabletten oder Kapseln in analoger Dosis mit Vitamin C (2 g/l) als Antioxidans
  - ▶ L-DOPA-Infusion 1 – 2 mg/kg KG und Stunde für 12 – 24 Stunden (Ampullen direkt von Hoffmann-La Roche; 125 mg L-DOPA in 250 ml 5 % Glucose lösen)
  - ▶ Lisurid 6 × 0.025 – 0.05 mg/Tag i. v. zusammen mit Domperidon 3 – 4 x 30 mg
- **Malignes L-DOPA-Entzugs-Syndrom:**
  - *Symptome:* etwa 48 Stunden nach Absetzen oder deutlicher Reduktion der L-DOPA-Medikation Hyperthermie, Akinese, Rigor, Bewußtseinstrübung, Blutdruckabfall, Tachykardie, Schwitzen
  - *Zusatzdiagnostik:* CK-Erhöhung, Transaminasenanstieg, Leukozytose
  - *Therapie:* Dopamin-Agonisten, Dantrolen (initial 4 × 100 mg/Tag)
- **perioperative Behandlung:** nach Möglichkeit Regionalanästhesie, bei Allgemeinnarkose
  - *präoperativ:* L-DOPA und Dopaminagonisten möglichst bis zum Morgen des OP-Tages
  - *Narkose:*
    - ▶ Einleitung mit Dihydrobenzperidol + Fentanyl (oder Barbiturat)
    - ▶ Narkose mit NO (Lachgas) oder Opiat; Enfluran hat unter den halogenisierten Inhalationsnarkotika die geringste Myokardsensibilisierung für Katecholamine zur Folge
  - *postoperativ:*
    - ▶ respiratorische Probleme durch Thoraxrigidität (→ evtl. kontrollierte Beatmung)
    - ▶ orale Behandlung so früh wie möglich wieder aufnehmen
    - ▶ Überbrückung mit Amantadin 200 mg in 500 ml NaCl 2 – 3 ×/Tag

Verlauf
- unter L-DOPA-Therapie nähert sich die Lebenserwartung von Parkinson-Patienten der von Normalpersonen
- im Mittel 20 Jahre bis zur Pflegebedürftigkeit
- nach etwa 7 Jahren unter L-DOPA-Therapie entspricht der Grad der Behinderung durch den Morbus Parkinson dem vor Therapiebeginn
- Tremordominanz-Typ am wenigsten progredient, aber auch weniger gutes Ansprechen des Tremors auf dopaminerge Therapie

Selbsthilfegruppen
- Deutsche Parkinson Vereinigung – Bundesverband e. V., Moselstraße 31, 41464 Neuss, Tel.: 02131/41016, Fax: 02131/45445
- Junge Parkinson-Kranke – club U 40 (dPV), Friedrich-Naumann-Str. 37, 76187 Karlsruhe, Tel.: 0721/71439

2.10.1.2 Steele-Richardson-Olszewski-Syndrom (progressive supranuclear palsy, PSP) (ICD-10: G23.1)

Definition
klinisch-pathologisch definierte Erkrankung: akinetisch-rigides Syndrom mit Störung der konjugierten willkürlichen Augenbewegungen (v. a. nach unten), axialem Rigor und pseudobulbären Symptomen aufgrund einer Degeneration v. a. mesencephal-diencephaler Neurone mit neurofibrillären intrazellulären Ablagerungen

Epidemiologie
Prävalenz 1.5 : 100 000 Einwohner, M : F = 3 : 2, Alter 45 – 73 Jahre (Mittelwert: 55 Jahre)

Pathologie [774]
- Degeneration von Neuronen in Nucleus subthalamicus, Globus pallidus (v. a. Pallidum internum), Substantia nigra (compacta und reticulata), periaquäduktalem Grau, Colliculus superior, Nucleus dentatus mit neurofibrillären Einschlußkörperchen („globoid tangles") mit Immunreaktivität gegen hyperphosphoryliertes Tau-Protein wie bei Morbus Alzheimer
- oculäre Symptomatik v. a. durch frühen Befall des Mittelhirns (Retikulärformation mit riMLF und iNC und Augenmuskelkerne)

Klinisches Bild
- **typisches Bild:** Patient um das 60. LJ mit meist symmetrischem akinetisch-rigidem Syndrom mit früh im Vordergrund stehender Gangstörung, häufigen Stürzen und axial betontem Rigor (z. T. mit Nackenextension), der eine supranukleäre Blickparese (v. a. beim Blick nach unten) entwickelt sowie eine Schluckstörung (Pseudobulbärparalyse)
- **Leitsymptome:** Akinese, Stand- und Gangunsicherheit, Fallneigung nach hinten, axial betonter Rigor, supranukleäre vertikale Blickparese (s. u.), neuropsychologische Beeinträchtigung i. S. einer subcortikalen Demenz, Pseudobulbärparalyse (Schluckstörungen, Sprechstörungen)

- **oculäre Symptome:**
  - *Beginn* mit vertikaler Sakkadenstörung (v. a. exzentrische; verlangsamt, hypometrisch), einbezogen auch die Rückstellung der Augen durch schnelle Nystagmuskomponenten (= vestibuläre oder optokinetische Sakkaden; → Deviation in Richtung der Musterbewegung bei Prüfung des OKN)
  - *im weiteren Verlauf:* Haltestörung bei Seitblick (Rückdrift), Störung von horizontaler Blickwendung und Konvergenz; Kippdeviationen kommen vor; Erlöschen des Bell'schen Phänomens
  - *meist lange erhalten:* Blickfolgebewegung, Puppenkopfphänomen (VOR)
  - bei Drehprüfungen mit freiem Kopf kann der Kopf an der (vestibulären oder optokinetischen) Blickstabilisierung ähnlich wie die Augen in Form einer tonischen kompensatorischen Drehung teilnehmen
- **fakultative Symptome:**
  - *Aspekt:* „erstaunter Blick" bei retrahiertem Oberlid; Unfähigkeit zum Öffnen der Augen durch Blepharospasmus vom Levatorinhibitionstyp („Apraxie der Lidöffnung")
  - *emotionale Labilität*
  - Pyramidenbahnzeichen, Ruhetremor, Chorea, Gliederdystonie, respiratorische Dyskinesien, Myoklonus, periphere Ausfälle

Zusatzdiagnostik
- **MRT** (Abgrenzung zu vaskulärer „PSP" mit ausgeprägten, diffusen Marklagerveränderungen): Mittelhirnatrophie; keine Signalauffälligkeit im Putamen
- **PET:** im fortgeschrittenen Stadium Opioid-Rezeptor-Signalverminderung mit ^{11}C-Diprenorphin in Caudatum wie Putamen sowie fragliche Dopamin-D2-Rezeptor-verminderung
- **ENG:** Dokumentation der Oculomotorikstörung

Diagnostische Kriterien [132]
- Beginn im Alter > 40 Jahre, progressiver Verlauf eines akinetischen Syndroms mit supranukleärer Blickparese nach unten und drei der folgenden fünf Befunde: häufige Stürze oder Gangstörungen früh im Krankheitsverlauf, Dysarthrie oder Dysphagie, axiale > Gliederrigidität, Nackenextension, fehlender Ruhetremor
- **gegen die Diagnose sprechen:** frühe, ausgeprägte cerebelläre Störungen, Polyneuropathie, Aphasie oder Agnosie, sensorische Defizite

Differentialdiagnose
- **primär vaskulär bedingte progressive Blickparese** (Basalganglien, innere Kapsel, Mittelhirn): Bildgebung (CT, MRT)
- **cortikobasale Degeneration (→ S. 173):** dabei deutlich asymmetrische sensomotorische Defizite („alien limb")
- **Morbus Whipple (→ S. 101):** zusätzlich Gewichtsverlust, Durchfall, Arthritis, Lymphadenopathie und Fieber, diagnoseweisend (falls vorhanden): Vergenz-Oszillationen mit gleichzeitigen Kontraktionen der Kaumuskeln (oculomastikatorische Myorhythmien) (antibiotisch behandelbar!)
- **Morbus Parkinson (→ S. 165):** Hochblick kann erschwert sein; wenn auch der Abwärtsblick deutlich betroffen ist → Verdacht auf PSP
- andere neurodegenerative Erkrankungen mit supranukleärer Blickparese: Morbus Niemann-Pick Typ C (meist < 40 Jahre) (→ S. 215), Machado-Joseph-Erkrankung (= spinocerebelläre Atrophie (SCA) Typ 3) (→ S. 160), dentato-rubro-pallido-luysianische Atrophie (DRPLA)

Therapie
- keine neuroprotektive Therapie bekannt
- **Neurotransmitterersatz-Therapie** von begrenztem Effekt, am ehesten noch auf Gangstörung und Rigidität
  - *dopaminerg:* L-DOPA und Dopamin-Agonisten (initial partiell wirksam; hohe Dosen: bis zu 1500 mg/Tag L-DOPA, 6 mg/Tag Pergolid); Halluzinationen dosisbegrenzend; Hyperkinesen selten
  - *noradrenerg:* Desipramin (Pertofran®) 100 mg/Tag, Idaxozan (A2-Adrenorezeptor-Antagonist, soll präsynaptische Hemmung der Noradrenalin-Freisetzung reduzieren) 40 mg 3 × 1 partiell effektiv
  - *serotoninerg:* Fluoxetin (Fluctin®) 40 mg/Tag, Amitriptylin (Saroten®) 100–150 mg/Tag
- **Blickparese:** Prismenbrille, Botulinum-Toxin für prätarsalen Blepharospasmus (Blepharospasmus vom Levatorinhibitionstyp)

Verlauf
mittlere Überlebenszeit nach Symptombeginn 5 Jahre (1–23)

2.10.1.3 Multisystematrophie (MSA)

Definition — sporadisch auftretende neurodegenerative Erkrankung mit Befall zentral-motorischer, cortiko-cerebellärer, pontin-medullärer und präganglionär autonomer Anteile des Nervensystems in unterschiedlicher klinischer Ausprägung

Ätiologie — unbekannt

Unterformen — striato-nigrale Degeneration (SND) [5] (ICD-10: G23.1), olivo-ponto-cerebelläre Atrophie (OPCA) [605], Shy-Drager-Syndrom (SDS) [750] (ICD-10: G90.3), Mischformen

Pathologie [434,597]
- argyrophile cytoplasmatische Einschlußkörperchen aus mikrotubulären Filamenten von 20–40 nm Durchmesser in Oligodendrozyten in der weißen und der grauen Substanz, Neuronenverluste
- Gliose in Striatum, Substantia nigra pars compacta, Pons, unterer Olive, Cerebellum, Intermediärsäule des Thorakalmarks und Nucleus Onuf im Sacralmark

Klinisches Bild [654,655,861]
- **mittleres Erkrankungsalter 53 Jahre (33–76 Jahre)**
- **Frühzeichen:** oft symmetrische extrapyramidal-motorische Symptome oder autonome Insuffizienz (bei Männern Impotenz, bei Frauen Blaseninkontinenz)
- gleichzeitiges Auftreten bzw. innerhalb von 4–6 Jahren sukzessives Hinzutreten von Symptomen des *pyramidalen, extrapyramidalen, cerebellären und autonomen Nervensystems*, evtl. Hirnnervenausfälle:

System	Erstsymptom	Hinzutreten im Verlauf
extrapyramidal	46%	91%
pyramidal	–	61%
cerebellär	5%	52%
autonom	41%	97%
> 1 System	7%	

- keine ausgeprägte dementielle Entwicklung

Zusatzdiagnostik
- **neurovegetative Untersuchung:** Erkrankungen des autonomen Nervensystems (→ S. 307)
- **urologische Untersuchung** (Restharn, Cystometrie): Blasenstörung, zumeist atone Blase
- **Elektronystagmogramm:** sakkadierte Blickfolge und hypometrische Sakkaden in 68 bzw. 65%, square wave jerks
- **transcranielle Magnetstimulation:** Nachweis einer (subklinischen) Beteiligung des ersten Motoneurons
- **Elektromyogramm:** Nachweis von Denervierungszeichen im M. sphinkter ani externus
- **somatosensible evozierte Potentiale:** Ausschluß einer zentralen Afferenzstörung (sehr untypisch für Multisystematrophie)
- **MRT:** Verschmächtigung der Pars compacta der Substantia nigra, Hypointensität des Putamens in T2-Gewichtung, hyperintenser Saum an der Grenze zwischen Putamen und Capsula externa, Hyperintensitäten ponto-cerebellär in T2-Wichtung, cerebelläre und pontine Atrophie im fortgeschrittenen Stadium bei OPCA
- **SPECT mit ^{123}J-IBZM:** verminderte Dopamin-D_2-Rezeptoren-Dichte im Striatum
- **PET mit ^{18}F-Deoxyglucose:** selektive Minderung des Metabolismus im Putamen und Cerebellum

Differentialdiagnose
- **M. Parkinson** (→ S. 165): extrapyramidale Symptomatik im Frühstadium fast immer asymmetrisch, Tremor bei Multisystematrophie viel seltener, autonome Beteiligung überwiegend postganglionär, keine Pyramidenbahnbeteiligung, keine cerebellären Zeichen
- **autosomal dominante cerebelläre Ataxie (ADCA)** (→ S. 160): Familienanamnese bei autosomal dominantem Vererbungsmuster
- **Steele-Richardson-Olszewski-Syndrom** (→ S. 170): zusätzlich supranukleäre vertikale Blickparese, axialer Rigor und kognitive Einschränkungen
- Pseudobulbärparalyse (→ S. 35), cortikobasale Degeneration (S. 173)

Therapie
- keine kausale Therapie bekannt
- **symptomatisch:**

- *Parkinson-Symptome:* → Morbus Parkinson S. 165; 10–30% der Patienten sprechen zumindest initial gut auf Levodopa an, 13% auch längerfristig
- *autonome Störungen:* → Erkrankungen des autonomen Nervensystems S. 307
- *supportive Therapie* mit Krankengymnastik, Ergotherapie und Logopädie und Hilfsmittelausstattung
- *percutane endoskopische Gastrostomie (PEG)* zur parenteralen Ernährung im fortgeschrittenen Krankheitsstadium
- *Blasenkatheter oder Einmalkatheterismus*

Verlauf
- rasche Verschlechterung innerhalb von 1–4 Jahren
- **nach 5 Jahren** sind mehr als 40% deutlich behindert oder rollstuhlpflichtig
- **mittlere Überlebensdauer** 9.5 Jahre (2–20 Jahre), unabhängig vom klinischen Symptommuster

Prognose
ungünstige prognostische Faktoren sind: schlechtes Ansprechen auf Levodopa, initial deutliche neurologische Defizite, höheres Alter bei Krankheitsbeginn

2.10.1.4 Cortikobasale Degeneration [853]   (ICD-10: G23.8)

Definition
ausgeprägt asymmetrisches hypokinetisch-rigides Syndrom mit schlechtem Ansprechen auf L-DOPA und Zeichen umschriebener cortikaler Dysfunktion

Pathologie [663]
- **makroskopisch** asymmetrische, umschriebene cortikale Atrophie um den sulcus centralis mit seitengleicher Verschmächtigung des pedunculus cerebri und Blässe der Substantia nigra
- **mikroskopisch** Neuronenverlust und Gliose in diesen Regionen mit geschwollenen, ballonierten Neuronen, die ihre Anfärbbarkeit verloren haben („achromatisch") infolge einer intrazellulären Ablagerung von Neurofilament-Proteinen; evtl. mitbetroffen: Neurone im striato-pallido-thalamischen Regelkreis sowie in Kleinhirnkernen

Klinisches Bild [681]
- **Leitsymptome:** ausgeprägt asymmetrisches hypokinetisch-rigides Syndrom mit schlechtem Ansprechen auf L-DOPA, einseitige Apraxie bei cortikal-sensorischem Defizit („alien limb" = Gefühl der Fremdheit und unwillkürliche exploratorische/manipulative Bewegungen einer Hand), Pyramidenbahnzeichen, später Flexionsdystonie des Arms, stimulus-sensitiver Myoklonus, supranukleäre Augenbewegungsstörung (Sakkadenverlangsamung), Dysphasie
- **initial:** Feinmotorikstörung an einem Arm (seltener Bein) oder Gangstörung, selten initial zentrale Sensibilitätsstörung, Dysarthrie oder Verhaltensauffälligkeit
- **später:**
  - *asymmetrische*, progrediente akinetisch-rigide Symptomatik mit zentraler Parese oder Plegie einzelner Gliedmaßen
  - Reflex- und Aktionsmyoklonus
  - parkinsonartige Gangstörung, kaum DOPA-Responsivität
  - gegebenenfalls fokale Dystonie, Blickparesen, Aktionstremor, Pyramidenbahnzeichen, Dysarthrie
- **psychisch:** mäßiggradige frontale/subcorticale Demenz, visuell-räumliche Verarbeitungsstörung

Zusatzdiagnostik
- **EEG:** Herdbefund kontralateral zur klinisch stärker betroffenen Seite
- **SSEP:** keine Riesenpotentiale trotz stimulus-sensitivem Myoklonus
- **MRT:** oft zunächst unauffällig, im Verlauf (seriell alle 12 Monate) asymmetrische perizentrale Atrophie, fakultativ Signalauffälligkeit in der darunterliegenden weißen Substanz
- **Labor:** unauffällig (Ausschluß anderer Erkrankungen)

Diagnosestellung
klinische Verdachtsdiagnose, neuropathologische Bestätigung post mortem

Differentialdiagnose
- **Morbus Parkinson** (→ S. 165): DOPA-Responsivität; es fehlen Apraxie, Sensibilitätsstörung, Myoklonien, „alien limb"-Zeichen
- **Morbus Pick** (→ S. 155): prominente Verhaltensauffälligkeiten, stärkere Demenz, Einzelfälle aber klinisch ununterscheidbar [357,433]
- **progressive supranukleäre Paralyse** (→ S. 170): axialer Rigor, keine cortikalen Zeichen, im Spätstadium typische MRT-Befunde
- **striatonigrale Degeneration** (S. 172): keine cortikalen Symptome, keine Demenz

Therapie
keine kausal wirksame Therapie bekannt; Behandlung des Myoklonus mit Clonazepam (Rivotril®)

Verlauf
Fortschreiten zu rigider Immobilität innerhalb von 5–7 Jahren, Tod durch Aspirationspneumonie

2.10.1.5 Bilaterale striatopallidodentale Verkalkungen (Morbus Fahr) [475,499,528] (ICD-10: G23.8)

Allgemeines — Parkinson-Syndrom assoziiert mit Verkalkungen der Basalganglien und des Dentatums; Formen: idiopathisch sporadisch („Fahr's disease"), familiäre Basalganglienverkalkung (autosomal dominant oder rezessiv vererbt), Basalganglienverkalkung bei Hypoparathyreoidismus und bei Pseudohypoparathyreoidismus; ca. 40% der Patienten mit Stammganglienverkalkung haben keine Symptome

Pathologie — nicht-arteriosklerotisch bedingte Verkalkung der kleinen Gefäße und des Neuropils mit Schwerpunkt im Globus pallidus und Nucleus dentatus

Klinisches Bild — Levodopa-resistenter Parkinsonismus, Athetosen, Dystonie, cerebelläre Symptome, evtl. dementieller Abbau

Zusatzdiagnostik
- **CT:** Verkalkung der Basalganglien und der Kleinhirnkerne
- **Serum:** Calcium, Phosphat, Parathormon (Veränderungen wie bei Hypoparathyreoidismus)
- **Urin:** Phosphatausscheidung

Diagnosestellung — klinisches Bild und Nachweis der Verkalkungen in der Bildgebung

Therapie — bei Verkalkung bei Hypoparathyreoidismus oder Pseudohypoparathyreoidismus: Korrektur des Calciumspiegels; kann zu dramatischer Verbesserung der hypokinetisch-rigiden Symptome führen

2.10.2 Erkrankungen mit unwillkürlichen Bewegungen

2.10.2.1 Morbus Huntington [289,299] (ICD-10: G10)

Synonyma — Veitstanz, Chorea maior, Chorea Huntington

Definition — autosomal dominante Erkrankung mit psychischen/kognitiven Veränderungen und (meist hyperkinetischen) Bewegungsstörungen aufgrund eines progressiven, selektiven Neuronenverlusts mit Akzentuierung im Striatum

Epidemiolgie — Prävalenz 4–8 : 100 000, F = M, Erkrankungsbeginn i. d. R. zwischen 30–40 Jahren, große Streubreite (1.–7. Dekade)

Genetik [335]
- autosomal dominant vererbt
- **CAG-Expansion** (> 35) im Huntington-Disease-Gen (cytoplasmatisches Protein, vermutlich Cytoskelett-assoziiert) auf Chromosom 4p16.3; je länger die CAG-Expansion, desto früher der Krankheitsbeginn, vollständige Penetranz bei CAG-Expansion ≥ 40
- **Antizipation** (zunehmend früherer Krankheitsbeginn in nachfolgenden Generationen), v. a. bei Vererbung der Mutation durch den Vater

Pathologie [842] — globale Hirnatrophie, akzentuiert in den Basalganglien; im Striatum von caudal (Caudatum-Schwanz) nach rostral (Caudatum-Kopf) fortschreitender Neuronenverlust mit astrozytärer Gliose, medial und dorsal ausgeprägter als lateral und ventral; selektiver Neuronenverlust: striatale Projektionsneurone stärker oder früher affiziert als striatale Interneurone

Klinisches Bild [606]
- **typisches Bild:**
  - Patient im jüngeren Erwachsenenalter mit vermehrter Reizbarkeit, zunehmender Schwierigkeit zurechtzukommen, depressiver Stimmungslage
  - wie Verlegenheitsbewegungen anmutende abrupte Bewegungen, zunächst distal betont, im Verlauf generalisiert, die in dystone Symptome und eine zunehmende Bradykinesie einmünden
  - progressive Störung von Antrieb, Auffassung, Affekt und Denken
- **adulte Form / Symptombeginn im Erwachsenenalter:**
  - *psychische Auffälligkeiten:* zunehmende Irritierbarkeit, verminderte Filterung sozial unangemessenen Verhaltens, Verstärkung vorbestehender Persönlichkeitszüge, Depressivität, evtl. schizophreniforme Psychosen
  - *Hyperkinesen* (Chorea), distal betont, generalisiert, im Verlauf vermehrt nach proximal und auf den Rumpf übergreifend, mit athetotischen und dystonen Komponenten
  - zunehmende *Hypo- und Bradykinese,* Dysphagie, Dysarthrie
  - *Augenbewegungsstörungen:* v. a. Sakkadeninitiierungsstörung; vermehrte Distraktionssakkaden
  - *Demenz* i. d. R. im Verlauf hinzutretend, sehr unterschiedlich schwer ausgeprägt
  - *Gewichtsabnahme*
- **juvenile Form:** progressives hypokinetisch-rigides Syndrom, oft mit ausgeprägter Dystonie (Westphal-Variante) ohne Hyperkinesen, ausgeprägte Sakkadenverlangsa-

mung oder Initiierungsstörung, zunehmender kognitiver Abbau, fakultativ: cerebrale Krampfanfälle, Myoklonus

Untersuchung
- **„motorische Impersistenz":** die herausgestreckte Zunge kann keine 10 Sekunden gehalten werden
- **Gordon'sches Kniephänomen** (Westphal-Reflex): nach Auslösung des Patellarsehnenreflexes sinkt der Unterschenkel nur langsam ab
- **Sakkadenverlangsamung**
- **erhöhte Ablenkbarkeit:**
  - *Ausgangshaltung* wie bei Fingerperimetrie
  - *Aufforderung an den Patienten:* bei Wahrnehmung einer Fingerbewegung im peripheren Gesichtsfeld den *gegenseitigen*, nicht-bewegten Finger ansehen
  - *pathologisch:* Sakkaden zum bewegten Finger nicht unterdrückbar
- **Luria-Test** (vom Untersucher vorgeführt): fortlaufend nacheinander mit Faust, Handkante und flacher Hand auf den Tisch/Oberschenkel klopfen

Zusatzdiagnostik
- **Gendiagnostik:** Nachweis der CAG-Expansion (> 35) im Huntington-Disease-Gen (EDTA-Blut); pränatale Diagnose möglich
- **MRT oder CT:** verstrichene „Stammganglientaille" (spätes Zeichen, nicht sensitiv)
- **PET:** Verminderung von Blutfluß, Sauerstoffextraktion, Glucosemetabolismus und von Markern striataler Neurone (Dopamin-D2-Rezeptoren etc.) (DD zu Chorea ohne Neuronenverlust, z. B. Sydenham)
- **ENG:** Sakkadenverlangsamung, vermehrte Sakkadenrichtungsfehler
- **Long-Latency-Reflexe (LLR)** nach Medianus / Ulnaris-Reizung: LLR 2 amplitudengemindert
- **SEP:** Amplitudenminderung des cortikalen Primärkomplexes (N_{20}/P_{25} oder N_1/P_1)

Diagnosestellung
klinisches Bild und Familienanamnese (sporadische Fälle kommen vor!), bestätigt durch Nachweis der CAG-Expansion (> 35) im Huntington-Disease-Gen

Differentialdiagnose
- **Chorea mit Beginn im Erwachsenenalter mit positiver Familienanamnese:** Neuroakanthozytose-Syndrome (→ S. 176), dentato-rubro-pallido-luysianische Atrophie (DRPLA), Machado-Joseph-Erkrankung (= spinocerebelläre Atrophie (SCA) Typ 3) (→ S. 160)
- **Chorea mit Beginn im Erwachsenenalter ohne positive Familienanamnese:** tardive Dyskinesie (→ S. 182), L-DOPA-induzierte Hyperkinesen, systemischer Lupus erythematodes (SLE) (→ S. 73) und Antiphospholipid-AK-Syndrom, bei metabolischen Störungen (Elektrolytentgleisung, Hyperglykämie, rezidivierenden Hypoglykämien, Hyperthyreose), Schwangerschafts-induzierte Chorea, nach kardiopulmonalem Bypass („post-pump-chorea"), idiopathische senile Chorea, Morbus Pick (→ S. 155)
- **Chorea mit Beginn vor dem 16. LJ, hereditär:** in der Regel kein Morbus Huntington; benigne hereditäre Chorea, infantile Stoffwechselstörungen (Glutarazidämie Typ I, Methylglutaconicazidurie Typ III, Lesh-Nyhan-Syndrom, Phenylketonurie, Cystinurie, Homocystinurie, Pelizaeus-Merzbacher u. a.), Morbus Wilson (→ S. 182), HallervordenSpatz-Erkrankung (→ S. 184), DOPA-responsive Dystonie (→ S. 180), Rett-Syndrom, familiäre paroxysmale Dyskinesien
- **Chorea mit Beginn vor dem 16. LJ, nicht-hereditär:** Chorea Sydenham, metabolische und immunologische Erkrankungen, s. o.

Therapie
- zur Zeit keine neuroprotektive Therapie bekannt
- **hyperkalorische Ernährung**, breiige Konsistenz v. a. bei Schluckstörung
- **Depression:** Sulpirid (z. B. Dogmatil®) 400–600 mg/Tag oder Alprazolam (Tafil®) 3 × 0.5–1 mg/Tag oder Fluoxetin (Fluctin®) 20 mg morgens
- **Hyperkinesen:**
  - *Indikation:* zurückhaltend behandeln (nur bei schwerer Ausprägung, die die Selbstständigkeit deutlich reduzieren; meist nur sozial, nicht funktionell beeinträchtigend; Neuroleptika verstärken die gleichzeitig bestehende Verarmung der Willkür- oder Ausdrucks-Motorik; Hyperkinesen bilden sich im natürlichen Verlauf oft zurück)
  - *Präparate:* Tiaprid (Tiapridex®) 3 × 100–200 mg oder Tetrabenazin (Nitoman®) 3 × 25–75 mg (NW: Depression)
- **aggressive Durchbrüche, schizophrene Psychose:** Clozapin (Leponex®) 25–150 mg; CAVE: Agranulozytosegefahr → wöchentliche Blutbildkontrolle; Haloperidol
- **Schlafstörung:** Zolpidem (Stilnox®)

Verlauf	Überlebenszeit nach Diagnosestellung durchschnittlich 15 – 20 Jahre, Tod durch sekundäre Komplikationen
Selbsthilfegruppe	Deutsche Huntingtonhilfe e. V., Postfach 281251, 47241 Duisburg, Tel.: 0203/788777, Fax: 0203/782504

2.10.2.2 Neuroakanthozytose-Syndrome [86,280] (ICD-10: G25.5)

Definition	klinisch und ätiologisch inhomogene Gruppe von Erkrankungen gekennzeichnet durch die Kombination von Akanthozyten (Erythrozyten mit Stechapfelform) und progressiven Dyskinesen
Typen / Klinisches Bild	■ **autosomal rezessiv:** genetischer Defekt unbekannt; wahrscheinlich zwei Formen: mit und ohne Lipoproteinanomalie (Levine-Critchley) 　■ *klinisches Bild:* Beginn in 2. – 4. Dekade mit orofazial betonten Hyperkinesen, z. T. mit Tics, Dysarthrie, Verhaltensauffälligkeiten (sozialer Rückzug; Tendenz zur Selbstverstümmelung), im Verlauf zunehmende Glied- und Rumpfbeteiligung (dyston), distale Polyneuropathie mit ASR-Verlust und Fuß-/Hand-/Wadenmuskelatrophie ■ **autosomal dominant:** genetischer Defekt unbekannt; Klinik ähnlich der autosomal rezessiven Form ■ **x-chromosomal (McLeod-Syndrom):** Xp21.1-Mutation in einem Protein mit der Struktur von Transportproteinen 　■ *klinisches Bild:* Beginn < 30. LJ mit Chorea, oft unter orofazialer Beteiligung, leichtem neuropsychologischem Defizit; vorausgehend häufig psychische Auffälligkeiten (Depressionen, Halluzinationen); Kell-Blutgruppen-Antigene auf Erythrozyten schwach exprimiert; erhöhte Serum-CK; milde, oft subklinische Myopathie; fakultativ dilatative Kardiomyopathie
Zusatzdiagnostik	■ **Blutbild:** > 4% Akanthozyten; Akanthozytose wesentlich deutlicher nach Verdünnung 1 : 1 in 0.9% NaCl ■ **Serum:** CK-Erhöhung ■ **NLG:** axonale Polyneuropathie ■ **EKG:** Überleitungsstörung, Hypertrophiezeichen (McLeod) ■ **Bildgebung:** Atrophie des Nucleus caudatus und des Putamens

2.10.2.3 Chorea minor (Sydenham) [553] (ICD-10: I02.9)

Definition	vermutlich autoimmunologische Erkrankung vorwiegend von Kindern in Folge einer Infektion mit α- oder β-hämolysierenden Streptokokken mit meist nach 5 – 15 Wochen sistierenden choreatischen Hyperkinesen
Epidemiologie	sinkende Inzidenz in entwickelten Ländern, F : M = 2 : 1, Patienten meist 5 – 15 Jahre
Ätiologie	Spätkomplikation nach Streptokokkenerkrankungen (Angina, rheumatisches Fieber, Endokarditis; bis zu 6 Monate nach Infekt), wahrscheinlich auf dem Boden einer vererbten Suszeptibilität
Klinisches Bild	i. d. R. generalisierte Chorea, seltener (< 20%) Hemichorea oder fokale Chorea; andere neuropsychiatrische Symptome (selten): erhöhte Reizbarkeit oder Labilität, Sprachstörung, Zwangsideen oder Zwangshandlungen
Zusatzdiagnostik	■ **Labor:** Antistreptolysin-Titer (AST), kann normal sein ■ **Bildgebung:** MRT eventuell Signalanhebung im Striatum in T2-Gewichtung; PET: reversibler striataler Glucosehypermetabolismus
Diagnosestellung	klinisch; keine beweisende Zusatzuntersuchung
Therapie	Akuttherapie: 3 × 1 Mio. I. E. Penicillin oral für 10 Tage, dann Prophylaxe mit 1 × 1.2 Mio. I. E./Monat für 5 Jahre; symptomatische Therapie der Chorea nur selten nötig (Neuroleptika, Tiaprid (Tiapridex®) 150 – 300 mg/Tag, Valproat (Orfiril®) 20 mg/kg/Tag)
Verlauf	üblicherweise Rückbildung innerhalb von 5 – 15 Wochen; bei bis zu 20% erneut Symptome, z. B. in Schwangerschaft oder durch Kontrazeptiva [553]

2.10.2.4 Paroxysmale Dyskinesien [153] (ICD-10: G24.9)

Definition	attackenweise auftretende, transiente Hyperkinesen (Chorea, Athetose, Dystonie) unterschiedlicher Ätiologie ohne gesichertes pathologisches Korrelat
Typen / Klinisches Bild [153]	■ **paroxysmale kinesigene Dyskinesie (PKD) = paroxysmale kinesigene Choreoathetose:** durch Willkürbewegungen ausgelöste Dyskinesien, i. d. R. choreoathetoid und von kurzer (< 5 Minuten) Dauer, einseitig oder bilateral; fakultativ sensorische Prodromi; häufige Attacken (evtl. > 100/Tag); Beginn um das 20. LJ (1.5 – 57. LJ), bei Patienten mit idiopathischen Formen oft vor dem 10. LJ; familiäre (v. a. Männer betroffen) und sporadische Formen (kein Geschlechtsunterschied); vermutlich symptomatische Formen bei vaskulären Insulten (Thalamus!) / Trauma / Encephalitis / MS / endokriner Störung; benigner Verlauf, Abnahme der Anfallsfrequenz nach dem 35. LJ möglich; sehr gutes Ansprechen auf Carbamazepin oder Phenytoin, gutes Ansprechen auf Clonazepam

- **paroxysmale nicht-kinesigene Dyskinesie (PNKD) = paroxysmale dystone Choreoathetose:** spontan auftretende, nicht durch Willkürbewegungen oder körperliche Anstrengung oder Schlaf ausgelöste Dyskinesien, i. d. R. von dystonem oder dyston-athetoidem Charakter und längerer (Minuten bis Tage) Dauer; Attackenfrequenz 1/Jahr – 4/Tag; Beginn um 20. LJ (1 – 50 LJ); Auslöser: Streß, Ermüdung, Menstruation, Alkohol, Kaffee; fakultativ Prodromi (Diaphorese, Kopfschmerzen, Flush); familiäre, sporadische und symptomatische Formen (psychogen / Insult / Migräne / Trauma / Encephalitis / MS); mäßiges Ansprechen auf Medikamente, am ehesten auf Substanzen, die die GABA-erge Neurotransmission verstärken (Clonazepam); geringe Wirkung von Carbamazepin oder Phenytoin
- **paroxysmale, durch körperliche Anstrengung ausgelöste Dyskinesie (PED: paroxysmal exertion-induced dyskinesia):** Dyskinesien (dyston) nach körperlicher Anstrengung (Gehen, Rennen); Attackendauer von wenigen Sekunden bis Stunden; Frequenz: 1/Woche – 100/Tag; keine Prodromi; evtl. Ansprechen auf L-DOPA oder Carbamazepin
- **paroxysmale hypnogene Dyskinesie (PHD):** choreoathetoide Bewegungen im Schlaf, kurze Dauer (Minuten); meist familiär (AD)

Zusatzdiagnostik
- **EEG:** Normalbefund, keine Krampfpotentiale
- **Bildgebung:** Normalbefund oder (bei symptomatischen Formen) Läsionen im Bereich des Striatums oder Thalamus kontralateral zur Dyskinesie

Diagnosestellung
klinisches Bild und Ausschluß einer Epilepsie

2.10.2.5 Hemiballismus [864] (ICD-10: G25.5)

Definition
von proximal her beginnende Hyperkinesen einer Körperseite (meist armbetont) mit großer Bewegungsamplitude in Folge einer Läsion des Nucleus subthalamicus (Corpus Luysii) oder seiner Verbindungen

Ursächliche Erkrankungen
meist Ischämie, seltener Raumforderung oder Entzündung im Bereich des Nucleus subthalamicus, unerwünschte Wirkung von Phenytoin oder L-DOPA

Zusatzdiagnostik
MRT oder CT des Schädels

Diagnosestellung
klinisch: proximale betonte halbseitige Hyperkinese, meist akuter Beginn

Therapie
Therapie der Ursache; symptomatisch: Chlorpromazin (Propaphenin®, 75 – 200 mg/Tag), Haloperidol (Haldol®) 3 – 5 mg/Tag

Verlauf
abhängig von Ursache der Läsion; i. d. R. (75 %) gute spontane Rückbildung

2.10.2.6 Startle-Syndrome [12,510]

Definition
Syndrome, die durch eine betonte Zusammenschreckreaktion (startle response) gekennzeichnet sind (s. u.)

Typen / Klinisches Bild
- **primäres Syndrom (Hyperekplexie):** seltene, meist autosomal dominant vererbte Erkrankung in Folge einer Mutation im Gen für die α-Untereinheit des inhibitorischen Glycinrezeptors auf Chromosom 5q [746]; in einigen Familien assoziiert mit einer spastischen Parese
  - *typisches Bild:* perinatal erhöhter Muskeltonus (steifes Baby), der sich innerhalb der ersten 6 Monate weitgehend normalisiert, assoziiert mit einer ausgeprägten und niederschwelligen Schreckreaktion auf plötzliche Reize, die persistiert und die zum Versteifen und zu Stürzen führt; Neigung zu bilateralen Beinmuskelzuckungen
- **Startle-Epilepsie:** klinisch-phänomenologisch definierte Gruppe von ätiologische inhomogenen Epilepsiesyndromen, bei denen durch unerwartete Stimuli ausgelöste komplexe partial-motorische Anfälle durch eine startle-Reaktion eingeleitet werden; beschrieben bei diffusen Hirnschäden, Down-Syndrom, Hexosaminidase-Mangel, Sturge-Weber-Syndrom
- **symptomatische Formen:** bei Stiff-person-Syndrom (→ S. 123), Tourette-Syndrom (→ S. 186), Creutzfeldt-Jakob-Erkrankung (→ S. 108), M. Tay-Sachs, Arnold-Chiari-Malformation (→ S. 201) oder anderen Läsionen im cervikomedullären Übergang

Klinisches Bild
- **startle response:** physiologisches Reaktionsmuster, auslösbar durch unerwartete sensorische Reize (v. a. akustische)
- **motorische Reaktion:** rascher (30 – 40 ms) reflektorischer Augenschluß, Verteidigungshaltung von Rumpf und Extremitäten (Flexion)

Zusatzdiagnostik
- **Gendiagnostik:** bei Hyperekplexie Nachweis einer Mutation im Glycin-Receptor-Gen (EDTA-Blut)
- **EEG** bei Startle-Epilepsie: Krampfpotentiale?
- **Bildgebung:** bei Hyperekplexie Normalbefund, bei Startle-Epilepsie Läsionen je nach Grundkrankheit

Therapie	■ **Hyperekplexie:** Clonazepam (Rivotril®) in geringer Dosierung (0.1 mg/kg KG) ■ **Startle-Epilepsie:** antikonvulsive Therapie mit Clonazepam (Rivotril®) oder Carbamazepin (z. B. Tegretal®)

2.10.2.7 Restless legs-Syndrom (RLS) [178]   (ICD-10: G25.8)

Definition	Bewegungsunruhe mit Mißempfindungen beider Beine (Brennen, Kribbeln etc.), die v. a. am Abend in Ruhe auftreten, mit einem Bewegungsdrang einhergehen und den Schlaf beeinträchtigen
Epidemiologie	Prävalenz in der Allgemeinbevölkerung ca. 5 %, am häufigsten im mittleren Lebensalter
Ätiologie/ Klassifikation [582]	■ **idiopathisches RLS:** (ca. 2/3 der Fälle) ohne zugrundeliegende Polyneuropathie, in ca. 90 % familiär (autosomal dominant) ■ **neuropathisches RLS:** (ca. 1/3 der Fälle) mit zugrundeliegender (evtl. subklinischer) Polyneuropathie, in ca. 10 % familiär: bei Niereninsuffizienz, Dialyse, Eisenmangel, Amyloid-Polyneuropathie
Assoziierte Erkrankungen	periodische Beinbewegungen im Schlaf (PLMS) (→ S. 178)
Diagnostische Kriterien [847]	■ Bewegungsdrang der Extremitäten, insbesondere der Beine ■ Assoziierung der Bewegungsunruhe mit Parästhesien oder Dysästhesien ■ Symptomverschlechterung in Ruhe und Besserung durch Aktivität ■ initiales Auftreten bzw. Zunahme der Symptomatik in der Nacht ■ Fehlen einer „inneren" oder den ganzen Körper betreffenden Unruhe ■ keine frühere Einnahme von Dopamin-Antagonisten
Klinisches Bild	typischer Patient: Person im mittleren Lebensalter, die eine vermehrte Tagesmüdigkeit und eine Einschlafstörung durch Bewegungsdrang und Mißempfindungen der Beine (Ameisenlaufen, Brennen) klagt, die nach Ruhe (Sitzen und Liegen), vor allem aber zur Nacht auftreten; der Bewegungsdrang kann unterdrückt werden, erzeugt aber eine wachsende innere Spannung und Dysphorie
Zusatz- diagnostik	■ **Schlaflaboruntersuchung mit Polysomnographie:** Anzahl der Bewegungsserien mit Erwachen (arousal Index): PLMS-Index > 5 pathologisch ■ **Labor:** Ausschluß Diabetes mellitus, Urämie, Anämie, Folat-, B_{12}-, Eisen-, Magnesium-Mangel ■ **Neurographie/EMG:** Suche nach einer Polyneuropathie
Diagnose- stellung	klinisches Bild nach Ausschluß anderer Ursachen
Differential- diagnose	Akathisie (Einnahme von Neuroleptika, Unruhe des *gesamten* Körpers), nächtliche Crampi, Schmerzen bei arterieller Verschlußkrankheit oder Varikosis, burning feet-Syndrom bei Polyneuropathie, painful-legs-moving-toes-Syndrom, nächtliche Wadenkrämpfe

Therapie	■ **Ziel:** Besserung der Schlafqualität durch Reduktion der Weckreaktionen
	■ **Dopaminergika:** evtl. abendliche Einnahme eines unretardierten und eines retardierten Präparates; Wirkungsverlust im Laufe von ca. 2 Jahren bei ca. 1/3 der familiären Fälle, seltener bei neuropathischen Fällen
	    ■ *L-DOPA mit peripherem Decarboxylasehemmer* (Nacom retard®, Madopar depot®) 100 – 600 mg/Nacht
	    ■ *Dopaminagonisten:* z. B. Bromocriptin (Pravidel®) 2.5 – 7.5 mg; Agonisten mit langer Halbwertszeit (z. B. Pergolid (Parkotil®) 0.5 – 1 mg oder Cabergolin (Carbaseril®) 0.25 – 1 mg)
	■ **Opioide beim Versagen der dopaminergen Medikation** (Codein (z. B. Codipront®) 30 – 100 mg/Tag; Dextropropoxyphen (Develin Retard®) 150 mg)

Verlauf	Tendenz zur Progression; spontane Remissionen sind selten; in der Regel gutes Ansprechen auf Dopaminergica, Verschlechterungen während Schwangerschaften sind häufig

2.10.2.8 Periodische Beinbewegungen im Schlaf (periodic leg movements in sleep, PLMS)

Ätiologie	ungeklärt
Assoziierte Erkrankungen	Restless legs-Syndrom (→ S. 178), Narkolepsie (→ S. 152), Schlafapnoe-Syndrom, andere Schlafstörungen
Klinisches Bild	■ **stereotype Bewegungen,** meist der Beine, v. a. Fuß- und Großzehenheber, z. T. nachfolgend Flexion von Hüfte, Knie und Sprunggelenk

Basalganglienerkrankungen

	■ **Rhythmik:** im Abstand von 20–40 Sekunden in Serien bis zu Stunden auftretend, gebunden an REM-Schlaf
	■ **sekundär Schlaf-Fragmentierung** durch Arousal-Effekt
Zusatzdiagnostik	Polysomnographie
Diagnosestellung	(Fremd-) Anamnese, Schlafstörung
Differentialdiagnose	Polyneuropathie, Restless legs-Syndrom (→ S. 178)
Therapie	bei Assoziation mit Restless legs-Syndrom L-DOPA-Präparate und Dopamin-Agonisten

2.10.2.9 Dystonien (ICD-10: G24)

Definition
- prolongierte Muskelkontraktionen, die Glieder und/oder Rumpf in abnorme Haltungen zwingt (tonische Dystonie) oder – bei repetitiven Kontraktionen – zu dystonen Bewegungen führt (phasische Dystonie)
- **Ausdehnung:** kann den ganzen Körper betreffen (generalisiert) oder auf eine Region beschränkt sein (fokal)
- **charakteristisch:** Besserung der Symptome durch sensorische Tricks („geste antagoniste")

Pathopysiologie exzessive Ko-Kontraktion antagonistischer Muskeln während Willkürbewegungen mit Kontraktionen in physiologischerweise nicht aktiven Muskeln und spontanen Ko-Kontraktionsspasmen; vermutlich supraspinale Störung der physiologischen reziproken Inhibition (defekte absteigende Modulation der reziproken Hemmung durch Fehlfunktion von motorischen Basalganglien, z. B. in Folge von Läsionen im Bereich der striato-pallido-thalamischen Schleife)

Klassifikation nach Ätiologie: primär (idiopathisch) und sekundär (symptomatisch); nach topischer Verteilung: fokal (auf eine Körperregion begrenzt), segmental (auf 2 benachbarte Körperregionen begrenzt), multifokal (auf 2 nicht-benachbarte Körperregionen begrenzt), halbseitig, generalisiert

2.10.2.10 Generalisierte Dystonie/Torsionsdystonie [181] (ICD-10: G24.1)

Allgemeines generalisierte Dystonien sind i. d. R. primär, häufig familiär und treten v. a. bei Kindern auf

Pathologie pathologisch-anatomisch keine eindeutigen Befunde; Dysfunktion ohne identifiziertes morphologisches Substrat

Klinisches Bild
- **autosomal dominante Form (DYT1):**
  - Koppelung mit Chromosom 9q34: Mutation (Deletion von 3 Basenpaaren) im Torsin-A-Gen, einem Gen unbekannter Funktion aus der Familie der Heat-schock-Proteine [595], unvollständige Penetranz (< 30%); in allen ethnischen Gruppen, besonders viele Betroffene unter Ashkenazi-Juden; Beginn um das 10. LJ (4.–43. LJ), häufig mit axialer Dystonie, Generalisierung i. d. R. innerhalb von drei Jahren [410,507]
- **autosomal rezessive Form (DYT2):**
  - keine chromosomale Positionierung gelungen; v. a. bei Ashkenazi-Juden
  - Beginn in Kindheit oder Adoleszenz (Mittel: 15 Jahre), meist mit Hand- oder Fußdystonie; pathologische Noradrenalin- und Serotonin-Konzentrationen in bestimmten Hirnregionen (postmortal)
- **x-chromosomal-rezessive Form (DYT3) = Philippino-Typ (Lubag):**
  - Koppelung zu Xq12–13.1; gehäuft auf den Philippinen
  - Beginn um 35. LJ; (12.–56. LJ), häufig mit kranio-cervikaler Dystonie; in ca. 36% zusätzlich Parkinson-Syndrom [873]
- **sonstige:** DYT4: autosomal dominant; sporadische Formen

Zusatzdiagnostik
- **Labor:** Ausschluß Morbus Wilson (→ S. 26)
- **Bildgebung:** Ausschluß struktureller Läsionen

Diagnosestellung klinisch

Therapie
- nur mäßige Erfolge
- **Pharmakotherapie:** Monotherapieversuch mit L-DOPA oder Dopaminagonisten (erfolgreich bei L-DOPA-sensitiver Dystonie; siehe dort)
  - *Trihexiphenidyl* (Artane®) in hohen Dosen; mittlere Dosis 40 (!) mg (5–120 mg) [95]
  - *Baclofen* (Lioresal®) in hohen Dosen; mittlere Dosis 90 mg (40–180 mg) [256]
  - *andere:* Carbamazepin (Tegretal®), Clonazepam (Rivotril®), Tetrabenazin (Nitoman®)
  - *Tripeltherapie:* Trihexiphenidyl, Tetrabenazin, Neuroleptikum (Haloperidol, Clozapin)

	■ **stereotaktische Operation:** Thalamotomie (VL) in einzelnen Fällen erfolgreich, häufig verzögerter Wirkungseintritt [798]
Verlauf	progredient

2.10.2.11 L-DOPA-sensitive Dystonie (Segawa) [575,735]   (ICD-10: G24.8)

Definition	Minderung der Dopaminsynthesekapazität, die sich v. a. bei jungen Mädchen als Gangstörung mit Beindystonie manifestiert und die durch geringe L-DOPA-Gaben ausgeglichen werden kann
Genetik	autosomal rezessiv, Chromosom 14q22.1 – 2; Punktmutationen in GTP-Cyclohydrolase I [339]
Häufigkeit	5 – 10% aller Patienten mit primärer Dystonie
Pathophysiologie	Mutation im Gen der GTP-Cyclohydrolase I (Schrittmacherenzym der Tetrahydrobiopterinsynthese) führt zum Mangel an Tetrahydrobiopterin (THB) (Cofaktor der Tyrosinhydroxylase, Schrittmacherenzym der Dopaminsynthese), der letztlich zu einer Dopaminmindersynthese führt; Tagesschwankungen wahrscheinlich über Mehrverbrauch von THB bei Aktivität zu erklären; höhere GTP-Cyclohydrolaseaktivität bei Männern, Frauen häufiger symptomatisch
Pathologie	Verminderung der Tyrosin-Immunoreaktivität im Striatum als Hinweis auf eine Störung der dopaminergen Afferenzen bei normaler Zellzahl in der Substantia nigra compacta (Zellen oft hypopigmentiert) und im übrigen unauffälligem Hirnbefund
Klinisches Bild	■ **typisches Bild:** junges Mädchen (6. LJ; 1 – 16 Jahre), das allmählich eine Gangstörung entwickelt, die auf eine Beindystonie zurückgeht, die sich auf alle Gliedmaßen ausdehnen kann, am Abend deutlich zunimmt und nach Ruhe weniger ausgeprägt ist; im Verlauf evtl. Entwicklung eines hypokinetisch-rigiden Syndroms; gute Rückbildung aller Symptome mit niedrigen Dosen L-DOPA ohne Wirkverlust und ohne Fluktuationen auch nach jahrzehntelanger Behandlung ■ **Symptome:** abnorme Fußhaltung (equinovarus), Steppergang; posturale Instabilität, Fallneigung; lebhafte-gesteigerte MER, „striatale Zehen" (Dorsalextension der Großzehe spontan oder nach Plantarreizung); axiale Dystonie (verstärkte Lendenlordose, Skoliose, Retro- / Torticollis) > Beindystonie > Armdystonie; keine schwere generalisierte Dystonie; fakultativ Bradykinesie, Hypomimie, Rigidität mit Zahnradphänomen, selten Ruhetremor, selten oculogyre Spasmen
Zusatzdiagnostik	■ **Labor:** Serum, Urin: Ausschluß Morbus Wilson (→ S. 181) ■ **CT, MRT, F-DOPA-PET:** Normalbefunde (Ausschluß anderer Ursachen) ■ **Liquor:** Tetrahydrobiopterin- und Hydroxyvanillinsäure- (HVA-) Minderung
Differentialdiagnose	Torsionsdystonie, spastische Paraplegie, hereditäre spinale Ataxie (→ S. 160), juveniler Parkinsonismus (→ S. 165)
Diagnosestellung	Verdacht durch klinisches Bild und Effekt von L-DOPA, Bestätigung durch Mutationsnachweis oder Aktivitätsverminderung der GTP-Cyclohydrolase I
Therapie	L-DOPA (Madopar® / Nacom®) nicht mehr als 400 mg L-DOPA/Tag; voller Effekt nach wenigen Tagen, gelegentlich auch erst nach Monaten
Verlauf	progredient, aber völlig reversibel unter L-DOPA-Behandlung; normale Lebenserwartung

2.10.2.12 Fokale/segmentale Dystonien   (ICD-10: G24.8)

	Blepharospasmus; oromandibuläre Dystonie; Meige-Syndrom; spasmodische Dysphonie, dystoner Stridor; Torticollis spasmodicus; aktions-induzierte Handdystonie (Schreibkrampf) [744]; weitere Formen: oculogyre Krisen, Opisthotonus, crurale Dystonie
Genetik	in der Regel sporadisch, allerdings in einigen Familien autosomal dominant vererbter Torticollis (DYT7) mit Lokus auf Chromosom 18p [449]

2.10.2.13 Blepharospasmus   (ICD-10: G24.5)

Klinisches Bild	einseitiges oder beidseitiges tonisches Zusammenkneifen der Augen, provoziert durch Anstrengung, helles Licht, Wind
Typen	■ **I:** klonischer Typ ■ **II:** tonischer Typ ■ **III:** Levator-Inhibitions-Typ: bei Aufforderung, die Augen zu öffnen, kontrahieren die Patienten bei geschlossenen Lidern den M. frontalis (Stirnfalten), ohne die Augen öffnen zu können [183]

Differentialdiagnose	ophthalmologische Erkrankungen (lokale Irritation, Albinismus, tapetoretinale Degeneration), Myotonie, oculäre Myasthenie (→ S. 298), Spasmus hemifacialis, Tetanus (→ S. 102), Akinese, Tics, Stereotypien, psychogener Lidschluß, Lidöffnungsapraxie
Diagnosestellung	klinisch
Therapie	Botulinum-Toxin A [184]

2.10.2.14 Oromandibuläre Dystonie (Meige-Syndrom) (ICD-10: G24.4)

Synonym	Brueghel-Syndrom
Definition	idiopathischer Blepharospasmus und oromandibuläre Dystonie mit Beginn im Erwachsenenalter
Therapie	Botulinum-Toxin A, Trihexiphenidyl (Artane®)

2.10.2.15 Torticollis spasmodicus [353] (ICD-10: G24.3)

Ätiologie	■ **ungeklärt** ■ **hereditär:** in einigen Familien autosomal dominant vererbter Torticollis (DYT7) mit Lokus auf Chromosom 18p [449] ■ **symptomatisch** bei Morbus Wilson, anderen Basalganglienläsionen, Syringomyelie, cerebralem Lupus erythematodes, Borreliose
Assoziierte Erkrankungen	■ **essentieller Tremor:** Kopftremor z. T. Jahre vor Entwicklung des Torticollis ■ **Dystonien an anderer Stelle** ■ **Schilddrüsenerkrankungen** (noduläre Struma, Thyreoiditis), Koinzidenz bei Frauen 25 %
Pathophysiologie	unklare Schädigung des Putamens → Wegfall der Hemmung der tonischen kontraversiven Aktivität des Pallidums
Klinisches Bild	Torti-, Latero-, Retro-, Anterocollis; tonischer, „myoklonischer" T., T. mit unterlagertem Tremor (dystoner Tremor); im Frühstadium oft richtungswechselnd
Untersuchung	■ **„geste antagoniste":** Anlegen der Hand an der nicht-abgewandten Gesicht-/Kopfseite führt zur Verminderung des Torticollis ■ **Gegendruckphänomen:** Druck entgegen dem Torticollis führt zur Verminderung der Dystonie ■ **Entlastungsreflex:** rasche passive Kopfdrehung in Richtung des Torticollis im Liegen führt zu unwillkürlicher, langsamer Nachkontraktion des dystonen M. sternocleidomastoideus
Zusatzdiagnostik	Serum-Kupfer und Coeruloplasmin zum Ausschluß eines Morbus Wilson (→ S. 26), MRT
Differentialdiagnose	kompensatorische Kopfschiefhaltung bei Trochlearisparese, kongenitalem Pendelnystagmus (→ S. 23), Tumoren im IV. Ventrikel und im Bereich des craniocervikalen Übergangs, essentieller Kopftremor, Caput obstipum (Fibrosierung eines M. sternocleidomastoideus), Störungen des kraniocervikalen Übergangs (→ S. 202), HWS-Syndrom, Sandifersyndrom (gastroösophagealer Reflux; bei Kindern)
Therapie	■ **1. Wahl:** Botulinum-Toxin A (> 60% Erfolgsquote, Wirkungsbeginn nach 1–6 Tagen, Wirkungsmaximum nach 3–16 Tagen, Wirkungsdauer 8–60 Tage) [354] ■ **2. Wahl:** Anticholinergica, Dopaminrezeptorenblocker (z. B. Haloperidol) ■ **3. Wahl:** Versuch mit Baclofen, Diazepam, Carbamazepin ■ **chirurgisch:** selektive periphere Denervierung nach Bertrand (distale Neurotomie von Ästen des N. accessorius zum M. sternocleidomastoideus und von Rr. dorsales C1 bis C6)
Verlauf	rezidivierend, Spontanremissionen (10–23%)
Selbsthilfegruppe	Bundesverband Torticollis e. V., Eckernkamp 39, 59077 Hamm, Tel.: 02389/536988, Fax: 02389/536289

2.10.2.16 Sekundäre (symptomatische) Dystonien (ICD-10: G24.9)

Häufigkeit	ca. 20% aller Dystonien; bei generalisierten Dystonien in ca. 45%, bei Dystonien mit Beginn im Kindesalter in ca. 30% nachweisbar
Ätiologie	(Übersicht bei [351]) medikamenteninduziert (+ tardive Dyskinesien), neurodegenerative Erkrankungen mit Beteiligung der Basalganglien, metabolische Störungen (z. B. Morbus Wilson), entzündliche und vaskuläre Erkrankungen des ZNS, Tumoren des ZNS, Traumen (Schädel oder extrakraniell)

Hinweise auf eine sekundäre Dystonie	neurologische Auffälligkeiten über das dystone Symptom hinaus, Hemidystonie, Beinbeteiligung beim Erwachsenen, rasche Progredienz beim Erwachsenen
Zusatzdiagnostik	■ **Screening-Tests** zum Nachweis von metabolischen, entzündlichen oder vaskulären Erkrankungen ■ **CT oder MRT** zum Nachweis vaskulärer, atrophischer, raumfordernder oder entzündlicher Veränderungen

2.10.2.17 Spätdyskinesie (tardive Dyskinesie) [768] (ICD-10: G24.0)

Definition	persistierende abnorme unwillkürliche Bewegungen, die in Zusammenhang mit längerer Behandlung mit Neuroleptika oder dem Absetzen von Neuroleptika nach Langzeitbehandlung auftreten
Ätiologie	Langzeitbehandlung mit Neuroleptika
Klassifikation	tardive orobuccolinguale Dyskinesie, tardive Dystonie, tardive Akathisie
Disponierende Faktoren	höheres Alter, Geschlecht (F > M), Diagnose (affektive > schizophrene Psychosen)
Pathophysiologie	ungeklärt; diskutiert werden eine striatale Dopaminrezeptorhypersensibilität, eine verzögerte Freisetzung von Neuroleptika aus Neuromelaninbindung in der Substantia nigra sowie eine verminderte GABA- und Opiatbildung im indirekten Schenkel des Basalganglienprojektionssystems
Klinisches Bild	Dyskinesien v. a. von Zunge, Lippen, Kopf, Rumpf
Therapie	■ **Prävention:** strenge Indikationsstellung für Neuroleptika ■ **symptomatische Behandlung:** atypische Neuroleptika, z. B. Pimozid (Orap®) oder Clozapin (Leponex®); Tetrabenazin (Nitoman®), Reserpin; Clonazepam (Rivotril®); Verapamil (z. B. Isoptin®), Nifedipin (z. B. Adalat®)

2.10.2.18 Morbus Wilson [876] (ICD-10: E83.0)

Synonyma	hepatolentikuläre Degeneration, Pseudosklerose Westphal-Strümpell
Definition	autosomal-rezessive Erkrankung mit positiver Kupferbilanz in Folge von Defekten eines Kupfer-Transport-Moleküls, die zu Schäden in Leber (Cirrhose), Basalganglien (Dystonie, Tremor, akinetisch-rigides Syndrom) und Kleinhirn (Ataxie) führen, die durch rechtzeitige Behandlung verhindert werden können
Epidemiologie	Prävalenz: Heterozygote 0.2 – 0.5 %, Homozygote 0.28 auf 100000; F = M; nur sehr selten vor dem 6. und nach dem 40. LJ
Genetik	autosomal-rezessiv; Chromosom 13q14.3; Mutationen in einer Kupfer-transportierenden ATP-ase (ATP7B-Gen); die Art der Mutation (Deletion, Punktmutation; zur Zeit über 25 bekannt) [806] bestimmt die Schwere der Erkrankung: Mutationen, die zum Verlust der Expression der ATPase führen, äußern sich im frühen Lebensalter als Lebererkrankung; solche, die zu einer mäßigen Aktivitätsminderung der ATPase führen, im späteren Lebensalter mit neuro-psychiatrischen Symptomen
Pathologie	im ZNS: bei schnell voranschreitender Erkrankung: Kavitationen / Zellnekrosen in Putamen und Globus pallidus, bei mehr chronischen Verläufen bräunliche Verfärbung und Schrumpfung dieser Strukturen
Pathophysiologie	gestörter Kupferstoffwechsel (positive Kupferbilanz) aufgrund eines Kupfertransportenzymdefekts mit verminderter biliärer Exkretion von Kupfer und verminderter Kupferinkorporation in Coeruloplasmin → Anstieg des freien Cu^{++} im Serum → toxische Effekte über freies Kupfer oder Cu^{++}-Proteine und Kupferablagerungen in Leber, ZNS, Niere (tubulärer Schaden), Knochen (Osteoporose, Arthropathie)
Klinisches Bild [706,876]	■ **Beginn:** bei Kindern, Adoleszenten und jungen Erwachsenen (bis 40 Jahre); bei Erkrankungsbeginn zwischen 5. – 20. LJ hepatische neben neurologischen Symptomen deutlich; bei Erkrankungsbeginn zwischen dem 20. – 40. LJ progrediente neurologisch-psychiatrische Symptome ■ **Hepatopathie** (chronisch oder akut) mit Ikterus, Hepatosplenomegalie, Thrombozytopenie, Blutungsneigung (nicht obligat) ■ **Augensymptomatik:** Kayser-Fleischer-Cornealring (Kupferablagerung in der Descemet'schen Membran am Limbus der Kornea – fast immer bei Patienten mit neurologischen Syptomen durch Morbus Wilson), Kupferkatarakt (Sonnenkatarakt) ■ **neurologische Symptome:** Dysarthrie, Dysphagie, Ruhe- und Intentionstremor, Dystonie, Pyramidenbahnzeichen, Parkinsonismus ■ **psychiatrische Symptome:** Psychosen, Verhaltensstörungen, Neurosen ■ **sonstige Symptome:** Amenorrhoe, Spontanaborte, Hämaturie, Proteinurie, renal-tubuläre Azidose, Gelenkbeschwerden

Zusatz- diagnostik	■ **Labor:** ■ *Coeruloplasmin* (< 200 mg/l); CAVE: bei 5% der Patienten mit Morbus Wilson liegt der Coeruloplasminspiegel über 200 mg/l (allerdings *defektes* Coeruloplasmin) ■ *freies Serum-Cu^{++}* erhöht (> 15µg/dl) ▸ CAVE: Gesamt-Serum-Cu^{++} erniedrigt (< 12 µmol/l) außer in Phasen akuter Hämolyse ▸ Berechnung des freien Serum-Cu^{++}: Differenz von Gesamt-Serum-Cu^{++} (in µg/dl) und 3 × dem Serum-Coeruloplasmin (in mg/dl) ■ *Urin-Cu^{++}* (24-Stunden-Urin) erhöht (> 100 µg/Tag) ■ *Leberbiopsie:* Leber-Cu^{++}-Gehalt stark erhöht (> 250 µg/g Trockengewicht) ■ *Mutationsnachweis* im EDTA-Blut ■ **Spaltlampenuntersuchung:** Kayser-Fleischer-Ring; kann auch bei anderen Lebererkrankungen auftreten ■ **MRT:** ca. 50% unauffällig; im Putamen Signalanhebung in T2-gewichteten Bildern (Gliose) neben Signalminderung (Cu^{++}); im Pallidum Signalminderung (Cu^{++}); häufig Mittelhirnatrophie mit Signalanhebung im Tegmentum („face of the giant panda"); fakultativ Hirnatrophie (20%)
Diagnosestellung	Klinik mit Nachweis einer positiven Kupferbilanz (erhöhtes Kupfer im Serum, dysproportionale Verminderung von Serum-Coeruloplasmin und Gesamt-Serum-Kupfer, vermehrte Kupferausscheidung im Urin und Kupferablagerungen im Gewebe z. B. als Kayser-Fleischer-Ring, evtl. Mutationsnachweis im ATP7B-Gen
Therapie	■ **kupferarme Diät** ■ **medikamentöse Therapie:** ■ *Prinzipien:* kupferchelierende Pharmaka zur Erhöhung der renalen Kupferausscheidung (D-Penicillamin, Trientine = Triethylene Tetramine Dihydrochlorid, Dimercaprol), Verminderung der Kupferabsorption (Zinkacetat), Mobilisierung von Kupfer aus intrazellulären Speichern verbunden mit einer Absorptionsminderung (Tetrathiomolybdat) ■ *Standardtherapie* für symptomatische oder präsymptomatische Patienten: Initialtherapie mit Chelator ■ *akut kranker Patient mit neurologischen Symptomen:* Tetrathiomolybdat (experimentelle Therapie; 30 mg 3 × 1) ■ *Substanzen:* Penicillamin und Zink gelten als gleich wirksam, Zink als nebenwirkungsärmer [139] ▸ Zink-Acetat 50 mg eine Stunde vor oder nach dem Essen ▸ Therapiekontrolle: sinkende Kupferexkretion im 24-Stunden-Urin (< 125 µg); Zinkplasmaspiegel (1500 – 3000 µg/l) ▸ Penicillamin: 500 mg 2 × 1 + 25 mg Vitamin B$_6$/Tag (wegen Anti-Peroxydase-Effekt von Penicillamin) + 20 mg Prednison (wegen allergischer Nebenwirkungen, ca. 2 Wochen) ▸ Nebenwirkungen akut: Fieber, Leukopenie, Thrombopenie, Proteinurie; kann initial zur Zunahme oder Verschlechterung der neurologischen Symptome führen ▸ Nebenwirkungen chronisch: Granulozytopenie, Lupus, Goodpasture-Syndrom, Myasthenia gravis, Arthralgien ▸ Kontrolle: Anstieg der Cu^{++}-Ausscheidung im Urin (3 – 5fach); negative Kupferbilanz; freies Serum-Kupfer < 200 µg/l ▸ weitere Kontrollen: Temperatur, BB, Urinanalyse 1 – 2 tägig Penicillamin und Zink gelten als gleich wirksam, Zink als nebenwirksamsärmer [139] ▸ Trientine: Alternative bei Penicillamin-Unverträglichkeit, seit 1985 von der FDA zugelassen, bisher nicht in der BRD; 600 mg 3 × 1; ■ *lebenslange Erhaltungstherapie* mit Zink, Penicillamin oder Trientine
Verlauf	■ **juvenile Form:** Verlauf unbehandelt 5 bis 7 Jahre; Tod meist durch intravasale Hämolyse ■ **adulte Form:** unbehandelt chronische Verläufe über 10 – 40 Jahren; bei früher und konsequenter Behandlung können Symptommanifestationen verhindert werden, deshalb sollten alle Familienangehörigen von Wilson-Patienten untersucht werden
Selbsthilfegruppe	Verein Morbus Wilson e. V., Meraner Straße 17, 83024 Rosenheim, Tel.: 08031/44119

2.10.2.19 Choreoathetotische neuroaxonale Dystrophie (Hallervorden-Spatz-Erkrankung) [276,352] (ICD-10: G23.0)

Definition — pathologisch-anatomisch definierte Erkrankung mit Eisenablagerungen in Globus pallidus (GP), Substantia nigra (SN) und Nucleus ruber sowie axonaler Dystrophie und vorherrschend motorischen Symptomen

Ätiologie — sporadisch und familiär (autosomal rezessiv?)

Pathologie — makroskopisch rot-braune („rostige") Verfärbung des GPm und der SNpr; mikroskopisch Gliose, Myelinverlust mit axonalen Schwellungen (Spheroiden) und leichtem Neuronenverlust; exzessive Eisen- und Neuromelaninablagerung in GP und SN

Klinisches Bild
- weites Spektrum von Symptomen
- **Kind oder Jugendlicher:** Beginn < 20. LJ, i. d. R. zwischen 7.–12. LJ; mittlere Krankheitsdauer 11 Jahre (8–18); Beginn mit Gangstörung oder Beindystonie bei 90%, mit psychischen Auffälligkeiten 10%. Bewegungsstörung (Dystonie 55%, Choreoathetose 45%, Tremor 36%) mit rigider Muskeltonuserhöhung (75%) und Retardierung oder progressiver Demenz (80%) und Hyperreflexie (55%); Retinitis pigmentosa oder Opticusatrophie
- **Erwachsener:** Parkinson-Plus-Syndrom (+ Demenz, + Hyperreflexie, + prominente Dystonie)

Zusatzdiagnostik
- **MRT:** in T2-gewichteten Bildern „Tigerauge-Zeichen" (zentrale Signalhyperintensität (Gliose?) zusammen mit Signalabschwächung im Globus pallidus); Hypointensität auch in der Substantia nigra und im Nucleus ruber (Eisenablagerungen)
- **Labor:** Ausschluß Wilson; fakultativ: Akanthozytose (→ S. 176)

Diagnosestellung — sicher: nur neuropathologisch; Verdacht: Klinik und MRT

Therapie
- keine kausale Therapie bekannt; Eisenchelator wie Deferoxamin ohne Effekt
- **Hypokinese:** L-DOPA, Selegilin
- **Hyperkinesen:** Trihexiphenidyl (Artane®)

2.10.2.20 Essentieller Tremor [28,399] (ICD-10: G25.0)

Definition — Sammelbegriff für idiopathische, isolierte Tremorformen (infantile, juvenile, adulte, senile)

Ätiologie — ca. 60% familiär mit autosomal-dominantem Erbgang; Assoziation mit Chromosom 3q13 [268] und 2p25 [314]; wahrscheinlich keine Assoziation mit Morbus Parkinson

Klinisches Bild
- Halte- und (geringer ausgeprägter) Aktionstremor, seltener auch Ruhetremor
- Frequenz um 6–8 Hz (4–10 Hz); ältere Menschen 5–6 Hz; Tendenz der Frequenzabnahme mit zunehmender Dauer der Krankheit
- Besserung unter kleinen Mengen Alkohol bei ca. 50% der Patienten, Zunahme unter psychischer Belastung
- Kopf, Kinn, Stimme häufig beteiligt

Differentialdiagnose
- **physiologischer Tremor/verstärkter physiologischer Tremor:** isolierter Tremor von niedriger Amplitude und höherer Frequenz (10–12 Hz), der unter Haltebedingungen auftritt
- **Parkinson-Tremor:** oft auch Haltetremor (meist etwas langsamer); Kombination mit Ruhetremor und Akinese/Rigor spricht für Morbus Parkinson (→ S. 165)
- **orthostatischer Tremor:** Tremor der unteren Extremitäten mit Frequenz von 13–18 Hz, der nur im Stand und bei Halteinnervation auftritt und zu schwerer Standunsicherheit mit häufigen Stürzen führt
- **cerebellärer Tremor:** zunehmende Tremoramplituden bei Zielbewegungen infolge einer Erkrankung des Kleinhirns; niedrige Frequenz (2–5 Hz); medikamentös schwer beeinflußbar; evtl. Versuche mit Isoniazid 600–1200 mg/Tag, Carbamazepin (400–600 mg/Tag); stereotaktische Thalamotomie im Vim
- **Myorhythmie:** langsamer (1–4.5 Hz) Ruhe-, Halte- und Aktionstremor bei Läsionen im Bereich des Nucleus ruber und des Thalamus
- **Rabitt-Syndrom:** Tremor der perioralen Muskulatur (v. a. der Lippen) als Symptom eines medikamentös induzierten akinetisch-rigiden Syndroms oder isoliert bei älteren Menschen

Diagnosestellung
- klinisch, unterstützt durch polygraphische Tremoranalyse
- **sicherer essentieller Tremor:** sichtbarer, monosymptomatischer Haltetremor (± Aktionstremor) mit langsamer Progression über mindestens 5 Jahre und familiärer Belastung bei Ausschluß medikamentöser, endokriner oder sonstiger symptomatischer Ursachen

Therapie
- **Propranolol** (z. B. Dociton®): Tagesdosis 80–180 (-240) mg/Tag in drei Einzeldosen; einschleichende Dosierung mit 3 × 10 mg; Absetzen langsam über eine Woche
- **Primidon** (z. B. Mylepsinum®, Liskantin®): einschleichender Beginn mit sehr kleinen Dosen (z. B. 1 ml (= ca. 30 mg) Liskantin®-Saft) am Abend, langsame Steigerung der abendlichen Dosis bis max. 250 mg, evtl. zusätzlich geringe Dosen morgens und mittags
- **stereotaktische Operation** (Thalamotomie) bei starker Ausprägung und Behinderung

Verlauf meist langsame Progredienz, bei langjährigem Bestehen häufig Amplituden behindernden Ausmaßes

2.10.2.21 Myoklonus (ICD-10: G25.3)

Definition plötzlich einsetzende, kurz andauernde (einschießende) unwillkürliche Bewegung aufgrund einer aktiven Muskelkontraktion (positiver Myoklonus) oder aufgrund einer Inhibierung von Muskelkontraktionen (negativer Myoklonus = Asterixis)

Ätiologie/ Klassifikation
- klinisch nach den beteiligten Muskeln als fokal, multifokal oder generalisiert; nach Sitz des Generators (mit elektrophysiologischen Zusatzuntersuchungen lokalisierbar) als cortikal, subcortikal und spinal; nach Ätiologie mit entsprechenden Zusatzuntersuchungen
- **physiologische Myoklonien:** Einschlaf-, Aufwach-, Schreck („startle-reaction")
- **essentielle Myoklonien** (autosomal dominant oder sporadisch)
- **Epilepsie mit Myoklonien:** progressive Myoklonusepilepsie (→ S. 158)
- **symptomatische Myoklonien:**
  - posthypoxische Myoklonien: Lance-Adams-Syndrom (→ S. 185)
  - bei neurodegenerativen Erkrankungen (Morbus Wilson → S. 182, Morbus Huntington → S. 174, Creutzfeldt-Jakob-Erkrankung → S. 108, Morbus Alzheimer → S. 152, progressive supranukleäre Lähmung → S. 170, Multisystematrophie → S. 172), cortiko-basale Degeneration (→ S. 173)
  - bei entzündlichen ZNS-Erkrankungen (subakute sklerosierende Panencephalitis, Herpes-Encephalitis → S. 81, Encephalitiden bei Mumps-, Coxsackie-, HIV-, Lues-Infektion → S. 100)
  - bei metabolischen Encephalopathien (hepatisch, renal → S. 217)
  - bei toxischen Encephalopathien (Brom, Wismuth, Schwermetalle, DDT, Kokain, LSD, Cannabis, Strychnin, Opiate, L-DOPA, Trizyklika, MAO-Hemmer, Lithium, Penicilline, Cephalosporine)
  - bei physikalischen Encephalopathien (Hitzschlag, Dekompressions-Kompressionstrauma)
  - bei fokalen ZNS-Läsionen (Tumor, Trauma, Ischämie; olivo-dentato-rubrale Läsion: Gaumensegelmyoklonie)

Typen

	cortikal	subcortikal	spinal
Dauer der EMG-Aktivität	10–50 ms	> 100 ms	> 100 ms
Verteilung	fokal, distal betont oder multifokal	generalisiert	segmental oder fokal
Reizabhängigkeit	reiz- oder bewegungsgetriggert	spontan	spontan, oft rhythmisch
korreliertes EEG-Potential	+ (vor der myoklonischen Zuckung)	–	–
Riesen-SEP (Amplitude > 12 µV)	+	–	–

Zusatzdiagnostik
- **Medianus-SEP:** Riesenpotentiale bei cortikalen Myoklonien
- **„backward averaging":** Registrierung und Aufsummierung des EEG's vor Erscheinen eines Myoklonus im EMG zum Nachweis eine Korrelation bei cortikalen Myoklonien

Therapie Valproat (z. B. Orfiril®) und/oder Clonazepam (Rivotril®), evtl. in Kombination mit Piracetam (Nootrop®) oder Fluoxetin (Fluctin®); essentieller Myoklonus s. u.

2.10.2.22 Lance-Adams-Syndrom [431] (ICD-10: G93.1)

Ätiologie hypoxische Hirnschädigung

Ursächliche Läsion(en) diffus oder lokal in Nucleus subthalamicus, mediale Raphekerne, Thalamus

Klinisches Bild [431]
- **Myoklonien**, generalisiert oder regional oder segmental begrenzt, in den beteiligten Muskeln synchron, Provokation durch somatosensible Reize, willkürliche und unwillkürliche Bewegungen (z. B. Gähnen)
- **Asterixis** (= Innervationspausen > 100 ms) → Stürze
- **fakultativ: cerebelläre Ataxie**

Therapie Piracetam (Nootrop®) hochdosiert (bis 10 g/Tag); Clonazepam, Valproinsäure, Primidon

2.10.2.23 Essentieller Myoklonus [189] (ICD-10: G25.3)

Genetik z. T. autosomal dominant vererbt

Klinisches Bild
- **Beginn** in der Kindheit
- **segmentale Myoklonien**, Suppression durch Alkohol
- fakultativ leichte cerebelläre Ataxie

Therapie Anticholinergica (Trihexyphenidyl (Artane®) 40–60 mg/Tag), evtl. Tetrabenazin (Nitoman®), Benzodiazepine, Propranolol

2.10.2.24 Tics (ICD-10: G25.6)

Definition kurze, nicht zweckgebundene, periodisch auftretende, unwillkürliche koordinierte Muskelkontraktionen, die zu Bewegungen (motorische Tics) oder Lautäußerungen (vokale Tics) führen

Klassifikation
- **einfache Tics:** nur wenige Muskelgruppen (Blinzeln, Zwinkern, Stirnrunzeln, Kopfrucken, Schulterzucken; Räuspern, Grunzen, Hüsteln, etc.) betroffen
- **komplexe Tics** entsprechen koordinierten Bewegungsabfolgen (Trippeln, Nesteln, Echopraxie; Schnalzen, Stöhnen, Koprolalie, Echolalie, Palilalie)
- **primäre Tics** (häufig): Ticstörung ohne Grund/Begleiterkrankung
- **sekundäre Tics** (selten): andere Erkrankungen zugrundeliegend (Neuroakanthozytose, Morbus Huntington, Chorea minor, CO-Intoxikation)

2.10.2.25 Gilles de la Tourette-Syndrom [421] (ICD-10: F95.2)

Definition chronische Tic-Erkrankung mit vermutlich genetischer Grundlage, klinisch durch das Auftreten häufiger, multipler motorischer oder vokaler Tics gekennzeichnet, assoziiert mit Verhaltensauffälligkeiten

Ätiologie meist genetisch (autosomal dominant mit unvollständiger Penetranz), selten als sekundäre Tic-Erkrankung (s. o.)

Epidemiologie Prävalenz 3–5 : 10 000 bei Jugendlichen, sinkt mit steigendem Lebensalter auf 0.5/10 000; Erstmanifestation im Mittel im 7. LJ (90 % 2. – 15. LJ); Jungen : Mädchen = 4 : 1

Diagnostische Kriterien Beginn vor dem 21. LJ, Auftreten von multiplen motorischen/vokalen Tics im Verlauf, häufige Tics für mindestens 1 Jahr, primäre Tics

Klinisches Bild
- **typisches Bild:** Junge im Schulalter, der zunächst im Gesichtsbereich (später auch anderswo) einfache motorische und vokale Tics entwickelt, die sich im Verlauf zu komplexen Tics ausweiten können; den Tic-Bewegungen geht i. d. R. ein subjektives Spannungsgefühl voraus; die Tics sind willkürlich unterdrückbar; assoziiert mit Zwangsvorstellungen/Zwangsgedanken oder anderen Verhaltensauffälligkeiten („disruptive behaviour"); positive Familienanamnese für Tics; die Intensität schwankt und vermindert sich im Erwachsenenalter deutlich
- **Symptome:** motorische Tics (einfache und komplexe; verschiedene Formen), vokale Tics (mindestens ein vokaler Tic wird für die Diagnose gefordert; Koprolalie nicht obligat), sensorische Mißempfindungen vor der Tic-Bewegung („sensorischer Tic")
- **assoziierte Verhaltensauffälligkeiten** bei ca. 50 % der Patienten: Zwangsvorstellungen/Zwangshandlungen, Aufmerksamkeitsdefizite/Hyperaktivität, selbstverletzendes Verhalten, Persönlichkeitsstörungen

Zusatzdiagnostik
- **elektrophysiologische Diagnostik:** fehlendes Bereitschaftspotential im Gegensatz zu willkürlicher Bewegung; EEG und SEP i. d. R. unauffällig
- **MRT:** evtl. Asymmetrien im Putamen/GP [754]
- **PET:** verminderter Glucosemetabolismus paralimbisch, Striatum und orbital-präfrontal

Differentialdiagnose
- **einfache Tics:** Myoklonien, fokale Dystonie (Blepharospasmus; phasischer Torticollis etc.), Chorea (v. a. Sydenham), paroxysmale Dyskinesien (v. a. kinesigene)
- **komplexe Tics:** Manierismen, Stereotypien, Akathisie, Restless-legs-Syndrom (→ S. 178)

Therapie
- **Pharmakotherapie:**
  - *Zielsymptom Tics:*
    - Neuroleptika in der niedrigsten wirksamen Dosis (Ziel: Reduktion der Tics um 2/3), z. B. Risperidon (Risperdal®) 2–6 mg/Tag; Pimozid (Orap®) 1.5–30 mg/Tag; Tiaprid (Tiapridex®) bis 600 mg/Tag; Haloperidol (Haldol®) 2–10 mg/Tag
    - Clonidin (Catapresan®) 0.15–0.4 mg/Tag v. a. bei zusätzlich attention deficit/hyperactivity disorder

- *Zielsymptom Zwangsstörung:*
  - ▶ Serotoninerge Substanzen: Clomipramin (z. B. Anafranil®) 225–300 mg/Tag, Fluvoxamin (Fevarin®) 200–300 mg/Tag, Paroxetin (Tagonis®) 50 mg/Tag für mindestens 12 Wochen als Monotherapie oder in Kombination mit Neuroleptika in Niedrigdosierung (z. B. Risperidon (Risperdal®) 2–6 mg/Tag)
- **Psychotherapie:** Verhaltenstherapie

Verlauf Mehrzahl der Tics sistiert nach der Pubertät; 30–40% der Patienten haben als Erwachsene keine, 30% gebesserte, 30% etwa unveränderte Tics

Selbsthilfegruppe Tourette-Gesellschaft Deutschland, Stammstraße 23, 50823 Köln, Tel.: 0221/5106344

2.11 Rückenmarkserkrankungen
A. Hufschmidt

2.11.0.1 Allgemeines

Spinale Syndrome → S. 31
- **spinale Syndrome bei einzelnen Erkrankungen:**

	Pyramidenbahn	Hinterstränge	Tr. spinothalamicus	Tr. spinocerebellaris	Vorderhorn	Hinterhorn
spastische Spinalparalyse	++					
spinale Muskelatrophie					+	
ALS	+				+	
HIV-Myelopathie	+	++				
HTLV-1-Myelopathie	++	+				
cervikale Myelopathie	++	(+)	(+)	(+)	+	
funikuläre Myelose	+	++				
Morbus Friedreich	(+)	+		++		+
Tabes dorsalis		++				+
Syringomyelie	+		++		+	+
Spinalis-anterior-Syndrom	+		+		+	

Zusatzdiagnostik
- **somatosensible evozierte Potentiale** (→ S. 376): Leitungsverzögerung in den Medianus-SEP zwischen N9 (Erb'sches Potential; Plexus brachialis) und N13 (Nackenpotential; Hinterstrangkerne) bzw. bei den Tibialis-SEP zwischen der N22 (L1-Antwort; Cauda equina) und der N29 (Nackenantwort; Hinterstrang-Kerne) bzw. P37 (Skalpantwort); letztere kann auch durch einen supraspinalen Prozeß verändert sein
- **transcranielle Magnetstimulation** (→ S. 383): Verlängerung der zentralmotorischen Leitungszeit (ZML)
- **Nativ-Röntgen:** cranio-cervikale Anomalien (basiläre Impression u. a., S. 202), Weite des Spinalkanals, degenerative/traumatische Veränderungen, Destruktionen der Bogenwurzeln, Wirbelgleiten (Funktionsaufnahmen)
- **Knochen-Szintigramm:** Darstellung abhängig vom Ausmaß der Osteogenese und von der Durchblutung; Darstellung von traumatischen und degenerativen Veränderungen und von Osteolysen
- **Liquoruntersuchung** (→ S. 389)
- **CT:** Wirbelkanalstenosen, Osteolysen, Raumforderungen
- **Kernspintomographie (MRT):** Darstellung in allen drei Raumebenen (v. a. sagittal → Übersicht über größere Abschnitte des Rückenmarkskanals), Darstellung auch von intramedullären Prozessen, MR-Myelographie („Wasserbilder") zur Darstellung des Subarachnoidalraums

- *Einschränkungen:* Platzangst (Prophylaxe z. B. mit Lorazepam (Tavor Expidet®) 1 – 2.5 mg p. o.), Dislokation von Aneurysmaclips oder Metallsplittern
- *Kontraindikationen:* Herzschrittmacher, größere Metallteile im Darstellungsbereich
- **Myelographie:** raumfordernde Prozesse, v. a. wenn eine Kompression bei bestimmten Haltungen (Funktionsmyelographie) bzw. nur im Stehen (Belastungsmyelographie) gefragt ist; Nachweis der Kommunikation von Zysten mit dem Liquorraum; gleichzeitige Gewinnung von Liquor (s. u.); Kombination mit anschließendem CT (CT-Myelogramm) oft sinnvoll
  - *Technik:* Punktion lumbal (LW 3/4 oder LW 2/3) bzw. cervikal (HW 1/2) und Injektion von 10 – 15 ml Iopamidol (Solutrast®)
  - *Risiken:* Unterdrucksyndrom, Blutdruckabfall, Kontrastmittelallergie, radikuläre oder spinale Ausfälle (direkte Traumatisierung oder indirekt auf vaskulärem Weg), Verschlimmerung von spinalen Ausfällen durch Volumenverschiebung bei Raumforderungen, cerebrale Komplikationen (Verwirrtheitszustände, epileptische Anfälle) bei Kontrastmittelübertritt in den Schädel, Infektionen (sehr selten)
- **spinale Angiographie:** enger Indikationsbereich (arteriovenöse Malformationen oder Blutungsquellen (evtl. in gleicher Sitzung Embolisation), präoperative Darstellung der A. radicularis magna Adamkiewicz)

Fahrtauglichkeit [456]

- **Gruppe 1** (v. a. PKW, Motorrad) abhängig von der Ausprägung der Symptomatik, nach neurologischer/nervenärztlicher Untersuchung
- **Gruppe 2** (v. a. LKW, Busse) „nur in seltenen Fällen und bedarf der Begründung"

Degenerative Motoneuronerkrankungen
→ spastische Spinalparalyse S. 165
→ spinale Muskelatrophie S. 163
→ amyotrophe Lateralsklerose S. 162

2.11.0.2 Myelitis (ICD-10: G04)

Ätiologie

- **viral:** Herpes-simplex-Virus, HTLV-1, HIV, Poliovirus, Varizellen-Zoster-Virus, Coxsackie A- und B-Virus, Echovirus, Epstein-Barr-Virus, Rabies-Virus
- **sekundär nach/bei bakterieller, Pilz- oder Parasiteninfektion:**
  - *bakteriell:* Staphylococcus aureus, Streptokokken, Treponema pallidum (Lues cerebrospinalis und Tabes dorsalis), Leptospiren, Mycoplasma pneumoniae
  - *Tuberkulose:* Myelitis sehr selten, eher Befall der Wirbelkörper
  - *Parasiten:* Bilharziose
  - *Pilze:* Kryptococcus neoformans, Aktinomyces israelii
- **über Vaskulitis verursacht:** Lupus erythematodes (S. 73), Panarteriitis nodosa (S. 68), Lues spinalis (S. 100)
- **unbekannte Ätiologie:**
  - *postinfektiös:* nach Infekten der oberen Luftwege und nach Mumps, Masern, Röteln, Varizellen
  - *postvakzinal:* Pocken, Typhus, Tollwut
  - *demyelinisiernde Erkrankungen:* Encephalomyelitis disseminata (S. 113), Neuromyelitis optica, subakute Myelooptikoneuropathie (SMON) (S. 118)
  - Morbus Boeck (granulomatöse Myelitis) (S. 110), Morbus Behcet (S. 111) (perivaskuläre Encephalomyelitis), paraneoplastisch (nekrotisierende Myelopathie)

Typen

- **nach Lokalisation:**
  - *Leukomyelitis* (weiße Substanz): v. a. para-/postinfektiöse Myelitiden, z. B. durch Masern-, Mumps-, Varizellen-, Röteln-, Epstein-Barr-Virus
  - *Poliomyelitis* (graue Substanz): v. a. durch Enteroviren (Poliomyelitis-, Coxsackie-, ECHO-Virus), FSME-Virus
  - *Querschnittsmyelitis:* Erregerspektrum wie Leukomyelitis, als Erstsymptom einer Encephalomyelitis disseminata, ferner nach Impfungen (Tollwut, Pocken), bei bakteriellen Infektionen und bei Lupus erythematodes
- **nach zeitlichem Verlauf:**
  - *akute Myelitis:* Vollbild innerhalb von Stunden bis wenigen Tagen
  - *subakute Myelitis:* Vollbild innerhalb 2 – 6 Wochen
  - *chronische Myelitis:* Vollbild nach 6 Wochen
- **Charakteristika je nach Ätiologie:**
  - *Zoster-Myelitis:* v. a. Vorderhornbefall, seltener Befall der langen Bahnen; DD: lokale Metastasen in Assoziation mit segmentalem Herpes zoster
  - *Herpes-Myelitis:* Erreger HSV 2, Lokalisation v. a. im Conus, daher früh im Verlauf Blasen-Mastdarmstörung
  - *HIV-Myelitis:* → S. 86
  - *HTLV – I-Myelitis:* langsam progrediente Querschnittssymptomatik, Therapie mit Plasmapherese
  - *Poliomyelitis anterior* (→ S. 80): Beginn als fieberhafter Infekt, meningitisches Vorstadium, auf der Höhe des 2. Fiebergipfels unregelmäßig (z. B. asymmetrisch) verteilte schlaffe Paresen

	▪ *postinfektiöse Myelitis:* spinale Variante der akuten disseminierten Encephalomyelitis (ADEM) mit perivenöser Entmarkung; Latenzphase (5 Tage bis 6 Wochen) nach der Infektion, klinisch v. a. Ausfälle der langen Bahnen; monophasischer Verlauf
Klinisches Bild	initial häufig gürtelförmige Schmerzen, dann Para- oder Tetraparese (oft aufsteigend; erst schlaff, später z. T. spastisch), erloschene Reflexe, querschnittsförmig angeordnete sensible Störungen, Schmerzen und Mißempfindungen in den Extremitäten, Blasen- und Mastdarmstörungen
Zusatzdiagnostik	▪ **Liquor** (→ S. 389): Pleozytose (Ausmaß und Zellbild je nach Ursache), Schrankenstörung, evtl. intrathekale IgG-Synthese; Queckenstedt-Versuch (wegen DD spinale Raumforderung) ▪ **Erregersuche:** → S. 78 ▪ **Labor:** BSG, Entzündungszeichen, ANA (→ SLE), ACE (→ Morbus Boeck) ▪ **Neurographie:** F-Wellen (Frage nach Wurzelbeteiligung i. S. einer Myeloradikulitis) ▪ **MRT:** entzündliche Herde, Ausschluß von Raumforderungen
Diagnosestellung	klinisches Bild und entzündlicher Liquorbefund
Therapie	▪ **kausal:** 　▪ *bei vermutlich viraler Genese* bis zum Erregernachweis Acyclovir (Zovirax®) (→ HSV-, VZV-Myelitis), danach endgültige Entscheidung 　▪ *bei erfolglosem Erregernachweis* → V. a. post-/parainfektiöse Myelitis: Versuch mit immunsuppressiver Therapie (Cortikosteroide (→ S. 409) oder Immunglobulinen (→ S. 413)) gerechtfertigt (keine kontrollierten Studien) 　▪ *Querschnittsmyelitis bei Lupus erythematodes:* Methylprednisolon (Urbason®) 4 × 250 mg/Tag i. v. (Beginn möglichst innerhalb der ersten 24 Stunden) für 3 Tage *und* Cyclophosphamid- (Endoxan®-) Stoßtherapie (1 – 1.5 g/Tag i. v. in 3 Dosen initial und in monatlichem Abstand für 3 – 12 Monate) [29,288] 　▪ *postvakzinale Myelitis:* Cortikosteroide ▪ **symptomatisch:** low-dose Heparinisierung, Krankengymnastik, Lagerung, Blasentraining
Meldepflicht	bei Poliomyelitis-Verdacht, -Erkrankung und Tod (§ 3 Bundesseuchengesetz)

2.11.0.3 Cervikale Myelopathie (ICD-10: G99.2, M50.0)

Disponierende Faktoren	anlagebedingte Enge des Spinalkanals; chronische Polyarthritis, Morbus Bechterew; akute Verschlechterungen bei vorbestehender Enge durch HWS-Distorsionen (v.a Retroflexionstraumen)
Pathologie	▪ **diskogene cervikale Myelopathie:** Kompression des Rückenmarks durch Bandscheibenprotrusionen oder -vorfälle, am häufigsten HW 5/6 und 6/7 ▪ **spondylogene (vertebragene) cervikale Myelopathie:** Kompression des Rückenmarks durch verkalkte Teile des hinteren Längsbandes, des Anulus fibrosus und durch ventrale und dorsale Osteophyten („hard disc"); Schwerpunkt der osteochondrotischen Veränderungen meist in Höhe HW5/6 und HW 6/7 bzw. cranial und caudal von Blockwirbeln
Klinisches Bild	▪ **chronisch-progrediente Querschnittssymptomatik**, oft ausschließlich als Para- oder Tetraspastik ohne sensible Querschnittssymptomatik, selten Sphinkterstörungen; Lhermitte'sches Zeichen ▪ **u. U. radikuläre Ausfälle** durch assoziierte Foraminalstenosen ▪ **lokal:** Zwangshaltung des Kopfes, Bewegungseinschränkung der HWS; lokale Symptome können gänzlich fehlen!
Untersuchung	▪ **Suche nach sensiblem Querschnitt:** Nadelrad oder „Sprung" in der Vibrationsempfindung bei sukzessiver Prüfung an den Dornfortsätzen ▪ **Reflexbefund:** Suche nach einem „Sprung" im Reflexniveau; Masseterreflex (bei spinaler Ursache der Reflexsteigerung ausgespart)
Zusatzdiagnostik	▪ **Röntgen HWS:** Sagittaldurchmesser des Spinalkanals (kritisch: 12 mm), degenerative Veränderungen; Schrägaufnahmen (→ Foraminalstenosen) ▪ **evozierte Potentiale, TCS:** (evtl. subklinische) Beteiligung afferenter/efferenter Bahnen ▪ **EMG** bei assoziierten radikulären Symptomen ▪ **MRT:** Nachweis der spinalen Enge und evtl. dort einer umschriebenen Myelonschädigung (T2 hyperintens), evtl. Funktions-MRT (in Inklination und Reklination)

Neurologische Erkrankungen

- **cervikale Myelographie** in Inklination und Reklination (Funktionsmyelographie): Nachweis einer positionsabhängigen Kompression bei nicht eindeutigem MRT-Befund

Diagnosestellung
kernspintomographisch oder (in Zweifelsfällen) myelographisch

Differentialdiagnose
- **spinale Raumforderungen** (S. 194), v. a. langsam wachsende (Meningeom, Neurinom)
- **amyotrophe Lateralsklerose** (→ S. 162): ebenfalls Kombination von Atrophien und spastischen Zeichen; Vorderhornschädigung jedoch i. allg. auch im Bereich der Beine bzw. im Hirnnervenbereich nachweisbar und kein oder minimales sensibles Defizit
- **chronische spinale Verlaufsform einer MS** (S. 113): klinische, elektrophysiologische (visuell evozierte Potentiale, akustisch evozierte Hirnstammpotentiale) und evtl. kernspintomographische Suche nach supraspinalen Manifestationen; Liquoruntersuchung
- **Syringomyelie** (→ S. 190): bei Erstmanifestation jüngere Patienten, im Vordergrund stehende dissoziierte Sensibilitätsstörung; Unterscheidung mit MRT
- **funikuläre Myelose** (→ S. 223): subakuter Verlauf, sensible Störungen im Vordergrund
- **durale AV-Fistel:** häufiger Sphinkterstörungen, evtl. fluktuierender Verlauf; ggf. spinale Angiographie
- **Mantelkanten-Tumor**

Therapie
- **konservativ:** Vermeidung von Extrembewegungen (v. a. Reklination), Ruhigstellung (v. a. nachts) mit Schanz'scher Krawatte
- **operativ:**
  - *Indikation:* progrediente Ausfälle; in Einzelfällen bei deutlicher Cervikalkanalstenose auch prophylaktische Operation
  - *Ergebnisse* [173] (gebessert-unverändert-verschlechtert): vordere Dekompression 55–27-18 %, hintere Dekompression (= Laminektomie) 37–25-37 %
  - *Prognose* abhängig von der Dauer der Anamnese: je kürzer die Dauer der Symptome, desto besser die Rückbildungstendenz

Verlauf
meist langsam progredient über Jahre; schubförmige Verschlechterungen bei Traumata

Dysraphische Störungen → S. 199

2.11.0.4 Syringomyelie (ICD-10: G95.0)

Definitionen
- **Syringomyelie:** flüssigkeitsgefüllte Höhlenbildung im Rückenmark
  - „kommunizierende" Syringomyelie: sekundär zu einer Obstruktion des Foramen magnum
  - „nicht-kommunizierende" Syringomyelie: ohne Obstruktion des Foramen magnum (posttraumatisch, zystische Tumoren)
- **Hydromyelie:** Dilatation des Zentralkanals (z. T. aber synonym mit Syringomyelie verwendet)

Assoziierte Erkrankungen
craniocervikale Übergangsanomalien, Klippel-Feil-Syndrom, Skoliose, intramedulläre Tumoren (Astrozytome, Hämangioblastome, Ependymome), traumatische Querschnittslähmung, Hämatomyelie

Pathologie
durchgehende oder gekammerte Höhle im Bereich des Hinterhorns und der vorderen Kommissur; Lokalisation cervikal, thorakal, selten lumbosacral, bulbär (Syringobulbie), teilweise Kommunikation mit dem Zentralkanal (dann Auskleidung mit Ependym); sekundär (Druckwirkung) Degeneration von Rückenmarksbahnen

Ätiologie/Pathophysiologie
- **Fehlentwicklung des Neuralrohrs:** versprengte Ependyminseln im Rahmen dysraphischer Fehlbildungen
- **Liquorzirkulationsstörung** mit Ventilmechanismus bei Kleinhirntonsillenprolaps
- **posttraumatische Veränderungen,** z. B. Höhlen nach Blutungen
- **Tumoren** (keine Syringomyelie im strengen Sinne, sondern tumorassoziierte Zysten)

Klassifikation [31]
- **Syringomyelie mit Obstruktion des Foramen magnum und Dilatation des Zentralkanals**
  - mit Arnold-Chiari-Malformation (S. 201)
  - mit anderen Formen der Obstruktion
- **Syringomyelie ohne Obstruktion des Foramen magnum (idiopathisch)**
- **Syringomyelie mit anderen spinalen Erkrankungen**
  - Tumoren (S. 194)
  - traumatische Myelopathie
  - spinale Arachnoiditis und Pachymeningitis
- **Hydromyelie (Aufweitung des Zentralkanals) mit oder ohne Hydrocephalus**

Klinisches Bild	■ **Schmerzen** (oft erstes Symptom), v. a. im Schultergürtel ■ **zentromedulläres Syndrom** (→ S. 30): 　■ *sensible Störungen:* segmental oder polysegmental ein- oder beidseitig verteilte dissoziierte Sensibilitätsstörung (Läsion der vorderen Kommissur) → schmerzlose Verletzungen/Verbrennungen 　■ *vegetativ-trophische Störungen:* Anhidrose, Ödeme, Nagelveränderungen, schlechte Wundheilung, neurogene Arthropathie 　■ *motorische Störungen:* schlaffe Paresen und Atrophien (Vorderhornläsion); zentrale (spastische) Paresen (Pyramidenbahnläsion) ■ **Wirbelsäulenveränderungen:** Kyphoskoliose der BWS, Hyperlordose der HWS und LWS ■ **bei Syringobulbie:** Nystagmus, Hirnnervenausfälle N. VIII bis XII, Schmerzen im Trigeminusgebiet
Zusatz- diagnostik	■ **elektrophysiologische Diagnostik** (EMG, SSEP, TCS) zur Erfassung einer evtl. subklinischen Schädigung von Vorderhornbereich bzw. aufsteigenden/absteigenden Bahnen ■ **Röntgen HWS:** Erweiterung des Sagittaldurchmessers des Spinalkanals, Aufdeckung assoziierter knöcherner Fehlbildungen (basiläre Impression) ■ **MRT:** Methode der Wahl, sowohl zur Darstellung der Höhle als auch von ggf. assoziierten Übergangsanomalien, mit Kontrastmittelgabe (wegen DD intramedulläre Zyste bei Tumor) ■ **Myelographie** ggf. praeoperativ zu der Frage, ob die Syrinx mit dem Liquorraum kommuniziert und ob sie gekammert ist
Diagnose- stellung	klinisches Bild und kernspintomographischer Befund
Differential- diagnose	■ **intraspinale Tumoren** (S. 194) (Hämangioblastom, Ependymom, Astrozytom) mit begleitender Zystenbildung, daher MRT mit Kontrastmittel ■ **Encephalomyelitis disseminata** (S. 113): bei Syringomyelie sowohl schubförmiger als auch chronisch-progredienter Verlauf möglich, jedoch bei E. d. keine Vorderhornzeichen; Unterscheidung auch anhand MRT- und Liquorbefund
Therapie	■ **Operation** bei Progredienz der klinischen Symptomatik (bei Obstruktion des Foramen magnum auch evtl. aus prophylaktischer Indikation); dabei Schmerzen z. T. gut gebessert, neurologische Defizite seltener gebessert 　■ *bei Obstruktion des Foramen magnum* (z. B. bei assoziierter Arnold-Chiari-Malformation) → Foramen magnum-Dekompression (FMD): suboccipitale Kraniektomie, Laminektomie HW1/2 und Duraplastik → Korrektur des Tonsillenprolaps 　■ *bei Formen ohne Obstruktion des Foramen magnum* (z. B. posttraumatische) → Syringostomie (syringopleurale/syringosubarachnoidale Drainage); bei ca. 50% Verhinderung der Progression, 16% z. T. schwerwiegende Komplikationen [738] 　■ *Tumor-assoziierte Zysten:* Fensterung [642] 　■ *bei posttraumatischer Syringomyelie:* Eröffnung und Kathetereinlage; befriedigende Resultate bei 85% [179]
Verlauf	variabel (stationär oder progredient); bei Wirbelsäulentraumen plötzliche, evtl. anhaltende Verschlechterung der Ausfälle; schlechte Heilungstendenz bei Verletzungen und Infektionen in trophisch gestörten Arealen

2.11.0.5 Akute spinale Ischämie (akute Myelomalazie) (ICD-10: G95.1)

Anatomie: Gefäßversor- gung des Rückenmarks	■ **Gefäße:** 　■ *A. spinalis anterior:* kranial gebildet aus zwei Ästen der Aa. vertebrales, Zuflüsse aus dem Truncus thyreocervicalis → A. cervicalis ascendens (meist in Höhe C 6/7) und aus der A. radicularis magna (Adamkiewicz) in Höhe Th9 – L2 　　▶ Vasocorona: zirkumferent und transsegmental verlaufende Anastomosen zwischen der A. spinalis anterior und den Aa. spinales posteriores 　　▶ A. sulcocommissuralis: ca. 200 Arterien, die von der A. spinalis anterior nach dorsal ins Rückenmark eindringen; vor der vorderen Kommissur in unregelmäßiger Reihenfolge Wendung nach rechts oder links 　■ *Aa. spinales posteriores* aus den Aa. cerebelli posteriores inferiores (PICA) oder aus den Aa. vertebrales, ferner wichtiger Zufluß aus der A. radicularis magna 　■ *Rr. spinales* der Radikulararterien, Aufzweigung in dorsalen und ventralen Wurzelast (die A. radicularis magna ist eine große Radikulararterie)

- **Stromgebiete:**
  - *cervikal:* bis Mitte Halsmark, Zufluß aus den Aa. vertebrales
  - *thorakal:* Mitte Halsmark bis ca. Th 4, Zufluß aus der Segmentarterie C6/7
  - *lumbal:* ab Th 4 abwärts, Zufluß aus der A. radicularis magna
- **„letzte Wiesen"** (zwischen den Versorgungsgebieten):
  - *in Längsrichtung* bei C 4 und Th 4
  - *im Rückenmarksquerschnitt* in der zentralen grauen Substanz und im Beinareal der Pyramidenbahn bzw. des Tractus spinothalamicus

Ursächliche Erkrankungen

- **Prozesse der Aorta abdominalis:** dissezierende Aneurysmen, Operationen mit thorakaler oder abdominaler Aortenabklemmung, luetische Arteriitis, Thrombose
- **Verschluß einer Radikulararterie:** iatrogen (Katheter), thrombotisch, vaskulitisch, mechanisch durch Spondylose
- **mechanische Ursachen:** medianer Bandscheibenvorfall, Tumoren, Traumata, chiropraktische Manöver (→ Dissektion der A. vertebralis)
- **systemische Ursachen:** *Blutdruckabfall*, Anämie, Embolien, Caisson-Erkrankung (→ Stickstoffembolie)
- **toxisch/allergische Ursachen:** Kontrastmittel

Klinisches Bild

- **Schmerzen:**, oft gürtelförmig; häufiges Initialsymptom
- **zeitlicher Verlauf:** selten vorangehende TIA, Entwicklung der Symptome oft langsamer als bei cerebraler Ischämie: 30% über Minuten, 30% über wenige Stunden, 20% über wenige Tage
- **vaskuläre Syndrome:**
  - *A. spinalis anterior-Syndrom:* gürtelförmige Parästhesien und Schmerzen (vordere Kommissur), dissoziierte Sensibilitätsstörung caudal der Läsion (Tractus spinothalamicus), initial schlaffe, dann spastische Paraparese (motorische Bahnen), Sphinkterstörungen, Potenzstörungen, schlaffe Paresen und Atrophien in Höhe des betroffenen Segments (Vorderhorn)
  - *A. spinalis posterior-Syndrom:* Hinterstrangstörung, Paraparese (selten)
  - *Syndrom der A. sulcocommissuralis:* halbseitiges A.-spinalis-anterior-Syndrom
  - *A. radicularis magna-Syndrom:* Querschnittssyndrom (evtl. komplett) thorakal

Zusatzdiagnostik

- **MRT:** Ausschluß komprimierender Prozesse, Suche nach Hinweisen auf eine arteriovenöse Malformation (erweiterte Venen); Darstellung des ischämischen Areals oft nicht möglich
- **Liquoruntersuchung** (S. 389): Ausschluß entzündlicher Ursachen einer spinalen Symptomatik
- **Labor:** Lues-, Vaskulitis-Serologie
- **evozierte Potentiale/TCS:** Beteiligung afferenter und efferenter Bahnen
- **spinale Angiographie** nur bei V. a. arteriovenöse Malformation (sonst ohne Konsequenzen)

Diagnosestellung

klinisches Bild und MRT; falls MRT unauffällig: per exclusionem

Differentialdiagnose

- **akute Myelitis** (S. 188): entzündlicher Liquor
- **spinale Raumforderung** (S. 194): → Bildgebung
- **angiodysgenetische Myelomalazie** (s. u.): wichtige DD, da kausal behandelbar

Therapie

- **Blutdrucküberwachung:** ausreichender Perfusionsdruck
- **je nach Ursache kausal**, z. B. bei Raumforderungen, arteriovenösen Malformationen, Caisson-Erkrankung
- **Therapie der Ischämie:** keine Verfahren mit gesicherter Wirkung bekannt; Möglichkeiten:
  - *Behandlung analog zur Contusio spinalis* (→ S. 239) mit Dexamethason und Nimodipin (CAVE: Blutdrucksenkung)
  - *Thrombozytenaggregationshemmer* (→ S. 394)
  - *rheologische Therapie:* Aderlaß bei Hkt > 42%, niedermolekulare Dextrane (Rheomacrodex®) oder Hydroxyäthylstärke (HAES®)

2.11.0.6 Spinale arteriovenöse (AV-) Malformationen (ICD-10: D18.0, M912-M916)

Übersicht

Typ	Zufluß	Abfluß	Besonderheiten
durale AV-Fistel	Radikulararterien	Rückenmarksvenen extramedullär	intradurale Lage, keine Beteiligung arterieller spinaler Gefäße
perimedulläre Fistel	Rückenmarksarterien – Typ 1: 1 gering dilatierte Arterie – Typ 2: 1–2 dilatierte Aa. – Typ 3: multiple stark erweiterte Aa.	Rückenmarksvenen – Typ 1: 1 gering dilatierte Vene – Typ 2: mehrere dilatierte Vv. – Typ 3: multiple dilatierte Vv.	intradurale Lage
intramedulläres AV-Angiom	Rückenmarksarterien	Rückenmarksvenen intra/extramedullär	intramedulläre Lage

Pathophysiologie

AV-Fistel → erhöhter Venendruck → venöse Stase → Ödem, Ischämie und Blutungen

Klinisches Bild

- **durale AV-Fistel:** langsam progrediente (seltener akute oder schubförmige) aufsteigende Querschnittssymptomatik mit Sphinkterstörungen, u. U. mit Zeichen einer Läsion des 2. Motoneurons, Schmerzen (1/3)
- **perimedulläre Fistel:** wie durale AV-Fistel, schneller progredient, selten spinale Subarachnoidalblutung
- **intramedulläres AV-Angiom:** Querschnittssymptomatik mit akuten Verschlechterungen und Remissionen; oft Blutungen (subarachnoidal, intramedullär)

Zusatzdiagnostik

- **MRT, Myelographie:** Nachweis erweiterter Venen
- **Angiographie** (evtl. in Embolisationsbereitschaft): Klassifikation der AVM und bei geplanter Embolisation Nachweis, daß die zuführende Arterie nicht die A. spinalis anterior versorgt

Diagnosestellung

Verdachtsdiagnose mit MRT, Bestätigung und genaue Klassifikation mit Angiographie

Therapie

- **durale AV-Fistel:**
  - *Embolisation* (1. Wahl) mit Histoacryl nach Sondierung der speisenden Radikulararterie (bei ca. 2/3 erfolgreich), angiographische Kontrolle nach 1/2 und 1 Jahr
  - *Operation*, wenn eine Embolisation technisch nicht möglich (Sondierungsprobleme, Zuflüsse an die A. spinalis anterior aus der zuführenden Arterie) oder erfolglos war; hohe Erfolgsquote
- **perimedulläre Fistel:**
  - Typ 1: operativ; keine Embolisation, da eine hinreichend selektive Sondierung i. d. R. nicht möglich
  - Typ 2: dorsal gelegene (operativ zugängliche) Fisteln → Operation oder Embolisation; unzugängliche → Embolisation
  - Typ 3: Ballonokklusion
- **intramedulläres AV-Angiom:** Embolisation, evtl. mit nachfolgender Operation; Einzelfallentscheidung nach Lage, Größe und Gefäßversorgung

2.11.0.7 Angiodysgenetische Myelomalazie (Foix-Alajouanine-Syndrom) (ICD-10: Q27.9)

Allgemeines

vermutlich ätiologisch heterogenes Bild mit gemeinsamer pathophysiologischer Endstrecke einer durch venöse Abflußbehinderung bedingten spinalen Symptomatik; betroffen v. a. Männer in der 5.–6. Dekade

Pathophysiologie

AV-Fistel (gespeist von einer Intercostalarterie, Nidus in der Dura) → erhöhter Venendruck → venöse Stase → Ischämie

Klinisches Bild

fluktuierende Querschnittssymptomatik, u. U. mit Zeichen einer Läsion des 2. Motoneurons, Schmerzen (1/3)

Zusatzdiagnostik

- **spinale Angiographie:**
  - *Intercostalgefäße:* Darstellung des Nidus
  - *A. spinalis anterior:* verzögerter venöser Abfluß (unspezifisch!)

- **MRT:** Ödem
- **Liquor:** u. U. Eiweißerhöhung

Therapie — angiographischer Nachweis, daß die zuführende Arterie nicht die A. spinalis anterior versorgt, in gleicher Sitzung Embolisation

2.11.0.8 Strahlenmyelopathie [56] (ICD-10: T66, G95.8)

Allgemeines
- **kritische Dosis** ab 40 Gy; in empfindlicheren Arealen jedoch auch Strahlenmyelopathien bei 20 Gy beschrieben
- **regional unterschiedliche Strahlenempfindlichkeit des Myelons:** thorakal > cervikal und lumbal; bevorzugte Region: Th 4 und angrenzende Segmente (Grenzstromgebiet)

Pathologie — Gefäßveränderungen (hyaline Verquellung, Nekrosen mit Extravasaten, Fibrose); Axonauftreibungen, Demyelinisierung; vorwiegend weiße, erst im späteren Verlauf graue Substanz befallen

Klinisches Bild
- **Latenz** altersabhängig (je jünger, desto kürzer) und dosisabhängig, durchschnittlich 16 Monate (Streubereich: 1 Monat bis 5.8 Jahre) nach Bestrahlung
- **initial** Reizerscheinungen (Parästhesien, Schmerzen) in segmentaler Verteilung
- **klinische Syndrome** (S. 31): Brown-Sequard-Syndrom, Spinalis-anterior-Syndrom, inkomplettes oder komplettes Querschnittssyndrom, bei lumbaler Bestrahlung rein motorisches Cauda-Syndrom

Zusatzdiagnostik
- **MRT** (oft unauffällig!): intramedulläre Signalanhebung in T2-Gewichtung, später umschriebene Atrophie, evtl. assoziierte T1-Verlängerung in den umgebenden Wirbelkörpern (Fettmark)

Diagnosestellung
- Identität des Bestrahlungsfeldes mit der klinisch betroffenen Region
- Ausschluß anderer Ursachen (MRT, Myelographie, Liquor)

Differentialdiagnose — Metastasen (S. 140), meningeale Tumoraussaat, paraneoplastische nekrotisierende Myelopathie

Therapie — symptomatisch; Einzelfallberichte über Erfolge mit Actihaemyl®-Infusion, Cortikosteroiden und niedermolekularem Dextran (Rheomacrodex®); ansonsten keine kausal wirksame Therapie oder Prophylaxe bekannt

Verlauf — oft schubförmig; Progredienz innerhalb von Tagen oder Wochen; Vollbild meist innerhalb eines Jahres; bei thorakaler Lokalisation 50% Mortalität innerhalb von 2 Jahren; transitorische Schädigungen (oft mit kurzer Latenz) beschrieben

2.11.0.9 Arachnoiditis (ICD-10: G03.9)

Ätiologie — meist ungeklärt; symptomatische Formen bei Subarachnoidalblutung, nach bakterieller Meningitis, Tuberkulose, Lues, intrathekaler Gabe von Medikamenten und Kontrastmitteln (v. a. ölige), wiederholten Bandscheibenoperationen

Pathologie — Verdickung und Adhäsionen der Arachnoidea meist lumbosacral

Klinisches Bild — radikuläre Schmerzen und Ausfälle sacral betont, oft bilateral, bei cervikalem Befall (Pachymeningeosis hypertrophicans bei Lues) sekundäre Myelopathie durch Einschnürung

Zusatzdiagnostik
- **Liquor:** evtl. lymphozytäre Pleozytose, Eiweißerhöhung, positiver Queckenstedt
- **MRT:** verbackene Nervenwurzeln, Verwachsungen mit der Arachnoidea
- **Myelographie/Myelo-CT:** Füllungsdefekte der Wurzeltaschen, Verkürzung des Arachnoidalsacks

Therapie — Steroide kaum wirksam, operative Revision bei Einschnürungen des Rückenmarks (Pachymeningeosis hypertrophicans, Zystenbildungen), ansonsten symptomatisch

2.11.0.10 Spinale Tumoren (ICD-10: D33.4, C72)

Epidemiologie — Inzidenz 3–10/100 000 Einwohner/Jahr

Pathologie
- **Häufigkeit nach Alter** [571]:
  - *Kinder:* Mißbildungstumoren, Sarkome, Ganglioneurome, Sympathicoblastome
  - *Jugendliche:* Sarkome, Gliome
  - *Erwachsene:* Neurinome, Meningeome, Ependymome, Lipome; im Senium: Meningeome, Metastasen

	■ **Lokalisation:** 　■ *intradural:* 　　▶ intramedullär: Gliome, Ependymome 　　▶ extramedullär: Neurinome, Meningeome, Angiome 　■ *extradural:* Metastasen, Sarkome
Klinisches Bild	■ **initial** oft segmentale oder diffuse Schmerzen; Lhermitte'sches Zeichen ■ **spinale Ausfälle** (je nach Tumorlokalisation, → spinale Syndrome S. 31); Obergrenze des sensiblen Defizits meist einige Segmente unterhalb des Prozesses ■ **radikuläre Ausfälle** (wichtig zur klinischen Höhenlokalisation)
Zusatz- diagnostik	■ **evozierte Potentiale, TCS:** Beteiligung afferenter/efferenter Bahnen, evtl. Beitrag zur Höhenlokalisation ■ **EMG** (S. 369) bei radikulären Ausfällen ■ **Röntgen-Nativ:** Osteolysen, Aufweitungen der Foramina intervertebralia, Verkalkungen, Knochenneubildungen, Angiowirbel ■ **CT, MRT:** Tumorausdehnung und Beziehung zum Rückenmark ■ **Liquoruntersuchung** (S. 389): Eiweißerhöhung („Stopliquor"), Queckenstedt-Versuch (Kompression der Vv. jugulares am Hals → prompter Druckanstieg des lumbalen Liquors), evtl. Tumorzellen 　■ *CAVE:* bei kompletter Obstruktion des Spinalkanals Gefahr der Volumenverschiebung (→ Zunahme der spinalen Ausfälle) durch Lumbalpunktion ■ **Myelographie** nur bei spezieller Fragestellung indiziert: haltungsabhängige Kompression (Funktionsmyelographie), Kommunikation von zystischen Anteilen mit dem Liquorraum; anschließendes CT-Myelogramm oft sinnvoll
Diagnose- stellung	klinisches Bild und bildgebende Verfahren
Differential- diagnose	wie cervikale Myelopathie, s. o.
Therapie	■ **kausal:** 　■ *extramedulläre Tumoren:* Operation 　■ *intramedulläre Tumoren* Operation (soweit möglich) und Bestrahlung 　■ *spinale Metastasen:* → S. 140 ■ **symptomatisch:** bei akuter und subakuter Rückenmarkskompression Dexamethason (Fortecortin®) initial 40 mg als Bolus, dann je nach Schwere der Ausfälle 8–32 mg/Tag p. o.
Verlauf	progredient (Geschwindigkeit je nach Art des Tumors; plötzliche Verschlechterungen durch Gefäßkompression möglich)
Prognose je nach Art des Tumors	■ **Neurinome** meist komplett operabel (→ Heilung) ■ **Meningeome:** auch bei kompletter Resektion 7% Rezidive [763] ■ **Ependymome:** nach Operation und Bestrahlung 10-Jahres-Rezidivfreiheit 58% [66] ■ **Astrozytome:** nach Operation und Bestrahlung 10-Jahres-Rezidivfreiheit 53% [66]

Sonstige Rückenmarkserkrankungen
→ Morbus Friedreich S. 159
→ Contusio spinalis S. 239
→ Funikuläre Myelose S. 223

2.12 Mißbildungen und perinatal erworbene Störungen
H. Kimmig

2.12.1 Neurokutane Syndrome (Phakomatosen) (ICD-10: Q85)

Definition	meist genetisch bedingte, selten sporadisch auftretende Fehlbildungen aller Keimblätter in der Embryogenese, betreffend vorwiegend neuroektodermales Gewebe (Haut, Nervensystem, Auge) mit fleckförmiger Verteilung der Veränderungen (phakos = Linse, Fleck)

2.12.1.1 Neurofibromatose (Morbus Recklinghausen) (ICD-10: Q85.0)

Epidemiologie   Prävalenz 1 : 3000

Genetik
- autosomal dominant vererbt mit 100% Penetranz, variabler Expressivität; Neumutationen in ca. 50%; Manifestation vorwiegend in der 2.–3. Lebensdekade
- verantwortliches Gen bei Neurofibromatose-1 (NF-1) auf Chromosom 17 (17q11.2), bei NF-2 (mit intrakraniellen Tumoren) auf Chromosom 22 (22q11-q13)

Pathologie
- **NF-1:** klassischer Typ (Chromosom 17): Café-au-lait-Flecken, Neurofibrome, Lisch-Knötchen (pigmentierte Iris-Hamartome)
  - *Tumoren:* Opticusgliom (15%), Phäochromozytom (0.5–1%), Ganglioneurome, Glomustumoren, Rhabdomyosarkome, Wilms-Tumoren
  - maligne Transformation der Neurofibrome bei 5%
  - Knochenzysten (→ pathologische Frakturen), Knochendefekte am Schädel, Pubertas praecox, Skoliose, Syringomyelie, Hydrocephalus, Intelligenzminderung, epileptische Anfälle
- **NF-2** (Chromosom 22): 5–10% der Fälle von Neurofibromatose; bilaterale Neurinome (N. VIII, N. V, Spinalwurzeln), Meningeome, Gliome, seltener Café-au-lait-Flecken, cutane Neurofibrome

Diagnostische Kriterien [551]
- **NF-1:** Patienten, die 2 oder mehr der folgenden Merkmale haben:
  - 6 oder mehr Café-au-lait-Flecken mit > 5 mm größtem Durchmesser bei praepubertären, > 15 mm bei postpubertären Patienten
  - 2 oder mehr Neurofibrome jedweden Typs oder ein plexiformes Neurofibrom
  - hyperpigmentierte Maculae in der Axilla oder der Inguinalregion
  - Opticusgliom
  - 2 oder mehr Lisch-Knötchen
  - eine knöcherne Läsion: Dysplasie des Sphenoids oder Ausdünnung der Cortikalis eines langen Röhrenknochens mit/ohne Pseudarthrose
  - ein Verwandter ersten Grades mit NF-1 nach den vorstehenden Kriterien
- **NF-2:** Patienten, die eines der folgenden Merkmale haben:
  - bilaterale Akustikustumoren im CT oder MRT oder einseitiger Akustikustumor und ein Verwandter ersten Grades mit NF-2
  - ein Verwandter ersten Grades mit NF-2 und zwei der folgenden Merkmale: Neurofibrom, Meningeom, Gliom, Schwannom, praesenile Katarakt

Untersuchung
- **dermatologisch:** Suche nach Hautmanifestationen
- **ophthalmologisch:** Lisch-Knötchen

Zusatzdiagnostik
- **Schädel-MRT** (insbesondere bei Hypakusis, Schwindel → Akustikusneurinom)
- **Wirbelsäulen-MRT** bei Hinweis auf Schädigung langer Bahnen

Therapie   Entfernung symptomatischer Tumoren; ABI (auditory brainstem implant) noch im Erprobungsstadium

Komplikationen   v. a. bei NF-2 häufig Ertaubung und beidseitiger Vestibularisausfall, beidseitige Facialisparesen, Sehstörungen, multiple periphere und zentrale Lähmungen

Selbsthilfegruppe   Von Recklinghausen-Gesellschaft e. V., Langenhorner Chaussee 560, 22419 Hamburg, Tel.: 040/527 12822, Fax: 040/527 7462, Internet: http://www.medizin-forum.de/forum/vrg/

2.12.1.2 Tuberöse Sklerose (TSC) (Morbus Bourneville-Pringle) (ICD-10: Q85.1)

Allgemeines   dominant erbliche, im Kindesalter beginnende Erkrankung mit cerebralen Tumoren und kardialen Veränderungen

Epidemiologie   Inzidenz 3–4/100000 Geburten

Genetik
- 50–80% Neumutationen, Rest autosomal dominant vererbt mit variabler Penetranz, genetisch heterogen (Gene auf Chromosom 9, 11, 12, 16)
- **Erkrankungsrisiko für Kinder von Merkmalsträgern:** 50%

Pathologie   an der Haut Fehlen von Melanozyten, fibromatöse Veränderungen (Fibroma pendulans), cerebrale Tubera (noduläre Hamartome des Cortex), Heterotypien (umschrieben verwischte Zytoarchitektonik) und Heterotopien (im Marklager verstreute Inseln grauer Substanz), Makro- oder Mikrogyrien, periventrikuläre Gliaknötchen und Verkalkungen, intracerebrale Tumoren, ggf. Hydrocephalus occlusus, Nierentumoren, Rhabdomyome des Herzens (siehe auch: Diagnostische Kriterien)

Diagnostische Kriterien [700]
- **beweisend:** Tubera der Hirnrinde, subependymale Knoten, Hamartome der Retina, faziale Angiofibrome, Nagelfalzfibrome (gestielte Fibrome, die unter den Nägeln hervorragen = Koenen-Tumoren), fibröse Stirnplaque, multiple Angiomyolipome der Niere
- **wahrscheinlich machend:** Riesenzellastrozytom des ZNS, einzelnes Hamartom der Retina, konfettiartige weiße Flecken der Haut, einzelnes Angiomyolipom der Niere,

multiple Rhabdomyome des Herzens, Lymphangiomyomatose der Lunge, Rectumpolypen
- **Verdacht:** epileptische Anfälle, hypomelanotische Flecken, Nierenzysten, solitäres Rhabdomyom des Herzens, Spontanpneumothorax, Chylothorax, Wabenlunge, lochartige Schmelzdefekte der Zähne, Zahnfleischfibrome, Schilddrüsenadenom, Angiomyolipom (Nebenniere, Gonaden, Leber), Knochenzysten, Hyperostosen

Klinisches Bild
- **Haut:** hypomelanotische Flecken, Adenoma sebaceum (= Angiofibrome im Gesicht; ab 3. Lebensjahr, 90% bei > 4 Jahre), Chagrinleder-Flecken (subepidermale Fibrose, ab 10. Lebensjahr, 20–70% je nach Alter), subunguale Angiofibrome (Koenen-Tumoren), Café-au-lait-Flecken, weiche gestielte Fibrome (v. a. Hals, Nacken), Portwein-Hämangiome
- **ZNS:** epileptische Anfälle (80%, oft schon im Säuglingsalter), Minderbegabung (50% der Patienten mit Anfällen), Autismus (> 20%), selten Spastik, sehr selten Choreoathetose, cerebelläre oder spinale Symptome
- **Augen:** Hamartome der Retina (Visusverlust selten, kaum Progredienz), seltener Angiofibrome des Lids, Megalocornea, Glaukom, Kolobome, Iridozyklitis, Sektordepigmentierung der Iris, Ziliarkörper-Tumoren, Katarakt, Glaskörperblutung
- **Zähne:** Gingiva-Hyperplasie, punktförmige Zahnschmelz-Defekte
- **innere Organe:** Rhabdomyome (Herz, 50%), Angiomyolipome der Niere (> 10. Lebensjahr), Nierencarcinome (selten), Zysten (Pleura, Knochen), Zysten und Lymphangiomyomatose der Lunge (< 1%)

Zusatzdiagnostik
- **EEG:** Anfallsbereitschaft? Hypsarrythmie im Säuglingsalter, Spike-wave Muster beim Erwachsenen und Herdbefunde
- **Bildgebung:** Schädel-CT (paraventrikuläre Kalkherde); Schädel-MRT (Nachweis cortikaler Läsionen)
- **internistische Abklärung:** Sonographie zum Nachweis kardialer und renaler Tumoren
- **ophthalmologische Abklärung:** Augenmanifestationen (umschriebene Iris-Depigmentierungen, Hamartome der Chorioidea)
- **dermatologische Abklärung:** Hautmanifestationen

Therapie symptomatisch: Antikonvulsiva (S. 399), Entfernung raumfordernder oder symptomatisch gewordener Tumoren

Prognose verkürzte Lebenserwartung; Todesursachen: Status epilepticus, Riesenzellastrozytom, Niereninsuffizienz, Nierencarcinom, blutende Angiomyolipome

Selbsthilfegruppe Tuberöse Sklerose Deutschland e. V., Südring 20, 63500 Seligenstadt, Tel.: 06182/1244

2.12.1.3 Encephalofaziale Angiomatose (Sturge-Weber-Syndrom) (ICD-10: Q85.8)

Allgemeines Neuroektodermaldysplasie mit Hämangiombildung an Gesicht, Meningen und Chorioidea

Genetik Häufigkeit 1 : 10000 bis 1 : 23000, mittlere Lebenserwartung ca. 50 Jahre; nur selten familiär gehäuft

Pathogenese mangelnde Differenzierung des embryonalen Gefäßplexus mit Stehenbleiben von Gefäßkonvoluten (dünnwandige, erweiterte Kapillaren und Venen) → Minderdurchblutung → Atrophie und Verkalkung

Pathologie kapilläre und venöse Angiome im Bereich der Leptomeninx, der gleichseitigen Gesichtshaut (besonders im Ausbreitungsgebiet des N. V) und der Aderhaut des gleichseitigen Auges; vermutlich Minderdurchblutung des Gehirns im Bereich der Gefäßfehlbildungen mit cortikaler und subcorticaler Gliose und Verkalkungen, Hemiatrophie

Klinisches Bild
- **Hautmanifestationen:** Naevus flammeus (cutanes Hämangiom) oder Portwein-Naevus im Gesicht (v. a. V 1), unilateral; der Befall des Augenlids zeigt den cerebralen Befall an (meningeale Angiome)
- **neurologische Manifestationen:** epileptische Anfälle, Verzögerung der intellektuellen Entwicklung, oft Hemiparese und Hypotrophie der entsprechenden Gliedmaßen

Zusatzdiagnostik
- **Röntgen Schädel:** geschlängelte Verkalkungen; Hemiatrophie des Schädels, girlandenförmige, kalottennahe Verschattungen (Verkalkungen)
- **Schädel-CT:** girlandenförmige, gyrale Verkalkungen, Hemiatrophie, nach Kontrastmittel-Gabe Darstellung flächenhafter leptomeningealer Angiome
- **EEG:** Anfallsbereitschaft, Herdbefunde
- **ophthalmologische Abklärung:** Chorioidea-Angiom, Hemianopsie, Netzhautablösung, Glaukom

Differentialdiagnose	andere Phakomatosen, isolierte AV-Angiome
Therapie	antiepileptische Medikation; Rindenexzisionen ohne sicheren Erfolg
Komplikationen	kongenitales Glaukom, Subarachnoidalblutung (selten), schwierige Einstellung der Epilepsie

2.12.1.4 Von Hippel-Lindau-Syndrom (ICD-10: Q85.8)

Definition	cerebelloretinale Hämangioblastomatose: Angiomatosis retinae mit Hämangioblastom des Kleinhirns (Lindau-Tumor) und viszeralen zystischen Veränderungen
Epidemiologie	Prävalenz 1 : 39000, M = F
Genetik	autosomal dominant vererbt, Penetranz > 90%, Gen auf dem kurzen Arm von Chromosom 3 (Genort: 3p), evtl. seltene Neumutationen
Assoziierte Erkrankungen	Polyzythämie (Erythropoietin-Produktion durch die Angiome)
Pathologie [558]	■ **Angiomatosis retinae (47%) = Hauptläsion 1:** 　■ *Symptome:* akuter, schmerzloser Visusverlust 　■ *Zusatzdiagnostik:* Ophthalmoskopie: Tumor mit versorgendem Gefäßpaar 　■ *Therapie:* Laserkoagulation ■ **Hämangioblastom des ZNS (52%) = Hauptläsion 2:** Lokalisation in der hinteren Schädelgrube (80%), spinal (15%) ■ **Nebenläsionen:** Nierenzysten, Nierenzellcarcinom (30%), Phäochromozytom (23%), Pankreaszysten/-zystadenome (17%), Zystadenome des Nebenhodens (3%)
Diagnostische Kriterien	■ Vorhandensein der Hauptläsionen 1 plus 2 *oder* ■ Vorhandensein der Hauptläsion 1 oder 2 plus eine Nebenläsion *oder* ■ Vorhandensein der Hauptläsion 1 oder 2 plus positive Familienanamnese ■ ggfs. auch Vorhandensein einer Nebenläsion plus positive Familienanamnese
Zusatzdiagnostik	■ **cerebrale Bildgebung:** cerebelläre Hämangioblastome; Angiographie (Darstellung der Gefäßmißbildungen) ■ **ophthalmologische Abklärung:** Opthalmoskopie in Mydriasis (Nachweis von Hämangioblastomen der Retina), Glaukom-Nachweis ■ **internistische Abklärung:** CT Abdomen (Pankreas- und Nierenzysten, Nieren-Ca), Katecholamine im 24-Stunden-Urin, Sonographie der Testes (zystische Veränderungen in Nebenhoden)
Differentialdiagnose	isolierte cerebelläre Hämangioblastome, AV-Angiome
Therapie	■ **retinale Angiome:** Laserkoagulation ■ **cerebelläre Hämangioblastome:** operative Entfernung
Prognose	abhängig von Auftreten und Verlauf metastasierender Nierencarcinome

2.12.1.5 Klippel-Trénaunay-Syndrom

Allgemeines	(Syn.: Angioosteohypertrophie-Syndrom); hämangiöse Fehlbildung (vermutlich i. R. einer embryonalen Entwicklungsstörung) v. a. an Extremitäten, Varizenbildung und partieller Riesenwuchs
Epidemiologie	selten, M > F, kein Vererbungsmodus gesichert
Pathologie	Naevus flammeus seit Geburt, meist eine ganze Extremität betreffend, kapilläre Ektasien der papillären Dermis, Vermehrung von Venolen in Dermis und Subkutis, kapilläre und kavernöse Angiome, arteriovenöse Anastomosen; selten Beteiligung des Nervensystems (spinale oder intrakranielle Angiome, arteriovenöse Fisteln)
Klinisches Bild	■ **allgemein:** ausgeprägter Naevus flammeus seit oder kurz nach Geburt, Ausbildung variköser Venektasien in der Kindheit, Umfangs- und Längendifferenz zur nicht befallenen Extremität, Weichteil- und Knochenatrophie der betroffenen Extremität, trophische Hautstörungen, Gangrän, Thrombophlebitiden, tiefe Venenthrombosen, embolische Ereignisse ■ **neurologisch:** fokalneurologische Defizite (Minderperfusion bei AV-Fistel, intracerebrale Blutungen), Epilepsie
Zusatzdiagnostik	■ **MRT/MR-Angiographie/konventionelle Angiographie:** Nachweis von Gefäßmalformationen und arteriovenösen Anastomosen
Therapie	■ **allgemein:** Kompressionsverbände, chirurgische Intervention (v. a. Unterbinden von arteriovenösen Anastomosen)

- **Nervensystem:** Behandlung der AV-Malformationen (endovaskuläre Embolisation, neurochirurgische Intervention; → S. 62), antiepileptische Prophylaxe

2.12.1.6 Neurocutane Melanose (ICD-10: Q85.8)

Allgemeines seltene, nicht erbliche Phakomatose mit behaarten, pigmentierten Riesennaevi, Melanose der Meningen und evtl. assoziierten Störungen (Syringomyelie, Myelomeningocele, Dandy-Walker-Syndrom)

Klinisches Bild Hydrocephalus (u. U. mit Makrocephalie), epileptische Anfälle, mentale und motorische Einschränkungen

Komplikationen maligne Transformation bei Melanose der Meningen (40–50%)

Therapie symptomatisch: Shuntversorgung bei Hydrocephalus, Antikonvulsiva

2.12.2 Entwicklungsstörungen des Großhirns

2.12.2.1 Migrationsstörungen (ICD-10: Q04.8)

Definition gestörte Einwanderung von pluripotenten neuroektodermalen Zellen aus der periventrikulären Matrix zum Cortex

Heterotopie
- **Pathologie:** Aggregate von im Marklager versprengten Neuronen und Glia, teils girlandenförmig oder knotig und makroskopisch sichtbar
- **Typen:**
    - *girlandenförmige Heterotopien:* subkortikale Lage, Hinweis auf eine Störung der Rindenentwicklung
    - *knotige Heterotopien:* subependymale Lage, ohne obligate Störung der Rindenentwicklung
- **Klinisches Bild:** vereinzelte Heterotopien ohne klinische Bedeutung; es wurden aber auch Paresen, epileptische Anfälle und Minderbegabungen beschrieben

Pachygyrie
- **Definition:** fehlerhafte Entwicklung der Großhirnrinde (nur wenige breite und plumpe Furchungen der Hirnoberfläche)
- **Klinisches Bild:** fokale neurologische Defizite, Debilität, epileptische Anfälle

Polymikrogyrie
- **Definition:** Vermehrung von Hirnwindungen, die klein sind und Differenzierungsstörungen aufweisen
- **Klinisches Bild:** Bewegungsstörungen, geistige Behinderung, Anfälle

Lissencephalie (Agyrie) völliges Ausbleiben der Hirnentwicklung (Fehlen sämtlicher Windungen = Agyrie), mit dem Leben nicht vereinbar

2.12.2.2 Porencephalie (ICD-10: Q04.6)

Definition umschriebene Höhlenbildung und zystische Defekte als Ergebnis der ausgeprägten Einschmelzungsneigung des unreifen Gehirns; die cerebralen Pseudozysten können mit dem Subarachnoidalraum oder dem Ventrikel kommunizieren

Typen
- **nekrotisch-encephaloklastische Porencephalie:** Folge einer Durchblutungsstörung, Pseudozyste
- **dysraphisch-schizenzephale Porencephalie:** im Zusammenhang mit einer dysraphischen Störung

Klinisches Bild je nach Lokalisation und Ausdehnung Bewegungsstörung, Anfälle

2.12.2.3 Balkenagenesie (ICD-10: Q04.0)

Pathologie
- Kommissurenfehlbildungen können den Balken und das Septum betreffen
- partieller oder kompletter Balkenmangel entsteht im 3. Embryonalmonat
- assoziiert sein können: Mikro-, Makrocephalien, Gesichtsdysplasien, Fehlbildungen von Extremitäten und Skelett, Meningeome, Lipome, Fibrome, Schädelasymmetrien

Klinisches Bild Entwicklungsverzögerung in ca. 50%, epileptische Anfälle, Cerebralparese; die Anomalie kann auch klinisch stumm bleiben (Zufallsbefund im CT)

2.12.3 Dysraphische Fehlbildungen

Definition Verschlußstörungen des Neuralrohres, rostral oder caudal betont; mangelhafte Gehirn- oder Rückenmarksanlage oder Hemmung der Schließungprozesse der Neuralplatte; Entstehung in der frühen Embryonalentwicklung

2.12.3.1 Anencephalie (ICD-10: Q00)

Epidemiologie Inzidenz 0.1–0.7/1000 Geburten

Pathologie	fehlende Schädelkalotte, aplastisches Großhirn, Anlage von Mittelhirn und Pons, normaler Gesichtsschädel („Krötenkopf")
Zusatzdiagnostik	abnorme Bewegungsmuster im Ultraschall und Schädelaplasie ermöglichen frühe Diagnosestellung und folglich Abbruch der Schwangerschaft (da nicht überlebensfähig); wie bei allen Neuralrohrdefekten erhöhtes α-Fetoprotein im Serum und bei Amniozentese (14. – 16. SSW)

2.12.3.2 Meningoencephalocele (ICD-10: Q01)

Definition	lokale, median gelegene Vorwölbung, von intakter Haut bedeckt, mit Meningen und Gehirnanteilen

2.12.3.3 Spina bifida (ICD-10: Q05)

Definitionen	dysraphische Störungen im Bereich der Wirbelsäule und des Rückenmarks: ■ **Rachischisis:** fehlender Neuralrohrschluß mit unbedeckter Neuralplatte ■ **Meningocele:** Protrusion von Dura und Arachnoidea, zystische Schwellung bei normaler Lage des Rückenmarks im offenen Spinalkanal ■ **Myelomeningocele:** Protrusion des Rückenmarks oder der Cauda equina samt Arachnoidea bei knöchernem und duralem Defekt ■ **Spina bifida occulta:** knöcherner Schließungsdefekt bei normaler Lage von Myelon und Meningen ■ **Diastematomyelie:** Protrusion eines Knochenkamms oder eines fibrösen Bandes in den Spinalkanal, Gefahr der Traktionsmyelopathie ■ **„tethered cord":** Adhäsion von Myelon oder Nervenwurzeln am Spinalkanal mit Traktionsläsionen
Epidemiologie	■ Prävalenz der Spina bifida 1 : 1000 ■ Prävalenz der Spina bifida occulta 1% (geschätzt, da meist asymptomatisch)
Ätiologie	multifaktoriell: genetische Faktoren, exogene Einflüsse (Schwellenwerteffekt; tierexperimentell durch Röntgenstrahlen, Vitaminmangel, Alkohol, Tabak, Clomifen, Valproinsäure)
Klinisches Bild	■ **Lokalisation:** meist lumbosacral ■ bei gedeckter Dysraphie oft Hypertrichose, Pigmentstörung, Nävus, Fistel ■ **sensomotorische Querschnittssymptomatik** (S. 30), mehr oder weniger stark ausgeprägt, abhängig vom Grad der Mißbildung und Höhenlokalisation ■ Hydrocephalus (S. 205), erhöhtes Infektionsrisiko, sekundäre Skelettdeformitäten und Kontrakturen
Zusatzdiagnostik	■ **pränatal:** Amniozentese (α-Fetoprotein-Erhöhung) ■ **Röntgen der Wirbelsäule:** dorsale Bogendefekte ■ **WS-MRT, Myelographie:** Nachweis einer Meningen-, Myelon-Mitbeteiligung
Differentialdiagnose	geburtstraumatischer Querschnitt, spinale Tumoren (S. 194), Spinalis-anterior-Syndrom (S. 192), Entzündungsfolgen
Therapie	■ **Spina bifida aperta:** operativer Verschluß innerhalb 24–36 Stunden post partum ■ **„tethered cord":** Verlaufskontrollen und frühzeitige Operation ■ **Hydrocephalusentwicklung:** ventrikulo-atrialer Shunt, Ventrikuloatriostomie ■ **Blasenstörung:** intermittierende Katheterisierung ■ **sekundäre Deformitäten:** orthopädische Behandlung
Selbsthilfegruppe	Arbeitsgemeinschaft Spina bifida und Hydrocephalus (ASbH) e. V., Münsterstr. 13, 44145 Dortmund, Tel.: 0231/834777, Fax: 0231/833911

2.12.3.4 Dandy-Walker-Syndrom (ICD-10: Q03.1)

Definition	embryonale (nicht genetisch determinierte) Störung mit zystischer Erweiterung des 4. Ventrikels, Kleinhirnwurmdysgenesie und Atresie der Foramina Luschkae und Magendii
Epidemiologie	Inzidenz 2/100000 Geburten
Pathologie	Störung in der frühen Embryonalentwicklung, Dysgenesie des Kleinhirnwurms, oft auch des Balkens, faziale und kardiovaskuläre Fehlbildungen, Verschluß der Foramina Luschkae und Magendii
Klinisches Bild	Hydrocephalus (bei 77% bereits innerhalb des 1. Lebensjahr), vergrößerter Kopfumfang bei Hydrocephalus (90%), geistige Retardierung, cerebelläre Symptome (15%), gelegentlich epileptische Anfälle, Hautangiome, kardiovaskuläre Fehlbildungen
Zusatzdiagnostik	■ **Ultraschall:** beim Neugeborenen Erweiterung des 4. Ventrikels ■ **cerebrale Bildgebung:** zystisch vergrößerter 4. Ventrikel, Dysplasie des Kleinhirns, Dysplasie des Balkens
Therapie	Liquorableitung über Shunt

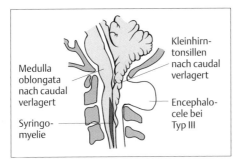

Abb. 9   Arnold-Chiari-Malformation (nach Masuhr [509])

Prognose
- Mortalität 10%
- 50% der operierten Kinder erreichen einen IQ > 80

2.12.3.5 Arnold-Chiari-Malformation (ACM) (ICD-10: Q07.0)

Definition frühembryonale Mißbildung des kraniocervikalen Übergangs mit rhombencephalen, mesencephalen, diencephalen und telencephalen Mißbildungen (Abb. 9)

Epidemiologie Inzidenz 1/25000 Geburten

Pathogenese Störung der frühen Organogenese (5.–6. Embryonalwoche) → Verlagerung von Kleinhirnanteilen in den oberen Cervikalkanal → Liquorabflußstörungen/Aquäduktstenose durch Herniation von Kleinhirnanteilen → in 2/3 Hydrocephalusbildung, Überdehnung von caudalen Hirnnerven und oberen Cervikalnerven

Typen
- **Typ I:**
  - oft erst im Erwachsenenalter symptomatisch (40.–50. Lebensjahr)
  - *assoziierte Erkrankungen:* Syringomyelie (S. 190), craniocervikale Übergangsanomalien
  - *Symptome:* Caudale Hirnnervenausfälle, Torticollis, Kopfschmerzen, Schwindel, Downbeat-Nystagmus
  - *Therapie:* occipitale Dekompression und/oder Shunt
- **Typ II:** wie I, zusätzlich telencephale Mißbildungen und lumbosacrale Cele
  - *assoziierte Erkrankungen:* Syringomyelie (20%) oder Hydromyelie (40%) durch Verschluß der Foramina Luschkae und Magendii
  - *Symptome:* Hydrocephalus (S. 205) kurz nach der Geburt
  - *Therapie:* Operation der lumbosacralen Cele, frühzeitiger Shunt, occipitale Dekompression
- **Typ III:** wie II, zusätzlich occipitale/cervikale Encephalocele und cervikale Spina bifida; schwerste Form der ACM, geringe Lebenserwartung; Therapie wie bei Typ II

Zusatzdiagnostik
- **Röntgen Schädel nativ:** Abflachung der hinteren Schädelgrube, erweitertes Foramen magnum
- **Schädel-MRT:** Herniation der Kleinhirntonsillen in den Cervikalkanal, Syringomyelie, Encephalocele, Meningocele

Differentialdiagnose MS (S. 113), Tumor hintere Schädelgrube/Halsmark

Therapie Shuntanlage bei Hydrocephalus; suboccipitale Dekompression bei Hirnstammdysfunktion und Paresen caudaler Hirnnerven (Schluck- und Atemstörungen, Tetra- oder Paraspastik)

2.12.3.6 Kraniostenosen (ICD-10: Q75.0)

Übersicht

Typ / Anteil an Kraniostenosen gesamt	vorzeitige Verknöcherung von
Dolichocephalie (Langschädel), Skaphocephalie (Kahnschädel) (56%)	Sagittalnaht
Plagiocephalie (Schiefkopf mit unsymmetrischem Schädel) (13%)	Koronarnaht unilateral
Akrocephalie (Turm- oder Spitzschädel) (12%)	Koronarnaht bilateral
Oxycephalie (Spitzkopf) (15.8%)	alle Nähte

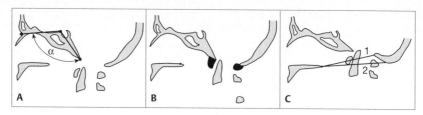

Abb. 10 Übergangsanomalien. **A** Platybasie: der Winkel Nasenwurzel – Tuberculum sellae – Vorderrand des Foramen magnum beträgt mehr als 143°. **B** Atlasassimilation: Einengung des Foramen magnum und Kranialverlagerung des Dens axis. **C** Basiläre Impression: der Dens überragt die Chamberlain'sche Linie (1) um > 5 mm bzw. die McGregor-Linie (2) um > 7 mm

Klinisches Bild Verschiebung der Schädelproportionen, z. T. später Entwicklungsstörungen, Krampfanfälle, Hirndruckzeichen

2.12.4 Anomalien des kraniocervikalen Überganges

2.12.4.1 Platybasie (ICD-10: Q75.8)

Definition Abplattung der Schädelbasis, Winkel zwischen Clivus und vorderer Schädelgrube > 143 Grad (Abb. **10 a**); isoliert ohne sicheren Krankheitswert

2.12.4.2 Atlasassimilation (ICD-10: Q76.4)

Definition Verschmelzung des vorderen Atlasbogens mit dem Vorderrand des Foramen magnum (und evtl. des hinteren Bogens mit dem Hinterrand des Foramen magnum (Abb. **10 b**), dabei evtl. Spina bifida des Atlasbogens), oft asymptomatisch, bisweilen aber Kompression der Medulla oblongata

2.12.4.3 Basiläre Impression (ICD-10: Q75.8)

Definition Einstülpung der Umgebung des Foramen magnum in die hintere Schädelgrube, Verschmälerung des Foramen magnum und Kranialverlagerung des Dens (Abb. **10 c**), evtl. mit Irritation der Medulla oblongata

Assoziierte Erkrankungen Arnold-Chiari-Malformation (s. o.)

Klinisches Bild
- **Schmerzen** occipital, cervikal
- Halsmarkläsion, basale Hirnnervenausfälle, seltener Schwindel, Nausea, Diplopie, Torticollis

Zusatzdiagnostik
- **Röntgen Schädel nativ:** Denshochstand, d. h. die Densspitze überragt
  - *die Chamberlain'sche Linie* um mehr als 5 mm
  - *die McGregor-Linie:* Hinterrand des harten Gaumens – tiefster Punkt der Occipitalschuppe um > 7 mm
  - *die Bimastoidlinie* im a-p-Bild
- **Hirnstammdiagnostik:** AEP, ENG, Hirnstammreflexe

Therapie konservativ (Krankengymnastik, physikalische Maßnahmen, z. B. Halsmanschette); bei Hirnstamm-, Kleinhirnsymptomen, Ausfall caudaler Hirnnerven, Dekompression durch Resektion des Os occipitale

2.12.4.4 Klippel-Feil-Syndrom (ICD-10: Q76.1)

Definition familiär gehäuft vorkommende embryonale Entwicklungsstörung mit cervikaler Blockwirbelbildung (meist 2–3 Wirbel), evtl. mit cervikaler Spina bifida

Pathogenese Ausbleiben der segmentalen Differenzierung cervikaler Wirbelkörper in der Embryogenese

Assoziierte Erkrankungen Spina bifida, Atlasassimilation, Gaumenspalte, Syringomyelie, angeborene Taubheit, Herzfehler u. a.

Klinisches Bild
- **Habitus:** kurzer Hals, niedriger Haaransatz, Schulterhochstand, Schiefhals, Beweglichkeitseinschränkung der HWS
- **neurologisch:** evtl. Spastik, Minderbegabung, gelegentlich radikuläre Parästhesien und Schmerzen der oberen Extremitäten

Zusatz-diagnostik	■ HWS-Röntgen (4 Ebenen) ■ **bei V. a. Myelonkompression:** Wirbelsäulen-MRT, sSEP, transkranielle Magnetstimulation
Therapie	physikalische Maßnahmen; bei Myelonkompression operative cervikale Dekompression

2.12.5 Perinatal erworbene Störungen

2.12.5.1 Infantile Cerebralparese (ICD-10: G80)

Allgemeines	■ prä- > peri- > postnatal erworbene, nicht progrediente Hirnschädigung mit im Vordergrund stehender Bewegungsstörung (Spastik (80%) > Dyskinesie > Ataxie) ■ bei der statischen Encephalopathie sind aber Variabilität und Veränderungen möglich, beruhend z. B. auf motorischer Entwicklung (Verbesserung bis zum 7. Lebensjahr) und Wachstum (Verschlechterung im pubertären Wachstumsschub) ■ je schwerer die motorische Störung, desto häufiger bestehen zusätzlich geistige Behinderung (30–40%) und Epilepsie (ca 40%)
Epidemiologie	Prävalenz 1.1–2/1000 Geburten (besonderes Risiko für Frühgeborene < 1500 g)
Ätiologie	> 50% pränatale Ursachen (z. B. intrauteriner Insult, Infektion, Anoxie); max. 15% perinatale Ursachen (z. B. Asphyxie unter der Geburt), ferner: Meningitis beim Säugling, selten Kernikterus/Rhesusinkompatibilität
Pathologie	■ **periventrikuläre Leukomalazie** (Sonographie transfontanellär/MRT), Korrelation zur spastischen Diparese ■ **kongenitale Infarkte, porencephaler Defekt** (Sonographie/MRT), Korrelation zu Hemiparesen ■ **zentrale Fehlbildungen**, z. B. Schizencephalie (Sonographie/MRT) ■ **Stammganglienläsionen** bei Kernikterus (MRT)
Klinisches Bild	■ **Verteilung:** spastische Hemiparese, spastische Tetraparese, armbetont oder beinbetont, symmetrisch oder asymmetrisch ■ **Typ:** spastisch, ataktisch, dyskinetisch; Mischformen; hypertone, hypotone Muskulatur, persistierende primäre Reaktionen (z. B. Moro-Reflex); häufig nicht die „klassische" Spastik der Erwachsenenneurologie ■ **Schweregrad** (nach WHO): 　■ *Grad I:* kaum funktionelle Beeinträchtigung 　■ *Grad II:* freies Gehen 　■ *Grad III:* kein freies Gehen bis zum Alter von 5 Jahren 　■ *Grad IV:* keine selbständige Fortbewegung, schwere Beeinträchtigung der Handfunktionen
Diagnosestellung	in der Regel nicht ohne Berücksichtigung des klinischen Verlaufs möglich, eine prädiktive „Sicherheit" besteht mitunter nicht vor dem 5. Lebensjahr
Zusatzdiagnostik	■ **Erstdiagnostik:** Virologie (z. B. CMV), EEG, Stoffwechselscreening; Schädel-MRT; Sehfunktionsprüfung, Hörfunktionsprüfung
Differentialdiagnose	Hydrocephalus, Fehlbildungen der hinteren Schädelgrube (Dandy-Walker-, Arnold-Chiari-Malformationen, cerebelläre Anlagestörungen), degenerative Erkrankungen, spastische Spinalparalyse
Therapie	■ **Physiotherapie, Ergotherapie und Logopädie** (mit Zieldefinition), Hilfsmittelversorgung ■ **orthopädische Betreuung:** Versorgung mit Orthesen, Kontrolle der Hüftentwicklung, Operation (?) ■ **Augen- und HNO-ärztliche Betreuung** ■ **gastroenterologische Mitbetreuung:** Schluckstörungen, Refluxerkrankung, Aspiration, Sondenernährung? ■ **bei im Vordergrund stehender Spastik:** Botulinum Toxin A (definiertes funktionelles oder pflegerisches Ziel), intrathekale Baclofen-Gabe, selektive dorsale Rhizotomie
Selbsthilfegruppen	■ Selbsthilfegruppe Zerebralparese, Gehrenbachstr. 2, 58239 Schwerte, Tel.: 02304/41243 ■ Bundesverband für Körper- und Mehrfachbehinderte e. V., Brehmstr. 5–7, 40239 Düsseldorf, Tel.: 0211/626651, Fax: 0211/613972

2.13 Liquorzirkulationsstörungen

T. Mergner und C. Maurer

2.13.0.1 Normaldruck-Hydrocephalus (NPH) (ICD-10: G91, G91.0)

Ätiologie
- **idiopathischer NPH (iNPH):** Ursache kann nicht eruiert werden; gehäufte Assoziation mit arteriellem Bluthochdruck, cerebrovaskulären Schäden und Diabetes mellitus; Entwicklung chronisch progredient (Monate bis Jahre)
- **sekundärer NPH (sNPH):** Arachnopathie nach spontaner oder traumatischer Subarachnoidalblutung, Meningitis oder postoperativ (z. B. Tu-Resektion), Meningeosis neoplastica, Schädelbestrahlung; Entwicklung häufig relativ rasch (Tage bis Wochen)

Epidemiologie
Prävalenz 30:100 000, Inzidenz 10:100 000/Jahr; M : F ca. 2 : 1 (eigene Schätzungen); Altersverteilung bei iNPH mit Gipfel im 6.–7. Lebensjahrzehnt (ca. 25% < 50 Jahre); sNPH weitgehend altersunabhängig

Pathogenese (hypothetisch)
- **Grundlagen:**
  - intracerebrale Liquorabflußwege frei, extracerebrale Wege zur Resorption (Hydrocephalus communicans) oder Resorption selbst (Hydrocephalus aresorptivus) gestört
  - Resorption normalerweise v. a. durch die Pacchioni-Granulationen entlang des Sinus sagittalis superior, bei Druckerhöhung auch vermehrt entlang der Durascheiden der Hirnnerven und spinalen Wurzeln, ferner transependymal
- **erhöhter Widerstand bei Resorption** im Bereich der Arachnoidea → Einstellung eines Gleichgewichts zwischen Liquorproduktion und -resorption auf erhöhtem Niveau
- **pulsatile Druckerhöhungen** (u. a. B-Wellen, Pulsationen des Plexus chorioideus) mit Wirkung auf die Ventrikelwand → Ventrikelerweiterung und transependymaler Übertritt von Liquor ins periventrikuläre Hirngewebe (histopathologisch: Ruptur des Ependyms) → Schädigung von Marklagerfasern
- **verminderte Elastizität des Hirngewebes**

Klinisches Bild
- **Leitsymptome:** Trias aus Gangstörung, Demenz und Blasenstörung (s. u.)
- **Gangstörung** (> 85%): langsam, kleinschrittig, breitbasig, unsicher, am Boden haftend, Fuß-vor-Fuß-Gehen ist nicht möglich („frontale Gangstörung", „Gangapraxie" bzw. „-dyspraxie")
  - Gang oft deutlich gebessert, wenn sich der Patient abstützen kann
  - im Liegen meist gute Beweglichkeit der Beine
  - im fortgeschrittenen Stadium auch Stehen und Sitzen erschwert → Bettlägrigkeit
  - *sonstige motorische Störungen (fakultativ):* Antagonistenmitinnervation, Tremor, Muskeltonuserhöhung und erhöhtes Reflexniveau, Einbeziehung auch der oberen Extremitäten → Störungen u. a. des Schreibens
- **Demenz** (60–80%) (S. 15): meist relativ gering ausgeprägt; Störungen der Aufmerksamkeit, des Gedächtnisses und der Konzentration, Minderung von Antrieb und Interesse, Rechen- und visuell-räumliche Orientierungsstörungen; in schweren Fällen akinetischer Mutismus
  - *psychiatrische Symptome (fakultativ):* Agitiertheit, Halluzinationen, Depressivität, Konfabulationen, delirante Bilder
- **Blasenstörungen** (30–60%) (S. 304): imperativer Harndrang; Inkontinenz meist Spätsymptom, Defäkation nur selten betroffen
- **Augenbewegungsstörungen (fakultativ):** sakkadierte Blickfolgebewegung, verminderte VOR-Suppression

Untersuchung
Gangbild, Augenbewegungen, neuropsychologische Untersuchung (Details s. u.)

Zusatzdiagnostik
- **Bildgebung (CT, MRT):** Erweiterung der inneren Liquorräume, offene oder sogar weite basale Zisternen, Aquädukt und 4. Ventrikel frei, suprasylvisch enge cortikale Sulci, periventrikuläre Marklagerschäden (v. a. um die Vorder- und Hinterhörner; „Polkappen")
  - zusätzliche vaskuläre Läsionen sprechen nicht gegen das Vorliegen eines iNPH
- **Probe-Lumbalpunktion** (S. 389): Entnahme von 40–50 ml Liquor (in der Regel kein postpunktionelles Liquorunterdrucksyndrom), wenn keine Besserung der Symptome ggf. mehrfach Wiederholung über 3–4 Wochen
  - *Ganguntersuchung* vor/nach Punktion (Schrittweite, Geschwindigkeit)
  - *neuropsychologische Kurztests* vor/nach Punktion:
    - Wortflüssigkeit: Zahl der Nennung von Mädchen- bzw. (bei der zweiten Untersuchung) Jungennamen in 2 Minuten
    - serielle Subtraktion: 100 minus 7 bzw. (bei der zweiten Untersuchung) 100 minus 8; Zeit bis zum Unterschreiten von 50 (Fehler müssen korrigiert werden)
    - verbales Gedächtnis: Lernen einer Liste von 8 Worten (dreimal Wort für Wort nachsprechen), dann reproduzieren; Zahl der richtig genannten Worte

- **ENG:** sakkadierte Blickfolgebewegung, verminderte VOR-Suppression
- **EEG:** Allgemeinveränderungen unterschiedlichen Grades
- **SPECT:** globale cerebrale Durchblutung unspezifisch vermindert, ebenso cerebraler Sauerstoffverbrauch, cerebrale Glucoseutilisation, cerebrales Blutvolumen
- **kontinuierliche intrakranielle Liquordruckmessung:** keine dauerhafte Erhöhung des intracraniellen Drucks, oft aber am Oberrand der Norm (10–15 cm H_2O) und > 10% B-Wellen in der 24-Stunden-Ableitung
- **Messung des Liquorabflußwiderstands** bei Flüssigkeitsinfusion in den Liquorraum, heute zumeist unter ventrikulärer Druckmessung

Therapie
- **wiederholte Lumbalpunktionen** bei nicht-operablen Patienten oder bei langanhaltender Besserung nach jeder einzelnen Punktion
- **Operation:** Ventrikelkatheter mit Mittel- oder Hochdruck-Ventil
  - *prognostische Faktoren für den Erfolg der Operation:*
    - günstig: Probe-Lumbalpunktion mit Besserung, im Vordergrund stehende Gangstörung, enge suprasylvische Sulci im CT, vermehrtes Auftreten von B-Wellen in der Druckmessung
    - ungünstig: im Vordergrund stehende Demenz, keine Gangstörung, Erweiterung der suprasylvischen Sulci im CT (cortikale Atrophie), Anamnesedauer > 2–3 Jahre
  - *Behandlungsergebnisse:* seit 1970 Verbesserung der Ergebnisse durch verbesserte präoperative Diagnostik, insbesondere beim iNPH (40–50% auf > 70% Erfolgsrate)
  - *Komplikationen* (5–30% der Patienten): Shunt-Infektionen (evtl. Antibiotika-Prophylaxe), subdurale Hygrome bzw. Hämatome (v. a. bei älteren Menschen, durch relative Shunt-Überfunktion), Shunt-Dysfunktion
  - *postoperativer Verlauf:*
    - Gangstörung, Antriebsminderung, Gedächtnisstörung und Feinmotorikstörung sprechen am besten an
    - Abnahme der Ventrikelweite nur bei ca. 50% der operierten Patienten
    - periventrikuläre Dichteminderungen können abnehmen

Differentialdiagnose
- **„Gangapraxie":**
  - *Morbus Alzheimer* (S. 152): lange vorausgehende Demenz, in der Bildgebung suprasylvisch eher weite Sulci, evtl. mit Betonung parietal
  - *Morbus Binswanger* (S. 47): anamnestisch oft flüchtige fokale neurologische Defizite; verwaschenes oder dysarthrisches Sprechen, Affektstörungen
  - *Parkinson-Syndrom* (S. 165): ähnliche Gangstörung v. a. bei der vaskulären Form mit Betonung der unteren Extremität („lower body parkinsonism")
  - *„senile Gangstörung":* oft durch kardiovaskuläre Faktoren, Medikamente, Nachlassen der Sehkraft, Tiefensensibilitätsstörungen und Angst vor dem Fallen bedingt; darüber hinaus besteht im Alter eine Tendenz zur Gangverlangsamung, Kleinschrittigkeit und reduzierten Haltungsanpassung, ähnlich der beim NPH und den drei vorgenannten Erkrankungen („gemeinsame Endstrecke")
- **aufgeweitete Ventrikel in der Bildgebung:**
  - *Verschlußhydrocephalus (Hydrocephalus occlusus):* Verlegung des Liquorabflusses im Bereich von Foramen Monroi, Aquädukt oder Foramina Luschkae und Magendii (z. B. kongenital, durch Blutungen, Entzündungen mit Verklebungen, kraniocervikale Übergangsanomalien, Tumoren)
    - klinisches Bild: subakut einsetzende Kopfschmerzen, Übelkeit, Nackensteife, Bewußtseinstrübung; vorübergehend evtl. lageabhängig oder fluktuierend (intermittierende Liquorabflußstörungen); Stauungspapille kann bei akuter Entwicklung oder im hohen Lebensalter fehlen
    - Zusatzdiagnostik: CT; Cave: Lumbalpunktion wegen Einklemmungsgefahr kontraindiziert
    - Therapie: Shunt-Operation
  - *kompensierter Stauungshydrocephalus:* frühkindlicher Stauungshydrocephalus mit Gleichgewicht zwischen Liquorproduktion und -resorption auf einem erniedrigten Niveau; evtl. Dekompensation des Gleichgewichts im Erwachsenenalter
    - Zusatzdiagnostik: Röntgen Schädel nativ („Wolkenschädel"), Schädel-MRT (periventrikuläre Hyperintensitäten), Liquordruckmessung
  - *Hydrocephalus e vacuo:* Aufweitung der Ventrikel nach Gewebsuntergang, kein Hirndruck

2.13.0.2 Pseudotumor cerebri (PTC) (ICD-10: G93.2)

Synonyma benigner oder idiopathischer intrakranieller Hypertonus

Allgemeines	erhöhter intrakranieller Druck ohne Zeichen einer intrakraniellen Raumforderung; keine nosologische Einheit (gemeinsame pathogenetische Endstrecke verschiedener Erkrankungen z. T. unbekannter Ätiologie)
Epidemiologie	Inzidenz 1:100000/Jahr (bei übergewichtigen Frauen im gebärfähigen Alter 19:100000/Jahr); F : M = 8 : 1
Ätiologie / Klassifikation	■ **primäres (idiopathisches) PTC-Syndrom** ■ *gesicherte Faktoren:* Übergewicht, Gewichtszunahme ■ *ungesicherte Faktoren:* ▶ endokrinologische Störungen: Nebenniere (Morbus Addison, Morbus Cushing), Schilddrüse (Hypothyreose), Hypophyse (Hypophysenadenom, Akromegalie), Nebenschilddrüse (Hypoparathyreoidismus) ▶ hämatologische Störungen: Anämie (Eisenmangel, perniziöse Anämie, Polyzythaemia vera) ▶ metabolische Störungen: Enzymdefekte (Galactosämie, Anti-Chymotripsin-Mangel), Mukoviszidose, Hyper-/Hypovitaminosen (Vitamin A, D) ▶ Medikamente: Antibiotika (Tetrazykline, Nitrofurantoin, Sulfamethoxazol), Psychopharmaka (Chlorpromazin, Fluoridazin, Lithium); orale Kontrazeptiva, Phenytoin, Indomethazin, Amiodaron, Cortikosteroide ■ **sekundäres PTC-Syndrom**, Ursachen: Liquorüberproduktion (Plexuspapillom), Liquorzirkulationsstörung (kraniocervikale Übergangsanomalie, spinaler Tumor), Liquorresorptionsstörung bei Sinusobstruktion (Sinusthrombose, durale AV-Fistel, Tumor, Metastase) oder venöser Druckerhöhung (Rechtsherzversagen, chronische Atemwegserkrankung), pathologische Liquorzusammensetzung (Guillain-Barré-Syndrom, Morbus Behçet, Lupus erythematodes, spinale Tumoren)
Klinisches Bild	■ **Leitsymptome:** Kopfschmerz, Stauungspapille und fluktuierende Sehstörung ■ **Kopfschmerz** (75 – 100%): meist pulsierend, frontal oder occipital-nuchal betont, meist mit Übelkeit und Erbrechen, häufig einseitiger Beginn, manchmal retrobulbärer Schmerz oder Augenbewegungsschmerz; meist Besserung nach Lumbalpunktion ■ **beidseitige Stauungspapille** (ca. 100%) ■ **visuelle Symptome:** ■ *Visusverschlechterung* (50%), chronisch progredient durch Vergrößerung des blinden Flecks, Einengung des monoculären Gesichtsfelds ■ gelegentlich episodisches Verschwommensehen, mon- oder binoculär von ca. 1 Minute Dauer („transiente Obskuration"), auch kurze Photopsien oder/und Doppelbilder (30%, durch ein- oder beidseitige Abduzensparese) ■ **akzessorische Beschwerden:** Tinnitus, Nackensteife
Zusatz-diagnostik	■ **Ophthalmoskopie/Perimetrie:** beidseitige Stauungspapille, vergrößerter blinder Fleck oder sonstige Gesichtsfeldeinschränkungen ■ **CT:** Ausschluß einer intrakraniellen Raumforderung, normal weites oder sogar enges Ventrikelsystem, „empty sella" (wahrscheinlich Folge eines Hypophysen-„Apoplex" bei erhöhtem intrakraniellem Druck) ■ **lumbaler Liquordruck** (Seitenlage): 20 – 25 cm H_2O = grenzwertig, > 25 cm H_2O = sicher pathologisch ■ *Beachte:* eine postpunktionelle Einklemmung ist trotz erhöhten Drucks nicht zu befürchten ■ **Abklärung in Richtung einer (ursächlichen) Sinusthrombose** (→ S. 51) [140]
Therapie	■ **Gewichtsreduktion** ■ **Stufentherapie** (nach Wiethölter [868]): ■ *Erstmanifestation ohne Visusreduktion:* Liquor-Entlastungspunktion von 20 – 50 ml ■ *erstmaliges Rezidiv ohne Visusreduktion:* wiederholte LP, Liquordruck-Kontrolle im Intervall ■ *Erstmanifestation oder Rezidiv mit Visusreduktion:* wiederholte LP, Liquordruck-Kontrolle 1 ×/Woche, Visus-/Funduskontrolle 2tägig ■ *zweites Rezidiv mit Visusreduktion, keine anhaltende Drucksenkung durch LP:* tägliche LP, Versuch mit Azetazolamid (Diamox® 1 g/Tag p. o.), Furosemid (Lasix® 250 mg/Tag p. o.), Visus-/Funduskontrolle 2tägig ■ *keine anhaltende medikamentöse Drucksenkung:* Optikusscheidenfensterung, lumboperitonealer Shunt ■ *wenn venöse Abflußstörung nicht ausgeschlossen werden kann:* Heparinisierung/Marcumarisierung

2.13.0.3 Idiopathisches Liquorunterdrucksyndrom (ICD-10: G96.0)

Synonyma	spontane intrakranielle Hypotension (SIH), Aliquorrhoe (Schaltenbrand 1938)

Pathogenese	häufig ungeklärt; diskutierte Mechanismen: ■ **Liquorverlust** durch okkulte Risse der Dura, häufig im Bereich der spinalen Nervenwurzeln, z. B. nach leichten Traumen oder starkem Husten ■ **reduzierte Liquorproduktion** z. B. durch Spasmen der Chorioidalgefäße
Klinisches Bild	Kopfschmerzen in aufrechter Position (wie postpunktioneller Kopfschmerz), leichter Meningismus; selten: Hirnnervenausfälle (N. abducens), Übelkeit, Erbrechen, unsystematischer Schwindel, Tinnitus (möglicherweise durch Änderung des intralabyrinthären Drucks)
Zusatz- diagnostik	■ **Liquoruntersuchung:** 　■ *Liquordruck* ≤ 6 cm H_2O (scheinbare „punctio sicca", Luft wird sogar in den Subarachnoidalraum eingesogen), Liquor muß mit Spritze aspiriert werden 　■ leichte (lymphozytäre) Pleozytose (möglicherweise durch meningeale Irritation), leichte Proteinerhöhung (möglicherweise durch reduzierten Liquorfluß im lumbalen Subarachnoidalraum) 　■ *Zytologie:* differentialdiagnostische Abgrenzung zur Meningeosis neoplastica ■ **MRT:** evtl. diffuse Verdickung der Meningen mit Kontrastmittel-Aufnahme (früher: „hypertrophische Pachymeningitis"); evtl. Zisternographie zum Nachweis von Duradefekten bzw. einer beschleunigten Auswaschung von Kontrastmittel
Differential- diagnose	■ **des klinischen Bildes:** postpunktioneller Kopfschmerz ■ **des MRT-Befundes:** Meningeosis neoplastica (S. 140), meningeale Reaktion nach Liquorpunktion, Operation, Trauma, Subarachnoidalblutung (S. 55); entzündliche Infiltrationen (Tuberkulose, Lues, Morbus Boeck, Wegner'sche Granulomatose)
Therapie	Flüssigkeitszufuhr (z. B. 0,9 % NaCl-Lösung 2 l/Tag i. v.), evtl. Theophyllin (→ Steigerung der Liquorproduktion), Mineralo-/Glucocorticoide; bei nachgewiesenem Duradefekt Versuch mit epiduralem „blood patch"
Verlauf	meist monophasisch; komplette Remission innerhalb von Wochen bis Monaten
Komplikationen	Hygrom, Subduralhämatom durch Abriß von Brückenvenen bei Ablösung des Gehirns von der Dura

2.14 Metabolische Erkrankungen
2.14.1 Mitochondriale Erkrankungen

B. Landwehrmeyer

2.14.1.1 Allgemeines

Epidemiologie	Inzidenz 6 / 1 000 000/Jahr, klinische Manifestation in jedem Lebensalter möglich, am häufigsten innerhalb der ersten zwei Lebensdekaden
Genetik	■ **maternaler Erbgang:** Mütter vererben ihre Mitochondrien und damit ihre mitochondriale (mtDNA) Mutation an ihre Kinder, nur Töchter vererben die Mutation weiter; wegen der zufälligen Verteilung von Mitochondrien mit mutierter mtDNA und normaler mtDNA auf verschiedenen Zellen/Geweben (Heteroplasmie) → hohe Variabilität der phänotypischen Expression
Patho- physiologie	■ Störung der mitochondrialen Energiegewinnung führt v. a. in Organen mit hoher Stoffwechselaktivität (Skelettmuskel, Myokard, ZNS) zu Symptomen ■ Organmanifestation wird bestimmt vom 　■ *Energieumsatz* des jeweiligen Gewebes 　■ *Prozentanteil mutierter mtDNA* im jeweiligen Organ sowie 　■ *biochemischem Defekt:* 　　▶ Störung des Substrattransports in Mitochondrien hinein (z. B. Carnitin-Mangel) 　　▶ Störung der Substratnutzung z. B. Pyruvat-Dehydrogenase-Mangel, Pyruvat-Carboxylase-Mangel (z. B. manche Fälle mit Leigh-Syndrom) 　　▶ Störung der Kopplung von Oxidation und Phoshorylierung (z. B. Luft'sche Myopathie) 　　▶ Störung der Atmungskette (Mehrzahl der Mitochondriopathien)
Klinisches Bild	■ sehr variable klinische Präsentation; abgrenzbare klinische Syndrome: chronisch progressive externe Ophthalmoplegie (CPEO), Kearns-Sayre-Syndrom (KSS), Myoklonusepilepsie und ragged red fibres (MERRF), mitochondriale Myopathie und Encephalopathie, Lactatazidose und Stroke-like episodes (MELAS), Leber'sche Opticusatrophie, Leigh-Syndrom, fatale infantile Lactatazidose, renales Fanconi-Syndrom

- eine signifikante Anzahl von Patienten mit einer Störung der mitochondrialen Atmungskette (vor allem Patienten mit Encephalopathien) lassen sich diesen Syndromen nicht zuordnen; auch sind Überlappungen zwischen diesen klinisch-labortechnisch definierten Syndromen beschrieben
- wegen des breiten Spektrums von Symptomen, die bei Mitochondriopathien vorkommen können, sollte die Verdachtsschwelle bei hinweisenden Symptomen niedrig sein
- **klinische Symptomkombinationen, die an eine Mitochondriopathie denken lassen:** proximale Muskelschwäche mit Ausdauermangel, Ptose und externe Ophthalmoplegie (i. d. R. ohne Doppelbilder!), Dystonie und externe Ophthalmoplegie, psychomotorische Retardierung/Demenz und Muskelschwäche, Krampfanfälle (± Myoklonus), Kleinwuchs und Innenohrschwerhörigkeit, Ataxie, Retinadegeneration
- Rangordnung klinischer Hinweissymptome auf eine Mitochondriopathie
    - *Symptome 1. Ranges:*
        - klinisches Bild: maternaler Erbgang, progressive externe Ophthalmoplegie
        - Labor: subsarkolemmale Akkumulation von Mitochondrien in der Muskelbiopsie („ragged red fibres" bei Gomori-Trichromfärbung), erhöhte Lactatspiegel in Serum/Liquor, CT: hypodense Läsionen im Putamen
    - *Symptome 2. Ranges:* Myopathie, Myoklonus-Epilepsie, Ataxie, Innenohrschwerhörigkeit, Schlaganfall-ähnliche Episoden nach Krampfanfällen
    - *Symptome 3. Ranges:* Gedeihstörung (Säuglinge), Kleinwuchs, psychomotorische Retardierung, Demenz, Retinitis pigmentosa, Opticusatrophie, Kardiomyopathie, metabolische Azidose bei Infekten/körperlicher Belastung

Zusatzdiagnostik

- **Labor:**
    - *Serum:* Ruhe-Lactat (erhöht bei < 50%; kein guter Screening-Test für Mitochondriopathien: nicht sensitiv, nicht spezifisch), Pyruvat, Ketonkörper, CK
    - *Liquor:* Lactaterhöhung, evtl. Proteinerhöhung
- **Schädel-CT:** hypodense Läsionen (cortikal, Basalganglien) und Verkalkungen, v. a. in den Basalganglien; evtl. cortikale/cerebelläre Atrophie
- **MRT:** Hyperintensitäten in T2-gewichteten Bildern, v. a. in den Basalganglien und cortikal
- **Elektrophysiologie:**
    - *EEG:* Allgemeinveränderung (Grundrhythmus-Verlangsamung), fokale langsame Wellen oder Spitzenpotentiale
    - *EMG:* normal oder diskrete myopathische Zeichen, selten neurogene Veränderungen; normales EMG trotz signifikanter Muskelschwäche spricht für metabolische (z. B. mitochondriale) Myopathie
    - *Elektroneurographie:* axonale oder demyelinisierende, distale Polyneuropathie, v. a. bei Leigh-Syndrom
- **Belastungstests:**
    - *Fahrradergometrie:* erhöhtes Lactat und erhöhter Lactat/Pyruvat-Quotient im venösen Blut
    - *Fasten:* erhöhtes Lactat im venösen Blut
- **Muskelbiopsie:**
    - *lichtmikroskopisch:* Gomori-Trichrom-Färbung: „ragged-red-fibres" in > 4% der Muskelfasern, bei ca. 30% der Patienten nicht nachweisbar, v. a. bei Patienten mit Encephalopathie (Leigh-Syndrom)
    - *histochemisch:*
        - Cytochrom-C-Oxidase (COX): Mosaik COX-positiver und -negativer Fasern oder allgemeine Abnahme der COX-Aktivität; höhere Sensitivität als Gomori-Trichrom-Färbung
        - Succinatdehydrogenase: Nachweis subsarkolemmaler Mitochondrienakkumulationen; allgemeine Abnahme der Succinatdehydrogenaseaktivität bei Komplex-II-Defekt
    - *elektronenmikroskopisch:* abnorme Mitochondrien-Morphologie, u. a. mit parakristallinen Einschlüssen in Mitochondrien
    - *biochemisch:* Enzymaktivitätsbestimmung; am häufigsten reduzierte Aktivitäten der Atmungskettenkomplexe I und IV; v. a. bei Patienten mit progressiver externer Ophthalmoplegie läßt sich gelegentlich kein biochemischer Defekt nachweisen
- **molekularbiologische Untersuchungen** aus EDTA-Blut, Fibroblasten oder Muskelgewebe (wichtig für Patienten mit progressiver externer Ophthalmoplegie); Nachweis von Deletionen (z. B. KSS) oder Punktmutationen (z. B. MERRF, MELAS)

Therapie	■ **kausal:** 　■ *Unterstützung der Mitochondrienfunktion:* Kombination von Vitamin C (Reduktionsmittel; 4 g/Tag) und Vitamin K = Phytomenadion (Konakion® = Oxidationsmittel) 20–40 mg/Tag 　■ *Coenzym Q* (Ubichinon®) 15 mg/Tag, steigern auf 150 mg/Tag in 4 Wochen 　■ *Levocarnitin* (Biocarn®, L-Carn®) 2–4 g/Tag ■ **symptomatisch:** 　■ *bei Muskelschwäche:* Pyridostigmin (Mestinon®) 　■ *bei malignen Rhythmusstörungen:* Schrittmacherimplantation 　■ *bei Krampfanfällen:* Phenytoin, Clonazepam
Prognose	■ progredienter Verlauf, bestimmt durch Prozentanteil der mutierten mtDNA / Wildtyp-mtDNA (milde Verläufe bei Wildtyp-DNA-Gehalt > 6%) ■ **Todesursachen:** 　■ *Kardiomyopathie* → Herzinsuffizienz, Reizleitungsstörungen 　■ *Myopathie* → Ateminsuffizienz, Sekundärerkrankungen 　■ *zentrale Atemstörung* → respiratorische Insuffizienz

2.14.1.2 Chronisch progressive externe Ophthalmoplegie (CPEO) [613]   (ICD-10: H49.4)

Ätiologie	bei 70% der Patienten mit CPEO Deletion der mtDNA
Klinisches Bild	■ **typischer Patient:** Erwachsener, der um das 20. Lebensjahr eine bilaterale Ptose entwickelt (kann asymmetrisch oder auch unilateral sein); Einschränkung der Augenbewegungen in allen Blickrichtungen (am häufigsten beim Blick nach oben), oft ohne Doppelbilder; häufig diskonjugierter Blick; Symptome beginnen allmählich und sind langsam progressiv oder stationär ■ **fakultative Symptome:** ZNS-Symptome (Dystonie, Ataxie, Demenz), proximale Myopathie
Zusatzdiagnostik	■ **Muskelbiopsie:** Gomori-Trichrom-Färbung und Cytochrom-C-Oxidase ■ **molekularbiologische Untersuchung** an Muskelgewebe: Deletionen von mtDNA; selten Punktmutationen ■ **in der Regel unauffällig:** Serum/Liquor-Lactat, CK, bildgebende Verfahren (außer bei Patienten mit assoziierten ZNS-Symptomen), EMG
Diagnosestellung	■ klinisches Bild und Muskelbiopsie
Differentialdiagnose	Kearns-Sayre-Syndrom (s. u.): zusätzlich Retinopathie und erhöhtes Liquoreiweiß

2.14.1.3 Kearns-Sayre-Syndrom (KSS) [324, 540]   (ICD-10: H49.8)

Ätiologie	in der Regel mtDNA Deletionen, biochemisch v. a. Komplex I und IV betroffen
Klinisches Bild	■ **typischer Patient:** Kind oder Jugendlicher (< 20 J.) mit progressiver externer Ophthalmoplegie, Retinitis pigmentosa, kardialem Reizleitungsblock und deutlich erhöhtem Liquoreiweiß, fakultativ Myopathie, endokrine Symptome und ZNS-Symptome ■ **Ophthalmoplegie:** ein- oder beidseitige Ptose, eingeschränkte Bulbusmotilität (initial v. a. Mm. recti superiores betroffen), meist keine Doppelbilder ■ **Retinitis pigmentosa** vom Pfeffer-und-Salz-Typ, meist ohne wesentliche Visus- oder Gesichtsfeldeinschränkung ■ **Kardiomyopathie:** Rhythmusstörungen, Leitungsdefekte, hypertrophe obstruktive Kardiomyopathie oder konzentrische linksventrikuläre Hypertrophie ohne Obstruktion ■ **Myopathie:** mimische Muskulatur, Schlundmuskeln, (Kaumuskeln), obere Oesophagusmuskeln, proximale Muskulatur, Intoleranz gegen Dauerbelastung ■ **endokrine Symptome:** Diabetes mellitus, Hypoglykämien, Hypoparathyreoidismus, primärer Hypogonadismus, Hyperaldosteronismus ■ **ZNS-Symptome:** Ataxie, Demenz, Spastik, extrapyramidale Symptome
Zusatzdiagnostik	■ **Labor:** Lactat- und Eiweißerhöhung (> 1 g/l) im Liquor ■ **Muskelbiopsie** für Gomori-Trichrom-Färbung und Cytochrom-C-Oxidase ■ **molekularbiologische Untersuchung** an Lymphozyten und Muskel ■ **bildgebende Verfahren** bei ZNS-Beteiligung

	■ **Elektrophysiologie** zum Nachweis einer subklinischen ZNS-Beteiligung: somatosensibel evozierte Potentiale, akustisch evozierte Hirnstammpotentiale, transkranielle Magnetstimulation
Diagnosestellung	klinisches Bild und entweder pathologische Lactatwerte oder pathologische Muskelbiopsie oder Nachweis einer mtDNA-Deletion
Differentialdiagnose	chronisch progressive externe Ophthalmoplegie: keine Retinopathie, keine Liquoreiweißerhöhung
Therapie	Coenzym Q (Ubichinon®), Beginn mit 60 mg/Tag oral, Steigerung innerhalb eines Monats auf 120–150 mg/Tag (0.6–2.6 mg/kg), Wirkung nach 6–12 Monaten (!)

2.14.1.4 MERRF-Syndrom (Myoklonus-Epilepsie mit ragged red fibres) [54,217] (ICD-10: G71.2)

Ätiologie	■ maternal vererbt oder sporadisch ■ oft (70–80%) Punktmutation an mtDNA 8344 (A → G im Lysin-tRNA-Gen) [278], nicht alle Punktmutation an mtDNA 8344 führen zum MERRF-Phänotyp
Klinisches Bild	■ **typisch:** Patient jeden Alters (5–75 Jahre) mit Myoklonus, Ataxie und Krampfanfällen und „ragged red fibres" in der Muskelbiopsie ■ **Myoklonus** (S. 185): oft induziert durch Aktion, Geräusche, visuelle Reize ■ **Ataxie:** Gang-, Stand- und Extremitätenataxie ■ **Krampfanfälle:** verschiedene Typen (fokale, photosensitive GM, Sturzanfälle) ■ **fakultative Symptome:** Innenohrschwerhörigkeit, Opticusatrophie, Demenz, Kopfschmerzen, Gliederschwäche (mild, proximal), Fußdeformitäten, periphere Neuropathie, cervikale Lipome ■ Retinitis pigmentosa fehlt bei allen bislang bekannten Patienten mit Punktmutation an mtDNA 8344
Zusatzdiagnostik	■ **Muskelbiopsie** für Gomori-Trichrom-Färbung und Cytochrom-C-Oxidase ■ **molekularbiologische Untersuchung** an Lymphozyten und Muskel ■ **Labor:** fakultativ Serum- und Liquor-Lactat erhöht ■ **bildgebende Verfahren** bei ZNS-Beteiligung ■ **Elektrophysiologie:** EEG (Allgemeinveränderung, generalisierte spike-wave-Muster im Anfall, fokale Krampfbereitschaft v.a. occipital), somatosensibel evozierte Potentiale (Riesen-SEPs)
Diagnosestellung	klinisches Bild und entweder pathologische Muskelbiopsie oder Nachweis einer mtDNA-Punktmutation
Therapie	■ **kausal:** keine etablierte Therapie ■ **Epilepsie:** Clonazepan (Rivotril®), Phenytoin (z. B. Zentropil®) oder Valproat (z. B. Orfiril®)

2.14.1.5 MELAS-Syndrom (Myopathie, Encephalopathie, Lactatazidose und „stroke-like episodes") [603] (ICD-10: G71.3)

Ätiologie	■ in der Regel (80%) Punktmutation an mtDNA 3243 (A → G im Leucin-tRNA-Gen), aber nur etwa 50% aller Punktmutation an mtDNA 3243 führen zum MELAS-Phänotyp ■ biochemisch niedrige Aktivität von Komplex I und IV, aber auch von II und III in verschiedenen Kombinationen; wahrscheinlich Ausdruck einer allgemeinen Depression der Translation/Transkription von mtDNA

Klinisches Bild	■ **typischer Patient:**
	  ■ *Kind* mit normaler frühkindlichen Entwicklung, episodischem Erbrechen, fokalen/sekundär generalisierten Krampfanfällen und wiederkehrenden akuten neurologischen Defiziten, Migräne
	  ■ *Erwachsener* mit fokalen Anfällen, akuten neurologischen Ausfällen, Myopathie und Innenohrschwerhörigkeit
	■ **episodisches Erbrechen:** in Folge einer Lactatazidose
	■ fokale Anfälle, stroke-like episodes (cortikale Areale mit spongiformer Degeneration)
	■ **fakultative Symptome:** Kleinwuchs, Innenohrschwerhörigkeit, Hemiparese, Hemianopsie, Demenz, Kopfschmerzen, proximale Myopathie
	■ **typischerweise fehlen:** progressive externe Ophthalmoplegie, Retinitis pigmentosa, Opticusatrophie, Myoklonien, Kardiomyopathie, periphere Neuropathie

Zusatz-diagnostik	■ **Labor:** Lactat in Serum und Liquor erhöht, aber nicht bei allen Patienten; normale Werte schließen MELAS nicht aus
■ **Muskelbiopsie:** für Gomori-Trichrom-Färbung und Cytochrom-C-Oxidase
■ **molekularbiologische Untersuchung** an Lymphozyten und / oder Muskel
■ **CT:** hypodense Läsionen cortikal und im subcortikalen Marklager ohne Beziehung zu Gefäßversorgungsgebieten, isoliert oder in Kombination mit Verkalkungen in den Basalganglien
■ **MRT:** hyperintense (in T2-Wichtung) Läsionen wie für CT beschrieben
Diagnose-stellung	klinisches Bild und entweder pathologische Lactatwerte oder pathologische Muskelbiopsie oder Nachweis einer mtDNA-Punktmutation
Therapie	■ **kausal:** keine etablierte Therapie
■ Versuch mit Cortikosteroiden

2.14.1.6 Morbus Leigh (nekrotisierende Encephalopathie) [163,446,711,825]   (ICD-10: G31.8)

Ätiologie	autosomal-rezessiv vererbt, maternal vererbte (Punktmutation mtDNA 8993) und sporadische Formen
Pathologie	bilateral-symmetrische, inkomplette spongiforme Nekrosen mit Gefäßproliferation, astroglialer Reaktion und Demyelinisierung mitteliniennah in Medulla oblongata, periaquäduktalem Grau, Tegmentum, Thalamus, Basalganglien und Cerebellum; Corpora mammillaria sind regelhaft ausgespart (im Gegensatz zur Wernicke-Encephalopathie)
Pathogenese	■ kein konstant mit dem Leigh-Syndrom assoziierter metabolischer Defekt nachgewiesen
■ verminderte Aktivität von Cytochrom-C-Oxidase (= Komplex IV), NADH-Co-Q-Reduktase (= Komplex I), Pyruvatdehydrogenase oder Pyruvatcarboxylase beschrieben
■ verminderte Thiamintriphosphatkonzentration (=aktives Vitamin B_1) im Gehirn, möglicherweise aufgrund eines Thiaminpyrophosphat-Adenosintriphosphat-Phosphoryltransferase-Inhibitors
Klinisches Bild	■ **Säuglinge/Kleinkinder** mit Gedeihstörung, psychomotorischer Verlangsamung, Muskelhypotonie und -schwäche, bei denen sich Sehstörungen (Opticusatrophie), Oculomotorikstörungen, Krampfanfälle, Ataxie und Pyramidenbahnzeichen entwickeln
■ *fakultativ* extrapyramidale Störungen (Dystonie)
■ **selten Jugendliche oder Erwachsene** mit zentralen Atemstörungen, fokalen Krampfanfällen, Seh-und Oculomotorikstörung, Ataxie
■ *fakultativ* Dysarthrie, Dystonie, psychomotorische Retardierung, Myopathie, Kardiomyopathie
Zusatz-diagnostik	■ **MRT:** hyperintense bilateral-symmetrische Läsionen in T2-gewichteten Bildern mit Verteilung wie unter Pathologie beschrieben (DD: Wernicke-Encephalopathie, CO-Intoxikation, Aminoazidurie, Morbus Wilson)
■ **Protonen-MR-Spektroskopie:** erhöhtes Signal für Lactat in T2-hyperintensen Arealen
■ **CT:** hypodense Läsion in den Basalganglien
■ **Labor:** Lactat und Pyruvat in Serum und Liquor erhöht, aber normale Werte schließen Morbus Leigh nicht aus
■ **Muskelbiopsie** für Gomori-Trichrom-Färbung und Cytochrom-C-Oxidase; in der Regel unauffällig
■ **biochemische Untersuchung** an Fibroblastenkulturen/Muskel: Komplex I und IV, Pyruvatdehydrogenase und -carboxylase
Diagnose-stellung	sicher nur postmortal oder durch Hirnbiopsie; Verdachtsdiagnose durch klinisches Bild und Nachweis typisch verteilter Hirnläsionen durch MRT und CT; bei maternal vererbtem infantilem Typ: molekularbiologisch durch Nachweis der Punktmutation mtDNA 8993
Therapie	■ **kausal:** keine etablierte Therapie; Versuch mit
■ *Vitamin B_1* (Betabion®) in hohen Dosen (0.5 g/Tag) → Verbesserung der Thiamintriphosphatkonzentration
■ *Aspartat* (Eubiol®) 0.5 g/Tag → partieller Ausgleich für verminderte Pyruvatcarboxylase-Aktivität
■ **bei zentraler Atemstörung:** CPAP-Beatmung

2.14.1.7 Leber'sche Opticusatrophie [562,844]   (ICD-10: H47.2)

Ätiologie	■ ausschließlich maternale Vererbung

	■ **Punktmutationen der mtDNA:** 11778 (am häufigsten; ausschließlich bei Patienten mit Leber'scher Opticusatrophie), 3460, und 4160, 14484 die alle zu Aminosäuresubstitutionen im Komplex I der Atmungskette führen ■ biochemisch niedrige Aktivität von Komplex I als inkonstanter Befund
Assoziierte Erkrankungen	ca. 50 % der Frauen mit Leber'scher Opticusatrophie aufgrund einer 11778-Mutation entwickeln eine Multiple-Sklerose-ähnliche Erkrankung [281]
Klinisches Bild	Manifestation im 18.–30. Lebensjahr (Streubreite 6–62) von akutem/subakutem Visusverlust bilateral, meist synchron oder mit einem Intervall von Tagen bis Monaten, zentral betontes Skotom, Blau-Gelb-Schwäche, evtl. Augenschmerzen, Papillenschwellung
Zusatzdiagnostik	■ **visuell evozierte Potentiale** früh verändert: amplitudengemindert, mäßig verlangsamt (primär axonale Schädigung) ■ **molekularbiologische Untersuchung:** Nachweis einer der Punktmutationen ■ **bildgebende Verfahren:** meist Normalbefund
Diagnosestellung	klinisches Bild und Nachweis einer mtDNA-Punktmutation
Therapie	■ **kausal:** keine etablierte Therapie; Versuch mit Coenzym Q (Ubichinon®) 80–300 mg/Tag oral und Riboflavin (Vitamin B$_2$®) 100 mg/Tag oral ■ Cortikosteroide und Vitamin B$_{12}$ ohne Effekt

2.14.2 Lipidspeicherkrankheiten (ICD-10: E75)

B. Landwehrmeyer

2.14.2.1 Übersicht [8]

Gespeichertes Lipid	Lokalisation	Leitsymptome	Erkrankungen
Phospholipide	Zellkörper, Synapsen → *Poliodystrophien*	Demenz, epileptische Anfälle, Sehstörungen	Pelizaeus-Merzbacher-Erkrankung
Ganglioside			Morbus Tay-Sachs Morbus Sandhoff
Sulfatide	Markscheiden → *Leukodystrophien*	Spastik, Ataxie	metachromatische Leukodystrophie
Cerebroside			Morbus Gaucher Morbus Krabbe

2.14.2.2 Gangliosidosen (ICD-10: E75.0-E75.1)

Übersicht

	Untertypen	biochemischer Defekt	Klinisches Bild
GM1-Gangliosidose		Beta-Galactosidase	kirschroter Maculafleck (50 %), Hepato-Splenomegalie; spinocerebelläre Degeneration, epileptische Anfälle, Dysmorphie (Gesicht, LWS)
GM2-Gangliosidosen [554,557,578]	Morbus Tay-Sachs infantile und späte Formen!	Hexosaminidase A	(spino-) cerebelläre und extrapyramidale Symptome, Encephalopathie, spinale Muskelatrophie, evtl. kirschroter Maculafleck
	Morbus Sandhoff	Hexosaminidase A und B	wie Tay-Sachs, zusätzlich viscerale Beteiligung

Zusatzdiagnostik bei GM2-Gangliosidosen

■ Hexosaminidase A in Serum, in Leukozyten und in Fibroblasten vermindert
■ Oligosaccharide im Urin erhöht
■ Blutbild: vakuolisierte Lymphozyten

Therapie	keine bekannt

2.14.2.3 Metachromatische Leukodystrophie [24,25,235] (ICD-10: E75.2)

Genetik	autosomal rezessiv vererbt; Chromosom 22
Pathologie	generalisierte Demyelinisierung im zentralen und peripheren Nervensystem, metachromatische Granula in Gliazellen und Makrophagen
Pathophysiologie	lysosomale Erkrankung: Arylsulfatase A-Mangel → Störung des Abbaus von Sulfatiden zu Cerebrosiden
Klinisches Bild	■ **infantile Form:** Erkrankungsbeginn mit 1–4 Jahren, progressive Gangstörung, Spastizität, psychomotorische Regression, zunächst mit Pyramidenbahnzeichen, später mit Verlust der Muskeleigenreflexe (Dysfunktion des oberen und unteren Motorneurons) 　■ *fakultativ:* Ataxie, Bulbärparalyse (S. 281), Opticusatrophie ■ **adulte Form** (ca. 15% aller Fälle): Erkrankungsbeginn um 40 Jahre (Streubereich 21–63 Jahre), progressive Demenz und symmetrische, distal betonte sensomotorische Polyneuropathie
Zusatzdiagnostik	■ **MRT:** T2-hyperintense Signalgebung im gesamten Marklager; U-Fasern ausgespart ■ **Biopsie eines peripheren Nerven:** Nachweis metachromatischer Granula in Glia und Makrophagen ■ **Biochemie:** Verminderung oder Fehlen von Arylsulfatase A-Aktivität im Urin, in Leukozyten und Fibroblasten 　■ *Bestimmung:* Prof. Dr. K. Harzer, Institut für Hirnforschung, Schwärzlochstr. 79, 72070 Tübingen, Tel. 07071 2982673 (zwei EDTA-Röhrchen mit jeweils 2 ml Blut) ■ **Liquor:** Eiweißerhöhung (750–2500 mg/l) ■ **evozierte Potentiale:** pathologisch verlängerte Latenzen (alle Modalitäten) ■ **Elektroneurographie:** NLG-Verlangsamung
Diagnosestellung	klinisches Bild und Verminderung/Fehlen von Arylsulfatase A-Aktivität
Therapie	keine bekannt

2.14.2.4 Morbus Gaucher (Glucocerebrosidose) [60–62] (ICD-10: E75.2)

Genetik	autosomal rezessiv vererbt; Chromosom 1
Pathophysiologie	Defekt der Glucocerebrosidase
Pathologie	■ **Knochenmark, Leber, andere Viscera:** Gaucherzellen (große Histiozyten mit Speichermaterial) ■ **ZNS:** Neuronenverlust und Gliose; neuronale Ablagerungen selten
Typen und klinisches Bild	■ **I. nicht-neuropathische Form** (juvenil): hämatologische Symptome, pathologische Frakturen ■ **II. akut-neuropathische Form** (infantil): Beginn im 1. Lebenshalbjahr mit raschem Verlust der motorischen Kontrolle, Gedeihstörung, Pyramidenbahnzeichen, persistierender Retroflexion des Kopfes, Strabismus, Trismus; Splenomegalie; Tod meist vor dem 2. Lebensjahr ■ **III. subakut-neuropathische Form** (juvenil und adult): generalisierte Krampfanfälle, Myoklonien, supranukleäre Augenbewegungsstörungen, Panzytopenie, pathologische Frakturen, keine Demenz
Zusatzdiagnostik	■ **Serum:** saure Phosphatase erhöht ■ **Knochenmark/Leberbiopsie:** Gaucherzellen ■ **Fibroblasten-Kultur/Leukozyten:** verminderte Glucocerebrosidase-Aktivität
Diagnosestellung	klinisches Bild und Nachweis verminderter Glucocerebrosidase-Aktivität (s. o.)
Therapie	■ **Typ I:** Enzymersatztherapie: Glucocerebrosidase i. v. → weitgehende Rückbildung der Symptome ■ **experimentell:** Knochenmarkstransplantation, Gentherapie
Selbsthilfegruppe	Gaucher Gesellschaft Deutschland (GGD) e. V., An der Ausschacht 9, 59556 Lippstadt, Tel.: 02941/18870, Fax: 02941/18870

2.14.2.5 Globoidzell-Leukodystrophie (Morbus Krabbe)
[790,831] (ICD-10: E75.2)

Genetik	autosomal rezessiv vererbt, Chromosom 14
Pathophysiologie	lysosomale Erkrankung: Defekt der β-Galactocerebrosidase → Anreicherung von Galactosylceramid und Percychorin v. a. in Mikrogliazellen/Monozyten („Globoid-Zellen")
Klinisches Bild	■ **infantile Form:** Manifestation vor dem 6. Monat mit Entwicklungsrückstand, generalisierter Muskeltonuserhöhung, häufigem Erbrechen, vermehrter Irritabilität, nachfolgend Opisthotonus, Spastik, Blindheit und Opticusatrophie, Kachexie, gelegentlich Polyneuropathie ■ **adulte Form (selten):** spastische Tetraparese, Opticusatrophie, fakultativ Polyneuropathie, spinocerebelläre Symptome, selten Demenz
Zusatzdiagnostik	■ **MRT:** T2-Signalanhebung der periventrikulären weißen Substanz; U-Fasern, Balken und Fornix ausgespart ■ **Fibroblasten-Kultur:** β-Galactocerebrosidase-Mangel ■ **Liquor:** Eiweißerhöhung (700–4500 mg/l) ■ **evozierte Potentiale** (alle Modalitäten): pathologisch verlängerte Latenzen ■ **Elektroneurographie:** NLG-Verlangsamung ■ **pränatale Diagnose möglich**
Diagnosestellung	klinisches Bild und Nachweis des Enzymdefektes in der Fibroblasten-Kultur
Verlauf	■ **infantile Form:** Exitus letalis meist am Ende des 1. Lebensjahres ■ **adulte Form:** sehr variabel; Überleben bis zu 50 Jahren

2.14.2.6 Adrenoleukodystrophie/Adrenomyeloneuronopathie
[542,543] (ICD-10: E71.3)

Genetik	x-chromosomal rezessiv vererbt; Prävalenz 1 : 20 000 Männer
Pathogenese	■ **Dysfunktion der Peroxisomen:** gestörte β-Oxidation von langkettigen Fettsäuren (very-long-chain-fatty-acids, VLCFA) in Folge einer Mutation eines peroxisomalen Transportproteins
Pathologie	■ Demyelinisierung, oft asymmetrisch (Großhirn, Hirnstamm, N. opticus, Rückenmark) ■ **elektronenmikroskopisch:** lamelläre zytoplasmatische Einschlüsse in Makrophagen
Typen	■ progressive Degeneration der weißen Substanz mit cortikaler Blindheit bei Knaben ■ cerebrale und spinale Form bei Jugendlichen ■ progressive spinale Symptome bei jungen Männern (Adrenomyeloneuropathie) ■ chronische nichtprogressive spinale Symptome bei heterozygoten Frauen ■ familiärer Morbus Addison ohne neurologische Symptome bei Männern
Klinisches Bild	■ **charakteristisch:** Jungen (5–12 Jahre) mit Verhaltensauffälligkeiten, Seh- und Gangstörungen und Nebenniereninsuffizienz ■ **neurologisch:** dementieller Abbau, Tetraspastik, Pseudobulbärparalyse, Ataxie, cortikale Blindheit, Ertaubung, leichte Polyneuropathie ■ **Nebenniereninsuffenz:** Bronzefärbung der Haut, beginnend an der oralen Mucosa und perimammillär
Zusatzdiagnostik	■ **Labor:** Veränderungen entsprechend einem Morbus Addison (Na^+ und Cl^- im Serum erniedrigt, K^+ erhöht, Ausscheidung von 17-Hydroxyketosteroiden vermindert und fehlende Stimulierbarkeit durch ACTH) ■ **MRT:** Demyelinisierungsherde in Hirn und Rückenmark ■ **Biochemie:** langkettige (C22-C26-) Fettsäuren im Blut erhöht ■ *Bestimmung:* aus 0.5 ml EDTA-Plasma (zentrifugiert und abgenommen), Dr. D. H. Hunnemann, Universitäts-Kinderklinik, Robert-Koch-Str. 40, 37075 Göttingen, Tel.: 0551 395 904, Fax: 0551 396 252
Diagnosestellung	klinisches Bild und erhöhte Konzentration langkettiger Fettsäuren (VLCFA) in Blut und Fibroblasten-Kultur
Therapie	■ zur Zeit keine Therapie mit erwiesener Wirkung ■ **Glyceroltrioleat/Glyceroltrierucat** („Lorenzo's Öl") wegen schlechter Hirngängigkeit ohne wesentlichen Effekt, möglicherweise sinnvoll vor Entwicklung neurologischer Symptome zur Verzögerung der symptomatischen Phase ■ **experimentell:** Knochenmarkstransplantation, Gentherapie

2.14.2.7 Morbus Niemann-Pick (Sphingomyelinose) [135,749,821] (ICD-10: E75.2)

Genetik
- genetisch heterogene Gruppe von Speichererkrankungen
- **Gruppe 1 (Typen A,B):** autosomal rezessiv vererbt, Mutation des Gens für saure Sphingomyelinase, Chromosom 11
- **Gruppe 2 (Typen C,D):** Mutation des NPC1-Gens, Chromosom 18

Pathophysiologie
- **Gruppe 1:** verminderte Aktivität der lysosomalen sauren Sphingomyelinase und Neuronen in retikuloendothelialen Zellen; Akkumulation von Sphingomyelin
- **Gruppe 2:** normale Aktivität der lysosomalen sauren Sphingomyelinase, verminderte LDL-stimulierte Cholesterolveresterung; Akkumulation unveresterten Cholesterols in perinukleären Vesikeln

Pathologie
- **Typ A:** Neuronenverlust; ballonierte, blasse, schaumzellige Neurone, v. a. im Mittelhirn, Rückenmark und Cerebellum
- **Typ C:** Neuronenverlust mit Gliose; ballonierte Neuronen mit PAS-positiven Einschlüssen, neurofibrillären Tangles und geschwollenen Axonen, v. a. in Cortex, Hippocampus, Mittelhirn, Basalganglien und Thalamus; neurofibrilläre Tangles gleichen ultrastukturell und immunohistochemisch den Alzheimer'schen

Klinisches Bild
- **alle Typen:** Hepatosplenomegalie und neurologische Symptome (Spastik, Ataxie, Krampfanfälle)
- **Typ A:** Kinder im ersten Lebensjahr; Hepatosplenomegalie; neurologisch: Apathie, Bewegungsarmut, axiale Hypotonie, Pyramidenbahnzeichen, Erblindung, 25 % roter Maculafleck
- **Typ B:** keine neurologischen Symptome
- **Typ C:** Kinder, Jugendliche und (selten) Erwachsene; motorische Ungeschicklichkeit/ Verlangsamung, Ataxie, supranukleäre Blickparese, dementielle Entwicklung, fakultativ Chorea, Krampfanfälle

Zusatzdiagnostik
- **Knochenmarksbiopsie:** vakuoläre Speicherzellen
- **Biochemie:** verminderte Aktivität der lysosomalen sauren Sphingomyelinasen und verminderte LDL-stimulierte Cholesterolveresterung

Diagnosestellung
klinisches Bild und Knochenmarksbiopsie, evtl. Bestätigung durch Enzymassay

2.14.2.8 Kufs-Syndrom (adulte Ceroidlipofuszinose) [53] (ICD-10: E75.4)

Genetik
sporadisch oder autosomal rezessiv oder dominant vererbt

Pathologie
Pigmenteinlagerungen in Neuronen (proximalen Axonen und Perikaryen) und Gliazellen, v. a. im Cortex (Hippocampus!), Basalganglien und Cerebellum; ultrastrukturell „finger-print"-Konfiguration oder granuläre osmiophile Ablagerungen

Typen [53]
- Symptome beginnen um das 30. Lebensjahr; im Unterschied zu Formen der Ceroidlipofuszinose mit Erkrankungsbeginn im Kindes- oder Jugendalter keine Sehstörungen
- **Typ A:** progressive Myoklonusepilepsie (S. 158), Demenz, Ataxie
- **Typ B:** Verhaltensauffälligkeiten, Demenz, Bewegungsstörungen (faziale Dyskinesien, Ataxie, fakultativ Chorea, Dystonie)

Diagnosestellung
Biopsie aus Haut, Rectum, Gehirn mit ultrastrukturellem Nachweis von „finger-print"-Konfiguration oder granulären osmiophilen Ablagerungen in ekkrinen Drüsenzellen

2.14.3 Sonstige metabolische Erkrankungen

B. Landwehrmeyer

2.14.3.1 Porphyrie (ICD-10: E80)

Allgemeines
neurologische Symptome sind nur in Verbindung mit hepatischen Porphyrien beschrieben worden; bei den erythropoetischen Formen ist das Nervensystem nicht betroffen

Übersicht

Bezeichnung	Erbgang	im Urin erhöht	im Stuhl erhöht	Photodermatosen	Koliken, neurol.-psychiatr. Symptome
Erythropoetische Porphyrien					
Kongenitale Porphyrie	AR	URO	KOPRO	+++	–
Erythropoetische Protoporphyrie	AD	–	PROTO	++	–
Hepatische Porphyrien					
akute intermittierende Porphyrie	AD	ALA, PBG, URO, KOPRO	–	–	+++
Porphyria variegata	AD	ALA, URO, KOPRO	KOPRO, PROTO	++	++
Hereditäre Koproporphyrie	AD	ALA, PBG	KOPRO III	–	+
Porphyria cutanea tarda	AD oder erworben	URO	KOPRO	++	–

AD = autosomal dominant; AR = autosomal rezessiv; ALA = δ-Amino-Laevulinsäure; KOPRO = Koproporphinogen; PBG = Porphobilinogen; PROTO = Protoporphyrin; URO = Uroporphyrinogen

2.14.3.2 Akute intermittierende Porphyrie (ICD-10: E80.2)

Definition erbliche Störung des Hämstoffwechsels der Leber, die intermittierend – ausgelöst durch Infektionen, Gravidität oder Medikamente – zu einer pathologischen Erhöhung von Stoffwechselprodukten der Hämsynthese und typischen klinischen Erscheinungen (kolikartigen Bauchschmerzen, schwere Polyneuropathie und/oder hirnorganisches Psychosyndrom) führt

Genetik autosomal dominant vererbt; F:M = 3–4:1

Auslöser der Attacken
- Infektionen, Gravidität, Menstruation, Fasten
- **Medikamente:** Narkotika, Muskelrelaxantien, Lokalanästhetika, Sedativa, Antikonvulsiva (Barbiturate, Carbamazepin, Phenytoin, Clonazepam, Valproat), Neuroleptika, Antidepressiva, Anticholinergica, Antihypertonica (Prazosin, Clonidin, Methyldopa, Hydralazin), Ergotaminderivate, Sympathomimetika, Analgetika, Hormone (v. a. Steroide), orale Antidiabetika (Sulfonylharnstoffe), Clofibrat, Theophyllin
- „sichere" Medikamente:
    - *Antikonvulsiva:* Gabapentin
    - *Sedativa:* Clomethiazol, Chloralhydrat, Paraldehyd, Lorazepam
    - *Neuroleptika:* Chlorpromazin, Phenothiazine
    - *Analgetika:* ASS, Paracetamol, Indomethazin, Ibuprofen, Morphin und -derivate
    - *Antidiabetika:* Insulin, Biguanide
    - *Antihypertonika:* Betablocker, Diazoxid, Reserpin

Klinisches Bild
- **typisches Bild:** plötzlich einsetzende, kolikartige Bauchschmerzen, Verwirrtheit, Krampfanfälle; im weiteren Verlauf Entwicklung einer schweren, rasch progredienten, vor allem motorischen Polyneuropathie
- **allgemein/internistisch:** kolikartige heftige Bauchschmerzen ohne peritonitische Zeichen (durch autonome Neuropathie), Darmmotilitätsstörung (Erbrechen, Obstipation), Tachykardie, arterielle Hypertonie (durch autonome Neuropathie), Oligurie, keine Photodermatosen
- **neurologisch:**
    - *Polyneuropathie:* schwer, rasch (Tage) progredient, axonal, vorwiegend motorisch mit variablem Beginn (obere oder untere Extremitäten); kann proximal betont sein; evtl. sensibles Defizit v. a. am Stamm (ca. 50 %)
    - *fakultativ Hirnnervenbeteiligung:* Dysphagie, Facialisparese, Augenmuskelparesen
    - *fakultativ ZNS-Beteiligung:* hirnorganisches Psychosyndrom, fokale Krampfanfälle, Gesichtsfelddefekte; geht in der Regel der Polyneuropathie voraus

Zusatz- diagnostik	■ **Urin** (kühl und dunkel sammeln): Porphyrine (δ-Amino-Laevulinsäure und Porphobilinogen) deutlich erhöht ■ **Stuhl:** Porphyrine im Normbereich (Differentialdiagnostik zu Porphyria variegata und Koproporphyrie) ■ **Liquor:** Normalbefund oder leichte Eiweißerhöhung ■ **Blut** (3–5 ml, heparinisiert): Porphyrinenzyme
Diagnose- stellung	Nachweis von hohen δ-Amino-Laevulinsäure und Porphobilinogenkonzentrationen im Urin
Differential- diagnose	■ **andere Porphyrien:** Porphyria variegata mit Photodermatosen, Porphyrine im Stuhl ■ **sekundäre Porphyrien,** z. B. toxisch (Blei, Hexachlorbenzol)

Therapie	■ **Beseitigung von porphyrinogenen Einflüssen** (Absetzen potentiell auslösender Medikamente)
	■ **Suppression der Hämbiosynthese:** Glucose hochdosiert 400–500 g/Tag i. v. (→ Hemmung der gesteigerten ALA-Synthese-Aktivität) mit Pyridoxinhydrochlorid (Benadon®) 200–300 mg/Tag
	■ **Gabe von Häm** (z. B. als Hämarginat) 4 mg/kg KG/Tag i. v. als Kurzinfusion über 15 Minuten über 4 Tage (→ Hemmung der ALA-Synthese)
	   ■ *Hämarginat* in Deutschland nicht zugelassen, aus Finnland als Normosang® über internationale Apotheken zu beziehen
	■ **Prednisolon** in schweren Fällen
	■ **symptomatische Maßnahmen:**
	   ■ *Schmerzen:* Methadon (L-Polamidon®) oder Pethidin (Dolantin®)
	   ■ *Tachykardie/Hypertonie:* Betablocker, z. B. Propranolol (Dociton®) 40–200 mg/Tag
	   ■ *Krampfanfälle:* Magnesium (2.5–7.5 mval/l anstreben), Gabapentin (Neurontin®)
	   ■ forcierte Diurese, evtl. Beatmung

Bilaterale striatopallidale Verkalkungen (Morbus Fahr) → S. 174

Hallervorden-Spatz-Erkrankung [164,276,737] → S. 183

2.14.4 Erworbene metabolische Erkrankungen

B. Landwehrmeyer und P. Behrens

2.14.4.1 Urämische Encephalopathie (ICD-10: N19)

Ätiologie	akute oder dekompensierte chronische Niereninsuffizienz, v. a. wenn rasch progredient
Klinisches Bild	■ Aufmerksamkeits- und Konzentrationsstörungen, Bewußtseinstrübung, Verwirrtheit, visuelle Halluzinationen, stark fluktuierend ■ **motorische Symptome:** „twitch-convulsive syndrome": arrhythmische, unilateral oder bilateral symmetrische Zuckungen von Teilen von Muskeln, ganzen Muskeln, ganzen Extremitäten ■ Hyperreflexie; Muskeltonuserhöhung ■ **generalisierte epileptische Anfälle** (35 %)
Zusatz- diagnostik	■ **Labor:** Harnstoff, Kreatinin, Ca^{++}, Mg^{++} ■ **EEG:** Grundrhythmus-Verlangsamung, fortgeleitete Delta-Tätigkeit, spikes / sharp waves
Diagnose- stellung	klinisches Bild und erhöhte oder ansteigende Nierenretentionswerte

Therapie	■ Korrektur von Hypocalciämie und Hypomagnesiämie
	■ **Dialyse**
	■ **antikonvulsive Behandlung** (S. 399):
	   ■ Phenytoin: Halbwertszeit verkürzt, niedrige Plasmaspiegel sind bereits wirksam (Hypalbuminämie, nicht-albumingebundener Anteil vergrößert)
	   ■ Phenobarbital: Kumulationsgefahr; Abfall der Plasmakonzentration unter Dialyse

Komplikationen	epileptische Anfälle, hypertensive Krisen

2.14.4.2 Hepatogene Encephalopathie (ICD-10: K72.9)

Definition
akute, reversible globale Hirnfunktionsstörung in Folge von Lebererkrankungen

Ursächliche Erkrankungen
- **Lebercirrhose** oder andere chronische Lebererkrankungen mit portosystemischer Kurzschlußverbindung
- **akutes Leberversagen** (Hepatitis, Knollenblätterpilzvergiftung)
- **Reye-Syndrom:** Multisystemerkrankung bei Kindern bis 12 Jahren in Verbindung mit viralen Infekten und Salicylaten

Auslösende Faktoren
bei anderen Lebererkrankungen mit porto-kavalem Shunt: Medikamente (Sedativa, Analgetika, Inhalationsanästhetika), gastrointestinale Blutungen, Infektionen

Pathophysiologie
Synergismus von
- **endogenen Toxinen**, die von der Leber ungenügend aus dem Pfortaderblut eliminiert/entgiftet werden (Ammonium, Mercaptane, kurz- und mittelkettige Fettsäuren, Phenole)
- **Veränderungen von physiologischen Neurotransmitter-Konzentrationen** (GABA, Serotonin, Katecholamine) und Bildung „falscher" Neurotransmitter (Octopamin) durch Aminosäuren-Imbalance
- **Veränderung von Neurotransmitter-Rezeptoren** (GABAA-/Benzodiazepin-Rezeptoren, Serotonin-Rezeptoren)

Klinisches Bild
stadienabhängig (s. u.), *Leitsymptome:* Vigilanzstörung, hirnorganisches Psychosyndrom, Asterixis

Stadien

Symptom	Stadium 0	Stadium 1	Stadium 2	Stadium 3	Stadium 4
Psychischer Befund	normal	unkonzentriert, ängstlich, euphorisch	desorientiert, lethargisch, persönlichkeitsverändert	somnolent, stuporös, völlig desorientiert	komatös
Zahlenverbindungstest	< 30 s	31–50 s	51–80 s	81–120 s	> 120 s
Asterixis	–	selten	irregulär	häufig	ständig
EEG-Grundrhythmus	normal	7–8/s	5–7/s	3–5/s	<3/s
Arterieller NH$_3$-Spiegel (nüchtern)	< 150 µg/dl	151–200 µg/dl	201–250 µg/dl	251–300 µg/dl	> 300 µg/dl

Zusatzdiagnostik
- **Labor:** Serum-NH$_3$
- **EEG:** mit zunehmender Schwere [785]
  - *GR-Verlangsamung:* korreliert mit Anstieg des Serum-NH$_3$
  - *triphasische Deltawellen:* symmetrisch und synchron, mit fronto-temporalem Amplitudenmaximum, occipital um 30–150 ms verspätet („fronto-occipital time-lag")
  - *irreguläre bilateral-asynchrone Delta-Tätigkeit*
  - *Amplitudendepression*

Diagnosestellung
klinisch; nur mäßige Korrelation zwischen neurologischen Veränderungen und NH$_3$-Spiegel

Akut-Therapie
- **Beseitigung von auslösenden Faktoren:**
  - *Korrektur* von Hypokaliämie, Alkalose, Hypovolämie, Hyponatriämie
  - *Behandlung* von Infektionen
- **Beschränkung der Proteinzufuhr:**
  - *initial* Protein-arme Diät (20–30 g/Tag) bis zur neurologischen Besserung
  - *danach* Diät mit reduziertem Eiweißanteil (1 g/kg KG/Tag)
- **ausreichende Kalorienzufuhr** in Form von Kohlehydraten und Lipiden, mindestens 1600 kcal/Tag (→ Vermeidung eines proteinkatabolen Stoffwechsels); Zusatz von Folsäure (1 mg/Tag) und Vitamin K (10 mg/Tag)
- **Magen-/Darmreinigung** (→ Vermeidung der Stickstoffaufnahme über den Darm):
  - *Spülungen, Einläufe*
  - *Lactulose* (Bifiteral®) → pH-Verschiebung in den sauren Bereich, vermehrte Stickstoffbindung; initial 20–30 g/Stunde, als Dauerbehandlung 3 × 10–4 × 50 g/Tag

Metabolische Erkrankungen 219

- *nicht-resorbierbare Antibiotika:* Neomycin (Bykomycin®) initial 8 – 32 Kps./Tag, als Dauerbehandlung maximal 8 Kps./Tag; Nebenwirkungen: 1 – 3 % resorbiert → ototoxisch, nephrotoxisch
- **Gabe von verzweigtkettigen Aminosäuren:** z. B. Comafusin® 500 – 100 ml/Tag
- **ungesichert:** Gabe von Flumazenil (Anexate®) (Benzodiazepin-Antagonist) oder Bromocriptin (Pravidel®)

Dauer-Therapie/ Prophylaxe
- **Diät** mit niedrigem Proteingehalt (50 – 80 g/Tag) und Vitaminsubstitution (Folsäure, Vitamin K)
- **regelmäßiger Stuhlgang,** Lactulose 10 – 30 ml/Tag
- **CAVE:** Thiaziddiuretika, Analgetika, Benzodiazepine, Alkohol

2.14.4.3 Hyponatriämische Encephalopathie

Ätiologie → Hyponatriämie S. 359

Klinisches Bild
- **akute Form** (Verlust von >12 mmol/l/Tag): durch Entwicklung eines akuten Hirnödems Kopfschmerz, Übelkeit, Erbrechen, Schwäche, Tremor, Delir, epileptische Anfälle
- **chronische Form** (Entwicklung in mehr als 2 Tagen): Persönlichkeitsänderungen, Verwirrtheit, Gangstörungen, Stupor, epileptische Anfälle

Therapie
- **akute Form:** wenn Serum-Na$^+$ < 128 mmol/l und neurologische Symptome auftreten, Ziel: Anhebung Serum-Na$^+$ um 1 mmol/Stunde
  - *EZV normal oder erhöht:* Flüssigkeitsrestriktion, 3 % NaCl i. v., Furosemid 20 – 40 mg i. v.
  - *EZV erniedrigt:* 0.9 % NaCl i. v.
  - *bei Niereninsuffizienz:* evtl. Dialyse
- **chronische Form:** Ziel = langsame Anhebung des Serum-Na$^+$ < 10 mmol/l/Tag und < 21 mmol/l/48 Stunden [207,809]

2.14.4.4 Zentrale pontine Myelinolyse [620] (ICD-10: G37.2)

Ätiologie
- **Ausgleich einer Hyponatriämie** von Serum-Na$^+$ < 126 mmol/l; Risiko bei lange andauernder Hyponatriämie größer
  - *Ursachen:* Lebererkrankungen, Lebertransplantation, Polydipsie, Einnahme von Diuretika, Gastroenteritis, Hyperemesis, Verbrennungen, SIADH-Syndrom (→ S. 352)

Assoziierte Erkrankungen
Wernicke-Encephalopathie und Marchiafava-Bignami-Syndrom

Pathologie
- **pontine Form:** Entmarkung zentral in der Brücke, histologisch Demyelinisierung bei Erhalt der Ganglienzellen ohne wesentliche entzündliche Veränderungen (ähnlich Marchiafava-Bignami-Erkrankung)
- **extrapontine Form** Entmarkung im Cerebellum, Putamen, periventrikulär, Thalamus, Balken, Capsula interna u. a.

Pathophysiologie
lang anhaltende Serum-Hyponatriämie → vermehrter Fluß interstitieller Flüssigkeit in den Liquorraum, Verlust von Elektrolyten des Hirnparenchyms; bei schneller Korrektur der Hyponatriämie → Hirndehydratation und Myelinschädigung durch unbekannten Mechanismus („osmotische Demyelinisierung")

Klinisches Bild
- **Beginn** meist 2 – 5 Tage nach Ausgleich der Hyponatriämie
- **Leitsymptome:** Bewußtseinstrübung bis zum Koma, bilaterale Pyramidenbahnzeichen
- Verwirrtheit, Erregtheit, pathologisches Lachen/Weinen, spastische Tetraparese, Pseudobulbärparalyse, locked-in Syndrom, Mutismus, Oculo- und Pupillomotorikstörungen, Bewegungsstörungen

Zusatzdiagnostik
- **MRT** (Veränderungen häufig erst nach einigen Wochen nachweisbar): T1-hypointense, nicht kontrastmittelaffine, nicht raumfordernde Läsionen, T2-hyperintense Läsionen; Verteilung ähnlich wie bei Hirnhypoxie; Ausdehnung der Läsionen korreliert nicht mit Schwere der Erkrankung
- **CT:** hypodense Läsionen
- **Elektrophysiologie:**
  - *akustisch evozierte Hirnstammpotentiale:* häufig früh pathologisch
  - *EEG:* generalisierte und fokale Veränderungen, andauernd und paroxysmal, burst-suppression-Muster, Niedrigvoltage
- **Liquor:** meist normal, evtl. leichte Eiweißerhöhung

Diagnose-stellung	klinisches Syndrom bei entsprechender Elektrolytkonstellation
Differential-diagnose	■ **Basilaristhrombose** (S. 49): oft fluktuierender Verlauf in den ersten 48 Stunden ■ **Wernicke-Encephalopathie** (S. 221): in 30% assoziiert; keine Pyramidenbahnzeichen ■ **hyponatriämische Encephalopathie:** klinisches Bild und Elektrolytbefunde
Therapie	keine spezifische Therapie bekannt
Prophylaxe	Ausgleich des Serum-Na$^+$ < 10 mmol/l/Tag und < 21 mmol/l/Tag
Verlauf	breites Spektrum mit asymptomatischen Patienten und nur leichten MRT-Veränderungen bis zur schweren Erkrankung; häufig letal; ggf. Beginn der klinischen Besserung nach ca. 16 Tagen, Dauer der Besserung bis 1 Jahr, komplette Rückbildung möglich

2.14.4.5 Marchiafava-Bignami-Syndrom (ICD-10: G37.1)

Allgemeines	zunächst nur über die Pathologie definierte Erkrankung mit Entmarkung des Balkens, möglicherweise eine Variante der zentralen pontinen Myelinolyse
Ätiologie	unbekannt; sehr häufig (aber nicht immer) mit Alkoholismus assoziiert, daher wird auch ein nutritiver Faktor oder ein Zusammenhang mit Elektrolytstörungen diskutiert
Pathologie	Entmarkung des Balkens; ähnliche symmetrische Läsionen in den zentralen Anteilen der vorderen und hinteren Kommissur und im Brachium pontis möglich, seltener in den Hintersträngen, oberen Kleinhirnschenkeln und im Centrum semiovale; Aussparung der Capsula interna, der Corona radiata und des Cerebellums
Klinisches Bild	sehr variabel: Frontalhirnsyndrom (S. 5), progredienter dementieller Abbau, Dysarthrie und andere fokale Ausfälle, epileptische Anfälle, Inkontinenz, symptomatische Psychosen, terminal Koma
Zusatz-diagnostik	MRT: Entmarkung des Balkens (v. a. vorderes Drittel)
Diagnose-stellung	Disposition und MRT-Befund
Differential-diagnose	■ **Wernicke-Encephalopathie** (S. 221): zusätzlich Augenmotilitätsstörungen
Therapie	■ keine; Thiamin ist unwirksam
Verlauf	sehr variabel: akute und chronische Verläufe; Remissionen möglich

2.14.4.6 Neurologische Störungen bei Hypophosphatämie

Ätiologie	respiratorische Alkalose (Sepsis, Alkoholentzug), Tumor, renal-tubuläre Dysfunktion bei Alkoholabusus (bis zu 50% der Patienten), unter Behandlung der diabetischen Ketoazidose, „refeeding"-Hypophosphatämie bei parenteraler Kohlenhydrat-Substitution ohne Phosphat-Substitution (→ Steigerung der intracellulären Phosphorylierung, Phosphat-Shift von extra- nach intracellulär), verminderte Zufuhr, verminderte intestinale Absorption (Vitamin D-Mangel), vermehrte Ausscheidung (Hyperparathyroidismus, Dialyse, tubuläre Azidose)

Klinisches Bild	■ **neuromuskuläre Störungen:**
	  ■ *Rhabdomyolyse*
	  ■ *akute Paralyse mit Areflexie:* schlaffe Paresen sämtlicher Muskeln, proximal betont mit Einschluß von Gesichts- und Schlundmuskulatur, mit Beteiligung der glatten Muskulatur (Herzinsuffizienz, gastrointestinale Dysfunktion bis paralytischer Ileus), Atemlähmung; zusätzlich verminderte Empfindung für alle Qualitäten
	■ **Encephalopathie:** Verwirrtheit, Delir, Anfälle, Koma

Zusatz-diagnostik	klinische Symptome bei Serum-Phosphat < 0.9 µmol/l (normal 0.9–1.5 µmol/l)
Differential-diagnose	■ **neuromuskuläre Symptomatik:** Guillain-Barré-Syndrom (→ S. 250) ■ **zentralnervöse Symptomatik:** Wernicke-Encephalopathie (→ S. 221)
Therapie	bei schwerer Hypophosphatämie Phosphatsubstitution 2–3 g/Tag

2.15 Vitaminmangelerkrankungen
B. Landwehrmeyer

2.15.0.1 Allgemeines

- Erkrankungen des Nervensystems durch Mangelversorgung mit einem essentiellen Nahrungsinhaltsstoff
- **Ursachen:** unzureichendes Angebot in der Nahrung, genetische/erworbene Defekte der Resorption/Verwertung oder unphysiologisch hoher Bedarf
- **gefährdet sind:** v. a. Alkoholiker, Patienten mit Eßstörungen (Anorexie, Bulimie) und Patienten im Rahmen der Intensivbehandlung

2.15.0.2 Vitamin A- (Retinol-) Mangel (ICD-10: E50)

Ätiologie
Mangelernährung, intestinale Malabsorption (Sprue), Lebererkrankungen, Diabetes mellitus, Hypothyreose, Abetalipoproteinämie

Pathologie
Cornea/Haut: epitheliale Metaplasie; ZNS: Optiucusatrophie und degenerative Veränderungen infolge Hirndruck (Liquorresorptionsstörung)

Klinisches Bild
- **Hypovitaminose:**
  - Nachtblindheit, selten Opticusatrophie, Corneaschädigung, Hand: follikuläre Hyperkeratose
  - *Kinder:* benigne intrakranielle Hypertension, selten Krampfanfälle (durch Malabsorption bei Säuglingen mit Cholestase oder zystischer Fibrose)
- **Hypervitaminose:** Symptomatik eines Pseudotumor cerebri (→ S. 205)

Zusatzdiagnostik
Messung der Dunkeladaptation; Spaltlampenuntersuchung: Corneaschäden

Diagnosestellung
Vitamin A- und Carotinspiegel im Serum: Retinol < 10 µg/dl

Therapie
30000 IU Vitamin A/Tag; bei akutem Corneaschaden 20000 IU/Tag für 5 Tage

Verlauf
chronisch progredient; alle Symptome (wenn nicht zu weit fortgeschritten) unter hochdosierter Vitamin A-Gabe reversibel

2.15.0.3 Vitamin B_1- (Thiamin-) Mangel: Wernicke-Encephalopathie (ICD-10: E51.2)

Ätiologie
Thiaminmangel v. a. bei Alkoholikern (Alkoholiker erschöpfen ihre Körpervorräte an Thiamin innerhalb von 7–8 Wochen)

Pathologie
- **makroskopisch:** symmetrische, z. T. hämorrhagische Läsionen im Bereich des Thalamus und Hypothalamus periventrikulär, der Corpora mammillaria, des Mittelhirns periaquäduktal, des Bodens des 4. Ventrikels (Gegend des Vaguskerns und der Vestibulariskerne) und des Kleinhirnwurms (rostraler Abschnitt)
- **mikroskopisch:** Partialnekrosen mit Gewebsvakuolisierung und prominenten Blutgefäßen, Astrozytose und Mikrogliaproliferation

Klinisches Bild
- **typisch:** Patient mit Alkoholanamnese und plötzlich einsetzender Trias von Augenbewegungsstörungen, Gangataxie und Verwirrtheit (oft mit ausgeprägten amnestisch-konfabulatorischen Symptomen) oder Bewußtseinstrübung
- **Augenbewegungsstörungen:** Nystagmus, Blickparesen, Augenmuskellähmungen (v. a. Rectus lateralis), Ptose
- **Ataxie:** Rumpfataxie (Gang und Stand), selten Zeigeataxie, sehr selten Dysarthrie
- **psychische Veränderungen:** Verwirrtheit, Bewußtseinstrübung, Korsakow-Symptomatik
- **fakultativ:** Polyneuropathie (in der Regel milde ausgeprägt), Störung kardiovaskulärer Funktionen, Tachykardie, orthostatische Hypotonie, Belastungsdyspnoe
- oligosymptomatische bzw. schubförmige Verläufe möglich

Zusatzdiagnostik
- **MRT:** symmetrische Läsionen in Verteilungen wie unter makroskopischer Pathologie beschrieben
- **Serum:** Pyruvat, Lactat erhöht
- **Vollblut:** Transketolaseaktivität in Erythrozyten vermindert mit deutlich erhöhtem Thiaminpyrophosphat-Effekt

222 Neurologische Erkrankungen

Diagnose-stellung	klinisch oder über Nachweis verminderter Transketolaseaktivität
Therapie	■ **niedrige Verdachtsschwelle!** Behandlung auf Verdacht bei Stupor/Koma ungeklärter Ursache ■ **Thiamin** (Betabion®) initial 50 mg i. v. und 50 mg i. m., dann jeden Tag 50 mg i. m. bis orale Gabe möglich ist; oral: 300 mg/Tag ■ **CAVE:** iatrogene Auslösung einer Wernicke-Encephalopathie durch parenterale Gabe von konzentrierter Glucose bei thiamindefizienten Patienten, daher immer B-Vitamine mitgeben
Verlauf nach Thiamingabe	■ **Augenbewegungsstörungen:** Besserung innerhalb weniger Tage, oft innerhalb Stunden; Horizontalnystagmus kann als Residuum bleiben ■ **Ataxie:** Besserung innerhalb von Wochen, oft (> 50%) leichte Residualstörung ■ **amnestische Störungen:** Rückbildung nur langsam (Monate) und nur bei etwa 20% vollständig

2.15.0.4 Vitamin B_1- (Thiamin-) Mangel: Beriberi (ICD-10: E51.1)

Ätiologie	einseitige Ernährung (Reisesser im Orient, Alkoholismus)
Pathologie	axonale Degeneration, segmentale Demyelinisierung, Chromatolyse von Spinalganglien und Vorderhornzellen; Rechtsherzdilatation, Pericarderguß, Milzschwellung, „Muskatnußleber"
Assoziierte Erkrankung	■ **Strachan-Syndrom:** Trias von Hinterstrangataxie, Opticusatrophie und Innenohrschwerhörigkeit; teilweise reversibel durch hochdosierte Thiamintherapie
Klinisches Bild	■ **kardiovaskulär:** Tachykardie, Belastungsdyspnoe, Herzinsuffizienz evtl. mit Ödemen ■ **neurologisch:** langsam nach proximal fortschreitende sensomotorische Polyneuropathie (durch axonale Degeneration mit Zerstörung von Axon und Myelinscheide), asymptomatisch oder mit Dysästhesien und Schmerzen (burning feet; Hyperpathie)
Zusatz-diagnostik	■ **Elektroneurographie** (S. 372): axonale Polyneuropathie ■ **Labor:** Serum-Thiamin (normal: 6–12 µg/dl)
Diagnose-stellung	klinisches Bild, klinische Besserung nach Thiamin-Gabe (Blutdruckanstieg, Pulsabfall, Diurese, Abnahme der Herzgröße innerhalb von 12 Stunden nach Therapiebeginn), Transketolaseaktivitätsmessung
Therapie	Thiamin (Betabion®) 50 mg (= 1/2 Amp.) i. v. für 7 Tage, dann 10 mg/Tag als Tablette; balancierte Diät mit B-Vitamin-Supplement
Verlauf	langsame Erholung möglich (Monate)

2.15.0.5 Vitamin B_6- (Pyridoxin-) Mangel (ICD-10: E53.1)

Ätiologie	ungenügende Zufuhr (v. a. bei Säuglingen, z. B. Stillen durch mangelernährte Mütter), Alkoholabusus, pyridoxinantagonistisch wirkende Pharmaka (Isoniazid (INH), Hydralazin, Penicillamin), mangelhafte Resorption
Pathologie	Myelinverlust im peripheren Nerven, Schwellung zentraler Neurone (z. B. Betz-Zellen im Motorcortex) mit exzentrischer Kernlage und Nissl-Substanz-Verlust
Klinisches Bild	■ **Neuropathie** mit distal betonten Parästhesien, Brennschmerzen, Paresen und Pallhypästhesie (durch gestörte Sphingosin-Synthese) ■ **Krampfanfälle** v. a. bei Säuglingen (durch verminderte GABA-Synthese) ■ Nausea, Inappetenz, seborrhoische Dermatitis, chronische Anämie
Zusatz-diagnostik	■ **Serum:** verminderte Pyridoxalphosphatkonzentration (Norm: 30–80 µg/l) ■ **Urin:** verminderte Pyridoxinsäureexkretion (< 1.0 mg/Tag) ■ **Funktionstest:** Zunahme der Ausscheidung von Tryptophanmetaboliten (Kynurensäure, Xanthurensäure etc.) im Urin nach Tryptophan-Belastung; verminderte Aktivität der Transaminasen in den Erythrozyten
Diagnose-stellung	Nachweis eines verminderten Pyridoxalphosphatspiegels bzw. einer verminderten Pyridoxinsäureexkretion
Therapie	■ **bei epileptischen Anfällen:** Pyridoxinhydrochlorid 10–150 mg/Tag p. o. ■ **bei Polyneuropathie:** Pyridoxinhydrochlorid (z. B. Benadon®) 300 mg/Tag p. o. ■ **CAVE:** Überdosierung über längere Zeit führt zu einer rein sensiblen Polyneuropathie (toxischer Effekt auf Spinalganglienzellen)
Verlauf	■ **epileptische Anfälle:** sofortige Suppression durch Substitution ■ **Polyneuropathie:** nur langsame, oft unvollständige Rückbildung

2.15.0.6 Vitamin B_{12}- (Cobalamin-) Mangel: Funikuläre Myelose (ICD-10: G32.0, E53.8)

Ätiologie
- **Erschöpfung der Speicher:** Schwangerschaft, Kachexie
- **Resorptionsstörungen:** Antikörper gegen Intrinsic-factor, Gastrektomie, Pankreasinsuffizienz, Parasiten, Ileumresektion
- **Medikamente:** Phenytoin, Primidon, Phenobarbital, Phenylbutazon, Biguanide, Nitrofurantoin, Zytostatika

Pathologie
- **Rückenmark:** subakute, kombinierte Degeneration von Hintersträngen und Seitensträngen; früh Vakuolisierung der Markscheiden, später auch Axonverlust und Gliose; beginnt im unteren Cervikal-/ oberen Thorakalmark (funikuläre Myelose)
- **supraspinal:** gelegentlich Demyelinisierungsherde im Nervus opticus / Chiasma sowie im Marklager des Gehirns
- **peripher:** selten Demyelinisierung in peripheren Nerven

Klinisches Bild
- **typisches Bild:** 50–60 jährige Patienten mit Klage über subakut aufgetretene Abgeschlagenheit und Schwäche, Kribbelparästhesien in den Händen und Gangunsicherheit
- **gastrointestinale Symptome:** Hunter-Glossitis (glatte, rote Zunge; Zungenbrennen), Magenschmerzen, Durchfall, Gewichtsverlust
- **hämatologische Veränderungen:** megalozytäre Anämie (60%; 1/3 hypochrom, sonst normo- oder hypochrom), evtl. Leuko-, Thrombopenie
- **psychische Symptome:** symptomatische Psychose (paranoid-halluzinatorisch)
- **neurologische Symptome:** Störung der Tiefensensibilität (69–81%) mit spinaler Ataxie (46.5–58%), Schwäche (80%), Störungen der Oberflächensensibilität (41–65%), pathologische Reflexe (44%), Obstipation (42%), Schmerzen (37%), männliche Libido- und Potenzstörungen (36%), Reflexsteigerung (33%), Blasenstörungen (27–30%), Areflexie der unteren Extremität (26–34%), Gehunfähigkeit bei der Aufnahme (19%)

Zusatzdiagnostik
- **Serum-B_{12}** < 150 pg/ml (normal: Männer 185–888 pg/ml, Frauen 190–765 pg/ml; bei < 100 pg/ml in der Regel neurologische Symptome)
- Metaboliten (Methylmalonsäure, Homocystein) erhöht
- **Schilling-Test:** Differenzierung zwischen Intrinsic-Faktor-Mangel und verminderter intestinaler Resorption anderer Ursache
- **Elektrophysiologie:**
  - *Tibialis-SEP* (immer pathologisch): Nachweis der Hinterstrangläsion
  - *transcranielle Magnetstimulation:* verlängerte zentralmotorische Latenz als Nachweis einer Pyramidenbahnschädigung
  - *Suralis-Neurographie:* verlangsamte NLG als Nachweis einer peripheren Beteiligung

Diagnosestellung
klinisches Bild und Nachweis von vermindertem Serum-B_{12}; CAVE: die Anämie kann fehlen, v. a. bei Patienten, die mit Folsäure behandelt wurden

Therapie
Vitamin B_{12} (z. B. Aqua-Cytobion®) initial 1 mg/Tag i. m. für 1 Monat, dann 2 × 1 mg/Woche für 1 Jahr, dann 1 mg/Monat auf Dauer

Verlauf
entscheidend: Symptomdauer bis zu Beginn der Therapie; bei < 3 Monate restitutio ad integrum möglich, sonst Besserung (bis zu einem Jahr nach Beginn der Behandlung) oder Stop der Progression

2.15.0.7 Folsäure-Mangel (ICD-10: E53.8)

Ätiologie
- Alkoholismus, Anorexie, Malabsorption
- **gesteigerter Bedarf:** Schwangerschaft, Anämie, Dialyse
- **Medikamenteninteraktionen:** Methotrexat, Amethopterin, Pyrimethamin, Trimethoprim, Mercaptopurin, Phenytoin, Phenobarbital, Carbamazepin, Valproinsäure

Pathologie
Degeneration von Hinter- und Vorderseitensträngen, Leukencephalopathie mit fokaler perivaskulärer Demyelinisierung

Klinisches Bild
- **allgemein/internistisch:** makrozytäre, hyperchrome Anämie
- **neurologisch/psychiatrisch:** sensible Polyneuropathie, restless-legs-Syndrom, evtl. Depression

Zusatzdiagnostik
- **Serum-Spiegel** (normal: 4–20 ng/ml)
- **Figlu-Test:** orale Gabe von Histidin → erhöhte Ausscheidung von Formiminoglutamat im Urin bei Folsäuremangel

Diagnosestellung
Nachweis eines erniedrigten Folsäurespiegels oder pathologischer Histidinbelastungstest

Therapie	■ Folsäure (Folsan®) 15 mg/Tag i. m. oder 2 – 3 × 5 mg/Tag p. o. ■ prophylaktische Gabe in der Schwangerschaft und während der Lactation (400 – 500 µg/Tag)
Verlauf	Anämieentwicklung innerhalb von Wochen (je nach Speicher); nach Substitution (hochdosiert i. m.) nach ca. 48 Stunden effiziente Erythropoese; neurologische Symptome entwickeln und bessern sich langsamer (Wochen)

2.15.0.8 Pellagra / Niacin-Mangel (ICD-10: E52)

Ätiologie	■ **mangelnde Zufuhr von Nikotinsäure (Niacin):** *Alkoholismus*, einseitige Ernährung (z. B. in Ländern mit Mais und Hirse als Hauptnahrungsmittel), Anorexie ■ **Resorptionsstörungen:** chronische Diarrhoe, Pankreasinsuffizienz, Parasiten ■ **mangelnde Synthese:** Karzinoid-Syndrom (ausschließliche Synthese von Serotonin), INH-Behandlung (über Pyridoxin-Mangel)
Pathologie	■ chromatolytische Veränderungen v. a. in großen Nervenzellen (Motorcortex, Hirnstamm, Rückenmark); Hinterstrangdegeneration (v. a. Fasciculus gracilis Goll) ■ experimentell: Pyridoxinmangel ruft ähnliche Veränderungen hervor
Klinisches Bild	■ **allgemein:** Dermatitis (pelle agra = „rauhe Haut"; Erythem über lichtexponierten Stellen), Himbeerzunge, Diarrhoe (durch Schleimhautveränderung des Gastrointestinaltrakts), makrozytäre Anämie ■ **neurologisch:** Prodromalsymptome (Schlaflosigkeit, Erschöpfung, Irritabilität, Nervosität, Depression, Apathie, Gedächtnisstörungen), organisches Psychosyndrom, Rigor (v. a. Nacken, Arme), Tremor, Dysarthrie, Aktionsmyoklonien, Polyneuropathie
Zusatzdiagnostik	Methylnikotinamid i. U. (Niacin-Metabolit) vermindert auf < 3 mg / 24 Stunden
Diagnosestellung	Klinik (Photodermatose), Effekt der Substitution; kein beweisender biochemischer Test; evtl. verminderte Ausscheidung von Niacin-Metaboliten
Therapie	Niacin (Nicobion®) initial 3 × 200 mg/Tag p. o. oder 2 – 4 × 25 mg/Tag i. v.; Erhaltungsdosis 1 – 3 × 100 mg; es ist unklar, ob neurologische Symptome auf Niacin allein ansprechen
Verlauf	bei frühzeitiger Behandlung vollständige Rückbildung: rasche Besserung der ZNS-Störung (1 – 2 Tage), etwas langsamere Besserung der Schleimhautveränderungen (3 – 14 Tage)

2.15.0.9 Hartnup-Syndrom (ICD-10: E72.0)

Ätiologie	autosomal rezessiv vererbter Niacinmangel → Defekt der Tryptophanresorption
Pathologie	keine postmortalen Untersuchungen vorliegend
Klinisches Bild	Photodermatose, Polyneuropathie, cerebelläre Ataxie, organisches Psychosyndrom (S. 17)
Zusatzdiagnostik	Methylnikotinamid-Konzentration im Urin
Diagnosestellung	verminderte Nikotinsäuremetaboliten im Urin
Therapie	parenterale Niacinsubstitution: Nicobion® 200 mg/Tag
Verlauf	teilweise langsame Rückbildung

2.15.0.10 Vitamin E- (α-Tocopherol-) Mangel (ICD-10: E56.0)

Ätiologie	■ **Abetalipoproteinämie (Bassen-Kornzweig-Syndrom):** → S. 247 ■ **cholestatische Lebererkrankung der Säuglinge** ■ **familiärer isolierter Vitamin-E-Mangel:** autosomal rezessive Erkrankung, Defekt der Sekretion von α-Tocopherol in VLDL (very low density lipoprotein) in der Leber bei normaler intestinaler Resorption
Pathologie	Degeneration der Hinterstränge und evtl. der spinocerebellären Bahnen, fokaler Verlust von Spinalganglienzellen, dystrophe Axone, distale axonale Polyneuropathie, zytoplasmatische Einschlußkörperchen im Muskel
Klinisches Bild	progressive spinocerebelläre Degeneration mit cerebellärer Ataxie (S. 159), Dysarthrie, Lage- und Vibrationssinnstörung, proximal betonte Paresen
Zusatzdiagnostik	Serumspiegel Tocopherol (normal 4.7 – 20.3 µg/ml); Werte abhängig vom Lipidspiegel im Serum

Diagnose-stellung	Nachweis eines erniedrigten Tocopherolspiegels
Therapie	α-Tocopherol (Evion®) 2 × 5 – 10 mg/kg KG/Tag; bei cholestatischer Lebererkrankung der Säuglinge wassermischbares Vitamin E (d-α-Tocopherol-Polyäthylenglycol 1000 Succinat)
Verlauf	■ **bei angeborenen Störungen** Symptome nach 2 – 3 Jahren; Besserung unter Substitution nach 18 – 36 Monaten ■ **bei erworbenen Störungen** Symptome nach ca. 10 Jahren, langsame Besserung unter Substitution

2.16 Alkohol- und drogeninduzierte Erkrankungen

T. J. Feuerstein und K. Schmidtke

2.16.0.1 Alkoholentzugsdelir (ICD-10: E10.4)

Disponierende Faktoren	Alkoholentzug, auch durch interkurrente Erkrankungen (Infekte, Gastritis, Unfälle); selten auch unter fortgesetztem Alkoholkonsum (Kontinuitätsdelir)
Patho-physiologie	■ **im Gesamtorganismus:** Dehydratation und Elektrolytimbalance durch Hyperhidrose, Erbrechen, Fieber, verminderte Flüssigkeitsaufnahme ■ **im ZNS:** 　■ *erhöhte Glutamatrezeptordichte* bei chronischem Alkoholismus; im Entzug Enthemmung der glutamatergen Transmission über NMDA-Rezeptoren → Krampfanfälle möglich 　■ *verminderte GABA-erge Transmission* → Agitiertheit, Anfallsneigung
Klinisches Bild	■ **Praedelir:** Tremor (6 – 8/s), Übelkeit/Erbrechen, Schwächegefühl, vegetative Hyperaktivität (Tachykardie, Schwitzen), orthostatische Hypotonie, Krampfanfälle, Ängstlichkeit, evtl. depressive Verstimmung und Reizbarkeit ■ **Delir:** *Bewußtseinstrübung, Desorientiertheit,* Suggestibilität, Halluzinationen, gestörter Schlaf-Wach-Rhythmus, psychomotorische Unruhe, Fieber
Untersuchung	■ **allgemein:** Symptome der sympathischen Übererregung (Tachykardie, Mydriasis, Schwitzen, Blutdrucksteigerung), Suche nach Hämatomen v. a. im Kopfbereich (Stürze), Zungenbißwunde (Entzugsanfall), Rhinoliquorrhoe ■ **neurologisch:** Hyperreflexie, Myoklonien, Suggestibilität
Zusatz-diagnostik	Labor: Elektrolyte, BSG, Blutbild, Suche nach häufig begleitenden entzündlichen Komplikationen, Leberwerte
Diagnose-stellung	klinisch; Frühdiagnose und früher Behandlungsbeginn für den Verlauf entscheidend
Differential-diagnose	Intoxikationen (u. a. zentrales anticholinerges Syndrom, → S. 230), Entzugsdelir anderer Art (Medikamente), postictualer Zustand, metabolische Entgleisung (thyreotoxische Krise, hepatische Encephalopathie), Elektrolytentgleisung
Allgemein-therapie	■ **Flüssigkeitsbilanzierung:** Positiv-Bilanz 0.5 – 3 l/Tag, Ziel: ZVD-Anstieg um 5 cm H_2O, maximal auf 12 cm H_2O; CAVE Hyperhydratation (→ Hirnödem, bei gleichzeitiger Hyponatriämie Gefahr der zentralen pontinen Myelinolyse (S. 219)) ■ **Elektrolyt-Substitution:** 　■ *Kalium:* 40 – 80 mval/Tag bei intakter Nierenfunktion (Problem: Magenverträglichkeit bei häufig assoziierter Gastritis) 　■ *Natrium:* maximal 0.5 mmol/l/Stunde bis 130 mmol/l [290] 　■ *Magnesium:* Mg^{++}-Aspartat 0.5 – 1 g/Tag oder Mg^{++}-Sulfat 2 – 4 g/Tag ■ **Vitaminsubstitution:** 　■ *Vitamin B_1* (Betabion®) 100 mg/Tag (= 1 Amp.) i. m. 　■ *Vitamin B_6* (Benadon®) 1 – 3 × 20 – 40 mg/Tag p. o. ■ **prophylaktische Therapie:** Antazida, Sekretolytika wie z. B. Acetylcystein (Fluimucil®) ■ **Intubation** bei pCO_2 > 50 mm Hg oder pO_2 < 65 mm Hg
Spezifische Therapie	■ **Stufentherapie:** 　■ *Praedelir:* Clomethiazol (Distraneurin®) initial 2 – 4 Kps., nach 30 – 60 Minuten ggf. nochmals 2 Kps., danach je nach Effekt 1 – 2 Kps. alle 2 – 4 Stunden; Ziel: leichter Schlaf, aus dem der Patient gut erweckbar ist

- *Vollbild des Delirs:* Behandlung nach Zielsymptomen, evtl. als Kombinationstherapie
  - mögliche Kombinationen: Clomethiazol + Haloperidol, Benzodiazepine + Clonidin oder β-Blocker, Benzodiazepine + Haloperidol
- **Behandlung nach Zielsymptomen:**

	Unruhe	epileptische Anfälle	vegetative Symptome	psychotische Symptome
Clomethiazol	++	+	(+)	–
Benzodiazepine	++	++	(+)	–
Clonidin	(+)	–	++	–
Carbamazepin	+	++	+	(+)
Haloperidol	(+)	–	–	++
Beta-Blocker	(+)	–	++	–

- **eingesetzte Medikamente:**
  - *Clomethiazol* (Distraneurin®): sedierend, anxiolytisch, antikonvulsiv, autonom stabilisierend
    - Dosierung (Cave Nieren- und Leberinsuffizienz; Bioverfügbarkeit nimmt im Alter zu):
      - oral: 2–3 Kps. oder 10 ml Mixtur (1 Kps. = 192 mg, 1 Tbl. = 314.5 mg, 1 ml Mixtur = 31.5 mg) alle 3 Stunden, Maximaldosis 12 g/Tag
      - parenteral *nur unter Intensivbedingungen* 10–80 ml/Stunde i. v. Übergang auf orale Medikation, Gesamtdauer 2–5 Tage
    - Vorteil: gute Steuerbarkeit, da HWZ 3–5 Stunden
    - Nebenwirkungen: Atemdepression, verstärkte Bronchialsekretion, Hemmung des Hustenreflexes, Tachykardie, allergische Hautreaktionen, Übelkeit, Hypotonie; starkes Abhängigkeitspotential (daher keine Verschreibung für ambulante Therapie)
    - relative Kontraindikationen: kardiopulmonale Vorerkrankungen, beginnende Pneumonie, Leber- und Niereninsuffizienz
    - Interaktionen: bei Kombination mit Tranquilizern oder Barbituraten unberechenbare Potenzierung, bei Kombination mit Alkohol (Kontinuitätsdelir) kritischer Blutdruckabfall möglich; Verstärkung der Wirkung durch Cimetidin; Kombination mit Haloperidol möglich
  - *Benzodiazepine* (→ S. 426): sedierend, antikonvulsiv, anxiolytisch
    - Dosierung: Diazepam bis 60 mg/Tag, Midazolam (Dormicum®) bis 20 mg/Stunde im Perfusor
  - *Clonidin* (Catapresan®): vegetativ dämpfend, aber wenig sedierend; keine Atemdepression; non-Responder bekannt; *CAVE* Blutdruckabfall, Bradykardie
    - Dosierung: 0.15–0.3 mg/Stunde i. v. (nur unter Intensivbedingungen)
    - Interaktionen: bei Kombination mit
      - Haloperidol i. v. in hohen Dosen → Verstärkung der arrhythmogenen Wirkung
      - Beta-Blockern → Bradykardie, AV-Block
  - *Carbamazepin:* (→ S. 397) antikonvulsiv, sedierend
    - Dosierung: 600–1600 mg/Tag
  - *Haloperidol* (→ Neuroleptika S. 424): antipsychotisch, wenig sedierend, Nebenwirkung Senkung der Krampfschwelle
    - Dosierung: bis 60 mg/Tag
  - *Beta-Blocker:* vegetativ dämpfend
- **kontraindiziert:**
  - *Neuroleptika als Monotherapie:* höhere Letalität
  - *niederpotente Neuroleptika*, z. B. Levomepromazin (Neurocil®), Opiate, Anticholinergica (z. B. Atropin): Gefahr des zentralen anticholinergen Syndroms (S. 230)
  - *Glucose-Zufuhr vor B_1-Substitution:* Gefahr der Auslösung einer Wernicke-Encephalopathie

Komplikationen
- **internistische Komplikationen:** Hypokaliämie, Hypoglykämie, Hypotonie, Pneumonie (Aspiration!), gastrointestinale Blutungen
- **häufigste Todesursache:** Herzversagen
- Ausmündung in Korsakow-Syndrom (akut entstandene Amnesie mit Desorientiertheit und Konfabulationen)

Verlauf
unbehandelt: Mortalität 20–30%

2.16.0.2 Alkohol-Encephalopathie [757,834] (ICD-10: F10.7)

Pathophysiologie
- unklar; direkte toxische Wirkung des Alkohols und seines Metaboliten Acetaldehyd auf Neurone und Markscheiden vermutet

	■ Veränderung der neuronalen Signalübertragung auf den Ebenen von Rezeptoren, Ionenkanälen und Second messenger-System ■ Alteration neuronaler Proteine und Lipide
Klinisches Bild	■ **Auftreten** v. a. bei älteren Personen; keine klare Dosis-Wirkungs-Beziehung ■ **kognitive Defizite:** v. a. Frontalhirn-Funktionen (Urteils- und Abstraktionsvermögen, Flexibilität, Arbeitsgedächtnis), aber auch diffuse Beeinträchtigung ■ ggf. Wahnentwicklung (v. a. Eifersuchtswahn), Psychosen, Alkoholhalluzinose ■ Spannbreite von meist leichtgradigen Defiziten bis hin zu ausgeprägterem, globalem Defizit (das Vorkommen von Demenz i. e. S. ist stark umstritten)
Zusatz- diagnostik	■ **CT/MRT:** frontal betonte Schrumpfung von Rinde und Marklager mit Erweiterung innerer und äußerer Liquorräume ■ **SPECT:** frontal betonte globale Hypoperfusion
Differential- diagnose	schwierige Abgrenzung gegenüber sekundären Alkoholfolgeerkrankungen: Encephalopathien durch Malnutrition, Hypovitaminosen (Wernicke-Encephalopathie bei im Vordergrund stehender Demenz und/oder Amnesie; Pellagra), Hepatopathie, parallelen Medikamentenabusus; reaktiv-psychische Faktoren; parallele degenerative oder vaskuläre Hirnerkrankung; Schädel-Hirn-Verletzungen durch Anfälle und Stürze, hypoxische und hypoglykämische Episoden
Therapie	Entgiftung, kalorien- und eiweißreiche Ernährung, prophylaktisch stets Thiamin- und Nikotinamidgaben sowie weitere Vitamine (B_6, B_{12}, Folat)
Prognose	bei Alkoholabstinenz partielle bis weitgehende Erholung über Monate; partielle Reversibilität auch der CT/MRT-Veränderungen

Wernicke-Encephalopathie → S. 221

2.16.0.3 Wernicke-Korsakow-Syndrom [402,835] (ICD-10: F10.6)

Definition	Defektsyndrom nach abgelaufener Wernicke-Encephalopathie (Polioencephalitis haemorrhagica superior = Thiamin-Hypovitaminose alkoholischer oder nicht-alkoholischer Genese, → S. 221)
Pathologie	■ ausgedehnte Nervenzellverluste in den Corpora mammillaria und im Thalamus, v. a. in unspezifischen Assoziationskernen und limbischen Relaiskernen (Ncl. dorsomedialis, anterior und dorsolateralis, mediales Pulvinar u. a.), Läsionen des Fornix-Endabschnittes ■ Hirnrinde nicht direkt betroffen
Patho- physiologie	■ **Schädigung der Corpora mammillaria und des Ncl. anterior thalami** → amnestisches Syndrom ■ **Schädigung thalamischer Kerne** → diffuse kognitive Defizite bis zur thalamischen Demenz, v. a. durch Schädigung des Nucleus dorsomedialis thalami → Diskonnektion des Frontalhirns mit Apathie und anderen Defiziten (→ S. 5)
Klinisches Bild	variabel ausgeprägte, meist schwere antero- und retrograde Gedächtnisstörung (Amnesie), Antriebsminderung, diffuse kognitive Defizite und ggf. Frontalhirnsyndrom, Konfabulationsneigung meist nur in der Frühphase
Zusatz- diagnostik	■ **MRT:** Mammillarkörperatrophie ■ **SPECT/PET:** frontal betonter Hypometabolismus
Diagnose- stellung	vorausgehende Wernicke-Encephalopathie (akute, fokale neurologische Defizite sind in vielen Fällen nicht apparent bzw. dokumentiert!); residuale Gangataxie und Blickrichtungsnystagmus; neuropsychologische Untersuchung; evtl. MRT
Differential- diagnose	amnestisches Syndrom anderer Genese (→ S. 6), Alkohol-Encephalopathie, Pellagra
Prognose	■ nach Abklingen der akuten Wernicke-Encephalopathie bzw. Thiamingaben in ca. 50% der Fälle partielle bis vollständige Besserung binnen 1 Jahr ■ **im chronischen Stadium** Defizite konstant und therapierefraktär, Konfabulationsneigung abklingend; selbstständige Lebensführung meist nicht möglich; wenn Alkoholismus vorlag, sistiert dieser in der Regel

Alkoholische Polyneuropathie → S. 248

Alkoholmyopathie → S. 297

2.16.0.4 Drogeninduzierte Erkrankungen

Allgemeines
- **akute Intoxikationen:** → S. 233
- **Komplikationen bei i. v.-Abusus:** Thrombophlebitis, Infektionen mit Hepatitis B, HIV, Endokarditis (oft Koagulase-positive Staphylokokken oder Pilze) → septisch-embolische Herdencephalitis, Injektion von Fremdmaterial → Hirnabszesse (oft Pilze), Lungenembolien (Fremdkörper oder Luft), Glomerulonephritis, Tetanus, Tbc
- **lagerungsbedingte Komplikationen:** Druckläsionen des N. radialis, N. ischiadicus, N. peroneus, Kompression der A. carotis [359] (selten), Rhabdomyolyse → u. U. akutes Nierenversagen
- **Komplikationen durch protrahiertes Koma:** Hyp-/Anoxie (→ S. 350)

Kokain [429]
- **ischämische Insulte** [144] durch
  - *Vasospasmen* der großen und mittleren Gefäße (meist innerhalb von 3 Stunden nach Einnahme)
  - *Vaskulitis* der kleinen Gefäße (→ S. 73), Ischämien u. U. mit Latenz von Tagen/Wochen zur letzten Einnahme [526]
- **intracerebrale Blutungen** durch arterielle Hypertension; wegen der kurzen HWZ ist die Blutdrucksteigerung oft bei Aufnahme nicht mehr nachweisbar
- epileptische Anfälle bis zum Status epilepticus, Myoklonien, Rhabdomyolyse [225,836] → u. U. akutes Nierenversagen, hypertensive Krisen, Plexusparese (allergisch-entzündlich), Migräneanfälle

Heroin
cerebrale Anoxie durch Atemdepression/verzögerte Reanimation, Rhabdomyolyse [530,836] → u. U. akutes Nierenversagen, Plexusparese (allergisch-entzündlich [152,530]), ischämische Infarkte (selten; Pathomechanismus unklar), spongiforme Leukencephalopathie (mit 1–2 Wochen Latenz, meist nach Inhalation (Verunreinigungen?) [884], im MRT symmetrischer Marklagerbefall mit Kleinhirnbeteiligung, meist letal)

Amphetamine / Ecstasy
ischämische Insulte durch Spasmen oder Vaskulitis (→ S. 73), Herzinfarkt (durch Koronarspasmen), intracranielle Blutungen (Mechanismen wie Kokain) [891]

Ephedrin
intracerebrale Blutungen und ischämische Infarkte [91]

Phenylcyclidin (PCP)
(„Angel dust"): intracranielle Blutungen, ischämische Insulte durch Spasmen, Rhabdomyolyse; hypertensive Encephalopathie beschrieben

Lysergsäurediethylamid (LSD)
Vasospasmen (Ergotamin-Derivat) → Infarkte, Myoklonien (toxische Encephalopathie)

2.17 Intoxikationen

T. J. Feuerstein

2.17.0.1 Allgemeines

Giftinformationszentren in Deutschland
- **Berlin:**
  - *Landesberatungsstelle für Vergiftungserscheinungen und Embryonaltoxikologie* Pulsstr. 3–7, 14059 Berlin, Tel.: 030 19240, Fax: 030 32680721
  - *Virchow-Klinikum:* Medizinische Fakultät der Humboldt-Universität zu Berlin, Abt. Innere Medizin mit Schwerpunkt Nephrologie und Intensivmedizin, Augustenburger Platz 1, 13353 Berlin, Tel.: 030 450 – 53555, -565, Fax: 030 53915
- **Bonn:** Informationszentrale gegen Vergiftungen, Zentrum für Kinderheilkunde der Rheinischen Friedrich-Wilhelms-Universität Bonn, Adenauerallee 119, 53113 Bonn, Tel.: 0228 287 – 3211, -3333, Fax: 0228 287 – 3314
- **Erfurt:** Gemeinsames Giftinformationszentrum der Länder Mecklenburg-Vorpommern, Sachsen, Sachsen-Anhalt und Thüringen, Nordhäuser Str. 74, 99089 Erfurt, Tel.: 0361 730 – 730, Fax: 0361 730 – 7317
- **Freiburg:** Universitätskinderklinik Freiburg, Informationszentrale für Vergiftungen, Mathildenstr. 1, 79106 Freiburg, Tel.: 0761 270 – 4361 (Notruf) / -4300/01 (Zentrale), Fax: 0761 270 – 4457
- **Göttingen:** Giftinformationszentrum (GIZ) Nord, Zentrum für Pharmakologie und Toxikologie, Robert Koch Str. 40, 37075 Göttingen, Tel.: 0551 19240, Fax: 0551 399652
- **Homburg:** Universitätskliniken, Klinik für Kinder- und Jugendmedizin, Informations- und Beratungszentrum für Vergiftungsfälle, 66421 Homburg/Saar, Tel.: 06841 19240, Fax: 06841 164017
- **Mainz:** Beratungsstelle bei Vergiftungen, II. Medizinische Klinik und Poliklinik der Universität, Langenbeckstr. 1, 55131 Mainz, Tel.: 06131 19240, -19467, Fax: 06131 176605

	■ **München:** Giftnotruf München, Toxikologische Abteilung der II. Medizinischen Klinik, rechts der Isar der Technischen Universität München, Ismaninger Straße 22, 81675 München, Tel.: 089 19240, Fax: 089 41402467
	■ **Nürnberg:** II. Medizinische Klinik des städtischen Krankenhauses Nürnberg Nord, toxikologische Intensivstation, Flurstraße 17, 90419 Nürnberg, Tel.: 0911 398 – 2451 (Gifttelefon), Fax: 0911 398 – 2999
Giftinformationszentren im Ausland	■ **Schweiz:** Schweizerisches Toxikologisches Informationszentrum (TOX-Zentrum), Klosbachstraße 107, CH-8030 Zürich, Tel.: 012516666; Tel. (Notfälle): 012515151, Fax: 012528833
	■ **Österreich:** Beratungsstelle für Giftnotfälle, Allgemeines Krankenhaus, Ebene EQ, Währinger Gürtel 18 – 20, A-1090 Wien, Tel. innerhalb von Österreich: 0222 434343 (Umstellung geplant auf Tel.: 0222 4064343); Tel. außerhalb von Österreich: xx43 1 434343 (Umstellung geplant auf Tel.: xx43 1 4064343)

2.17.0.2 Barbiturat-Intoxikation (ICD-10: Y47.0, F13.0)

Dosis
- **mäßige Intoxikation** bei 5 – 10fachem Überschreiten der hypnotischen Dosis von ca. 0.3 – 1 g
- **schwere Intoxikation** bei 15 – 20facher hypnotischer Dosis
- **potenzierende Wirkung von Alkohol!**

Klinisches Bild
- **leichte Intoxikation:** Somnolenz, Desorientiertheit, Affektlabilität, verwaschene Sprache, Gangunsicherheit, Nystagmus
- **mäßige Intoxikation:** Sopor oder Koma, Areflexie, schlaffer Tonus, gut reagierende Pupillen
- **schwere Intoxikation:**
  - initial evtl. Rigor; Hyperreflexie, vorübergehend Dezerebrationshaltung (Persistenz = Hinweis auf anoxische Encephalopathie)
  - Koma, schlaffer Muskeltonus, periphere Areflexie, erhaltene Pupillenreflexe (präfinal jedoch hypoxisch bedingte paralytische Dilatation), Fehlen von Corneal- und Würgreflex, Babinski-Zeichen, Tachykardie, Hypotension, Hypothermie
  - *final* Atemlähmung und Kreislaufversagen bei Lähmung medullärer Zentren

Zusatzdiagnostik [785]
- **Korrelation Klinik/EEG:**
  - *Somnolenz:* hochgespannte β-Aktivität frontal, präzentral und temporal betont
  - *zunehmende Eintrübung:* Grundrhythmus-Verlangsamung (θ, δ) mit überlagerter β-Aktivität
  - *Koma:* polymorphe δ-Aktivität, überlagerte α-Aktivität betont über den vorderen Hirnabschnitten
  - *Bulbärhirnsyndrom:* Burst-Suppression-Muster oder isoelektrisches EEG
  - *Aufklaren:* Grundrhythmus-Beschleunigung, paradoxe δ-Aktivierung auf Sinnesreize

Therapie
- zentraler Zugang, Bekämpfung der Hypovolämie
- **Giftentfernung:**
  - *kooperationsfähige Patienten:* Induktion von Erbrechen und Gabe von Aktivkohle (ca. 10-fache Menge des Barbiturats)
  - *nicht kooperationsfähige Patienten:* Magenspülung unter Atropinprophylaxe oder nach Intubation
- bei Atembeschleunigung durch Schmerzreize oder Inhalation von 10% CO_2 gute Prognose, nur symptomatische Behandlung
- **forcierte Diurese mit Alkalisierung des Urins**, evtl. Dialyse bei Nierenversagen
- **bei Ateminsuffizienz** Intubation, Tracheotomie bei Beatmung > 3 – 4 Tage
- **bei Hypotonie** Schocklagerung, Volumensubstitution, Azidoseausgleich ($NaHCO_3$), Catecholamine

2.17.0.3 Chloralhydrat-Intoxikation (ICD-10: Y49.8, F13.0)

Dosis
letal sind 4 – 40 g

Komplikationen
Blutdruckabfall, Atem- und Herzstillstand, Lungenödem, Elektrolytentgleisung, Magenirritation

Therapie
wie bei Barbituratvergiftung; *CAVE* Gabe von Adrenalin und -analoga: Induktion von Kammerflimmern

2.17.0.4 Anticholinergika-Intoxikation / Zentrales anticholinerges Syndrom (ZAS) (ICD-10: Y49)

Auslösende Substanzen
Atropin, Lokalanästhetika, Ketamin, Opiate, Neuroleptika, H2-Antagonisten, Benzodiazepinderivate, Phenothiazine, trizyklische Antidepressiva

Klinisches Bild
Schwindel, Dysarthrie, evtl. Pyramidenbahnzeichen, Bewußtseinstrübung oder Agitiertheit, *paradoxe Reaktion auf Sedativa*, Tachykardie, Hyperthermie, Obstipation, trockene gerötete Haut, verminderte Speichel-, Schweiß- und Schleimsekretion

Therapie
- **Physostigmin** (Anticholium®) 0.04 mg/kg KG bis maximal 1 Amp. (= 2 mg) über 5 Minuten i. v., bei Besserung 3 Amp. über 3 Stunden im Perfusor; Wirkung nach 15 Minuten, HWZ 20 Minuten
- **bei starker Agitiertheit** Droperidol + Fentanyl (Thalamonal®) 0.5 ml (→ Transformation in die komatöse Form)

2.17.0.5 Neuroleptika-Intoxikation (ICD-10: Y49.3, F13)

Dosis eine schwere Intoxikation erzeugen können folgende Dosen [375]:

Levomepromazin (z. B. Neurocil®)	500 – 1000 mg
Thioridazin (z. B. Melleril®)	400 – 800 mg
Chlorprothixen (z. B. Truxal®)	400 – 600 mg
Clozapin (z. B. Leponex®)	600 – 1500 mg

Klinisches Bild
- **allgemein:** Mundtrockenheit, Hypothermie, Tachy- oder Bradykardie, Rhythmusstörungen, EKG-Veränderungen (QT-Verlängerung, T-Abflachung), Blutdrucklabilität, Cholestase, Delir gefolgt von Koma
- **neurologisch:** Atemdepression, Harnverhalt, malignes neuroleptisches Syndrom (= Akinese, Rigor, Hyperthermie, Tachykardie, Tachypnoe, → S. 354), Krampfanfälle

Therapie
- **Magenspülung** nur kurz nach Einnahme wirksam; Induktion von Erbrechen wegen der antiemetischen Wirkung nicht erfolgversprechend
- **bei Blutdruckabfall:** Volumensubstitution, evtl. α-Sympathomimetika wie Norfenefrin (Novadral®); *CAVE:* Adrenalin wirkt bei durch die Neuroleptika blockierten α-Rezeptoren β-mimetisch = gefäßdilatierend („Adrenalinumkehr")
- **gegen anticholinerge Symptome:** Physostigmin (Anticholium®) 1 – 2 mg i. v., wiederholen (siehe → zentrales anticholinerges Syndrom S. 230)
- **gegen Krampfanfälle:** Benzodiazepine (S. 426)
- **gegen extrapyramidale Nebenwirkungen:** Biperiden (Akineton®) i. v., Bromocriptin (Pravidel®) p. o.
- forcierte Diurese und Dialyse unwirksam (Plasmaeiweißbindung, rasche Verteilung im Gewebe)

2.17.0.6 Antidepressiva-Intoxikation (ICD-10: Y49.0, Y49.1)

Dosis 1.2 g kann bei den meisten trizyklischen Antidepressiva eine schwere Intoxikation erzeugen

Klinisches Bild
- **anticholinerge Symptome:** Mundtrockenheit, Mydriasis, Harnverhalt, Ileus, Hyperthermie
- **kardiovaskuläre Symptome:** Herzrhythmusstörungen (AV-Block, Kammerflimmern), Blutdruckabfall
- **neurologisch:** Krampfanfälle, Myoklonien, Koma bei erhaltenen Reflexen, Atemdepression
    - *Serotoninsyndrom* bei Vergiftung mit selektiven Serotoninrückaufnahme-Inhibitoren (SSRI): Übelkeit, Erbrechen, Verwirrtheit, Unruhe, Tremor, Myoklonien, evtl. Krampfanfälle
- **psychisch:** Delir, paranoid-halluzinatorische Psychose, Manie

Therapie
- **Giftentfernung:** frühzeitige Magenspülung, Aktivkohle (pro 1 g eines trizyklischen Antidepressivums 25 g Kohle)
- **gegen Herzrhythmusstörungen** bei schwerer Intoxikation prophylaktische Schrittmacherversorgung, bei ventrikulären Extrasystolen und Tachykardie β-Blocker
- **gegen Blutdruckabfall:** Volumensubstitution, evtl. Adrenalin

- **gegen anticholinerge Symptome:** bei Harnverhalt Katheterisierung, Physostigmin (Anticholium®) (siehe → zentrales anticholinerges Syndrom S. 230)
- **bei epileptischen Anfällen:** Benzodiazepine (S. 426), Phenytoin oft wenig wirksam
- **unwirksam:** Hämodialyse, Hämoperfusion

2.17.0.7 Lithium-Intoxikation (ICD-10: Y49.2)

Spiegel
- **> 1.5 mval/l:** Nebenwirkungen
- **> 2 mval/l:** Intoxikationszeichen
- **> 3.5 mval/l:** vitale Bedrohung

Klinisches Bild
- **allgemein:** Durst, Oligo-/Anurie, Inappetenz, Bauchkrämpfe, Erbrechen, Diarrhoe, Anstieg der Leberwerte, Arrhythmie, Hypotension
- **neurologisch:** cerebelläre Symptome (Tremor, Nystagmus, Dysarthrie, Ataxie), Faszikulationen, Myoklonien, Parkinsonoid, Choreoathetose, Krampfanfälle
- **psychisch:** Halluzinationen, Koma

Therapie
Natrium-Substitution (NaHCO$_3$), forcierte Diurese, Dialyse

2.17.0.8 Phenytoin-Intoxikation (ICD-10: Y46.2)

Ursache
- meist schleichende Intoxikation durch falsche Medikamenteneinnahme oder Akkumulation (HWZ spiegelabhängig (bei höheren Spiegeln längere HWZ), bei 300 mg/Tag: ca. 31 Stunden!)
- Wirkungsverstärkung durch systemische Azol-Antimykotika, Isoniazid, Chloramphenicol, Cimetidin, Cumarinderivate

Spiegel
Intoxikationserscheinungen ab einem Serumspiegel von ca. 25–30 mg/l; bei einem Verteilungsvolumen von Phenytoin von 0.6 l/kg KG wird ein Serumspiegel von 25–30 mg/l bereits bei der akuten intravenösen Zufuhr von 1000 mg erreicht

Klinisches Bild
- **cerebelläre Symptome:** Blickrichtungsnystagmus *(Frühsymptom!)*, Gang- und Rumpfataxie, später Extremitätenataxie, Dysarthrie; irreversible Kleinhirnatrophie bei längerbestehender Überdosierung
- **sonstige neurologische Symptome:** Kopfschmerzen, Pyramidenbahnzeichen, extrapyramidale Störungen, Polyneuropathie, Faszikulieren
- **psychische Symptome:** Müdigkeit, Unruhe, Gereiztheit, delirante Zustände
- **kardiale Symptome:** Rhythmusstörungen bis zur Asystolie, Herzinsuffizienz

Therapie bei akuter Intoxikation
- **Magenspülung und Gabe von Aktivkohle**
- **Cholestyramin (Quantalan®):**
    - *Wirkung:* Unterbrechung des enterohepatischen Kreislaufs → schnellere Senkung des Serumspiegels
    - *Dosis:* initial 6 × 4 g (1 Beutel = 4 g) für 5 Tage, dann nach Serumspiegel
    - *Nebenwirkungen:* Anfallsinduktion bei zu rascher Senkung des Spiegels, gastrointestinale Beschwerden, Transaminasen-Anstieg, verminderte Resorption fettlöslicher Vitamine → Hypovitaminosen bei mehrwöchiger Gabe, daher dann prophylaktische Vitamin-Substitution

Therapie bei chronischer Intoxikation
mehrtägiges Aussetzen der Medikation

2.17.0.9 Benzodiazepin-Intoxikation (ICD-10: Y47.1, F13.0)

Klinisches Bild
- **neurologisch:** Muskelschwäche, Ataxie, Schwindel, Dysarthrie, Atemdepression, Somnolenz bis Koma
- **psychisch:** selten paradoxe Reaktionen (Schreianfälle v. a. bei Kindern; Alpträume, Angst oder hypomanisches Verhalten bei Erwachsenen)

Therapie
- Induktion von Erbrechen, bei Bewußtseinstrübung Magenspülung; Aktivkohle (etwa 20-fache Menge des eingenommenen Benzodiazepins)
- **Flumazenil** (Anexate®) initial 0.2 mg i. v. innerhalb 15 s, nach jeweils 60 s evtl. weitere 0.1 mg bis zu einer Gesamtdosis von 1 mg
    - *Nebenwirkungen:* Übelkeit, Erbrechen, Angst, Blutdruckschwankungen, Krampfanfälle, Benzodiazepin-Entzugssymptome

2.17.0.10 Carbamazepin-Intoxikation (ICD-10: Y46.4)

Spiegel Intoxikationserscheinungen ab einem Serumspiegel von ca. 20 µg/ml, Abbauhemmung durch Erythromycin, durch Cimetidin

Klinisches Bild
- **neurologisch:** Bewußtseinstrübung bis zum Koma, epileptische Anfälle, Atemdepression, Ataxie, Hyperkinesen (choreatisch, myokloniform), Augenbewegungsstörungen, Mydriasis
- **internistisch:** Herzrhythmusstörungen, Blutdruckabfall, Erbrechen, selten Hyperglykämie

Therapie
- **Giftentfernung** (Erbrechen, Magenspülung) auch noch nach vielen Stunden sinnvoll
- **Physostigmin** (Anticholium®) 1–2 mg i. v., wiederholen (siehe → zentrales anticholinerges Syndrom S. 230)
- **bei Krampfanfällen:** Benzodiazepine (S. 426), CAVE: Atemdepression

2.17.0.11 Amantadin-Intoxikation (ICD-10: T42.8)

Ursache(n) oft schleichende Intoxikation durch Akkumulation bei Nierenfunktionseinschränkung (die Substanz wird komplett renal eliminiert)

Klinisches Bild Verwirrtheit, akute Psychose i. R. eines zentralen anticholinergen Syndroms (→ S. 230), epileptische Anfälle

Therapie
- **Giftentfernung** (bei akuter Intoxikation): Magenspülung, Kohle, forcierte Diurese, Senkung des Urin-pH
- **Physostigmin** (Anticholium®) 1–2 mg i. v., wiederholen (siehe → zentrales anticholinerges Syndrom S. 230)
- **bei Krampfanfällen** Benzodiazepine (S. 426)

2.17.0.12 Alkohol-Intoxikation (ICD-10: F10.0)

Spiegel Intoxikationserscheinungen ab einem Serumspiegel von 1.4 Promille

Klinisches Bild Erregung, Enthemmung, bei noch höheren Konzentrationen Somnolenz bis Koma mit Verlust der Eigenreflexe bei noch erhaltenen Pupillenreaktionen, heiße Haut, Körperkerntemperatur erniedrigt; Foetor alcoholicus meist diagnostisch wegweisend

Therapie
- **bei Erregungszuständen:** 5–10 mg Diazepam i. m. oder 5–20 mg Haloperidol (Haldol®) i. m.; Magenspülung, Freihalten der Atemwege, Aufrechterhaltung der Körpertemperatur
  - *kontraindiziert:* Barbiturate, Opiate
- **bei Koma:** Infusion von hypertoner Mannitlösung zur Vorbeugung gegen Hirnödem

2.17.0.13 Morphin-Intoxikation (akute) (ICD-10: F11.0)

Dosis Intoxikationserscheinungen ab einer oralen Dosis von ca. 100 mg bzw. einer parenteralen Dosis von ca. 25 mg; diese Angaben beziehen sich auf eine akute Intoxikation eines Nicht-Toleranten, ein Toleranter verträgt Dosen, die für einen Nicht-Toleranten absolut letal sind

Klinisches Bild
- **allgemein:** Cyanose, Hypothermie, Blässe, trockene Haut, Bradykardie, Hypotonie, Bradypnoe, Bronchospasmen, Blasen-/Darmspasmen, Obstipation, Schock bei hypoxischer Gefäßschädigung
- **neurologisch:** Miosis, Hypo-/Areflexie, Pyramidenbahnzeichen, Atemdepression, Krampfanfälle
- **psychisch:** Euphorie, Somnolenz, Koma

Komplikationen Koma, Atemstillstand, Lungenödem, Azidose, Hirnödem

Therapie
- **Giftentfernung:**
  - *bei oraler Einnahme:* Magenspülung, evtl. mit Kaliumpermanganatlösung (rosafarben)
  - *bei Injektion (außer i. v.):* Umspritzung mit 1 mg verdünntem Adrenalin
- **Antagonisierung:** Naloxon (Narcanti®) 0.4–2.0 mg i. m. oder i. v. (Wiederholungen möglich – kürzere Halbwertszeit von Naloxon!)
- **supportive Maßnahmen** wie bei Barbituratvergiftung (→ S. 229)
- **kontraindiziert:** Phenothiazinderivate, Scopolamin

2.17.0.14 Kokain-Intoxikation (ICD-10: F14.0)

Dosis — Intoxikationserscheinungen ab einer Dosis von 150 mg (geschnupft)

Klinisches Bild
- **allgemein:** Hyperthermie, Hyperhidrose, blasse Haut, Hypertonie, Tachykardie, Arrhythmie
- **neurologisch:** Mydriasis, Krampfanfälle
- **psychisch:** Euphorie, Aggressivität, Distanzlosigkeit, Halluzinationen, Delir

Komplikationen — Koma, Atemstillstand, intracerebrale Blutungen

Therapie — Nitrovasodilatatoren, Ca^{++}-Antagonisten, Propranolol (Dociton®) (Cave: Hypotonie), Diazepam

2.17.0.15 Amphetamin-Intoxikation (ICD-10: F15.0, Y49.7)

Substanzen — Amphetamin, Methamphetamin; „Ecstasy" = Sammelbegriff für mehrere Amphetaminderivate, u. a. Methylendioxymethamphetamin (MDMA), Methylendioxyethylamphetamin (MDEA) und Methylendioxyamphetamin (MDA) [807]

Dosis — Intoxikationserscheinungen ab einer Dosis von 50–70 mg Amphetamin, rasche Toleranzentwicklung (Extremdosen bei Toleranz: 1 g i. v. alle 2–3 Stunden!)

Klinisches Bild
- **allgemein:** Inappetenz, Mundtrockenheit, Schlafstörungen, Pollakisurie, Hyperthermie, Hyperhidrose, Tachyarrhythmie, Hypertonie, Tachypnoe, Brustschmerzen, Palpitationen
- **neurologisch:** Mydriasis, Tremor, Übelkeit, Erbrechen, Nystagmus, Ataxie, unsystematischer Schwindel, Krampfanfälle
- **psychisch:** Euphorie, Agitiertheit, Angstzustände, Suizidimpulse, paranoid-halluzinatorische Psychosen, Delir

Komplikationen
- Herzrhythmusstörungen, hypertone Krise (→ intracerebrale Blutungen), Krampfanfälle, Koma
- **Todesfälle bei Ecstasy** durch Trias Hyperthermie, Rhabdomyolyse und disseminierte intravasale Gerinnung [807]

Therapie — Haloperidol (Haldol®), Diazepam, Senkung des Urin-pH (z. B. mit Ammoniumchlorid)

2.17.0.16 Halluzinogen-Intoxikation (ICD-10: F16.0, Y49.6)

Dosis — Intoxikationserscheinungen bei LSD ab einer Dosis von 0.1–0.2 mg, bei Mescalin 4–8 g

Klinisches Bild
- **allgemein:** Hyperthermie, Piloerektion, Tachykardie, Hypertonie, Schwitzen, Übelkeit
- **neurologisch:** Mydriasis, Hyperreflexie, Tremor
- **psychisch:** Wahrnehmungsstörungen, Erregung, Angst, akute und chronische paranoid-halluzinatorische Psychosen, Flash-Back-Syndrom (häufig nur Sekunden bis Minuten, tritt Tage bis Jahre nach letzter Applikation auf), Tobsuchtanfälle

Komplikationen — Krampfanfälle

Therapie — Diazepam

2.17.0.17 Cannabis-Intoxikation (ICD-10: F12.0)

Dosis — Intoxikationszeichen ab einer Dosis von 15–30 mg Δ^9-Tetrahydrocannabinol

Klinisches Bild
- **allgemein:** Tachykardie, Hypertonie, Asthma, Mundtrockenheit, Hunger/Durst, Schwindel, Kopfschmerzen, Oberbauchbeschwerden, Konjunktivitis, Laryngitis, Hyperthermie
- **neurologisch:** Standataxie, Muskelschwäche
- **psychisch:** Erregung (Entspannung nur nach niedrigen Dosen), halluzinatorische Psychosen, Verwirrtheit, Angst

Komplikationen — Allergie

Therapie — Propranolol (Dociton®), Neuroleptika für Tage bis Wochen (vollständige Ausscheidung erst nach einem Monat)

Botulismus → S. 102

2.18 Traumatische Schädigungen (ICD-10: S00-T98)

A. Hufschmidt und C. H. Lücking

2.18.1 Traumatische Schädigungen im Bereich des Schädels (ICD-10: S06)

2.18.1.1 Schädelhirntrauma (SHT) (ICD-10: S06.0-S06.9)

Ätiologie
Verkehrsunfälle (40–50 %), Stürze (20–30 %), Sport (bis 35 %), Überfall, Schußverletzungen (USA: 5–10 %)

Definitionen
- **Schädelprellung:** Schädeltrauma ohne Bewußtseinsverlust und ohne neurologische Ausfälle
- **Commotio cerebri (Gehirnerschütterung)** (ICD-10: S06.0): SHT mit Bewußtseinsverlust < 1 Stunde, Amnesie < 8 Stunden und evtl. mit postcommotionellem Verwirrtheitszustand < 24 Stunden
- **Contusio cerebri** (ICD-10: S06.3): SHT mit traumatischer Hirnsubstanzschädigung, nachgewiesen durch längere Bewußtlosigkeit > 1 Stunde oder Amnesie > 8 Stunden und Verwirrtheitszustand > 24 Stunden oder fokale neurologische Ausfälle oder Darstellung von Substanzschädigungen in der Bildgebung oder Nachweis von EEG-Veränderungen (Grundrhythmusverlangsamung, Herdbefunde) > 24 Stunden nach dem Trauma

Klassifikation
- **nach klinischem Schweregrad:**
  - *leichtes SHT* (Glasgow Coma Scale (GCS) bei Aufnahme 14–15): Bewußtlosigkeit < 1 Stunde, EEG-Veränderungen für maximal 24 Stunden, vollständige Wiederherstellung
  - *mittelschweres SHT* (GCS bei Aufnahme 9–13): Bewußtlosigkeit/Bewußtseinstrübung < 24 Stunden
  - *schweres SHT* (GCS bei Aufnahme 3–8): Bewußtlosigkeit > 24 Stunden und/oder Hirnstammzeichen
- **nach Art der Schädigung:**
  - *diffus:* diffuse axonale Schädigung (DAI) (s. u.)
  - *lokal:* Epiduralhämatom, Subduralhämatom, intracerebrales Hämatom, Kontusionsherde
- **nach Eröffnung/nicht-Eröffnung des Liquorraums:** geschlossenes / offenes Schädelhirntrauma (Kommunikation zwischen Liquorraum und Außenwelt)

Pathologie/ Pathophysiologie
- **primär-traumatische Hirnschädigungen:**
  - *diffuse axonale Schädigung (diffuse axonal injury, DAI* (ICD-10: S06.2)): wichtigste Frühschädigung, ggf. ohne Darstellung im CT/MRT
    - Pathomorphologie: in den ersten Tagen „retraction balls" nach Axonzerreißungen, nach einigen Wochen multiple Anhäufungen von Mikroglia in der weißen Substanz, nach Monaten Degeneration langer Bahnen im Hemisphärenmarklager, Hirnstamm und Rückenmark
    - Entstehungsmechanismus: im Winkel zur Sagittalebene wirkende Beschleunigung → Scherverletzung (dabei häufiger auch Abscherung kleiner Gefäße → kleine punktförmige Blutungen) und Schädigung des Zytoskeletts, vor allem des axonalen Transports, Membranschäden mit nachfolgendem Calcium-Influx und Wassereinstrom (→ Schwellung des Axons)
    - Lokalisation: deszendierend je nach Schwere: Hemisphärenmarklager → Balken → rostraler Hirnstamm
  - *fokale Schädigungen* = Akzelerations/Dezelerationsverletzungen, → Kontusionsherde, Hämatome
  - *Gefäßläsionen*
- **sekundär-traumatische Hirnschädigungen:** intracranielle Drucksteigerung (→ Hirndruck S. 346) bzw. lokaler Druck (Hämatome) bzw. Blutdruckabfall → Ischämie → durch gleichzeitigen Hypermetabolismus lokale Lactatazidose → Entleerung der ATP-Speicher → Membranhydrolyse → irreversibler Zellmembranschaden

Klinisches Bild
- **leichtes Schädelhirntrauma** (Commotio cerebri):
  - *initiale Bewußtlosigkeit* (kann fehlen), dabei schlaffer Tonus
  - *amnestische Lücke:* meist nur orthograde Amnesie (für den Unfallhergang), evtl. kurze retrograde Amnesie, anterograde Amnesie meist für die Dauer des posttraumatischen Verwirrtheitszustands (s. u.); amnestische Lücke kann ohne eine Bewußtlosigkeit auftreten, wird aber von den Patienten oft als solche angegeben
  - *posttraumatischer Verwirrtheitszustand* mit Bewußtseinstrübung, motorischer Unruhe, Desorientiertheit bis zu 24 Stunden
  - *Allgemeinsymptome:* Kopfschmerzen, Schwindel, Erbrechen
  - *postcommotionelles Syndrom:* anhaltende Kopfschmerzen, Schwindel, Reizbarkeit, vermehrte Ermüdbarkeit

- **mittelschweres/schweres Schädelhirntrauma:** protrahierte Bewußtseinsstörung (kann fehlen bei z. B. penetrierenden Verletzungen), Zeichen des Mittelhirnsyndroms (S. 2), fokale Ausfälle, epileptische Frühanfälle, evtl. Hirndruckzeichen, evtl. Einklemmungszeichen

Untersuchung
- **Vitalfunktionen:** Atmung, freie Atemwege, Puls, Blutdruck, Temperatur
- **Bewußtseinslage:** Untersuchung anhand der Glasgow Coma Scale (→ S. 428)
- **Pupillen:** Suche nach einseitiger Pupillenerweiterung oder einseitiger Einschränkung der Lichtreaktion als Folge einer N.-oculomotorius-Schädigung durch tentorielle Herniation; Seitenzuordnung: meist ipsilateral zur Raumforderung, in 10% der Fälle kontralateral (v. a. bei Subduralhämatomen (S. 238))
- **Reflexbefund/Motorik:** motorische Halbseitensymptome kontralateral oder (bei Druck der Hirnschenkels gegen den kontralateralen Tentoriumrand) ipsilateral
- **Untersuchung komatöser Patienten:** → S. 342
- **Inspektion:** Hämatome, Blutung aus Nase oder Gehörgang, Enophthalmus
- **Palpation** des Schädels, der Orbitaränder, der Jochbögen und des Oberkiefers auf der Suche nach Frakturen und Hämatomen
- **Begleitverletzungen** suchen: Thorax, Abdomen, Wirbelsäule

Zusatzdiagnostik
- **Röntgen Schädel** in zwei Ebenen, bei entsprechendem Verdacht weitere Röntgen-Nativ-Diagnostik (Dens, HWS, Orbita)
- **CT:**
  - *Indikation:* Schädelfrakturen, sekundäre Eintrübung, fokal-neurologische Ausfälle, epileptische Anfälle, geplante Sedierung/Relaxation (da danach nur eingeschränkte klinische Beurteilbarkeit), bei allen Patienten mit einer mehr als 24 Stunden anhaltenden Bewußtseinstrübung (GCS < 15)
  - *mögliche Befunde:* Frakturen, Kontusionsherde, Hämatome, Hirnödem, Lufteinschlüsse als Hinweis auf offenes Schädelhirntrauma
  - *Kontrollen* bei pathologischen Befunden oder bei klinischer Verschlechterung üblicherweise nach 24 und 48 Stunden und nach 7 Tagen
- **MRT:** bessere Darstellung der hinteren Schädelgrube, jedoch erst nach ca. 3 Tagen bei Auftreten von Hämoglobinabbauprodukten gute Abgrenzung von Blutungen
- **Labor:** Blutbild, Gerinnung, Elektrolyte
- **EEG:** bei komatösen Patienten, zur Verlaufskontrolle bei Kontusionen, als Alternative zum CT bei unkomplizierter Schädelprellung/Commotio
- **evozierte Potentiale:** sSEP bei V. a. zusätzliche Querschnittssymptomatik, bei schwerem Schädelhirntrauma zur Beurteilung der Prognose; akustisch evozierte Hirnstammpotentiale bei Hirnstammkontusionen
- **Doppler** bei traumatischer Subarachnoidalblutung zur Auffindung von Spasmen
- **Angiographie/MR-Angiographie** evtl. bei Sinusverletzung, Gefäßdissektion, traumatischer Carotis-Cavernosus-Fistel

Sofortmaßnahmen
Lagerung (CAVE HWS-Verletzungen), Atemwege freimachen/freihalten (ggf. Intubation), Flüssigkeitszufuhr über peripher-venösen Zugang

Therapie: leichtes Schädelhirntrauma
Flüssigkeitszufuhr, Nahrungskarenz, Überwachung; nach 24 Stunden klinisch-neurologische Kontrolle und EEG, bei unauffälligen Befunden und subjektiver Beschwerdefreiheit Entlassung

Therapie: mittelschweres und schweres Schädelhirntrauma
- **Aufrechterhaltung optimaler kardiovaskulärer, respiratorischer und metabolischer Bedingungen:** Blutdruck, O_2-Sättigung, Normothermie, Normoglykämie (100–150 mg/dl)
- **Steroide** (z. B. Dexamethason) umstritten; die German Ultrahigh Dexamethasone Head Injury Study (GUDHIS) [219] konnte bei Behandlungsbeginn innerhalb von 3 Stunden nach dem Trauma keinen signifikanten Unterschied zur Placebogruppe nachweisen; theoretische Überlegungen lassen auch einen negativen Effekt auf die neuronale Regeneration möglich erscheinen
- **Hypothermie** (33°C für 24 Stunden) beschleunigt die Rückbildung der neurologischen Symptome bei Patienten mit einem Ausgangs-GCS von 5–7 und verbessert möglicherweise die Prognose [502]
  - *Nebenwirkungen:* Arrhythmien, Abnahme des Herzminutenvolumens, Gerinnungsstörungen, Immunsuppression, Wundheilungsstörungen

- **Anfallsprophylaxe** (S. 399) nur nach manifesten epileptischen Anfällen oder bei Hochrisikopatienten (z. B. penetrierende Verletzungen, gleichzeitige HWS-Verletzungen); kein gesicherter Einfluß auf die Entwicklung einer posttraumatischen Epilepsie
- **Analgetika,** CAVE Verschleierung der Bewußtseinslage
- **Hirndrucktherapie** (S. 347), falls notwendig
- **Indikationen für neurochirurgische Behandlung:** epidurales und raumforderndes subdurales Hämatom (dringlich bei deutlicherer (> 5 mm) Mittellinienverlagerung), Impressionsfrakturen von mehr als Kalottendicke, offenes Schädelhirntrauma
- **allgemeine Maßnahmen:** Blasenkatheter, parenterale Ernährung, Behandlung von Gerinnungsstörungen, Überprüfung des Tetanus-Schutzes, Kontrakturprophylaxe
- **in Erprobung:** neuroprotektive Therapie mit Ca^{++}-Antagonisten, NMDA-Antagonisten, Radikalfängern

Überwachung
- **Vitalfunktionen:** EKG, arterieller Blutdruck über arteriellen Zugang (zugleich vereinfachte Möglichkeit der Blutgasanalyse), O_2-Sättigung (Pulsoxymetrie), Blutgase, ZVD, Temperatur
- **neurologischer Status:** Bewußtseinslage anhand der GCS, Pupillenreflexe
- **Labor:** Hb/Hkt ($\rightarrow$ extracranieller Blutverlust), Elektrolyte und Serumosmolarität ($\rightarrow$ Diabetes insipidus oder SIADH ($\rightarrow$ S. 352)), Glucose, Gerinnung
- **EEG-Monitoring** durch kontinuierliche Spektralanalyse, Darstellung als Kaskadendiagramm
- **evozierte Potentiale:** Verlaufskontrolle der Medianus-SEP und der akustisch evozierten Hirnstammpotentiale
- **Hirndrucksonde:**
  - *Indikation:* schweres Schädelhirntrauma (GCS bei Aufnahme 8 oder weniger) und ggf. mittelschweres Schädelhirntrauma (GCS 9–13) bei Vorliegen von raumfordernden Läsionen mit deutlichem Masseneffekt (Mittellinienverschiebung > 5 mm)
  - *Dauer der Überwachung:* mindestens 3 Tage; wenn in dieser Zeit keine erhöhten ICP-Werte gemessen wurden, kann die Sonde entfernt werden

Komplikationen
- **Hirnödem:** Entwicklung innerhalb der ersten 24 Stunden, Maximum nach 2–3 Tagen; $\rightarrow$ Verschlechterung der cerebralen Perfusion, evtl. Einklemmung
- **epileptische Anfälle:** „Frühanfälle" bei ca. 20% der schweren Schädelhirntraumen, bei 10–15% Übergang in eine posttraumatische Epilepsie
- **Hydrocephalus:** v. a. nach traumatischer SAB (Hydrocephalus aresorptivus) oder nach Ventrikelblutungen (Hydrocephalus occlusus); klinisch Verschlechterung der Bewußtseinslage, Diagnosestellung durch Vergleich der Ventrikelweite im CT mit Voraufnahmen
- **Elektrolytstörungen:** Hypokaliämie (durch Katecholaminausschüttung), Diabetes insipidus oder Syndrom der inadäquaten ADH-Sekretion (SIADH, $\rightarrow$ S. 352)
- **Meningitis** nach offenem Schädelhirntrauma, Therapie vor Erregernachweis mit Flucloxacillin (Staphylex®) 3 x 4 g/Tag plus Cefotaxim (Claforan®) 3 x 3–4 g/Tag
- **Verschlechterung der cerebralen Situation durch extracerebrale Komplikationen:** Hb-Abfall durch (z. B. retroperitoneale) Einblutungen, Gerinnungsstörungen, Pneumonie, Sepsis, Fettembolie
- **sonstige:** Dekubitalulcera, Lagerungsschäden (v. a. N. peroneus, N. ischiadicus, N. radialis), critical-illness-Polyneuropathie (S. 249)

Verlauf siehe Abb. 11

Prognose
- **nach klinischen Zeichen** [625]
  - *nach 6 Stunden:* beidseits starre Pupillen oder fehlender VOR oder fehlender OCR $\rightarrow$ 95% Mortalität; Beuge-Strecksynergismen bei Schmerzreizen $\rightarrow$ 63% Mortalität; Strecksynergismen bei Schmerzreiz oder keine Reaktion $\rightarrow$ 83% Mortalität
  - *nach 24 Stunden:* beidseits starre Pupillen $\rightarrow$ 91% Mortalität
- **nach Komadauer und Alter** [107];
  - *21–50 Jahre:* Komadauer 3 Tage $\rightarrow$ 90% Wiedererlangung des Bewußtseins, 5 Tage $\rightarrow$ 70%, 7 Tage $\rightarrow$ 50%, > 12 Tage $\rightarrow$ 0%
  - *über 50 Jahre:* Komadauer 3 Tage $\rightarrow$ 70% Wiedererlangung des Bewußtseins, 4 Tage $\rightarrow$ 25%, > 5 Tage $\rightarrow$ 0%
- **nach Medianus-SEP** [894] bei erhaltenen Nackenantworten:
  - *Skalpantwort beidseits erhalten, Interpeaklatenz N13-N20 < 6.8 ms:* 70% gering oder mäßig behindert, 13% schwer behindert, 16% apallisch oder verstorben

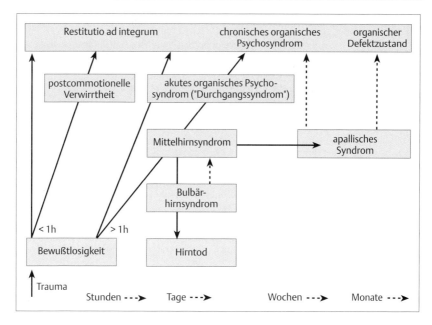

Abb. 11 Verlaufsformen bei Schädelhirntrauma

- *Skalpantwort beidseits erhalten, Interpeaklatenz N13-N20 ein- oder beidseitig verlängert auf > 6.8 ms:* 32% gering/mäßig behindert, 33% schwer behindert, 35% apallisch/verstorben (also je ca. 1/3)
- *Skalpantwort einseitig fehlend:* 9% gering oder mäßig behindert, 20% schwer behindert, 71% apallisch oder verstorben
- *Skalpantwort beidseitig fehlend:* 3% schwer behindert, 97% apallisch oder verstorben
■ **nach EEG-Reaktivität** auf lautes Geräusch und Schmerzreiz, 48–72 Stunden nach dem Trauma [269]: erhaltene EEG-Reaktivität → 92% nicht bis mäßig behindert, fehlende EEG-Reaktivität → 93% schwer behindert, apallisch oder verstorben
■ **nach Medianus-SEP und EEG-Reaktivität** [269]: Interpeaklatenz N13-N20 bds. verlängert auf >2.5fache Standardabweichung des Normalkollektivs *und* fehlende Reaktivität auf lautes Geräusch und Schmerzreiz im EEG 48–72 Stunden nach dem Trauma → 98% richtige Zuordnung
■ **nach akustisch evozierten Hirnstammpotentialen**
  - *Fehlen aller Wellen:* nicht für die Prognose verwertbar (vorbestehende Hörstörung, Schalleitungsstörung (z. B. Hämatotympanon) oder Cochleäläsion)
  - *Fehlen von Welle IV/V:* infauste Prognose [784]

Graduierung des outcome Glasgow Outcome Scale (GOS; → S. 429)

Selbsthilfegruppe
■ Bundesverband für Rehabilitation und Interessenvertretung Behinderter BDH e. V.- Bundesleitung, Humboldtstraße 32, 53115 Bonn, Tel.: 0228/651012, Fax: 0228/93914
■ Selbsthilfeverband „Schädel-Hirn-Patienten in Not e. V.", Bayreuther Straße 33, 92224 Amberg, Tel.: 09621/64800, Fax: 09621/63663, Internet: http://www.medizin-forum.de/schaedel-hirn/
■ Verband der Hirn-, Rückenmark und Nervenverletzten e. V., Ebertstr. 1, 67063 Ludwigshafen, Tel./Fax 0621 60 44 12

2.18.1.2 Schädelfrakturen (ICD-10: S02)

Kalottenfraktur (ICD-10: S02.0) Gefahr der Verletzung einer Meningealarterie (v. a. temporale Frakturen; → Epiduralhämatom → S. 238), daher immer weitere Abklärung mit CT; bei Impressionsfrakturen von mehr als Kalottendicke operative Hebung

Schädelbasisfrakturen (ICD-10: S02.1)

- **frontobasale Frakturen:**
    - Typen:
        - hohe frontobasale Fraktur (Escher Typ I): Gewalteinwirkung auf das obere Stirnbein → Stirnbeinimpression, Ausstrahlung der Fraktur in die Frontobasis, Beteiligung der Nebenhöhlen
        - mittlere frontobasale Fraktur (Escher Typ II): Gewalteinwirkung auf die Region der Nasenwurzel → Impressionsfraktur von Stirnhöhle und Siebbein
    - *klinisches Bild:* Brillenhämatom, Blutung aus Nase und Mund, Anosmie, Liquorfistel (→ Rhinoliquorrhoe, Lufteinschlüsse im CT)
    - *Procedere bei Oto-/Rhinoliquorrhoe:* Oberkörper hochlagern, Überwachung auf Entwicklung einer Meningitis, prophylaktische Antibiotikagabe umstritten; wenn nach einer Woche kein spontanes Sistieren → operativer Verschluß
- **laterobasale Frakturen** (Felsenbeinfrakturen): evtl. Trommelfelleinriß, Hämatotympanon, Ausfälle der Hirnnerven V, VII (→ S. 276) und VIII, Oto-/Rhinoliquorrhoe
    - *Felsenbeinlängsfraktur:*
        - Bruchlinie: entlang der Vorderkante der Felsenbeinpyramide (durch das Dach der Paukenhöhle) ins Mastoid oder in die Schläfenbeinschuppe
        - klinisches Bild: Schalleitungsschwerhörigkeit, Trommelfellzerreißung → Blutung aus dem Gehörgang, Facialisparese (20 %)
        - Zusatzdiagnostik: Aufnahme nach Schüller, CT (Knochenfenster)
    - *Felsenbeinquerfraktur:*
        - Bruchlinie: quer durch die Felsenbeinpyramide, d. h. durch Labyrinth (äußere Querfraktur) oder inneren Gehörgang (innere Querfraktur) und die mediale Wand der Paukenhöhle
        - klinisches Bild: Hämatotympanon, Facialisparese (50 %), Labyrinthausfall, Innenohrschädigung, Rhinoliquorrhoe (Liquorabfluß über Paukenhöhle und Tube)
        - Zusatzdiagnostik: Aufnahme nach Stenvers, CT (Knochenfenster)

Gesichtsschädelfrakturen

- **Mittelgesichtsfraktur Le Fort I:** Bruchlinie oberhalb des harten Gaumens durch Nasen- und Kieferhöhle
- **Mittelgesichtsfraktur Le Fort II:** Absprengung der Maxilla und der knöchernen Nase; Brillenhämatom
- **Mittelgesichtsfraktur Le Fort III:** Bruchlinie durch den interorbitalen Raum, den Orbitaboden, die laterale Orbitawand und den Jochbogen → Absprengung des Mittelgesichts von der Schädelbasis; Brillenhämatom
- **Orbitabodenfraktur** („blow-out-fracture"): Enophthalmus, Absinken des Bulbus → Doppelbilder; Monokelhämatom

2.18.1.3 Epiduralhämatom (ICD-10: S06.4)

Ursächliche Läsion(en)	arterielle Blutung (80 %), meist A. meningea media, seltener Läsionen von Duravenen oder Sinus sagittalis/transversus
Assoziierte Erkrankungen	Contusionsherde (40 %), subdurale/intracerebrale Hämatome (28 %)
Lokalisation	temporal (70 %), frontal (17 %), parietal (13 %)
Klinisches Bild	*Kopfschmerzen*, Halbseitenzeichen (60–75 %) (davon ipsilateral 7–10 %), Pupillenstörungen (40 %), epileptische Anfälle (5–10 %), primäre Bewußtlosigkeit fehlt (10 %), zweigipfliger Verlauf mit freiem Intervall (25–30 %)
Zusatzdiagnostik	**Röntgen Schädel:** Fraktur (85 %) **CT:** bikonvexes, glatt begrenztes Hämatom
Therapie	Entlastung über osteoplastische Kraniotomie

2.18.1.4 Akutes Subduralhämatom (ICD-10: S06.5)

Ursächliche Läsion(en)	Verletzung von cortikalen Venen oder Arterien, Brückenvenen, Sinus
Assoziierte Erkrankungen	das akute SDH geht immer mit einer schweren Hirnsubstanzschädigung einher
Lokalisation	**supratentoriell:** temporal, frontobasal (80 %) **frontal:** parietal (10 %), infratentoriell (2 %)
Klinisches Bild	Bewußtseinstrübung, Pupillenstörungen (>50 %), Halbseitenzeichen, epileptische Anfälle (10–15 %)
Zusatzdiagnostik	**Röntgen Schädel:** Frakturen (60–65 %) **CT:** sichelförmiges oder plankonvexes Hämatom
Therapie	operative Entlastung

2.18.1.5 Chronisches Subduralhämatom (ICD-10: S06.5)

Ätiologie Verletzung von cortikalen Venen oder Arterien, Brückenvenen, Sinus

Disponierende Faktoren
- Alter, Alkoholismus, Hirnatrophie, Gerinnungsstörungen
- kein Trauma eruierbar in 25–30%
- subdurale Hygrome durch Shunt-Überfunktion (→ Senkung des intracraniellen Drucks) und längere Cortisonbehandlung

Klinisches Bild oft Latenz von mehreren Wochen zwischen Trauma (falls überhaupt erinnerlich) und klinischer Manifestation; Kopfschmerzen (50%), psychische Veränderungen (35%), seltener fokale Ausfälle, Pupillenstörungen, epileptische Anfälle

Zusatzdiagnostik
- **EEG:** α-Verminderung oder Abflachung (40–50%)
- **CT:** plankonvexes oder bikonvexes Hämatom, je nach Alter des Hämatoms hyperdens → isodens → hypodens
- **Hirndrucksonde** postoperativ

Therapie
- **Hämatom > Kalottenbreite:** Bohrlochtrepanation, externe Drainage für mehrere Tage
- **Hämatom < Kalottenbreite:** konservative Behandlung mit Dexamethason (Fortecortin®) umstritten; mögliche Wirkung über die Hemmung der Ausbildung von Membranen an den Hämatomrändern

Verlauf Mortalität < 10%

2.18.1.6 Traumatische Subarachnoidalblutung (tSAB) [368]

Allgemeines im CT erkennbare tSAB bei 20–40% der Patienten mit schwerem Schädelhirntrauma

Ätiologie Rupturen von Arterien und Brückenvenen, diffuse Blutungen aus Kontusionsherden

Pathophysiologie ischämische Schäden über Spasmen (gleicher Zeitverlauf wie bei aneurysmatischer SAB)

Klinisches Bild sekundäre Verschlechterung von Bewußtseinslage und/oder fokalen Defiziten

Diagnosestellung mit transkranieller Dopplersonographie (→ Spasmen S. 58)

Therapie Nimodipin (→ S. 58) → Senkung des Anteils von Patienten mit ungünstigem outcome (GOS (→ S. 429) 1–3) um 27% [17] bzw. 46% [279]

Prognose Vorliegen einer tSAB = eigenständiger (unabhängig von der Schwere des Traumas) *ungünstiger prognostischer Faktor:* Mortalität dreimal höher und ungünstiger outcome = GOS (S. 429) 1–3 nach 6 Monaten doppelt so häufig [17]

2.18.2 Traumatische Schädigungen von Wirbelsäule und Rückenmark (ICD-10: T09)

2.18.2.1 Contusio spinalis und traumatische Querschnittssymptomatik (ICD-10: T09.3)

Anatomie
- **mechanisch-funktionelle Abschnitte des Wirbel/Bandapparates:**
  - *vorderer Abschnitt:* Wirbelkörper mit Ausnahme der Hinterkante, vorderes Längsband und Bandscheibe
  - *mittlerer Abschnitt:* hinteres Längsband, Hinterkante, Facette
  - *hinterer Abschnitt:* Gelenkkapsel, Querfortsatz, Dornfortsatz, Ligamentum interspinosum, Ligamentum flavum
- **Beurteilung der Stabilität einer Wirbelfraktur [473]:** Frakturen in einem der o. g. Anteile stabil, in zweien potentiell instabil, in allen dreien definitiv instabil

Definitionen
- **spinaler Schock:** schlaffe Lähmung und Ausfall der Muskeleigenreflexe bei akutem Querschnitt
- **Commotio spinalis:** keine morphologischen Veränderungen; komplette Rückbildung der Symptome innerhalb von 72 Stunden [624]
- **Contusio spinalis:** bleibende Ausfälle i. S. eines Querschnittssyndroms

Klinisches Bild
- initial (im spinalen Schock) schlaffe, danach spastische Para-/Tetraparese, sensible Querschnittssymptomatik (→ spinale Syndrome S. 31), evtl. radikuläre Schmerzen/Ausfälle

	■ **autonome Störungen:** Blasenstörungen (im akuten Stadium v. a. Überlaufblase), Darmmotilitätsstörungen, Erektionsstörungen, Temperaturregulationsstörungen bei Läsionen oberhalb Th 9–10, Bradykardie, Blutdruckregulationsstörungen (orthostatische Hypotension, Blutdruckanstiege bei voller Blase bzw. vollem Darm)
Untersuchung	Reflexstatus, Motorik, Sensibilität (v. a. Suche nach einem sensiblen Querschnitt, Reithosenbereich), Analreflex, Sphinktertonus, Füllungszustand der Blase, Darmgeräusche
Zusatzdiagnostik	■ **Röntgen-Nativaufnahmen** in 2 Ebenen, Dens-Spezialaufnahme (durch den geöffneten Mund), evtl. Schrägaufnahmen bei V. a. Gelenkfortsatzfrakturen; wenn unauffällig → Funktionsaufnahmen (Flexion/Extension) auf der Suche nach pathologischer Beweglichkeit ■ **CT** (Knochenfenster): Darstellung von Frakturen ■ **MRT:** Darstellung einer Markkompression bzw. von intramedullären Läsionen (signalintensiv in T2-gewichteten Bildern) ■ **somatosensible evozierte Potentiale** bei Patienten, die klinisch nicht beurteilt werden können (Koma, Sedierung/Relaxation), und zur Verlaufskontrolle ■ **Restharnbestimmung**
Therapie	■ **Transport nur in stabilisiertem Zustand:** Vakuum-Matratze, Two-part-Halskrause ■ **Methylprednisolon** (Urbason solubile®) 30 mg/kg KG als Bolus i. v., danach 5.4 mg/kg KG/Stunde i. v. (Perfusor), und zwar [79,82] 　■ *bei Therapiebeginn innerhalb von 3 Stunden nach Trauma:* für 24 Stunden 　■ *bei Therapiebeginn 3–8 Stunden nach Trauma:* für 48 Stunden ■ **Kreislaufstabilisierung:** Aufrechterhaltung eines arteriellen Mitteldrucks von über 70 mm Hg, bei geringer Urinausscheidung evtl. Dopamingabe (Anfangsdosis 2 µg/kg KG/Minute) ■ **keine orale Ernährung** wegen Darm-Hypotonie ■ **Blasenkatheter** oder intermittierender Katheterismus ■ **operative Stabilisierung** bei Rückenmarkskompression, instabilen oder dislozierten Frakturen ■ **Rehabilitation:** falls möglich, frühzeitige (d. h. bei Stabilisierung der Herz-Kreislaufsituation) Verlegung in ein Querschnittszentrum
Prophylaxe von Komplikationen	■ **Thrombose** (S. 356): Kompressionsstrümpfe, Heparin 3 × 5000–7500 IE s. c. (je nach Risiko), Krankengymnastik ■ **Pneumonie** (S. 355): frühe operative Stabilisierung, 2-stündliches Umlagern (falls möglich), Atemgymnastik, Feuchtvernebler, Sekretolytika; bei Patienten mit hohem Querschnitt hohes Risiko, daher regelmäßige Sputumkulturen auch *vor* Entwicklung einer Pneumonie (→ sofortige gezielte Antibiose möglich) ■ **paralytischer Ileus:** bei Subileus Ceruletid (Takus®) 2 mg/kg KG/Minute i. v. und Distigminbromid (Ubretid®) 0.01 mg/kg KG/Tag i. m. ■ **Magen-Darm-Ulcera:** Diagnosestellung bei gestörter viszeraler Sensibilität u. U. schwierig, da keine Schmerzen, daher Magensonde; Prophylaxe mit H2-Blockern (z. B. Ranitidin (z. B. Sostril®) 300 mg/Tag); bei Hb-Abfall Gastroskopie ■ **Dekubitalulcera:** regelmäßige Umlagerung (2-stündlich), Spezialmatratzen
Selbsthilfegruppen	■ **Fördergemeinschaft der Querschnittsgelähmten in Deutschland e. V.**, Im Weiher 10, 69121 Heidelberg, Tel. 06221 489 620, Fax 489 584 ■ **Verband der Hirn-, Rückenmark und Nervenverletzten e. V.**, Ebertstr. 1, 67063 Ludwigshafen, Tel./Fax 0621 60 44 12

Schleudertrauma der HWS → S. 338

Traumatische Schädigungen von peripheren Nerven
siehe unter den jeweiligen Nerven → Erkrankungen des peripheren Nervensystems S. 260

2.18.3 Schäden durch physikalische Einwirkungen

2.18.3.1 Elektrotrauma [297] (ICD-10: T75.4)

Allgemeines	■ **Niederspannungsunfälle** → vorwiegend Reizwirkung (s. u.) ■ **Hochspanungsunfälle** (> 1000 V, > 3 A) → vorwiegend Verbrennungen/Verkochungen

Patho-physiologie	■ **Reizwirkung:** Erregung von Nerven und Muskeln, ggf. mit Membranschädigungen 　■ *Herz:* Reizbildungs- und Reizleitungsstörungen → Vorhofflattern und -flimmern, Kammerflimmern (v. a. bei Wechselstrom) 　■ *Skelettmuskel:* phasische (Gleichstrom) oder tetanische (Wechselstrom) Muskelkontraktionen (→ Muskel- und Sehnenrisse, Knochenbrüche, Hypoxie durch Kontraktion der Atemmuskulatur); der Stromleiter kann u. U. durch die Muskelkontraktion nicht mehr losgelassen werden ■ **thermische Wirkung:** Entwicklung von Wärme im stromdurchflossenen Gewebe → Nekrosen, u. U. Schock, Azidose, Hyperkaliämie, Nierenversagen
Klinisches Bild	■ **allgemein:** s. o. unter Pathophysiologie ■ **neurologisch:** 　■ *Kopf:* Benommenheit, evtl. Bewußtseinsverlust, epileptische Anfälle, mit Latenz einsetzende aseptische Meningitis durch Wärmeschädigung der Meningen 　■ *Rückenmark:* Reiz- und Ausfallsymptome bis hin zu komplettem Querschnittssyndrom, selten progrediente Ausfälle durch adhäsive Arachnoiditis 　■ *peripheres Nervensystem:* Parästhesien, Schmerzen, Paresen
Therapie	symptomatisch: ggf. Reanimation, Defibrillation, Therapie von Verbrennungen

2.18.3.2 Hitzschlag / Insolation (Sonnenstich) (ICD-10: T67.0)

Ätiologie	■ **Hitzschlag** = Folge einer Wärmestauung mit Erhöhung der Kerntemperatur ■ **Insolation** = Folge einer isolierten Sonnenbestrahlung des Kopfes
Patho-physiologie	■ **Dehydrierung** (kritische Zustände bei Verlust von 10% des Körpergewichts) → Tachykardie, Kollaps; bei Wasserverlust durch Schwitzen gleichzeitig Salzverlust! ■ **Hyponatriämie** → Crampi, Kopfschmerzen, Schwindel, Müdigkeit ■ **Sonneneinstrahlung auf den Kopf** → meningeale Reizung, Hirnödem
Klinisches Bild	■ **allgemein:** Schwächegefühl, Tachykardie, Gesichtscyanose ■ **neurologisch:** Kopfschmerzen, Desorientiertheit, delirante Zustände, epileptische Anfälle, Koma
Therapie	physikalische Kühlung, ggf. Infusion von isotonischer NaCl-Lösung

2.18.3.3 Dekompressionserkrankung (Taucherkrankheit, Caisson-Krankheit) (ICD-10: T70.3)

Patho-physiologie	■ Druckentlastung → Entstehung von Gasblasen (O_2, N_2) → Gasembolien, vor allem in fettreichen Geweben (Gehirn, Knochenmark) ■ Obstruktion epiduraler spinaler Venen (Mechanismus unklar) → Stauungsinfarkte
Klinisches Bild	■ **Zeitpunkt:** sofort bis einige (maximal 24) Stunden nach Dekompression ■ **allgemein:** Dyspnoe, Cyanose, Muskel- und gelenknahe Knochenschmerzen, Schock ■ **neurologisch:** spinale Ausfälle, Schwindel, seltener cerebrale Herdsymptome
Therapie	O_2-Gabe, Rekompression in einer Druckkammer, langsame Dekompression
Prophylaxe	Einhaltung der Auftauchzeiten

2.19 Polyneuropathien (ICD-10: G60-G64)

F. X. Glocker und C. Seifert

2.19.1 Polyneuropathien: Allgemeines

Definition	Schädigung mehrerer peripherer Nerven durch einen systemischen Prozess; im Gegensatz hierzu steht die Mononeuropathie nach Trauma oder im Rahmen eines Engpaßsyndromes oder durch Ischämie (Mononeuritis diabetica).
Ätiologie	■ **hereditäre Polyneuropathien:** 　■ *„reine" Polyneuropathien:* hereditäre motorische und sensible Neuropathien (HMSN); hereditäre sensible und autonome Neuropathien (HSAN), hereditäre Neuropathie mit Neigung zu Druckparesen 　■ *Polyneuropathien mit zusätzlichen neurologischen Symptomen:* Friedreich-Ataxie (S. 159), Ataxia teleangiectatica (S. 161) (Louis-Bar-Syndrom), akute intermittierende Porphyrie (S. 215), familiäre Amyloidose, Morbus Krabbe, metachromatische Leukodystrophie, Adrenoleukodystrophie/Adreno-

myeloneuropathie (S. 214), globoidzellige Leukodystrophie, Morbus Fabry, Abetalipoproteinämie (S. 247) (Bassen-Kornzweig-Erkrankung), Analphalipoproteinämie (Tangier-Krankheit), Choreoakanthozytose (S. 176)
- **erworbene Polyneuropathien**
  - *bei Stoffwechselerkrankungen:* Diabetes mellitus, Hypoglykämie, Urämie, Gicht, Hepatopathie, Hypothyreose, Akromegalie, Hyperlipidämie
  - *paraneoplastisch:* Bronchialcarcinom, Lymphome, Ovarialcarcinom, Magencarcinom
  - *bei Paraproteinämie:* benigne monoklonale Gammopathie, multiples Myelom, Makroglobulinämie Waldenström
  - *bei Kollagenosen* (S. 72): Lupus erythematodes, Sklerodermie, rheumatoide Arthritis, „mixed connective tissue disease", Morbus Sjögren
  - *bei Vaskulitiden* (S. 67): Wegener'sche Granulomatose, Polyarteriitis nodosa, allergische Granulomatose Churg-Strauss, Kryoglobulinämie, Hypersensitivitätsangiitis
  - *Malnutrition/Resorptionsstörung* (S. 223): Vitamin B_1-Mangel, Niacin-Mangel (Pellagra), Pantothensäure-Mangel, Vitamin B_{12}-Mangel, Vitamin B_6-Intoxikation, Vitamin E-Mangel, Sprue, Zöliakie
  - *toxisch:* Alkohol, Acrylamid, Arsen, Barium, Benzin, Benzol, Blei, Quecksilber, Triarylphosphat, Trichloräthylen, Schwefelkohlenstoff, Thallium, Triorthokresylphosphat, DDT, n-Hexan
  - *medikamentös:* → Medikamenten-induzierte Polyneuropathie S. 249
  - *entzündlich/infektiös:* Borreliose, Botulismus, Brucellose, CMV – Infektion, Diphtherie, Frühsommermeningoencephalitis, HIV – Infektion, Lepra, Leptospirose, Lues, Masern, Meningokokken-Sepsis, Mononukleose, Mumps, Paratyphus, Rickettsiosen, Ruhr, Typhus, Toxoplasmose, Varizella-Zoster-Infektion
  - *immunologisch:* Guillain-Barré-Syndrom, chronisch-entzündliche demyelinisierende Polyradikuloneuropathie (CIDP), parainfektiös, Serumkrankheit, multifokale motorische Neuropathie mit Leitungsblöcken [699]
  - *sonstige:* Sarkoidose, Polyzythämia vera, Critical-illness-Neuropathie-Myopathie

Klinisches Bild: Prototyp
- **Beginn** schleichend mit mehr oder weniger rascher Progredienz; überwiegend symmetrisch, distal- und beinbetont
- **Sensibilitätsstörungen** in „socken- und handschuhförmiger" Verteilung; Parästhesien, evtl. Brennschmerzen; frühzeitige Verminderung des Vibrationsempfindens
- **motorische Ausfälle**, oft beginnend mit Fußheberschwäche; Muskelatrophie zunächst meist distal (kleine Fuß-/Handmuskeln), im weiteren Verlauf auch der Unterschenkel und -arme; frühzeitiger Ausfall des Achillessehnenreflexes
- **trophische Störungen** an Haut, Nägeln; gestörte Schweißsekretion

Ätiologische Differentialdiagnose nach klinischen Kriterien
- **akuter Beginn:** Guillain-Barré-Syndrom (S. 250), Serumkrankheit (z. B. nach Impfung), toxisch (z. B. Arsen, Diphtherie), Botulismus (S. 102), medikamenteninduziert (z. B. Goldtherapie, Disulfiram, Nitrofurantoin), Porphyrie (S. 215), paraneoplastisch (S. 118), Critical-illness-Myopathie-Neuropathie (S. 249), selten bei Diabetes mellitus oder Urämie
- **Mononeuritis multiplex/Schwerpunktneuropathie:** Diabetes mellitus (S. 247), Kollagenosen (S. 72) (Lupus erythematodes, rheumatoide Arthritis, „mixed connective tissue disease", Morbus Sjögren), Vaskulitiden (S. 67), Sarkoidose (S. 110), Amyloidose, hereditäre Neuropathie mit Neigung zu Druckparesen, paraneoplastisch, infektiös (z. B. Neuroborreliose, HIV, CMV, Herpes zoster, Lepra, Leptospirose)
- **rein/vorwiegend motorisch:** Guillain-Barré-Syndrom (S. 250), Porphyrie (S. 215), Diphtherie, Diabetes mellitus (diabetische Amyotrophie) (S. 247), hereditäre Neuropathie Charcot-Marie-Tooth Typ I und II (HMSN I und II), multifokale motorische Neuropathie mit Leitungsblöcken („GM1-Neuropathie"), toxisch (z. B. Blei, Dapson)
- **rein/vorwiegend sensibel:** Diabetes mellitus, Vitamin B_{12}-Mangel (S. 223), Malabsorptions-Syndrome (Sprue, Zöliakie), Pyridoxin (Vitamin B_6)-Intoxikation, primäre biliäre Cirrhose, chronische Hepatopathien, paraneoplastische sensible Neuropathie, hereditäre sensible und autonome Neuropathie (HSAN I – IV), Adrenoleukodystrophie/Adrenomyeloneuropathie, Lepra, Amyloidose, Urämie, Neuroborreliose, toxisch (z. B. Thallium, Cisplatin, Taxol, Metronidazol, Phenytoin, Penicillin)
- **starke autonome Beteiligung möglich:** Diabetes mellitus, Porphyrie (S. 215), Guillain-Barré-Syndrom (S. 250), Amyloidose, Alkohol, Botulismus, hereditäre sensible und autonome Neuropathien (HSAN I – IV)
- **Schmerzen ("burning feet", Krämpfe):** Diabetes mellitus, Alkohol, Vitamin B_1- und Pantothensäure-Mangel, paraneoplastische sensible Neuropathie, Neuroborreliose, hereditäre sensible und autonome Neuropathie (HSAN I), Morbus Fabry, Vaskulitiden, Guillain-Barré-Syndrom, CIDP, Hypothyreose, Urämie, HIV – Infektion, CMV – Infektion, medikamentös-toxisch (z. B. Arsen, Gold, Sulfonamide, antiretrovirale Substanzen)

Polyneuropathien

- **evtl. mit Hirnnervenbeteiligung:** Guillain-Barré-Syndrom (v. a. VII) bzw. Polyneuritis cranialis, Miller Fisher-Syndrom (Ophthalmoplegie), Neuroborreliose (VII), Sarkoidose (VII), Diabetes mellitus (III, VI, VII), Diphtherie (III, V, IX), Botulismus (III), viral (z. B. Mononukleose, Masern, Mumps), paraneoplastisch, Porphyrie, Vaskulitiden u. a.

Ätiologische Differentialdiagnose nach elektrophysiologischen Kriterien

- **demyelinisierende Neuropathie:** neurographisch deutliche Verlangsamung der Nervenleitgeschwindigkeit, evtl. Nachweis von Leitungsblöcken, evtl. fehlende F-Wellen [516]
    - *entzündliche Neuropathien:* Guillain-Barré-Syndrom (S. 250); chronisch-entzündliche demyelinisierende Polyradikuloneuropathie; motorische Neuropathie mit Leitungsblöcken; chronisch-entzündliche Neuropathie bei Paraproteinämie; entzündliche Neuropathie bei HIV-Infektion (S. 85)
    - *hereditäre Neuropathien* (S. 244): HMSN Typ I (Charcot-Marie-Tooth Typ I); HMSN Typ III (Déjerine-Sottas); HMSN Typ IV (Refsum); metachromatische Leukodystrophie; Morbus Krabbe
    - *metabolische Neuropathien:* Diabetes mellitus (S. 247); Urämie (gelegentlich)
    - *medikamentös-toxische Neuropathien:* Perhexilinmaleat; Amiodaron
    - *sonstige:* Diphtherie; paraneoplastische Neuropathien (gelegentlich)
- **axonale Neuropathie:** deutlicher Nachweis von pathologischer Spontanaktivität im Elektromyogramm und/oder Zeichen eines neurogenen Umbaus; neurographisch deutlich verminderte Amplitude des motorischen Summenpotentials bei allenfalls wenig verlangsamter Nervenleitgeschwindigkeit
- **„gemischte" (axonale und demyelinisierende) Neuropathie:** weitaus am häufigsten (z. B. in der Mehrzahl der diabetischen und alkoholischen Neuropathien)
- **„small-fiber" Neuropathie:** (vorwiegender Befall der marklosen und dünner markhaltiger Fasern, z. B. HSAN, Amyloidose, Diabetes mellitus): pathologische Temperatur- und Schmerzschwellen, pathologische sympathische Hautantwort

Basisdiagnostik

- **Elektrophysiologie, Basisprogramm:**
    - *sensible Neurographie* eines Arm- und Beinnerven (z. B. N. ulnaris, N. suralis)
    - *motorische Neurographie* inclusive F-Wellen eines Arm- und Beinnerven (z. B. N. ulnaris, N. peroneus)
    - *Elektromyogramm (EMG)* (S. 369) aus M. tibialis anterior und / oder M. extensor digitorum brevis; falls pathologisch, zusätzlich EMG aus kleinem Handmuskel (z. B. M. abductor digiti minimi) und / oder M. extensor digitorum communis
- **Elektrophysiologie, zusätzliche gezielte Untersuchungen:**
    - *motorische Neurographien* mit Erb- und Wurzelstimulation bei Frage nach Leitungsblöcken
    - *somatosensibel und motorisch evozierte Potentiale* zum Nachweis einer proximalen peripheren und / oder zusätzlichen zentralen Läsion, insbesondere indiziert, wenn periphere Neurographien unauffällig
    - *neurovegetative Testung* (→ S. 303)
- **Labor- und Zusatzuntersuchungen, Basisprogramm:** Nüchtern-Blutzucker, Blutsenkung, rotes und weißes Blutbild, Leberwerte, Nierenwerte, Elektrolyte, CK, Eiweißelektrophorese, Schilddrüsenwerte, Vitamin B_{12}- und Folsäure-Spiegel
- **Labor- und Zusatzuntersuchungen, zusätzlich gezielt:**
    - *metabolische/endokrine Störungen:* Diabetes mellitus (Glucosetagesprofil, evtl. Glucosebelastungstest, HbA_{1c}, Urinuntersuchung), Alkohol/Hepatopathien (Leberwerte, evtl. Hepatitisserologie); Urämie (Nierenretentionswerte); Hypothyreose (TSH, T3, T4); funikuläre Myelose (Vitamin B_{12}-Spiegel, Folsäure, Schilling-Test); Lipidstoffwechselstörungen (Lipidelektrophorese); Porphyrie (Uro- und Koproporphyrine, Porphobilinogen, Deltaaminolävulinsäure)
    - *Kollagenosen/Vaskulitiden:* Blutsenkung, Serumprotein- und -immunelektrophorese, antinukleäre Antikörper, p-ANCA, c-ANCA, Rheumafaktoren, Komplementfaktoren (C3, C4, CH 50); Sarkoidose (Röntgen-Thorax, ACE-Bestimmung, Gallium-Szintigraphie)
    - *Paraneoplasien:* Blutsenkung, Autoantikörper gegen Nervengewebe (→ Paraneoplasien S. 118), Röntgen-Torax, Knochenmark, evtl. erweiterte Suche nach Primärtumor (Lunge, Magen-Darm-Trakt, kleines Becken), Ganzkörper-PET
    - *Paraproteinämien:* Blutsenkung, Serumprotein- und -immunelektrophorese, Skelett-Röntgen (Schädel, Wirbelsäule), Bence-Jones-Protein, Anti-MAG-Antikörper
    - *Intoxikationen:* teilweise Nachweis der Noxen möglich, z. B. 24 Stunden-Urin auf Arsen, Blei, Quecksilber, Thallium
    - *idiopathische Polyradikulitis* (GBS, CIDP): Liquor, Stuhluntersuchung auf Campylobacter, evtl. GM1-Antikörper-Bestimmung
    - *Infektionen:* Borrelienserologie, Virologie (HIV, EBV, CMV, Herpes zoster, Herpes simplex, FSME)

- *seltene metabolische Störungen:* Morbus Refsum (Phytansäure-Bestimmung); Morbus Fabry (Trihexosylzeramidase-Bestimmung); metachromatische Leukodystrophie (Arylsulfatase A); Adrenoleukodystrophie / Adrenomyeloneuropathie (Bestimmung der überlangkettigen ungesättigten Fettsäuren im Serum), Abetalipoproteinämie (Vitamin E)
- *multifokale motorische Neuropathie:* Leitungsblöcke, GM1-Antikörper-Bestimmung
- *sonstige:* primäre Amyloidose (Rectumschleimhautbiopsie)
- **molekulargenetische Untersuchung** zur Klärung von hereditären Polyneuropathien
- **Nerven- / Muskelbiopsie:**
  - *Indikation* zur Nerven-/Muskelbiopsie bei ätiologisch ungeklärter Neuropathie, v. a. bei Verdacht auf entzündlichen/vaskulitischen Prozess und hereditäre Neuropathie (falls anamnestisch nicht ausreichend belegt bzw. genetisch nicht gesichert)
  - *Biopsiestelle:* i. d. R. der N. suralis, ersatzweise auch (wenn N. suralis nicht verfügbar) ein Hautnerv im Armbereich; für Muskelbiopsie mittelschwer betroffenen Muskel auswählen
  - *Nebenwirkungen:* bis zu 30% der Patienten klagen nach Nervenbiopsie über protrahierte Schmerzen und/oder Mißempfindungen im entsprechenden Dermatom

Symptomatische Therapie (mod. nach [561])

- **neuralgiforme Schmerzen:** Carbamazepin (z. B. Tegretal®) einschleichend 200 – 1200 mg/Tag oder Phenytoin (z. B. Zentropil®) 3 × 100 mg/Tag, Gabapentin (z. B. Neurontin®) einschleichend bis 2400 mg/Tag
- **Brennschmerzen:** α-Liponsäure (z. B. Thioctacid®) v. a. bei diabetischer Polyneuropathie 600 mg/Tag i. v. als Kurzinfusion über 30 Minuten für 2 Wochen, dann orale Weiterbehandlung mit 600 mg morgens 30 Minuten vor dem Frühstück; evtl. Versuch mit Haloperidol (z. B. Haldol®) 3 × 0.5 – 1 mg/Tag oder Levomepromazin (Neurocil®) 3 × 10 – 25 mg/Tag; evtl. Versuch mit geringen Dosen von Benzodiazepinen
- **krampfartige Schmerzen (Crampi):** Wechselfußbäder, Chininsulfat + Theophyllin-Ethylendiamin (Limptar®) 1 – 2 Tbl. abends vor dem Schlafengehen oder Baclofen (z. B. Lioresal®) 5 – 30 mg/Tag oder evtl. Versuch mit geringen Dosen von Benzodiazepinen
- **alle übrigen Schmerzarten (z. B. dumpf, ziehend etc.) und therapieresistente Schmerzen:** Clomipramin (z. B. Anafranil®) 25 – 75 (-150) mg/Tag oder Amitriptylin (z. B. Saroten retard®) 25 – 75 mg zur Nacht, evtl. Opiate

Kausale Therapie
Behandlung der zugrundeliegenden Erkrankungen, siehe dort

Selbsthilfegruppe
Gesprächskreis für Menschen mit Polyneuropathie, Heischstr. 7, 24143 Kiel, Tel.: 0431/76468

2.19.2 Hereditäre Polyneuropathien (ICD-10: G60)

Allgemeines
Die Einteilung der hereditären motorischen und sensiblen Neuropathien (HMSN) ist insofern schwierig, da in der klinischen Literatur der Begriff HMSN und in der genetischen Literatur der Ausdruck Charcot-Marie-Tooth(CMT)-Erkrankung gebraucht wird. Der zugrundeliegende genetische Defekt ist nicht bei allen klinischen Syndromen bekannt. Die vorliegende Einteilung orientiert sich an der bisherigen klinischen Klassifizierung und stellt dieser die derzeit bekannten Gendefekte gegenüber.

2.19.2.1 Hereditäre motorische und sensible Neuropathie Typ I nach Dyck (HMSN I, Charcot-Marie-Tooth) (ICD-10: G60.0)

Definition
hypertrophische Form der HMSN, demyelinisierender Typ der Charcot-Marie-Tooth-Erkrankung; die HMSN Typ I ist die häufigste hereditäre Neuropathie, Übergangsformen zwischen Typ I und II sind möglich

Genetik [258]

Genetische Unterformen	Erbgang	Genlokus	Mutation	Kandidatengen
HMSN 1A	AD	17q11.2 – 12	Duplikation / PM	PMP22
HMSN 1B	AD	1q22 – 23	PM	P0
HMSN 1C	AD	unbekannt		
HMSN 1 (CMT 4A)	AR	8q	unbekannt	unbekannt
HMSN 1 (CMT 4B)	AR	11q23	unbekannt	unbekannt
HMSN X	XD/XR?	Xq13.1	PM	Connexin32

Genetische Unterformen	Erbgang	Genlokus	Mutation	Kandidatengen
HMSN X2	XR	Xp22.2	unbekannt	unbekannt
HMSN X3	XR	Xq26	unbekannt	unbekannt

AD: autosomal dominant, AR: autosomal rezessiv, X: x-chromosomal, PM: Punktmutation

Pathologie peripherer Nerv: Zwiebelschalenformationen, De- und Remyelinisierung, Hypertrophie des Perineuriums, sekundäre axonale Degeneration

Klinisches Bild
- **Erkrankungsbeginn:** 5. – 20. Lebensjahr
- **motorische Ausfälle:** distal betonte Atrophien und später Paresen, peroneal betont, Storchenbeine, Steppergang
- **sensible Ausfälle** wenig ausgeprägt
- **autonome Störungen:** kühle Unterschenkel und Füße, Livedo reticularis, trophische Störungen (Haarausfall, Verhornungsstörungen, Arthropathie, selten Frakturen, selten Ulzerationen), Pupillenstörungen, verminderte spontane Variabilität der Herzfrequenz
- **Deformitäten:** Fußdeformitäten (Hohl-, Spreizfuß)
- **zusätzliche Symptome:** essentieller Tremor (Roussy-Lévy-Syndrom)

Untersuchung Areflexie, Verdickungen peripherer Nerven (tastbar im Bereich des Platysmas, N. ulnaris im Sulcus, N. suralis, N. peroneus am Fibulaköpfchen)

Zusatzdiagnostik
- **Neurographie:** deutliche NLG-Verlangsamung (N. medianus motorisch unter 38 m/s, motorische NLG der Beine meist unter 30 m/s), gleichmäßige Verzögerung über alle Nervenabschnitte, normale Potentialkonfiguration und üblicherweise keine Leitungsblöcke (im Gegensatz zur DD CIDP)
- **EMG:** chronisch-neurogene Umbauzeichen, wenig Spontanaktivität
- **evozierte Potentiale:**
  - *akustisch evozierte Hirnstammpotentiale:* evtl. verlängerte Interpeaklatenz I – II
  - *visuell evozierte Potentiale:* evtl. verzögerte P 100
- **Molekulargenetik** s. o.
- **Biopsie:** siehe Pathologie

Sonderformen
- **Roussy-Lévy-Syndrom** [435]: autosomal dominant vererbte Neuropathie entsprechend der HMSN I oder (seltener) der HMSN II mit zusätzlichen klinischen Charakteristika: essentieller Tremor und folgenden fakultativen Befunden: flüchtige Pyramidenbahnzeichen, Sphinkterstörungen, Skelettanomalien; sehr langsame Progredienz
- **HMSN VI** nach Dyck: mit Opticusatrophie
- **HMSN VII** nach Dyck: mit Retinitis pigmentosa

2.19.2.2 Hereditäre motorische und sensible Neuropathie Typ II nach Dyck (HMSN II) (ICD-10: G60.0)

Definition neuronale Form der HMSN, axonaler Typ der Charcot-Marie-Tooth-Erkrankung

Genetik [258]

Genetische Unterformen	Erbgang	Genlokus	Mutation	Kandidatengen
HMSN 2A	AD	1q35-p36	unbekannt	unbekannt
HMSN 2B	AD	unbekannt		
HMSN 2C	AR	unbekannt		
HMSN 2D	AD	7p14	unbekannt	unbekannt

AD: autosomal dominant, AR: autosomal rezessiv

Pathologie distal betonte axonale Degeneration mit geringgradiger (sekundärer) segmentaler Demyelinisierung und dementsprechend sehr vereinzelten Zwiebelschalenformationen

Klinisches Bild wie HMSN Typ 1; Erkrankungsbeginn 20. – 40. Lebensjahr

Untersuchung keine verdickten (hypertrophen) Nerven tastbar

Zusatzdiagnostik
- **Neurographie:** nur geringe NLG-Verlangsamung (35 – 40 m/s an den Beinen, über 40 m/s an den Armen)
- **EMG:** deutlicher Nachweis von pathologischer Spontanaktivität und Umbauzeichen
- **Molekulargenetik:** s. o.
- **Biopsie:** siehe Pathologie

2.19.2.3 Hereditäre motorische und sensible Neuropathie Typ III nach Dyck (HMSN III, Déjerine-Sottas, kongenitale Hypomyelinisation) (ICD-10: G60.0)

Definition hypertrophische Neuropathie mit frühem Beginn, schwerste Verlaufsform der hereditären motorischen und sensiblen Neuropathien

Genetik [258]

Genetische Unterformen	Erbgang	Genlokus	Mutation	Kandidatengen
HMSN 3	AD	1q22–23	PM	P0
HMSN 3	AD	17p11.2–12	PM / homozygote Duplikation	PMP22
HMSN 3	AR	unbekannt		

AD: autosomal dominant, AR: autosomal rezessiv, PM: Punktmutation

Pathologie De-, Re- und Hypomyelinisierung, Zwiebelschalenbildung, u. U. nur kleinkalibrige Fasern (< 4 μ) erhalten

Klinisches Bild
- **Erkrankungsbeginn:** 1. – 10. Lebensjahr
- **verzögerte motorische Entwicklung**
- **motorische Ausfälle**, distal betont, mit Ausbildung von Krallenfüßen und -händen
- **Sensibilitätsstörungen:** frühzeitig Parästhesien und sensible Defizite mit ausgeprägter Gangstörung infolge der Afferenzstörung
- **fakultativ** Kyphoskoliose, areaktive Pupillen und Nystagmus, Oligophrenie

Untersuchung Verdickung der peripheren Nerven

Zusatzdiagnostik
- **Neurographie:** hochgradige NLG-Verlangsamung, mehr als bei Typ I (< 10 m/s)
- **Liquor:** evtl. Eiweißvermehrung bis 2000 mg/l
- **Molekulargenetik:** s. o.
- **Biopsie:** siehe Pathologie

Verlauf rasche Progression, frühzeitig Gangunfähigkeit, häufig bereits rollstuhlabhängig in 2. – 3. Lebensdekade

2.19.2.4 Hereditäre motorische und sensible Neuropathie Typ IV nach Dyck (HMSN IV, Morbus Refsum) (ICD-10: G60.1)

Synonym Heredopathia atactica polyneuritiformis

Genetik autosomal rezessiv vererbt, Erkrankungsbeginn in der Kindheit bis 20. Lebensjahr

Pathologie variable hypertrophe Veränderungen der peripheren Nerven; segmentale Demyelinisierung, Zwiebelschalenbildung; lysosomale Einschlüsse in den Schwann'schen Zellen

Klinisches Bild Nachtblindheit mit Retinitis pigmentosa, *Polyneuropathie* (selten initial, meist erst im fortgeschrittenen Krankheitsstadium), *cerebelläre Ataxie*, Innenohrschwerhörigkeit, Ichthiosis, Anosmie, Kardiomyopathie, Skelettveränderungen

Zusatzdiagnostik
- **Serum:** Phytansäure erhöht (normal < 0.3 mg/100 ml)
- **EMG:** Zeichen eines chronisch-neurogenen Umbaus
- **Neurographie:** teilweise deutliche NLG-Verlangsamung

Differentialdiagnose Ataxie, Retinitis pigmentosa und Polyneuropathie ohne Phytansäure-Erhöhung: identisches klinisches Bild, nicht hereditär

2.19.2.5 Hereditäre motorische und sensible Neuropathie Typ V nach Dyck (HMSN V) (ICD-10: G60.0)

Genetik autosomal dominant vererbt, Erkrankungsbeginn in der 2. Dekade oder später

Pathologie Faserverlust (myelinisierte Fasern)

Klinisches Bild langsam progrediente spastische Paraparese neben peripheren Paresen und Atrophien, keine Sensibilitätsstörungen

Zusatzdiagnostik
- **Neurographie:** normal oder nur geringe NLG-Verlangsamung
- **EMG:** Nachweis von pathologischer Spontanaktivität, Umbauzeichen
- **Biopsie**

Differentialdiagnose spastische Spinalparalyse (S. 165)

2.19.2.6 Hereditäre Neuropathie mit Neigung zu Druckparesen (Tomakulöse Neuropathie) (ICD-10: G60.8)

Genetik — autosomal dominant vererbt, bei 85 % der Patienten Nachweis einer Deletion auf Chromosom 17 (17p11.2 – 12, Kandidatengen PMP22)

Pathologie — segmentale Demyelinisierung, internodale wurstförmige (= tomakulöse) Verdickung der Markscheiden

Klinisches Bild — Erstmanifestation meist 2. – 3. Lebensdekade; ohne erinnerliches Trauma, nach Bagatelltrauma oder nach Druckausübung auftretende rezidivierende periphere Nervenlähmungen (N. peroneus, N. radialis, N. ulnaris, N. medianus, Armplexus u. a.); evtl. Fußdeformität; evtl. milde generalisierte Neuropathie

Zusatzdiagnostik
- **Neurographie:** mäßige Verlangsamung der Nervenleitgeschwindigkeit (auch an klinisch nicht betroffenen Nerven) und Nachweis von Leitungsblöcken
- **EMG:** i. d. R. nur geringe pathologische Spontanaktivität, evtl. Umbauzeichen
- **Molekulargenetik:** s. o.
- **Biopsie:** Befunde siehe unter Pathologie

2.19.2.7 Hereditäre sensible und autonome Neuropathien (HSAN) (ICD-10: G60.8)

Allgemeines — seltene, genetisch determinierte Erkrankungen, bei denen sensible und autonome Störungen durch bevorzugten Befall dünner markhaltiger und markloser Fasern im Vordergrund stehen

Übersicht

Typ	Erbgang	Genlokus [668]	Beginn	Klinisches Bild
I Akrodystrophische Neuropathie	AD, AR, XR	9q22.1–q22.3	2. – 4. Dekade	vermindertes Temperatur- und Schmerzempfinden, Spontanschmerzen, Anhidrosis, Ulzerationen, später auch motorische Ausfälle
II Infantile armbetonte sensible Neuropathie	AR	unbekannt	früheste Kindheit	alle sensiblen Qualitäten betroffen, Ulzerationen, keine Schmerzen
III Familiäre Dysautonomie (Riley-Day-Syndrom)	AR	9q31 – 33	früheste Kindheit	Analgesie, orthostatische Hypotension, Schluckstörungen, Cornealulzera, Kyphoskoliose
IV Swanson-Syndrom	AR	Tyrosinkinase A Rezeptor-Gen für NGF (nerve growth factor)	früheste Kindheit	Analgesie, Anhidrose, mentale Retardierung

2.19.2.8 Abetalipoproteinämie (Bassen-Kornzweig-Syndrom) (ICD-10: E78.6)

Genetik — autosomal rezessiv vererbt, obgleich M > F betroffen

Pathophysiologie — unzureichende Resorption von Vitamin E (α-Tocopherol) → sehr niedrige α-Tocopherol-Plasmaspiegel

Klinisches Bild — von Geburt an Steatorrhoe und Gedeihstörung; in der 2. Lebensdekade progressive Polyneuropathie (sensibel und axonal betont) und spinocerebelläre Ataxie (Differentialdiagnose: Morbus Friedreich, → S. 159)

Therapie — sehr hohe Dosen Vitamin E: 100 mg/kg KG/Tag p. o.

Verlauf — unter Therapie keine weitere Progression, z. T. Symptombesserung

2.19.3 Erworbene Polyneuropathien

2.19.3.1 Polyneuropathien bei Diabetes mellitus (ICD-10: G63.2)

Pathogenese — noch nicht geklärt, wahrscheinlich multifaktoriell
- **vaskuläre Hypothese** mit ischämischer Nervenschädigung gestützt durch bioptischen Nachweis von Endothelzellproliferationen und Kapillarveränderungen der Vasa nervorum

- **metabolische Hypothese** gestützt durch Besserung der Symptomatik oder Sistieren der Progredienz nach Korrektur der Stoffwechselentgleisung
- **immunologische Hypothese** gestützt durch Nachweis entzündlicher Infiltrate in autonomen Ganglien

Klinische Bilder
[171]

- **symmetrische Formen:**
  - *distale symmetrische sensomotorische Polyneuropathie:* oft sensible Symptomatik im Vordergrund, Schmerzen (bei Affektion der dünnkalibrigen Fasern)
  - *autonome Polyneuropathie:* trophische Störung, Anhidrose, Impotenz, Gastroparese, Obstipation, Kreislaufregulationsstörung
  - *proximal betonte motorische Neuropathie* (diabetische Amyotrophie): langsame Progredienz, häufig spontane Rückbildung, bei fehlender Rückbildung DD Vorderhornerkrankung
- **asymmetrische Formen:**
  - *asymmetrische proximale diabetische Neuropathie (Multiplex-Typ):* meist bei oral eingestelltem Diabetes, akutes oder subakutes Auftreten, oft von Schmerzen begleitet, häufiger an den unteren Extremitäten, dann meist betont im Versorgungsgebiet des N. femoralis, selten als schmerzhafte Armplexusparese oder thorako-abdominale Radikulopathie; sensible Ausfälle können fehlen, gute spontane Rückbildungstendenz über Monate
  - **kraniale Mononeuropathie:** am häufigsten Oculomotoriusparese, oft schmerzhaft, meist ohne Pupillenbeteiligung (DD: „pupil sparing palsy" bei Aneurysma der A. communicans posterior), seltener N. abducens und N. facialis betroffen

Zusatz-
diagnostik

- **Labor:** Blutzuckertagesprofil, Fruktosamine, HbA_{1c}
- **EMG/NLG:** bei distal symmetrischer Form vorwiegend NLG-Verlangsamung entsprechend einer überwiegend demyelinisierenden Neuropathie, weniger ausgeprägter Nachweis einer axonalen Schädigung im EMG; bei den asymmetrischen Formen ausgeprägte axonale Schädigungszeichen

Therapie

- **gute Diabeteseinstellung**
- **bei Schmerzen** (besonders Brennschmerzen) α-Liponsäure (Thioctacid®) 600 mg/Tag i. v., evtl. Carbamazepin
- Besserung der Defizite unter antiinflammatorischer bzw. immunsuppressiver Therapie wurde neuerdings berichtet [413]

Prognose

symmetrische Formen lassen sich durch gute Blutzuckereinstellung im Tempo der Progredienz oft aufhalten, asymmetrische Formen und die kraniale Mononeuropathie bilden sich meist spontan gut zurück

2.19.3.2 Polyneuropathie bei Alkoholismus (ICD-10: G62.1)

Allgemeines

neben dem Diabetes mellitus weitaus häufigste Ursache einer Polyneuropathie, nicht selten vergesellschaftet mit anderen alkoholabhängigen Erkrankungen wie Hepatopathie, Kleinhirndegeneration, Wernicke-Encephalopathie oder Demenz; Schwere der Polyneuropathie korreliert mit der Menge des Alkoholkonsums

Pathologie

primärer Axonuntergang mit sekundärer Demyelinisierung

Pathogenese
[118,560]

- **direkte toxische Einwirkung** des Alkohols → vorwiegend axonaler Typ
- **Malnutrition** → vorwiegend demyelinisierender Typ

Klinisches Bild

- Einsetzen der Symptome über Wochen bis Monate, gelegentlich auch relativ akuter Beginn innerhalb von Tagen möglich
- symmetrische, distal- und beinbetonte Neuropathie, sensible und motorische Ausfälle, sensible Reizerscheinungen („burning feet"), Druckschmerzhaftigkeit der langen Beinnerven, Muskelkrämpfe, Gangataxie; Mononeuropathien (Druckparesen); seltener prominente autonome Störungen

Zusatz-
diagnostik

Labor: oft erhöhte Transaminasen, erhöhtes MCV im Blutbild

Therapie

Alkoholkarenz, Substitution von Vitamin B-Komplex

Prognose

gute Erholung bei Aufrechterhaltung der Abstinenz, jedoch erst nach Monaten mit Einsetzen der Reinnervation bei axonaler Schädigung

2.19.3.3 Medikamenten-induzierte Polyneuropathien (ICD-10: G62.0)

Auslösende Substanzen (Auswahl)	Amiodaron, Amitriptylin, antiretrovirale Substanzen, Chloramphenicol, Chlorjodhydroxychinolin, Chloroquin, Cisplatin, Dapson, Disulfiram, Gentamycin, Gold, Hydralazin, Imipramin, Indometacin, Isoniazid, Lipidsenker, Lithium, Metronidazol, Nitrofural, Nitrofurantoin, Penicillin, Perhexilinmaleat, Phenytoin, Pyridoxin, Taxol, Thalidomid, Vinblastin, Vincristin
Klinisches Bild	typischerweise distal symmetrische Polyneuropathie mit deutlicher sensibler Betonung, teilweise sehr schmerzhaft (z. B. antiretrovirale Substanzen, hier Abgrenzung gegenüber der ebenfalls sehr schmerzhaften HIV-induzierten Polyneuropathie schwierig oder unmöglich)
Zusatzdiagnostik	■ **EMG/NLG:** überwiegend Nachweis einer axonalen Schädigung 　■ *Ausnahme:* bei Amiodaron und Perhexilinmaleat vorwiegend demyelinisierender Schädigungstyp möglich
Prognose	Schwere der Polyneuropathie dosisabhängig, nach Absetzen des Medikamentes bei Auftreten der ersten Symptome i. d. R. gute Rückbildung

2.19.3.4 Critical-illness-Neuropathie-Myopathie (ICD-10: G62.8)

Epidemiologie	Auftreten bei bis zu 70% der Patienten mit Sepsis oder Multi-Organ-Versagen, die länger als zwei Wochen beatmet werden
Pathophysiologie	ungeklärt; diskutierte Mechanismen: autotoxisch, Dysfunktion der Muskelmembran, Dauergabe von Pancuronium/Steroiden, überhöhte Kohlenhydratzufuhr
Klinisches Bild [74,489,898]	symmetrische Paresen, beginnend an den unteren Extremitäten, evtl. proximal betont; in schweren Fällen Einbeziehung der oberen Extremitäten und der Gesichtsmuskulatur; Muskelatrophie; fehlende oder geringe sensible Ausfälle
Zusatzdiagnostik	■ **EMG:** massive Spontanaktivität in Form von Fibrillationspotentialen, positiven scharfen Wellen, komplexen repetitiven Entladungen; Myopathie-typische Potentiale
Differentialdiagnose	anoxische Myelopathie, multiple Druckläsionen
Therapie	keine spezifische Therapie bekannt
Prognose	gute Rückbildungstendenz, wenn die Grunderkrankung überlebt wird

2.19.3.5 Polyneuropathie bei Lebererkrankungen (ICD-10: G63.8)

Epidemiologie	Prävalenz bei Hepatitis 16%, bei Lebercirrhose 60–70%, unabhängig davon, ob eine äthyltoxische Komponente vorliegt oder nicht
Pathologie	primär axonale Degeneration mit wahrscheinlich sekundärer Demyelinisierung
Klinisches Bild	vorwiegend autonome Neuropathie (45% mit Beteiligung des N. vagus)
Zusatzdiagnostik	neurovegetative Funktionsuntersuchungen (→ S. 303)
Prognose	■ **bei Vagus-Beteiligung** Mortalität in 4 Jahren 30% ■ **ohne Vagus-Beteiligung** Mortalität in 4 Jahren 6%

2.19.3.6 Polyneuropathie bei Urämie (ICD-10: G63.8)

Epidemiologie	Prävalenz 15–30 (-50)% der Dialysepatienten
Pathologie	primäre Axonschädigung mit sekundärer Demyelinisierung; Pathogenese nicht sicher bekannt, evtl. ischämisch
Klinisches Bild	subakuter, seltener auch akuter Beginn mit sensiblen Reizerscheinungen; nächtliche Wadenkrämpfe, evtl. „restless-legs"-Symptomatik, aufsteigende sensomotorische Ausfälle
Therapie	Besserung nach Nierentransplantation oder durch intensivierte Hämodialyse

Paraneoplastische Polyneuropathie → S. 121

2.19.3.7 Polyneuropathie bei Amyloidose (ICD-10: G63.1)

Epidemiologie
Vorkommen insbesondere bei Patienten mit primärer Amyloidose und bei den familiären Formen (mehrere Gendefekte bekannt)

Pathologie
Untergang dünner markhaltiger und primär markloser Axone, später auch Untergang dicker markhaltiger Axone; Amyloidablagerungen im Endoneurium und perivasal sowie in viszeralen Organen, v. a. Darm und Herz

Klinisches Bild
- symmetrisch, vorwiegend sensibel und distal betont, schmerzhaft, autonome Beteiligung bei 75 %; sehr variable klinische Präsentation; Beginn an den unteren Extremitäten bei Typ I (Andrade) und III (Iowa), Beginn an oberen Extremitäten bei Typ II (Indiana)
- **Varianten:** isolierte autonome Neuropathie mit Blasen- und Mastdarmstörung und orthostatischer Hypotension oder isolierte craniale Neuropathien wurden beschrieben [52,815,828]

Diagnosestellung
Biopsie (Nerv, Rectum, Niere)

Therapie
keine kausale Therapie bekannt; evtl. Versuch mit Colchizin, ggf. Lebertransplantation bei limitierender Hepatopathie, Hämodialyse [52,233,467]

2.19.3.8 Polyneuropathie bei Borreliose (ICD-10: G63.0)

Epidemiologie
craniale Neuropathie und schmerzhafte Polyradikulitis häufig, periphere Neuropathie selten (in < 1 % der Patienten)

Pathologie
axonale Degeneration, Einzelfallberichte über primäre Demyelinisierung

Klinisches Bild
zunächst im Segment der Bißstelle; Mononeuritis multiplex, oft Hirnnervenbeteiligung (überwiegend N. facialis), rein motorische Neuropathie möglich

Zusatzdiagnostik und Therapie
→ Borreliose S. 98

2.19.3.9 Polyneuropathie bei Porphyrie (ICD-10: G63.3)

Typen, Auslöser, Diagnostik etc. der Porphyrie
→ Porphyrie S. 215

Klinisches Bild
- **Schmerzen:** Rücken, proximale Extremitäten
- distale symmetrische Parästhesien, Sensibilitätsstörungen (50 %)
- proximale asymmetrische Paresen, Hirnnervenausfälle (50 %)
- autonome Störungen: Fieber, Leukozytose, Tachykardie, Hypertonie

2.19.4 Entzündliche Polyradikuloneuropathien

Allgemeines
Entzündliche Polyradikuloneuropathien werden in akute (Erreichen des Krankheitsmaximums in < 8 Wochen) und chronische (> 8 Wochen) Verlaufsformen eingeteilt. Bei den akuten inflammatorischen Polyneuropathien hat sich eine strikte Gliederung in demyelinisierende oder axonale Formen bislang nicht durchgesetzt. Die weitaus selteneren, primär axonalen Formen werden derzeit noch unter Guillain-Barré-Syndrom („axonales GBS") mitgeführt.

2.19.4.1 Guillain-Barré-Syndrom (GBS) (ICD-10: G61.0)

Ätiologie/ Pathogenese
nicht geklärt; Hypothese: Antikörperreaktion gegen peripheres Myelin; eine Bedeutung der T-Lymphozyten, des Tumornekrosefaktors α-TNF und der GM1-Antikörper wird vermutet

Disponierende Faktoren
1 – 3 Wochen vorausgehende fieberhafte Vorerkrankung der Atemwege oder des Magen-Darm-Traktes (v. a. Campylobakter; anamnestisch Diarrhoe), CMV – Infektion, Operationen, Trauma, Schwangerschaft

Klinisches Bild
- **initial:** Parästhesien und/oder Schmerzen (ca. 90 % [544]), Beginn in den Beinen, später auch obere Extremitäten

Polyneuropathien

- **Paresen:** schlaff, meist symmetrisch aufsteigend innerhalb von Tagen (evtl. Stunden), CAVE Atemstörung durch Zwerchfellbeteiligung
- **Hirnnervenausfälle:** ca. 50% Facialisparese, oft beidseitig
- **sensible Ausfälle** meist gering, Fälle mit ausgeprägter sensibler Beteiligung und ansonsten typischem GBS kommen jedoch vor
- **autonome Störungen** (häufigste Todesursache): Tachy-/Bradyarrhythmie, extreme Blutdruckschwankungen, Harnverhalt, ADH-Mangel (→ Hyponatriämie) oder SIADH (S. 352)
- **selten zentrale Symptome** durch encephalitische Mitbeteiligung

Untersuchung Verlust der Muskeleigenreflexe (können gelegentlich zu Erkrankungsbeginn noch auslösbar sein)

Zusatzdiagnostik
- **Liquor:** Eiweißerhöhung bis 10 000 mg/l, Zellzahl normal oder bis 50/μl (zytoalbuminäre Dissoziation)
- **Neurographie** (S. 372): verlängerte F-Wellen-Latenz, verlängerte distale motorische Latenzen, deutlich verlangsamte Nervenleitgeschwindigkeit (15 – 30 m/s), häufig Nachweis von Leitungsblöcken
    - *Beachte:* in der Frühphase können die Neurographien noch normal sein
- **EMG** (S. 369): Nachweis von pathologischer Spontanaktivität 2 – 3 Wochen nach Erkrankungsbeginn als Ausdruck der sekundären axonalen Schädigung; prognostische Aussagen: s. dort
- **elektrische und magnetische Fazialisdiagnostik:** auch bei klinisch intaktem Fazialis finden sich pathologische Befunde gelegentlich früher als in den Extremitätenneurographien (ursächlich ist möglicherweise der ausgedehnte Kontakt des Nerven mit dem Liquor)
- **EKG:** Rhythmusstörung, AV-Block
- **neurovegetative Untersuchung:** Zeichen der autonomen Insuffizienz
- **Serologie:** GM1-Antikörper-Bestimmung, Campylobakter-Serologie (s. Prognose)
- **repetitive hochfrequente Stimulation** (v. a. bei initial niedrigen Amplituden): Inkrement bei Botulismus

Differentialdiagnose
- spinale Prozesse (Querschnittsmyelitis, spinale Raumforderung)
- Botulismus (Progredienz innerhalb von Stunden, früh beatmungspflichtig)
- **andere Ursachen einer akuten vorwiegend motorischen Neuropathie/Radikulopathie:** Mononukleose, HIV, CMV, Mumps, Herpes zoster, Herpes simplex, Hepatitis B, Diphtherie, Mycoplasma pneumoniae, Poliomyelitis, Porphyrie (S. 215), Intoxikationen (Triorthokresylphosphat, Thallium, Blei), paraneoplastisch, Impfungen (Typhus, Paratyphus, Pocken, Tollwut), serogenetisch, Kollagenosen, Vaskulitiden (S. 67)
- akute Myopathien, Myasthenia gravis
- Elektrolytstörungen
- **Konstellation, die an der Diagnose eines GBS zweifeln läßt:** Fieber bei Erkrankungsbeginn, ausgeprägte Asymmetrie der Paresen, Blasenstörung, deutliche sensible Beteiligung (evtl. mit sensiblem Niveau), deutliche Zellzahlerhöhung im Liquor (> 50/μl)

Therapie
- **Immunglobuline:**
    - *Indikation:* schwerer, noch progredienter Verlauf, Gehstrecke unter 5 m, Erkrankungsdauer < 14 Tage
    - *Wirkung* vergleichbar oder besser als Plasmapherese insbesondere bei axonaler Schädigung und in Assoziation mit Campylobacter jejuni Infektion [838], aber auch einzelne Versager bzw. Verschlechterungen beschrieben [823]; Dosierung 0.4 g/kg KG für 5 Tage; Kontraindikation: IgA-Mangel (→ anaphylaktische Reaktionen)
- **Plasmapherese:** (→ S. 414) bei Kontraindikation, Komplikation oder Unwirksamkeit der Immunglobulintherapie
- **symptomatische Therapie:**
    - *Thromboseprophylaxe* (S. 392)
    - *Beatmung* bei progredienter Ateminsuffizienz (Abfall der Vitalkapazität auf 25% des Normalwertes)
        - ▶ Normalwerte: Männer: VK = 25 ml × Größe (cm), Frauen: 20 ml × Größe (cm)

	▪ *autonome Symptome:* Hypertonie → Clonidin, Nifedipin; Tachykardie → Propranolol; Rhythmusstörungen (Bradykardie, Bradyarrhythmie, AV-Block 2., 3. Grades) → passagere Schrittmacherversorgung ▪ *Schmerzen:* Antiphlogistika, Carbamazepin, Opiate
Verlauf	i. d. R. Erreichen des Beschwerdemaximums (Plateau) innerhalb von 4 (6) Wochen, Rückbildung der Lähmungen in umgekehrter Reihenfolge 2–4 Wochen nach der Plateauphase; schwere Defektzustände möglich; Übergang in rezidivierendes Guillain-Barré-Syndrom in 2–5%
Prognose	▪ **ungünstige Faktoren nach EMG-Kriterien:** initial niedrige Amplituden der Muskelaktionspotentiale, nach 2–3 Wochen ausgeprägte *axonale* Schädigungszeichen ▪ **ungünstige Faktoren nach sonstigen Kriterien:** vorangegangener Campylobakter-Infekt [585], Nachweis erhöhter GM1-Antikörper-Titer
Varianten	▪ **Miller-Fisher-Syndrom:** s. u. ▪ **Polyneuritis cranialis:** multiple Hirnnervenausfälle (Differentialdiagnose: Borreliose) ▪ **Elsberg-Syndrom** (→ S. 252): Polyradikulitis der Cauda equina; s. u. ▪ **akute Pandysautonomie:** orthostatische Hypotonie, Miktionsstörungen, Störungen von Speichel- und Schweißsekretion; Therapie: Immunglobuline [301]
Selbsthilfegruppe	GBS-Selbsthilfegruppe der BRD, Kreuzäcker 103, 74889 Sinsheim-Hilsbach, Tel.: 07260/1584, Fax: 07260/8290

2.19.4.2 Miller Fisher-Syndrom (ICD-10: G52.7, H49.2)

Klinisches Bild	▪ vorangehender febriler Infekt, Ophthalmoplegie, evtl. mit Pupillenbeteiligung, schwere sensible Ataxie, Areflexie ▪ im Verlauf Übergang zum Guillain-Barré-Syndrom möglich bzw. im Verlauf eines Guillain-Barré-Syndroms Übergang zum Miller-Fisher-Syndrom möglich
Untersuchung	Verlust der Muskeleigenreflexe, Pallhypästhesie/-anästhesie, fixierte Bulbi, evtl. fehlende Lichtreaktion
Zusatzdiagnostik	▪ **Liquor:** im Verlauf Eiweißerhöhung ▪ **Serum:** Nachweis von anti-GQ1b-Antikörpern ▪ **EMG/NLG:** Zeichen einer vorwiegend axonalen Neuropathie, vorwiegend sensibler Nerven [699]
Prognose	i. d. R. benigner Verlauf

2.19.4.3 Elsberg-Syndrom (ICD-10: M54.1)

Allgemeines	Radikulomyelitis der Cauda equina
Ätiologie	inhomogen: Variante des Guillain-Barré-Syndroms; symptomatische Formen bei Borreliose, Herpes simplex Typ 2-Infektionen (Herpes genitalis), CMV-Infektionen
Klinisches Bild	Sensibilitätsstörungen, Paresen und Sphinkterstörungen entsprechend einem Caudasyndrom
Zusatzdiagnostik	▪ **Liquor:** Pleozytose, Schrankenstörung; Zytologie und Zellmarker-Untersuchung zum Ausschluß einer Meningeosis neoplastica ▪ **Bildgebung:** Ausschluß einer Raumforderung
Verlauf	subakut, i. d. R. voll reversibel (wie Guillain-Barré-Syndrom); in der Originalbeschreibung chronisch progredient über Monate bis Jahre

2.19.4.4 Chronische inflammatorische demyelinisierende Polyneuropathie (CIDP) (ICD-10: G61.8)

Einteilung	▪ **idiopathische CIDP** (CIDP-I) ▪ **CIDP mit monoklonaler Gammopathie unbestimmter Signifikanz** (CIDP-MGUS)
Pathologie	De- und Remyelinisierung, v. a. große Fasern, von Faszikel zu Faszikel sehr unterschiedlich ausgeprägt, evtl. mononukleäre Infiltration und/oder Zwiebelschalenformationen
Pathogenese bei CIDP-MGUS	Kreuzreaktion von monoklonalen Immunglobulinen mit Glykoproteinen und Glykolipiden des peripheren Nerven

Klinisches Bild	mindestens über 8 Wochen (evtl. Monate bis Jahre) progrediente distale und proximale Muskelschwäche, Parästhesien und andere Sensibilitätsstörungen (gelegentlich deutlich armbetont), selten rein sensible (häufiger bei CIDP-MGUS) oder rein motorische (häufiger bei CIDP-I) Symptomatik, selten Stauungspapillen (Liquorabflußstörung bei hohem Eiweiß?), verdickte Nerven, klinisch nur selten Hirnnervenbeteiligung
Zusatz-diagnostik	▪ **EMG/NLG:** inhomogen verlangsamte NLG und verminderte Summenpotentiale, Leitungsblock oder abnorme Dispersion des motorischen Summenpotentials (im Gegensatz zur HMSN I), verlängerte distale Latenzen, F-Wellen verzögert oder fehlend ▪ **Liquor:** Eiweißerhöhung (in 90% der Fälle), erhöhter IgG-Index (10%), Pleozytose (10%) ▪ **Labor:** Immunelektropherese zum evtl. Nachweis einer monoklonalen Gammapathie, ggf. wiederholte Untersuchung, da erst sekundäres Auftreten möglich; anti-MAG-Antikörper ▪ **Biopsie:** Befunde siehe unter Pathologie
Differential-diagnose	HMSN I, diabetische Neuropathie, Vaskulitiden (S. 67), Kollagenosen, Amyloidose, Leukodystrophien (Adreno-, metachromatische, globoidzellige) (S. 244), Lues (S. 100), HIV – Infektion (S. 85), demyelinisierende ZNS-Erkrankungen (S. 113) (Assoziation von CIDP und multipler Sklerose) [684]
Therapie	▪ **CIDP-I:** Steroide [172] 1 – 1.5 mg/kg KG bis zur klinischen Besserung, dann Dosisreduktion um 5 mg alle 2 Wochen ▪ *bei Nichtansprechen:* Plasmapherese [170,273] oder i. v. Immunglobuline 0.4 g/kg KG/Tag für 5 Tage [274,824] jeweils mit begleitender Steroidmedikation ▪ **CIDP-MGUS:** i. v. Immunglobuline, bei anti-MAG-positiven Neuropathien Kombinationstherapie mit Plasmapherese und Cyclophosphamid [71] ▪ **Sonderform: Polyneuropathie bei osteosklerotischem Myelom,** oft Überlappung mit POEMS-Syndrom (Polyneuropathie, Organomegalie, Endokrinopathie, M-Protein und „skin changes"): Radiotherapie bei solitärer Läsion, Chemotherapie bei multiplen Läsionen, Polyneuropathie darunter rückläufig
Verlauf	1/3 chronisch progredient (häufiger bei CIDP-MGUS), 1/3 remittierend, 1/3 stufenweise progredient (häufiger bei CIDP-I); bei CIDP-MGUS Entwicklung einer lymphoproliferativen Erkrankung erst im Verlauf möglich [751]

2.19.4.5 Multifokale motorische Neuropathie mit Leitungsblöcken [78,442,599] (ICD-10: G61.8)

Allgemeines	möglicherweise den entzündlichen Neuropathien zugehörig und als Variante der CIDP mit ausschließlichem Befall motorischer Fasern anzusehen
Klinisches Bild	über Monate bis Jahre fortschreitende asymmetrische Paresen, ggf. Atrophien und Ausfall der Muskeleigenreflexe, häufig Faszikulationen und Muskelkrämpfe, Hirnnervenbeteiligung möglich, Aussparung des ersten Motoneurons; allenfalls leichte Sensibilitätsstörungen
Zusatz-diagnostik	▪ **Neurographie:** Nachweis vorwiegend proximaler Leitungsblöcke [355], daher Neurographie immer einschließlich elektrischer Wurzelstimulation durchführen ▪ **Serum:** GM1-Antikörper-Titer deutlich erhöht bei 30% der Patienten ▪ **Liquor:** Normalbefund oder leichte Eiweißerhöhung
Therapie	▪ **Immunglobuline:** initial Dosierung wie bei CIDP; oft Langzeitgabe erforderlich (z. B. 1 g/kg KG einmal monatlich); bei hohen GM1-Antikörper-Titern ohne Nachweis von Leitungsblöcken sind Immunglobuline nicht wirksam [822] ▪ **wiederholte kurzfristige hochdosierte Cyclophosphamid-Therapie** ▪ Steroide und Plasmapherese wirkungslos
Prognose	▪ **bei geringer oder fehlender Muskelatrophie** gutes Ansprechen auf Immunglobuline innerhalb von Tagen bis wenigen Wochen ▪ **bei ausgeprägten Atrophien** ungünstigere Prognose ähnlich einer spinalen Muskelatrophie

2.20 Periphere Nervenläsionen
W. Berger

2.20.1 Periphere Nervenläsionen: Allgemeines

Klassifikation [758]
- **Neurapraxie:** passagere Leitungsstörung (bis zu mehreren Wochen) ohne relevante strukturelle Veränderungen der Nervenfasern
- **Axonotmesis:** Kontinuitätsunterbrechung einzelner oder aller Axone eines Nerven; die bindegewebigen Hüllen bleiben erhalten, ein Neuaussprossen ist in der Regel möglich
- **Neurotmesis:** Kontinuitätsunterbrechung von Axonen und bindegewebigen Hüllen; ein gezieltes axonales Neuaussprossen ist in der Regel nicht möglich

Klinische Zeichen einer peripheren Nervenläsion
- **motorisch:** Parese, (neurogene) Atrophie, Atonie, Reflexverlust
- **sensibel:** Ausfall/Störung aller sensiblen Qualitäten oder Reizsymptome (Parästhesien, Dysästhesien, Allodynie)
- **vegetativ:** Störung von Schweißsekretion, Hauttemperatur, Hautbeschaffenheit, Nagelwachstum

Graduierung der Parese
MRC-Skala (→ S. 427)

Zusatzdiagnostik
- **Elektroneurographie** (S. 372):
  - *motorisch:* Amplitudenminderung des motorischen Summenpotentials, Verlangsamung der Nervenleitgeschwindigkeit
  - *sensibel:* Amplitudenminderung des sensiblen Nervenaktionspotentials, Verlangsamung der Nervenleitgeschwindigkeit
- **EMG** (S. 369): gelichtetes Interferenzmuster, pathologische Spontanaktivität (Fibrillieren, scharfe positive Wellen, pseudomyotone Entladungen), neurogene Umbauzeichen (Potentialvergrößerung, vermehrte Polyphasie)
- **Bildgebung** (meist CT) bei Frage nach Kompression, tumoröser Infiltration

Unterscheidung Wurzelläsion / Plexusläsion bzw. periphere Nervenläsion
- **klinisch:** Zuordnung nach Segmenten oder Ausfallmuster entsprechend den peripheren Nerven
- **elektromyographisch:** wie oben, zusätzlich paravertebrale Ableitung: Denervierungszeichen dort sprechen für Läsion der Wurzel oder der Vorderhornzelle
- **elektroneurographisch:** erhaltene sensible Nervenaktionspotentiale bei sensiblem Defizit sprechen für Wurzelläsion, ausgefallene für Plexus- oder periphere Nervenläsion

Therapie
- **Krankengymnastik:** Kräftigungstraining, Kontrakturprophylaxe, Erhaltung der passiven Gelenkbeweglichkeit
- **Elektrostimulation** zur Atrophieprophylaxe: nur bei vorübergehendem komplettem oder fast komplettem motorischem Ausfall; Wirkung umstritten
- **Nerveninterponate** nur bei wenigen Nerven (s. dort) und über kurze Strecke möglich

2.20.2 Wurzelläsionen (ICD-10: G54)

2.20.2.1 Allgemeines

Segmentale Versorgung
- **motorisch:**

Muskel	Nerv	Segment
Schultergürtel:		
M. sternocleidomastoideus	N. accessorius	C 1–3
M. trapezius	N. accessorius	C 2–4
Zwerchfell	N. phrenicus	C 3–5
Mm. splenii capitis	Rr. dorsales	C 3–8
Mm. rhomboidei	N. dorsalis scapulae	C 4–6
M. supraspinatus	N. suprascapularis	C 4–6

Muskel	Nerv	Segment
M. infraspinatus	N. suprascapularis	C 4–6
M. teres minor	N. axillaris	C 5–6
M. deltoideus	N. axillaris	C 5–6
M. teres maior	Nn. subscapulares	C 5–6
M. subscapularis	Nn. subscapulares	C 5–7
M. serratus anterior	N. thoracicus longus	C 5–7
M. pectoralis maior	Nn. thoracici ventrales	C 5 – Th 1
M. latissimus dorsi	N. thoracodorsalis	C 6–8
Arm:		
M. biceps brachii	N. musculocutaneus	C 5–6
M. brachioradialis	N. radialis	C 5–6
M. abductor pollicis longus	N. radialis	C 7–8
M extensor carpi radialis longus	N. radialis	C 6–8
M extensor carpi radialis brevis	N. radialis	C 6–8
M. flexor carpi radialis	N. medianus	C 7–8
M. flexor digitorum profundus	N. medianus, N. ulnaris	C 7 – Th 1
M. extensor carpi ulnaris	N. radialis	C 7–8
M. opponens pollicis	N. medianus	C 7–8
M. abductor pollicis brevis	N. medianus	C 7–8
M. triceps brachii	N. radialis	C 7–8
Mm. extensor pollicis longus und brevis	N. radialis	C 7–8
M. flexor pollicis longus	N. medianus	C 8 – Th 1
M. flexor carpi ulnaris	N. ulnaris	C 8 – Th 1
Mm. interossei	N. ulnaris	C 8 – Th 1
M. abductor digiti V	N. ulnaris	C 8 – Th 1
M. adductor pollicis	N. ulnaris	C 8 – Th 1
Rumpf:		
Bauchmuskeln	Rr. ventrales der Spinalnerven	
M. erector trunci	Rr. dorsales der Spinalnerven	
Bein:		
M. iliopsoas	N. femoralis	L 1–3
M. quadriceps femoris	N. femoralis	L 2–4
Mm. adductores	N. obturatorius	L 2–4
M. tibialis anterior	N. peroneus	L 4–5
M. glutaeus medius und minimus	N. glutaeus superior	L 4 – S 1
M. extensor digitorum longus	N. peroneus	L 5 – S 1
M. extensor hallucis longus	N. peroneus	L 5 – S 1
M. extensor hallucis brevis	N. peroneus	L 5 – S 1
M. glutaeus maximus	N. glutaeus inferior	L 5 – S 2
M. biceps femoris	N. tibialis	L 5 – S 2
M. semitendinosus	N. tibialis	L 5 – S 2
M. semimembranosus	N. tibialis	L 5 – S 2
M. triceps surae	N. tibialis	L 5 – S 2
M. flexor digitorum longus	N. tibialis	S 1–2
M. abductor hallucis	N. tibialis	S 1–3

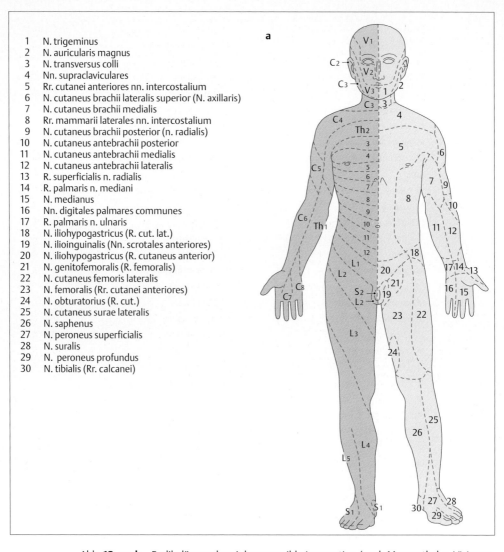

1. N. trigeminus
2. N. auricularis magnus
3. N. transversus colli
4. Nn. supraclaviculares
5. Rr. cutanei anteriores nn. intercostalium
6. N. cutaneus brachii lateralis superior (N. axillaris)
7. N. cutaneus brachii medialis
8. Rr. mammarii laterales nn. intercostalium
9. N. cutaneus brachii posterior (n. radialis)
10. N. cutaneus antebrachii posterior
11. N. cutaneus antebrachii medialis
12. N. cutaneus antebrachii lateralis
13. R. superficialis n. radialis
14. R. palmaris n. mediani
15. N. medianus
16. Nn. digitales palmares communes
17. R. palmaris n. ulnaris
18. N. iliohypogastricus (R. cut. lat.)
19. N. ilioinguinalis (Nn. scrotales anteriores)
20. N. iliohypogastricus (R. cutaneus anterior)
21. N. genitofemoralis (R. femoralis)
22. N. cutaneus femoris lateralis
23. N. femoralis (Rr. cutanei anteriores)
24. N. obturatorius (R. cut.)
25. N. cutaneus surae lateralis
26. N. saphenus
27. N. peroneus superficialis
28. N. suralis
29. N. peroneus profundus
30. N. tibialis (Rr. calcanei)

Abb. **12 a u. b** Radikuläre und periphere sensible Innervation (nach Mumenthaler, Läsionen peripherer Nerven, 6. Auflage)

■ **sensibel:** Abb. 12

2.20.2.2 Wurzelsyndrome, Arm (ICD-10: G54.2)

Segment	Sensibilitätsdefizit	Kennmuskeln	Reflexe
C 4	Schulter	Zwerchfell	
C 5	lateral über der Schulter	M. deltoideus, M. supra-/infraspinatus	
C 6	Radialseite des Ober- und Unterarmes bis zum Daumen	M. brachialis, M. biceps brachii, M. brachioradialis	Bizepsreflex (BSR)

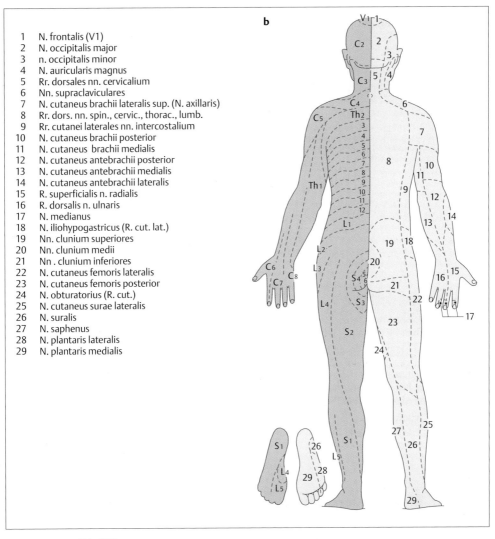

1 N. frontalis (V1)
2 N. occipitalis major
3 n. occipitalis minor
4 N. auricularis magnus
5 Rr. dorsales nn. cervicalium
6 Nn. supraclaviculares
7 N. cutaneus brachii lateralis sup. (N. axillaris)
8 Rr. dors. nn. spin., cervic., thorac., lumb.
9 Rr. cutanei laterales nn. intercostalium
10 N. cutaneus brachii posterior
11 N. cutaneus brachii medialis
12 N. cutaneus antebrachii posterior
13 N. cutaneus antebrachii medialis
14 N. cutaneus antebrachii lateralis
15 R. superficialis n. radialis
16 R. dorsalis n. ulnaris
17 N. medianus
18 N. iliohypogastricus (R. cut. lat.)
19 Nn. clunium superiores
20 Nn. clunium medii
21 Nn. clunium inferiores
22 N. cutaneus femoris lateralis
23 N. cutaneus femoris posterior
24 N. obturatorius (R. cut.)
25 N. cutaneus surae lateralis
26 N. suralis
27 N. saphenus
28 N. plantaris lateralis
29 N. plantaris medialis

Abb. **12 b**

Segment	Sensibilitätsdefizit	Kennmuskeln	Reflexe
C 7	lateral-dorsal vom C6-Dermatom zum 2.–4. Finger	M. triceps brachii, M. pronator teres, M. pectoralis maior, Fingerextensoren	Trizepsreflex (TSR)
C 8	dorsal von C7 zum Kleinfinger	Fingerflexoren	(Trömner)
Th 1	Oberarm-Innenseite	kleine Handmuskeln, Kleinfingerballen	–

2.20.2.3 Wurzelsyndrome, Bein (ICD-10: G54.4)

Segment	Sensibilitätsdefizit	Kennmuskeln	Reflexe
L 2	Unterhalb des Leistenbandes	M. iliopsoas	–
L 3	Streckseite und Innenseite des Oberschenkels bis zum Knie	Adduktoren	Adduktorenreflex (ADR)
L 4	Außenseite des Oberschenkels über die Patella zur Unterschenkel-Innenseite	M. quadriceps femoris, (M. tibialis anterior)	Patellarsehnenreflex (PSR)
L 5	oberhalb des Knies am lateralen Kondylus über den vorderen äußeren Quadranten des Unterschenkels bis zur Großzehe	M. glutaeus medius, M. tibialis anterior, M. extensor hallucis longus, M. tibialis posterior, M. extensor digitorum brevis	Tibialis-posterior-Reflex (TPR)
S 1	Außenseite des Oberschenkels und Unterschenkels, über den äußeren Malleolus zur Kleinzehe	M. triceps surae, M. biceps femoris, M. gluteus maximus	Achillessehnenreflex (ASR)

2.20.2.4 Wurzelausriß

Klinisches Bild radikuläres Defizit, oft Deafferentierungsschmerz (Mitschädigung des Hinterhorns und/oder des Tractus spinothalamicus)

Zusatzdiagnostik
- **Elektroneurographie** (→ S. 372): erhaltenes sensibles Nervenaktionspotential bei gleichzeitiger schwerer Sensibilitätsstörung
- **EMG:** Denervierungszeichen paravertebraler Muskeln
- **MRT:** Liquoraustritt in den Epiduralraum
- **Myelographie:** Austritt von Kontrastmittel, Nachweis „leerer" Wurzeltaschen

Therapie
- **kausal:** Naht der Vorderwurzeln ohne eigentlichen Erfolg, da retrograde Neuronschädigung besteht, allenfalls bei sehr umschriebener Läsion im Neuroforamen
- **symptomatisch:** DREZ (dorsal root entry zone)-Operation (→ S. 421) als Schmerztherapie

2.20.3 Plexusläsionen (ICD-10: G54.0)

2.20.3.1 Allgemeines

Anatomie des Plexus brachialis
- **Primärstränge:** Truncus superior (C5, 6), Truncus medius (C7), Truncus inferior (C8, Th1)
- **Sekundärstränge:**
  - *alle dorsalen Äste der Primärstränge:* → Fasciculus posterior → N. axillaris, N. radialis
  - *ventrale Äste des Truncus superior und medius:* → Fasciculus lateralis → N. musculocutaneus, N. medianus (C5 – C7)
  - *ventrale Äste des Truncus:* → Fasciculus medialis → N. medianus (C8 – Th1), N. ulnaris

Läsionen der Primärstränge (Trunci)
- **obere Armplexusläsion (Duchenne-Erb) C5-C6:**
  - *motorische Ausfälle:* Abduktoren und Außenrotatoren der Schulter (Hand einwärtsrotiert), Beuger des Ellenbogens, M. supinator
  - *sensible Ausfälle:* Außenseite der Schulter und radialer Unterarm
- **mittlere Armplexusläsion C7:**
  - *motorische Ausfälle:* M. triceps brachii, M. pectoralis, lange Fingerstrecker
  - *sensible Ausfälle:* mittlere Finger
- **untere Armplexusläsion (Déjerine-Klumpke) C8-Th1:**
  - *motorische Ausfälle:* kleine Handmuskeln und lange Fingerbeuger (→ Krallenstellung der Langfinger), Handbeuger
  - *sensible Ausfälle:* ulnare Hand und ulnare Unterarmseite

Läsionen der Sekundärstränge (Faszikel)

- **dorsaler Faszikel:**
  - *motorische Ausfälle:* M. deltoideus, M. triceps, Hand- und Fingerstrecker, (M. brachioradialis)
  - *sensible Ausfälle:* lateraler Oberarm und radialer Unterarm
- **lateraler Faszikel:**
  - *motorische Ausfälle:* M. biceps brachii, M. pronator teres, (M. brachioradialis, Hand- und Fingerflexoren)
  - *sensible Ausfälle:* radialer Unterarm und radiale Handseite
- **medialer Faszikel:**
  - *motorische Ausfälle:* Mm. interossei und ulnare Mm. lumbricales, Thenar, ulnare Hand- und tiefe Fingerflexoren
  - *sensible Ausfälle:* ulnare Handkante

Differentialdiagnose Wurzelausriß (s. o.)

Therapie
- **Operation** (Neurolyse, Nerveninterponat):
  - *Indikation:* obere Plexusläsionen
  - *Zeitpunkt:*
    - nach 4 Monaten, wenn bis dahin keine relevante Reinnervation vorliegt
    - wenn Reinnervation nur im EMG nachweisbar ist → 2 Monate zuwarten, wenn bis dahin nicht funktionell wirksam → Operation
- **Ersatzoperationen:**
  - *Prinzip:* Verlagerung der Ansätze intakt gebliebener Muskeln, so daß sie Funktionen paretischer Muskeln übernehmen
  - *Indikation:* Plexusschäden (v. a. unterer Plexus), Muskelzerstörungen, Polio, Aplasien einzelner Muskelgruppen
  - *Voraussetzungen:* Spendermuskel vorhanden und entbehrlich, Gelenkbeweglichkeit erhalten, Lernfähigkeit/-willigkeit des Patienten

2.20.3.2 Engpaßsyndrome der oberen Thoraxapertur (Thoracic-outlet-Syndrom) (ICD-10: G54.0)

Übersicht

	Kompressionsort	Provokationsmanöver	Therapie
Halsrippensyndrom	A. subclavia und Plexus zwischen M. scalenus anterior und Halsrippe	Zug nach unten, Adson-Manöver[a], signe du plateau[b]	Resektion der Halsrippe oder eines fibrösen Bandes
Skalenus-Syndrom	Gefäß-Nervenbündel zwischen M. scalenus medius und anterior		Resektion der 1. Rippe oder der Halsrippe oder eines Bandes, Skalenotomie
Costoclavicular-Syndrom	Gefäß-Nervenbündel zwischen Clavicula und 1. Rippe	Rückwärtsbewegung der Schultern oder des Arms; Zug am Arm nach hinten unten	Resektion der 1. Rippe oder eines Bandes zwischen Halsrippe und 1. Rippe
Hyperabduktions-Syndrom	Gefäß-Nervenbündel unter dem Ansatz des M. pectoralis minor	aktive Bewegung des maximal angehobenen Arms nach hinten	konservativ

[a] Adson-Manöver: Kopf nach ipsilateral gedreht und rekliniert, tief einatmen
[b] signe du plateau: Parästhesien bei Tragen eines Tabletts auf der nach oben gewendeten Handfläche

Klinisches Bild
- **neurologische Symptome durch Schädigung des Plexus brachialis:** Parästhesien und Paresen im Versorgungsbereich des unteren Armplexus (C 8)
- **angiologische Symptome:**
  - *durch Kompression der A. subclavia:* Kältegefühl und Zyanose der Hand bei Elevation des Armes, Pulsverlust der A. radialis, poststenotische Aneurysmabildung → Thrombenbildung → embolische Verschlüsse von Fingerarterien
  - *durch Kompression der V. subclavia („thoracic-inlet-Syndrom"):* Schweregefühl, Schmerzen, akute Venenthrombose

Untersuchung	Provokationsmanöver s. o., dabei Auskultation über der Supraclaviculargrube (Stenosegeräusch)
Zusatzdiagnostik	■ **Dopplersonographie der A. brachialis:** Zeichen des kompletten Verschlusses der A. subclavia beim Adson-Manöver bzw. bei Zug am Arm nach hinten unten (Sistieren des Flusses unter Hyperelevation und Hyperabduktion nicht spezifisch) ■ **Ulnaris-Neurographie/EMG:** verkleinertes sensibles Nervenaktionspotential bei Reizung am Kleinfinger und Minderung des motorischen Summenpotentials über dem Hypothenar und Thenar; Denervierungszeichen in den kleinen Handmuskeln ■ **Röntgen:** Halsrippe, vergrößerter Querfortsatz HW 7, Callusbildung nach Claviculafraktur ■ **CT/MRT:** Nachweis eines fibrösen Bandes vom Querfortsatz HW 7 zur 1. Rippe [596] als rudimentäre Halsrippe, Ausschluß eines Tumors im Plexusbereich
Diagnosestellung	schwierig; nur bei typischem klinischem Bild und passenden neurophysiologischen, morphologischen und angiologischen Veränderungen mit einiger Sicherheit möglich [794]
Differentialdiagnose	cervikales Wurzelsyndrom C8, Plexusläsionen anderer Genese, Armvenenthrombose, Morbus embolicus
Therapie	s. Tabelle; morphologische Läsionen allein rechtfertigen keine Operation; in den USA Diagnosestellung und Operation auffallend häufiger bei Patienten mit privater Unfall- oder Krankenversicherung! [119]

2.20.3.3 Plexusneuritis (ICD-10: G54.4, M54.1)

Synonyma	Armplexusneuritis, neuralgische Schulteramyotrophie
Ätiologie	meist nicht eruierbar; Seruminjektionen (serogenetische Neuritis), i. v. Drogenabusus, postinfektiös (Mononucleose, Cytomegalie), bei Kollagenosen, bei Morbus Hodgkin
Lokalisation	■ meist oberer Armplexus, meist dominante Seite, 25% beidseitig, oft Beteiligung des M. serratus anterior, sensible Ausfälle meist gering ■ selten: Beteiligung des N. accessorius, des mittleren / unteren Plexus oder des Zwerchfells
Klinisches Bild	akut einsetzende, heftigste Schmerzen, Stunden später proximal betonte Paresen
Therapie (Akutstadium)	■ **Prednison** 1–1.5 mg/kg KG für 1 Woche, dann Dosis alle 2 Tage halbieren ■ **nicht-steroidale Antiphlogistika**, z. B. Indomethacin (Amuno®) 3 × 50 mg
Verlauf	■ Besserung der Schmerzen nach 1–2 Wochen ■ Besserung der Paresen bis zu 2 Jahren ■ 10% rezidivierend (virale Genese?)

2.20.3.4 Radiogene Plexusschädigung (ICD-10: T66)

Pathophysiologie	Sklerose der perineuralen Gefäße, Narbenstrikturen eher weniger anzuschuldigen
Klinisches Bild	■ **Latenz** zwischen Bestrahlung und Auftreten der Symptome: 1–10 (–20) Jahre ■ Schmerzen sprechen eher für tumoröse Infiltration
Differentialdiagnose	tumoröse Infiltration, hierfür sprechen: Schmerzen, Latenz unter 6 Monaten, Horner-Syndrom
Therapie	Versuch mit Marcumar (keine Studien, theoretischer Ansatz mit dem Ziel der Thromboseverminderung); Cortison außer bei akuter Strahlenreaktion ohne Effekt

2.20.4 Läsionen einzelner peripherer Nerven

2.20.4.1 N. phrenicus (ICD-10: S14.4)

Versorgungsgebiet	Zwerchfell (Zwerchfellatmung)
Ursächliche Erkrankungen	*Bronchialcarcinom*, Plexusneuritis, Lymphome, Thymome, Thymektomie, Sarkoidose; beidseitige Läsionen kommen meist nur bei hohem cervikalem Querschnitt vor

Klinisches Bild	verminderte Zwerchfellatmung, Kompensation über Interkostalmuskulatur
Untersuchung	Atrophie der Nackenmuskeln bei radikulärer Ursache (C4-Läsion), Perkussion der Lungengrenzen vergleichend bei In- und Exspiration (verminderte oder aufgehobene Zwerchfellbeweglichkeit)
Zusatzdiagnostik	■ **Durchleuchtung:** paradoxe Zwerchfellbeweglichkeit ■ **Phrenicus-Neurographie**
Therapie	keine bekannt; Voraussetzung für Zwerchfellschrittmacher ist ein *intakter* N. phrenicus

2.20.4.2 Allgemeines zur Funktion der Schultergürtelmuskulatur

Sämtliche Muskeln, die auf das Schultergelenk wirken, ändern während der Armhebung ihre Funktion: gegen Ende der Armhebung wird eine scheinbar entgegengesetzte Funktion ausgeübt verglichen mit dem Beginn der Bewegung, so daß Angaben über Funktionen und Funktionsausfälle eines Muskels mit Einschränkung zu bewerten sind

2.20.4.3 N. dorsalis scapulae (ICD-10: S44.8, G56.8)

Versorgungsgebiet	M. levator scapulae und Mm. rhomboidei (Heben des Schulterblatts und Anpressen des Angulus inferior an den Brustkorb)
Ursächliche Erkrankungen	traumatische Armplexusparesen, dabei ist eine Beteiligung des N. dorsalis scapulae Hinweis auf eine sehr proximale Läsion, selten als Kompressionssyndrom bei hypertrophem M. scalenus medius
Klinisches Bild	Schmerzen am medialen Schulterblattrand

Untersuchung	■ **Fehlstellung des Schulterblatts:** Angulus inferior nach außen rotiert, Margo medialis etwas weiter von der Wirbelsäule entfernt (oft mit Scapula alata verwechselt)
	  ■ *Ausgleich* bei Arm-Elevation
	  ■ *Provokation* durch Kreuzung der Arme hinter dem Rücken bei nach hinten gedrückten Schultern
	■ **Kraftprüfung der Mm. rhomboidei:** Hände auf die Hüften stützen und Ellenbogen nach hinten drücken

Therapie	evtl. Ersatzoperation

2.20.4.4 N. suprascapularis (ICD-10: S44.8, G56.8)

Versorgungsgebiet	M. supraspinatus (Arm-Abduktion und -außenrotation) und M. infraspinatus (Arm-Außenrotation)
Ursächliche Erkrankungen	Schuß-, Schnittverletzungen, Frakturen der Scapula (unter Mitbeteiligung der Inzisur), Armplexusparesen (dabei Hinweis auf Läsion des oberen Primärstranges), Plexusneuritis
Klinisches Bild	■ **Atrophie** des M. supra- und infraspinatus, die Spina scapulae ist deutlicher sichtbar ■ häufig dumpfer Schmerz in der lateralen Schulterregion, Abduktions- und Außenrotationsbewegung des Oberarms sind eingeschränkt ■ **Spezialform:** Incisura-scapulae-Syndrom (s. u.)
Therapie	Neurolyse oder Ersatzoperation

2.20.4.5 Incisura-scapulae-Syndrom (ICD-10: S44.8, G56.8)

Definition	Läsion des N. suprascapularis in der Incisura scapulae
Ätiologie	wiederholter Zug der Schulter nach vorne, langdauerndes „Überkopfarbeiten", Traumen mit nachfolgender Narbenbildung
Klinisches Bild	wie N. suprascapularis
Untersuchung	Schmerzprovokation: Arm der betroffenen Seite auf die andere Schulter legen, Ellenbogen bis zur Horizontalen heben, Zug am Ellenbogen (durch den Untersucher) zur gesunden Seite
Zusatzdiagnostik	EMG mit Nachweis von Denervierungszeichen im M. supra-/infraspinatus
Therapie	Durchtrennung des Lig. transversum scapulae superius

2.20.4.6 N. subscapularis (ICD-10: S44.8, G56.8)

Versorgungsgebiet	M. subscapularis und M. teres maior (Innenrotatoren des Oberarms)
Ätiologie	v. a. traumatische Schädigungen (isolierte Läsion kommt kaum vor)
Klinisches Bild	Patienten könne sich schlecht mit der Hand an der unteren Rückenpartie kratzen oder die Hand frei über der Lumbalgegend in der Luft hin und her bewegen; bei Parese der Muskeln können der M. pectoralis maior, der M. latissimus dorsi und die vordere Portion des M. deltoideus als Innenrotatoren aushelfen
Untersuchung	Kraftprüfung (Innenrotation des Oberarms), Palpation des M. subscapularis tief in der Axilla bei Innenrotation im Seitenvergleich
Therapie	keine bekannt; Ersatzoperationen sind nicht erforderlich

2.20.4.7 N. thoracicus longus (ICD-10: S44.8, G56.8)

Versorgungsgebiet	M. serratus anterior (Fixieren des Schulterblatts am Thorax bei Elevation des Arms)
Ätiologie	■ *neuralgische Schulteramyotrophie*; radikulärer Ursprung aus C5-C7, Paresen bei Befall von mindestens zwei der Wurzeln (cervikale Radikulitis, Wurzelkompression); Nervenkompression (Tragen von Lasten, Rucksack, Gipskorsett, Abduktionsschiene) ■ **iatrogen:** Entfernung von axillären Lymphknoten, Thorakotomie ■ **parainfektiös:** Diphtherie, Fleckfieber, Typhus
Klinisches Bild	Behinderung der Elevation des Armes über die Horizontale bei Liegestütz oder Schieben eines Gegenstandes nach vorne
Untersuchung	*Scapula alata:* Margo medialis des Schulterblatts steht vom Thorax ab und liegt näher an der Mittellinie, Angulus inferior zur Mittellinie hin rotiert; bei Elevation des Arms nach vorne und gegen Widerstand wird das Abstehen der Scapula alata verstärkt
Zusatzdiagnostik	EMG (M. serratus anterior) zum Nachweis von Denervierungszeichen
Therapie	Ersatzoperation: Fixierung der Scapula durch Faszienstreifen an der 9. Rippe oder Verankerung mit einem Faserbündel aus dem M. latissimus dorsi

2.20.4.8 N. thoracodorsalis (ICD-10: S44.8, G56.8)

Versorgungsgebiet	M. latissimus dorsi und (inkonstant) M. teres maior (beide: Adduktion und Innenrotation des Oberarms)
Ätiologie	Plexusläsionen (Faszikulus posterior)
Klinisches Bild	der gestreckte und innenrotierte Arm kann nicht kräftig nach hinten und medial gehoben werden
Untersuchung	■ Kraftprüfung des M. latissimus dorsi: Schürzengriff bzw. in Bauchlage Drücken der gestreckten Arme nach hinten und medial ■ Schulter steht etwas höher
Therapie	Therapie nicht erforderlich wegen Ersatzfunktion durch M. teres maior und M. pectoralis maior

2.20.4.9 N. axillaris (ICD-10: S44.3, G56.8)

Versorgungsgebiet	M. deltoideus (Oberarm-Abduktion) und M. teres minor, sensibles Areal lateral über dem M. deltoideus
Ätiologie	■ **Läsion des Nerven:** Schulterluxation, seltener Humeruskopffraktur, Scapulafraktur, Druckparese (z. B. Gipsbett) ■ **C5-Syndrom oder Teilläsion des oberen Plexus**
Klinisches Bild	Abduktion, Elevation und Zirkumduktion des Arms nach hinten sind vermindert; erhebliche motorische Behinderung; sekundäre Probleme durch Kapselschrumpfung
Differentialdiagnose	■ **Inaktivitätsatrophie** bei schmerzhafter Schultersteife oder Rotatorenmanschettenruptur (keine Denervierungszeichen im EMG)

| Therapie | Neurolyse oder Neveninterponat, Ersatzoperation über M. latissimus dorsi, pectoralis maior (hinterer Zugang), wenn nach 6 Wochen keine Reinnervation (ca. 50% Erfolg) |

2.20.4.10 N. musculocutaneus (ICD-10: S44.4, G56.8)

Versorgungsgebiet	M. coracobrachialis (Innenrotation des Armes), M. brachialis (Beugung im Ellenbogengelenk), M. biceps brachii (caput longum und breve) (Beugung und Supination des Unterarmes)
Ätiologie	Läsionen sind selten: Trauma, forcierte Rückhand beim Tennis, Lagerung in Narkose
Läsionen und klinische Bilder	■ **proximale Läsion:** Einschluß des M. coracobrachialis → Schwäche der Arm-Elevation, sonst wie distale Läsion ■ **distale Läsion:** ausgeprägte Beugeschwäche im Ellenbogengelenk in Supinationsstellung; in Mittelstellung zwischen Supination und Pronation teilweise Kompensation durch M. brachioradialis; Supinationsschwäche
Therapie	je nach Ursache und Lokalisation operative Revision oder konservativ mit Krankengymnastik

2.20.4.11 N. radialis (ICD-10: G56.3)

Versorgungsgebiet
- **Abgang der Rr. musculares am Oberarm (Rückseite):**
  - Mm. triceps brachii und anconaeus (Strecken im Ellenbogen)
- **Abgang der Rr. musculares am Oberarm, distales Drittel lateral:**
  - M. brachioradialis (Mitbeteiligung bei Flexion des Ellenbogens)
  - M. extensor carpi radialis longus (Strecken (und Radialabduktion) im Handgelenk)
- **Abgang der Rr. musculares am Unterarm, proximale Hälfte:**
  - M. extensor carpi radialis brevis (Strecken (und Radialabduktion) im Handgelenk)
  - M. supinator (Supination des Vorderarmes und der Hand)
  - M. extensor digitorum communis (Extension der Fingergrundgelenke)
  - M. extensor carpi ulnaris (Strecken (und Ulnarabduktion) des Handgelenks)
- **Abgang der Rr. musculares am Unterarm, distale Hälfte:**
  - M. extensor digiti minimi (Kleinfingerstrecker)
  - M. abductor pollicis longus (Abduktion Grundphalanx I)
  - M. extensor pollicis longus (Extension der distalen Daumenphalanx)
  - M. extensor pollicis brevis (Extension der proximalen Daumenphalanx)
  - M. extensor indicis (Extension des Zeigefingers)

Läsionen und klinische Bilder
- **Läsion in der Axilla** (*Krückenlähmung*):
  - *klinisches Bild:* Ausfall aller radialisversorgten Muskeln einschließlich des M. triceps brachii → Parese der gesamten Streckermuskulatur des Armes (Ellenbogen, Handgelenk, Finger) und des M. brachioradialis
- **Läsion am Oberarm** (ICD-10: S44.2):
  - *Ursachen:* OA-Schaftfrakturen, Drucklähmung („Parkbanklähmung")
  - *klinisches Bild:* Ausfall aller radialisversorgten Muskeln am Unterarm, M. triceps brachii meist wenig betroffen oder intakt; bei Läsionen am distalen Oberarm kann auch der M. brachioradialis ausgespart sein
  - *Therapie:* Revision, wenn nach 5–6 Monaten keine Reinnervationszeichen
- **Läsion unter dem M. supinator (R. profundus)** (ICD-10: S54.2) (Supinatorlogensyndrom):
  - *Ursachen:* Radiusköpfchenfraktur, -luxation, Monteggia-Fraktur
  - *klinisches Bild:* Parese der Strecker am Unterarm mit Aussparung des M. extensor carpi radialis longus und brevis
  - *Therapie:* Neurolyse
- **R. superficialis** (*Cheiralgia paraesthetica*):
  - *Ursachen:* Tendovaginitis des M. abductor pollicis longus, häufige Pro-/Supinationsbewegungen, Druck durch Uhrarmband
  - *klinisches Bild:* Sensibilitätsstörungen und evtl. Schmerzen an der Streckseite der ersten Zwischenfingerfalte

2.20.4.12 N. medianus (ICD-10: G56.1)

Versorgungsgebiet
- **Abgang der Rr. musculares am Unterarm:**
  - Mm. pronator teres et quadratus (Pronation des Vorderarmes und der Hand)
  - M. flexor carpi radialis (Volarflexion des Handgelenkes nach radial)
  - M. palmaris longus (reine Volarflexion des Handgelenkes)
  - M. flexor digitorum superficialis (Beugung der Mittelphalanx der Finger)

- *M. flexor digitorum profundus (II–III)* (Beugung des Endgliedes von II und III)
- *M. flexor pollicis longus* (Beugung der distalen Daumenphalanx)
- **Abgang der Rr. musculares an der Hand:**
  - *M. flexor pollicis brevis (Caput superficiale)* (Beugung der Grundphalanx des Daumens)
  - *M. abductor pollicis brevis* (Abduktion des Metacarpale I)
  - *M. opponens pollicis* (Rotation und Opposition des Daumens)
  - *Mm. lumbricales I–II* (Flexion im Grundgelenk, Extension der Interphalangealgelenke II und III)

Innervationsanomalien

- **Verbindung vom N. medianus zum N. ulnaris (Martin-Gruber-Anastomose):**
  - Mitversorgung des M. adductor pollicis und des M. interosseus dorsalis I durch den N. medianus
  - *Neurographie:* Potential über dem Thenar bei Reizung des proximalen N. medianus höher als bei distaler Reizung
- **Verbindung vom N. ulnaris zum N. medianus:**
  - *Neurographie:*
    - ▶ Potential über dem Thenar bei Reizung des proximalen N. medianus kleiner als bei distaler Reizung
    - ▶ Potential über dem Hypothenar bei Reizung des proximalen N. ulnaris größer als bei distaler Reizung

Läsionen und klinische Bilder

- **Läsion am Oberarm** (ICD-10: S44.1):
  - *Ursachen:* Humerusfraktur, Drucklähmung im Schlaf („paralysie des amants") oder bei Oberarm-Blutleere, Reizung durch einen Processus supracondylaris humeri, selten direktes Trauma
  - *klinisches Bild:* Ausfall der Pronatoren, Ulnarabduktionsstellung des Handgelenks (Ausfall des M. flexor carpi radialis), „Schwurhand" bei intendiertem Faustschluß (Ausfall der tiefen Beuger I–III), positives Flaschenzeichen (ungenügende Abspreizung des Daumens beim Versuch, eine Flasche zu umfassen durch Ausfall des M. abductor pollicis brevis), erschwerte Daumen-Kleinfinger-Opposition (Ausfall des M. opponens pollicis)
  - *Therapie:* konservativ oder operativ abhängig von Ursache und Verlauf
- **Läsion in Höhe der Ellenbeuge:**
  - *Ursachen:* Überstreckungsbrüche, iatrogen nach Venenpunktion
  - *klinisches Bild:* wenn M. pronator teres mitbetroffen wie Läsion am Oberarm
  - *Therapie:* konservativ oder operativ abhängig von Ursache und Verlauf
- **Läsion unter dem M. pronator teres** (ICD-10: S54.1) (*Pronator-teres-Syndrom*):
  - *Ursachen:* forcierte Pro-/Supinationsbewegungen des Unterarms (Schraubendrehen), Kompression durch Lacertus fibrosus oder Sehne des M. flexor digitorum superficialis (Superficialisarkade)
  - *klinisches Bild:* Druckschmerz am M. pronator teres, Parästhesien der medianusversorgten Finger, selten auch Paresen der medianusversorgten Unterarm- und Handmuskeln
  - *Zusatzdiagnostik:* Verzögerung der Medianus-NLG im Bereich der Kompression
  - *Therapie:* operative Revision bei Kompression durch Lacertus fibrosus
- **Läsion am Unterarm (N. interosseus anterior)** (ICD-10: S54.1) (*Interosseus-anterior-Syndrom* = Kiloh-Nevin-Syndrom):
  - *Ursachen:* Frakturen, oft auch spontan, sehr selten Plexusneuritis
  - *klinisches Bild:* Ausfall der tiefen Beuger I und II und des M. pronator quadratus, kein sensibles Defizit
  - *Untersuchung:* Umknicken des Zeigefinger-Endgliedes beim Spitzgriff, fehlende Beugung des Daumenendgliedes (wird oft als Sehnenabriß verkannt)
  - *Therapie:* operative Revision bei posttraumatischen Fällen und bei rascher Progredienz
- **Läsion am Handgelenk** (ICD-10: S64.1):
  - *Ursachen:* Schnittverletzungen, distale Radiusfrakturen, Luxationsfrakturen der Handwurzelknochen, Carpaltunnelsyndrom (s. u.)
  - *klinisches Bild:* Thenaratrophie, Sensibilitätsstörungen im Medianus-Versorgungsgebiet (meist funktionell relevanter als der motorische Ausfall)
  - *Therapie:* Neurolyse, Nerveninterponat je nach Ursache bzw. Alter des Patienten
- **Läsion an der Handinnenfläche** (ICD-10: S64.1):
  - *Ursache:* Mitbeteiligung des N. medianus bei „Radfahrerlähmung" des N. ulnaris, s. dort
  - *klinisches Bild:* Thenaratrophie, sensibles Defizit möglich
  - *Therapie:* Schonung

2.20.4.13 Carpaltunnelsyndrom (CTS) (ICD-10: G56.0)

Disponierende Faktoren
Hypothyreose, Akromegalie, Gravidität, Stillzeit, Gewichtszunahme, nach Frakturen, Myelom, Amyloidose, Gichtophi, Sehnenscheidenverdickung mit schnellendem Finger, chronische Polyarthritis, Dialyse

Klinisches Bild
nächtliche Schmerzen und Parästhesien (Brachialgia paraesthetica nocturna), Sensibilitätsstörungen, motorische Ausfälle spät und funktionell wenig relevant

Untersuchung
- **Hoffmann-Tinel'sches Klopfzeichen** über der Palmarseite des Handgelenks
- **laterale Thenaratrophie**

Zusatzdiagnostik
- **Neurographie** (S. 372):
  - Verlängerung der distalen motorischen/sensiblen Latenz des N. medianus (> 5 ms)
  - Vergleich mit Ulnaris-Latenz zum Thenar (die sollte länger sein, andernfalls: „Latenzumkehr" = Hinweis auf Verlängerung der distalen Medianuslatenz)
- **EMG** (S. 369): Denervierungszeichen im M. abductor pollicis brevis

Therapie
- **operativ:** Durchtrennung des Retinaculum flexorum (Lig. carpi transversum)
  - *Indikation:* bei sehr störenden nächtlichen Schmerzen, andauernden Sensibilitätsstörungen und einer distalen motorischen Latenz von > 6 ms, da im allgemeinen keine spontane Remission für längere Zeit zu erwarten ist
- **konservativ:** Unterarmschiene in Mittelstellung für die Nacht

2.20.4.14 N. ulnaris (ICD-10: G56.2)

Versorgungsgebiet
- **Abgang der Rr. musculares kurz distal des Sulcus ulnaris:**
  - *M. flexor carpi ulnaris* (Volar- und Ulnarflexion des Handgelenkes)
  - *M. flexor digitorum profundus (IV–V)* (Flexion der Fingerendglieder IV und V)
- **Abgang der Rr. musculares an der Hohlhand:**
  - *M. palmaris brevis (R. superficialis)* („Hautmuskel" am Kleinfingerballen)
  - *M. abductor digiti minimi (R. profundus)* (Abduktion des Kleinfingers)
  - *M. opponens digiti minimi (R. profundus)* (Opposition des Kleinfingers)
  - *M. flexor digiti minimi brevis (R. profundus)* (Flexion des Kleinfingers im Grundgelenk)
  - *Mm. lumbricales III–IV (R. profundus)* (Flexion im Grundgelenk und Extension Interphalangealgelenke der Finger III und IV)
  - *Mm. interossei (R. profundus)* (Ad- und Abduktion der Finger, Beugung der Grundphalangen, Streckung der Mittel- und Endphalangen)
  - *M. adductor pollicis (R. profundus)* (Adduktion des Daumens)
  - *M. flexor pollicis brevis (Caput profundum) (R. profundus)* (Flexion des Daumengrundgelenkes)

Innervationsanomalie
Abweichung des sensiblen Areals (nur Kleinfinger oder Einschluß der Ulnarseite des Mittelfingers)

Läsionen und klinische Bilder
- **Läsion in der Axilla, am Oberarm** (ICD-10: S44.0):
  - *Ursachen:* Trauma, Mitläsion anderer Plexusanteile
  - *klinisches Bild:* wie Läsion im Sulcus, s. u.
- **Läsion im Sulcus ulnaris** (ICD-10: S54.0): Sulcus-ulnaris-Syndrom
  - *Ursachen:* Druck (während Narkose, Aufstützen), direktes Trauma, nach Humerusfrakturen des Condylus medialis oder der Trochlea („sekundäre Ulnarisläsion"), Arthropathie des Ellenbogens, häufige Beuge-/Streckbewegungen
  - *klinisches Bild:* Parese der langen Fingerbeuger IV und V (Beugung der Endglieder), Parese und Atrophie der kleinen Handmuskeln, Krallenstellung der Finger IV und V
    ▶ Ursache der Krallenstellung: Hyperextension im Grundgelenk und Beugung der Mittel- und Endgelenke durch Ausfall der Mm. interossei III und IV und der Mm. lumbricales (→ Ausfall der Beugewirkung im Grundgelenk, Ausfall der Streckwirkung im Interphalangealgelenk) und Überwiegen des M. flexor digitorum superficialis (→ Beugung der Mittelphalanx) und des M. extensor digitorum (→ Streckung der Grundgelenke)
    Thenar klinisch ausgespart oder nur wenig betroffen, Sensibilitätsstörungen des Kleinfingers und der Ulnarseite des Ringfingers sowie der angrenzenden Teile der Hand
  - *Untersuchung:* Hoffmann-Tinel'sches Zeichen und Luxation/Luxierbarkeit des Nerven im Sulcusbereich, Froment-Zeichen (Flexion des Daumenendgliedes durch langen Daumen-Flexor beim Festhalten eines Blattes Papier durch Ausfall des M. adductor pollicis), „signe de la chiquenaude" (Schwächung der Nasenstüberbewegung durch Ausfall der Mm. interossei), Hyperextension des Daumens im Grundgelenk durch Ausfall des M. flexor pollicis brevis („signe de Jeanne")
  - *Therapie:* Schonung (Ellenbogen nicht längere Zeit gebeugt halten, nicht aufstützen), bei Therapieresistenz operative Revision (ggf. Ventralverlagerung)

- **Läsion am Handgelenk** (ICD-10: S64.0):
  - *Ursachen:* Schnittverletzungen
  - *klinisches Bild:* Paresen wie bei Läsion im Sulcus (jedoch lange Fingerbeuger IV und V nicht betroffen), Aussparung der Sensibilität an der Dorsalseite
  - *Untersuchung:* Ausfall der ulnaris-versorgten Handmuskeln, Sensibilität erhalten im Versorgungsgebiet des R. dorsalis (Dorsalseite von Kleinfinger und Ringfinger (ulnarseitig) sowie angrenzende Teile des Handrückens und des distalsten Unterarms)
- **Läsion in der Loge de Guyon** (ICD-10: S64.0) (Syndrome de la loge de Guyon): Läsion im fibrösen Kanal vor der Teilung in die beiden Endäste
  - *Ursachen:* Ganglion, Traumen
  - *klinisches Bild:* Ausfälle wie bei Läsion am Handgelenk
  - *Therapie:* Spaltung des Lig. carpi palmare möglich
- **Läsion an der Handwurzel** (ICD-10: S64.0):
  - *Ursachen:* Druck („Radfahrerlähmung"), Ganglion
  - *klinisches Bild:* Atrophie der kleinen Handmuskeln mit Aussparung des Hypothenar, evtl. auch der Muskeläste zu den Mm. interossei IV und V und Mm. lumbricales (→ fehlende Krallenstellung); sensibles Defizit selten
  - *Therapie:* bei Druckläsion Schonung

N. ilioinguinalis → S. 328

N. genitofemoralis → S. 328

2.20.4.15 N. femoralis (ICD-10: G57.2)

Versorgungsgebiet
- **Abgang der Rr. musculares im kleinen Becken:**
  - M. iliacus, M. pectineus (Beugen und Innenrotation der Hüfte)
  - M. iliopsoas (Beugen der Hüfte)
- **Abgang der Rr. musculares distal des Leistenbandes:**
  - M. sartorius (Flexion, Adduktion und Außenrotation der Hüfte)
  - M. quadriceps femoris (Kniestreckung (und Hüftbeugung))

Ätiologie
retroperitoneale Hämatome (bei Marcumarbehandlung; dabei ist ungeklärt, ob die Femoralisläsion durch Kompression oder durch Ischämie oder Kombination von beidem im Rahmen eines Kompartment-Syndroms entsteht), iatrogen bei Hüftoperationen, Mononeuritis bei Diabetes

Klinisches Bild
bedeutsam ist praktisch nur die Quadrizepsparese, die Ausfälle des M. sartorius und M. pectineus sind funktionell nicht erheblich; „beim Gehen gibt das Knie nach"; sowohl auf unebenem Boden als auch beim Treppensteigen besonders behindernd

Zusatzdiagnostik
EMG, Ultraschall, Becken-CT

Therapie
operative Ausräumung des Hämatoms nur bei sehr großen Blutungen, da häufig auch spontane Besserungen beobachtet werden

2.20.4.16 N. saphenus (ICD-10: G57.9, S74.8)

Saphenusneuropathie
- **Ursachen:** Kompression im Hunter'schen Kanal, Phlebitis der V. saphena magna, Shunt (Dialysepatienten) zwischen der A. femoralis und der V. saphena magna
- **Symptome:** Schmerzen im distalen Oberschenkel und Unterschenkel, beim Gehen zunehmend
- **Untersuchung:** Druckschmerz des N. saphenus medial im distalen Drittel des Oberschenkels, umgekehrter Lasègue positiv
- **Therapie:** Injektion von Hydrocortison, Spaltung des Hunter'schen Kanals

Neuropathia patellae
- **Ursache:** Irritation des R. infrapatellaris am Durchtritt durch die Faszie unmittelbar proximal des Condylus medialis
- **Symptome:** Schmerzen und Parästhesien medial und distal des Knies
- **Zusatzdiagnostik:** Röntgen (Fehlstellung der Patella)
- **Therapie:** entzündungshemmend, evtl. Entzündungsbestrahlung

2.20.4.17 N. obturatorius (ICD-10: G57.9, S74.8)

Versorgungsgebiet
- M. obturatorius externus, M. pectineus, M. adductor brevis (Adduktion und Außenrotation des Oberschenkels)
- M. adductor longus (Mitversorgung durch N. femoralis), M. adductor magnus (Mitversorgung durch N. ischiadicus) (Adduktion des Oberschenkels)
- M. gracilis (Adduktion des Oberschenkels, Innenrotation und Flexion im Kniegelenk)

Ätiologie Beckenfrakturen, -tumoren (Ovar, Colon sigmoideum), Uterusextirpation, Appendizitis, Obturatoriushernien (Howship-Romberg-Syndrom, s. u.), Metastasen im Foramen obturatorium, Schwangerschaft, Entbindung (Druck des kindlichen Kopfes)

Klinisches Bild
- Parästhesien im Versorgungsgebiet (distale Oberschenkel-Innenseite), Schmerzen (Leistenbeuge, Perineum, Hüfte, Knie (Gelenkast aus dem R. posterior)), Schonhaltung (Beugung im Knie- und Hüftgelenk, Innenrotation)
- **Howship-Romberg-Syndrom:** Schmerzen und Mißempfindungen an der Innenseite des Oberschenkels und Knies bei Obturatoriushernie

Differentialdiagnose Wurzelläsion L2-L4, Hüftgelenksprozesse, aseptische Knochennekrosen am unteren Schambeinast bzw. an der Symphysensynchondrose bei Kindern (van Neck-Syndrom)

Zusatzdiagnostik EMG, Ultraschall, Becken-CT

Therapie je nach Ursache; ggf. chirurgische Entlastung des Nerven

2.20.4.18 N. cutaneus femoris lateralis (ICD-10: G57.9, S74.8)
→ Meralgia paraesthetica S. 327

2.20.4.19 N. glutaeus superior (ICD-10: G57.9, S74.8)

Versorgungsgebiet
- M. glutaeus medius, M. glutaeus minimus (Abduktion des Oberschenkels und Innenrotation bei leichter Beugestellung)
- M. tensor fasciae latae (Abduktion im Hüftgelenk)

Klinisches Bild Trendelenburg-Zeichen (Abkippen der Hüfte vom Standbein weg), gestörte Abduktion und Innenrotation des Hüftgelenks

Therapie bei erhaltenem M. glutaeus maximus kann ein Teil des Muskels vom Ursprung und vom Ansatz nach ventral verschoben werden, um sodann den Ansatz direkt am Trochanter maior zu fixieren

2.20.4.20 N. glutaeus inferior (ICD-10: G57.9, S74.8)

Versorgungsgebiet M. glutaeus maximus (Strecken der Hüfte)

Ätiologie Spritzenlähmung nach intraglutäaler Injektion

Klinisches Bild hochgradige Behinderung der Streckung in der Hüfte

Therapie bei direkter Verletzung Nervennaht möglich

2.20.4.21 N. ischiadicus (ICD-10: G57.0, S74.0)

Versorgungsgebiet ischiokrurale Muskeln und sämtliche Muskeln des Unterschenkels und des Fußes; Teilung in die Endäste N. tibialis und N. peroneus auf wechselnder Höhe am Oberschenkel, vor der Fossa poplitea

Ätiologie Blutungen, Entzündungen, Traumen

Klinisches Bild bei komplettem Ausfall bleiben für die Kniebeugung nur der M. sartorius und M. gracilis übrig, bei intakten Gesäßmuskeln und intakten Adduktoren am Oberschenkel ist das Gehen aber noch eben möglich

2.20.4.22 N. tibialis (ICD-10: G57.4, S84.0)

Versorgungsgebiet
- **Abgang der Rr. musculares am Unterschenkel (Rückseite):**
  - M. gastrocnemius, M. plantaris, M. soleus (Plantarflexion des Fußes und Kniebeugung)
  - M. tibialis posterior (Supination des Fußes)
  - M. popliteus (Supination und Plantarflexion des Fußes)
- **Abgang der Rr. musculares an der Fußsohle:**
  - kleine Fußmuskeln (Spreizen und Beugen der Zehen)

Ätiologie	Drucklähmungen bei Frakturen des Oberschenkels, des Unterschenkels, der Knöchelregion (Tarsaltunnel-Syndrom, s. u.)
Klinisches Bild	■ **Läsion in der Kniekehle:** Fußsenker- und Zehenbeugerparese → Behinderung des Abrollens und Abstoßens des Fußes beim Gehen; Zehenstand und Hüpfen nicht möglich ■ **Läsion distal der Unterschenkelmitte:** Atrophie der kleinen Fußmuskeln, oft Entwicklung eines Krallenfußes
Therapie	chirurgische Exploration bei Kenntnis des Läsionsortes möglich

2.20.4.23 Tarsaltunnel-Syndrom (ICD-10: G57.5)

Ätiologie	meist symptomatisch nach distalen Unterschenkelfrakturen, Kompression des N. tibialis unter dem Lig. laciniatum
Klinisches Bild	schmerzhafte Mißempfindungen an der Fußsohle, auch nachts; Parese der kleinen Sohlenmuskeln, Gefühlsstörung an der Fußsohle
Untersuchung	Hoffmann-Tinel-Zeichen über dem Tarsaltunnel positiv; Schweißsekretionstest
Zusatzdiagnostik	neurographisch: Leitungverlangsamung auf der Strecke der Kompression, später auch Denervierungszeichen im M. abductor hallucis
Therapie	operative Freilegung und Dekompression

2.20.4.24 N. peroneus communis (ICD-10: G57.3, S84.1)

Versorgungsgebiet N. peroneus profundus	■ **Abgang der Rr. musculares am Unterschenkel:**
	  ■ *M. tibialis anterior* (Dorsalextension des Fußes)
	  ■ *M. extensor digitorum longus* (Extension der Endphalangen und des Fußes)
	  ■ *M. extensor hallucis longus* (Extension der Großzehe)
	  ■ *M. peroneus tertius* (Extension der Grundphalangen)
	■ **Abgang der Rr. musculares am Fußrücken:**
	  ■ *M. extensor digitorum brevis*
	  ■ *M. extensor hallucis brevis*

Versorgungsgebiet N. peroneus superficialis	Abgang der Rr. musculares am Unterschenkel: M. peroneus longus, M. peroneus brevis (Pronation des Fußes)
Innervationsanomalie	■ **akzessorischer N. peroneus profundus** (18–25 %) verläuft hinter der Fibula und hinter dem Außenknöchel und versorgt den M. extensor digitorum brevis; Vortäuschung eines Leitungsblocks bei Messung der Peroneus-NLG ■ *Diagnostik:* Erregbarkeit des M. extensor digitorum brevis bei Reiz hinter dem Außenknöchel
Ätiologie	Drucklähmung/Durchtrennung bei distaler Oberschenkelfraktur, Unterschenkelfraktur mit Ödem, Lagerung bei Operation, Druckläsion am Fibulaköpfchen (langes Knieen oder Hocken; „Erdbeerpflückerlähmung"), Arteria tibialis anterior-Syndrom
Klinisches Bild	Fuß- und Zehenheberlähmung → „Steppergang", evtl. Entwicklung einer Spitzfußkontraktur
Therapie	■ **bei Druckläsion:** Spontanverlauf abwarten da (abhängig von Ursache und Patientenalter) oft gute Rückbildung, evtl. operative Revision ■ **bei Durchtrennung:** Nervennaht ■ **bei fehlender Erholung, unabhängig von der Ursache:** mechanische Hilfsmittel (Peroneus-Innenschuh) oder motorische Ersatzoperation (Verlagerung des M. tibialis posterior auf die Streckseite)

2.20.4.25 Tibialis-anterior-Syndrom

Ätiologie	■ akute ischämische Nekrose der Fuß- und Zehenstrecker infolge (subakuter) Obstruktion der A. tibialis anterior oder der A. poplitea durch Trauma, Operation, extreme Belastung beim Marschieren; evtl. Schwellung, Muskelischämie, Muskelnekrose ■ sekundäre Druckläsion des N. peroneus profundus (vorderes Kompartmentsyndrom) oder Mitbetroffensein der Peroneusloge des N. peroneus superficialis (laterales Kompartmentsyndrom)
Klinisches Bild	intensive Schmerzen prätibial mit Schwellung, nach Stunden auftretende Schwäche der Extensoren

Therapie frühzeitige Faszienspaltung
Prognose abhängig vom Grad der Muskelnekrose und Schädigung des N. peroneus

2.21 Hirnnervenerkrankungen
H. Kimmig und F. X. Glocker

2.21.0.1 N. olfactorius-Läsion (I) (Geruchssinnstörungen) (ICD-10: G52.0)

Anatomie
- **Riechschleimhaut** mit Stützzellen, Drüsen, in deren Sekret Aromastoffe gelöst werden und bipolaren Riechzellen (peripher in Riechhaaren endend; nach zentral Bündelung zu ca. 20 Fila olfactoria auf jeder Seite)
- **Fila olfactoria** → Lamina cribrosa → Bulbus olfactorius (vorgelagerter Endhirnanteil mit Mitral-, Büschel-, Körnerzellen; 1. Umschaltung)
- **Tractus olfactorius** = Neuriten der 2. Neurone; Aufzweigung in
  - *Stria olfactoria lateralis* → Corpus amygdaloideum, Gyrus semilunaris, Gyrus ambiens (Area praepiriformis) → Gyrus parahippocampalis
  - *Stria olfactoria medialis* → Area septalis (subcallosa) und Commissura anterior → Verbindung zur kontralateralen Seite und zum limbischen System

Definitionen
- **Hyp-/Anosmie:** verminderte oder fehlende Geruchsempfindung
- **Parosmie:** Verkennen wahrgenommener Gerüche
- **Kakosmie:** Empfinden unangenehmer, stinkender Gerüche

Ursächliche Erkrankungen
Schädelhirntrauma (Abriß der Nn. olfactorii, Contusion des Bulbus olfactorius), Virusgrippe, basale Meningitiden, Schädigung des Neuroepithels durch Inhalation toxischer Stoffe, Bestrahlung, Olfactorius-Meningeom, Morbus Paget, Diabetes mellitus, neurotoxische Substanzen (Äthanol, Amphetamine, Kokain, Aminoglykoside, Tetracyclin, Rauchen), zentrale Läsionen (bei Anosmie mit Ageusie), epileptische Aura (Unzinatus-Krisen), Aplasie des Bulbus olfactorius (i. R. des Kallmann-Syndroms = hypogonadotroper Hypogonadismus), Schizophrenie (olfaktorische Halluzinationen)

Klinisches Bild
- Patienten klagen häufiger über Geschmackstörung beim Essen als über eigentliche Riechstörungen
- einseitige Läsionen werden oft nicht wahrgenommen

Untersuchung
- **Geruchsproben** getrennt für jede Seite anbieten, gegenseitige Nasenöffnung zudrücken (Patient hält die Augen geschlossen)
- **Trigeminusreizstoffe** (z. B. Ammoniak, Essigsäure) ggf. zur Abgrenzung einer Verlegung der Nasenatmung

Zusatzdiagnostik
- **Geruchsprüfung:** standardisierter Geruchsprobentest, Wahrnehmungsschwellentest, olfaktorisch evozierte Potentiale
- **Ursachenabklärung:**
  - *HNO-Untersuchung:* Verlegung der Nasenhöhlen?
  - *Röntgen, CT:* Fraktur, Tumor?
  - *EEG* bei anfallsartig auftretenden Parosmien: fokale Anfallsbereitschaft?

Therapie
- **bei rhinogener Ursache:** Behandlung der Grundkrankheit
- **bei neurogener Ursache:** keine wirksame Therapie

Prognose
bei Anosmie nach Schädelhirntrauma erholen sich nur 10% (partiell oder vollständig), bei Influenza kann durch Rezeptordestruktion durch das Virus ein permanenter Ausfall auftreten

2.21.0.2 N. opticus-Läsion (II) (ICD-10: H46, H47.0)

Anatomie
- **Sehbahn:** photochemische Reaktion in den Zapfen und Stäbchen der Retina (1. Neuron) → bipolare Zellen (2. Neuron) und Ganglienzellen (3. Neuron) → deren Axone bilden den Sehnerven → Chiasma opticum (Fasern der temporalen Retina verlaufen ipsilateral, Fasern der nasalen Retina kreuzen im Chiasma auf die Gegenseite) → Tractus opticus → Corpus geniculatum laterale (4. Neuron) → kortikales Sehzentrum der Sehrinde um die Fissura calcarina des Occipitallappens
- **Pupillenreflexbogen:** Fasern des Tractus opticus gelangen ohne Umschaltung im Corpus geniculatum laterale in den Hirnstamm (Area praetectalis) → Umschaltung in den parasympathischen Edinger-Westphal-Kern beidseits → Ganglion ciliare → M. sphincter pupillae

Ursächliche Erkrankungen
- **ischämische Erkrankungen**
  - *Zentralarterienverschluß:* Amaurosis (fugax) durch arterio-arterielle Thrombembolien bei Arteriosklerose der ipsilateralen A. carotis

- *Zentralvenenverschluß:* massenhaft radiäre Stauungsblutungen um die Papille, erweiterte Venen, Bulbusschmerzen
- *anteriore ischämische Opticusneuropathie* mit nachfolgender Atrophie
- *Ischämie im Versorgungsgebiet der kontralateralen A. cerebri posterior oder media* mit homonymer Hemianopsie im kontralateralen Gesichtsfeld

■ **Druckläsionen:**
- *Tumoren:*
  ▶ direkt als Druckläsion bei Opticusgliom, parasellären Tumoren
  ▶ indirekt über die Entstehung einer Stauungspapille bei entfernter liegenden Tumoren (Zeitbedarf: Stunden bis Tage) → Opticusatrophie → langsame Visusminderung und Erblindung;
  ▶ direkt und indirekt: Foster Kennedy-Syndrom mit ipsilateraler Opticusatrophie und kontralateraler Stauungspapille bei ipsilateraler, langbestehender Raumforderung
- *Traumata:* Druck durch Hämatom, Knochenfragmente

■ **Entzündungen:**
- *Papillitis N. optici* mit Papillenödem und bereits initial starker Visusminderung, Schmerzen im Augenbereich und bei Bulbusbewegungen
- *Retrobulbärneuritis* (→ S. 117): wie Papillitis, aber normaler Papillenbefund („der Patient sieht nichts, der Arzt sieht nichts")
- *Arteriitis temporalis* (→ S. 70): einseitige Amaurosis, ältere Patienten

Klinisches Bild
- ■ **akute Visus- und Gesichtsfelddefekte** werden häufig von den Patienten nur unscharf als allgemeine Sehstörung wahrgenommen
- ■ **langsam progrediente Ausfälle** werden lange nicht bemerkt
- ■ Augenschmerzen oder frontale Kopfschmerzen selten

Untersuchung
- ■ **Visusprüfung:**
  - *quantitativ:* mit Leseprobentafel (Zahlen, Buchstaben, Landolt-Ringe, Snellen-Haken, Bilder), dabei Ausgleich von Refraktionsanomalien durch die üblicherweise benutzte Brille
  - *halb-quantitativ* (bei ausgeprägter Visusstörung): Lesen von Schlagzeilen, Fingerzählen, Wahrnehmung von Lichtschein prüfen
- ■ **Gesichtsfeldprüfung:** monoculär und binoculär; Prüfung der vier Gesichtsfeldquadranten mit seitlichen Fingerbewegungen, einzeln und jeweils zwei simultan (Extinktion, Neglect)
- ■ **Inspektion des Augenhintergrundes** mit Stabophthalmoskop:
  - *Refraktionsanomalien* von Patient und Arzt ausgleichen
  - Patient auf fernen Punkt fixieren lassen
  - *kein Mydriatikum verwenden* (diagnostische Bedeutung der Pupillenweite und -reaktion)
  - *Beurteilung:* Randschärfe und Prominenz der Papille, peripapilläre Gefäße, Einblutungen; Angabe der Papillenprominenz in Dioptrien

Zusatzdiagnostik
- ■ **Dopplersonographie:** arteriosklerotische Veränderungen in A. carotis, A. ophthalmica
- ■ **EEG:** Herdbefunde bei Ischämie oder Druckläsion durch Tumor
- ■ **Schädel-CT:** Frakturen, Tumoren
- ■ **Schädel-MRT:** Tumoren, Entzündungen
- ■ **ophthalmologische Diagnostik:** Visus, Perimetrie, Augenfundus
- ■ **cerebrale Angiographie** bei V. a. Aneurysma und zur Beurteilung der distalen A. carotis und A. ophthalmica

Differentialdiagnose
- ■ **Visusstörungen:**
  - *akuter einseitiger Visusverlust (Amaurosis)* bei Zentralarterienverschluß, Zentralvenenverschluß, Carotisverschluß, Trauma (Fraktur im Canalis opticus), Arteriitis cranialis (S. 70)
  - *akuter beidseitiger Visusverlust:*
    ▶ Top of the basilar-Syndrom (S. 50) oder frischer, einseitiger Posteriorinsult bei vorbestehendem, nicht diagnostiziertem, altem Posteriorinsult auf der Gegenseite, bisweilen assoziiert mit visueller Anosognosie (Wahrnehmungsstörung für die Erblindung = Anton-Syndrom)
    ▶ beidseitige Retinaischämie bei Aortenbogensyndrom
    ▶ plötzliche Entlastung eines Hydrocephalus
  - *subakuter Visusverlust:* Retrobulbärneuritis, Papillitis, Anämie, Methylalkoholvergiftung, Tabak-Alkohol-Amblyopie, Tumor, Carotisaneurysma
- ■ **Gesichtsfelddefekte:**
  - *bitemporale Hemianopsie* bei Läsion der kreuzenden, von der nasalen Retina stammenden Fasern im Chiasma (Hypophysentumor, Kraniopharyngeom)

- *homonyme Hemianopsie* durch Läsion des Tractus opticus
- *obere Quadrantenanopsie* durch Läsion der lateralen Sehstrahlung im Temporallappen
- *untere Quadrantenanopsie* durch Läsion medialer Sehstrahl-Fasern

■ **Papillenveränderungen:**
- *Stauungspapille:*
  - Ursachen: Tumor (in 70–80% aller Stauungspapillen, je jünger der Patient desto häufiger entsteht bei Hirntumor eine Stauungspapille), Pseudotumor cerebri (S. 205), Entzündungen (Hirnabszeß, Tuberkulose, Meningitis, Encephalitis), subdurale Blutung, Hydrocephalus internus
  - Klinik: anfangs keine Sehstörung, Vergrößerung des blinden Flecks entsprechend dem peripapillären Ödem, Sehstörungen erst im Spätstadium der Atrophie; bei längerem Bestehen mehr als 3 dpt Prominenz
  - Pathogenese: Fortsetzung des erhöhten intrakraniellen Drucks in die Sehnervscheiden
- *Papillitis:* schon zu Beginn starke Sehverschlechterung bis zu transienter Erblindung, mit dumpfem retrobulbärem Druckgefühl (Zunahme bei Druck auf das Auge und bei Augenbewegungen), Papille gerötet, unscharf begrenzt, Prominenz etwa 1 bis maximal 3 dpt; bei längeren Bestehen Atrophie
- *retrobulbäre Neuritis:*
  - Ursachen: MS (S. 113), Nasennebenhöhlen-Entzündungen, systemische Infektionen, Diabetes, Malignome; Intoxikation durch Ethambutol, Methylalkohol oder schlecht fermentierten Tabak (Cyanidvergiftung via Tabakrauch)
  - Klinik: im Akutstadium unauffälliger Papillenbefund; Ausfälle zunächst durch Befall des makulopapillären axialen Bündels, die temporale Atrophie wird erst nach 2 Wochen sichtbar; meist einseitiger Befall; doppelseitiger Befall bei chronischer, retrobulbärer Neuropathie (Tabak-Alkohol-Amblyopie, Intoxikationsamblyopie; hier temporale Atrophie meist schon bei Erstuntersuchung erkennbar)
- *Retinopathie bei maligner Hypertonie:* enge Silberdrahtarterien, Blutungen, Exsudate
- *Zentralvenenverschluß:* massenhaft radiäre Blutungen um die Papille, erweiterte und geschlängelte Venen
- *arteriosklerotische ischämische Neuropathie:* bei papillennahem Sitz des Sehnervinfarkts Ödem und Blutungen, bei axialem Sitz Zentralskotom und geringe Veränderungen mit deszendierender Atrophie nach 2 Wochen; klinisch plötzliche starke Sehverschlechterung bis Erblindung
- *Drusenpapille:* rundliche Hyalinablagerungen bewirken eine bleibende Papillenrandunschärfe; angeboren oder bei chronischer Sehnerverkrankung; keine wesentliche Beeinträchtigung der Sehschärfe

■ **visuelle Halluzinationen im hemianopischen Feld** bei frischem Insult
■ **Farbsinnstörungen:** Rot-Grün-Blindheit (angeboren und bei Tabak-Alkohol-Amblyopie), Gelbsehen bei Digitalis-Intoxikation

Therapie
- **bei Ischämie:** lokale Lyse mit rtPA (recombinant tissue plasminogen activator) bei frischem Zentralarterienverschluß, Thrombozytenaggregationshemmer (Acetylsalicylsäure 250 mg/Tag), ggf. Carotis-Operation, Antikoagulantien (S. 391)
- **bei Druckläsion:** Tumorentfernung, Steroide, z. B. Dexamethason (Fortecortin®) 16–24 mg/Tag
- **bei Arteriitis temporalis:** → S. 70

2.21.0.3 N. oculomotorius-Parese (III) (ICD-10: H49.0)

Anatomie
- **motorischer Anteil:**
  - *Kernkomplex* paramedian im Mittelhirn mit Anteilen für den ipsilateralen M. rectus medialis, M. rectus inferior und M. obliquus inferior, für den kontralateralen M. rectus superior und unpaarmedian für den M. levator palpebrae
  - *zentraler Verlauf* gemeinsam mit den parasympathischen Fasern (s. u.) durch das Mesencephalon nach ventral
  - *Austritt* aus dem Hirnstamm als N. oculomotorius in der seitlichen Fossa interpeduncularis → neben der A. basilaris zwischen A. cerebelli superior und A. cerebri posterior hindurch → Sinus cavernosus → Fissura orbitalis superior → Augenhöhle
- **parasympathischer Anteil:** Edinger-Westphal-Kern → Verlauf mit dem N. oculomotorius, Abzweigung zum Ganglion ciliare → postganglionäre Fasern zu den inneren Augenmuskeln (M. ciliaris, M. sphinkter pupillae)

Ursächliche Erkrankungen	■ **nur äußere Augenmuskeln betroffen:** Ischämie (meist mit Schmerzen, gute Prognose), Diabetes ■ **nur innere Augenmuskeln betroffen:** Kompression (parasympathische Fasern verlaufen im äußeren Teil des Nerven, daher insbesondere bei Druckläsion betroffen), z. B. einseitige Mydriasis bei beginnender Hirnstammeinklemmung ■ **innere und äußere Augenmuskeln betroffen:** höhergradige Kompression oder Ischämie
Ätiologie nach Läsionsort	■ **nukleär:** kongenitale Hypoplasie, Infarkte (Nothnagel-, Benedikt-, Weber-Syndrom; → S. 33) ■ **Hirnstammbereich** (faszikulär): vaskuläre Erkrankungen, Tumoren ■ **subarachnoidal:** Aneurysma (A. cerebri posterior, selten A. basilaris) (S. 64), Meningitis, Infarkt, Tumor, Komplikation bei neurochirurgischen Eingriffen ■ **Tentoriumkante:** tentorielle Herniation (S. 346), Pseudotumor cerebri (S. 205), Trauma ■ **Sinus cavernosus, Fissura orbitalis superior:** Aneurysma, Fistel, Thrombose, Tumoren (Hypophyse, Meningeom, Nasopharynx-Carcinom, Metastasen), Nerveninfarkt (in Zusammenhang mit Diabetes, Hypertonie), Sinusitis, Herpes zoster, Tolosa-Hunt-Syndrom (S. 320) ■ **Orbita:** Trauma ■ **ungeklärte Lokalisation:** infektiöse Mononukleose und andere virale Infektionen, Migräne, nach Immunisierung
Klinisches Bild	Bulbusabweichung nach außen unten, Ptose, Mydriasis (Reaktion weder auf Licht noch auf Konvergenz)
Untersuchung (N. III, IV, VI)	■ Blick geradeaus in die Ferne, auf Parallelität der Augachsen bzw. Schielen achten ■ langsame Blickfolge (Stäbchen als Blickziel) in horizontaler, vertikaler und schräger Richtung bis zu den Extremstellungen der Augen, dort eine Zeitlang halten, auf Blickrichtungsnystagmus achten ■ **angeborenes Begleitschielen:** keine Zunahme der Fehlstellung, meist keine Doppelbilder, bei monoculärer Prüfung keine wesentliche Bewegungseinschränkung ■ **„paralytisches" Schielen und frische Augenmuskelparese:** Doppelbilder, Zunahme der Fehlstellung beim Blick in Zugrichtung des paretischen Muskels ■ **Identifizierung des paretischen Muskels (Abb. 13):**

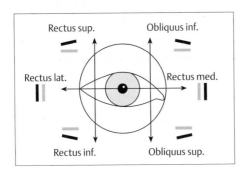

Abb. 13   Stand der Doppelbilder (schwarzer Balken – Bild des paretischen Auges) bei Lähmung der diversen Augenmuskeln

- *mit Lichtquelle:* Cornea-Spiegelbildchen bei Fixation einer möglichst fernen, punktförmigen Lichtquelle; direkte Beobachtung der Bulbusabweichung dadurch, daß das Spiegelbildchen sich am paretischen Auge aus der Mitte der Pupille verschiebt
- *mit Abdecktest:* nacheinander das eine und dann das andere Auge abdecken; wenn der Patient das Verschwinden des weiter außen stehenden Doppelbildes meldet, hat man das paretische Auge abgedeckt
- *mit Stäbchen:* bei Horizontalbewegung vertikal und bei Vertikalbewegungen horizontal gehaltenes Stäbchen; Angabe der Extremstellung, in der die Doppelbilder maximal auseinanderweichen (= Zugrichtung des paretischen Muskels)
- *mit Rot-Grün-Brille:* beim Betrachten einer Lichtquelle durch eine Rot-Grün-Brille sieht der Patient bei ausreichender Fusion ein gelbes und bei unvollständiger Fusion getrennt ein rotes und grünes Licht

	▶ bei Parese des M. rectus lateralis sind die Bilder, bezogen auf die Brille, ungekreuzt, und bei einer Parese des M. rectus medialis gekreuzt (vgl. Abb. **13**) ▶ bei Paresen in der Vertikalen weist das weiter außen (oben beim Hochblick und unten bei gesenktem Blick) stehende Bild das paretische Auge aus
Zusatz-diagnostik	■ **Schädelröntgen, CT oder MRT:** Trauma, Tumor, vaskuläre Ursache ■ **Liquoruntersuchung** (S. 389): entzündliche Erkrankung ■ **cerebrale Angiographie:** Aneurysma (S. 64)

Differential-diagnose der externen Opthalmoplegie (mit Ptose)	■ **Augenmuskelparesen** bei Schädigung der Hirnnerven III, IV und VI (s. o.)
	■ **oculopharyngeale Muskeldystrophie:** autosomal dominant, Vorkommen bei französisch-kanadischen Familien
	■ **myotone Dystrophie:** Ptose besonders häufig, weitere oculomotorische Störungen (Sakkadenverlangsamung, sakkadierte Blickfolgebewegung) meist subklinisch
	■ **Myasthenia gravis** (→ S. 298): tageszeit- und belastungsabhängige Ptose, häufig beidseitig, Doppelbilder bis hin zur kompletten Ophthalmoplegie
	■ **Lambert-Eaton-Syndrom** (→ S. 123): Augenmuskeln in der Regel wenig betroffen
	■ **dysthyreote oculäre Myopathie:** Exophthalmus kann fehlen; fibrotische restriktive Myopathie, betroffen v. a. M. rectus inferior (Vortäuschung einer Heberparese); bei Spreizung des Augenlids und Blick zur Seite u. U. verdickte Gefäße und Muskeln sichtbar
	  ■ *Zusatzdiagnostik:* Schilddrüsenfunktion, Orbitaschichtung im CT (verdickte Muskeln)
	  ■ *Therapie:* Hormonsubstitution
	  ■ *Prognose* häufig gut mit Rückbildung unter Therapie über Monate und Jahre
	■ **oculäre Myositis:** schmerzhafte Augenmuskelparese (häufig nur ein Muskel) mit skleralen Injektionen, kaum Ptose, v. a. bei rheumatischen Erkrankungen; Augenmuskelverdickung im Orbita-CT
	■ **Miller Fisher-Syndrom** (→ S. 252): rasch auftretende evtl. vollständige beidseitige externe Ophthalmoplegie (innere Augenmuskeln zumeist weniger betroffen), zusätzlich Ataxie und Areflexie
	■ **Hirnnervenbeteiligung beim Guillain-Barré-Syndrom** (S. 250): Augenmuskelparesen (häufig beginnend mit Ptose), Fazialisparese

Therapie	Behandlung der Grunderkrankung, häufig Erholung innerhalb von mehreren Monaten; bei Persistenz Einbau von Prismen in Brillengläser, ggfs. operative Korrektur

2.21.0.4   N. trochlearis-Parese (IV)   (ICD-10: H49.1)

Anatomie	■ **motorischer Kern** für den kontralateralen M. obliquus superior in der oberen Brücke, unterhalb des Oculomotorius-Kerns, in Höhe der Colliculi inferiores ■ **Faseraustritt** dorsal unterhalb der Vierhügelplatte mit Kreuzung im Velum medullare superior, Verlauf um den Hirnstamm nach ventral, zusammen mit N. III → Sinus cavernosus → Fissura orbitalis superior → Augenhöhle → Innervation des M. obliquus superior
Ätiologie nach Läsionsort	■ **nukleär und faszikulär:** Aplasie, mesencephale Blutung oder Infarkt, Trauma, Demyelinisierung, Komplikation nach neurochirurgischen Eingriffen ■ **peripher:** am häufigsten traumatisch, weiteres siehe N. oculomotorius
Klinisches Bild	■ **Hauptfunktion** des M. obliquus superior ist die Senkung des Auges in Adduktionsstellung nach nasal unten (Abb. **13**) ■ **Bulbusabweichung** nach innen oben (bei Primärstellung), schräge Doppelbilder ■ **kompensatorische Kopfhaltung** mit Einstellung des paretischen Auges in den oberen temporalen Quadranten (Kopfneigung und -drehung zur gesunden Seite, Kinnsenkung) ■ Höherstand des paretischen Auges bei Kopfneigung zur paretischen Seite (Bielschowsky-Phänomen)
Untersuchung und Zusatz-diagnostik	→ N. oculomotorius S. 272
Differential-diagnose kombinierter Augenmuskel-paresen	→ N. oculomotorius S. 272

2.21.0.5 N. abducens-Parese (VI) (ICD-10: H49.2)

Anatomie
motorischer Kern für den ipsilateralen M. rectus lateralis, liegt dorsal in der unteren Brücke, Faseraustritt ventral am ponto-medullären Übergang, gemeinsamer Übertritt der Hirnnerven III, IV und VI via Sinus cavernosus und Fissura orbitalis superior in die Orbita

Ätiologie nach Läsionsort
- **nukleär:** Moebius-Syndrom (horizontale Blickparese, Diplegia facialis), Duane-Syndrom (Adduktion, Abduktion oder beides betroffen sowie Bulbusretraktion und Lidspaltenverengung), andere kongenitale Lähmungen, Infarkt (Foville-Syndrom mit kontralateraler Hemiparese), Tumoren (Ponsgliom, cerebelläre Tumoren), Wernicke-Encephalopathie (S. 221)
- **Hirnstammbereich** (faszikulär): Infarkt, Demyelinisierung, Tumor
- **peripher:** häufig ungeklärt; Neoplasmen, weiteres siehe N. oculomotorius

Klinisches Bild
Bulbusabweichung des paretischen Auges nach nasal, Kopfdrehung zur Seite der Parese, horizontale Doppelbilder (Abb. 2)

Untersuchung und Zusatzdiagnostik
→ N. oculomotorius S. 272

Differentialdiagnose kombinierter Augenmuskelparesen
→ N. oculomotorius S. 272

Pupillenstörungen → S. 307

2.21.0.6 Endokrine Ophthalmopathie (ICD-10: H06.2, E05)

Ursächliche Erkrankungen
Hyperthyreose, Morbus Basedow

Klinisches Bild
Exophthalmus, Ophthalmoplegie, Lidödem, seltener Lidschlag (Stellwag'sches Zeichen), sichtbarer Skleralstreifen bei Blick geradeaus (Dalrymple'sches Zeichen), Zurückbleiben des Oberlids bei Blicksenkung (Graefe'sches Zeichen)

Prognose
meist gutartiger Verlauf, unabhängig von der Hyperthyreose kommt es meist zur Rückbildung der Symptome

2.21.0.7 N. trigeminus-Läsion (V) (ICD-10: G50)

Anatomie
- **N. ophthalmicus (V1):**
  - *Hautsensibilität* von Stirn, Augenregion und Nasenrücken sowie Conjunctiva und Cornea
  - *Übernahme sekretorischer Fasern* für die Tränendrüsen vom N. intermedius
  - *Abgabe sympathischer Fasern*, die er vom Ganglion ciliare erhält, für die Mm. tarsales (2. Lidheber) und den M. orbitalis (Parese → Enophthalmus beim Horner-Syndrom)
- **N. maxillaris (V2):**
  - *Hautsensibilität* im Bereich Oberkiefer und vordere Schläfe, Oberkieferzähne und der Schleimhäute von Gaumen, seitliche Mundhöhle
- **N. mandibularis (V3):**
  - *Hautsensibilität* im Bereich Unterlippe und Kinn, Unterkieferrand bis vorderer Ohrabschnitt und seitliche Schläfe, sensible Fasern von Zunge, Mundboden, Zähnen des Unterkiefers
  - *Abgabe von Geschmacksfasern* aus dem N. lingualis → Chorda tympani
  - *motorische Fasern* für die Mm. masseter, temporalis, pterygoideus, digastricus, vorderer mylohyoideus

Ursächliche Erkrankungen
- **periphere Läsion:** Schädelfrakturen, Meningitis, Tumoren (Trigeminusneurinom, *Malignome im Rachenbereich*), Aneurysmata, Prozesse im Sinus cavernosus, Polyneuritis cranialis, Diabetes, MS, Kollagenosen, Morbus Boeck, Sinusitis, Zahnerkrankung/Zahnlosigkeit, Intoxikationen (Trichloräthylen, Stilbamidin, Allopurinol)
- **Kerngebiet:** vaskuläre Prozesse, Tumor, Encephalitis, MS, Lues, Amyloidose, Sarkoidose, Syringobulbie, basiläre Impression

Klinisches Bild
- **Sensibilitätsstörungen** entsprechend dem Versorgungsgebiet, evtl. Parästhesien
- **Keratitis neuroparalytica:** trophische Störung bei Trigeminusneuropathie = Folge der Läsion V/1 mit Sensibilitätsstörung und trophischer Störung, zentrale Corneaerkrankung evtl. mit Geschwür

	■ *DD:* Facialisparese führt zu Keratitis e lagophthalmo mit Erkrankung des Corneaunterrandes und evtl. Dauerschmerz
	■ **Trigeminus-Neuralgie** S. 318
Untersuchung	Cornealreflex, Sensibilität, Motorik (M. masseter, M. temporalis beidseits, Beobachtung der Symmetrie bei langsamem Kieferöffnen mit Verschiebung zur paretischen Seite bei einseitiger Parese des M. pterygoideus lateralis)
Zusatz-diagnostik	■ **neurologische Lokalisationsdiagnostik:** Trigeminus-SEP, EMG, Hirnstammreflexe (Blinkreflex, Masseter-Reflex, Masseter-Inhibitor-Reflex)
	■ **Ursachenabklärung:** Röntgen, Schädel-CT, HNO-, zahnärztliche Untersuchung
Therapie	Behandlung der Grunderkrankung

2.21.0.8 Spasmus hemimastikatorius (Hemimastikatorischer Spasmus) (ICD-10: G50.8)

Assoziierte Erkrankungen	Hemiatrophia faciei
Pathophysiologie	Irritation durch Gefäßschlingen, bislang nicht bewiesen
Klinisches Bild	phasische (v. a. M. masseter) und/oder tonische (v. a. M. temporalis) Kontraktionen der Kaumuskulatur, Hemmung durch willkürliche Mundöffnung
Therapie	Carbamazepin, Phenytoin, Botulinum-Toxin

2.21.0.9 N. facialis-Parese (ICD-10: G51)

Anatomie
- **motorisches Kerngebiet** in der Brückenhaube
- **Verlauf innerhalb des Hirnstammes** um den Abduzenskern (inneres Facialisknie), vor Austritt aus dem Hirnstamm Hinzutreten des N. intermedius
- **Eintritt in das Felsenbein** gemeinsam mit dem N. vestibulocochlearis
- **intraossärer Verlauf** durch die drei Segmente des Canalis facialis (Pars labyrinthica, Pars tympanica, Pars mastoidea)
- **Austritt** durch das Foramen stylomastoideum, Aufteilung in die motorischen Endäste mit Versorgung der mimischen Muskulatur, des Platysmas, des M. stylohyoideus und des M. digastricus (Venter posterior)
- **anatomische Besonderheiten**, die Hinweise auf den Läsionsort im peripheren Nervenverlauf geben:

Nerv	Ort des Ab-/Zugangs	Funktion
N. petrosus maior (N. intermedius)	Pars labyrinthica (Ganglion geniculi)	sekretorische Fasern für Tränen- und Nasendrüsen
N. stapedius (N. facialis)	Pars tympanica	M. stapedius (bei Ausfall Hyperakusis)
Chorda tympani (N. intermedius)	Pars mastoidea	sekretorische Fasern für Gl. sublingualis und Gl. submandibularis, Geschmacksfasern der vorderen 2/3 der Zunge
N. auricularis posterior (motorisch: N. facialis, sensorisch: N. intermedius)	unterhalb des Foramen stylomastoideum	M. auricularis posterior, Sensibilität am Gehörgang

Lähmungstypen
- **zentral:** Stirnrunzeln intakt und Augenschluß komplett, da die supranukleäre Versorgung des Stirnastes bihemisphärisch ist; tritt praktisch nie isoliert auf, gelegentlich kann die Mitbeteiligung des Armes jedoch diskret sein
- **peripher:** Ausfall / Schwäche des Stirnastes, Bell'sches Phänomen s. u., evtl. Hyperakusis, evtl. Geschmacksstörung; nukleäre, im Kerngebiet der Brücke gelegene Läsionen (tumorös, vaskulär, entzündlich) zeigen meist zusätzlich eine Abduzensparese und evtl. eine gekreuzte Hemiparese (Foville-Syndrom, Millard-Gubler-Syndrom)

2.21.0.10 Periphere Facialisparese (ICD-10: G51.0)

Ätiologie / ursächliche Erkrankungen
- **idiopathische Facialisparese** s. u.
- **Zoster oticus:** Affektion des Ganglion geniculi des N. intermedius, sekundäre Einbeziehung des N. facialis; klinisches Bild wie idiopathische Facialisparese, jedoch häufiger Hyperakusis und Geschmacksstörungen; zusätzlich Herpesbläschen im äußeren Gehörgang (N. intermedius) (→ S. 81)

- **Neuroborreliose** (→ S. 98): gelegentlich Beginn mit einseitiger Facialisparese; oft elektrophysiologischer (Magnetstimulation) Nachweis einer subklinischen Schädigung auf der Gegenseite; 50% der Patienten entwickeln eine bilaterale Facialisparese
  - *Therapie:* wie Neuroborreliose, evtl. zusätzlich Prednisolon 1–1.5 mg/kg KG für 1–2 Wochen
  - *Prognose:* günstig, sehr selten Defektheilung
- **Polyradiculitis cranialis, Guillain-Barré-Syndrom (S. 250), Miller Fisher-Syndrom** (→ S. 252): selten klinisch einseitig; nahezu immer auch pathologische Facialisneurographie auf der Gegenseite
  - *Prognose:* günstig
- **traumatische Facialisparesen:** Felsenbeinquerfrakturen (50% mit Facialisparese), Felsenbeinlängsfrakturen (20% mit Facialisparese); Frühparesen (direkte Traumafolge), Spätparesen (Hämatom, Ödem)
  - *Prognose:* entscheidend ist der Paresegrad, weniger die Frakturrichtung oder der Zeitpunkt der Parese; klinisch inkomplette Paresen haben gute Spontanprognose
  - *Therapie:* bei kompletten Frühparesen (evtl. mit knöcherner Dislokation) frühzeitige operative Dekompression im Einzelfall sinnvoll, ansonsten konservativ mit Steroiden (z. B. 100–150 mg Prednisolon für 2 Wochen, dann ausschleichen)
    - bei fehlender Reinnervation nach 12 Monaten operative Neurolyse
    - bei Defektheilungen evtl. plastische Operation: Anastomose N. XII → N. VII, Translokation eines Masseterlappens auf die Gesichtsmuskulatur, Muskeltransfer (z. B. Gracilis-Plastik)
- **Facialisparesen bei tumorösen Prozessen:**
  - *Kleinhirnbrückenwinkel-Tumoren:*
    - Ursache: meist Akustikusneurinome, seltener Meningeome oder Lipome
    - Klinisches Bild: schleichender oder subakuter Beginn; Facialisparese selten primäres Symptom; vorausgehende Hörstörung und Tinnitus führen jedoch oft noch nicht zur Abklärung; begleitende Symptome: Schwindel, Nystagmus, Gangstörung, evtl. Trigeminusläsion
    - Therapie: Operation; Zugangsweg mit niedrigster iatrogener Facialisschädigung (ca. 20–40% dauerhafte Facialisparesen) noch unklar; translabyrinthärer Zugang möglicherweise „facialisschonender", dieser führt jedoch zur Zerstörung des Hör- und Gleichgewichtsorganes (bei vorbestehender hochgradiger oder kompletter Hörstörung ist jedoch keine dauerhafte zusätzliche Beeinträchtigung hierdurch zu erwarten)
  - *Parotistumoren:* schleichender Beginn; meist bei malignen oder semimalignen Tumoren progrediente Parese; bei operativer Sanierung kann der Nerv häufig nicht erhalten werden
- **weitere Ursachen [373]:**
  - *Mastoiditis, Otitis media:* evtl. mit Cholesteatom, dann schlechtere Prognose
  - *bakterielle oder tuberkulöse Meningitis* (S. 96)
  - *Moebius-Syndrom:* angeborene Kernaplasie mit beidseitiger Facialis- und Abduzensparese, Varianten: isolierte bilaterale Facialisparese bzw. motorische Kernaplasien der Hirnnerven III–XII
  - *Sarkoidose* (S. 110) mit Heerfordt-Syndrom (Gesichtsschwellung mit Parotitis, Uveitis, oft bilaterale Facialisparese); Facialisparese durch granulomatöse Entzündung im proximalen Nervenabschnitt nach Austritt aus dem Hirnstamm (kanalikuläre Magnetstimulation in der Frühphase normal); Therapie: Steroide
  - *Melkersson-Rosenthal-Syndrom:* Gesichtsschwellung, insbesondere Mundbereich (Cheilitis granulomatosa), Landkartenzunge (Lingua plicata), rezidivierende, oft beidseitige Facialisparesen bereits im Kindes-/Jugendalter, wahrscheinlich dominanter Erbgang; Therapie: Steroide

Klinisches Bild
- **Motorik:** Stirnrunzeln unmöglich / vermindert, verstrichene Nasolabialfalte, Mundastschwäche
- **Bell'sches Phänomen:** der Versuch des Augenschlusses führt zur Hebung des Bulbus mit Sichtbarwerden der Sklera aufgrund des Lagophthalmus
- **Signe de cils:** Wimpern beim Zusammenkneifen der Augen auf der paretischen Seite besser sichtbar
- **assoziiert:** evtl. Geschmacksstörung, Hyperakusis, Tränensekretionsstörung
- **Spät-Symptome:** Synkinesien (pathologische Mitbewegungen), Kontrakturen, Krokodilstränen (beim Essen, durch Fehleinsprossung von Fasern der Speicheldrüsen in die Tränendrüsen), Geschmacksschwitzen (wahrscheinlich Fehlinnervation oder ephaptische Erregungsübertragung zwischen Fasern der Chorda tympani und dem N. auriculotemporalis, einem durch die Parotis ziehenden Ast des N. mandibularis des N. trigeminus)

Zusatzdiagnostik s. u. unter → idiopathische Facialisparese

2.21.0.11 Idiopathische Facialisparese (Bell'sche Lähmung) (ICD-10: G51.0)

Epidemiologie weitaus häufigste Ursache (> 2/3 aller Facialisparesen); Inzidenz ca. 20–25/100 000/Jahr

Disponierende Faktoren vorausgegangener grippaler Infekt, Zugluft, Diabetes mellitus, Hypertonie, Schwangerschaft

Klinisches Bild	praktisch immer einseitig; prodromal retroaurikuläre Schmerzen (50%), Geschmacksstörung in den vorderen 2/3 der Zunge (35%), Hyperakusis (10%); 30–50% entwickeln eine komplette Parese, gelegentlich Angabe sensibler Störungen im Gesicht als Folge einer veränderten Muskelinnervation und i. d. R. nicht Zeichen einer Trigeminusbeteiligung
Untersuchung	mimische Muskulatur, Geschmacks- und Gehörprüfung, Eruptionen an der Ohrmuschel und am äußeren Gehörgang suchen wegen DD Zoster oticus (immer otoskopieren!), evtl. Schirmer-Test

Zusatzdiagnostik	▪ **Facialisneurographie [242,529,703]** (→ S. 384):
	  ▪ *bereits bei Erkrankungsbeginn* immer Untererregbarkeit des N. facialis bei kanalikulärer Magnetstimulation nachweisbar; meist fehlende Reizantwort bei cortikaler Magnetstimulation; bei Erkrankungsbeginn noch normale elektrische Reizung am Mastoid
	  ▪ *mit Eintreten der Waller'schen Degeneration* nach 3–7 Tagen: bei elektrischer Reizung am Mastoid Reduktion des motorischen Summenpotentials im Seitenvergleich entsprechend dem Ausmaß der axonalen Schädigung; prognostische Aussage 12 Tage nach Erkrankungsbeginn:
	    ▸ Reduktion auf >10–20% → günstige Prognose
	    ▸ Reduktion auf <5% → gelegentlich noch gute Rückbildung, meist jedoch Defektheilung [187,496]
	  ▪ *Abgrenzung idiopathische Facialisparese gegen andere Formen:* gegen eine idiopathische Facialisparese sprechen
	    ▸ eine normale ipsilaterale kanalikuläre Erregbarkeit und
	    ▸ ein pathologischer Befund auf der klinisch gesunden Seite (→ weitere Abklärung mit Liquoruntersuchung)
	▪ **Borrelienserologie**, da gelegentlich weder klinisch noch elektrophysiologisch eine monosymptomatische Neuroborreliose (S. 98) abgegrenzt werden kann

Therapie	▪ **Prednisolon:** Wirksamkeit nicht unumstritten, jedoch Hinweise für positiven Effekt bei frühzeitigem Therapiebeginn [739]
	  ▪ *Dosierung:* 1–1.5 mg/kg KG p. o. für 7 Tage (meist 100 mg/Tag), dann alle 2 Tage um 25 mg reduzieren; bei V. a. Zoster oticus nur in Kombination mit Aciclovir!
	  ▪ *früher Therapiebeginn wichtig*, Behandlungsbeginn in der 2. Woche nur sinnvoll bei sekundärer Verschlechterung
	  ▪ *Kontraindikation:* immunsupprimierte Patienten (HIV, Malignome)
	▪ **Prophylaxe von Hornhautulzerationen:** Augensalbe, Silikon-Augenklappe, Uhrglasverband, bei schweren Paresen mit ausgeprägter axonaler Schädigung evtl. Goldimplantat in das Oberlid, ggf. zusätzlich Zügelplastik bei ausgeprägtem Lagophthalmus
	▪ **Krankengymnastik** der mimischen Muskulatur
	  ▪ *CAVE:* Elektrotherapie nicht empfehlenswert, da wirkungslos; evtl. sogar Begünstigung der Fehlinnervation mit Entwicklung von Synkinesien
	▪ **bei starken Synkinesien** evtl. Botulinum-Toxin

Verlauf	beginnende Remission in 4–6 Wochen (85%), Defektheilungen (10–15%), Rezidive selten (<5%)

2.21.0.12 Spasmus hemifacialis (Hemispasmus facialis) (ICD-10: G51.3)

Ätiologie	▪ **Kompression des N. facialis proximal in unmittelbarer Nähe des Hirnstamms:**
	  ▪ durch Arterie oder Vene: 90%
	    ▸ A. cerebelli posterior inferior (PICA): 40%
	    ▸ A. cerebelli anterior inferior (AICA): 20%
	  ▪ durch AV-Malformation, Aneurysma, Arachnoidalcyste oder Tumor (Akustikusneurinom, Lipom, Hirnstammgliom) 2–5%
	▪ **Multiple Sklerose** (selten)

Pathophysiologie	chronische Nervenkompression → ephaptische Erregungsausbreitung; möglicherweise zusätzliche sekundäre Veränderungen im Kern des N. facialis mit nukleärer Hyperexzitabilität
Disponierende Faktoren	M : F = 1 : 2, mittleres Lebensalter
Klinisches Bild	einschießende, tonische und synchrone Verkrampfungen der facialisversorgten Muskulatur einer Gesichtsseite; Beginn im M. orbicularis oculi (DD einseitig beginnender Blepharospasmus); im fortgeschrittenen Stadium Platysma immer mitbeteiligt; i. d. R. keine Facialisparese, selten diskretes Signe de cils
Zusatzdiagnostik	▪ **Facialisastneurographie:** pathognomonischer Befund mit Nachweis von sogenannten indirekten (ephaptischen) Reizantworten bei Reizung des Ramus temporalis bzw. Ramus mandibularis des N. facialis und Ableitung vom M. mentalis bzw. M.orbicularis oculi ▪ **EMG:** spontane, in mehreren Muskeln synchrone Bursts ableitbar

	■ **MRT oder CT mit/ohne Kontrastmittel** immer indiziert zum Ausschluß einer Raumforderung oder arteriovenösen Malformation
Therapie	■ **Botulinum-Toxin:** Therapie der 1. Wahl; risikoarm, guter Therapieerfolg in über 80 % der Fälle; ephaptische Reizantwort im erfolgreich injizierten M. orbicularis oculi meist nicht mehr nachweisbar [240]; Injektionen sind üblicherweise alle 16–20 Wochen erforderlich
	■ **vaskuläre Dekompression des N. facialis (Jannetta-Operation):** ausgedehnter operativer Eingriff
	▪ *Indikation:* Vorliegen einer deutlichen axonalen Schädigung und angiographischer (evtl. MR-angiographischer) Nachweis einer Gefäßschlinge
	▪ *Komplikationen:* irreversible Schädigung des N. vestibulocochlearis, Facialisparese; Rezidive möglich
	■ **Carbamazepin:** initial wirksam; einschleichende Dosierung 600–1200 mg/Tag; i. d. R. rascher Wirkungsverlust

2.21.0.13 Faziale Myokymie (ICD-10: G51.4)

Ursächliche Erkrankungen	multiple Sklerose, Hirnstammtumoren, Polyradiculitis cranialis
Pathophysiologie	Entstehung durch chronische Schädigung im gesamten Verlauf des Neurons möglich (→ S. 19)
Klinisches Bild	wogende, wurmartige Bewegungen der fazialen Muskulatur einer Gesichtsseite, im Schlaf persistierend
Zusatzdiagnostik	■ **EMG:** typischer Befund mit repetitiven und gruppierten Entladungen (Doublets, Multiplets), im Unterschied zum Spasmus hemifacialis keine EMG-Synchronisation in unterschiedlichen Muskeln
Therapie	meist nicht erforderlich, evtl. Versuch mit Carbamazepin

2.21.0.14 N. vestibulocochlearis-Läsion (VIII) (ICD-10: H93.3)

Anatomie	■ **N. cochlearis:** Cortisches Organ → Ganglion spirale → Meatus acusticus internus und Kleinhirnbrückenwinkel → Medulla oblongata → Nuclei cochleares → überwiegend gekreuzte Projektion im Lemniscus lateralis zum Corpus geniculatum laterale, im Nebenschluß auch zum Colliculus inferior → Hörstrahlung im hinteren Schenkel der Capsula interna → Gyri temporales transversi (Area 41 im oberen Temporallappen); wegen der bilateralen weitverzeigten Projektion führen Läsionen der Hörbahn oberhalb der Hörkerne selten zu klinisch relevanten Hörstörungen
	■ **N. vestibularis:** Bogengangs- und Otolithenapparat → Meatus acusticus internus → Hirnstammeintritt seitlich in die caudale Brücke → Vestibulariskernkomplex → Umschaltung auf:
	▪ vestibulo-spinale Projektionen zu Motoneuronen und Interneuronen im Rückenmark (reflexhafte Gleichgewichtsregulation)
	▪ vestibulo-oculomotorische Projektionen auf die Augenmuskelkerne (vestibulo-oculomotorischer Reflex, VOR) und zum Flocculus (Unterdrückung des VOR)
	▪ vestibulo-thalamo-corticale Projektionen zum Hinterrand der Körperfühlsphäre im Parietallappen und evtl. zum Temporallappen (Wahrnehmung und Kontrolle der Eigenbewegung)
Ursächliche Erkrankungen	■ **Hörstörungen:**
	▪ *Hörminderung:* Virusinfektion (Mumps, Varicella zoster), vaskuläre Ursachen (A. labyrinthi, A. auditiva), Trauma (Baro-, Schädeltrauma mit Ruptur des ovalen oder runden Fensters, Pyramidenquerfraktur), MS (S. 113), Tumoren der Schädelbasis, Akustikusneurinom (beginnend mit Tinnitus), Ostitis deformans Paget, Glomus-jugulare Tumor (Tinnitus, pulssynchrones Geräusch), Stoffwechselerkrankungen (Morbus Refsum, Morbus Niemann-Pick (S. 215)), Friedreich-Ataxie (S. 159), basale Meningitis, Lues (S. 100), Cogan-Syndrom (Vaskulitis mit Insulten, Krampfanfällen, Neuropathie, progrediente Gehörstörung), toxisch (Aminoglykoside)
	▪ *Tinnitus:* regelmäßiges, ständig vorhandenes Geräusch (Pfeifen, Rauschen etc.), evtl. idiopathisch im Alter, bei erhöhtem intrakraniellem Druck, Kleinhirnbrückenwinkeltumor, Morbus Menière
	▪ *pulssynchrones Geräusch:* AV-Angiom, Sinus cavernosus Fistel, Glomustumor, ohrnahe arterielle Stenose
	■ **Gleichgewichtsstörungen:** → S. 27
Untersuchung	■ **cochleärer Anteil:**
	▪ Prüfung auf grobe Hörstörungen (Fingerreiben, Uhrticken)
	▪ *Weber-Versuch:* binauraler Vergleich der Knochenleitung mit 440 Hz Stimmgabel; angeschlagene Stimmgabel auf Schädelmitte aufsetzen, deutliche „Lateralisierung" des Tons nach rechts oder links ist pathologisch
	▸ Mittelohrschädigung: → im kranken Ohr lauter wahrgenommen
	▸ Innenohrschädigung: → im kranken Ohr leiser wahrgenommen

- *Rinne-Versuch:* monauraler Vergleich von Luft- und Knochenleitung; Aufsetzen der Stimmgabel auf das Mastoid, bis der Knochenschall abgeklungen ist, danach sofort vor das Ohr halten
    - Normalhörigkeit und Innenohrschädigung: der Ton wird über die (bessere) Luftleitung noch ca. 30 s gehört („Rinne positiv")
    - Mittelohrschädigung: der Ton wird vor dem Ohr kürzer oder gar nicht mehr gehört („Rinne negativ", Knochenleitung besser als Luftleitung)
- **vestibulärer Anteil:** Blickstabilisierung, Gleichgewichtsregulation und Wahrnehmung der Eigenbewegung werden bei der Routineuntersuchung bei Prüfung der Augenmotilität (Nystagmus, s. o.), und bei den Koordinationsprüfungen (Romberg-Versuch; Unterberger-Tretversuch, Barany-Zeigeversuch) erfaßt

Zusatzdiagnostik

- HNO-Untersuchung, Ton-Audiogramm, akustisch evozierte Hirnstammpotentiale (AEHP)
- **Lagerungsprobe** nach Hallpike (Seitenlagerung des Patienten, Kopf um 45° nach oben gedreht; stellt den posterioren Bogengang senkrecht; zum Nachweis eines benignen paroxysmalen Lagerungsnystagmus (S. 26))
- **Elektronystagmogramm:** Nachweis von Spontannystagmus, Testung des vestibulo-oculären Reflexes, kalorische Testung des gleichseitigen Labyrinths, Hinweise auf Hirnstammläsion durch Blickfolge-, Sakkaden- und Blickhaltefunktionsuntersuchungen
- **Dopplersonographie:** Nachweis von Stenosen im vertebrobasilären Stromgebiet
- **MRT Schädel/Hirnstamm:** Nachweis von Ischämien, Tumoren (z. B. im Kleinhirnbrückenwinkel)

2.21.0.15 N. glossopharyngeus-Läsion (IX) (ICD-10: G52.1)

Anatomie

- **Allgemeines:** N. glossopharyngeus, N. intermedius, N. vagus und kranialer Anteil des N. accessorius werden auch als vagales System bezeichnet: gemischte Nerven, die den Nucleus ambiguus (motorisches Kerngebiet) und solitarius gemeinsam haben
- **Austritt** der Nn. IX und X zusammen mit der Vena jugularis und dem N. XI durch das Foramen jugulare
- **motorische und sensible Innervation** der Schlundschnürer im oberen Abschnitt
- zusätzlich Geschmacksfasern vom Zungengrund, sensible Fasern vom Mittelohr und visceral-afferente Fasern vom Glomus caroticum

Ursächliche Erkrankungen

Schädelbasisfraktur, Sinus-sigmoideus-Thrombose, Tumoren der hinteren Schädelgrube, Aneurysmen der A. vertebralis und basilaris (S. 64), Meningitis, craniale Neuropathien, Bulbärparalyse (S. 281), Syringobulbie (S. 190), postoperativ (Carotis-Operation, Neck dissection, Tonsillektomie)

Klinisches Bild

Verlust der Geschmacksempfindung (Ageusie) im hinteren Zungendrittel; Fehlen des Würgreflexes; Anästhesie und Analgesie im oberen Anteil des Pharynx, im Tonsillenbereich und am Zungengrund; leichte Dysphagie; Herabhängen des Gaumensegels auf der gelähmten Seite

Untersuchung

Inspektion von Gaumensegel und Rachenhinterwand im entspannten Zustand und bei Innervation, Phonation („A") → evtl. Verschiebung der Rachenhinterwand zur gesunden Seite (Kulissenphänomen), fehlende Hebung des Gaumensegels auf der paretischen Seite; Prüfung der Sensibilität des Gaumens und der Rachenhinterwand

2.21.0.16 N. vagus-Läsion (X) (ICD-10: G52.2)

Anatomie

- **Kerne:** Nucleus ambiguus (motorisches Kerngebiet) et solitarius (gemeinsam mit N. IX und cranialem Anteil des N. XI)
- **Austritt** der Nn. IX und X zusammen mit der Vena jugularis und dem N. XI durch das Foramen jugulare
- **motorische Innervation** der Schlundschnürer im mittleren und unteren Abschnitt und der Kehlkopfmuskeln
- **sensible Innervation** der Ohrmuschel und der Hinterwand des äußeren Gehörgangs
- **vegetative Innervation** von Brust- und Baucheingeweiden

Ursächliche Erkrankungen

- **intrakraniell:** Tumoren, Blutung, Thrombose, MS, Lues, ALS, Syringobulbie, Meningitis, Aneurysma, Schädelbasisfraktur bis ins Foramen jugulare (Läsion von N.IX, X, XI = Siebenmann-Syndrom = Foramen-jugulare-Syndrom)
- **peripher:** Neuritiden (Alkohol, Diphtherie, Blei, Arsen), Tumor, Trauma, Aortenaneurysma, Tapia-Syndrom (Läsion von N. IX, X, XII durch extrakranielles Aneurysma der A. carotis), Schilddrüsen-Operation

Klinisches Bild

Sprech- und Schluckstörung, näselnde Sprache durch Gaumensegelparese, heisere Stimme bei Recurrensparese, Dyspnoe bei beidseitiger Recurrensparese, Tachykardie und Arrhythmie

Untersuchung	wie bei N. glossopharyngeus
Zusatz- diagnostik	▪ **HNO-Abklärung:** Nachweis einer Recurrens-Parese, den Schluckakt behindernde Raumforderung ▪ **elektrophysiologische Hirnstammdiagnostik:** Nachweis kleiner zentraler Störungen ▪ **Schädel-MRT:** Nachweis von Raumforderungen oder Ischämien im Hirnstammbereich ▪ **Virusserologie, Liquoruntersuchung** (S. 389): Nachweis entzündlicher Prozesse ▪ **internistische Abklärung** bei einseitiger Recurrensparese (mediastinale/bronchiale Tumoren, Aortenbogenaneurysma etc.)
Therapie	▪ **Behandlung der Grundkrankheit** ▪ **bei Recurrenslähmung:** Stimmschulung ▪ **bei beidseitiger Recurrenslähmung:** oft Tracheotomie ▪ **Schlucktraining (Logopädie)**
Prognose	bei einseitiger Recurrenslähmung Normalisierung des Sprechens innerhalb von Wochen; beidseitige komplette Vagusläsion führt rasch zum Tod (Asphyxie durch komplette Larynxparalyse, kardiopulmonale Komplikationen)

2.21.0.17 N. accessorius-Parese (XI) (ICD-10: G52.8)

Anatomie	▪ **Radices spinales:** Motoneurone C2-C5 → Schädeleintritt via Foramen occipitale magnum → Wiederaustritt via Foramen jugulare → M. sternocleidomastoideus und obere Anteile des M. trapezius ▪ **Radices craniales:** Vereinigung mit dem Vagus (funktionelle Einheit)
Ursächliche Erkrankungen	▪ **intracranielle Läsionen:** Polyneuritis cranialis, progressive Bulbärparalyse (S. 162) ▪ **Läsion an der Schädelbasis:** Tumoren, Übergangsanomalien, Frakturen in das Foramen jugulare (Siebenmann-Syndrom: Läsion der Hirnnerven IX bis XI) bzw. der occipitalen Condylen, Schädelbasistumoren, Anomalien des craniocervicalen Übergangs ▪ **Läsion am Hals:** Lymphknotenbiopsien (oft nach Abgang des Astes zum M. sternocleidomastoideus), Traumen
Klinisches Bild	Schultertiefstand, Schaukelstellung der Scapula, eingeschränkte Kopfdrehung (vor allem im Liegen), Schulterschmerzen und Bewegungseinschränkung (sekundär ggf. Periarthropathia humeroscapularis)
Untersuchung	▪ **M. trapezius:** Hochziehen beider Schultern gegen Widerstand ▪ **M. sternocleidomastoideus:** Kopfdrehung gegen Widerstand, Palpation des Muskels der Gegenseite
Zusatz- diagnostik	▪ **EMG** (S. 369): Denervierungszeichen, neurogener Umbau
Therapie	Krankengymnastik, Neurolyse

2.21.0.18 N. hypoglossus-Parese (XII) (ICD-10: G52.3)

Anatomie	Motoneurone im Nucleus hypoglossus der Medulla oblongata → Hirnstammaustritt zwischen unterer Olive und Pyramide → Schädelaustritt via Canalis hypoglossi → Zungen- und Unterzungenbeinmuskeln
Ursächliche Erkrankungen	▪ **nukleär:** progressive Bulbärparalyse, Syringobulbie, Poliomyelitis, vaskuläre Störungen ▪ **peripher:** Schädelbasisfraktur, Aneurysma, Carotis-Operation, Tumor, toxische Substanzen (Blei, Alkohol, Arsen, CO)
Klinisches Bild	▪ **einseitige nukleäre oder periphere Läsion:** Abweichen der Zunge zur kranken Seite hin (Schub der intakten Muskeln), evtl. leicht dysarthrische Sprechstörung, Atrophien und Faszikulationen; Schlucken weitgehend erhalten ▪ **einseitige supranukleäre Läsion:** Parese geringer (zusätzliche ipsilaterale kortikale Repräsentation), keine Atrophien oder Faszikulationen ▪ **beidseitige Läsion:** Sprechen und Schlucken deutlich gestört (sowohl bei peripherer als auch bei nukleärer Läsion)
Untersuchung	Inspektion der Zunge in der Mundhöhle, Beobachtung von Atrophien (Fältelungen) oder Faszikulationen; Zunge gerade herausstrecken, nach links und rechts bewegen lassen
Zusatz- diagnostik	▪ **EMG:** Denervierungszeichen ▪ **Schädel-CT/MRT:** Ausschluß einer Raumforderung (Parenchym, Schädelbasis), Nachweis ischämischer Läsionen
Therapie	bei einseitiger Läsion keine Therapie nötig, bei beidseitiger Läsion ggf. Magensonde

2.21.0.19 Bulbärparalyse (ICD-10: G52.7)

Ursächliche Läsion(en)
bilaterale Läsion der motorischen Hirnnervenkerne V, VII, IX, X, XII; als progressive Bulbärparalyse (→ S. 162; bulbäre Verlaufsform der amyotrophen Lateralsklerose) oder vaskulär bedingt (mikroangiopathisch; dann oft mit Zeichen der Pseudobulbärparalyse (S. 35) assoziiert)

Symptome
Schluckstörungen (Neigung zum Verschlucken → Gefahr der Aspiration), Dysarthrie („bulbäre Sprache": schleppend, „schwere Zunge"), Kaustörungen; Zwangsweinen/Zwangslachen

Untersuchung
Atrophie und evtl. Faszikulieren der Zungenmuskulatur, eingeschränkte oder aufgehobene Beweglichkeit des Gaumensegels, Masseterreflex nicht auslösbar

2.21.0.20 Schädelbasis-Syndrome (ICD-10: G52.8)

Syndrom	einseitige Hirnnervenausfälle	sonstige Ausfälle
Foster Kennedy-Syndrom	II	ipsilaterale Atrophie, kontralaterale Stauungspapille
mediales Keilbeinflügelsyndrom	I	+ Exophthalmus + Tractus-Hemianopsie
laterales Keilbeinflügelsyndrom	II, III, IV, V1, VI	+ Exophthalmus
Klivuskantensyndrom	III	+ Tractus-Hemianopsie + ipsi- oder kontralaterale Hemiparese
Fissura orbitalis superior-Syndrom	III, IV, V1, VI	
Sinus-cavernosus-Syndrom	III, IV, V1, VI	+ Exophthalmus
Gradenigo-Syndrom (Felsenbeinspitzen-Syndrom)	VI, V1(2,3), VIII, (III,IV; VII)	
Kleinhirnbrückenwinkel-Syndrom	VIII, V1/2, VII, VI	(+ Hemiataxie)
Siebenmann-Syndrom (Foramen-jugulare-Syndrom)	IX, X, XI	
Collet-Siccard-Syndrom	IX – XII	
Villaret-Syndrom	IX – XII	+ Horner-Syndrom
Garcin-Syndrom	V – XII[1]	

[1] von verschiedenen Autoren uneinheitlich angegeben

2.22 Myopathien und neuromuskuläre Erkrankungen (ICD-10: G70-G73)

F. X. Glocker und C. Seifert

2.22.0.1 Allgemeines

Die in diesem Kapitel dargestellten Erkrankungen sind hinsichtlich Ätiologie und klinischem Erscheinungsbild sehr heterogen. Sie umfassen eine Vielzahl überwiegend hereditärer Krankheitsprozesse der Skelettmuskulatur. Neben hereditären gibt es erworbene Myopathien wie metabolische, endokrine oder entzündliche Muskelerkrankungen. Gemeinsam ist den Erkrankungen eine mehr oder weniger im Vordergrund stehende Muskelschwäche und Muskelhypotonie mit, je nach Krankheitsbild, primär unterschiedlicher Betroffenheit bestimmter Muskelgruppen (proximal, distal). Erkrankungen der motorischen Endplatte betreffen die Schaltstellen zwischen peripherem Nerv und Muskelfaser und haben ihre eigene klinische Symptomatik einer primär neurogenen oder rein muskulären Erkrankung.

Klinisches Bild im typischen Fall
- **Muskelschwäche**, meist proximal betont (Gegensatz zu Neuropathien, die sich eher distal manifestieren), oft symmetrisch, Facies myopathica
- **Muskeleigenreflexe** können normal, abgeschwächt oder bei hochgradiger Parese auch fehlend sein

Graduierung der Paresen
- keine sensiblen Defizite
- meist chronischer Verlauf

MRC-Skala (→ S. 427)

Differentialdiagnose nach Verteilungstypen
- **generalisiert:** verschiedene kongenitale Myopathien mit Strukturanomalien
- **Gliedergürtel / proximale Extremitäten:** Duchenne-Muskeldystrophie (DMD), Becker-Muskeldystrophie (BMD), Gliedergürtel-Dystrophie (Beginn im Beckengürtel), fazio-scapulo-humerale Dystrophie (Beginn im Schultergürtel), Central-core-Erkrankung, Steroidmyopathie, hypothyreote Myopathie, chronische thyreotoxische Myopathie, Myopathie bei Hyperparathyreoidismus, Polymyositis, Dermatomyositis, Einschlußkörperchen-Myositis, Polymyalgia rheumatica, metabolische Myopathien (Glykogenosen, Carnitinmangel), alkoholische Myopathie, Vitamin D-Mangel, mitochondriale Myopathie (Beckengürtel)
- **distale Extremitäten:** myotone Dystrophie Curschmann-Steinert, Einschlußkörperchen-Myositis, seltene distale Formen der Muskeldystrophie (→ S. 284)
- **scapulo-peroneale Muskulatur:** fazio-scapulo-humerale Muskeldystrophie, scapulo-peroneale Muskeldystrophie (selten), Gliedergürtel-Dystrophie, Nemaline-Myopathie, Central-core-Erkrankung
- **Kopf- und Halsbereich:**

	Augen-Mm.	Schlund-Mm.	Kau-Mm.	Nacken-Mm.	Extremitäten-Mm.
Polymyositis	–	+	+	++	++
Augenmuskel-Myositis	++	–	–	–	–
oculo-pharyngeale Dystrophie	+	+	–	–	+
oculäre Myasthenie	++	–	–	–	–
Lambert-Eaton-Syndrom	(+)	(+)	(+)	(+)	++
Kearns-Sayre-Syndrom	++	+	–	+	(+)
Trichinose	+	+	+	–	+
centronukleäre Myopathie	+	+	+	+	+
Nemaline-Myopathie	–	+	–	–	++

- **Zwerchfell:** Glykogenose Typ II (→ S. 290)

Differentialdiagnose nach sonstigen klinischen Merkmalen
- **Asymmetrie:** typisch für die Frühphase der fazio-scapulo-humeralen Dystrophie, selten bei Myositiden
- **Hypertrophie / Pseudohypertrophie:** Duchenne- und Becker-Typ der Muskeldystrophie (Wade, Deltoideus, Zunge), Gliedergürtel-Dystrophie, fazio-scapulo-humerale Dystrophie; hypothyreote Myopathie, Zystizerkose (Oberschenkel, Waden), Trichinose, Akromegalie (generalisiert), Glykogenose Typ II (Waden)
  - bei Mitbeteiligung des M. orbicularis oris findet sich eine sog. „Tapirschnauze"
- **Schmerzen / Crampi:** proximale myotone Myopathie, akute alkoholische Myopathie, hypothyreote Myopathie, Polymyositis (nur bei 15%), Kollagenosen, Polymyalgia rheumatica, Fibromyalgie-Syndrom, Myoadenylat-Deaminase-Mangel, Xanthinoxidase-Mangel (hereditär, Harnsäurespiegel erniedrigt, Xanthin-Werte erhöht), Glykogenosetyp V (McArdle) und VII (Tarui), Carnitin-Palmityl-Transferase-Mangel, Trichinose
  - *nicht-myopathische Ursachen:* zahlreiche Erkrankungen des peripheren Nervensystems (Vorderhornerkrankungen, Polyneuropathien), Medikamenten-induziert (z. B. Betablocker, Ca^{++}-Antagonisten, Antiarrhythmika), Crampi nach körperlicher Anstrengung, idiopathische Crampi
- **Cardiomyopathie (CMP):** Duchenne (dilatative CMP), Becker-Kiener (klinisch meist stumm), Emery-Dreifuss (obligate CMP, Reizleitungsstörungen), Gliedergürtel-Dystrophie (selten), centronukleäre Myopathie (bei x-chromosomal-rezessiver Form), myotone Dystrophie Curschmann-Steinert (selten, häufiger Reizleitungsstörungen), Carnitin-Mangel, mitochondriale Myopathien, Glykogenosetyp II (Pompe), Nemaline-Myopathie

Differential-
diagnose nach
Laborwerten/
Zusatzunter-
suchungen

- **Creatinkinase (CK):**
  - *deutlich erhöht bei:* Rhabdomyolyse, akuten Myositiden, einzelnen Formen der progressiven Muskeldystrophie (Typ Duchenne, Typ Becker-Kiener), hypothyreoter Myopathie
  - *normal oder nur gering erhöht bei:* fazio-scapulo-humeraler und oculo-pharyngealer Dystrophie, mitochondrialen Myopathien, kongenitalen Myopathien mit Strukturanomalien, allen myotonen Erkrankungen, Einschlußkörperchenmyositis, chronischer thyreotoxischer Myopathie, Steroidmyopathie, chronischer Poly-/ Dermatomyositis
  - *kann leicht erhöht sein bei:* neurogenen Erkrankungen (z. B. verschiedene Formen der spinalen Muskelatrophie)
- **Myoglobinurie bei:** toxischen Myopathien (Alkohol, CO, Barbiturate), akuter Polymyositis, metabolischen Myopathien (Glykogenose-Typ V und VII, hypokaliämische periodische Lähmung, Carnitin-Palmityl-Transferase-Mangel), idiopathischer Myoglobinurie, maligner Hyperthermie, aber auch nach Krampfanfall, Trauma, Ischämie, Infektionen, Muskelüberbelastung
- **EKG-Veränderungen** als Folge der Cardiomyopathie (s. o.), ferner bei Polymyositis
- **pathologischer Ischämie-Test bei:** mitochondrialen Myopathien, Glykogenose Typ V, Typ VII und fakultativ Typ III, Myoadenylat-Deaminase-Mangel, alkoholischer Myopathie; gelegentlich auch bei Myasthenia gravis, Polymyositis und Muskeldystrophien

Differential-
diagnose nach
Elektromyo-
gramm (S. 369)

- **Allgemeines:** häufig kann das Elektromyogramm den klinischen Verdacht einer Myopathie stützen (ohne jedoch spezifisch zu sein) durch den Nachweis
  - *kleiner polyphasischer Potentiale*
  - *einer pathologischen Rekrutierung:* dichtes Interferenzmuster bereits bei mäßiger Willkürinnervation („vorzeitige Interferenz")
  - *einer myopathische Verteilung der Punkteschar* bei der quantitativen Interferenzmusteranalyse
- **pathologische Spontanaktivität in Form von Fibrillationspotentialen, positiven scharfen Wellen bei:** Poly-/Dermatomyositis, Einschlußkörperchen-Myositis, progressiver Muskeldystrophie, myotoner Dystrophie Curschmann-Steinert, proximaler myotoner Myopathie, Critical-illness-Myopathie-Neuropathie, nach therapeutischer Botulinumtoxin-Injektion
- **myotone Entladungen im EMG** bei allen Formen der Myotonie, evtl. bei Glykogenose Typ II, periodischen Lähmungen

Zusatz-
diagnostik

- **Basisdiagnostik**
  - *Elektromyographie:* grundsätzlich sollten hauptbetroffene Muskeln *einer Körperseite* ausgewählt werden, um ggf. die Biopsie auf der korrespondierenden Gegenseite durchzuführen; myographierte Muskeln frühestens nach 6 Wochen biopsieren
  - *Elektroneurographie* (S. 372) mit repetitiver Stimulation (Dekrement bei Myasthenie (S. 298), Inkrement bei Lambert-Eaton-Syndrom (S. 123))
  - *EKG*
  - *Labor:*
    - Serum: BB, BSG, CK, LDH, Aldolase, SGOT, SGPT, TSH, Natrium, Kalium, Calzium, Phosphat, Vitamin D
    - Urin: Myoglobin, Glucose, Phosphat
  - *Ischämie-Test* (LAER-(lactate-ammonia-exercise ratio) Test) bei metabolischen Myopathien (Glykogenosen, Myoadenylat-Deaminase-Mangel)
    - Blutdruckmanschette am Oberarm anlegen, Butterfly legen, Basiswert Lactat und Ammoniak abnehmen
    - Manschette bis zum doppelten systolischen Blutdruck aufpumpen und für 1 Minute rhythmischen Faustschluß (ca. 1/Sekunde) mit maximaler Kraft ausführen
    - Druck ablassen; Blutabnahme nach 1, 3, 5, 10, 20 Minuten
    - Abnahme:
      - Lactat: mit Na-Fluorid beschichtete Röhrchen; Transport sofort, gekühlt
      - Ammoniak: EDTA-Röhrchen (wie Blutbild); Transport sofort, gekühlt
    - Ergebnis:
      - Normwerte: Lactat: 0.5 – 2.2 mmol/l, Ammoniak 11 – 35 µmol/l
      - normaler Lactat-Anstieg um > 100%, Ammoniak-Anstieg um mehr als 0.7% des Lactatanstiegs (bezogen auf beide Meßwerte in mmol/l)

▶ fehlender Lactat-Anstieg bei Glykogenosen (Typ III, V, VII); fehlender Ammoniak-Anstieg bei Myoadenylat-Deaminase-Mangel; fehlender Anstieg von Lactat und Ammoniak: geringe Mitarbeit, Parese
- *Ergometer-Test* bei V. a. mitochondriale Myopathie:
  ▶ Abnahme Basiswert Lactat
  ▶ Ergometerbelastung für 10 – 15 Minuten, die so gewählt wird, daß die Pulsfrequenz sich auf ca. 150/Minute einstellt
  ▶ Abnahme von Lactat-Spiegel nach 3, 5, 10, (15) Minuten während und 5, 15, 30 Minuten nach der Belastung
  ▶ pathologisch: abnorm hoher oder verfrühter Lactat-Anstieg (fehlender Anstieg = kein Ausschluß!)
- *evtl. Muskel-Szintigraphie* mit Pyrophosphat [841] bei V. a. entzündliche Muskelerkrankungen
- *Muskelbiopsie:* sorgfältige Auswahl des zu biopsierenden Muskels (evtl. nach vorausgegangener MRT- oder Ultraschalluntersuchung), z. B. M. biceps brachii (M. deltoideus ist bei Dystrophien oft ausgespart!), Quadrizeps-Muskeln
  ▶ Indikation: zwingender klinischer Verdacht, pathologisches EMG und/oder CK-Erhöhung

■ **weitere gezielte Zusatzdiagnostik:**
- *Polymyositis (→ S. 295):* Elektrophorese, Rheumafaktoren (RF), ANA, Malignomabklärung
- *Myositis bei Borreliose (→ S. 98):* Borrelienserologie, Liquor
- *periodische Lähmungen:* Kalium, Schilddrüsenfunktionstests
- *Glykogenose Typ III (debranching enzyme deficiency, Morbus Forbes):* oraler Glucosetoleranztest
- *Myasthenia gravis (→ S. 298):* ACh-Rezeptoren-Antikörper, Anti-DNA, ANA, Schilddrüsen-Antikörper, Schilddrüsenfunktionstests
- *myotone Dystrophie (→ S. 286):* Schilddrüsenfunktionstests, 17-Ketosteroide im Urin
- *mitochondriale Myopathien (→ S. 207):* Nüchternlactat und Ergometer-Test, Cholesterin, Magnesium (erniedrigt), Folsäure, Gonadotropine, Liquor (Eiweißerhöhung)

Selbsthilfegruppe

Deutsche Gesellschaft für Muskelkranke e. V., Im Moos 4, 79112 Freiburg, Tel.: 07665/9447 – 0, Fax: 07665/9447 – 20

2.22.1 Muskeldystrophien (ICD-10: G71.0, G71.1)

2.22.1.1 Allgemeines

Übersicht

Typ	Befall	Beginn der Symptomatik
x-chromosomal rezessiv erbliche Muskeldystrophien		
Typ Duchenne (maligne Form) Chromosom Xp21	Beckengürtel → Rumpfmuskulatur → Schultergürtel → distale Muskulatur	3. – 4. Lebensjahr
Typ Becker-Kiener (benigne Form) Chromosom Xp21	qualitativ wie bei Duchenne-Dystrophie, aber milder	5. – 20. Lebensjahr
Typ Emery-Dreifuss STA-Gen, Chromosom Xp28	Oberarmmuskeln und Fußheber → Rückenmuskulatur; frühzeitig Kontrakturen (Ellenbogen, Wade, Nacken), obligate Cardiomyopathie	5. – 10. Lebensjahr
autosomal dominant erbliche Muskeldystrophien		
fazio-scapulo-humerale und fazio-scapulo-peroneale Muskeldystrophie	Gesicht, Schultergürtel (außer Mm. deltoidei) → Oberarm und Fußheber → Rumpf und Oberschenkel	2. – 3. Dekade
oculopharyngeale Muskeldystrophie	Lidheber oder Schlundmuskulatur → äußere Augenmuskeln → Fußheber	5. – 6. Dekade
autosomal rezessiv erbliche Gliedergürteldystrophien (derzeit mehrere Genloci bekannt, routinemäßige Gendiagnostik jedoch nicht verfügbar)		
„severe childhood autosomal recessive muscular dystrophy" (SCARMD) [511][b]	Beckengürtel → Schultergürtel, Bauchwand, Nackenmuskeln; phänotypisch von Duchenne-Dystrophie meist nicht unterscheidbar	3. – 12. Lebensjahr

Typ	Befall	Beginn der Symptomatik
autosomal rezessive Gliedergürteldystrophie des Kindesalters	Beckengürtel → Schultergürtel	5.–16. Lebensjahr
pelvifemorale Gliedergürteldystrophie (v. Leyden-Möbius)	Beckengürtel → Schultergürtel	2.–6. Dekade
scapulohumerale Gliedergürteldystrophie = rezessive Form der fazioscapulohumeralen Dystrophie (Erb)	wie fazioscapulohumerale Dystrophie	2.–3. Dekade
autosomal rezessiv erbliche kongenitale Muskeldystrophien		
Typ I (Batten-Turner)	proximal betont oder generalisiert	praenatal
Typ II (Fukuyama)	generalisiert mit Gesichtsbeteiligung, Kontrakturen, mentale Retardierung und Epilepsie	praenatal
Typ III (rigid-spine)	Rumpf, Schultergürtel, Kontrakturen (DD Emery-Dreifuss)	1. Dekade
distale Myopathien		
infantile distale Myopathie (Magee und DeJong) (AD[a])	Fußheber → Hände	2. Lebensjahr
Myopathia distalis juvenilis hereditaria (Biemond) (AD[a])	Fußheber → übrige distale Muskulatur	5.–15. Lebensjahr
Muskeldystrophie Typ Myoshi (AR[a]) Chromosom 2p13-p14	Mm. gastrocnemii	frühes Erwachsenenalter
frühmanifeste Form Typ Markesbery (AR, S[a])	Unterschenkel, Füße → Hände → proximale Muskeln	frühes Erwachsenenalter
sporadische distale Myopathie (Miller)	Beine (distal) → Arme	frühes Erwachsenenalter
distale Myopathie mit „rimmed vacuoles" (Mizusawa) (AR ?[a])	Fuß- und Zehenheber → übrige distale Muskulatur	2.–5. Dekade
Myopathia distalis tarda hereditaria (Welander) (AD[a])	Hände → Unterarme → Unterschenkel	3.–6. Dekade
spätmanifeste Form Typ Markesbery (AD[a])	Unterschenkel → Hände → Handstrecker (→ proximale Muskeln, Rumpfmuskeln)	5.–6. Dekade

[a] Erbgang: AD = autosomal dominant, AR = autosomal rezessiv, XR = x-chromosomal rezessiv, S = sporadisch
[b] wohl überwiegend den Sarkoglykanopathien (s. u.) zuzuordnen

Zusatzdiagnostik

- **Elektromyographie/Elektroneurographie und Laboruntersuchungen:** s. o. unter Basisdiagnostik
- **Sonographie:** erhöhte Echointensität, Darstellung von (normalerweise nicht sichtbaren) Muskelsepten
- **CT:** fleckförmige Hypodensitäten befallener Muskeln; Möglichkeit der Vermessung von Muskelquerschnitten
- **MRT:** in T1-gewichteten Bildern verstärkte Darstellung von Septen und Signalanhebung des Muskelgewebes
- **Biopsie:**
  - *myopathisches Gewebesyndrom:* Vermehrung des endo- und perimysialen Bindegewebes, abgerundete Fasern, erhöhte Kalibervariation der Fasern, basophile Fasern (bläulich in HE-Färbung) = Regenerationsvorgänge, Abräumreaktionen, Fasernekrosen
  - *Dystrophin:* bei Duchenne-Dystrophie fehlendes, bei Becker-Kiener vermindertes oder in seiner Molekülgröße verkleinertes Dystrophinmolekül
  - *Adhalin:* vermindert oder fehlend bei Severe childhood autosomal recessive muscular dystrophy (SCARMD)

2.22.1.2 Myotone Dystrophie (Curschmann-Steinert) (ICD-10: G71.1)

Epidemiologie Prävalenz 1 : 10000, zunehmend (häufigste dystrophische Myopathie bei Erwachsenen)

Genetik
- **Vererbungsmodus** autosomal-dominant mit unvollständiger Penetranz
- **CTG-Expansion** (> 50 bis 2000) im Myotonic dystrophy-Gen auf Chromosom 19q13.3; Schwere der Erkrankung korreliert mit der Länge der CTG-Expansion
- **Antizipation:** zunehmend schwerer Krankheitsverlauf bei nachfolgenden Generationen [88,334]

Klinisches Bild
- **Erkrankungsbeginn** im 20. – 25. Lebensjahr (eine kongenitale Form ist ebenfalls bekannt – Neugeborene erkrankter Mütter)
- **Muskelatrophien:** v. a. M. sternocleidomastoideus, Gesichtsmuskulatur (→ Facies myopathica), distale Extremitätenmuskulatur (Hand- und Fußmuskeln)
- **Myotonie:** generalisiert, unterschiedlich stark ausgeprägt, häufig klinisch wenig relevant
- **Störungen seitens der glatten Muskulatur:** Schluckbeschwerden, Gallenblasen-entleerungsstörungen, insuffiziente Uteruskontraktionen
- **kardiale Störungen:** Überleitungsstörungen, Cardiomyopathie
- **endokrine Störungen:** testikuläre Atrophie, abnorme Glucosetoleranz, Schilddrüsen-erkrankungen
- **Stirnglatze**
- **Veränderungen am Auge:** Katarakt, Netzhautdegenerationen, Hornhautläsionen
- **sonstige neurologische Störungen:** gelegentlich periphere Neuropathie, Persönlich-keitsstörungen, psychomotorische Verlangsamung, Intelligenzminderung

Zusatz-diagnostik
- **Elektromyogramm** (S. 369): kleine, polyphasische Potentiale, myotone Entladungen (Frequenz- und Amplitudenmodulation; „Sturzkampfbombergeräusch"), Fibrillations-potentiale, positive scharfe Wellen
- **Muskelbiopsie** (nur in Zweifelsfällen und zum Ausschluß anderer Myopathien): Typ-I-Faser-Atrophie, zentralständige Kerne, Ringbinden (zirkulär verlaufende Fasern), fokale Infiltrate
- **EKG:** Reizleitungsstörungen
- **Spaltlampenuntersuchung:** Katarakt
- **MR-Schädel:** evtl. Leukencephalopathie (Ursache nicht geklärt)
- **Hormonstatus**
- **Gendiagnostik:** Nachweis der CTG-Expansion

Diagnose-stellung klinisches Bild und EMG-Befund (myotone und myopathische Zeichen) und/oder DNA-Analyse

Differential-diagnose proximale myotone Myopathie (PROMM) (→ S. 286) [676,677]

Therapie
- **Paresen / Atrophien:** keine kausale Behandlung bekannt
- **myotone Beschwerden (selten therapiebedürftig):** Mexiletin (400 – 800 mg/Tag) oder Procainamid (4 × 0.25 – 0.50 g/Tag) oder Phenytoin (2 – 3 × 100 mg/Tag), wenn keine kardiologischen Kontraindikationen bestehen
- **bei Katarakt** operative Therapie

Prognose Lebenserwartung bei schweren Verläufen verkürzt durch kardiale und respiratorische Komplikationen

2.22.1.3 Proximale myotone Myopathie (PROMM) [676]

Allgemeines phänotypisch ähnliche Erkrankung wie myotone Dystrophie, jedoch ohne nachweisbare CTG-Expansion im Gentest auf Chromosom 19q13.3

Genetik autosomal dominant vererbt, Genlocus unbekannt

Klinisches Bild
- **Beginn** zu 80% zwischen dem 20. und 50. Lebensjahr, bei ca. 20% über 50 Jahre; Gesamt-Streubreite 12 – 82 Jahre; keine feste Reihenfolge der Symptome
- **muskuläre Symptome:** proximale Schwäche (70%; vereinzelt distaler Beginn), Muskelschmerzen (70%), klinische Zeichen der Myotonie (60%), Crampi (20%), kardiale Störungen (Reizleitungsstörungen, Cardiomyopathie) (15%)
- **sonstige Manifestationen:** Katarakt (60%), Aktionstremor (30%; oft einseitig, fluktuierend), Hodenatrophie (5%), Diabetes (5%)

Zusatz-diagnostik
- **EMG:** myotone Salven (80%), wie bei myotoner Dystrophie
- **MRT:** symmetrische Signalveränderungen im Marklager wie bei Leukencephalopathie, oft ohne klinisches Korrelat

	■ **Labor:** CK-Erhöhung (70 %), γ-GT-Erhöhung (60 %)
	■ **Muskelbiopsie:** leichtes myopathisches Gewebesyndrom, vereinzelt neurogene Veränderungen bis hin zu Fasertypengruppierung, selten Ringbinden
Diagnose-stellung	■ klinisches Bild *und* EMG oder Nachweis passender EMG-Veränderungen bei einem gleichfalls befallenen Familienmitglied
	■ Ausschluß einer myotonen Dystrophie (kein Nachweis einer CTG-Expansion auf dem Myotonic dystrophy-Gen)
Differential-diagnose	■ **andere Myopathien:** myotone Dystrophie (CTG-Repeats nachweisbar, mehr Atrophien, eher distal betont); Polymyositis
	■ **häufige Fehldiagnosen bei Vorliegen einer PROMM:** Polyarthritis, Alkoholismus (wegen γ-GT-Erhöhung), Bandscheibenvorfall (wegen Muskelschmerzen)
Therapie	keine kausal wirksame Therapie bekannt
Prognose	Verlauf benigner als bei myotoner Dystrophie

2.22.1.4 Muskeldystrophie Typ Duchenne (ICD-10: G71.0)

Epidemiologie	häufigste hereditäre Myopathie, 1 : 3300 bis 1 : 4500 männliche Geburten, davon 1/3 Neumutationen
Genetik	x-chromosomal-rezessiv vererbt (Chromosom Xp21); bei 1/3 positive Familienanamnese auf der maternalen Seite, 1/3 Spontanmutation in der Eizelle, 1/3 Mutation am x-Chromosom bei einem Vorfahren; Gendefekt führt zu Fehlen des kodierten Proteins Dystrophin, muskelbioptisch mit monoklonalem Antikörper nachweisbar (immunhistochemisch und im Westernblot)
Klinisches Bild	■ **Manifestation** im 3.–4. Lebensjahr
	■ proximal- und beckengürtelbetonte Paresen (bei erhaltenen Reflexen), im weiteren Verlauf Befall der Schulter- und Oberarmmuskulatur und zuletzt der distalen Muskulatur; Verlust der Gehfähigkeit im 8.–14. Lebensjahr; Cardiomyopathie
	■ **Pseudohypertrophie** der Waden, seltener auch M. deltoideus, M. quadriceps femoris, Kaumuskulatur, Zunge
	■ fakultativ nicht-progrediente Intelligenzminderung
Untersuchung	Trendelenburg-Hinken, Hyperlordose, Erheben aus der gebückten Haltung mit Hilfe der Arme durch Abstützen am eigenen Körper (Gowers-Zeichen)
Zusatz-diagnostik	■ **Labor:** CK-Erhöhung (auch zur Erfassung möglicher Konduktorinnen)
	■ **Muskelbiopsie:** immunhistochemisch mosaikartig verteilte Dystrophin-negative Fasern
	■ **DNA-Untersuchung:** auch zur Erfassung von Konduktorinnen bzw. zur pränatalen Diagnostik
Diagnose-stellung	x-chromosomal rezessive Vererbung, Beginn der Erkrankung im Bereich der Beckenmuskulatur, Gehunfähigkeit aller Erkrankten in der Familie < 16. LJ, sehr hohe CK-Werte, myopathisches EMG, muskelbioptischer Befund einer Dystrophie, immunhistologisch und im Westernblot fehlendes Dystrophin
Therapie	■ keine kausale Behandlungsmöglichkeit bekannt
	■ **supportiv:** Physiotherapie, orthopädische Operationen (Korrektur von Kontrakturen, Wirbelsäulenaufrichtung), nicht-invasive Heimbeatmung
	■ **Cortison-Therapie:** hochdosiert; Versuch gerechtfertigt, Weiterführung je nach Nebenwirkungen
Prognose	Mehrzahl der Patienten verstirbt in der 3. Lebensdekade (respiratorische Insuffizenz, Cardiomyopathie, Infekte); deutliche Verbesserung der Lebenserwartung und Lebensqualität mit Einführung der nicht-invasiven Heimbeatmung

2.22.1.5 Muskeldystrophie Typ Becker-Kiener (ICD-10: G71.0)

Epidemiologie	1 : 27000 männliche Geburten (8–10mal seltener als Typ Duchenne)
Genetik	x-chromosomal-rezessiv vererbt (Chromosom Xp21), gleicher Genort wie Muskeldystrophie Typ Duchenne; im Gegensatz dazu jedoch nur partieller Dystrophin-Mangel
Klinisches Bild	Befall der gleichen Muskeln wie bei MD Typ Duchennne, jedoch deutlich langsamerer Verlauf; Erkrankungsbeginn 5.–20. Lebensjahr, gelegentlich auch später, langsame Progredienz über Jahrzehnte, Gehunfähigkeit in 3.–4. Lebensdekade, gelegentlich deutlich später

Zusatzdiagnostik	wie MD Typ Duchenne: Dystrophin vermindert nachweisbar, mit geringerem Molekulargewicht als bei Gesunden
Therapie	supportiv; bei schwerer kardialer Beteiligung bei gehfähigen Patienten Herztransplantation erwägen
Prognose	Lebenserwartung herabgesetzt durch kardiale Mitbeteiligung und respiratorische Komplikationen, Tod durchschnittlich im 5.–6. Lebensjahrzehnt; Übergangsformen zur MD Typ Duchennne mit deutlich schlechterer Prognose ebenso wie sehr milde Verläufe kommen vor

2.22.1.6 Fazio-scapulo-humerale Form der Muskeldystrophie (ICD-10: G71.0)

Epidemiologie	Prävalenz 1 : 20 000 bis 1 : 100 000
Genetik	autosomal dominant (Chromosom 4q), selten sporadisch
Klinisches Bild	Beginn im 2.–3. Jahrzehnt; Beginn im Gesicht (u. U. Bell'sches Phänomen, Pfeifen behindert) und Schultergürtel, dabei M. deltoideus oft ausgespart
Zusatzdiagnostik	Biopsie: aktivierte Kerne, Faseruntergänge, anguläre Fasern (Einzelfaseratrophien) möglich
Diagnosestellung	typisches klinisches Bild, familienanamnestisch autosomal dominanter Erbgang wahrscheinlich, Ausschluß besonderer Verlaufsformen der spinalen Muskelatrophie (S. 163)
Verlauf	variabel; teilweise geringe Beschwerden bis zur 5.–6. Lebensdekade, gelegentlich rasche Progredienz mit deutlicher Behinderung bereits in der 2.–3. Lebensdekade

2.22.1.7 Gliedergürtelformen (ICD-10: G71.0)

Epidemiologie	Inzidenz 50 : 1 Mio. Geburten
Genetik	autosomal-rezessiv vererbt, zahlreiche Genloci bekannt
Typen	aszendierend (Typ Leyden-Möbius), deszendierend (Typ Erb)
Klinisches Bild	Beginn im 1. und 2. (bis 4.) Lebensjahrzehnt; Manifestation im Becken- oder Schultergürtel, z. T. faciale Beteiligung, variabel; Arbeitsfähigkeit deutlich eingeschränkt
Differentialdiagnose	gleicher Verteilungstyp bei vielen metabolischen und endokrinen Myopathien, Polymyositis, spinale Muskelatrophie (Kugelberg-Welander), bei männlichen Patienten: Becker-Kiener-Muskeldystrophie
Diagnosestellung	durch Ausschluß anderer (v. a. metabolischer) Myopathien und einer spinalen Muskelatrophie
Verlauf	sehr variabel; früher Beginn in der 2. Lebensdekade mit langsamer Progredienz ebenso möglich wie späterer Beginn in der 4. Lebensdekade mit raschem Verlust der Gehfähigkeit

2.22.1.8 Sarkoglykanopathien [594]

Allgemeines	Der Sarkoglykan-Komplex gehört neben dem Dystroglykan-Komplex und dem Syntrophin-Komplex zu den sog. Dystrophin-assoziierten Proteinen. Duchenne-ähnliche Krankheitsverläufe, die auf einen Defekt eines Sarkoglykan-Gens zurückzuführen sind, werden als *Sarkoglykanopathien* (z. B. die „severe childhood autosomal recessive muscular dystrophy", SCARMD) bezeichnet in Abgrenzung zu den *Dystrophinopathien* Typ Duchenne und Becker. In welchem Ausmaß sich diese genetische Einteilung mit der klinischen Gruppe von Gliedergürtel-Dystrophien überschneidet oder dieser gar weitgehend entspricht, ist noch ungeklärt.
Genetik	autosomal rezessiv vererbt, mehrere Genloci bekannt; bei 1:40 der bisher als Typ Duchenne diagnostizierten Muskeldystrophien ist eine Sarkoglykanopathie anzunehmen [594]
Klinisches Bild	entspricht der Muskeldystrophie Typ Duchenne
Diagnosestellung	Duchenne-ähnliche Symptomatik (v. a. bei *weiblichen* Nachkommen blutsverwandter Eltern!) und Nachweis eines entsprechenden Gendefekts
Verlauf	ähnlich wie Muskeldystrophie Typ Duchenne, z. T. auch mildere Verläufe

2.22.2 Kongenitale Myopathien mit Strukturanomalien (ICD-10: G71.2)

2.22.2.1 Allgemeines

- heterogene Gruppe von Erkrankungen, die sich jeweils über charakteristische morphologische Anomalien in der Histologie definieren (hier nur häufigste Krankheitsbilder aufgeführt): Central-core-Krankheit, Nemaline-Krankheit, zentronukleäre (myotubuläre) Myopathie
- **Manifestation** meist im 1. Lebensjahr; sporadische adulte Formen kommen aber vor
- **Schweregrad** der Erkrankungen kann stark variieren

2.22.2.2 Central-core-Myopathie (ICD-10: G71.2)

Genetik
autosomal dominant mit unvollständiger Penetranz, seltener autosomal rezessiv (Chromosom 19), Erwachsenenform sporadisch

Klinisches Bild
- Manifestation im Säuglings- oder Kindesalter, selten bei Erwachsenen
- proximal und beinbetonte Schwäche, Facies myopathica, Schwäche des M. sternocleidomastoideus
- Verzögerung der motorischen Entwicklung
- **Skelettanomalien:** hoher Gaumen, Kyphoskoliose, Hüftdysplasie, Finger-/Fußdeformitäten, Überstreckbarkeit der Gelenke
- **Mitralklappenprolaps**
- **Disposition zu maligner Hyperthermie**

Zusatzdiagnostik
Biopsie: rundliche „cores" in zentralen Faserbereichen mit fehlender oxidativer Enzymaktivität und Degeneration der Myofibrillen

Diagnosestellung
klinisches Bild und Biopsiebefund

Prognose
geringe oder keine Progredienz

2.22.2.3 Nemaline-Myopathie (ICD-10: G71.2)

Genetik
autosomal dominant (Chromosom 1), autosomal rezessiv oder sporadisch

Klinisches Bild
- bei kongenitalen Formen Verzögerung der motorischen Entwicklung, generalisierte Schwäche, Skelettanomalien (Kyphoskoliose, Lordose, Finger-/Fußdeformitäten)
- bei Erwachsenen proximal oder distal betonte Schwäche

Zusatzdiagnostik
Biopsie: lichtmikroskopisch Nachweis von „rods" (aus Z-Streifen-Material) = weinrote Stäbchen (kleiner als ein Zellkern) in der Trichrom-Färbung in längsgeschnittenen Fasern; elektronenmikroskopisch Nachweis der Nemaline-Körper mit typischer Substruktur

Diagnosestellung
klinisches Bild und Biopsiebefund

Verlauf
3 klinische Verlaufsformen: eine kongenitale, rasch progressive Form, eine kongenitale Form mit langsamer Progression und eine adulte Form ohne wesentliche Progredienz

2.22.2.4 Zentronukleäre (myotubuläre) Myopathie (ICD-10: G71.2)

Genetik
autosomal rezessiv, autosomal dominant oder x-chromosomal rezessiv (maligne Form)

Klinisches Bild
- Manifestation im Säuglings- oder Kindesalter, selten bei Erwachsenen
- bei Erwachsenen proximal oder distal betonte Schwäche
- Verzögerung der motorischen Entwicklung
- **Skelettanomalien:** schmales Gesicht, hoher Gaumen, Wirbelsäulendeformitäten

Zusatzdiagnostik
Biopsie: Nachweis gehäufter zentralständiger Kerne (in 10–100% der Muskelfasern) mit fibrillenfreiem Hof; bei x-chromosomal-rezessiver Form generalisierte Muskelfaserhypotrophie, enzymhistochemisch in zentralen Faserbereichen Zunahme oxidativer Enzymaktivität und Minderung oder Fehlen der myofibrillären ATPase-Reaktion, elektronenmikroskopisch Muskelfaserstruktur wie von Myotuben entsprechend der 20.–22. Gestationswoche

Diagnosestellung
klinisches Bild und Biopsiebefund

Verlauf   ca. ein Drittel der kongenitalen Form stirbt im Neugeborenenalter an respiratorischer Insuffizienz, Prognose der infantilen, juvenilen und adulten Formen besser; Formen mit Beginn nach dem 40. Lebensjahr und langsamer Progression kommen vor

2.22.3 Metabolische Myopathien (ICD-10: G73.6)

2.22.3.1 Myoadenylat-Deaminase-Mangel (MAD-Mangel) (ICD-10: G73.6)

Epidemiologie   häufigste metabolische Myopathie, 1–2% aller unselektierten Muskelbiopsien (Signifikanz unklar), 8% aller Biopsien bei Myalgien

Assoziierte Erkrankungen   Hyperurikämie, Disposition zu maligner Hyperthermie?

Klinisches Bild
- Erstmanifestation meist im Erwachsenenalter
- **vorzeitige Ermüdung bei Belastung**
- **Muskelschmerzen und Crampi**, Aussparung der Gesichts- und Augenmuskeln
- **fakultativ:** leichte diffuse Muskelatrophie bei 50%, Druckschmerz der Muskulatur bei 50%, CK-Erhöhung bei 50%, myopathische Zeichen im EMG bei 50%

Zusatzdiagnostik
- **LAER-Test**
  - *Messung von Lactat- und Ammoniak-Anstieg nach ischämischer Belastung*
  - *Interpretation:* positiv, wenn Lactat normal ansteigt (Verifizierung der Ischämie-Belastung) und der Ammoniak-Anstieg weniger als 0.7% des Lactat-Anstiegs beträgt
- **Biopsie:** enzymhistochemisch fehlende Myoadenylat-Deaminase-Aktivität (Routine-histologie und Elektronenmikroskopie unauffällig)

Diagnosestellung   in der Biopsie histochemischer und biochemischer Nachweis des MAD-Mangels

Therapie
- **Versuch mit d-Ribose** 20–60 g/Tag (3 Tagesdosen), Einnahme v. a. vor körperlichen Belastungen [669]; Nebenwirkung: Durchfall
- **CAVE:** Tagestherapiekosten mehrere hundert DM und nur bei einem kleinen Teil der Patienten wirksam

Verlauf   außer belastungsabhängigen Muskelschmerzen, die oft therapierefraktär sind, keine Beeinträchtigung

2.22.3.2 Glykogenose Typ II (Saure Maltase-Mangel) (ICD-10: G73.6, E74.0)

Genetik   autosomal-rezessiv vererbt

Pathophysiologie   Fehlen der sauren Maltase führt zu Störung im Glykogenabbau und abnormer generalisierter Glykogenspeicherung mit Cardiohepatomegalie (außer adulte Form)

Klinisches Bild
- **frühkindliche Form (Pompe-Krankheit):** Beginn 2.–6. Lebensmonat; Schwäche, Hypotonie, kardiale und respiratorische Störungen, schlechte Prognose, Tod innerhalb der ersten beiden Lebensjahre; DD: Werdnig-Hoffmann-Erkrankung
- **kindlich-juvenile Form:** Beginn 2.–15. Lebensjahr; verzögerte motorische Entwicklung, proximal betonte Schwäche, Tod meist vor 20. Lebensjahr
- **adulte Form:** Beginn im Erwachsenenalter; proximale Muskelschwäche, meist begleitende Muskelatrophie, Schwäche der Atemmuskulatur (evtl. isoliert), CK-Erhöhung

Zusatzdiagnostik
- **Biochemie:** Nachweis des Enzymdefektes in Muskelgewebe oder Fibroblastenkultur
- **Muskelbiopsie:** vakuoläre Myopathie mit PAS-positiver, lysosomaler Glykogenspeicherung
- **EMG:** myopathisch, evtl. mit myotonen Entladungen

Diagnosestellung   klinisches Bild und Nachweis des Enzymdefektes

Therapie   keine kausale Therapie bekannt (diätetische Therapieversuche in Erprobung); symptomatische Behandlung der Atemstörung, evtl. Heimbeatmung

2.22.3.3 Glykogenose Typ V (Muskelphosphorylase-Mangel, McArdle-Erkrankung) (ICD-10: G73.6, E74.0)

Genetik — autosomal-rezessiv vererbt

Pathophysiologie — Muskelphosphorylase-Mangel führt dazu, daß Muskelglykogen nicht mehr zu Glucose-1-Phosphat abgebaut werden kann

Klinisches Bild — Beginn in Kindheit oder Erwachsenenalter, belastungsinduzierte Muskelkrämpfe und Kontrakturen, belastungsinduzierte und im fortgeschrittenen Stadium auch bleibende Muskelschwäche

Zusatzdiagnostik — Labor (leichte CK-Erhöhung), kontrakter Muskel nach repetitiver Reizung (10–50 Hz über 2 Minuten) elektromyographisch „stumm" (im Gegensatz zu Crampi, Spasmen), fehlender Lactatanstieg im Ischämie-Test, Myoglobinurie

Diagnosestellung — durch histochemischen und/oder biochemischen Nachweis des Enzymmangels im Biopsat, DNA-Test aus Leukozyten (Sensitivität 90% [180])
Anpassung der körperlichen Belastung, Besserung der Belastungstoleranz durch Glucosezufuhr, evtl. eiweißreiche Diät

Verlauf — benigne: keine Progredienz, bei angepaßter körperlicher Belastung keine wesentliche Behinderung

2.22.3.4 Carnitin-Mangel (ICD-10: G73.6)

Epidemiologie — sehr selten, bis 1993 ca. 50 Fälle beschrieben

Genetik — autosomal-rezessiv vererbt?

Pathophysiologie
- Carnitin fungiert als Carrier beim Transport langkettiger Fettsäuren durch die innere Mitochondrienmembran; Fehlen von Carnitin führt zu abnormer Lipidspeicherung in den Muskelfasern

Klinisches Bild
- variabler Beginn (Kleinkind- bis Erwachsenenalter); progrediente, symmetrische, proximal betonte Muskelschwäche, Zunahme bei Belastung und Fasten, evtl. Cardiomyopathie, Muskelenzyme meist erhöht
- **„systemische Form" (zusätzlich oder der Myopathie vorausgehend):** attackenartig auftretende ZNS-Symptomatik mit Erbrechen, Bewußtseinsstörung und Krampfanfällen, Hypoglykämie, ähnlich dem Reye-Syndrom

Zusatzdiagnostik
- **Labor:** Erhöhung von CK und Transaminasen, evtl. Myoglobinurie
- **EMG:** myopathische Potentialkonfiguration, evtl. mit pathologischer Spontanaktivität
- **Biopsie:** Neutralfettspeicherung in den Muskelfasern

Diagnosestellung
- **rein muskulärer Carnitinmangel:** biochemisch bei normalem Serum- und Lebercarnitingehalt stark reduzierter Carnitingehalt im Muskel, erhöhte Omegaoxidation der langkettigen Fettsäuren
- **systemischer Carnitinmangel:** Muskel-, Herz-, Leber- und Serumcarnitin stark erniedrigt, Ausscheidung von Dicarboxylsäuren im Urin, Ketogenese gestört, Histopathologie: deutlich pathologische Neutralfettspeicherung in Muskelfasern

Therapie — fettarme, kohlenhydratreiche Diät (mittelkettige Triglyceride, Vermeidung langkettiger Triglyceride), Steroide (40–80 mg Prednison), orale L-Carnitinsubstitution (Kinder: 100 mg/kg KG/Tag, Erwachsene: 2–4 g/Tag)

2.22.3.5 Carnitin-Palmityl-Transferase-Mangel (CPT) (ICD-10: G73.6)

Epidemiologie — sehr selten; bisher ca. 100 Fälle publiziert

Pathophysiologie — CPT ist ein Enzym, das sich an der inneren Mitochondrienmembran befindet und für den Transport langkettiger Fettsäuren durch die Membran notwendig ist; Fehlen von CPT führt allenfalls zu geringen pathologischen Fettablagerungen in der Muskulatur und macht sich klinisch erst nach Aktivierung des Fettmetabolismus bemerkbar

Genetik — autosomal-rezessiv mit unvollständiger Penetranz beim weiblichen Geschlecht

Klinisches Bild — Beginn in Kindheit oder Erwachsenenalter; episodisch auftretende, durch vermehrten Fettmetabolismus (Fasten, längere körperliche Anstrengung) ausgelöste Muskelschwäche, Muskelschmerzen und Myoglobinurie (CAVE: Niereninsuffizienz), Kälteprovokation; CK während der Attacke deutlich erhöht

Diagnosestellung	biochemisch Erniedrigung der CPT-Aktivität im Muskel, in weißen Blutzellen und Thrombozyten auf etwa 10 % der Norm, Carnitingehalt im Muskel im oberen Normbereich
Therapie	mittelkettige Triglyceride als Ersatz für langkettige Triglyceride, kohlenhydratreiche Ernährung; Vermeiden von Fasten, Kälteexposition und körperlicher Überlastung

Mitochondriale Myopathien → unter metabolische Erkrankungen S. 207

2.22.4 Myotone Erkrankungen und periodische Lähmungen

2.22.4.1 Allgemeines

Die beiden Krankheitsgruppen, zwischen denen es Überschneidungen gibt, gehen auf pathologische Veränderungen der muskulären Natrium-, Chlorid- und Calciumkanäle zurück („Kanalerkrankungen"). Sie werden durch unterschiedliche, teils bekannte Genmutationen verursacht [674]

Übersicht [330]	siehe Tabelle nächste Seite
Fahrtauglichkeit [456]	„Es muß der Nachweis erbracht werden, daß die Lähmungsanfälle nicht mehr bestehen oder daß es sich um ein Krankheitsbild mit langsam einsetzenden und damit von den Betroffenen anfangs kontrollierbaren Lähmungserscheinungen handelt"

2.22.4.2 Myotonia congenita (Typ Thomsen / Typ Becker) (ICD-10: G71.1)

Typen/Genetik	■ **Typ Thomsen:** autosomal dominant ■ **Typ Becker:** autosomal rezessiv
Klinisches Bild	■ **Manifestation** meist bereits in früher Kindheit ■ **myotone Reaktion** (ausgeprägt, generalisiert) nach Willkürinnervation und bei Beklopfen der Muskulatur ■ athletischer Körperbau, kaum Muskelatrophien (im Gegensatz zur myotonen Dystrophie Curschmann-Steinert)
Untersuchung	Perkussionsmyotonie, warm-up (Verschwinden der Myotonie nach mehreren Kontraktionen)
Zusatzdiagnostik	EMG: typische myotone Entladungen, aber keine Denervierungszeichen; CK meist normal; Muskelbiopsie entbehrlich (zeigt meist unspezifische Muskelfaserhypertrophie)
Diagnosestellung	typisches klinisches Bild und EMG-Befund
Therapie	(wenn nötig) Mexiletin (Mexitil®) 2 – 4 × 200 mg/Tag oder als Retardpräparat 2 × 360 mg/Tag, alternativ Procainamid, Acetazolamid, Chinin
Prognose	Lebenserwartung normal; auch im Verlauf meist wenig behindert

2.22.4.3 Paramyotonia congenita Eulenburg (ICD-10: G72.1)

Assoziierte Erkrankungen	hyperkaliämische periodische Lähmung
Klinisches Bild	Myotonie *in Kälte*, verstärkt durch Muskelarbeit (paradoxe Myotonie), Schwäche bei anhaltender Kälteexposition (u. U. für Stunden)
Zusatzdiagnostik	■ **EMG** (S. 369): 　▪ *bei Zimmertemperatur* myotone Salven, dichtes Aktivitätsmuster 　▪ *bei repetitiver Reizung* (10 Hz) evtl. Nachweis eines Dekrements 　▪ *während des Anfalles* elektrische Stille als Folge einer Dauerdepolarisation 　▪ *bei Abkühlung* passagere Zunahme der myotonen Entladungen, später elektrische Stille [477]
Diagnosestellung	Anamnese, klinische Beobachtung und Elektromyographie nach einem kalten Unterarmbad
Therapie	(wenn nötig) Mexiletin (Mexitil®) 2 – 4 × 200 mg/Tag oder als Retardpräparat 2 × 360 mg/Tag (auch prophylaktisch vor Kälteexposition) oder Tocainid (Xylotocan®) 3 × 400 mg [675]
Prognose	Lebenserwartung normal

Myopathien und neuromuskuläre Erkrankungen

	Myotonia congenita Thomson-Typ	Myotonia congenita Becker-Typ	Myotonia fluctuans	Myotonia permanens	Acetazolamid-responsive Myotonie	Paramyotonia congenita	Hyperkaliämische periodische Lähmung	Hyperkaliämische Lähmung / Paramyotonie	Hypokaliämische periodische Lähmung
Erbmodus	AD	AR	AD	AD	AD	AD	AD	AD	AD
Ionenkanaldefekt	Chloridkanal	Chloridkanal	Natriumkanal	Natriumkanal	Natriumkanal	Natriumkanal	Natriumkanal	Natriumkanal	Calziumkanal
Erstmanifestation	frühe 1. Dekade	späte 1. Dekade	2. Dekade	1. Dekade	1. Dekade	1. Dekade	1. Dekade	1. Dekade	späte 1. Dekade, 2. Dekade
Myotonie: Ausprägung	mäßig	ausgeprägt	fehlend bis ausgeprägt (fluktuierend)	schwer	schwer	schwach bis mäßig	fehlend bis mäßig	mäßig	fehlend
Myotonie: Einfluß von Muskelarbeit	Abnahme	Abnahme	Zunahme	-	-	Zunahme	Abnahme	Zunahme	
Myotonie: Einfluß von Kälte	-	-	-	leichte Zunahme	leichte Zunahme	Zunahme	leichte Zunahme	Zunahme	
Myotonie: Einfluß von K$^+$-Zufuhr	-	-	Zunahme	Zunahme?	Zunahme	leichte Zunahme	-	leichte Zunahme	
Lähmungen: Ausprägung	-	-	-	-	-	schwach	schwach bis schwer	schwach bis schwer	mäßig bis schwer
Lähmungen: Einfluß von Kälte						Zunahme	leichte Zunahme	Zunahme	-
Lähmungen: Einfluß von K$^+$-Zufuhr						leichte Zunahme	Zunahme	keiner oder leichte Zunahme	Abnahme
Therapie	Mexiletin, Chinin, Procainamid, Acetazolamid	Mexiletin, Tocainid	Mexiletin	Mexiletin, Tocainid	Glucose, Acetazolamid	Mexiletin, Tocainid	Thiazid, Acetazolamid, Salbutamol	Mexiletin, Tocainid, Thiazid	Kalium, Thiazid, Acetazolamid

2.22.4.4 Hyperkaliämische periodische Lähmung (Gamstorp) (ICD-10: G72.3)

Klinisches Bild
attackenartig auftretende Muskelschwäche einmal täglich bis einmal wöchentlich, Dauer Minuten bis Stunden, Provokation durch Ruhe nach Belastung, Kälte, Hunger, Alkohol; Beginn der Schwäche meist in den Beinen, Ausmaß variabel, bulbäre Beteiligung häufig; begleitend Muskelschmerzen und Mißempfindungen

Zusatzdiagnostik
bei 50 % der Patienten Serumkalium im Anfall erhöht, aber keine sichere Korrelation zwischen Kaliumspiegel und Schwere des Anfalls; CK kann erhöht sein; Nachweis von Vakuolen in der Muskelbiopsie

Diagnosestellung
- **Kaliumprovokationstest:**
  - *Vorbereitung:* körperliche Belastung am Vorabend, Durchführung morgens nüchtern; Ausgangs-EKG, Bestimmung von Serum-Kalium und Glucose; weiterer Ablauf unter EKG-Monitoring und in Reanimationsbereitschaft
  - *Kaliumgabe* (1 Tabl. Kalinor® Brause)
  - *klinische Untersuchung* 1 und 2 Stunden danach: Befinden, Reflexe, Muskelkraft, Gangbild
  - *Diagnostik:* Serum-Kalium, Glucose, EKG (T-Erhöhung), EMG
  - *Überwachung* für 3 Stunden anschließend
  - bei negativem Ergebnis ggf. am Folgetag Wiederholung mit 1.5 oder 2 Tbl. Kalinor®

Differentialdiagnose
sekundäre periodische Lähmung bei Hyperkaliämie im Rahmen anderer Grunderkrankungen (→ Hyperkaliämie S. 359)

Therapie
Kohlenhydrate (z. B. 100–200 g Glucose), 0.25–1 g Acetazolamid/Tag oder 25 mg Chlorothiazid/Tag

Prophylaxe
leichte Muskelarbeit, hohe Natrium-Zufuhr, Aldosteron, Acetazolamid 250 mg jeden 2. Tag

2.22.4.5 Hypokaliämische periodische Lähmung (ICD-10: G72.3)

Klinisches Bild
attackenartig auftretende proximal betonte Muskelschwäche, Häufigkeit bis zu einmal wöchentlich, Dauer Stunden bis Tage, Provokation durch körperliche Belastung, Kälte, kohlenhydratreiche Mahlzeiten; selten Mitbeteiligung der oculären, bulbären und respiratorischen Muskeln; Gefahr von kardialen Rhythmusstörungen

Diagnosestellung
- **Nachweis des erniedrigten Serumkaliums im Anfall** und Ausschluß anderer Ursachen für die Hypokaliämie *oder*
- **bei geringer Anfallsfrequenz Provokation durch Glucose-Insulin-Test:**
  - *Vorbereitung:* Bestimmung von Ausgangs-EKG, Kalium, Glucose
  - *Gabe von 500 ml Glucose 20 % und 20–25 IE Altinsulin* als Infusion
  - *klinische Untersuchung* nach 30 Minuten: Befinden, Reflexe, Kraft, Gangbild
  - *Diagnostik:* EKG, Serum-Kalium, Glucose
  - *Überwachung* für 3 Stunden anschließend

Differentialdiagnose
- **thyreotoxische periodische Lähmung:** meist sporadisch, erste Attacke meist in der 3.–4. Dekade, andere Symptome der Hyperthyreose
- **sekundäre periodische Lähmungen** bei Hypokaliämie im Rahmen anderer Grunderkrankungen (→ Hypokaliämie S. 359)

Therapie
10–20 g KCl p. o. oder 3 Tbl. Kalinor Brause® (entspricht 120 mmol K^+)

Prophylaxe
leichte Muskelarbeit, Na^+-Entzug, Spironolacton, Acetazolamid (alle 8 Stunden 250 mg)

2.22.5 Myositiden (ICD-10: M60)

2.22.5.1 Allgemeines

- **Autoimmun-Myositiden** unter den Myositiden am häufigsten: Polymyositis, Dermatomyositis, Einschlußkörperchenmyositis, Myositis im Rahmen granulomatöser Entzündungen (z. B. Sarkoidose (S. 110))
- **erregerbedingte Myositiden** sind in Europa selten: Trichinose, Zystizerkose, Borreliose, Toxoplasmose, Tuberkulose, bei viralen Infekten (z. B. HIV, Coxsackie, Influenza)

2.22.5.2 Polymyositis (PM), Dermatomyositis (DM) [22,632] (ICD-10: M33, G72.8)

Epidemiologie häufigste entzündliche Muskelerkrankung in den Industrieländern, Inzidenz 1 – 10 : 1 Mio. Einwohner / Jahr, F : M = 2 : 1, Erkrankungsgipfel 5. – 6. Dekade, selten familiäre Häufung

Disponierende Faktoren symptomatische Formen nach D-Penicillinamin-Therapie

Assoziierte Erkrankungen
- **Malignome** bei Patienten > 40 Jahre: 10 – 20 % (Bronchial-Carcinom, Mamma-Carcinom, Ovarial-Carcinom, Magen-Carcinom), häufiger bei DM als bei PM
- **„Overlap-Syndrom"** = Kombination mit Sklerodermie, SLE, rheumatoider Arthritis, Mischkollagenose oder Sjögren-Syndrom

Pathologie
- **Dermatomyositis:** überwiegend perifaszikuläre Infiltrate, Vaskulitis im Bereich der kleinen Muskelgefäße, degenerative und regenerative Endothelzellveränderungen, elektronenmikroskopische Endothelzelleinschlüsse in Form sog. undulierender Tubuli
- **Polymyositis:** endomysiale lymphohistiozytäre zelluläre Reaktion mit begleitendem diffusem Parenchymuntergang

Klinisches Bild
- **proximal betonte Schwäche**, beginnend im Bereich der unteren Extremitäten, dann Ausbreitung auf die proximale Muskulatur der oberen Extremitäten, Schwäche der Nackenmuskulatur, der Schlundmuskulatur und der Kehlkopfmuskulatur, Augenmuskelbeteiligung sehr selten; nachfolgend zur Schwäche meist deutliche Muskelatrophien, Gewichtsverlust
- **asymmetrischer Beginn** initial möglich, selten fokale Manifestation, z. B. im Bereich eines Armes
- **Myalgien** manchmal bei Polymyositis, häufig bei Dermatomyositis, evtl. druckschmerzhafte Muskulatur
- **Herzbeteiligung:** Reizleitungsstörungen
- fakultativ chronische Polyarthritis, Raynaud-Syndrom, Kombination mit anderen immunologischen Erkrankungen (Myasthenie, Hashimoto-Thyreoiditis)
- **typische Hautveränderungen bei DM:** heliotrope Erytheme im Gesicht, Rötungen und Teleangiektasien im Bereich der Lider, De- und Hyperpigmentationen und Teleangiektasien im Bereich des Halses und streckseitig der Extremitäten, atrophe Hautareale an den Fingergelenken (Kollodiumflecke), Teleangiektasien und Hyperkeratosen am Nagelfalz

Zusatzdiagnostik
- **CK:** meist deutlich erhöht (kann jedoch bei chronischen Verläufen oder im inaktiven Stadium normal sein), BSG oft normal
- **Serologie:** ANA, RF, AMA, Nachweis von myositisassoziierten Antikörpern (Mi-2, SRP, Jo-1, U1-nRNP, PM-Scl, Ku)
- **EMG:** Kombination von pathologischer Spontanaktivität (Fibrillationspotentiale und positiven scharfen Wellen) mit myopathischen Einheiten typisch (im Akutstadium 47 – 74 % der Fälle), pseudomyotone Entladungen, EMG unauffällig in ca. 10 %
- **Pyrophosphat-Szintigramm:** Suchtest für befallene Muskeln
- **evtl. Kernspintomographie:** Nachweis eines Muskelödems im T2-Bild, Verlaufsbeurteilung von Umbauvorgängen, Atrophien (an Zentren mit entsprechender Erfahrung auch Muskelsonographie geeignet)
- **Biopsie:** aus einem deutlich befallenen, zuvor nicht elektromyographisch untersuchten Muskel
- **Tumorsuche**

Diagnosestellung bioptisch

Therapie
- **Prednison:** Beginn mit 1 – 2 mg/kg KG/Tag, nach Eintritt einer deutlichen Besserung innerhalb von 1 – 3 Monaten vorsichtige Dosisreduktion (z. B. 5 mg alle 4 Wochen), nach Erreichen einer geringeren Dosis (z. B. 40 mg/Tag) Übergang auf 2-tägige Gabe möglich
- **Azathioprin:** 2 mg/kg KG/Tag, falls besonders schwere klinische Form vorliegt oder Glucocorticoide nach 1 – 3 Monaten nicht ausreichend wirksam sind oder Glucocortikoidbedarf dauerhaft über Cushing-Schwelle liegt
- **Alternativen:** evtl. Cyclophosphamid (2 mg/kg KG), Methotrexat oder Ciclosporin A, falls rascher Wirkungseintritt erforderlich bei internistischer Begleitmanifestation
- **intravenöse Immunglobuline** in Erprobung
- **Plasmapherese unwirksam**

2.22.5.3 Einschlußkörperchen-Myositis [22,100,259] (ICD-10: G72.4)

Genetik
überwiegend sporadisches Auftreten (Ätiologie unbekannt); hereditäre Form (autosomal-dominant oder autosomal-rezessiv) mit früherem Erkrankungsbeginn (15. – 40. Lebensjahr) wurde beschrieben; M : F = 3 : 1

Assoziierte Erkrankungen
Kollagenosen (Sjögren-Syndrom, Sklerodermie, Lupus erythematodes, Dermatomyositis), Autoimmunerkrankungen (15%), Raynaud-Phänomen, Diabetes mellitus, KHK, chronische sensible Neuropathie, Zöliakie, Alkoholismus, Leberzirrhose, Duodenalulzera; es ist unklar, wie die Assoziation mit diesen Erkrankungen zustandekommt

Pathologie
überwiegend endomysiale lymphozytäre Infiltrate (prädominant T8-Zellen), myopathisches Gewebesyndrom, elektronenmikroskopisch Nachweis intravakuolärer und/oder intranukleärer Filamentstrukturen

Klinisches Bild
Erkrankungsbeginn meist > 50 Jahre (jedoch Manifestationen vor dem 20. Lebensjahr bekannt); klinisches Bild sehr variabel hinsichtlich der Hauptmanifestation der Paresen:
- **typisch:** schleichende, proximal- und beinbetonte Paresen mit Schwerpunkt im Quadriceps sowie in den Unterarmflexoren und -extensoren
- **Varianten:**
  - *asymmetrischer*, evtl. fokal betonter Verlauf (Quadriceps, Iliopsoas, Triceps brachii, Biceps brachii, autochthone Rückenmuskulatur)
  - *primär distale Manifestation*
  - Schluckstörungen, Beteiligung der mimischen Muskulatur
- vereinzelt zu Beginn myalgische Beschwerden; oft deutliche Atrophien der beteiligten Muskeln, Muskeleigenreflexe normal oder auch abgeschwächt
- **nicht betroffen:** äußere Augenmuskeln, Herz

Zusatzdiagnostik
- **EMG:** wie bei Polymyositis; teilweise auch vorherrschende neurogene Veränderungen mit pathologischer Spontanaktivität und großen polyphasischen Potentialen als Ausdruck der Mitbeteiligung des peripheren Nervensystems
- **Muskelbiopsie:** Nachweis sogenannter „rimmed vacuoles" in Muskelfasern mit filamentären Einschlüssen in Vakuolen und Muskelkernen; trotz nachweisbarer Ähnlichkeit der Einschlüsse mit Virionen ist eine Markierung mit antiviralen Antikörpern bisher nicht gelungen

Diagnosestellung
klinisches Bild und Biopsie

Differentialdiagnose
- **chronische Verlaufsform der Polymyositis** ist meist von der Einschlußkörperchenmyositis klinisch und elektrophysiologisch nicht unterscheidbar, Differenzierung nur mittels Muskelbiopsie möglich
- **Motoneuronerkrankung** mit Begrenzung auf das untere Motoneuron (spinale Muskelatrophie (S. 163), beginnende amyotrophe Lateralsklerose (S. 162)): Unterscheidung bei Vorliegen von ausgeprägten Atrophien und neurogenen EMG-Veränderungen meist nicht möglich, sodaß auch in der Differentialdiagnose zur Motoneuronerkrankung oft eine Muskelbiopsie erforderlich ist
- **Post-Polio-Syndrom** (→ S. 80)

Therapie
- **Steroide:** bisher widersprüchliche Studienergebnisse; vereinzelt Erfolge mit Besserung bzw. Aufhalten der Progredienz für 6 Monate bis 5 Jahre nach Gabe von 20–60 mg Prednison jeden 2. Tag (allerdings auch Verschlechterung unter Steroiden beschrieben trotz Rückgang der CK [33])
- **Cyclophosphamid** 2 mg/kg KG/Tag
- intravenöse Immunglobulingabe möglicherweise wirksam

2.22.5.4 Oculäre Myositis (ICD-10: G72.8)

Typen
- **akute exophthalmische Form:** einseitige Schmerzen, Augenmuskelparesen, Ptose, Lidödem, konjunktivale Injektion, Protrusio bulbi, Visusverlust
- **chronische Form:** Doppelbilder, wenig entzündliche Reaktion

Zusatzdiagnostik
Orbita-Dünnschicht-CT: Verdickung der Muskeln

Therapie
Steroide

2.22.5.5 Granulomatöse Myositis (ICD-10: G72.4)

Ursächliche Erkrankungen
Morbus Boeck (bei 20–54% der Fälle, S. 110), Hyperthyreose, paraneoplastisch, Vaskulitiden (S. 67), Toxoplasmose (S. 105), Lues (S. 100), Tuberkulose

Typen
- **akute Form:** bei Morbus Boeck: Schmerzen, leichte Schwäche, oft Schluckstörung, epitheloidzellige Granulome in der Muskelbiopsie nachweisbar, vorübergehend gutes Ansprechen auf Steroidtherapie; falls erfolglos, dann Versuch mit Azathioprin
- **chronische Form:** v. a. Frauen > 50 Jahre; schleichende, proximal- und beinbetonte Muskelschwäche, kaum Schmerzen

Diagnosestellung
bioptisch: granulomatöse Infiltrate, Epitheloidzellen, Langerhans'sche Riesenzellen

2.22.5.6 Eosinophilie-Myalgie-Syndrom (ICD-10: M35.4)

Kombination von Fasziitis, Myositis, evtl. Polyneuropathie und hoher Bluteosinophilie, die nach Einnahme von L-Tryptophan-haltigen Präparaten beschrieben wurde

2.22.6 Toxische Myopathien (ICD-10: G72.2)

2.22.6.1 Alkoholmyopathie (ICD-10: G72.1)

Pathophysiologie
direkter toxischer Effekt und Malnutrition werden diskutiert

Klinisches Bild
- **akute Verlaufsform:** Entwicklung einer über Stunden bis Tage rasch progredienten proximalen, gelegentlich asymmetrischen Schwäche, ausgeprägte Myalgien, Rhabdomyolyse; Myoglobinurie, mäßige bis deutliche CK-Erhöhung, Hypokaliämie und Hypophosphatämie
- **chronische Verlaufsform:** häufiger, wenig schmerzhaft, Schwäche proximal betont mit Muskelatrophien, oft begleitende Polyneuropathie

Prognose (beide Formen)
Besserung durch Alkohol-Abstinenz

2.22.6.2 Medikamenten-induzierte Myopathien (ICD-10: G72.0)

Auslösende Substanzen
- **nur Myopathie:** Steroide (s. u.), Zidovudin (Abgrenzung gegen HIV-induzierte Myopathie schwierig), Chloroquin, Colchizin, Betablocker, Ciclosporin, Vincristin
- **zusätzlich Rhabdomyolyse/Myoglobinurie:** Lipidsenker (besonders bei gleichzeitiger Niereninsuffizienz), ε-Aminocapronsäure, Amphetamine, Barbiturate, Heroin, Kokain

Klinisches Bild
Schwäche und Muskelschmerzen

Zusatzdiagnostik
EMG: häufig, aber nicht obligat myopatische Veränderungen, meist keine Spontanaktivität

2.22.6.3 Steroid-Myopathie (ICD-10: G73.5)

Allgemeines
Auslösung v. a. durch fluorierte Steroide; signifikante Beziehung zwischen kumulativer Dosis und Auftreten der Myopathie

Klinisches Bild
- **Manifestation** ca. 1 Woche bis 4 Monate nach Therapiebeginn, meist rasch einsetzend
- **Muskelschwäche**, proximal betont, mit Beteiligung der Nackenbeuger und der Atemmuskulatur; auch ausschließlicher Befall der Atemmuskulatur möglich
- **Besserung** innerhalb von 3 Monaten nach Absetzen

Therapie
evtl. Austausch fluorierter gegen nicht-fluorierte Steroide; Physiotherapie

Prognose
komplette Remission nach Absetzen

2.22.7 Myasthene Erkrankungen (ICD-10: G70)

2.22.7.1 Myasthenia gravis (ICD-10: G70.0)

Epidemiologie
Inzidenz 2 – 5 / 1 Mio. Einwohner / Jahr, Prävalenz ca. 1/10 000, F : M = 3 : 2, Erkrankungsgipfel für Frauen in 2. – 3. und für Männer in 5. – 6. Lebensdekade

Ätiologie
ungeklärt; diskutierte Mechanismen:
- **genetische Disposition:** hierfür spricht eine Assoziation mit bestimmten HLA-Typen
- **vorausgehender Virusinfekt** in 10 %
- **Veränderungen des Thymus** (bei 65 % in Form der Thymushyperplasie, bei 10 % in Form eines Thymoms) scheinen primär eine wichtige Rolle zu spielen; bei Autoimmunmyasthenie können mit großer Regelmäßigkeit im veränderten Thymus ortsfremd Myoidzellen nachgewiesen werden, die Acetylcholinrezeptoren tragen; diese Acetylcholinrezeptoren werden möglicherweise von den im Thymus ständig neugebildeten T-Lymphozyten als Autoantigen erkannt; diese T-Zellen würden dann aktiviert und in die Peripherie auswandern, um die Bildung von AChR-Antikörpern zu induzieren, die den peripheren Acetylcholinrezeptor blockieren oder zerstören [859]

Pathophysiologie
- **Bindung von polyklonalen Auto-Antikörpern an postsynaptische ACh-Rezeptoren** → Abnahme der verfügbaren ACh-Rezeptoren an der neuromuskulären Endplatte durch
  - *Komplementaktivierung* → Läsion der postsynaptischen Membran
  - *Abbau von ACh-Rezeptoren*
  - *Blockierung der Bindungsstelle* durch angelagerte Antikörper

Assoziierte Erkrankungen
Thyreoiditis, Hyperthyreose, Hypothyreose, endokrine Orbitopathie (mit und ohne M. Basedow), Kollagenosen (SLE, Dermatomyositis, rheumatoide Arthritis, Sjögren-Syndrom), Sarkoidose

Klassifikation nach Ossermann [587]
- **I:** oculäre Form: Ptose und Doppelbilder, ein- oder beidseitig, gute Prognose; ca. 40 % entwickeln eine generalisierte Form innerhalb von 2 Jahren, nach 4 Jahren ist eine Ausdehnung des Krankheitsprozesses nicht mehr wahrscheinlich
- **IIa:** leichte generalisierte Form mit oculärer Beteiligung und gutem Ansprechen auf Cholinesterase-Hemmer
- **IIb:** mäßig ausgeprägte, generalisierte Form mit bulbärer Beteiligung, Aussparung der Atemmuskulatur
- **III:** akute, schwer verlaufende, rasch progrediente, generalisierte Form mit bulbärer Beteiligung und Ateminsuffizienz, schlechte Prognose mit hoher Mortalität
- **IV:** chronische, schwere Verlaufsform, aus Typ I, II und III hervorgehend, schlechte Prognose mit hoher Therapieresistenz und erhöhter Mortalität

Klinisches Bild
- **Muskelschwäche**, belastungsabhängig, proximal betont, mit Beteiligung der Nackenmuskulatur, gelegentlich auch asymmetrisch, typischerweise mit Zunahme im Tagesverlauf; selten auch Symptomatik mit Schwerpunkt morgens; variabler Verlauf mit Fluktuation der Muskelschwäche über Monate bis Jahre; Exazerbation durch Allgemeininfekt; Muskelatrophien kommen vor (Defektmyopathie); Muskeleigenreflexe sind erhalten; keine sensiblen Defizite
- **oculäre Symptome (oft Initialbeschwerden):** Doppelbilder, Ptose
- **bulbäre Symptome:** Schluckstörung, Dysarthrie, Kauschwäche
- **Medikamente, die symptomverstärkend wirken können:** Muskelrelaxantien (Überempfindlichkeit!), Antibiotika (Aminoglykoside, Tetrazykline, hochdosiert Penicillin), Lokalanästhetika, Antiarrhythmika, Phenytoin, Benzodiazepine, Barbiturate, Lithium, Beta-Blocker, D-Penicillamin, Neuroleptika, trizyklische Antidepressiva, Anti-Malaria-Mittel, Cortikosteroide, orale Kontrazeptiva, Schilddrüsenhormone

Untersuchung
- **Simpson-Test:** Absinken der Augenlider bei längerem Aufwärtsblick
- **Vigorimeter-Test:** im 1-Sekunden-Rhythmus drücken mit maximaler Kraft, Aufzeichnung einer Ermüdungskurve
- **Myasthenie-Score:** → S. 436

Zusatzdiagnostik
- **Tensilon-Test:** Gabe von 2 mg Edrophonium (Tensilon®) i. v. als Testdosis, nach 1 Minute bei Verträglichkeit (CAVE: muskarinerge Nebenwirkung = Bradykardie) Applikation der Restdosis von 8 mg; nach ca. 30 – 45 Sekunden setzt Wirkung ein
  - *Kontraindikation:* Ateminsuffizienz
  - *Antidot:* 1 Amp. Atropin bereithalten
  - *Auswertung:* klinische Kontrolle (z. B. Besserung der Ptose oder der Doppelbilder) und repetitive Reizung (Verschwinden des Dekrements nach Tensilongabe)

- **EMG mit repetitiver Reizung** (3 Hz) über 2 Sekunden
  - *Auswertung:* Abnahme der Amplitude des motorischen Summenpotentials des 5. Reizes im Vergleich zum 1. Reiz; eine Abnahme (Dekrement) von mehr als 10% ist pathologisch
  - *Reizorte:* N. accessorius am Hinterrand des M. sternocleidomastoideus (Ableitung vom M. trapezius; wird von Patienten am besten toleriert, da rein motorischer Nerv, wenig schmerzhaft [731]), N. axillaris am Erb'schen Punkt (Ableitung vom M. deltoideus), N. facialis am Foramen stylomastoideum (Ableitung vom M. orbicularis oculi), N. ulnaris am Handgelenk (Ableitung vom Hypothenar; häufig negative Resultate, da Symptomatik oft proximal betont ist); Stimulation mehrerer Nerven erhöht die Sensitivität der Untersuchung
- **Einzelfaser-EMG:** erhöhter Jitter
- **Acetylcholin-Rezeptoren-Antikörper:** bei oculärer Form erhöhte Titer nur in 60% (und oft nur geringgradig), bei generalisierter Form in 98% (und meist deutlich)
- **andere Antikörper:** gegen Schilddrüsengewebe, Muskulatur, DNA
- **Biopsie:** bei deutlichen myopathischen Zeichen sinnvoll; immunhistochemisch Komplementnachweis an der Endplatte möglich
- **Röntgen Thorax, CT Thorax:** Frage nach Thymom
- **PET** mit Fluorodeoxyglukose (FDG): Nachweis versprengter Thymomreste

Diagnosestellung
Klinik, typisches Dekrement bei repetitiver Reizung, positiver Tensilon-Test und/oder Antikörpernachweis

Elektrophysiologische Differentialdiagnose
- **Dekrement** nach repetitiver Stimulation ist typisch, aber nicht spezifisch für die Myasthenia gravis; weitere Erkrankungen, die ein Dekrement zeigen können: myotone Erkrankungen (S. 292), periodische Lähmungen, Glykogenose Typ V (S. 291), Mitochondriopathien (S. 207)
- **zusätzliche deutliche myopathische EMG-Veränderungen** bei Patienten ohne Antikörpernachweis sollten zu einer Muskelbiopsie Anlaß geben

Klinische Differentialdiagnose
- **bei fehlender Augen-/Gesichts-/Schlundbeteiligung:** chronisches Fatigue-Syndrom (S. 329)
- **bei seronegativer oculärer Form:** mitochondriale Myopathie (S. 207), oculopharyngeale Dystrophie (S. 284)
- **bei vorherrschender Schluckstörung:** Bulbärparalyse (S. 281)

Therapie [813]
- **Grundsätze:**
  - *Therapiewahl* richtet sich nur nach Schweregrad und Alter der Patienten, nicht nach dem Antikörpertiter
  - *Thymektomie* ist die Standardtherapie unabhängig vom CT/MRT-Nachweis eines Thymoms; bei nachgewiesenem Thymom in jedem Alter, ohne Thymom-Nachweis im CT → Mediastinoskopie bis etwa 60 Jahre; erfolgreiche Thymektomie mit weitgehender Remission v. a. in den ersten 1–2 Jahren nach Krankheitsbeginn
  - *invasive Therapiemaßnahmen* nur bei sicherer Diagnose (Antikörpertiter/sichere klinische Befunde); CAVE: falsche Titerbestimmung (ggf. Kontrolle!)
  - *Behandlungsziele:* volle Remission und volle Arbeitsfähigkeit; echte Behandlungsresistenz ist selten
- **oculäre Myasthenie:**
  - *Pyridostigmin* (Mestinon®) 3–5 × 60 mg p. o.; Erfolg oft nicht befriedigend
    ▶ Nebenwirkungen der Cholinesterasehemmer:
      ▸ muskarinerg: Blutdruckabfall, Bradykardie, Atemnot, gesteigerte Bronchialsekretion, Harn- und Stuhlinkontinenz, Diarrhoe, Übelkeit, Erbrechen, Darmkoliken, vermehrtes Schwitzen, Miosis
      ▸ nikotinerg (mit Muskelschwäche assoziierte Beschwerden): Atemnot, Dysarthrie, Dysphagie, Abgeschlagenheit, Muskelkrämpfe und Faszikulieren
      ▸ zentral: delirante Symptomatik, Kopfschmerzen, Schlafstörung, Krampfanfälle
  - *Cortikosteroide:* z. B. Methylprednisolon (Urbason®) initial 60–80 mg/Tag bis zur Rückbildung, dann über Wochen ausschleichen, evtl. kleine Erhaltungsdosis
  - *Thymektomie* nur bei nachgewiesenem Thymom; andere Immunsuppressiva selten indiziert; unter Steroiden und/oder Azathioprin wurde Generalisierung seltener beschrieben [764]
- **generalisierte Myasthenie:**
  - *Pyridostigmin* (Mestinon®): Dosierung nach Wirkung, z. B. 60 mg p. o. alle 4–5 Stunden, Tageshöchstdosis 600 mg, bei Morgentief abends retardiertes Pyridostigmin (Mestinon retard®)

- *Cortikosteroide:* z. B. Methylprednisolon (Urbason®) 80–100 mg/Tag (wegen initial möglicher Verschlechterung einschleichend beginnen); Therapie bis Rückbildung, dann ausschleichen
- *Azathioprin* (Imurek®) = Standardtherapie bei mittelschwerer und schwerer Myasthenie; Dosis 2.5–3 mg/kg KG/Tag, initial auch höher
  - Zielgrößen: Leukozyten 3500–4000/μl, Lymphozyten 800–1100/μl, bei Leukozyten < 3200/μl Medikamentenpause
- *Thymektomie* unabhängig vom CT/MRT-Nachweis eines Thymoms bis 60 Jahre, bei Thymomnachweis in jedem Alter

■ **generalisierte Myasthenie, bei Therapieversagen/Unverträglichkeit:**
- *Ciclosporin* (Sandimmun®) 4–5 mg/kg KG/Tag (Spiegelkontrolle), nur bei intakter Nierenfunktion für begrenzte Zeit (ca. 6 Monate)
- *intravenöse Immunglobuline* 0.4 g/kg KG/Tag über 5 Tage (noch umstritten)

■ **myasthene Krise:** s. u.

Selbsthilfegruppe
Deutsche Myasthenie Gesellschaft e. V., Hohentorsheerstraße 49/51, 28199 Bremen, Tel.: 0421/592060, Fax: 0421/508226

2.22.7.2 Myasthene Krise

Auslöser
Myasthenie-verstärkende Medikamente (s. o.), Begleiterkrankungen; häufig gehen der Krise Schwankungen im Schweregrad der Myasthenie voraus, in deren Verlauf mehrfach die Dosis des Cholinesterasehemmers erhöht oder reduziert wird

Klinisches Bild
progrediente Muskelschwäche mit Dyspnoe und tracheobronchialer Sekretstauung durch Beteiligung der Atemmuskulatur; Entwicklung über Tage oder selten auch perakut; meist in den ersten Jahren einer Erkrankung

Überwachung
auf Intensivstation: Vitalkapazität, O_2-Sättigung

Therapie
- **ggf. Myasthenie-verstärkende Medikamente absetzen**
- **Prostigmin-Perfusor** 4–8 (-12) mg/24 Stunden, zuvor Bolus von 1–3 mg
- **Atropin** 3–5 × 0.5–1 mg s. c. gegen muskarinerge Nebenwirkung von Prostigmin
- **Immunsuppression** (S. 413): Prednison 100 mg/Tag, einschleichender Beginn mit 25 mg/Tag wegen möglicher initialer Verschlechterung; bei bereits intubierten Patienten sofort Beginn mit hochdosierter Prednison-Therapie (100–1000 mg/Tag), nach Stabilisierung Azathioprin (S. 409)
- **konsequente Infektbehandlung** (CAVE myasthenieverstärkende Antibiotika: Aminoglykoside, Tetrazykline, hochdosiert Penicillin)
- **Plasmapherese**
- **evtl. Immunglobuline**
- **Indikation zur Beatmung:** VK < 15 ml/kg KG; Atemzugvolumen < 5 ml/kg KG; Atemfrequenz > 35/Minute; pO_2 < 80 mm Hg; pCO_2 > 50 mm HG

Differentialdiagnose: cholinerge Krise
- **Ursachen:**
  - *Überdosierung der Cholinesterase-Hemmer*
  - *versäumte Reduktion* nach erfolgreicher Immunsuppression
- **Symptome:** Unruhe, Schwitzen, Miosis, Diarrhoe, Muskelkrämpfe, Spasmen
- **klinische Differenzierung** myasthene vs. cholinerge Krise gelegentlich nicht möglich, dann Tensilon-Test (s. o.); Interpretation: klinische Besserung → myasthene Krise; keine Besserung oder Verschlechterung → cholinerge oder insensitive Krise; bei Verschlechterung Testabbruch und 1–3 mg Atropin i. v.
- **Therapie der cholinergen und der insensitiven Krise:** unter Intensivüberwachungsbedingungen und in Intubationsbereitschaft Cholinesterase-Hemmer vorübergehend absetzen, 6 × 1–2 (-8) mg Atropin i. v. je nach Ausprägung der muskarinergen Nebenwirkungen; Optimierung der immunsuppressiven Therapie, ggf. auch Plasmapherese

Lambert-Eaton-Syndrom → unter Paraneoplasien, S. 123

Botulismus → S. 102

2.22.8 Erkrankungen mit abnormer Muskelaktivität

2.22.8.1 Muskelkrampf (Crampus) (ICD-10: R52.2)

Ursächliche Erkrankungen
Vorderhornerkrankungen, Polyneuropathien, zahlreiche Myopathien, Medikamentennebenwirkung, periphere arterielle Verschlußkrankheit, Lebercirrhose, Urämie

Disponierende Faktoren
körperliche Anstrengung, Schlafentzug, Dehydratation, Elektrolytstörungen, Dialyse, Schwangerschaft

Pathophysiologie
nicht sicher geklärt; Auftreten von Krämpfen nach Spinalanästhesie und peripherer Nervenblockade sprechen für einen distalen Entstehungsort

Klinisches Bild
sichtbare, palpable, schmerzhafte Kontraktion eines Muskels oder von Teilen eines Muskels, spontan auftretend oder nach Willkürinnervation, eingeleitet oder begleitet von Faszikulieren; Auftreten nicht korreliert mit Stärke der auslösenden Kontraktion, kann durch passive Dehnung des Muskels beendet werden

Therapie
- Magnesium-Präparate (z. B. Magnesium Verla® 3 × 1 Drg.)
- Chininsulfat (z. B. Limptar®) 1 – 2 Tbl. zur Nacht; Neben- und Wechselwirkungen mit anderen Medikamenten beachten
- Carbamazepin, Phenytoin, Procainamid

Stiff-person-Syndrom → unter Paraneoplasien, S. 123

2.22.8.2 Neuromyotonie (Isaacs-Syndrom) [527] (ICD-10: G71.1)

Pathophysiologie
elektrische Instabilität der Axonmembran im Bereich der terminalen Abschnitte des α-Motoneurons, ursächlich wird ein autoimmunologischer bzw. paraneoplastischer Prozeß vermutet, teils Nachweis von Autoantikörpern gegen Kaliumkanäle des peripheren Nerven [748]

Assoziierte Erkrankungen
- **Polyneuropathien:** HMSN (S. 244), paraneoplastische Polyneuropathie (S. 121)
- **Thymom** mit ACh-Rezeptoren-Antikörper (ohne Myasthenie)

Klinisches Bild
- Muskelsteifheit (vorzugsweise distal und Hirnnervenbereich), Zuckungen, Crampi, Myokymien, verstärkt nach Kontraktionen, bei Hyperventilation und unter Ischämie, abnorme Haltung von Händen und Füßen (persistierende Flexion oder Extension der Finger/Zehen), evtl. Schwitzen
- **Nachlassen** der Symptome bei repetitiven Kontraktionen
- **Persistenz** im Schlaf, unter Narkose, bei peripherer Nervenblockade
- **Sistieren** der Aktivität nach Blockade der neuromuskulären Übertragung mit Curare

Zusatzdiagnostik
- **EMG:** Nachentladungen bei peripherer Nervenstimulation und nach Beklopfen; Doublets, Triplets, hochfrequente Spontanaktivität i. S. von Myokymien

Diagnosestellung
Nachweis kontinuierlicher Muskelaktivität (EMG), die unter Narkose persistiert und bei Gabe von Muskelrelaxantien verschwindet

Therapie
Carbamazepin, Phenytoin

Verlauf
oft Spontanremissionen nach mehreren Jahren

2.22.8.3 Myalgie-Faszikulations-Crampus-Syndrom (ICD-10: G71.1)

Synonyma
cramp-fasciculation syndrome, benign motor neuron disorder

Klinisches Bild [559]
Beginn in der 3. – 7. Lebensdekade; schmerzhafte Muskelkrämpfe und Faszikulationen, betont an den Extremitäten, Zunahme bei Belastung, oft begleitend leichte axonale Polyneuropathie

Zusatzdiagnostik
- **EMG:** Nachweis von Faszikulationen, *Fehlen* von ausgeprägten axonalen Schädigungszeichen (Fibrillationspotentiale und positive scharfe Wellen); evtl. Nachweis von Nachentladungen („afterdischarges") nach repetitiver Stimulation

Therapie
Versuch mit Carbamazepin

2.23 Erkrankungen des autonomen Nervensystems (ICD-10: G90.0-G90.8)

S. Braune

2.23.0.1 Allgemeines

Anatomische/ physiologische Grundlagen

- **Rezeptoren:** arterielle Barorezeptoren, kardiopulmonale Rezeptoren, Chemorezeptoren, viszerale Rezeptoren → Afferenzen v. a. via N. glossopharyngeus und N. vagus
- **zentralnervöse Strukturen:** Zentren wie Nucleus tractus solitarius, ambiguus, dorsalis vagus, rostraleventrolaterale Medulla, Hypothalamus-Hypophyse, kortikal insbesondere im Bereich der Inseln bds. sowie frontobasal → intermediolaterale Säule des Rückenmarks →
- **neuronale Efferenzen:**
  - *sympathische Efferenzen* präganglionär über intermediolaterale Säule zum Grenzstrang und postganglionär zu Auge, Herz, Niere, Nebennieren, arteriellen Widerstands- und venösen Kapazitätsgefäßen, Blase, Schweißdrüsen, Sexualorgan
  - *parasympathische Efferenzen* im N. oculomotorius zum Auge, im N. vagus zu Herz, Gastrointestinaltrakt, Sexualorgan, Blase
- **hormonale Aktivität:** Hypophysenvorderlappen → Nebenniere; Hypophysenhinterlappen

Ätiologie

- **primäre Erkrankungen des autonomen Nervensystems** = idiopathische Genese im Rahmen einer neurodegenerativen Erkrankung bzw. eines angeborenen Enzymdefektes:
  - *isolierte autonome Insuffizienz* (frühere Bezeichnung: idiopathische orthostatische Hypotonie, Bradbury-Eggleston-Syndrom): vorwiegend postganglionäres Schädigungsmuster
  - *autonome Insuffizienz bei Morbus Parkinson (S. 165)* (Prävalenz unklar, 14–70%): deutliche postganglionäre Schädigung, Beteiligung präganglionärer Anteile unklar
  - *autonome Insuffizienz bei Multisystematrophie (S. 172)* (MSA) (97%): striatonigrale Degeneration (SND), olivo-ponto-cerebelläre Atrophie (OPCA), Shy-Drager-Syndrom, Mischformen; vorwiegend präganglionäres Schädigungsmuster
  - *hereditäre motorische und sensible Neuropathie (HMSN) (S. 244)* Typ I und II
  - *hereditäre sensible autonome Neuropathie (HSAN) Typ III* (Riley-Day-Syndrom, familiäre Dysautonomie), Typ IV, Typ V
  - *familiäre Amyloidose mit Neuropathie*
  - *Dopamin-ß-Hydroxylase-Mangel:* seltene Erkrankung; posturale Hypotonie bereits in der Kindheit, neurologisch unauffällig, evtl. geringgradige Ptose; fehlender Nachweis von Noradrenalin und Adrenalin im Serum, deutlich erhöhte Dopamin-Spiegel
  - *Morbus Fabry:* x-chromosomal vererbte Glykolipid-Lysosomen-Speicher-Krankheit durch Mutation des α-Galaktosidase-Gens mit Einlagerung von Ceramidtrihexosid im Gewebe
  - *posturales Tachykardie-Syndrom (POTS):* Orthostase-abhängige Tachykardie mit Schwindel und präsynkopalen oder synkopalen Bewußtseinsstörungen, Genese unklar, bei ca. 50% der Patienten Nachweis einer postganglionären Schädigung sympathischer Efferenzen
- **sekundäre Erkrankungen des autonomen Nervensystems** = Beteiligung des autonomen Nervensystems im Rahmen einer Grunderkrankung:
  - *präganglionäre Schädigung:* Myelonschädigung kranial von Th5, Hirnstamm-/Diencephalonschädigung (Trauma, Raumforderung, Insult), toxisch (Alkohol, Phenothiazine, Barbiturate, Antidepressiva), Tetanus
  - *postganglionäre Schädigung:* Diabetes mellitus (S. 247), Alkoholmißbrauch (S. 248), primäre Amyloidose, akute entzündliche Neuropathie / Guillain-Barré-Syndrom (S. 250), akute Porphyrie (S. 215), paraneoplastisch (zusammen mit Lambert-Eaton-Syndrom oder sensibler Neuropathie), AIDS-related Complex (ARC), AIDS, toxisch (Cisplatin, Vincristin, Amiodaron, Acrylamid, Schwermetalle, organische Lösungsmittel), traumatisch (Plexusläsionen), akute panautonome Neuropathie, Chagas-Krankheit

Klinisches Bild

Alle systemischen Erkrankungen des autonomen Nervensystems zeigen nachfolgende Symptome in unterschiedlich deutlicher Ausprägung und Kombination: kardiovaskuläre Regulationsstörungen (orthostatischer Schwindel, Synkopen), gastrointestinale Motilitätsstörungen (Völlegefühl, Übelkeit, Obstipation, Gewichtsverlust), Blasenstörungen (Inkontinenz, Harnverhalt), Erektionsstörungen/retrograde Ejakulation, Störungen der Sudomotorik (Hypo-/Anhidrosis), Akkomodationsstörungen, Kältegefühl an den Akren.

Therapie

grundsätzlich symptomorientiert, siehe bei den einzelnen Syndromen

2.23.0.2 Neurogene kardiovaskuläre Regulationsstörungen (ICD-10: G90.8)

Ätiologie

(→ unter Allgemeines S. 302)

Klinisches Bild

orthostatischer unsystematischer oder Schwankschwindel, orthostatische synkopale Ereignisse (Schwarzwerden vor Augen) oder präsynkopale Symptome (Flimmern vor Augen), Spannungsgefühl oder beidseitige Schmerzen im Schulter-/Nackenbereich („coathanger pain"), allgemeine Abgeschlagenheit und Müdigkeit, Kältegefühl an den Akren; bei posturalem Tachykardie-Syndrom (POTS) zusätzlich subjektiv Orthostase-abhängiges Herzrasen

Diagnosestellung
- **orthostatische Hypotonie:** Messung des Blutdrucks nach vier Minuten Liegen und über 3 Minuten nach dem Aufstehen; pathologischer Befund bei
  - *Abfall des systolischen Blutdrucks* um mindestens 20 mm Hg oder
  - *Abfall des diastolischen Blutdrucks* um mindestens 10 mm Hg innerhalb der 3-minütigen Stehzeit [18]
- **posturales Tachykardie-Syndrom (POTS):** Messung der Herzfrequenz nach 4 Minuten Liegen und über 5 Minuten nach dem Aufstehen, pathologischer Befund bei Herzfrequenzanstieg über 120/Minute bzw. bei einem Anstieg um mindestens 30/Minute gegenüber dem Ruhewert über mindestens 50 % der Meßzeit [474]

Zusatzdiagnostik
- **Testung kardiovaskulärer Regulationsmechanismen:** nicht-invasive kontinuierliche Messung von Blutdruck und Herzfrequenz (Finapres®-Methode) unter standardisierten Bedingungen während:
  - *aktiver und passiver (Kipptisch) Orthostase* über mindestens 90 Sekunden
  - *tiefem Atmen* mit 6 Atemzyklen/Minute
  - *Valsalva-Manöver* über 15 Sekunden
  - *isometrischer Muskelkontraktion* über maximal 3.5 Minuten
  - *Kopfrechnen* über maximal eine Minute
- **Testung der kardialen Innervation:**
  - *Herzfrequenzvariabilität* bei tiefem Atmen → vagale Innervation
  - *Analyse der Herzfrequenzvariation* mittels time-domain-Analyse → sympathische und parasympathische Innervation
  - *Myokardszintigraphie* mit Metaiodobenzylguanedin (MIBG)) → funktionelle Integrität der postganglionären sympathischen Efferenzen des Herzens
- **Noradrenalin-Bestimmung** in Ruhe und unter standardisierter Belastung (je nach Labor verschieden, z. B. Orthostase, Ergometrie)

Differentialdiagnose
- **medikamentös induzierte orthostatische Hypotonie:** Antihypertensiva, Vasodilatantien, Phenothiazine, Butyrophenone, tri- und tetrazyklische Antidepressiva, Dopamin-Agonisten, L-DOPA, Selegilin
- **nicht-neurogene orthostatische Hypotonie:**
  - *relativer Volumenmangel* durch insuffiziente Zufuhr oder vermehrten Verlust von Flüssigkeit
  - *Minderung der kardialen Auswurfleistung* durch Infarkt, Insuffizienz, Rhythmusstörungen, konstriktive Perikarditis, Perikarderguß, Klappenstenosen
  - *Bettruhe* über längere Zeit (ab 3 – 7 Tage)
  - *endokrinologische Erkrankungen:* Hypothyreose, Nebenniereninsuffizienz, Hypophysenvorderlappeninsuffizienz, Hypoaldosteronismus, adrenogenitales Syndrom, ADH-Hypersekretion (Schwartz-Bartter-Syndrom, in 80 % mit kleinzelligem Bronchialcarcinom vergesellschaftet)

Therapie
- **kausal:**
  - *Dopamin-β-Hydroxylase-Mangel:* Substitution mit L-threo-Dihydroxyphenylserin (L-threo-DOPS, Noradrenalin-Vorläufer): 2 × 100 – 300 mg /Tag p. o. (nicht im Handel, Hersteller Fa. Sumitomo (Japan), Niederlassung in London, Tel. 0044 181 956 2242)
  - *sekundäre Formen:* Therapie der Grunderkrankung, falls möglich
  - *diabetische autonome Polyneuropathie:* α-Liponsäure (Thioctacid®) 600 mg/Tag i. v. über 21 Tage, danach 600 mg/Tag p. o.
- **symptomatisch:**
  - *orthostatische Hypotonie:* die Auswahl der therapeutischen Maßnahmen hängt von der individuellen Symptomkonstellation und dem Schweregrad ab
    - physikalische Maßnahmen:
      - Erhöhung des intravasalen Volumens: salzreiche Kost (1200 mg/Tag) und nächtliche Oberkörperhochlagerung um ≥ 12° bei ausreichender Flüssigkeitszufuhr von 2 – 3 l/Tag
      - Verringerung der orthostatischen Umverteilung des Blutvolumens: langsames Aufstehen, Überkreuzen der Beine im Stehen, Hockstellungen, 6 – 8 kleine Tagesmahlzeiten bei postprandialer orthostatischer Dysregulation, maßangepaßte Stützstrumpfhosen

- Pharmakotherapie:
  - Sympathomimetika tagsüber bis ca. 17 Uhr, alle 3 – 4 Stunden: Etilefrin (Effortil®) (direkt und indirekt sympathomimetisch) bis 75 mg/Tag oder Midodrin (Gutron®) (direkt sympathomimetisch) 2.5 – 10 (bis 40) mg/Tag
  - Mineralcortikoide: Fludrocortison (Astonin H®): 0.1 – 0.5 mg/Tag
  - CAVE: initiale Hypersensibilität auf Sympathomimetika, Flüssigkeitsüberladung, Exacerbation der nächtlichen Hypertension, wobei systolische Blutdruckwerte bis 180 mm Hg akzeptabel erscheinen
- *posturales Tachykardie-Syndrom (POTS):* β-Blocker, z. B. Propranolol (Dociton®) 30 – 160 mg/Tag je nach klinischem Ansprechen, evtl. zusätzlich Fludrocortison (Astonin H®) 0.1 – 0.2 mg/Tag, Midodrin (Gutron®) 2 – 5 (-10) mg/Tag

Verlaufskontrolle Körpergewicht, Frequenz von Synkopen („Anfallskalender"), Standzeit ohne Symptome, 24 Stunden-Blutdruck-Monitoring

2.23.0.3 Neurogene gastrointestinale Motilitätsstörungen (ICD-10: G90.8)

Ätiologie (→ unter Allgemeines S. 302)

Klinisches Bild vorzeitiges Völlegefühl, Übelkeit, Erbrechen, abdominales Druckgefühl, Obstipation, Gewichtsverlust

Zusatzdiagnostik Röntgen-Abdomen nativ, Röntgen-Breischluck mit Follow-up Bildern oder Magenentleerungsszintigraphie mit Tc99m markierter Testmahlzeit

Diagnosestellung Nachweis einer inkompletten Magenentleerung und/oder verlängerten Passagezeit (Gastroparese, chronische Pseudoobstruktion)

Differentialdiagnose
- **medikamentös induziert** als anticholinerge Nebenwirkung u. a. bei trizyklischen Antidepressiva
- **mechanische Obstruktion** des Magen-Darm-Traktes

Therapie
- **Umstellung der Ernährung:** ballaststoffreiche Nahrung, suffiziente Flüssigkeitszufuhr
- **medikamentös:** pflanzliche Laxantien mit Aloe und/oder Sennae, Lactulose 3 – 4 × 5 – 30 g/Tag, Domperidon (Motilium®) 3 × 10 mg/Tag (fördert die Motilität primär von Oesophagus und Magen), Cisaprid (Alimix®, Propulsin®) 3 × 5 – 10 mg/Tag (fördert die Motilität des gesamten Magen-Darm-Traktes), Erythromycin 3 × 250 mg/Tag (fördert als Motilin-Analogon die Motilität)

2.23.0.4 Neurogene Blasenstörungen (ICD-10: N31.9, G83.4)

Neuroanatomische und physiologische Grundlagen
- **Reflexbögen:**
  - Supraspinale Verschaltungen:
    - Gyrus frontalis superior / Lobus paracentralis ↔ pontine Kerne: bewußte Blasenkontrolle
    - Cerebellum (Vorderwurm, Nucleus fastigii) ↔ pontine Kerne
  - *Spino-bulbo-spinaler Reflex:* sensible Afferenzen vom M. detrusor → Pons → motorische Efferenzen zum M. detrusor
  - *Detrusor-Sphinkter-Reflex:* sensible Afferenzen vom M. detrusor → Nucleus pudendus (Onuf's Kern) im Conus medullaris → motorische Efferenzen via N. pudendus zum M. sphincter externus urethrae
  - *Sphinkter-Cortex-Spinkter-Reflex:* sensible Afferenzen vom Sphinkter externus → spinocorticale Afferenzen und corticospinale Efferenzen → motorische Efferenzen via N. pudendus zum M. sphincter externus urethrae
- **periphere Innervation der Blase:**
  - *Efferenzen:*
    - M. detrusor: sympathische Efferenzen via N. hypogastricus aus Th11 bis L2 überwiegend zum Blasenhals und Trigonum („Sphinkter internus"), parasympathische Efferenzen aus S2 bis S4 via N.pelvicus überwiegend zum Blasenkörper; Detrusorkontraktion mittels Acetylcholin
    - M. sphinkter externus urethrae: via N. pudendus aus S2 bis S4
  - *Afferenzen:* Blasenwand (M. detrusor) via N. pelvicus, Urethra via N. pudendus

Ätiologie (→ unter Allgemeines S. 302)

Klassifikation
- **Blasenstörung bei Läsion(en) cranial des Conus medullaris:**
  - klinisches Bild: Inkontinenz, imperativer Harndrang, Pollakisurie
  - Pathomechanismen (Mischformen möglich):
    - Detrusor-Hyperreflexie: kein Restharn, urethraler Fluß und Sphinkteren regelrecht; keine Komplikationen

▶ **Detrusor/Sphinkter-Dyssynergie:** Restharn normal oder erhöht: urethraler Fluß mit Stakkato-Miktion; Komplikationen: hoher Detrusordruck → Aufstau → Niereninsuffizienz (rascher als bei der Detrusor-Areflexie)

- **Blasenstörung bei Läsion(en) des Conus medullaris, der Cauda equina und/oder der peripheren Innervation:**
  - *klinisches Bild:* erschwerter Miktionsbeginn, Inkontinenz ohne Harndranggefühl
  - *Ursache* Detrusor-Areflexie: Restharn stark erhöht, urethraler Fluß fraktioniert; Komplikationen: Überdehnung, Aufstau → Niereninsuffizienz (langsamer als bei der Detrusor-/Sphinkter-Dyssynergie)

Untersuchung Ausschluß von Nebenwirkungen durch anticholinerge Medikamente, Spasmolytika, β-Blocker, Ca^{++}-Antagonisten; bei Männern Prostatapalpation zum Ausschluß einer Urethraobstruktion; Motorik, Reflexstatus, Sensibilität (Conus-Syndrom, Cauda-Syndrom?), Cremasterreflex (L1-L2), Tonus des M. sphinkter ani externus (S3/S4), Bulbocavernosus-Reflex (S3-S5), Analreflex (S3-S5)

Zusatz-diagnostik
- **Urinstatus, Nierenfunktionswerte:** (→ Ausschluß Blaseninfekt, Nierenaffektion)
- **Restharnmenge:** normal < 80 ml (→ Detrusorfunktion, Aufstau)
- **Zystoskopie, Sonographie** (→ Ausschluß Tumor, Auslaßobstruktion, Steine, Fisteln)
- **urodynamische Zystometrie** (→ Detrusorfunktion, Detrusor-/Sphinkter-Koordination, Urethra-Druck/-Flußmessung)
- **EMG** des M. sphincter externus urethrae oder (einfacher und ebenso sensitiv) M. sphincter ani externus (beide vom N. pudendus aus S3 – S5 versorgt)

Therapie
- **bei V. a. medikamentöse Ursache:** Umsetzen oder Verzicht auf die angeschuldigte Substanz, wenn klinisch möglich
- **bei erhöhten Restharnmengen unabhängig von der Genese:** Selbst-/Fremdkatheterisierung 3 – 4 ×/Tag
- **bei Detrusorschwäche:** symptomatisch mit Einlagen, Condom-Urinal, medikamentös mit Distigminbromid (Ubretid®) 3 × 5 mg/Tag
- **bei Detrusor-Hyperreflexie oder Detrusor-Sphinkter-Dyssynergie:** symptomatisch mit Einlagen, Condom-Urinal, Miktion in regelmäßigen Abständen, evtl. durch Beklopfen induziert; medikamentös mit Oxybutynin (Dridase®) 3 × 5 mg/Tag oder Flavoxat 3 – 4 × 200 mg/Tag, evtl. ergänzt durch Midodrin (Gutron®) 3 × 2.5 – 5 mg/Tag

Selbsthilfegruppen
- Gesellschaft für Inkontinenzhilfe e. V., Friedrich-Ebert-Straße 124, 34119 Kassel, Tel.: 0561/780604, Fax: 0561/776770
- Hilfe für Inkontinente Personen e. V., Postfach 111322, 40513 Düsseldorf, Tel.: 0211/5961216

2.23.0.5 Neurogene Störungen der männlichen Sexualfunktion (ICD-10: N48.4, F52)

Ätiologie Myelopathien, Conus-/Cauda-Syndrom, Plexus-sacralis-Läsionen, Neuropathien (besonders bei Diabetes mellitus), systemische Erkrankungen mit Beteiligung des autonomen Nervensystems (z. B. M. Parkinson, MSA), Läsionen des Hypothalamus, unerwünschte medikamentöse Wirkung

Klinisches Bild verminderte Libido, Erektionsstörungen (erhaltene Spontanerektionen = Hinweis auf psychogene Störung), retrograde Ejakulation

Zusatzdiagnostik
- **Nachweis einer Erektionsstörung:** nächtliche Tumeszenzmessungen in einem Schlaflabor
- **Nachweis der retrograden Ejakulation:** Nachweis von Spermatozoen in einer postkoitalen Urinprobe
- **Nachweis einer systemischen Erkrankung des autonomen Nervensystems:** siehe bei den einzelnen Systemen
- **Ausschluß nicht-neurogener Ursachen:**
  - *endokrinologische Erkrankung:* Schilddrüsenfunktion, Diabetes mellitus (HBA1c), Prolactin, Testosteron
  - *vaskuläre Ursache:* Arteriographie oder Cavernosographie, intracavernöse Injektionen von Papaverin zur Differentialdiagnose zwischen vaskulärer und neurogener Ursache
  - *psychogene Ursache*

Diagnosestellung objektiver Nachweis einer Erektions- oder Ejakulationsstörung (s. o.) mit Zuordnung der Genese

Therapie
- **Prüfung der Notwendigkeit** je nach subjektivem Leidensdruck
- **Therapie der Grunderkrankung**, evtl. Medikamentenumstellung bei medikamentöser Ursache
- **bei neurogener Erektionsstörung:** Yohimbin (Yocon-Glenwood®) 1 – 3 × 5 – 10 mg/Tag, Vakuum-Geräte, intracavernöse Papaverin-Injektionen (über Spezialambulanzen)
  - *Sildenafil* (Viagra®)
    - Wirkung über Hemmung des Abbaus von cGMP im Corpus cavernosum (cGMP löst eine Entspannung der glatten Muskulatur im Corpus cavernosum aus)
    - Dosierung: 25 – 100 mg p. o. ca. 1 Stunde vor dem Geschlechtsverkehr
    - Nebenwirkungen: kardiale Komplikationen, Kopfschmerzen, Gesichtsrötung, Magenbeschwerden
    - Kontraindikationen: kardiale Vorerkrankungen, Einnahme von Nitraten
- **bei vaskulär bedingter Erektionsstörung:** operative Intervention mit Ligatur venöser Gefäße bzw. arterieller Revaskularisierung

2.23.0.6 Störungen der Sudomotorik (ICD-10: G90.8)

Anatomie/Physiologie
Steuerung der Thermoregulation in der Area hypothalamica posterior mit der Kerntemperatur als Sollwert; zusätzlich emotionale sudomotorische Aktivierung → sympathische Efferenzen zu ekkrinen Schweißdrüsen mit Acetylcholin als Hauptüberträgerstoff

Klassifikation und Ätiologie
- **primäre Hyperhidrosis:** ungeklärt (zumeist lokal fazial, axillär, palmar, plantar); günstige Prognose mit zumeist Rückbildung im Alter über 50 Jahre
- **sekundäre Hyperhidrosis:** u. a. bei Infekten, Neoplasien, endokrinologischen Erkrankungen (zumeist generalisiert)
- **Hypo-/Anhidrosis:** Polyneuropathien mit autonomer Beteiligung mit unregelmäßigem Verteilungsmuster, Multisystematrophie und isolierte autonome Insuffizienz mit jeweils generalisierter Verteilung, Läsionen des sympathischen Grenzstrangs mit Verteilung im oberen Quadranten oder eine untere Extremität betreffend

Klinisches Bild
Hypo- oder Anhidrosis: regional (oberer Quadrant, Betonung der Extremitäten oder des Stammes) bzw. generalisiert *oder* Hyperhidrosis: lokal (fazial, axillär, palmar, plantar) bzw. generalisiert

Zusatzdiagnostik
- **Thermoregulations-Test:**
  - *Prinzip:* Stimulation der sudomotorischen Temperaturregulation im ZNS durch Erhöhung der Kerntemperatur durch Lindenblütentee und 1000 mg ASS oder in einer Wärmekammer mit Erfassung der Schweiß-Antwort durch den Farbumschlag von auf der Haut aufgetragenem Alazarin-Natriumsulfat
  - *Auswertung:* semiquantitativ; Verteilungsmuster der prä- und postganglionär vermittelten Schweiß-Antwort
- **sympathische Hautantwort (mSSR, magnetic evoked sympathetic skin response):**
  - *Prinzip:* Untersuchung sympathischer Efferenzen anhand einer durch Schweißsekretion hervorgerufenen Spannungsänderung („galvanischer Hautreflex")
  - *Methodik:*
    - Reizung am besten mittels cervikaler Magnetstimulation (beste Reproduzierbarkeit und geringere Habituation); grundsätzlich kann auch jede andere Reizmodalität (z. B. elektrisch am Arm, akustisch) gewählt werden
    - Ableitung mit Oberflächenelektroden von palmar und plantar; Referenz = Hand- bzw. Fußrücken; Filterung 0.5 – 2000 Hz
  - *Aussage:* Funktionstest zur Untersuchung kleinkalibriger Fasern z. B. im Rahmen einer Polyneuropathie; Differenzierung zwischen zentraler und peripherer Störung durch zusätzliche Untersuchung des quantitativen Sudomotor-Axonreflex-Tests (QSART, s. u.) möglich
  - *Grenzwerte [460]:*
    - palmar:

	Armlänge (Akromion-Fingerspitze Dig III)	
	74 cm	75 – 84 cm
Latenz:	1.52 s	1.66 s

    - maximale Seitendifferenz: 0.1 s
    - Amplitude: > 0.7 mV
    - plantar:

	Beinlänge (Spina iliaca-Fußsohle)	
	89 – 103 cm	104 – 118 cm
Latenz:	2.24 s	2.44 s

- maximale Seitendifferenz: 0.14 s
- Amplitude: > 0.2 mV
- **quantitativer Sudomotor-Axonreflex-Test (QSART):**
  - *Prinzip:* Stimulation postganglionärer sympathischer Efferenzen zu Schweißdrüsen mittels percutaner Iontophorese von Acetylcholin unter Ausnutzung des Axonreflexes
  - *Auswertung:* Latenz und Quantität der Sudomotorantwort

Therapie

- **primäre Hyperhidrosis:** je nach subjektiver Beeinträchtigung symptomatisch mit topisch anzuwendenden Antihidrotika basierend auf Aluminiumverbindungen (→ mechanische Blockade der Sekretion); systemisch evtl. Bornaprin (Nutzung der anticholinergen Wirkung); in verzweifelten Fällen Grenzstrangausschaltung
- **sekundäre Hyperhidrosis:** Therapie der Grunderkrankung, bei Hypo-/Anhidrosis keine Therapie

2.23.0.7 Akkommodationsstörungen (ICD-10: H52.5)

Ätiologie

- **nicht-neurogene Ursachen:**
  - *medikamentös induziert:* Mydriasis bei trizyklischen Antidepressiva, Anticholinergika, Sympathomimetika, Antihistaminika, Kokain, Amphetamin, LSD; Miosis bei α-Rezeptor-Blockern, Opiaten, Narkotika, Barbituraten
  - *sonstige:* Glaukom-Anfall, Bulbus-Trauma
- **Läsion parasympathischer Efferenzen:** interne Ophthalmoplegie (entzündlich, traumatisch), Adie-Syndrom (idiopathische Schädigung des parasympathischen Ganglion ciliare und Verlust der Muskeleigenreflexe)
- **Läsion sympathischer Efferenzen** (→ Horner-Syndrom): Miosis, Ptosis (M. tarsalis superior), Enophthalmus (M. orbitalis)
  - *zentrale Schädigung* mit Hypohidrosis der ipsilateralen Gesichtshälfte z. B. bei Wallenberg- u. a. Hirnstamm- und diencephalen Syndromen (Insulte, intracranielle Raumforderung v. a. in der mittleren Schädelgrube, Multiple Sklerose, Syringobulbie) oder Schädigungen des Cervikalmarks (z. B. Syringomyelie)
  - *präganglionäre Schädigung* mit Hypohidrosis in der ipsilateralen Gesichtshäfte, z. B. Läsionen der sympathischen Ganglia cervicale inferior und medius
  - *postganglionäre Schädigung* mit z. T. Hypohidrosis, wenn die Läsion vor der Aufzweigung der sympathischen Efferenzen in oculäre und sudomotorische Fasern im Bereich der Carotis-Bifurkation liegt, z. B. durch Raumforderungen (Pancoast-Tumor, Mediastinal-Tumoren) und Läsionen im Bereich des sympathischen Ganglion cervicale superius, Veränderungen an der A. carotis communis und interna, Läsionen des N. trigeminus in seinem intracraniellen Verlauf sowie dessen R. ophthalmicus (Raeder-Syndrom), Orbita-Schädigung
- **Läsion sympathischer und parasympathischer Efferenzen**, z. T. seitenwechselnd: Miller Fischer-Syndrom, systemische Erkrankungen des autonomen Nervensystems bei neurodegenerativen Erkrankungen und Polyneuropathien, pontine und diencephale Läsionen

Klinisches Bild

	Läsion parasympathischer Efferenzen	Läsion sympathischer Efferenzen
Pupillenweite	Mydriasis	Miosis
Lichtreflex	negativ	erhalten
Nahakkommodation	negativ oder erhalten[1]	erhalten

[1] bei einer isolierten Läsion des Edinger-Westphal-Kernes prätektal im Mittelhirn bleibt die Nahreaktion erhalten bei negativem Lichtreflex (Argyll-Robertson-Pupille bei Lues cerebrospinalis)

- **einseitige Schädigung** → eher bei Läsion im extracerebralen Verlauf der Efferenzen
- **beidseitige Schädigungen** → eher bei cerebraler Läsion (Edinger-Westphal-Kern / prätectales Grau bei parasympathischen Defiziten bzw. diencephaler Hypothalamus bei sympathischen Defiziten)

Zusatz-diagnostik

- **Pupillometrie** mit Quantifizierung von Pupillendurchmesser bzw. -fläche im Dunkeln und nach standardisierten Lichtstimuli
- **pharmakologische Provokationstests:** Applikation von Lösungen auf die Cornea (CAVE: große inter- und intraindividuelle Variabilität durch multifaktoriell beeinflußte Bioverfügbarkeit; standardisierte Untersuchungsbedingungen und Normwerte notwendig!)
  - *Phenylephrin 2%:* vermehrte Dilatation bei sympathischer Schädigung durch Denervierungshypersensibilität
  - *Kokain 4–10%:* keine/eingeschränkte Dilatation bei prä- oder postganglionärer sympathischer Läsion
  - *Amphetamin 0.5–1% oder Tyramin 2–5%:* keine/eingeschränkte Dilatation bei postganglionärer sympathischer Läsion

- *Pilocarpin 0.125%:* vermehrte Miosis bei parasympathischer Schädigung (Denervierungshypersensibilität)

Diagnosestellung klinisches Bild, Pupillometrie und pharmakologische Provokationstests

2.24 Schmerzsyndrome

M. Bär und S. Braune

2.24.0.1 Allgemeines

Klassifikation nach Pathophysiologie
- **nozizeptiver Schmerz** (Nozizeptor = freie Endigung des nozizeptiven Neurons):
  - *somatischer Schmerz:* Ursprung von Haut, Knochen, Muskeln, Sehnen
  - *viszeraler Schmerz:* Ursprung von inneren Organen, Pleura, Peritoneum
- **neurogener Schmerz [182]:**
  - *periphere Läsionen:* Poly-/Mononeuropathie, Nervenkompression, Neurome, Plexusläsion, Stumpfschmerz nach Amputation, sympathische Reflexdystrophie (S. 321)
  - *zentrale Läsionen:* Wurzelausriß, Läsion des Tractus spinothalamicus / Thalamus
  - *kombinierte periphere/zentrale Läsionen:* akute herpetische/ postherpetische Neuralgie, sympathisch unterhaltenes Schmerzsyndrom, Meningoradikulopathie
- **psychogener Schmerz:** somatoforme Schmerzstörung, dissoziative Störung (Konversion), endogene Psychosen

Klassifikation nach Schmerzdauer
- **akuter Schmerz:**
  - *Dauer:* < 1 Monat; > 1 Monat: chronifizierender Schmerz
  - *Charakteristika:* Auslöser ist eine spezifische Erkrankung oder ein Trauma; biologisch sinnvolle Warnfunktion; physiologische vegetative Reizantwort, endet mit Heilung der Erkrankung
- **chronischer Schmerz:**
  - Dauer > 6 Monate oder primäre Schmerzerkrankung oder über die erwartete normale Heilungszeit hinausgehend
  - *Charakteristika:* selbstständige Erkrankung, fehlende biologische Funktion („sinnlos"), abklingende oder fehlende vegetative Aktivität
  - *somatische Risikofaktoren:* Narbenbildung unter Einbezug neuraler Strukturen, Sensibilisierung des peripheren und/oder zentralen nozizeptiven Systems bei Verletzungen, Entzündungen nervaler Strukturen selbst
  - *psychische Risikofaktoren* der Chronifizierung [294]
    - Vermeidungsverhalten bei sozialen und körperlichen Aktivitäten
    - Durchhaltestrategien im Sinne habitueller Überforderung trotz stärkster Schmerzen
    - nichtverbales Ausdrucksverhalten: Signalisieren von Schmerzen durch Mimik, Gestik, Körperhaltung, Stimmlage, Betonung
    - Ignorieren durch Ablenkung
    - Depressivität vor Schmerzbeginn

Terminologie
- **Allodynie:** Schmerzauslösung durch einen Reiz, der normalerweise keinen Schmerz verursacht (Beispiel: leichte Berührung löst einen brennenden Schmerz aus)
- **Anaesthesia dolorosa:** spontane Schmerzempfindung in einer gefühllosen Region
- **Kausalgie:** kontinuierlicher brennender Schmerz mit Allodynie und Hyperpathie im schmerzhaften Areal nach traumatischer Nervenläsion, oft begleitet von vaso- und sudomotorischer Dysfunktion und nachfolgenden trophischen Störungen
- **Dysästhesie:** unangenehme abnorme Empfindung
- **Parästhesie:** nicht unangenehme abnorme Empfindung
- **Hyperästhesie:** verstärkte Empfindung nichtschmerzhafter Reize
- **Hyperalgesie:** verstärkte Schmerzempfindung schmerzhafter Reize
- **Hyperpathie:** verstärkte Empfindung eines Reizes und insbesondere repetitiver Reize bei erhöhter Empfindungsschwelle, häufig als explosiver Schmerz mit schlechter Reizlokalisation, mit Latenz zum Reiz, mit Irradiations- und Nachklingphänomenen
- **Neuralgie:** Schmerz im Ausbreitungsgebiet eines Nerven (= projizierter Schmerz), häufig weit distal vom Läsionsort wahrgenommen
- **übertragener Schmerz:** bei Erkrankungen innerer Organe in segmental zugeordneten Dermatomen (Head'sche Zone) und Myotomen (MacKenzie-Zone) empfundener Schmerz, häufig mit Hyperalgesie und Allodynie im entsprechenden Hautareal und erhöhtem Muskeltonus im zugeordneten Myotom
- **pseudoradikulärer Schmerz:** Schmerzausstrahlung von grob segmentalem Charakter, häufig ausgehend von artikulären Geweben und ligamentären Strukturen
- **Phantomschmerz:** im amputierten Körperglied empfundene permanente oder paroxysmale unangenehme Empfindungen, oft schmerzhafte Verkrampfungen

Selbsthilfegruppen
- Deutsche Schmerzliga e. V., Postfach 100834, 60008 Frankfurt/M., Tel.: 069/299880–75, Fax: 069/299880–33

- Deutsche Schmerzhilfe e. V. – Bundesverband, Woldsenweg 3, 20249 Hamburg, Tel.: 040/465646, Fax: 040/4601719
- Hilfe für medikamentenabhängige Schmerzkranke HIMS e. V., Ascherfeld 11, 28757 Bremen, Tel.: 0421/651495, Fax: 0421/651430

2.24.1 Kopf- und Gesichtsschmerzen (ICD-10: G43-G44)

2.24.1.1 Allgemeines

Epidemiologie
- **Lebenszeitprävalenz:** ca. 70 % für alle Arten von Kopfschmerzerkrankungen
- **Punktprävalenz:** 20–40 % der Bevölkerung
- **Prävalenz bei Schulkindern:** 10–15 %

Anamnese
- Beschreibung der Schmerzen anhand Alter bei der Erstmanifestation, Frequenz/Periodizität, Dauer, Intensität, Qualität, Lokalisation, Seitenbetonung, Triggerfaktoren, Prodromi, Begleitsymptomen; familiäre Belastung, aktuelle Kopfschmerzmedikation / Begleitmedikation

2.24.1.2 Spannungskopfschmerz (ICD-10: G44.2)

Epidemiologie
- **Lebenszeitprävalenz:** episodischer Typ 20–30 %, chronischer Typ 3 % der Bevölkerung
- **Geschlechtsverteilung:** M : F = 1.5 : 1
- **Altersverteilung:** episodischer Typ: Gleichverteilung in allen Altersgruppen, chronischer Typ: Zunahme mit dem Alter

Disponierende Faktoren
Depression, Angststörung, psychosozialer Streß, Konversionsstörung, muskuläre Überlastung, Funktionsstörung des Kauapparates, Schlafdefizit, Medikamentenmißbrauch

Diagnostische Kriterien der International Headache Society (IHS)
- **episodischer Kopfschmerz vom Spannungstyp:**
  - *Dauer:* unbehandelt 30 Minuten bis 7 Tage
  - *Charakteristika (mindestens 2):* drückend bis ziehend, nicht pulsierend („Schraubstock-", „Band-", „Helmgefühl"), Tagesaktivität nicht nachhaltig behindert, beidseitiger Kopfschmerz, fehlende Verstärkung durch körperliche Aktivität
  - *Begleitsymptome (maximal 1):* Lichtüberempfindlichkeit, Lärmüberempfindlichkeit; keine Übelkeit, kein Erbrechen
  - *Frequenz:* weniger als 15 Tage/Monat, wenigstens 10 vorangegangene Attacken
- **chronischer Kopfschmerz vom Spannungstyp:**
  - *Dauer und Charakteristika:* wie oben
  - *Begleitsymptome (maximal 1):* Übelkeit, Lichtüberempfindlichkeit, Lärmüberempfindlichkeit
  - *Frequenz:* mindestens 15 Tage/Monat seit mindestens 6 Monaten

Differentialdiagnose
intrakranielle Raumforderung, Migräne (nicht selten Kombinationskopfschmerz!), medikamenteninduzierter Kopfschmerz, Sinusitis, cervikogener Kopfschmerz

Therapie [615]
- **Grundsätze:** Führen eines Kopfschmerztagebuchs; Exploration und Beratung zur Vermeidung von Attacken-auslösenden Faktoren; Medikamente stellen nur einen Teil der Behandlung dar
- **episodische Form:**
  - *medikamentöse Behandlung:* ASS oder Paracetamol in Einzeldosen von 500–1000 mg, max. 1500 mg/Tag; alternativ Ibuprofen 400–600 mg (max. 1200 mg/Tag), Naproxen 250–500 mg (max. 1000 mg/Tag); Einnahmefrequenz auf max. 10/Monat begrenzen
  - *topische Behandlung:* Pfefferminzöl auf beide Schläfen
- **chronische Form:**
  - *nicht-medikamentöse Behandlung:*
    - ▸ systematische Beratung zur Beeinflussung ungünstiger Aspekte der Lebensführung (überzogene Tagesstrukturierung, Termindruck, überhöhte Leistungsanforderungen, unphysiologische Körperhaltungen, Bewegungsmangel, Schlafmangel u. a.)
    - ▸ verhaltensmedizinische Behandlung: progressive Relaxation nach Jacobson, Streßbewältigungstraining, EMG-Biofeedback, kognitive Techniken
    - ▸ Wirksamkeit von Akupressur, Akupunktur, TENS bislang nicht statistisch abgesichert; nicht indiziert sind chiropraktische Manöver, Massagen
  - *medikamentöse Behandlung/Prophylaxe:* indiziert bei Kopfschmerzfrequenz > 10 Tage/Monat, > 12 Stunden/Tag und > 3 Monate, wenn Verhaltensmodifikationen bzw. Entspannungsübungen nicht ausreichen; keine regelmäßige Analgetikaeinnahme!

- Amitriptylin (Saroten®) bzw. Amitriptylin-oxid (Equilibrin®): 1. Woche 10–25 (15–30) mg zur Nacht; 2. Woche 20–50 (30–60) mg, 3.–4. Woche 30–75 (45–90) mg; ab 5. Woche (wenn erforderlich) nach NW und Erfolg bis max. 150 (120) mg/Tag; Wirkungseintritt nach ca. 14 Tagen
    - wenn wirksam: Weiterführung mindestens 6, max. 9 Monate, dann über 4–8 Wochen ausschleichen; bei Rezidiv erneute Behandlung über 9–12 Monate; bei erneutem Rezidiv zusätzliche Verhaltenstherapie obligat
    - wenn unwirksam (Beurteilung frühestens nach 8 Wochen!) oder bei Kontraindikation: Doxepin (Aponal®) 25–150 mg/Tag, Clomipramin (Anafranil®) 75–150 mg/Tag, Dosierungsschema wie Amitriptylin; in Einzelfällen wirksam: Mianserin (Tolvin®) 30–60 mg/Tag, Maprotilin (Ludiomil®) 75 mg/Tag
- Einsatz von selektiven Serotonin-Wiederaufnahme-Hemmern (SSRI) nach gegenwärtiger Studienlage nicht gerechtfertigt

2.24.1.3 Migräne (ICD-10: G43)

Epidemiologie
- **Prävalenz:** 10–30%, F : M = 3–4 : 1 bei Erwachsenen, 2 : 1 bei Jugendlichen, 1 : 1 bei Kindern
- **Erstmanifestation:** Gipfel zwischen 15.–25. Lebensjahr, nach dem 40. Lebensjahr sehr selten
- **höchste Prävalenz:** 25.–55. Lebensjahr

Pathophysiologie
Hemmung cortikaler neuronaler Aktivität (Aura)/Modulation neuronaler Aktivität im Locus coeruleus und in Trigeminuskernen; herabgesetzte antinozizeptive Hirnstammfunktionen (Licht-, Geräuschempfindlichkeit) → Änderung des Gefäßtonus cerebraler Arterien, Freisetzung vasoaktiver Substanzen (Substanz P, Serotonin, calcitonine-gene-related peptide CGRP) mit Aktivierung von Prostaglandinen und anderen Mediatoren → aseptische perivaskuläre Entzündungsreaktion von Duraarterien → Kopfschmerz

Diagnostische Kriterien der International Headache Society (IHS) [580,581]
- **Prodromi (fakultativ):** Ankündigungssymptome Stunden bis 1–2 Tage vor einer Migräneattacke mit oder ohne Aura (Stimmungsänderung, Heißhunger, Hypo-/Hyperaktivität, vermehrtes Gähnen u. a.)
- **Migräne ohne Aura (85–90%):**
    - *Dauer:* unbehandelt 4–72 Stunden
    - *Charakteristika (mindestens 2):* einseitig (60%), pulsierend, Verstärkung bei körperlicher Aktivität, erhebliche Behinderung der Tagesaktivität
    - *Begleitphänomene (mindestens 1):* Übelkeit, Erbrechen, Licht-, Geräuschempfindlichkeit
    - *Verlauf:* wenigstens fünf vorangegangene Attacken
    - Ausschluß symptomatischer Ursachen
- **Migräne mit Aura (10–15%):**
    - *Auracharakteristika (mindestens 2):* ein oder mehrere zentral bedingte Symptome, parallele oder konsekutive Entwicklung, Symptomdauer maximal 60 Minuten, Intervall zwischen Aura und Kopfschmerz maximal 60 Minuten
    - *Verlauf:* wenigstens 2 vorangegangene Attacken
- **Migräne mit typischer Aura:** häufig visuelle Phänomene oder Sensibilitätsstörungen; seltener Dysphasie, Hemiparese; vollständig reversibel
- **Migräne mit prolongierter Aura:** selten; mindestens ein Aurasymptom dauert länger als 60 Minuten und weniger als eine Woche; fehlender Nachweis pathologischer Befunde in der Bildgebung
- **familiäre hemiplegische Migräne:** Hemiparese im Rahmen der Aura; mindestens ein Verwandter 1. Grades mit identischen Attacken; nicht auf Familien mit unterschiedlichen Migränetypen anzuwenden
- **Basilarismigräne:** eindeutige Funktionsstörungen von Hirnstamm (Dysarthrie, Vertigo, Tinnitus, Hörminderung, Doppelsehen, Ataxie, bilaterale Parästhesien oder Paresen, Bewußtseinsstörungen) oder beiden Occipitallappen (Sehstörungen), am häufigsten bei jungen Erwachsenen; CAVE: Fehlinterpretation durch begleitende Angst-/Hyperventilationssymptome
- **Migräneaura ohne Kopfschmerz:** zunehmendes Verschwinden der Kopfschmerzen bei älteren Patienten; selten primäres/ausschließliches Auftreten in dieser Form
- **Migräne mit akutem Aurabeginn:** Symptome entwickeln sich in weniger als 5 Minuten; Ausschluß einer TIA notwendig
- **ophthalmoplegische Migräne:** Parese eines oder mehrerer Augenmuskeln (N. III > N. VI >> N. IV); in der Regel Auftreten mit den Kopfschmerzen, selten davor; Parese kann den Kopfschmerz um Tage überdauern; Ausschluß Tolosa-Hunt-Syndrom und anderer symptomatischer Ursachen
- **retinale Migräne:** monoculäres Skotom oder Erblindung eines Auges für maximal eine Stunde im Zusammenhang mit Kopfschmerz; Ausschluß vaskulärer Ursachen (Amaurosis fugax) notwendig
- **Status migränosus:** Kopfschmerzphase trotz Behandlung länger als 72 Stunden, schmerzfreie Intervalle (einschließlich Schlaf) kürzer als 4 Stunden; häufig in Verbindung mit Medikamentenabusus
- **migränöser Infarkt:** fehlende Rückbildung eines oder mehrerer Aurasymptome innerhalb von 7 Tagen und/oder Nachweis einer Ischämie in der Bildgebung; bisher nur bei Migräne mit Aura beobachtet; Einschätzung als Risikofaktor für juvenile Insulte noch unklar

Auslösemechanismen/-faktoren
Hormone (Regelblutung, Ovulation, Kontrazeptiva), Umwelt (Lärm, Kälte, Flackerlicht, Höhe), Nahrung (Rotwein, Schokolade, Käse, Südfrüchte), Medikamente (Nitroglycerin), Psyche (Hunger, Entlastung nach Streß, Erwartungsangst), innere Zyklen (Zeitverschiebung, Schlafentzug, Jahreszeiten (Frühjahr, Herbst))

Schmerzsyndrome

Diagnose-stellung — anhand von Anamnese und klinischem Befund

Differential-diagnose [253]
- **Clusterkopfschmerz** (s. u.): Schwerpunkt im Gesicht, häufigere Attacken, höhere Schmerzintensität, Bewegungsdrang, lokale autonome Funktionsstörungen (Nasenkongestion, Rötung des Auges)
- **Subarachnoidalblutung** (→ S. 55): fehlende Prodromi, akutes Einsetzen meist heftigster Kopfschmerzen, Bewußtseinstrübung, Meningismus
- **cerebrale Blutung** (→ S. 53): Kopfschmerz meist diffus, fokale Ausfälle, Bewußtseinstrübung, Psychosyndrom
- **Sinusvenen-Thrombose** (→ S. 51): allmählich progrediente, manchmal fluktuierende neurologische Defizite und Bewußtseinslage, vaskuläre Risikofaktoren (Pille, Rauchen, Wochenbett), dumpf-drückender Kopfschmerzcharakter
- **Spannungskopfschmerz** (s. u.): nahezu täglich, länger anhaltend, dumpf-drückend, meist bilateral, fehlende Aura, keine vegetativen Symptome
- **TIA, ischämischer Insult, Carotisdissekat:** leere Migräneanamnese von Patient und Familie, kein „Wandern" der cortikalen Funktionsstörung (z. B. Aphasie nach Verschwinden des Skotoms), akut einsetzendes neurologisches Defizit bzw. progrediente/fluktuierende Defizite, Schmerzen an der lateralen Halspartie (Dissekat), Bewußtseinstrübung, höheres Lebensalter, vaskuläre Risikofaktoren, Herzrhythmusstörungen
- **CADASIL-Syndrom** (→ S. 66): familiäre Belastung mit vaskulärer Encephalopathie ohne Hypertonus, MR-Befund einer Leukencephalopathie; Assoziation mit familiärer hemiplegischer Migräne beschrieben [337]
- **akute Glaukomattacke:** häufiger nachts; Augentränen, praller Bulbus

Symptome, die an Migräne zweifeln lassen — Kopfschmerzdauer unter 2 Stunden, nie Seitenwechsel der Kopfschmerzen, Erstmanifestation nach dem 40. Lebensjahr, jahrelange Beschwerdefreiheit zwischen den Attacken, nur wenige Minuten andauernde Skotome, Fieber als Begleitsymptom, ungewöhnlich schwere Kopfschmerzattacke, anhaltende Müdigkeit, allgemeine Erschöpfbarkeit

Therapie der Migräneattacke [254, 765, 860]
- **allgemeine Maßnahmen:** Reizabschirmung, körperliche Entspannung durch Hinlegen
- **medikamentöse Behandlung:**
  - *bei Ankündigungssymptomen:* Domperidon (Motilium®) 30 mg oder ASS 500 mg p. o.
  - *leichte Migräneattacke:* Metoclopramid (Paspertin®) 20 mg p. o. oder rektal oder Domperidon 30 mg p. o., nach 15 Minuten ASS 1000 mg als Brauselösung [801] bzw. Kautablette oder Paracetamol 1000 mg p. o. oder rektal, alternativ Naproxen (Proxen®) 500 – 1000 mg p. o.
  - *schwere Migräneattacke:* Metoclopramid 20 mg rektal
    - nach 15 Minuten Ergotamintartrat (Migrexa®) 1 – 2 mg p. o., rektal oder als Dosieraerosol, einmalige Wiederholung nach frühestens 60 Minuten, maximal 4 mg/Attacke, kumulative Wochendosis maximal 6 mg
    - alternativ (nie zusammen mit oder nach Einnahme von Ergotamin-Derivaten):
      - Sumatriptan (Imigran®) 25 – 100 mg p. o. oder 6 mg s. c., ggf. Wiederholung nach 2 – 4 Stunden (Gabe während der Aura ohne Effekt) [41]; maximal 300 mg p. o. oder 12 mg s. c. innerhalb von 24 Stunden (Kontraindikation: koronare Herzkrankheit)
      - Zolmitriptan (AscoTop®) 2.5 – 5 mg (1 Tbl. = 2.5 mg); maximal 15 mg/24 Stunden
  - *Klinik-/Praxisbehandlung:* Metoclopramid 10 mg i. m./i. v. und ohne Wartezeit ASS 1000 mg i. v. und/oder Dihydroergotamin (Dihydergot®) 1 mg i. m. oder Sumatriptan 6 mg s. c.
  - *Status migränosus:* stationäre Behandlung; Metoclopramid 10 mg i. v. und ASS 1000 mg i. v.; Sedierung mit Levomepromazin (Neurocil®) 3 × 25 mg p. o. und Diazepam 3 × 10 mg p. o. über 2 Tage, dann schrittweise Reduktion; zusätzlich antiödematöse Behandlung mit Dexamethason (Fortecortin®) i. v., initial 24 mg Einzeldosis, dann 4 × 6 mg über 3 – 4 Tage; alternativ Diurese mit Furosemid (Lasix®) 10 mg i. v.
- **nichtmedikamentöse Behandlung:**
  - *„Gefäßtraining":* Erlernen der willkürlichen Beeinflussung der Gefäßweite der Arteria temporalis superficialis über operantes Konditionieren mit Feedback-Kontrolle über eine plethysmographische Messung der Pulsamplitude (Erfolgsquoten bis 60 %)

- *Schmerzbewältigungstraining:* Aufmerksamkeitslenkung weg vom Schmerz, positive Selbstinstruktionen/ Kognitionen

Prophylaxe
- **allgemeine Maßnahmen:**
  - Vermeidung von Auslösefaktoren
  - Regulierung von Schlaf-Wach-Rhythmus, Nahrungszufuhr, Tagesablauf
  - *Voraussetzung:* Führen eines Kopfschmerztagebuchs durch den Patienten
- **medikamentöse Prophylaxe:**
  - *Indikation (mindestens 1 Kriterium):* mindestens 24 Attacken / Jahr, d. h. mindestens 2 / Monat *oder* mindestens 2maliger Status migränosus *oder* mindestens 2malige Migräneattacke mit prolongierter Aura *oder* mindestens 2 Attacken mit sehr nachhaltiger, unerträglicher Beeinträchtigung trotz adäquater Akuttherapie *oder* erhebliche Nebenwirkungen der Akuttherapie
  - *1. Wahl* β-Rezeptorenblocker: Metoprolol (Beloc®) 1. Woche 0 – 0-50 mg, 2. Woche 50 – 0-50 mg, 3. Woche 50 – 0-100 mg, ab 4. Woche 100 – 0-100 mg *oder* Propanolol (Dociton®) 1. Woche 0 – 0-40 mg, 2. Woche 40 – 0-40 mg, 3. Woche 40 – 0-120 mg, ab 4. Woche 120 – 0-120 mg
  - *2. Wahl:* Kalziumantagonist Cyclandelat (Natil®) 1. Woche 400 – 0-400 mg, 2. Woche 800 – 0-800 mg [232,508]
  - *3. Wahl:* Kalziumantagonist Flunarizin (Sibelium®) 1. Woche 5 mg zur Nacht, 2. Woche 10 mg zur Nacht [486]
  - *4. Wahl:* Serotoninantagonisten z. B. Pizotifen (Sandomigran®) 3 × 0.5 mg, Methysergid (Deseril®) einschleichend bis 2 – 6 mg/Tag; Lisurid (Dopergin®) 1. und 2. Tag 0 – 0-0.025 mg, 3. und 4. Tag 0 – 0.025 – 0.025 mg, ab 5. Tag 3 × 0.025 mg
  - *5. Wahl:* Dihydroergotamin (Dihydergot®) bis 5 mg/Tag; CAVE: bei häufiger Gabe → medikamenteninduzierter Dauerkopfschmerz
  - *6. Wahl (mögliche Wirkung):* Naproxen, ASS, Amitriptylin, Valproinat
  - *Dauer bis zur Beurteilung des Therapieeffekts:* 8 Wochen; wenn wirksam Weiterführung mindestens 6, maximal 9 Monate, danach Ausschleichen und Beurteilung des Spontanverlaufs, ggf. Wiederbeginn
- **menstruelle Migräne:** „klassische" Prophylaxe meist unwirksam; bei Kopfschmerzdauer > 3 Tage Kurzzeitprophylaxe, beginnend 2 Tage vor erwartetem Kopfschmerzbeginn bis Ende der Blutung: Naproxen 2 × 500 mg oder Östrogenpflaster (Estraderm TTS®) 50 – 100 µg über 7 Tage (2 Pflaster à 3.5 Tage) [618]
- **nichtmedikamentöse Prophylaxe:**
  - *verhaltensmedizinische Maßnahmen [231]:* Biofeedbacktherapie, Streßbewältigungstraining, Selbstsicherheitstraining, Konkordanztherapie, progressive Muskelrelaxation nach Jacobson (Erfolgsraten bis 60 %, bei Kombination mit medikamentöser Therapie noch höher) [271]
  - *Akupunktur:* in kleinen Studien gute prophylaktische Wirkung mit geringen Nebenwirkungen; hohe Placeboeffekte erschweren vergleichende Effektivitätsbeurteilungen [857]
- **Effekt der Prophylaxe:** 30 – 70 %ige Reduktion der Attackenfrequenz/Monat

Verlauf
„Heilung" durch bisherige Therapien nicht möglich, bei konsequenter Anwendung aller verfügbaren Mittel und guter Compliance zufriedenstellende Besserung für die meisten Patienten erreichbar

Besonderes
erhöhte Komplikationsrate cerebraler Angiographien bei Migräne

Selbsthilfegruppe
Migräne-Liga e. V., Westerwaldstraße 1, 65462 Ginsheim-Gustavsburg, Tel.: 06144/2211, Fax: 06144/2211

2.24.1.4 Clusterkopfschmerz (ICD-10: G44.0)

Synonyme
- Bing-Horton-Neuralgie, Erythroprosopalgie, Histaminkopfschmerz
- **ursprünglich gesondert aufgefaßte Krankheitsbilder:** Nasoziliaris-Neuralgie (Charlin-Syndrom), Neuralgie des Ganglion spheno-(pterygo-) palatinum (Sluder-Neuralgie), Vidianus-Neuralgie, Neuralgie des Nervus petrosus superficialis maior

Epidemiologie
Prävalenz ca. 3 : 1000, M : F = 5 – 8 : 1, Beginn des episodischen Clusterkopfschmerzes bei ca. 80 % in der 3. Dekade, familiäre Belastung nur bei 2 – 7 %

Pathophysiologie
unbekannt, z. T. migräne-ähnliche Mechanismen diskutiert

Schmerzsyndrome **313**

Diagnostische Kriterien der International Headache Society (IHS)	■ **Clusterkopfschmerz (CK):**
	  ■ A. mindestens 5 Attacken, die B-D erfüllen
	  ■ B. heftige, einseitige orbitale, supraorbitale und/oder temporale Schmerzen, die unbehandelt 15–180 Minuten dauern
	  ■ C. Kopfschmerzen mit mindestens einem der folgenden Symptome auf der Seite der Schmerzen: Hornersyndrom mit Miosis und Ptose, konjunktivale Injektion, Lakrimation, Rhinorrhoe und Nasenkongestion, periorbitales Ödem, Schwitzen an Stirn und im Gesicht
	  ■ D. Attackenfrequenz: 1 × in 2 Tagen bis 8 ×/Tag
	■ **episodischer Clusterkopfschmerz:**
	  ■ A. alle Kriterien für Clusterkopfschmerz
	  ■ B. mindestens 2 Kopfschmerzperioden („Cluster", Schübe), die unbehandelt 7 Tage bis 1 Jahr dauern und durch freie Intervalle von mindestens 14 Tagen getrennt sind
	■ **chronischer Clusterkopfschmerz:**
	  ■ A. alle Kriterien für Clusterkopfschmerz
	  ■ B. keine freien Intervalle seit mehr als einem Jahr oder nur freie Intervalle kürzer als 14 Tage

Auslöser / Triggerfaktoren	Relaxation, körperliche Anstrengung, Höhenaufenthalte, Flimmer-/Flackerlicht, Alkohol, Nitroglycerin
Klinisches Bild	■ **Beginn:** ohne Prodromi, unvermittelt einsetzend, innerhalb weniger Minuten maximale Intensität erreichend ■ **Lokalisation:** streng einseitig; orbital, frontoorbital, orbito-temporal; seitenkonstant, selten Seitenwechsel zwischen den Episoden ■ **Qualität:** unerträglich, bohrend, brennend, „glühendes Messer" im Auge ■ **Patienten-Verhalten:** ruheloses Umhergehen, Schaukeln mit dem Oberkörper, Druck auf das betroffene Auge mit Daumen oder Zeigefinger [67] ■ **Attackendauer:** 15–180 Minuten (maximal 4 Stunden) ■ **Attackenfrequenz:** 1–3 (–8)/Tag; bei 60% bevorzugt in den Nachtstunden; oft zur gleichen Stunde ■ **Periodizität:** Häufung im Frühjahr und Herbst; Periodendauer 4–12 Wochen; freies Intervall 7–12 Monate ■ **vegetative Begleitsymptome:** s. o.; zusätzlich Lärm-/Lichtempfindlichkeit, Übelkeit, nur selten Erbrechen, Bradykardie
Differential-diagnose	■ **symptomatische Ursachen:** paraselläre Hypophysentumore/Meningeome, Aneurysmen/Dissekate der Arteria carotis interna ■ **Migräne:** seltenere, längere Attacken, Ruhebedürfnis des Patienten, pochend-pulsierende Schmerzen, Sonderform: Clustermigräne ■ **Tolosa-Hunt-Syndrom:** Dauerkopfschmerz, Augenmuskelparesen ■ **Glaukomanfall:** Augen- und Kopfschmerzen, Sehverschlechterung, Übelkeit und Erbrechen; objektiv Gefäßinjektion, Pupillenstarre ■ **chronische paroxysmale Hemicranie:** häufigere, kürzere Attacken; promptes Ansprechen auf Indometazin; überwiegend Frauen ■ **Trigeminus-Neuralgie (S. 318):** nur Sekunden andauernde, blitzartig einschießende Attacken; meist 2./3. Trigeminusast betroffen, mechanische Triggerpunkte, selten nachts ■ **cervikogener Kopfschmerz:** von occipital ausgehend, mechanische Auslösbarkeit ■ **Arteriitis temporalis (S. 70):** höheres Lebensalter, dumpf-brennende Schmerzen temporal; verdickte Arteria temporalis; allgemeines Krankheitsgefühl, beschleunigte BSG ■ **Zoster-/postherpetische Neuralgie (S. 326):** konstanter Brennschmerz mit überlagerten Paroxysmen, meist im Stirnbereich, Berührungsempfindlichkeit des betroffenen Hautareals ■ **atypischer Gesichtsschmerz:** überwiegend Frauen, Dauerschmerz, Punctum maximum Wange/Oberkiefer, vage Beschreibungen, keine anatomische Zuordnung

Therapie [616,617]	■ **Attackenkupierung durch den Patienten:**
	  □ *Sauerstoff-Inhalation:* 7 l/Minute 100% O_2 über 15 Minuten mittels Gesichtsmaske; Erfolgsquote 40–60%; Besserung nach 7–10 Minuten; O_2-Inhalationsgeräte (auch tragbare für den Arbeitsplatz) sind verordnungsfähig
	  □ *Ergotamintartrat-Aerosol (Ergotamin-Medihaler®):* sofort 3 Aerosolstöße zu je 0.45 mg im Abstand von 3 Minuten (maximal 6 Hübe/Tag); alternativ bei regelmäßig zur gleichen Zeit auftretenden Attacken Ergotamin Supp. 2 mg (z. B. Migrexa®) 1–2 Stunden zuvor

- *Sumatriptan (Imigran®)* 6 mg s. c. (Autoinjektor)
- *Lidocain-Lösung (4%):* nasale Instillation durch Patienten bei maximal rekliniertem, 30 Grad zur betroffenen Seite geneigtem Kopf
- **Attackenkupierung durch den Arzt:**
  - *Ergotamintartrat (Migrexa®)* 0.5 mg s. c.
  - *Dihydroergotamin (Dihydergot®)* 1 mg i. m. oder 0.5 mg i. v.

Prophylaxe
- **Indikation:** Dauer des Clusters > 2 Wochen und > 2 Attacken/Tag
- **episodischer Clusterkopfschmerz:**
  - *1. Wahl:* Verapamil (Isoptin®) 3 – 4 × 80 mg/Tag, einschleichend um 80 mg alle zwei Tage steigern; Toleranzentwicklung nach Therapiepause reversibel; bei unzureichendem Effekt nach 10 Tagen und 1. oder 2. Episode →
  - *2. Wahl:* Methysergid (Deseril ret.®) langsam einschleichend zur Erhaltungsdosis von 2 × 4 mg/Tag; maximale Therapiedauer 3 Monate (Gefahr retroperitonealer, kardialer, pleuraler Fibrosen!) *oder* Lithiumcarbonat (Quilonum retard®) zunächst 450 mg (= 1 Tbl.) zusätzlich zu Verapamil
  - *3. Wahl:* Lithiumkarbonat-Monotherapie, einschleichend mit 3 × 1/2 Tbl. beginnen, steigern bis zum Plasmaspiegel von 0.6 – 0.8 mmol/l (wöchentlich Spiegelkontrollen; Medikamenteninteraktionen beachten) *oder* Prednisonstoßtherapie: jeweils orale Einmalgabe morgens
    - Schema 1: 80 mg für 3 Tage, dann alle 3 Tage Reduktion um 20 mg
    - Schema 2: 40 mg für 5 Tage, 30 mg für 5 Tage, 20 mg für 4 Tage, 15 mg für 3 Tage, 10 mg für 2 Tage, 5 mg für 2 Tage, bei unzureichendem Effekt einwöchige Therapiepause, dann Wiederholung; maximal 2 Zyklen/Jahr
- **chronischer Clusterkopfschmerz:** 1. Wahl Verapamil; 2. Wahl Verapamil und Lithiumcarbonat; 3. Wahl Lithiumcarbonat und Prednisonstoßtherapie
- **ultima ratio:** Thermo-/ Kryokoagulation des Ganglion Gasseri beim chronischem Cluster-Kopfschmerz
- **unsichere Wirkung:** Pizotifen 1.5 – 3 mg/Tag, Valproinat
- **unwirksam:** nicht-opioide, opioide Analgetika; Carbamazepin, Phenytoin; Flunarizin; β-Blocker; Thymoleptika, Neuroleptika; Akupunktur, Biofeedback, Psychotherapie

Prognose
- **Remission:** episodischer Cluster-Kopfschmerz bis 40%, chronischer Cluster-Kopfschmerz bis 17%
- **Änderung der Periodizität:** vom episodischen zum chronischen Cluster-Kopfschmerz und umgekehrt bis 28%
- **Prophylaxe:** beeinflußt weder Prognose, noch bewirkt sie Heilung

2.24.1.5 Chronisch paroxysmale Hemicranie (Indometacin-abhängiger Gesichtsschmerz) (ICD-10: G44.8)

Epidemiologie — bislang ca. 190 Fälle weltweit beschrieben; F : M = 4 : 1

Pathophysiologie — ähnlich unbekannt wie bei Clusterkopfschmerz

Diagnostische Kriterien der International Headache Society (IHS)
- A. mindestens 5 Attacken, die B-E erfüllen
- B. Attacken heftiger einseitiger orbitaler, supraorbitaler oder temporaler Schmerzen, seitenkonstant, von 2 – 45 Minuten Dauer
- C. Attackenfrequenz > 5/Tag über mehr als die Hälfte des Verlaufs
- D. ipsilateral folgende Symptome (mindestens 1): konjunktivale Injektion, Tränenfluß, Nasenlaufen, Nasenkongestion, Ptose, Lidödem
- E. sichere Wirksamkeit von Indometacin

Klinisches Bild — Vorstadium mit mehrmonatigen Remissionen über mehrere Jahre möglich; streng einseitige, seitenkonstante Schmerzattacken, bei hoher Frequenz leichter Dauerschmerz; Schmerzintensität extrem, stechend-schneidend; Frequenz 10 – 30/Tag, Dauer 2 – 45 Minuten; Provokation manchmal durch Anteflexion/Rotation des Kopfes; Begleitsymptome wie Clusterkopfschmerz

Differentialdiagnose — Clusterkopfschmerz: längere, seltenere Attacken, Periodizität, fehlendes Ansprechen auf Indometacin

Therapie
- **Indometacin** (Amuno®); Dosierung individuell austitrieren, Beginn: 3 × 25 mg bis 3 × 50 mg (maximal 250 mg/Tag); Wirkeintritt: 24 – 48 Stunden → nach 10 – 14 Tagen Dosisreduktion auf Erhaltungsdosis (individuell, minimal 12.5 mg/Tag)
- **Alternativen bei Unverträglichkeit von Indometacin [188]:** Acetylsalicylsäure, Verapamil
- **unwirksam:** Carbamazepin, O2-Inhalation

Verlauf — Spontanremissionen bisher nicht beobachtet

2.24.1.6 Medikamenteninduzierter Dauerkopfschmerz (ICD-10: G44.4)

Epidemiologie
5–8% aller Kopfschmerzpatienten, F : M = 5 : 1; durchschnittliche Zeitdauer bis zur Diagnose 5 Jahre (6 Monate bis 40 Jahre)

Pathophysiologie
unklar; möglicherweise Senkung der Schmerzschwelle, Beeinflussung von Schmerzrezeptoren in Gefäßwänden; Abhängigkeit von psychotropen Substanzen in Kombinationspräparaten; Erwartungs- und Versagensängste; Selbstverstärkung der Chronifizierung durch „Bekämpfung" des Entzugsschmerzes mit immer stärkeren Analgetika

Diagnostische Kriterien
- **allgemein:** Einnahme täglicher Dosen einer Substanz über mindestes 3 Monate, Kopfschmerzen an mindestens 15 Tagen/Monat, Kopfschmerzbesserung innerhalb 4 Wochen nach Absetzen der Substanz
- **Analgetikakopfschmerz:** 50 g ASS/Monat oder Äquivalent eines vergleichbaren Analgetikums oder 100 Tabletten/Monat eines Kombinationspräparates mit Barbituraten oder anderen nichtnarkotischen Substanzen, oder eines oder mehrere Opioid-Analgetika; Anmerkung: kritische Schwelle individuell sehr variabel!
- **Ergotaminkopfschmerz:** tägliche Einnahme (oral mindestens 2 mg, rektal mindestens 1 mg)

Klinisches Bild
dumpf-drückender, gelegentlich pochend-pulsierender Dauerkopfschmerz, uni- oder bilateral, wechselnde Lokalisation, bereits beim Aufwachen vorhanden, bei Ergotaminabusus bereits in der 2. Nachthälfte einsetzend, Zunahme bei körperlicher Anstrengung; Migräne-Patienten unterscheiden häufig noch separate Migräneattacken; vegetative Begleiterscheinungen fehlen oder sind gering ausgeprägt

Therapie [160]
- **Voraussetzung:** Motivierung des Patienten, Aufklärung über Möglichkeit, Verlauf und Ergebnisse einer Entzugsbehandlung, sinnvolle Behandlungsalternativen
- Kopfschmerzkalender, Bilanzierung aller eingenommenen Präparate
- **ambulanter Entzug:**
  - *Indikation:* Analgetikaeinnahme ohne gleichzeitigen Tranquilizerabusus, hohe Eigenmotivation des Patienten, Mithilfe durch Familie oder Freunde
  - *Vorgehen:* Ausschleichen von Barbituraten, Tranquilizern, Anxiolytika (Tage bis Wochen), abruptes Absetzen aller Analgetika, antiemetische Bedarfsmedikation (Metoclopramid 3 × 20 Tropfen, Domperidon 3 × 10 mg), bei Entzugskopfschmerzen z. B. Naproxen (Proxen®) 2 × 500 mg bis zu 10 Tagen; Verhaltenstherapie; wenn möglich und indiziert, nach Entzug medikamentöse Prophylaxe der primären Kopfschmerz-Erkrankung (s. dort) beginnen
- **stationärer Entzug:**
  - *Indikation (ein Kriterium genügt):* langjähriger medikamenteninduzierter Kopfschmerz; gleichzeitige Einnahme psychotroper Substanzen oder analgetischer Mischpräparate; erfolglose „Selbst"-Entzugsbehandlungen; Angst, am Arbeitsplatz auszufallen; ungünstige familiäre Begleitumstände; begleitende Depression
  - *Vorgehen:* ambulant ausschleichender Entzug aller psychotropen Substanzen, abruptes Absetzen aller Schmerzmittel, Antiemetika parenteral (z. B. 3 × 1 Amp. Metoclopramid), parenterale Flüssigkeitssubstitution bei Erbrechen, Behandlung von Entzugskopfschmerzen:
    - mittelstark: Naproxen 2 × 500 mg/Tag für 10 Tage
    - stark: ASS i. v., 500–1000 mg, maximal alle 8 Stunden
    - extrem stark: Sumatriptan 6 mg s. c., Sedierung: z. B. Thioridazin 30–60 mg
- psychotherapeutische Begleitung, nach Entzug medikamentöse Prophylaxe der primären Kopfschmerz-Erkrankung (s. dort), nachstationäre Verlaufskontakte, Anlaufstelle anbieten

Komplikationen
chronische Nephropathie, 5–10fach erhöhtes Risiko für Malignome der ableitenden Harnwege, chronische Anämie toxischer Genese oder durch gastrointestinale Blutungen, Leberschäden, Ergotismus

Prognose
70% frei von Dauerkopfschmerzen, 30% werden rückfällig

2.24.1.7 Cervikogener Kopfschmerz [629,756] (ICD-10: M53.0)

Pathophysiologie (mögliche Mechanismen)
- **paroxysmale Form:** Irritation oberer Cervikalwurzeln (meist C2) durch Gefäße, Narbengewebe → Projektion über caudalen Trigeminuskern in Versorgungsgebiet V1 / V2 → Erregung sympathischer Ganglien des oberen Grenzstrangs
- **kontinuierliche/fluktuierende Form:** wahrscheinlich über Nozizeptoren der kleinen Wirbelgelenke (Trauma, degenerative Prozesse, funktionelle Störung) → muskuläre Verspannung → segmentale Dysfunktion → Tendomyopathie

Klinisches Bild
- **Lokalisation:** einseitig ohne Seitenwechsel; Ausstrahlung von nuchal nach occipital, frontal, temporal, orbital
- **Qualität:** dumpf-ziehender Dauerschmerz mit attackenartiger Verstärkung, selten ausschließlich paroxysmales Auftreten

	■ **Dauer:** Stunden bis Tage
	■ **Provokation:** obligate Auslösung bzw. Verstärkung durch Kopfbewegungen, längeres Beugen, Strecken des Kopfes; manchmal durch Husten, Niesen; bei paroxysmaler Form oft keine Auslöser
	■ **Begleitsymptome:** fakultativ ipsilateral Tränenfluß, Rhinorrhoe, periorbitales Ödem, Übelkeit, Erbrechen, Photophobie, Phonophobie, Schluckstörung mit Kloßgefühl, Schwindel; häufig diffuser Begleitschmerz in ipsilateraler Schulter oder Arm, nicht radikulär
Untersuchung	Schonhaltung, eingeschränkte HWS-Beweglichkeit, Muskelhartspann, muskuläre Triggerpunkte, Druckempfindlichkeit HWK 2 mit Schmerzprovokation
Zusatzdiagnostik	■ **Röntgen:** Beeinträchtigung der Beweglichkeit der HWS bei Funktionsaufnahmen; Steilstellung, Knickbildung; über Osteochondrose und Spondylose hinausgehende kongenitale, posttraumatische, entzündliche, neoplastische Veränderungen ■ **Nervenblockade des N. occipitalis maior** reduziert Kopfschmerz in der Attacke
Therapie	■ bislang keine kontrollierten Therapiestudien; Versuch mit Antiphlogistika und Muskelrelaxantien, Physiotherapie, Wärme-/Kälteapplikation ■ **Blockaden** von N. occipitalis maior, Wurzel C2, Facettengelenken dienen differentialdiagnostischer Abgrenzung, zeigen selten längeranhaltende Effekte ■ **manuelle Therapie:** kontrovers diskutiert, keine kontrollierten Studien [629] ■ **operative Eingriffe** derzeit wegen fehlender kontrollierter Untersuchungen nicht empfehlenswert

2.24.1.8 Kältebedingter Kopfschmerz

Epidemiologie	Lebenszeitprävalenz (im Laufe des Lebens betroffen) ca. 15 %

Klassifikation und diagnostische Kriterien der International Headache Society (IHS)	■ **Typ 1:** KS nach äußerer Kälteexposition
	  ■ A. entwickelt sich bei äußerer Kälteeinwirkung
	  ■ B. bilaterales Auftreten
	  ■ C. variiert in Abhängigkeit von Stärke und Dauer des Kältereizes
	  ■ D. verschwindet mit dem Meiden der auslösenden Ursache
	  ■ E. Ausschluß einer organischen extra-/intrakraniellen Erkrankung
	■ **Typ 2:** KS nach Einnahme eines Kältestimulans („Ice-cream-headache")
	  ■ A. entwickelt sich während der Aufnahme von kalten Speisen oder Getränken
	  ■ B. Dauer < 5 Minuten
	  ■ C. in der Stirnmitte empfunden; Ausnahme: Migräne-Patienten lokalisieren Schmerz auch in der bei Migräneattacken betroffenen Region
	  ■ D. wird durch Vermeiden schnellen Schluckens kalter Speisen und Getränke verhindert
	  ■ E. Ausschluß einer organischen extra-/intrakraniellen Erkrankung

Klinisches Bild	Auftreten des Kopfschmerzes üblicherweise rasch nach Kälteexposition (10–20 s), selten später; Lokalisation bei Schlucken von Eis ipsilateral zum Gaumenkontakt, sonst Stirnmitte bzw. bilateral
Therapie	Expositionsprophylaxe

2.24.1.9 Benigner Hustenkopfschmerz

Epidemiologie	Lebenszeitprävalenz (im Laufe des Lebens betroffen) ca. 1 %; Männer > Frauen; Manifestationsalter meist > 40 Jahre
Diagnostische Kriterien der International Headache Society (IHS)	■ A. Beginn plötzlich und beidseitig, Dauer < 1 Minute; durch Husten ausgelöst ■ B. verschwindet mit dem Vermeiden der auslösenden Ursache ■ C. Diagnosestellung erst nach Ausschluß organischer Ursachen
Pathophysiologie	Sensibilisierung von Rezeptoren, die zur intrakraniellen Druckregulierung dienen [661]?
Klinisches Bild	diffuser, mäßig starker, scharfer / stechender, bei ca. 30 % seitenbetonter Kopfschmerz ohne begleitende Übelkeit; direkter zeitlicher Zusammenhang mit der Hustenattacke (Sekunden bis wenige Minuten); auch durch andere Valsalva-Manöver (Bücken, Pressen, Gewichtheben) auslösbar
Zusatzdiagnostik	MRT zur Ausschlußdiagnostik bei erstmaligem Auftreten
Differentialdiagnose	■ Kopfschmerzen anderer Genese (Migräne, intrakranieller Druck, meningeale Reizung) können durch Husten verstärkt werden

	■ **strukturelle Ursache:** kranio-spinale Übergangsanomalie (Arnold-Chiari-Mißbildung); Raumforderung in der hinteren Schädelgrube
Therapie	Expositionsprophylaxe, Indometacin (Amuno®) 3 × 25 – 50 mg/Tag (bei ca. 75 % wirksam); eine (ggf. einmalig wiederholte) lumbale Liquorentnahme von ca. 40 ml führte bei ca. 40 % zu anhaltender Symptomfreiheit [661]
Verlauf	30 % der Patienten nach 1 – 2 Jahren beschwerdefrei

2.24.1.10 Benigner Kopfschmerz durch körperliche Anstrengung

Epidemiologie	Lebenszeitprävalenz (im Laufe des Lebens betroffen) ca. 1 %, meist jüngere Patienten
Diagnostische Kriterien der International Headache Society (IHS)	■ **A.** wird spezifisch durch physische Anstrengung hervorgerufen ■ **B.** bilaterales Auftreten, zu Beginn von pochender Natur, bei Migräne-Patienten Entwicklung von migräneartigen Charakteristika möglich ■ **C.** Schmerzdauer 5 Minuten bis 24 Stunden ■ **D.** wird verhindert durch Vermeiden exzessiver Anstrengung, insbesondere bei heißem Wetter oder in großer Höhe ■ **E.** Ausschluß systemischer / intrakranieller Erkrankung
Klinisches Bild	pochender, mäßig starker Kopfschmerz, auch einseitig; Auftreten bei verschiedensten Arten körperlicher Belastung
Differential-diagnose	Subarachnoidalblutung (zusätzlich ggf. Übelkeit, Erbrechen, Lichtscheu, Meningismus), Sinusitis, intrakranielle Raumforderung
Therapie	■ **allgemein:** Meiden der auslösenden Ursache bzw. nur langsame Belastungssteigerung ■ **medikamentös:** Indometacin (Amuno®) bis 3 × 50 mg/Tag; bei manchen Patienten auch Naproxen, Ergotamintartrat, Propanolol, Methysergid prophylaktisch wirksam

2.24.1.11 Kopfschmerz bei sexueller Aktivität („Orgasmus-/Koitus-Kopfschmerz")

Epidemiologie	Lebenszeitprävalenz (im Laufe des Lebens betroffen) ca. 1 %; M:F = 5.4 : 1, Migräne in der Vorgeschichte bei 47 %
Klassifikation/ Pathophysiologie	■ **Typ 1:** muskuläre Verspannung ■ **Typ 2:** hämodynamische Faktoren (Blutdruckanstieg); Triggerung durch psychosoziale Faktoren ■ **Typ 3:** passageres Liquorleck
Diagnostische Kriterien der International Headache Society (IHS)	■ **A.** durch sexuelle Erregung hervorgerufen ■ **B.** bilateraler Beginn ■ **C.** wird durch Vermeidung starker sexueller Aktivität vor dem Orgasmus verhindert oder reduziert ■ **D.** Ausschluß einer intrakraniellen Erkrankung, z. B. Aneurysma
Klinisches Bild	■ meist Beginn als dumpfer, bilateraler Schmerz bei zunehmender sexueller Erregung mit schlagartiger Intensivierung während des Orgasmus; Dauer Minuten bis einige Stunden ■ **Schmerztypen:** 　■ *Typ 1:* dumpfer Schmerz (ca. 25 %): in Kopf und Nacken lokalisiert, Intensivierung mit zunehmender sexueller Erregung 　■ *Typ 2:* explosiver Schmerztyp (ca. 70 %): plötzlicher, schwerer („explosionsartiger") Kopfschmerz während des Orgasmus; ca. 40 % der Patienten leiden auch unter benignem Belastungskopfschmerz 　■ *Typ 3:* haltungsabhängiger Typ (< 5 %): Auftreten nach dem Koitus, mit dem Kopfschmerz bei Liquorunterdrucksyndrom vergleichbar
Differential-diagnose	Migräne (Auftreten nach dem Orgasmus, unabhängig von Körperposition); Subarachnoidalblutung
Zusatz-diagnostik	bei erstmaligem Auftreten CT und ggf. Liquorpunktion zum Ausschluß einer Subarachnoidalblutung
Therapie	■ **allgemein:** nach Ausschluß symptomatischer Ursachen Aufklärung über Benignität des Kopfschmerzes und Zusammenhang mit psychosozialen Belastungsfaktoren oft ausreichend ■ **Verhaltensänderung:** bei Typ 1 Reduktion der muskulären Anspannung, bei Typ 2 sexuelle Abstinenz zu Zeiten psychosozialer Belastungen; bei Typ 3 flache Körperlage, leichte Kopftieflage ■ **medikamentös:** Indometacin (Amuno®) 50 – 100 mg vor dem Koitus; Propanolol 40 – 200 mg/Tag (Nebenwirkung: bei Männern u. U. Potenzstörungen!)
Verlauf	40 % der Patienten mit Typ 2-Kopfschmerz erleiden nach Monaten bis Jahren bei sexueller Aktivität erneute Episoden, häufig getriggert durch Streß bzw. Erschöpfung

2.24.1.12 Trigeminus-Neuralgie (ICD-10: G50.0)

Epidemiologie
4 Neuerkrankungen/100000 Einwohner/Jahr, F : M = 3 : 2, Alter bei Erstmanifestation: 40–60 Jahre, leichte Seitenprävalenz für rechts

Symptomatische Formen
- Tumoren (5–8%), MS (2–4%), Aneurysma, AV-Malformationen

Pathophysiologie
Hypothesen wurden meist über empirisch gefundene Therapieansätze entwickelt

- **mikrovaskuläre Kompression:** Impulsübergang von markscheidenhaltigen Berührungsfasern (A β) auf marklose Schmerzfasern (C) durch Schädigung der Myelinscheiden im Bereich pathologischer Gefäß-Nerv-Kontakte (Ephapsen-Hypothese) bzw. Sensibilisierung zentraler Interneurone nach axonaler Degeneration über gleichartige Mechanismen (Deafferentierungshypothese)
- **Störung im trigemino-vaskulären System:** Unterbrechbarkeit des Triggermechanismus durch pharmakologische Blockade des Ganglion cervicale superius
- **zentral-nervöse Störung („epileptiforme Störung"):** Versagen zentral-inhibitorischer Mechanismen, stabilisierbar durch Antikonvulsiva

Klinisches Bild
- einseitige Schmerzattacken, selten beidseitig (ca. 5%)
- **Charakter:** blitzartig-einschießend, unerträgliche Intensität
- **Dauer:** Sekunden bis halbe Minute
- **Periodik:** im Beginn oft schubweise über Wochen bis Monate mit Remissionen
- **Auslösung:** Berührung in „Triggerzonen", Kauen, Sprechen, Zähneputzen, Rasieren, kaltes Wasser u. a.; Refraktärphase nach Schmerzauslösung
- **reflektorische Zuckung der Gesichtsmuskulatur** („Tic douloureux")
- **autonome Reaktionen:** gelegentlich ipsilaterale Gesichtsrötung, Augentränen; Gewichtsverlust, Exsikkose bei längerdauernden Schmerzphasen
- **neurologischer Untersuchungsbefund:** bei idiopathischer TN unauffällig, sensibles Defizit spricht für symptomatische Gene

Zusatzdiagnostik
- Trigeminus-EP pathologisch bei 80% der Patienten mit symptomatischer gegenüber 30% der Patienten mit idiopathischer Trigeminusneuralgie [136]
- bei entsprechendem klinischem Verdacht Ausschluß symptomatischer Ursachen durch CT, MRT, Angiographie, Liquoruntersuchung

Diagnosestellung
anhand von Anamnese und klinischem Bild

Differentialdiagnose
- **Glossopharyngeus-Neuralgie:** Schmerzen im Zungengrund, Tonsillennische, Gaumen
- **Nervus intermedius-Neuralgie:** Schmerzen im Trommelfell, äußeren Gehörgang, Teilen der Ohrmuschel
- **Aurikulotemporalis-Syndrom:** präaurikulärer Schmerz, brennend, lokale Hautrötung, Geschmacksschwitzen, vorangehende Parotiserkrankung
- **Clusterkopfschmerz:** Schmerz orbital, längere Attacken, ausgeprägtere vegetative Begleitsymptome, Männer zwischen 20–40 Jahren
- **postherpetische Neuralgie (S. 326):** Allodynie, Hypästhesie, neuropathischer Dauerschmerz
- **„atypischer" Gesichtsschmerz:** Dauerschmerz, jüngere Patienten
- **Kavernosus-Syndrom:** begleitende Augenmuskelparesen
- **Pyramiden-Spitzen-Syndrom (Gradenigo):** Abduzensparese

Therapie
- **medikamentöse Therapie:**
  - *1. Wahl:* Carbamazepin: beginnend mit 200 mg (ältere Patienten: 100 mg) retardiert abends, Steigerung um 100–200 mg alle 5 Tage (Compliance!) bis 800 mg, bei Bedarf bis 1600 mg bzw. Verträglichkeitsgrenze (Serum-Spiegelkontrollen)
  - *2. Wahl:* Phenytoin: beginnend mit 100 mg abends, täglich um 100 mg steigern bis 300 mg, bei Bedarf bis 500 mg (Serum-Spiegel-Kontrollen)
  - *3.Wahl:* Baclofen: beginnend mit 3 × 5 mg, steigern um 5 mg alle 3 Tage bis durchschnittlich 60 mg Erhaltungsdosis, maximal bis 80 mg (3–6 Tagesdosen)
  - *4.Wahl:* Kombination aus 1 und 3, 2 und 3 oder Lamotrigin (Lamictal®): beginnend mit 25 mg, Steigerung um 25 mg jeden 3. Tag bis maximal 400 mg/Tag [478]
  - *Auslaßversuche:* bei Erstmanifestation nach 6–8 wöchiger Symptomfreiheit, bei Rezidiven nach 6–8 Monaten, jeweils langsam über 4–8 Wochen ausschleichend

Vergleich invasiver Therapieverfahren (Metaanalyse [795])

Verfahren	Thermo-koagulation	Glycerin-Rhizotomie	Ballon-Kompression	mikrovaskuläre Dekompression	partielle Rhizotomie
Fälle	6705	1217	759	1417	250
initiale Schmerzlinderung	98%	91%	93%	98%	92%
Rezidivquote	20–23%	54%	21%	15%	18%
Sensibilitätsstörungen	98%	60%	72%	2%	100%
leichte Dysästhesien	9–14%	11%	14%	0.2%	5%
schwere Dysästhesien	2–10%	5%	5%	0.3%	5%
Anästhesia dolorosa	0.2–1.5%	1.8%	0.1%	0%	1%
Anästhesie der Cornea	3–7%	3.7%	1.5%	0.05%	3%
motorisches Trigeminus-Defizit	7–24%	1.7%	66%	0%	0%
perioperative Morbidität	0.6–1.2%	1%	1.7%	10%	10%
perioperative Mortalität	0%	0%	0%	0.6%	0.6%

- **weitere invasive Therapieverfahren:**
  - *Kryoneurolyse:* Ansprechrate ca. 80%, Wirkdauer Wochen, mehrfache Anwendung möglich, nebenwirkungsarm
  - *ganglionäre lokale Opioid-Analgesie (GLOA) am Ganglion cervicale superius:* nach Serien-Blockaden mit Buprenorphin wurden anhaltende Remissionen beobachtet, kontrollierte Studien fehlen, Wirkmechanismus unklar
  - **obsolete Verfahren:** Exhairesen peripherer Nervenäste, lokale Nerven-/Triggerpunktblockaden, nicht-thermokontrollierte Elektrokoagulation nach Kirschner, retroganglionäre Rhizotomie nach Spiller und Frazier, Traktotomie nach Sjöqvist, parapontine Rhizotomie nach Dandy
- **pragmatisches therapeutisches Vorgehen:**
  - medikamentöse Therapie
  - *bei Unverträglichkeit/Unwirksamkeit:* Patienten < 60 Jahre: mikrovaskuläre Dekompression nach Janetta; Patienten > 60 Jahre: 1. Ast: Glycerin-Rhizotomie (percutane Chemoneurolyse; für den 1. Ast weniger risikoreich als Thermoläsion), Ballon-Mikrokompression; 2. und 3. Ast: Thermoläsion, Ballon-Mikrokompression
  - *bei symptomatischer Form durch MS* ist partielle Rhizotomie effektiver als mikrovaskuläre Dekompression [673], wenn Thermokoagulation nicht effektiv

Verlauf und Prognose
- im Frühstadium häufig Remissionen über Wochen bis Monate (deshalb Auslaßversuche der Medikation gerechtfertigt)
- Verlauf für den einzelnen Patienten nicht vorhersehbar, spontane Dauerremissionen (Heilungen) sehr selten

2.24.1.13 Glossopharyngeus-Neuralgie (ICD-10: G52.1)

Epidemiologie — ca. 60% > 50 Jahre, Inzidenz: < 1/100 000/Jahr

Pathophysiologie — wie Trigeminus-Neuralgie

Symptomatische Formen bei — Kleinhirnbrückenwinkel-Tumor, Carotis-Aneurysma, peritonsillärem Abszess, Tumoren von Tonsillen / Zungengrund

Klinisches Bild
- paroxysmale, einseitige oder beidseitige (ca. 25%!) Schmerzen
- **Lokalisation:** Zungengrund, Tonsillenloge mit Ausstrahlung zum Ohr, zum Kiefer, zu den Zähnen
- **Triggerung:** Sprechen, Schlucken, Husten, Gähnen, kalte Getränke/Speisen
- **autonome Begleitsymptome:** Gesichtsrötung, Bradykardie, kardiale Synkopen (Anastomose zum Carotissinus!)
- **neurologisch:** unauffälliger Befund

Zusatzdiagnostik — Blockierung der Triggerzone durch Oberflächenanästhesie des Mund-/Rachenraumes

Differentialdiagnose
- **N. laryngeus superior-Neuralgie:** Schmerz im Kehlkopf, Zungenbein

- **N. intermedius-Neuralgie:** Schmerz im äußeren Gehörgang, präaurikulär, im Mastoid, evtl. Zosterbläschen im Gehörgang

Therapie — medikamentös wie Trigeminus-Neuralgie; operativ Dekompression nach Janetta: Früherfolge: 90 %, Rezidivquote: 10–30 % nach 2 Jahren; Morbidität: 8 % permanente Lähmung des Nerven [672]

Verlauf und Prognose — üblicherweise milde Ausprägung der Symptome; Wahrscheinlichkeit einer Rezidivattacke im gleichen Jahr: 3.6 %; nur ca. 25 % benötigen eine operative Therapie

2.24.1.14 Raeder-Syndrom (ICD-10: G52.7)

Epidemiologie — < 100 Fälle beschrieben

Definition — Schmerzen, evtl. auch Parästhesien im Versorgungsbereich des N. supraorbitalis des 1. Trigeminusastes mit ipsilateralem Hornersyndrom

Ätiologie
- **migränöser Typ** entspricht Clusterkopfschmerz
- **symptomatischer Typ** bei Aneurysmen der A. carotis interna, Schädelbasistumoren, Schädelhirntrauma mit Frakturen

Klassifikationen
- **pathophysiologische Klassifikation:**
  - *migränöser Typ* = Clusterkopfschmerz
  - *symptomatische Formen*
- **Klassifikation** nach Grimson und Thompson [261]:
  - *I:* Hirnnervenbeteiligung II bis VI, symptomatische Genese (v. a. paraselläre RF)
  - *II:* migränöser Typ = Clusterkopfschmerz
  - *III:* längere Attacken (Beziehung zu Schädelhirntraumata, Hypertonie, lokalen Entzündungen)

Klinisches Bild — einseitiger supraorbitaler Schmerz, Horner-Syndrom (homolateral), Dysästhesien im Bereich des N. supraorbitalis

Zusatzdiagnostik — CT, MRT, Angiographie, Liquordiagnostik: Suche nach ursächlicher Erkrankung

Therapie
- **migränöser Typ** wie Clusterkopfschmerz
- **symptomatischer Typ** je nach Grunderkrankung

2.24.1.15 Tolosa-Hunt-Syndrom (ICD-10: G52.7)

Ätiologie — unbekannt; symptomatische Formen bei Kollagenosen (rezidivierende Verläufe)

Pathologie — granulomatöse Entzündung im Bereich der Orbitaspitze

Diagnostische Kriterien [341]
- eine oder mehrere Episoden eines einseitigen orbitalen Schmerzes über – unbehandelt – durchschnittlich 8 Wochen
- gleichzeitig oder innerhalb der ersten 2 Wochen Paresen eines oder mehrerer der Hirnnerven III, IV, VI
- Schmerzen sistieren innerhalb von 72 Stunden nach Beginn der Cortisontherapie
- Ausschluß anderer Ursachen (Bildgebung)

Klinisches Bild — ständiger, bohrender Schmerz im und um das Auge, Ophthalmoplegie mit mehr oder minder starker Beteiligung der Nerven III, IV oder VI und in jeder Kombination; Pupille dilatiert und träge, dilatiert und fixiert, ausgespart oder auch miotisch; sensible Ausfälle im Bereich V/1 möglich; sehr selten: Beteiligung des N. opticus

Zusatzdiagnostik — CT mit Kontrastmittel: Hyperdensität und Kontrastmittel-Anfärbung im Sinus cavernosus und in der Fissura orbitalis superior

Differentialdiagnose — schmerzhafte Ophthalmoplegie bei Diabetes mellitus, Sinus-cavernosus-Thrombose (→ S. 51), Tumoren (→ S. 124), Aneurysmen (→ S. 64), Sinusitis ethmoidalis, Zoster (→ S. 326), Arteriitis cranialis (→ S. 70), Augenmuskelmyositis, AV-Fistel, Hypophysenadenom, Aspergillose (→ S. 103), Morbus Wegener (→ S. 70), Lues (→ S. 100), Lymphom (→ S. 133), idiopathische kranielle Polyneuropathie

Therapie — Prednison (Urbason®) 100 mg/Tag initial, Erhaltungstherapie für 6 Monate

Verlauf — Symptomatik akut oder subakut; Spontanremission (komplett oder mit Residuen), Rezidive nach Monaten oder Jahren möglich

2.24.1.16 Atypischer Gesichtsschmerz (ICD-10: G50.1)

Definition — inhomogenes Syndrom oro-fazialer Schmerzen ohne die Charakteristika der Hirnnervenneuralgien und ohne ersichtliche organische Ursache

Schmerzsyndrome 321

Epidemiologie	Geschlechtsverteilung: F :M = 2 – 3 : 1; Altersverteilung: 3. – 5. Dekade
Ätiologie	Auslösung und Verstärkung am häufigsten durch chirurgische Eingriffe im Bereich von Zähnen und Kiefer
Ursächliche Erkrankungen	in der Vorgeschichte zahlreiche Zahn-/HNO-ärztliche, oft auch kiefer-/neurochirurgische Eingriffe
Assoziierte Erkrankungen	psychische Erkrankung bei 2/3 der Patienten (Depression, Persönlichkeitstörung, Psychose)
Pathophysiologie	Hypothesen: Konversionsstörung, Störung des trigeminovaskulären Systems, sympathische Reflexdystrophie, zentrale Schmerzregulationsstörung
Klinisches Bild	■ mittelgradiger Dauerschmerz mit tageszeitlichen Intensitätsänderungen und intermittierenden Exazerbationen; Patienten meist noch voll in Haushalt und Beruf tätig, häufig dazu diskrepante Schilderung als „unerträglich" ■ **Lokalisation:** am häufigsten periorbital, in der Wange, infraorbital im Bereich der Nasolabialfalte; 2/3 einseitig, 1/3 beidseitig, Seitenwechsel möglich ■ keine Zuordnung zum Versorgungsgebiet eines peripheren Nerven oder einer Spinalwurzel, keine Triggerpunkte, keine Provokationsmechanismen, keine neurologischen Defizite im Bereich der Hirnnerven ■ klinisches Bild häufig durch Sekundärschädigungen bei vorangegangenen Eingriffen verschleiert
Zusatzdiagnostik	■ **Ausschluß symptomatischer Ursachen** (immer interdisziplinär): zahnärztliches, HNO-ärztliches, augenärztliches, psychiatrisches Konsil ■ **Labordiagnostik:** immunologische Marker, Borrelien-/Lues-/Toxoplasmose-/HIV-Titer, ACE, Vitamin B_{12}, Liquoruntersuchung ■ **Elektrophysiologie:** Trigeminus-EP ■ **Bildgebung:** CT/MRT des Schädels
Differentialdiagnose	■ **Trigeminusneuralgie (S. 318):** paroxysmal, Triggerpunkte, dermatomgebunden ■ **myofasziales Syndrom** (Costen-Syndrom/Temporomandibular-Syndrom): umschriebene Triggerpunkte der Kau- und Gesichtsmuskulatur, Kiefergelenksdysfunktion ■ **Anästhesia dolorosa:** sensibles Defizit, vorangegangener neurochirurgischer Eingriff ■ **Trigeminusneuropathie:** abgeschwächter Kornealreflex, Denervierungszeichen der Muskulatur im EMG, Trigeminus-SEP pathologisch
Therapie	■ **medikamentös:** 　■ *Psychopharmaka:* Amitriptylin (z. B. Saroten®) 50 – 75 mg oder Clomipramin (Anafranil®) 100 – 150 mg oder Versuch mit Thioridazin (Melleril®) 75 – 200 mg 　■ *Antikonvulsiva:* Carbamazepin (Tegretal®, Timonil®) bis zur Verträglichkeitsgrenze oder Phenytoin (Zentropil®) 3 – 4 × 100 mg; positive Fallberichte zu Gabapentin (Neurontin®), Dosierungen 900 – 1800 mg/Tag [716] 　■ *Baclofen* (Lioresal®) einschleichend (5 – 10 mg-Schritte) bis 80 mg ■ **nicht-medikamentös:** transcutane Nervenstimulation (TENS), Entspannungsverfahren, Psychotherapie ■ **invasiv:** Blockade des Ganglion cervicale superius/medium mit Opioid/Lokalanästhetikum
Verlauf	im Einzelfall nicht vorhersehbar; Therapieerfolg wesentlich von Compliance abhängig
Komplikationen	Chronifizierung und Verschlechterung durch erneute operative Eingriffe
Prognose	schlechteste Prognose unter allen Gesichtsschmerzen

2.24.2 Schmerzsyndrome mit Beteiligung des sympathischen Nervensystems

2.24.2.1 Sympathische Reflexdystrophie (SRD) (ICD-10: M89.0)

Synonyme	Morbus Sudeck, Algodystrophie, Kausalgie
Pathophysiologie	ungeklärt; diskutierte Faktoren:

- Sensibilisierung von spinalen wide-dynamic-range (WDR-) Afferenzen via low-threshold Rezeptoren und Nozizeptoren
- Hypersensibilität somato-sympathischer Reflexe
- Kopplung der Aktivität sensibler und sympathischer Fasern
  - peripher direkt über eine Aktivierung adrenerger Rezeptoren auf sensiblen Afferenzen bzw. indirekt über das vaskuläre Bett
  - spinal über Summationsmechanismen des Inputs von A-β-Afferenzen und A-δ- bzw. C-Schmerzfasern

Klassifikation [770]
- **sympathische Reflexdystrophie** (complex regional pain syndrome (CRPS) Typ I = ohne Nervenläsion)
- **Kausalgie** (complex regional pain syndrome (CRPS) Typ II = bei nachgewiesener Nervenläsion): wie Typ I, jedoch zusätzlich Vorliegen einer peripheren Nervenläsion

Klinisches Bild [70]
- **Symptom-Trias** mit Beteiligung des sympathischen, sensiblen und motorischen Nervensystems über das Verteilungsmuster eines peripheren Nerven oder Wurzelsegmentes hinausgehend
- **Schmerzen**, zumeist brennend und in der Tiefe lokalisiert, permanent, Erleichterung durch Kühlung oder Hochlagerung
- **sympathisch:**
  - *Hyper-/Hypothermie*
  - *Schwellung*, typisch mit scharfer Demarkierung proximal; rötlich-livide Verfärbung
  - trophische Hautstörungen, „Glanzhaut", Nagelwachstumsstörungen, An-/Hyperhidrosis
- **sensibel:** Allodynie, Hyperpathie, Dysästhesien, Hypästhesien
- **motorisch:** passive Bewegungseinschränkung der Akrengelenke, Paresen ohne Atrophien, Dystonie (meist distal), Tremor

Zusatzdiagnostik
- **Temperaturmessung** an den Akren im Seitenvergleich; positiv bei systematischem Temperaturunterschied, d. h. >1.5°C an allen Akren
- **Ischämietest:** mehr als 50%ige Schmerzreduktion unter Blutleere ist typisch für SRD; Methodik:
  - Feststellung des Ausgangsschmerzniveaus in beliebiger Skala
  - Anbringen einer Blutdruckmanschette mit Watteunterpolsterung ca. 3 QF proximal von Hand- bzw. Sprunggelenk
  - Blutleere der distalen Extremität durch Auswickeln von distal kommend mit einer elastischen Binde
  - Aufpumpen der Manschette auf deutlich suprasystolische Druckwerte
  - Überprüfung der Wirkung bezüglich Schmerz und Beweglichkeit
  - Öffnen der Manschette und Gegenprüfung des Wiedereintretens der Symptomatik
- **diagnostische Sympathicolyse:** Guanethidin- oder Grenzstrang-Blockade (Methodik: s. u.)
- **3-Phasen-Skelettszintigraphie:** im Seitenvergleich vermehrte, gelenknahe Anreicherungen in der späten Phase (ca. 70–80% Sensitivität, ca. 95% Spezifität)
- **Röntgen nativ der distalen Extremitäten:** im Seitenvergleich diffuse oder gelenknahe Kalksalzminderung
- **Ausschluß unterhaltender Mechanismen:** z. B. HWS-Syndrom, Osteomyelitis, periphere Nervenläsionen, -kompressionen

Diagnosestellung
klinisches Bild, Temperaturmessung und Ischämietest; bei diagnostischer Unsicherheit 3-Phasen-Skelettszintigraphie und/oder diagnostische Sympathicolyse

Therapie
- **Schonung**, d. h. Vermeidung von Schmerzinduktion [194]
- **physikalisch:** Krankengymnastik unter Schmerzvermeidung (u. a. Bewegen in kaltem Wasser), Eisbehandlung unter Schmerzvermeidung, Lymphdrainage
- **invasiv; etablierte Verfahren:** vergleichende Untersuchungen zwischen den nachgenannten Verfahren liegen nicht vor
  - *Guanethidin-Blockade* in Blutleere, 1. Wahl wegen geringer Invasivität und geringerem Risiko; Methodik:
    ▶ Erzeugung von Blutleere wie bei Ischämietest
    ▶ Guanethidin (Ismelin®) 1.25–2.5 mg in 10 ml 0.9% NaCl im Bolus i. v., nach ca. 1 Minute 15 ml 0.9% NaCl im Bolus i. v.
    ▶ Serie von 3 bis 7 Blockaden in 2–3 Tagen Abstand je nach klinischem Ansprechen

- *Stellatum- bzw. lumbale Grenzstrangblockade:* 2. Wahl, da risikoreicher; nur bei ungünstigen lokalen Verhältnissen (z. B. wegen ausgeprägter Schwellung oder Allodynie) oder bei fehlendem Ansprechen auf Guanethidinblockaden; nach 4 Blockaden alle 2–3 Tage kann eine Entscheidung über das Ansprechen getroffen werden
  - „konventionelle" Stellatumblockade: Blockaden mit 1 %igen Lokalanästhetika, evtl. unter Röntgenkontrolle (S. 420)
  - ganglionäre lokale Opioid-Analgesie (GLOA) (S. 420) mit 30 µg Buprenorphin
- *Plexusblockade* kontinuierlich über 10 Tage mit Lokalanästhetika: 3. Wahl, bei Therapieresistenz als ultima ratio
- **sonstige Möglichkeiten** (randomisierte, placebokontrollierte Studien mit * hervorgehoben):
  - *epidurale Pharmaka-Applikationen:* Clonidin [662]*, Lokalanästhesie in sympathicolytischer Dosis [425]
  - *intrathekale Pharmaka-Applikationen:* Morphin [48,251]
  - *systemische intravenöse Pharmaka-Applikation:* Pamidronat (Aredia®) [133], Alendronat (Fosamax®; in Deutschland nur p. o. erhältlich) [2]*
  - *systemische nicht-intravenöse Pharmaka-Applikation:* Gabapentin oral [523], Calcitonin intranasal [243]*
  - *lokale topische Pharmaka-Applikationen:* Dimethylsulfoxid-Creme [900]*, Guanethidin via Iontophorese [75]
  - *Elektrostimulation:* am peripheren Neren mit implantierten Elektroden [296], epidural [34,420]

Prognose
unklar; ein früher Therapiebeginn und ein gutes Ansprechen auf Sympathicolysen scheinen prognostisch günstig zu sein

Selbsthilfegruppe
Deutscher Selbsthilfeverein Morbus Sudeck-Patienten e. V., Postfach 730162, 22121 Hamburg, Tel.: 040/6725586

2.24.2.2 Sympathisch unterhaltenes Schmerzsyndrom (ICD-10: M89.0)

Synonym
sympathetically maintained pain, SMP

Klinisches Bild
Schmerzsymptomatik (brennende Spontanschmerzen, Allodynie) und sensible Symptome wie bei SRD, *begrenzt auf ein peripheres oder segmentales Versorgungsgebiet*; deutliche Schwellung, trophische Störungen und motorische Symptome sind seltener; kann auch zusammen mit anderen Schmerzsyndromen auftreten

Zusatzdiagnostik
- **diagnostische Sympathicusblockade** → Verschwinden der Schmerzen
- **Elektroneurographie:** Nachweis einer peripheren Nervenläsion

Differentialdiagnose
Abgrenzung zur SRD z. T. nicht sicher möglich; Schmerzen werden häufig eher oberflächlich empfunden, isolierte periphere Nervenläsion praktisch immer vorangehend, häufig kein signifikanter Temperaturunterschied an den Akren, Ischämie-Test häufig negativ

Diagnosestellung
klinisches Bild und Effekt einer (diagnostischen) Sympathicolyse

Therapie und Prognose
wie SRD

2.24.2.3 Post-Sympathektomie-Schmerz [411] (ICD-10: T88.8)

Ätiologie
Auftreten in 30–50% nach Sympathektomie bei Patienten mit vorbestehenden Schmerzsyndromen; Häufigkeit nach Sympathektomie wegen pAVK unbekannt, wegen Hyperhidrosis in etwa 6% mit nur passagerer milder Ausprägung

Pathophysiologie
unklar; aktuelle Hypothese: durch die Axotomie bei der Sympathektomie erfolgt auch eine Deafferentierung viszeraler Afferenzen, die zusammen mit den sympathischen Efferenzen im Grenzstrang verlaufen → Übererregbarkeit dieser peripheren Fasern und von wide-dynamic-range Neuronen; Ko-Faktor: vorbestehende Sensibilisierung v. a. der spinalen Neurone aufgrund des primären Schmerzsyndroms

Klinisches Bild
- Beginn wenige Tage bis Wochen nach Sympathektomie
- **Schmerz** tief, stechend und/oder oberflächlich brennend; Hyperästhesie, Allodynie; subjektive Angabe einer neuen Schmerzqualität im Vergleich zum Schmerz, der zur Intervention führte
- **Lokalisation:** überwiegend auf den proximalen Anteil der betroffenen Extremität begrenzt

- gelegentlich Hyperhidrosis im Schmerzareal im Gegensatz zum anhidrotischen distalen Teil der Extremität

Diagnosestellung anhand von Anamnese und klinischem Bild

Therapie
- kein standardisiertes Therapiekonzept
- **potentiell wirksam:**
  - *zentral wirksame Analgetika und Narkoanalgetika*
  - *peripher und zentral wirksame Substanzen:* Phenytoin, Carbamazepin
  - *peripher wirksame Substanzen:* Mexiletin
- häufig therapieresistent gegenüber NSAR und Opioiden

2.24.3 Neurogene Schmerzsyndrome

2.24.3.1 Allgemeines

Die hier übernommene Unterteilung in neuropathischen Schmerz (= peripher neurogen) und zentralen/Deafferentierungsschmerz (= überwiegend zentral neurogen) ist umstritten, da die pathophysiologischen Mechanismen verwandt sind und überdies nicht selten ein Übergang der ersteren in die zweite Form stattfindet. Dennoch ergibt sich aus den für die beiden Formen unterschiedlichen ätiologischen Momenten eine Berechtigung, an dieser Einteilung festzuhalten.

2.24.3.2 Neuropathischer Schmerz (ICD-10: M79.2)

Ätiologie alle Schädigungsformen peripherer sensorischer Nervenfasern: physikalische Noxen, toxische Substanzen, Entzündungen, Autoimmunerkrankungen, metabolische, neurodegenerative Erkrankungen

Pathophysiologie abnorme somato-sensorische Signalverarbeitung im peripheren, im Verlauf auch im zentralen Nervensystem, die die Einwirkung der Noxe oft überdauert; mögliche Mechanismen: Sensibilisierung peripherer Nozizeptoren, ektope Aktivität in afferenten Fasern, Neurombildung, ektope Aktivität im Spinalganglion, Sensibilisierung von Hinterhornneuronen und weiter rostral gelegenen schmerzverarbeitenden Strukturen durch anhaltende abnorme Impulse

Klinisches Bild
- **typische Beschreibung:** brennend, prickelnd, wund, stechend, kribbelnd, ziehend, elektrisierend, einschießend, nadelnd; Angabe von Allodynie, Hyperpathie, Hyperalgesie bei der Untersuchung
  - *therapierelevant:* grobe Einteilung in Dauerschmerz vs. paroxysmalen Schmerz
- **Lokalisation:** (je nach Ursache) Versorgungsgebiet eines/mehrerer peripherer Nerven, einer Nervenwurzel; diffuse Verteilung z. B. bei Vaskulitis

Zusatzdiagnostik
- **Neurographie, neurovegetative Diagnostik:** Nachweis der entsprechenden (umschriebenen oder diffusen) Läsion, v. a. ggf. Nachweis einer small fibre-Neuropathie
- **Analyse der Schmerztypologie** nach der Neuropathic Pain Scale [223]: Intensität, Schärfe, Hitze-/Kälte, Dumpfheit, Berührungsempfindlichkeit der Haut, Juckreiz, zeitliche Qualität, Erträglichkeit, Tiefenlokalisation

Therapie [302, 517]
- **allgemeines:**
  - Ausrichtung mehr nach der führenden Schmerzqualität als nach der Ätiologie
  - meist konsekutive Probebehandlungen mit mehreren Substanzen einer oder verschiedener Wirkstoffklassen, häufig Kombinationen erforderlich
  - intensive Patientenaufklärung und -führung insbesondere bei den adjuvanten Analgetika erforderlich, da hier fast regelhaft Nebenwirkungen zeitlich vor der erwünschten Schmerzlinderung auftreten
- **medikamentös (systemisch):**
  - *anhaltende Schmerzen:*
    - ▶ Nicht-Opioidanalgetika (NSAR, Paracetamol, Flupirtin; → S. 415): individuell sehr variables Ansprechen
    - ▶ Antidepressiva (→ S. 425): Amitriptylin (Saroten®) initial 25 mg retardiert zur Nacht, Steigerung wöchentlich um 25 mg bis Wirkeintritt, max. bis 150 mg; alternativ: Nortriptylin (Nortrilen®) initial 3 × 10 mg, bis 150 mg/Tag (v. a. bei Neigung

zu orthostatischer Hypotonie), Desipramin (Pertofran®) 25–150 mg (weniger anticholinerge, kardiovaskuläre NW, geringere Sedierung), Clomipramin (Anafranil®) 25–150 mg initial auch als Infusionsbehandlung unter stationären Bedingungen (antriebssteigernd, keine abendliche Gabe), Doxepin (Aponal®) 30–150 mg (schlafanstoßend); möglicherweise wirksam: Maprotilin (Ludiomil®), Paroxetin (Seroxat®)
- ▶ Opioidanalgetika (→ S. 416): unter kontrollierten Bedingungen nach Versagen der gängigen Behandlungsmethoden [895]
- *paroxysmale Schmerzen:*
  - ▶ Antikonvulsiva (→ S. 399): Carbamazepin (Tegretal®) 800–1600 mg/Tag, Phenytoin (Zentropil®) 200–400 mg/Tag, Valproat (Orfiril®) 600–1200 mg/Tag, Clonazepam (Rivotril®) 1.5–6 mg/Tag; aktuell positive Einzelfallberichte über Gabapentin (Neurontin®) 300–1800 mg/Tag [695,767]
  - ▶ Antispastika (→ S. 407): Baclofen (Lioresal®) beginnend mit 3 × 5 mg, Steigerung um 5 mg alle 3 Tage bis max. 80 mg/Tag
  - ▶ Lokalanästhetika: Mexiletin (Mexitil®) 150–900 mg, zuvor Probebehandlung mit Lidocain-Infusionen unter Monitoring
- *motorische Reizsymptome (Crampi):* Chininsulfat+Theophyllin-Ethylendiamin (Limptar®), 1–2 Tbl. vor dem Schlafengehen
- **medikamentös (topisch):** EMLA-Gel, Lidocain-Gel/Salbe 2–5% (Xylocain®), Capsaicin (Dolenon Liniment®) 0.025–0.075% 4–5 ×/Tag über mindestens 4 Wochen
- **nicht-medikamentös:** TENS (→ S. 423)

2.24.3.3 Deafferentierungsschmerz / zentraler Schmerz (ICD-10: R52.2)

Definition
vorwiegend zentral (spinal/cerebral) generierte Schmerzen nach Schädigung nervaler Strukturen

Ätiologie
komplette, rückenmarksnahe Läsionen peripherer Nerven (→ Phantomschmerz, Anästhesia dolorosa), Plexusläsionen, Wurzelausriß, spinale Läsionen (Traumen, Entzündungen, Tumoren, Syringomyelie), cerebrale, v. a. thalamische Läsionen (Infarkt, Blutung, Tumor)

Patho-physiologie [124,182, 248,524]
persistierende Funktionsänderung (Übererregbarkeit, Spontanaktivität, pathologische Perzeption) im zentralen (und teilweise auch peripheren) nozizeptiven System über Mechanismen der Neuroplastizität:
- *pathologische Spontanaktivität* in Nervenendigungen / Neuromen
- *Hypersensitivität von Hinterhornneuronen („wind-up")* durch nozizeptive Erregung über glutamaterge NMDA-Rezeptoraktivierung
- *veränderte Neuropeptidsynthese* in Spinalganglienneuronen bei Fehlen von axonal retrograd transportierten Signalsubstanzen aus den innervierten Organen („target derived factors")
- *biochemische Funktionsänderungen* in Neuronen von Hinterhorn, Hirnstamm und Thalamus nach durch Nervenverletzung induzierter Transskription von Genen („immediate early genes" z. B. c-Fos, c-Jun), deren Proteinprodukte über DNA-Koppelung die Transskription weiterer Zellgene, die z. B. für Rezeptorproteine, Neurotransmitter, endogene Opioide codieren, kontrollieren
- *Verminderung spinaler segmentaler und supraspinal deszendierender Hemmung* durch strukturelle Läsionen
- *Spontanaktivität spinaler/supraspinaler (z. B. thalamischer) Neurone*
- *abnorme Erregungsverarbeitung denervierter Neurone* nach Bildung neuer Synapsen („sprouting")
- *ephaptische Erregungsübertragung zwischen Nervenfasern* unterschiedlicher sensorischer Modalitäten
- *Veränderung der Somatotopie* in Kerngebieten und kortikalen Projektionsfeldern („Cortikalisierung")

Klinisches Bild
- **Plexusläsion (S. 258)/Wurzelausriß [804]:** brennend-bohrender Dauerschmerz, häufig sekundenlange Paroxysmen; Beginn unmittelbar (60%) bis 3 Monate nach der Läsion
- **Phantomschmerz:** attackenhaft auftretende, Minuten bis Tage anhaltende schneidende, brennende, krampfartige Schmerzen; häufig Triggerung durch Blasen-/Mastdarm-Füllung/-Entleerung, sexuelle Aktivität, klimatische Veränderungen
- **Thalamusschmerz:** in der kontralateralen Körperhälfte empfunden; fast immer anhaltender, teilweise auch intermittierend lanzinierender, meist brennender, häufig auch dumpfer oder dysästhetischer Spontanschmerz; zusätzlich fast immer schmerzhafte Sensibilitätsstörungen (Hyperpathie, Allodynie) neben sonstigen der Läsion entsprechenden sensomotorischen Defiziten
- **Anästhesia dolorosa:** brennend-stechende, beißende Schmerzen wechselnder Intensität mit anfallsartiger Exazerbation in hyp-/anästhetischen Hautbezirken, typischerweise nach Neurektomien, Nervenexhairesen, iatrogenen Trigeminusläsionen, Querschnittläsionen

Therapie [222,303]
- **medikamentös:**
  - *anhaltende Schmerzen:*

- Antidepressiva: Amitriptylin (Saroten®) 25 – 150 mg/Tag, Clomipramin (Anafranil®) 25 – 150 mg/Tag, Imipramin (Tofranil®) 50 – 150 mg/Tag, Desipramin (Pertofran®); 25 – 150 mg/Tag, Doxepin (Aponal®) 30 – 150 mg/Tag
- Opioide: Versuch vor ablativen Verfahren empfehlenswert
- *paroxysmale Schmerzen* (ggf. in Kombination mit den o. g. Medikamenten):
  - Antikonvulsiva: Carbamazepin (z. B. Tegretal®) 800 – 1600 mg/Tag, Phenytoin (z. B. Zentropil®) 200 – 400 mg/Tag, Valproat (z. B. Orfiril®) 600 – 1200 mg/Tag, Clonazepam (Rivotril®) 1.5 – 6 mg/Tag; Gabapentin (z. B. Neurontin®) 900 – 1800 mg/Tag [716]
    - Beachte: bei Kombination von Carbamazepin und Phenytoin mit trizyklischen Antidepressiva durch Enzyminduktion beschleunigter Abbau der Antidepressiva → niedrige Serumspiegel, daher unter Spiegelkontrolle der Antidepressiva höhere Dosierung notwendig
  - Baclofen (Lioresal®) beginnend mit 3 × 5 mg, Steigerung um 5 mg alle 3 Tage bis max. 80 mg/Tag
  - Mexiletin (Mexitil®) 150 – 900 mg/Tag, zuvor Probebehandlung mit Lidocain-Infusion unter Intensiv-Monitoring
- *Phantomschmerz:* Calcitonin-Infusionen in der postoperativen Frühphase [349] 200 IU/Tag (Kurzinfusion über 30 – 60 Minuten für 2 – 5 Tage); Schmerzfreiheit bis 75%, Rezidivrate nach 1 Jahr 38%; Langzeitergebnisse stehen noch aus
- **nicht-medikamentös:**
  - *transcutane elektrische Nervenstimulation (TENS) (S. 423):* bei Phantomschmerz, Plexusläsion, Anästhesia dolorosa; Anwendung auch im kontralateralen Segment möglich; ca. 2/3 Responder, z. T. Wirkungsverlust nach Langzeitanwendung
  - *psychologische Verfahren:* Verhaltenstherapie zur Erarbeitung von Coping-Strategien, Entspannungstechniken [156], Biofeedback
  - *Leitungs-/Periduralanästhesie:* in der Frühphase bei Phantomschmerzen
  - *epidurale Elektrostimulation:* bei Phantomschmerzen, Plexusläsionen (40 – 70% Responder, Langzeiterfolge 20 – 50%; Kontraindikation: komplette Querschnittssymptomatik); Wurzelausriß
  - *Thermokoagulation der Hinterwurzeleintrittszone (DREZ):* bei cervikalem Wurzelausriß (Erfolgsrate um 80%), Querschnittssyndrom (Erfolgsrate um 60%),

Verlauf Spontanremissionen von Schmerzen nach Plexusläsionen in 25% der Fälle nach 1 Jahr, von Phantomschmerzen in 10 – 20% der Fälle

Prophylaxe perioperative Regionalanästhesien oder Periduralanästhesien mindern die Häufigkeit von Phantomschmerzen [26,498]

2.24.3.4 Post-Zoster-Neuralgie (postherpetische Neuralgie) (ICD-10: G53.0)

Definition persistierende oder 4 – 6 Wochen nach Abheilung der Zostereffloreszenzen auftretende Schmerzen

Epidemiologie ca. 10% – 15% aller Patienten mit Zoster; Alterskorrelation: Patienten > 60 Jahre: ca. 50%, > 80 Jahre: ca. 80%

Ursächliche Erkrankung
- **akuter Zoster („Gürtelrose", „Gesichtsrose") (S. 81):** reaktivierte Varizella-Zoster-Virus-Infektion im Spinalganglion mit dadurch verursachter Ganglionitis, Myelitis, Radikulitis, Neuritis, Vaskulitis, Dermatitis im entsprechenden Dermatom
- **Auslöser:** Immundefizienz (Alter, Malignome, AIDS, „stressful life events")

Pathophysiologie [236] diskutierte Mechanismen: persistierende, abnorme Sensibilisierung von C-Faser-Nozizeptoren, Defektheilung nervaler Strukturen peripher und zentral mit Neurom-Bildung, Spontanentladungen spinaler Neurone nach Deafferentierung, spinale Disinhibition afferenter Impulse durch Schädigung/ Untergang spinaler Neurone, Verlust der physiologischen spinalen Inhibition von C-Faser-Impulsen durch Aβ- und Aδ-Faser-Impulse nach Schädigung insbesondere myelinisierter Nerven; persistierende virale/immunologische Aktivität

Klinisches Bild narbige Hautveränderungen mit Pigmentanomalien im befallenen Dermatom; Dysästhesie, Allodynie, Hyperästhesie, Hyperpathie, teilweise auch hypästhetische Areale; kontinuierlicher, quälender Brennschmerz und paroxysmal einschießende, stechende Schmerzen

Diagnosestellung klinisch-anamnestisch, Zusatzdiagnostik bei fehlendem Effloreszenzstadium („Zoster sine herpete") zum Ausschluß symptomatischer Ursachen

Differentialdiagnose
- **symptomatische Trigeminusneuropathien** bei parasellären retroorbitalen raumfordernden Prozessen

- **Raeder-Syndrom** (→ S. 320)
- **Trigeminusneuralgie (S. 318):** fehlender Dauerschmerz, keine sensiblen Defizite
- **Nervus-intermedius-Neuralgie:** symptomatische Form durch Zoster, Effloreszenzen im Gehörgang!
- **costo-vertebrale Schmerzsyndrome:** fehlende Hautveränderungen

Therapie [852]
- **lokal:**
  - Capsaicin (Dolenon® Liniment) 0.025 – 0.075 %, 4 – 5 ×/Tag über mindestens 4 Wochen
  - Lidocain-Gel / Salbe 5 %, Emla®-Creme
  - Infiltrationsanästhesie mit Bupivacain 0.25 % und /oder Triamcinolon 0.25 % in 0.9 % NaCl; Wiederholung bei abklingender Wirkung
  - transcutane Nervenstimulation (TENS)
- **systemisch:**
  - *trizyklische Antidepressiva:* bisher einzige in kontrollierten Studien bewährte Substanzgruppe [701]; effektiv auch bei nicht-depressiven Patienten; Amitriptylin/Nortriptylin, Desipramin, Maprotilin, Clomipramin
    - ▸ Dosierung: einschleichend, zur Nacht; Patienten < 60 Jahre 25 mg, Patienten > 60 Jahre 10 mg; Steigerung nur wöchentlich; Substanzwechsel bei Nebenwirkungen, sonst erst bei Wirkungslosigkeit von mindestens 75 mg nach mindestens 2 Wochen Therapie; zunächst Wechsel innerhalb der Substanzgruppe
    - ▸ Beachte: bei Kombination mit Carbamazepin durch Enzyminduktion beschleunigter Abbau der Antidepressiva → niedrige Serumspiegel, daher unter Spiegelkontrolle der Antidepressiva höhere Dosierung notwendig
  - *nicht-kontrolliert geprüft:* Antikonvulsiva (Carbamazepin, Phenytoin, Valproat), Serotonin-Reuptake-Hemmer (Fluoxetin, Zimeldine), Neuroleptika (Phenothiazine, Chlorprothixen; wenn, nur in Kombination mit Thymoleptika), Histamin-H2-Antagonisten (Cimetidin)
  - *in Prüfung:* Opioidanalgetika (Tramadol retardiert, Morphin retardiert), NMDA-Rezeptorantagonisten (Memantine u. a.)
- **invasiv:** Sympathicusblockaden innerhalb 6 Wochen nach Zoster, periphere Nervenblockaden in Serie (umstritten), ultima ratio: Koagulation der Hinterwurzel-Eintrittszone (→ S. 421)

Prophylaxe
- **antivirale Medikamente:** vorbeugende Wirkung umstritten; optimaler Effekt nur innerhalb 24 Stunden nach Erscheinen der Effloreszenzen, unzureichend nach 72 Stunden [886]
- **Sympathicusblockaden:** innerhalb 6 Wochen nach Erkrankungsbeginn gute bis sehr gute Schmerzlinderung; Verhinderung einer Neuralgie wahrscheinlich, bisher aber nicht kontrolliert nachgewiesen [880]

Prognose im Einzelfall nicht vorhersehbar; 50 % Spontanremission innerhalb von 3 Monaten; weitere 25 % innerhalb von 12 Monaten; Verläufe über Jahre möglich, Abnahme der Remissionsrate mit der Dauer des Verlaufs

Trigeminusneuralgie → S. 318

2.24.3.5 Meralgia paraesthetica (ICD-10: G57.1)

Epidemiologie	Männer : Frauen = 3 : 1; mittleres Alter
Ätiologie	Kompression des N. cutaneus femoris lateralis am Durchtritt durch das Leistenband, Verletzungen des Nerven (Spongiosaentnahme, Hüftoperationen)
Disponierende Faktoren	Hängebauch, Schwangerschaft, Anstrengungen, Bettlägerigkeit, Korsett, enge Hosen („Jeanskrankheit")
Klinisches Bild	brennende Schmerzen (Vorder-/Außenseite des Oberschenkels) und sensible Mißempfindungen, provoziert durch Streckung im Hüftgelenk; bei 10 % der Patienten beidseits
Untersuchung	lokaler Druckschmerz 2 QF medial der Spina iliaca anterior superior, umgekehrter Lasègue positiv
Diagnosestellung	klinisches Bild und probatorische Lokalanästhesie an der Durchtrittsstelle des Nerven
Differentialdiagnose	L3/4 Syndrom (PSR abgeschwächt) (S. 258), Coxarthrose, pseudoradikuläres Schmerzsyndrom

Therapie	Vermeidung von Streckbelastungen im Hüftgelenk, Abwarten (hohe Rate spontaner Remissionen), Gewichtsreduktion, Lokalanästhetika-Blockaden in Serie, Cortison lokal, Neurolyse
Verlauf	Spontanremission in 25%, Besserung bei konservativer Therapie ca. 90%

2.24.3.6 Notalgia paraesthetica

Allgemeines	Druckschädigung der Rr. dorsales bei rechtwinkligem Durchtritt durch die autochtone Rückenmuskulatur, z. T. assoziiert mit Polyneuropathien und mit Multiple Endokrine Neoplasien (MEN)-Syndrom Typ 2A; familiäre Fälle beschrieben
Klinisches Bild	Parästhesien, Juckreiz im Versorgungsgebiet der Rr. dorsales der Spinalnerven Th2-Th6
Untersuchung	evtl. bräunliche Pigmentierung, Hypästhesie und Schweißsekretionsstörung im angegebenen Areal
Zusatzdiagnostik	■ **EMG:** Denervierungszeichen in der paravertebralen Ableitung ■ **Hautbiopsie:** subepidermale Amyloid-Ablagerungen
Therapie	Phenytoin p. o.; lokal: Capsaicin, EMLA-Gel

2.24.3.7 Ilioinguinalis- / Iliohypogastricus-Syndrom (ICD-10: G57.1)

Definition	Schmerzsyndrom bei Kompression/Läsion des N. iliohypogastricus und des N. ilioinguinalis
Ursächliche Erkrankungen	Herniotomien, selten nach Nephrektomie oder Appendektomie bei retrozökalem Appendix, retroperitoneale Tumoren, paranephritische Abszesse
Klinisches Bild	Schmerzen, Sensibilitätsstörungen (Leiste, Skrotum/Labia maiora, proximale Oberschenkelinnenseite)
Untersuchung	■ **sensibles Defizit N. ilioinguinalis:** Haut über der Symphyse, der Peniswurzel, den proximalen Anteilen des Scrotums bzw. der Labia maiora und an der Oberschenkelinnenseite ■ **sensibles Defizit N. iliohypogastricus:** cranial der medialen 2/3 des Leistenbandes und Region der Spina iliaca anterior superior ■ Gang vornübergebeugt (Entlastung), Schmerzentlastung durch leichte Beugung und Innenrotation des Oberschenkels
Therapie	Infiltration mit Lokalanästhetika und Steroiden, Neurolyse, Rhizotomie [721]

2.24.3.8 Spermaticus-Neuralgie (ICD-10: G57.1)

Definition	Schmerzsyndrom bei Kompression/Läsion des N. genitofemoralis
Ätiologie	Herniotomie
Klinisches Bild	■ **Schmerzen** mit Projektion in den Hoden ■ **Sensibilitätsstörungen** im Versorgungsbereich des N. genitofemoralis: Haut der Oberschenkelvorderseite unterhalb des Leistenbandes in der medialen Hälfte • *Ramus femoralis:* lateraler Teil dieser Zone • *Ramus genitalis:* medialer Teil dieser Zone, Haut des Scrotums, Hüllen des Hodens
Untersuchung	Ausfall des Cremasterreflexes
Therapie	■ **Neurolyse** bei definiertem Kompressionsort ■ **Lokalanästhetika** bei Kompression im Bereich des Leistenbandes ■ **Carbamazepin oder Baclofen** bei spontanem Schmerz ohne mechanische Auslösung ■ **Rhizotomie [721]** in therapieresistenten Fällen nach vorangehender diagnostischer Wurzelblockade

2.24.4 Sonstige Schmerzsyndrome

2.24.4.1 Kokzygodynie (ICD-10: M53.3)

Ätiologie	■ **traumatisch:** nach Stauchungstraumen, Frakturen, Dislokation ■ **postoperativ:** z. B. Rectumoperation ■ **chronische Mikrotraumen:** „television bottom" ■ **Raumforderungen:** caudal dislozierter Bandscheibenvorfall (selten), Caudatumoren, ossäre Mißbildungen, Prozesse der Nachbarorgane (Rectum-Carcinom), Metastasen

- **entzündliche Prozesse der Nachbarorgane:** Anus, Uterus, Prostata, anorektale Fisteln, Gelenke
- **Arachnoiditis:** unterer Subarachnoidalraum als „Schlammfang" z. B. früher nach Gabe von öligen Kontrastmitteln bei Myelographie
- **orthopädische Erkrankungen:** Dislokation/Arthrosis deformans der Facettengelenke

Klinisches Bild — quälende, ziehend-brennende Schmerzen, belastungsabhängig, proviziert durch Stehen, Gehen, Defäkation; meist keine Sphinkter- und Erektionsstörungen

Therapie — lokale Wärme-Applikation, transcutane Nervenstimulation (TENS), Infiltrationen der Steißbeinregion mit Anästhetikum/Prednisolon epidural über Sacralkanal, Steißbeinresektion (schlechte Operationsergebnisse)

2.25 Funktionsstörungen ungeklärter Zuordnung
A. Hufschmidt und M. Bär

2.25.0.1 Transiente globale Amnesie (Amnestische Episode) (ICD-10: G45.4)

Pathophysiologie — unbekannt

Assoziierte Erkrankungen — Migräne und Spannungskopfschmerz; keine Assoziation mit vaskulären Erkrankungen oder Risikofaktoren

Diagnostische Kriterien [320]
- Fremdanamnese
- klar umschriebene anterograde Amnesie während der Attacke
- keine generelle kognitive Beeinträchtigung, Bewußtseinstrübung oder Depersonalisation
- keine begleitenden fokalen Ausfälle
- keine epileptischen Phänomene
- Dauer maximal 24 Stunden
- kein vorangehendes Schädelhirntrauma, keine Epilepsie bekannt

Klinisches Bild — akut einsetzende und allmählich remittierende anterograde und (variable) retrograde Amnesie bei sonst normaler Kognition und Vigilanz; mittlere Dauer 6–8 Stunden; bei ca. 50% der Fälle Auslösung durch physischen oder emotionalen Streß
- **Begleitsymptome** (fakultativ): Übelkeit, Schwindel, Kopfschmerz

Zusatzdiagnostik
- **EEG:** z. T. temporale Dysrhythmie
- **SPECT:** Minderperfusion im Hippocampus beidseits, z. T. auch neocortikal und in den Basalganglien [726]

Differentialdiagnose
- **transiente epileptische Amnesie** im Rahmen von komplex-fokalen Anfällen: meist kürzere, frequentere Attacken, prolongierte retrograde Amnesie nach der Attacke
- **thromboembolische transiente Amnesie:** im Rahmen von Hirnstamm-TIAs, dabei evtl. Ataxie, Halbseitenzeichen, Hemianopsie, Nystagmus, Dysarthrie
- transiente Amnesie bei Commotio cerebri, Intoxikationen, cerebraler Angiographie; psychogen

Verlauf
- ca. 10% erleiden eine 2. Episode

2.25.0.2 Chronisches Erschöpfungssyndrom (chronic fatigue syndrome, CFS) (ICD-10: G93.3)

Ätiologie — unbekannt; ein verursachendes Virus wurde bisher nicht gefunden

Diagnostische Kriterien [216]
- **Hauptkriterium:** persistierende Müdigkeit oder leichte Ermüdbarkeit für mindesten 6 Monate, welche
  - nicht durch eine andere Erkrankung erklärt werden kann
  - neu aufgetreten ist
  - nicht Folge einer chronischen Belastungssituation ist
  - nicht deutlich durch Bettruhe zu beheben ist
  - so ausgeprägt ist, daß die durchschnittliche Leistungsfähigkeit deutlich reduziert ist
- **Nebenkriterien** (mindestens 4 Nebenkriterien müssen mit oder nach dem Beginn der Müdigkeit eingesetzt und für mindestens 6 Monate angehalten haben):
  - Halsschmerzen

- schmerzhafte cervikale oder axilläre Lymphknoten
- Muskelschmerzen
- wandernde, nichtentzündliche Arthralgien
- neu aufgetretene Kopfschmerzen
- Konzentrationsschwierigkeiten und Störungen des Kurzzeitgedächtnisses
- keine Erholung durch Schlaf
- verlängerte (> 24 Stunden) generalisierte Müdigkeit nach früher tolerierten Beanspruchungen

Untersuchung subfebrile Temperaturen, nicht-eitrige Pharyngitis, tastbare oder schmerzempfindliche Lymphknoten

Differentialdiagnose maligne Tumoren, Autoimmun- und andere granulomatöse Erkrankungen (Kollagenosen, systemische Vaskulitiden, Sarkoidose), hämatologische Grunderkrankungen, lokalisierte oder systemische Infektionen, HIV-bedingte Krankheitsbilder, primär psychiatrische Krankheitsbilder (Depression, Psychose, Schizophrenie), neuromuskuläre Erkrankungen (Myasthenie, entzündliche oder metabolische Myopathien), endokrine Erkrankungen (Hypothyreose, Hypoparathyreoidismus, Addisonsche Erkrankung, Cushing-Syndrom, Diabetes mellitus), Stoffwechsel- und Elektrolytveränderungen (absolute oder funktionelle Hypovitaminosen, Selenmangel), Drogen- und Medikamentenabhängigkeit (Alkoholismus, Schmerzmittelabusus, Tranquilizer, Betäubungsmittel)

Diagnosestellung per exclusionem

Therapie Verhaltenstherapie/kognitive Therapie [830]

Prognose bei 20% Besserung innerhalb von 18 Monaten; Prädiktoren für günstigen Verlauf: subjektives Gefühl einer Kontrolle der Symptome, kurze Anamnese, Fehlen eines somatischen Erklärungsmodells beim Patienten [830]

Selbsthilfegruppen
- Chronisches Müdigkeitssyndrom-Immundysfunktion e. V., Duisburger Straße 7, 40477 Düsseldorf, Tel.: 0211/218724 oder 02102/35358, Fax: 0211/218724 oder 02102/35358
- Chronisches Erschöpfungssyndrom (CFS/CFIDS), Lübener Weg 3, 53119 Bonn, Tel.: 0228/660233, 0228/229543

2.25.0.3 Fibromyalgie-Syndrom (generalisierte Tendomyopathie, GTM) (ICD-10: M79.0)

Epidemiologie Prävalenz 0.6–3.2% der Gesamtbevölkerung; M : F = 1 : 5 bis 1 : 10; Beginn meist in der 4. Dekade, Maximum in der 5.–6. Dekade, selten bei Patienten > 75 Jahre; Beginn monolokulär (v. a. lumbal, cervikal, Beine), durchschnittlich ca. 7 Jahre bis zur Generalisation; Verlauf schubförmig progredient oder chronisch progredient, seltener remittierend

Assoziierte Erkrankungen Carpaltunnelsyndrom (S. 265)

Diagnostische Kriterien [883]
- **Anamnese:** generalisierte Schmerzen (d. h. linke und rechte Körperhälfte, Ober- und Unterkörper, Achsenskelett)
- **Schmerzen** an mindestens 11 von 18 definierten „tender points" auf Fingerdruck (9 auf jeder Körperhälfte):
  - Ansätze der suboccipitalen Muskeln
  - Querfortsätze HWK 5–7
  - Mitte Oberrand des M. trapezius
  - M. supraspinatus
  - Knorpel-Knochengrenze der 2. Rippe
  - Epicondylus radialis (2 cm distal)
  - Regio glutaea lateralis (oberer äußerer Quadrant)
  - Trochanter major
  - mediales Fettpolster des Kniegelenks proximal der Gelenklinie

Klinisches Bild Schmerzen an den Sehnenansätzen und im Sehnenverlauf, Ausstrahlung in die Muskulatur, Auftreten meist beidseitig

Untersuchung
- Druckschmerz der Sehnenansätze, der Sehnen und der Muskulatur, Dehnungs- und Belastungsschmerz, Schmerzabnahme in Ruhe, Muskelverspannungen
- **Triggerpunkte [883]:** s. o.
- **Kontrollpunkte** (sollten nicht schmerzhaft sein): Stirnmitte (links und rechts identisch), Volarseite der Unterarmmitte, Daumennagel, Oberschenkelmitte vorne

Zusatz- diagnostik	(mit Blick auf Ausschlußdiagnosen) BSG, CK, Rheumafaktor, ANA, TSH
Differential- diagnose	▪ **chronisches Erschöpfungssyndrom (S. 329)** ▪ **rheumatologische Erkrankungen:** v. a. Kollagenosen ▪ **Sarkoidose** (→ S. 110), Morbus Crohn, Colitis ulcerosa ▪ **endokrine Erkrankungen:** Hypothyreose, Hyperparathyreoidismus ▪ **Post-Polio-Syndrom** (→ S. 80) [817]
Therapie	▪ **Thymoleptika:** Amitriptylin (beginnend mit 10 mg zur Nacht, wöchentliche Steigerung bis 75 mg [633]); Clomipramin, Maprotilin, Fluoxetin ▪ **Antiphlogistika und Muskelrelaxantien** ohne gesicherte Wirkung! ▪ **Psychotherapie:** kognitive Verfahren, Muskelrelaxation nach Jacobson ▪ **physikalisch:** aktive KG, leichter Sport, Wärme, Versuch mit Kälte ▪ **CAVE:** bei Patienten mit GTM signifikant häufiger unnötige Operationen (Bandscheibenoperationen, Hysterektomie, andere gynäkologische Operationen) ▪ **ineffektiv:** Imipramin, Doxepin, Prednison, transcutane Nervenstimulation (TENS), Lokalanästhesie, Hypnose, Akupunktur
Selbsthilfe- gruppe	SHG Fibromyalgie-Syndrom c/o Rheuma-Forum e. V., Postfach 1308, 71536 Murrhardt, Tel.: 07192/1366 oder 07181/42140, Fax: 07191/980013

2.25.0.4 Multiple Chemical Sensitivity (MCS)

Definition	polysymptomatische funktionelle Beschwerden in Zusammenhang mit Umweltgiften
Ätiologie (Hypothesen)	▪ **„environmental overload":** Summation von immunologischen oder direkt toxischen Effekten von Umweltschadstoffen/Nahrungsmitteln ▪ **Sensibilisierungsmodelle auf neurophysiologischer Basis** („limbic kindling", „time-dependent sensitization"): enge Verbindungen zwischen Bulbus olfactorius und limbischem System mit besonderer Vulnerabilität gegenüber Noxen als zugrundeliegender Mechanismus ▪ **psychologisch/psychiatrisch:** Vermutung einer Assoziation mit somatoformen Erkrankungen, Phobie oder Panikstörung
Klinisches Bild	Geruchsempfindlichkeit, Kakosmie, Nahrungsmittelunverträglichkeit; neurologisch: zahlreiche unspezifische Symptome, am häufigsten Kopfschmerzen, Konzentrationsstörungen, Gedächtnisprobleme, Sprachstörungen, Hör- und Gleichgewichtsstörungen, Schwindel, Gangstörungen
Differential- diagnose	chronic fatigue syndrome (CFS), Fibromyalgiesyndrom, Schlaf-Apnoe-Syndrom (SAS), neoplastische Erkrankungen oder andere konsumierende Allgemeinerkrankungen
Therapie	Expositionsmeidung, evtl. Psychotherapie (v. a. Verhaltenstherapie)

2.26 Neuro-orthopädische Erkrankungen
M. Bär

2.26.0.1 Cervikaler Bandscheibenvorfall/Cervikobrachial-Syndrom (ICD-10: M50.1)

Epidemiologie	M : F = 2 – 3 : 1 (operierte Patienten), Altersgipfel: 4./5. Dekade; Verteilung 60 % monoradikulär, 40 % polyradikulär
Patho- physiologie	▪ **betroffene Segmente:** HW 6/7 > HW 5/6 > HW7/BW1 >> HW4/5 (Schwerpunkt der degenerativen Veränderungen im Bereich der caudalen Bewegungssegmente: größere Bewegungsexkursionen am Übergang zur relativ starren BWS, hohe Druckbelastung durch Kopfgewicht) ▪ **Degeneration** im Bereich der physiologisch angelegten intradiskalen Horizontalspalten → Ausfall des osmotischen Funktionssystems → zunehmende Protrusion/Prolaps des Nucleus pulposus durch den Faserring und Aneinanderrücken der Wirbelkörper mit osteophytärer Reaktion der Processus uncinati, Subluxation der Facettengelenke → knöcherne Einengung der Foramina intervertebralia ▪ **Kompression der Nervenwurzeln** durch Bandscheibengewebe allein („soft disc") oder durch zusätzliche Spondylarthrose („hard disc")
Klinisches Bild	▪ **Schmerzen:** meist plötzliches Auftreten von Nacken-Schulterschmerzen nach Drehbewegungen des Kopfes, nach längerer Kyphosestellung z. B. beim Lesen, Schreib-

	tischarbeit, morgens beim Aufwachen; ziehend-reißende radikuläre Schmerzausstrahlung in Arm und Hand, Verschlimmerung in der Nacht und durch Positionswechsel ■ **radikuläre sensomotorische Defizite** (→ cervikale Wurzelsyndrome S. 256), selten Zeichen des spinalen Kompressionssyndroms (→ cervikale Myelopathie S. 189) ■ **häufige Begleitsymptome:** Hinterkopf- und Stirnkopfschmerzen, diffuser Schwindel, Tinnitus, nuchale Parästhesien, Gereiztheit, Abgeschlagenheit
Untersuchung	Fehlstellung (Steif-/Schiefhaltung des Kopfes), Druckdolenz der occipitalen Nervenaustrittspunkte, der Nacken-/Hals-/Schultermuskulatur, der Dorn-/Querfortsätze, Prüfung des Kinn-Sternum-Abstandes bei Vor-/Rückneigung, Neck-Compression-Test (Provokation radikulärer Symptome durch axialen Druck mit Rotation und Neigung zur schmerzhaften Seite hin), Extensionstest (Schmerzlinderung durch axialen Zug am Kopf im Sitzen)
Zusatz- diagnostik	■ **Labor:** BSG, CRP, Blutbild, Eiweißelektrophorese, Calcium, Phosphat, Harnsäure ■ *bei entsprechendem klinischem Verdacht* alkalische und saure Phosphatase, Borrelien-Serologie, Rheumafaktor; ggf. Liquoruntersuchung bei Verdacht auf Radikulitis ■ **Röntgen HWS in 4 Ebenen:** Beurteilung der Processus uncinati, der Wirbelkörperstellung im a. p.-Bild; Beurteilung der Bandscheibenhöhe, der Wirbelkörperstellung, der Flexibilität im lateralen Bild mit Funktionsaufnahmen (In-/Reklination); Beurteilung der Foramina intervertebralia durch Schrägaufnahmen (CAVE: bindegewebige Einengungen nicht erkennbar) ■ **CT/MRT** bei radikulärer/medullärer Symptomatik: im CT häufige Artefaktüberlagerung der caudalen HWS-Segmente, schlechte Weichteilabgrenzung bei geringem epiduralem Fettgewebe; im MRT gute Darstellung der Bandscheiben, der Wurzeln im Foramen, zusätzlich sagittale Übersicht des Spinalkanals ■ **EMG:** Denervierungszeichen in den paretischen Muskeln, zur Abgrenzung gegen Plexusläsion evtl. Ableitung paraspinaler Muskeln ■ **Knochenszintigramm** bei V. a. auf Osteolysen
Diagnose- stellung	klinisches Bild und korrespondierende Bildgebung
Differential- diagnose	Facettensyndrom, Tendopathien der Dorn-/Querfortsätze, Skalenussyndrom, Pancoast-Tumor (Horner-Syndrom!), Periarthropathia humeroscapularis, neuralgische Schulteramyotrophie, cervikale Plexusneuritis (Zoster, Borreliose), Dissektion der A. vertebralis, Subclavian-Steal-Syndrom, spinale Tumoren, Syringomyelie, Epicondylitis radialis humeri, Carpaltunnelsyndrom, Sulcus-ulnaris-Syndrom
Konservative Therapie	■ **Physiotherapie:** Ruhigstellung/Entlastung durch Halskrawatte (insbesondere nachts), Traktions-/Extensionsbehandlung (Glissonsche Schlinge), Myotonolyse durch Wärmeanwendungen (Fango, heiße Rolle), Mobilisation/Muskelaufbau nach Abklingen der akuten Schmerzen ■ **Schmerztherapie** durch Antiphlogistika, Flupirtin (Katadolon®), Eisanwendungen paravertebral (2–3 ×/Tag für 10–20 Minuten), therapeutische Lokalanästhesie (Triggerpunktinfiltration, intra-/subcutane Quaddelung als „Gegenirritation") ■ **Muskelrelaxantien:** Tetrazepam (Musaril®), Tizanidin (Sirdalud®)

Operative
Therapie
	■ **Indikation:** Symptome der Rückenmarkskompression, schwere periphere Paresen ohne Rückbildungstendenz innerhalb von 3 Wochen, therapieresistentes radikuläres Schmerzsyndrom mit passendem Befund in der Bildgebung
	■ **Methoden:**
	  ■ *ventrale Diskektomie* mit oder ohne interkorporale Fusion
	  ■ *selektiver dorsolateraler Zugang* mit Foraminotomie, partieller Facettektomie bei lateralem Prolaps

Prophylaxe	Versorgung mit Pufferabsätzen und Vermeidung axialer Stauchungstraumen (Reiten!), Arbeitsplatzberatung (Vermeidung von häufigen Drehbewegungen)
Prognose	■ **bei konservativer Therapie:** 75% gute Besserung innerhalb 4 Wochen; ca. 10% aller Patienten benötigen eine Operation ■ **bei operativer Therapie:** gute Besserung in >75%; keine sichere Korrelation zwischen Schweregrad radikulärer Ausfälle, präoperativer Beschwerdedauer, zusätzlichen knöchernen Veränderungen und Therapieerfolg [479]

2.26.0.2 Lumbaler Bandscheibenvorfall/Lumboischialgie/ lumbales Wurzelsyndrom (ICD-10: M51.1)

Definitionen
- **Lumbago/Lumbalgie:** umschriebener, heftiger, drückend-ziehender Schmerz; akutes Auftreten („Hexenschuß") häufig beim Bücken, Wiederaufrichten, Körperdrehungen, Lastenheben, in 2/3 aber ohne eruierbaren Anlaß; nur 1–2% dieser Patienten entwickeln Ischialgie oder Bandscheibenvorfall
- **Lumboischialgie:** akuter oder chronischer, meist ziehend-reißender Schmerz mit radikulärer Ausstrahlung in Gesäß und/oder Bein, verstärkt durch intradurale Drucksteigerung (Husten, Niesen, Pressen)
- **lumbales Wurzelsyndrom (→ S. 258):** motorische und sensible Defizite im Kennmuskel bzw. Dermatom einer lumbalen Wurzel (am häufigsten L5)

Epidemiologie
jährliche Inzidenz lumbaler Schmerzsyndrome 15–25%, höchste Prävalenz im Alter von 30–39 Jahren; M > F

Disponierende Faktoren
Fehlhaltung, Haltungskonstanz (unabhängig von Schwere der körperlichen Belastung); geringe körperliche Fitness; schwach ausgebildete Rumpfmuskulatur

Pathologie
- **BS-Protrusion:** Vorwölbung des Nucleus pulposus in den intakten Anulus fibrosus
- **BS-Prolaps:** Vorfall des Nucleus pulposus durch den perforierten Anulus fibrosus in den Epiduralraum
- **BS-Sequester:** abgerissene Anteile des prolabierten Nucleus pulposus im Epiduralraum

Pathophysiologie
- altersbedingter/belastungsbedingter Flüssigkeits-/Elastizitätsverlust des Nucleus pulposus und durch Alterung und Torsions- und Scherkräfte bedingte Rißbildungen im Anulus fibrosus → Protrusion/Prolaps → mechanische Kompression von Nervenwurzeln mit ischämischer/neurogen-entzündlicher Reaktion → Ischialgie/sensomotorische Defizite
- begleitende Fehlstellung/Fehlbelastung/degenerative Veränderungen knöcherner, ligamentärer und/oder artikulärer Strukturen bedingen zusätzliche lokal-nozizeptive/pseudoradikuläre Schmerzen, z. T. verstärkt über reflektorische Muskelverspannungen

Klinisches Bild
Wurzel-/Caudasyndrom (→ S. 258, S. 31), Lokalschmerz lumbo-sacral, radikuläre Schmerzen, evtl. pseudoradikuläre Schmerzen (tief, dumpf-brennend, schlecht lokalisierbar, selten unterhalb des Knies; Begleitparästhesien möglich, kein sensibles Defizit), evtl. zusätzlich myofasziale Schmerzen (lokal und übertragen)

Untersuchung
- **Inspektion:** Fehlhaltung, Beckenschiefstand, Steilstellung/Hyperlordose, Stufe in den Dornfortsätzen (Spondylolisthese)
- **radikuläre Reizzeichen:** Lasègue-Zeichen, gekreuztes Lasègue-Zeichen, Bragard-Zeichen (unterhalb des Winkels, bei dem bei Prüfung des Lasègue-Zeichens Schmerzen angegeben werden, Dorsalflexion des Fußes → Schmerzprovokation)
- **Körperhaltung:** Rumpfneigung zur Gegenseite entlastet die Wurzel bei lateralem Vorfall, Rumpfneigung zur selben Seite entlastet die Wurzel bei medialem Vorfall, Hyperextension bei BS-Vorfall meist schmerzfrei, bei Frakturen, Facettensyndrom oder Entzündungen schmerzhaft
- **bei V. a. funktionelle Überlagerung:** Sitzen mit langgestreckten Beinen prüfen; Wurzeldehnung entspricht der bei Prüfung des Lasègue-Zeichens; schmerzloser Langsitz bei positivem Lasègue spricht für funktionelle Überlagerung

Zusatzdiagnostik
- **Röntgen LWS** in 2 Ebenen: degenerative Veränderungen, Verschmälerung des Zwischenwirbelraumes, Osteolysen
- **CT/MRT** bei radikulärer Symptomatik (CAVE: Patienten > 40 Jahre zeigen in 30–50% asymptomatische BS-Vorfälle)
- **Myelographie mit nachfolgendem Myelo-CT** in Zweifelsfällen und bei belastungsabhängiger Symptomatik (Myelographie im Stehen, unter Gewichtsbelastung) bzw. bei Claudicatio spinalis
- **Labor:** BSG, CRP, Blutbild, Eiweißelektrophorese, Calcium, Phosphat, Harnsäure
  - bei entsprechendem klinischem Verdacht alkalische und saure Phosphatase, Borrelien-Serologie, Rheumafaktor; ggf. Liquoruntersuchung bei Verdacht auf Radikulitis
- **Elektromyogramm:** Denervierungszeichen (v. a. bei schmerzbedingt eingeschränkter Beurteilbarkeit der Muskelkraft), segmentale Abgrenzung und Abgrenzung gegen Plexusläsion
- **Knochenszintigramm** bei V. a. Osteolysen, Tumorerkrankung

Diagnosestellung
klinisches Bild und zur Klinik passender CT/MRT-Befund eines Bandscheibenvorfalls

	Differential-diagnose	Facettensyndrom (→ S. 336), ISG-Syndrom (→ S. 336), Piriformis-Syndrom (→ S. 337), Arachnoiditis, lumbosacrale Plexusneuritis (Zoster, Borreliose), Meningeosis carcinomatosa (→ S. 140), spinale Tumoren (→ S. 194) (Neurinome, Ependymome), Metastasen, Morbus Bechterew, Spondylodiszitis (→ S. 335), spinale epidurale Abszesse (Staphylokokken, Pseudomonas), projizierte Schmerzen von Beckenorganen und Retroperitoneum

Therapie bei Lumbago/Lumbalgie

Analgetika und Muskelrelaxantien nach Bedarf, rascheste Erholung bei Verzicht auf Bettruhe und Fortführung der Alltagaktivitäten (soweit möglich) [495]

Therapie bei Lumboischialgie/lumbalem Wurzelsyndrom

- **physikalisch** in drei Phasen je nach Klinik:

Phase	1	2	3
Klinik	Schmerzen im Vordergrund	Schmerzen rückläufig, Bewegungseinschränkung im Vordergrund	Schmerzen kontrolliert, Bewegungseinschränkung rückläufig
Ziel	Schmerztherapie	Verbesserung der Beweglichkeit	Prophylaxe
Methoden (vorwiegend)	passive Anwendungen: Wärme, Kälte, vorsichtige Massage	Gymnastik: Haltungskorrektur, Muskeldehnungen, evtl. Traktion	Aufbau der Muskulatur, Haltungs- und Wahrnehmungsschulung,
Therapieplan (Beispiel) vormittags	20' Bewegungsbad 15' Mikrowelle oder heiße Rolle oder Eisbehandlung	20' Bewegungsbad 30' Gymnastik	20' Bewegungsbad, selbstständig 30' Gymnastik/Beratung
nachmittags	20' Bewegungsbad 15' Mikrowelle oder heiße Rolle oder Eisbehandlung	20' Bewegungsbad	20' Bewegungsbad, selbstständig

- **medikamentös:** Antiphlogistika, Analgetika, Myotonolytika; bei extremen Schmerzen evtl. Sacralanästhesie
- **operativ:**
  - *Indikation:* Bandscheibenprolaps oder Bandscheibensequestrierung mit Caudasyndrom (Blasen-/Mastdarmstörungen, Paresen, polysegmentale Sensibilitätsstörungen), schwere Paresen von funktionell bedeutsamen Muskeln (v. a. L3, L4- und L5-Wurzel), nach erfolgloser konservativer Therapie über 2–3 Wochen
  - *Methode:* Hemilaminektomie und mikrochirurgische Entfernung des Prolaps bzw. Sequesters/Ausräumung des Bandscheibenfaches
  - *Rezidivquote:* 4–7% (davon 80% innerhalb des 1. Jahres)
- **percutane Nucleotomie [364]:**
  - *Indikation:* Bandscheibenprotrusion und -prolaps bei intaktem hinterem Längsband bei relevanten Schmerzen oder Paresen und erfolgloser 6-wöchiger konservativer Therapieversuch
  - *Komplikation:* Spondylodiszitis (< 1%)
  - *Kontraindikationen:* sequestrierte Vorfälle (im Zweifelsfalle Diskographie), zirkuläre breitbasige Vorfälle
- **kontraindiziert:** manuelle Therapie
- **obsolet:** wiederholte Wurzelblockaden (→ Fibrosen, Duraverletzungen), intraglutäale Injektionen steroidhaltiger Analgetikazubereitungen (→ subcutane Fettgewebsnekrosen)

Prophylaxe

Ausgleich von Beinlängendifferenzen (Absatzerhöhung), ggf. Gewichtsreduktion, Haltungsschulung (Keilkissen) und Körperwahrnehmungsschulung, Arbeitsplatzberatung (Vermeidung von häufigen Torsionsbewegungen), Freizeitsport empfehlen (Wandern, Schwimmen, Radfahren, Ski-Langlauf)

Verlauf

- **bei konservativer Behandlung:** Erfolgsquote 80–90%, nach 1 Jahr bei ca. 75% partielle oder komplette Rückbildung von Prolaps/Protrusion im CT [96,730], am ehesten bei sequestrierten Vorfällen, am wenigsten bei breitbasigen Protrusionen [96]
- **bei operativer Behandlung** bei sorgfältiger Indikationsstellung ca. 90% befriedigende Resultate, Reoperationsquote 2–7%, postoperative Diszitis (→ S. 335) 0.1–3%

2.26.0.3 Lumbale Spinalkanalstenose/Claudicatio spinalis (ICD-10: M48.0)

Epidemiologie betroffen v. a. mittleres bis höheres Lebensalter, M > F

Pathophysiologie konstitutionelle oder durch Degeneration im Bewegungssegment entstandene Stenose der Recessus laterales und/oder des Spinalkanales → bewegungs- und belastungsabhängige, meist multisegmentale Schmerzen bzw. sensomotorische Defizite

Klinisches Bild
- **Stadium 1 – Claudicatio intermittens spinalis:** intermittierende Dysbasie nach bestimmter Gehstrecke mit Schmerzen, flüchtigen sensomotorischen Defiziten, reversibel durch Kyphosierung der LWS (Vorbeugen des Rumpfes, Hinsetzen); Schmerzen beim Bergabgehen, Besserung beim Bergaufgehen (im Gegensatz zur Claudicatio bei AVK); Radfahren über längere Strecken eher möglich als Gehen
- **Stadium 2 – intermittierende Paresen:** Verkürzung der schmerzfreien Gehstrecke, Schmerzen in Rückenlage bei lordosierter LWS, persistierende sensible Defizite, Reflexausfälle und intermittierende Paresen
- **Stadium 3 – persistierende, progrediente Paresen** bei teilweise zurückgehenden Schmerzen

Zusatzdiagnostik wie bei lumbalem Bandscheibenvorfall, zusätzlich Funktions-/Belastungs-Myelographie mit Myelo-CT

Diagnosestellung typische Anamnese und Nachweis der spinalen Enge im MRT oder Myelo-CT

Differentialdiagnose
- **neurogene Claudicatio** bei spinalen Angiomen, Lériche-Syndrom, spinalen Tumoren (S. 194)
- **Claudicatio intermittens bei pAVK:** Schmerzlinderung bereits beim Stehenbleiben, typische Risikofaktoren, fehlende Fußpulse, fehlende Besserung auf Entlastung der LWS

Therapie
- **bei akuten Beschwerden** wie bei BS-Vorfall: konservativ, längerfristig mit Physiotherapie (Flexionsübungen, Stärkung der Rumpfmuskulatur), ggf. Flexionskorsett
- **im Stadium 2 und 3** operativ: Hemilaminektomie / Laminektomie im klinisch betroffenen Segment, Teilresektion der Facies articularis superior bei Recessusstenose (gute Resultate in 60–70% [819])

2.26.0.4 Postoperative Spondylodiszitis (ICD-10: M46.3, M46.4)

Inzidenz 0,1–3% der lumbalen Bandscheiben-Operationen (bei cervikalen Bandscheiben-Operationen sehr selten)

Erreger Staphylokokken (70%)

Disponierende Faktoren
- **patientenseitig:** Diabetes, chronische Infektionen (v. a. obere Luftwege), Adipositas
- **operationsseitig:** intraoperative Läsion der Deckplatte, Re-Operation, lange Operationsdauer

Typen
- **Früh-Spondylodiszitis:** 5–14 Tage nach Operation
- **Spät-Spondylodiszitis:** 4–8 Wochen nach Operation
- **„aseptische Spondylodiszitis":** Fremdkörperreaktionen; auch vorgetäuscht durch falsch negative Befunde bei anaeroben Keimen, Fehlpunktion

Klinisches Bild bewegungs- und belastungsabhängige Schmerzen, Klopfschmerz der Dornfortsätze, Stauchungsschmerz (Autofahren!), u. U. subfebrile Temperaturen bis 38 °C

Zusatzdiagnostik
- **Labor:** Entzündungszeichen (*BSG-Erhöhung:* 2. Wert > 80 mm, CRP-Erhöhung, positive Blutkultur, evtl. Leukozytose), Erhöhung der alkalischen Phosphatase (80%)
- **Röntgen** LWS seitlich
- **MRT:** aussagefähig frühestens 1 Woche nach Erkrankungsbeginn: Läsionen T1-hypointens, später T2-hyperintens, Kontrastmittelgabe zur Differenzierung degenerativer Veränderungen; Sensitivität und Spezifität > 90% [769]
- **Szintigraphie:** Sensitivität > 90%, aber Spezifität nur 50–80%

Differentialdiagnose
- **Rezidivprolaps:** kein Kontrastmittel-Enhancement im MRT
- **hämatogene Spondylodiszitis** bei konsumierenden Erkrankungen (Tbc, Herzklappenfehler, Infektionen im Urogenitaltrakt)
- **Metastasen**

Diagnosestellung Klinik, Labor, Bildgebung, Keimnachweis durch CT-gesteuerte Feinnadelbiopsie (Treffsicherheit ca. 70%), Liquoruntersuchung, Blutkulturen

Therapie
[753,814]
	■ **konservativ:**
	■ *Ruhigstellung:* im Gipsbett mit Fixation eines Oberschenkels für durchschnittlich 8 – 12 Wochen bis zur Normalisierung der BSG, danach BSG-Kontrolle alle 6 – 8 Wochen bis 6 Monate
	■ *Antibiotikagabe:* bei nachgewiesenem Keim gezielt; ansonsten Breitspektrum-Cephalosporin
	■ **operativ:** Nekroseentfernung und Spondylodese von ventral
	  ■ *Indikation:*
	    ▶ 2 – 3-monatige erfolglose konservative Therapie oder
	    ▶ Zunahme der Schmerzen unter konservativer Therapie oder
	    ▶ raumfordernde Wirkung bzw. neurologische Ausfälle

Prophylaxe	perioperative Antibiotikagabe („single shot"), Wirkung nicht erwiesen

2.26.0.5 Facettensyndrom (ICD-10: M42.1)

Definition	pseudoradikuläres Schmerzsyndrom, ausgehend von den Gelenkfacetten der Interpedunkulargelenke; als eigenständiges Schmerzsyndrom umstritten [345], manche Autoren sprechen von einem dorsalen Kompartmentsyndrom des Bewegungssegments [73]
Pathophysiologie	über freie Nervenendigungen von Gelenkkapsel, Synovia und Periost der Interpenduncularelenke vermittelte nozizeptive Schmerzen bei oft durch arthrotische Veränderungen begünstigten Gelenkdistorsionen
Klinisches Bild	diffus-flächiger, tief empfundener, häufig stechend-brennender Schmerz, im Bereich der LWS meist durch Hyperlordosierung provozierbar; einschießender Charakter bei Fehlbewegungen ■ **HWS:** bewegungsabhängig, provoziert durch axiale Stauchung und Drehung in Richtung der muskulären Verspannung; Schmerzausstrahlung C3,4 → Nacken, C5,6 → Schulter, Arm ■ **BWS:** „heller" Schmerz in der Brustwand, bewegungsabhängig (Rotation, Reklination), Überlagerung durch anhaltenden muskulären Spannungsschmerz ■ **LWS:** Schmerzausstrahlung: obere LWS → Beckenkamm, Kreuzbeinkante, Leiste; untere LWS → Iliosacralgelenks-Region, Trochanter, Oberschenkelrückseite, Sitzbein, Unterschenkel (selten)
Untersuchung	Nachweis der Blockierung im Bewegungssegment mittels manuell-segmentaler Untersuchungstechniken, Rüttel- und Klopfschmerz über den betroffenen Segmenten
Zusatzdiagnostik	Röntgen der WS in 2 Ebenen: Fehlstellung, Spondylarthrose (kein zwingendes Kriterium für Diagnosestellung)
Diagnosestellung	typischer Schmerz bei diagnostischer Injektion von hypertoner NaCl-Lösung an die Gelenksfacetten sowie Schmerzbehebung durch Injektion eines Lokalanästhetikums (CAVE: ca. 40% falsch positive (= bei Wiederholung nicht reproduzierbare) Resultate [733,734])

Therapie	■ **nicht-invasiv:** Manipulations-Techniken bei akut aufgetretener Segmentblockade, manuelle Mobilisierung unter Entlastung bei längerdauernder Symptomatik mit allmählichem Belastungsaufbau, Üben und Trainieren der Beckenaufrichtung unter Vermeidung der Lordosebelastung
	■ **invasiv:**
	  ■ *Facettenblockade:* Testung mittels hypertoner NaCl-Lösung, therapeutische Injektion von 3 – 5 ml Lokalanästhetikum; Steroide ohne signifikanten Langzeiteffekt [106]
	  ■ *percutane Thermokoagulation* des Ramus dorsalis des Spinalnerven (Langzeiterfolge 50 – 80% [781])

2.26.0.6 Iliosacralgelenks-Syndrom

Definition	pseudoradikuläres Schmerzsyndrom, ausgehend vom Iliosacralgelenk (Blockierung, Arthrose)
Disponierende Faktoren	degenerative Veränderungen des ISG und anderer Strukturen der lumbosacralen WS mit sekundärer Fehlbelastung der ISG; Haltungsschwäche, einseitige Belastungen, mangelnder Trainingszustand der Bauch- und Rückenmuskulatur
Klinisches Bild	Schmerzen im Bereich Sacrum, Gesäß, dorsolateraler Ober- und Unterschenkel; Provokation durch Heben von Lasten und Aufrichten aus dem Bücken, längeres Stehen; Schmerzzunahme im Tagesverlauf

Untersuchung	■ **Mennell'sches Manöver:** Patient umfaßt in Seitenlage sein Knie auf der (untenliegenden) gesunden Seite (Hüftbeugung) → Schmerzprovokation durch Retroflexion des Beines auf der betroffenen Seite; Druckschmerz über dem betroffenen ISG ■ **Vorlaufphänomen:** Untersucher legt am stehenden Patienten beide Hände von hinten auf Darmbeinkamm, Daumen auf die Spina iliaca posterior bds. → bei Rumpfbeuge des Patienten mit gestreckten Knien ipsilateraler Hochstand des Daumens auf der betroffenen Seite ■ **Federtest:** Patient in Bauchlage, Druck mit dem Daumen auf die Spina iliaca posterior superior nach ventral → Schmerzangabe im betroffenen ISG; Gegenprobe: Druck auf das benachbarte Sacrum führt zur Entlastung
Diagnose-stellung	probatorische Infiltration mit Lokalanästhetikum
Differential-diagnose	Sacroiliitis infektiöser/immunologischer Genese, überlagerndes Facettensyndrom, überlagerndes ligamentäres Syndrom, beginnender Morbus Bechterew
Therapie	im Akutstadium Antiphlogistika, Wärme/Kälteapplikation, Lokalinfiltration; langandauerndes Aufbautraining der Rumpfmuskulatur, Rückenschule
Verlauf	chronisch-rezidivierend in Abhängigkeit von Belastungsvermeidung, konsequentem Rückentraining

2.26.0.7 Spondylolisthesis (ICD-10: M43.1)

Pathologie	Verlängerung oder Unterbrechung der Interartikularportion der Lumbalwirbel (in 80% LWK 5)
Klinisches Bild	meist symptomlos; wenn klinisch manifest, dann Kreuzschmerzen, v. a. nach längerem Sitzen oder Tragen von Lasten, beidseitige Ischialgien im chronischen Stadium
Untersuchung	evtl. Stufe in den Dornfortsätzen, vorspringender, gelegentlich etwas lockerer, druckempfindlicher Dornfortsatz des Gleitwirbels
Zusatz-diagnostik	Röntgen LWS mit Funktionsaufnahmen; CT (Knochenfenster)
Therapie	Korsett, evtl. Spondylodese

2.26.0.8 Piriformis-Syndrom

Allgemeines	■ Engpaßsyndrom des N. ischiadicus und/oder des N. glutaeus inferior an der Durchtrittsstelle zwischen M. piriformis und Foramen infrapiriforme, Einzelfallbeschreibungen, Ätiologie uneinheitlich; F:M = 6:1 ■ mögliche Prädisposition durch anatomische Variante mit Nervenfaserverlauf durch den Muskel bzw. seinen Sehnenansatz, bei anteriorer Lage des Muskels, abnormen Faszienverhältnissen, doppelt angelegtem Muskel
Disponierende Faktoren	akute/chronisch rezidivierende Gesäßtraumen, statische Fehlbelastung (z. B. Beinlängendifferenz), Bettlägerigkeit
Patho-physiologie	(hypothetisch): epineurale Irritation/Kompression des Nerven durch den lokal verhärteten/geschwollenen Muskel oder andere bindegewebige Strukturen
Klinisches Bild	Schmerzen im Gesäß beim Umdrehen von der Seite auf den Rücken, Ausstrahlung in den dorsalen Oberschenkel, Sakrum, Hüfte
Untersuchung [46]	■ **Inspektion:** spontane Außenrotationsstellung des Oberschenkels in Rückenlage, Atrophie des M. glutaeus maximus (selten) ■ **Palpationsschmerz** des Gesäßes zwischen Sakrum und Trochanter major, des M. piriformis bei rektaler Untersuchung, Suche nach einem „Triggerpunkt" ■ **Freiberg-Manöver:** kräftige passive Innenrotation des gestreckten Oberschenkels am liegenden Patienten (→ Dehnung des Muskels) ■ **Manöver nach Pace:** aktive Oberschenkelabduktion und -außenrotation des sitzenden Patienten gegen Widerstand (→ aktive Anspannung des Muskels) ■ **Manöver nach Beatty:** Patient in Seitenlage, schmerzhafte Seite nach oben, Hüfte gebeugt, Knie des oben liegenden Beines ruht auf der Unterlage; Schmerzauslösung durch aktives Anheben des Knies einige Zentimeter von der Unterlage (→ Anspannung des Muskels)
Zusatz-diagnostik	■ **EMG des M. glutaeus maximus:** Denervierungszeichen (wg. Schädigung des N. gluteus inferior) ■ **MRT:** Ausschluß entzündlicher/raumfordernder Prozesse im kleinen Becken, Darstellung des M. piriformis im Seitenvergleich, ggf. Nachweis einer Atrophie des M. glutaeus maximus
Diagnose-stellung	Ausschlußdiagnose nach Bildgebung der LWS und des kleinen Beckens

Differential-diagnose	entzündliche/raumfordernde Prozesse im kleinen Becken, vertebragen ausgelöste radikuläre/pseudoradikuläre Schmerzen, ISG-Syndrom, Kokzygodynie, Coxarthrose
Therapie [37]	■ **Korrektur zugrundeliegender biomechanischer Faktoren:** Beinlängenkorrektur, adaptierte Sitzgelegenheiten, Korrektur von begünstigender Fehlhaltung, Überbelastung, Bewegungsabläufen ■ **Physiotherapie:** gezielte Dehnübungen des Muskels und Erarbeiten eines Heimprogramms; Ultraschall-, Kälteanwendungen („Spray-Stretch-Technik": Kältespray auf den Triggerpunkt, danach gezielte Dehnungsbehandlung) ■ **medikamentös:** Antiphlogistika, Lokalanästhetika-/Steroidinjektionen in den muskulären Triggerpunkt ■ **chirurgische Exploration:** Neurolyse mit ggf. Dissektion von einengenden sehnigen, muskulären, sekundär narbigen Strukturen

2.26.0.9 Periarthropathia humeroscapularis (PHS) (ICD-10: M75)

Definition	schmerzhafte Funktionsstörung des subacromialen Nebengelenks
Ätiologie	Verschleißerscheinungen der Rotatorenmanschette und langen Bizepssehne
Klassifikation und Pathologie	■ **PHS simplex (funktionell):** Peritendinitis, Bursitis acromialis, Insertionstendopathie ■ **PHS deformans (strukturell):** PHS calcificans / adhaesiva ■ **PHS destructiva:** Rotatorenmanschettenruptur, Bizepssehnenruptur
Klinisches Bild	lokalisierter, bewegungsabhängiger Schulterschmerz, schmerzhafte Bewegungseinschränkung („painful arc") bei Abduktion zwischen 60 und 120°, Schmerzzunahme bei gleichzeitiger Innenrotation, diffuser Armschmerz, keine Parästhesien, nächtlicher Schmerz nur bei Liegen auf erkrankter Seite, Schultersteife („frozen shoulder") in fortgeschrittenem Stadium
Untersuchung	■ **Prüfung von Abduktion und Innenrotation** bei passiv fixiertem Schulterblatt ■ **Druckschmerz** um das Subacromialgelenk, am Ansatz der langen Bizepssehne ■ **Bizepssehnenruptur:** tastbarer retrahierter Muskelbauch
Zusatz-diagnostik	■ **Röntgen:** wolkige Verkalkungen um die Bursa subacromialis, am Sehnenansatz des M. supraspinatus; Kalkdepots oberhalb des Tuberculum majus humeri, manchmal in die Bursa eingebrochen ■ **Arthrographie:** bei Rotatorenmanschettenruptur Kommunikation der Bursa mit dem Schultergelenksspalt
Differential-diagnose	■ **entzündliche Arthritiden** ■ **cerviko-brachiales Syndrom:** diffuser Schulter-Nackenschmerz, radikulärer Armschmerz mit neurologischen Defiziten, durch HWS-Bewegungen auslösbarer Schmerz, nächtlicher Schmerz unabhängig von Schlafposition ■ **neuralgische Schulteramyotrophie:** akuter Beginn, Paresen ■ **Parkinson-Syndrom:** Schulterschmerz oft Frühzeichen als Folge von verminderten Armbewegungen und rigidem Muskeltonus
Therapie	■ **konservativ:** kurzzeitige Ruhigstellung im Akutstadium, Antiphlogistika systemisch und lokal, Analgetika, lokale Kälteanwendungen, schmerzfreie passive Bewegungsübungen ■ **operativ:** Dekompression des subacromialen Raumes (z. B. Resektion des Ligamentum coracoacromiale); Bizepssehnennaht bei jungen Patienten; Rotatorenmanschettennaht

2.26.0.10 Beschleunigungsverletzung / Schleudertrauma der HWS (ICD-10: S13.4)

Epidemiologie	Inzidenz (geschätzt) 1:1000/Jahr in Industrieländern
Patho-physiologie	gleichzeitige oder aufeinanderfolgende Translations-, Hyperflexions-, Hyperextensionsbewegungen bzw. rotatorische Auslenkungen von HWS und Kopf → Stauchung und Zerrung der Halsorgane → Funktionsstörungen/Mikroläsionen knöcherner, arthro-ligamentärer, bindegewebiger Strukturen, von Muskeln, Gefäßen, Nerven, ZNS-Organen

Einteilung des Distorsionsgrades nach Erdmann

Symptome/Befunde	Grad I	Grad II	Grad III
schmerzfreies Intervall	+	±	–
neurologische Primärsymptome (z. B. Parästhesien der Hände)	–	+	+
positive Röntgenbefunde: primäre	–	–	+
sekundäre	–	–/+	+

Klinisches Bild	■ **Latenz** bis zu 36 Stunden bis zum Auftreten von Symptomen, ca. 30 % initial beschwerdefrei, Beschwerdemaximum oft erst nach Tagen

- **cerviko-cephale Symptome (80–100%):** Nackenschmerz mit Einbezug lateraler und ventraler Halspartien, Ausstrahlung nach occipital, interscapulär, in die Schulter, nach thorakal; occipito-temporal betonter Kopfschmerz
- **vegetative Symptome (70%):** Hyperhidrose, Kältegefühl, Übelkeit, orthostatische Dysregulation
- **cognitive/psychische Symptome (60%):** Konzentrations-, Aufmerksamkeits-, Merkfähigkeitsstörungen, rasche Ermüdbarkeit, Reizbarkeit, Ängstlichkeit, Ein- und Durchschlafstörungen, PKW-Phobie
- **brachiale Symptome:** Schmerzen (25%); Parästhesien, „Einschlafgefühl", subjektive Kraftminderung, Schwere-, Schwellungsgefühl der Hände (20%)
- **sensorische Symptome:** Sehstörungen (20%; Sternchen-, Schleier- Schattensehen), Hörstörungen (20%; „Wattegefühl", Hörminderung, Tinnitus)
- **sonstige:** Schluckbeschwerden, Kloßgefühl (10%)
- **chronische Symptomatik:** individuelles Mischbild der initialen Symptome, wechselnde Ausprägung

Untersuchung
- **Anamnese:** Unfallhergang, vorhergesehener/unvorhergesehener Aufprall, Richtung des Aufpralls, Kopfstellung im Moment des Aufpralls, subjektive Symptomatik mit Zeitpunkt des Auftretens, zeitlicher Dynamik (vor allem im Hinblick auf Begutachtung!)
- **Inspektion:** Fehlhaltung, Schulterassymetrie, Prellmarken (→ Kontaktverletzung?), Muskelrelief
- **manuelle Diagnostik [602]:** segmentale Palpation von Wirbelbogengelenken, Dornfortsätzen; Funktionsprüfung der Bewegungssegmente (Hypo-/Hypermobilität, disko-ligamentäre Instabilität); Muskeluntersuchung auf Druckdolenz, Hartspann, Verkürzung

*Zusatz-
diagnostik*
- **Nativ-Röntgen:** HWS in 2 Ebenen von Occiput bis Th1 mit gut einsehbarer Dens-Region, ggf. transorale Zielaufnahme, Funktionsaufnahmen in Ante-/Retro-/Lateroflexion bei segmentalen Störungen, Schrägaufnahmen bei Cervikobrachialgie bzw. radikulären Zeichen
- **CT mit Funktionsaufnahmen:** Darstellung von Rotationsinstabilitäten der Kopfgelenke, evtl. MRT
- **bei neurologischen Defiziten** ggf. EEG, akustisch evozierte Hirnstammpotentiale, Dopplersonographie (Dissektion v.a der A. vertebralis), MRT
- **bei chronischen Beschwerden** wurden im PET / SPECT parieto-temporal hypometabolische und hypoperfundierte Bezirke nachgewiesen [592]

*Differential-
diagnose*
- **radikuläre/medulläre Symptomatik:** Bandscheibenprotrusion-/prolaps; spinales epidurales Hämatom
- **Armsymptomatik:** Thoracic outlet-Syndrom, sympathische Reflexdystrophie
- **Schluckbeschwerden, cervikales „Kloßgefühl":** retropharyngeales Hämatom, Schilddrüseneinblutung
- **Schwindel:** posttraumatischer benigner paroxysmaler Lagerungsschwindel
- **mit Latenz auftretende neurologische Defizite:** Dissektion hirnversorgender Arterien → Thrombembolien, intrakranielle Blutung
- **psychische Fehlverarbeitung** des Traumas (v. a. bei unvorhergesehenem Aufprall)

Therapie [381]
- **ohne strukturelle Läsion:**
  - *Stufe 1 (schmerzhaftes Akutstadium; < 4 Wochen):*
    - physikalische Therapie: Immobilisation (Camp-Kragen; möglichst kurz)
    - medikamentöse Therapie: Analgetika (< 4 Wochen), Antiphlogistika, Myotonolytika
  - *Stufe 2 (rehabilitatives Frühstadium; < 3–6 Monate):*
    - Physiotherapie: Lockerung der Nackenmuskulatur, isometrische Übungen, passive und aktive Bewegungsübungen, progressive Relaxation n. Jacobson
    - roborierende Maßnahmen: vegetative Stabilisierung (Wechselduschen, Sport, geregelter Tagesablauf, ausreichend Nachtschlaf, Meiden von Genußmitteln)
  - *Stufe 3 (chronifiziertes Spätstadium; > 6 Monate):*
    - Physiotherapie: wie Stadium 2, + Kräftigungsübungen, Haltungsaufbau; manualmedizinische Behandlung (CAVE: Dissektion der A. vertebralis; strenge Indikation)
    - medikamentöse Therapie: Amitriptylin (Saroten) bis 25–0–75 mg/Tag, Amitriptylin-Oxid (Equilibrin®) bis 0–0–90 mg/Tag
    - invasive Therapie [471]: perkutane Facetten-Denervierung mittels Thermokoagulation (strenge Indikationsstellung nach doppelblinder, placebokontrollierter Testung)
    - psychologische Therapie: Verhaltenstherapie, Streßbewältigungstraining, Entspannungsverfahren, Hirnleistungstraining für Konzentration, Kognition, Mnestik
    - Soziotherapie: berufliche Rehabilitation (u. a. Arbeitserprobung, stufenweise berufliche Wiedereingliederung)
- **bei struktureller Läsion:** Maßnahmen entsprechend der Läsion (z. B. operative Stabilisierung bei Fraktur, Bandruptur; spinale Dekompression bei Myelonkompression; Antikoagulation bei Dissekat)

Prognose
- **Verlauf:** Beschwerdefreiheit bei 50–70% innerhalb von 3 Monaten, 60–85% innerhalb von 6 Monaten; chronische Beschwerden (> 6 Monate) bei 15–40%; 10% mit konstant starken Beschwerden [32]; Arbeitsfähigkeit 75–90% nach 6 Monaten (teilweise mit Restsymptomen)
- **Prädiktoren für ungünstigen Verlauf:**
  - *gesichert:* initial ausgeprägte Kopf-/Nackenschmerzen, rotierter und/oder inklinierter Kopf beim Anprall, unvorhergesehener Unfall, stehendes Fahrzeug, belastende Lebensereignisse unabhängig vom Unfall [372], neurologische Reiz-/Ausfallssymptome, knöcherne Verletzungen der HWS, vorbestehende degenerative Veränderungen, Depressivität, höheres Alter, prätraumatische Kopfschmerzerkrankung /Nackenschmerzen, frühere Heckkollisionen, frühere Schädel-Hirntraumata [380]
  - *unsicher:* forensische/sozialmedizinische Belange (Schmerzensgeld-, Schadensersatz-, Rentenansprüche, Fragen der Arbeitsunfähigkeit)
  - *ohne Einfluß:* initiale kurze Bewußtlosigkeit, schmerzhafte Nackensteife, praevertebrale Halsweichteilschwellung

2.26.0.11 Myofasziales Schmerzsyndrom (ICD-10: M79)

Allgemeines
Schmerzsyndrom ausgehend von umschriebenen Triggerpunkten eines oder mehrerer Muskeln mit reproduzierbarem Ausstrahlungsmuster; kein eigenständiges Krankheitsbild, meist Nebendiagnose bei chronischen Erkrankungen des Bewegungsapparates, jedoch große praktische Bedeutung

Disponierende Faktoren / Auslöser
Trauma, Überbelastung, Fehlbelastung, Immobilisation, Fehlhaltung/Fehlstellung (durch Beinverkürzung, Beckenasymmetrie, Skoliose), Fehlbewegungsstereotypien, entzündliche/degenerative Erkrankungen des Bewegungsapparates, endokrine/metabolische Störungen (Hypothyreose, Menopause), psychische Belastungen (Schlafdefizit, emotionaler Stress)

Pathophysiologie
lokale Überbeanspruchung des Muskels mit Schädigung des sarkoplasmatischen Retikulums → Ausfall der Ca^{++}-Ionen-Pumpe/ Freisetzung von Ca^{++}-Ionen → Kontraktur des Sarkomer ohne nervale Erregung mit leichter Verkürzung → Beeinträchtigung der lokalen Zirkulation → Erniedrigung von pO_2 und ATP → Hypoxie, Freisetzung vasoneuroaktiver Substanzen mit Nozizeptorsensibilisierung → herabgesetzte Schmerzschwelle / Spontanschmerz / übertragener Schmerz durch Konvergenzmechanismen in Hinterhornneuronen

Diagnostische Kriterien [752]
- **Hauptkriterien:**
  - regionale Schmerzen
  - Schmerzangaben in einem Areal, wo durch einen Triggerpunkt ausgelöster übertragener Schmerz zu erwarten ist
  - palpabler, verhärteter Strang in einem zugänglichen Muskel
  - sehr umschriebene Empfindlichkeit an einem Punkt dieses Muskelstrangs (trigger point)
  - merklich eingeschränkte Muskelbeweglichkeit
- **Nebenkriterien:**
  - Reproduzierbarkeit der geklagten Schmerzen durch Druck auf den empfindlichen Muskelpunkt
  - Auslösbarkeit einer lokalen Muskelzuckung durch Stimulation des Triggerpunktes
  - Schmerzreduktion durch Muskeldehnung oder durch Injektion von Lokalanästhetikum in den Triggerpunkt

Klinisches Bild
- **Anamnese:** akuter Beginn der Schmerzen nach muskulärer Überlastung; allmählicher Beginn nach wiederholter einseitiger Belastung; Ruheschmerz im fortgeschrittenen Stadium
- **typische Lokalisationen:** Temporomandibularregion (>Costen-Syndrom), suboccipitale Muskulatur, M. supraspinatus (Supraspinatus-Syndrom), Mm. rhomboidei, M. piriformis (Piriformis-Syndrom, → S. 337), M. quadratus lumborum
- **Schmerzausstrahlung:** charakteristischer Zusammenhang von lokalisiertem Muskelschmerz und Ausstrahlungsmuster (Referenzzone)
- **Triggerpunkt-Eigenschaften:** umschriebene Druckempfindlichkeit; dort auslösbares „jump sign" beim Patienten; tastbare Muskelzuckung („twitch response") bei mechanischer Stimulation des Triggerpunktes
- **muskuläre Dysfunktion:** Schmerzauslösung durch passive Dehnung des Muskels über sein eingeschränktes Bewegungsausmaß hinaus sowie bei aktiver Anspannung gegen Widerstand; eingeschränkte maximale Willkürinnervation
- **vegetative Störungen** von Vaso- und Sudomotorik im Bereich von Triggerpunkt und Referenzzone bei chronischem Verlauf

Untersuchung
- positive Identifizierung eines oder mehrerer muskulärer Triggerpunkte nach den o. g. Kriterien
- Erfassung möglicher auslösender Ursachen durch Untersuchung von Haltung, Bewegungsablauf, Gelenkspiel, Muskelrelief
- probatorische Behandlung des Triggerpunktes (s. u.)

Zusatzdiagnostik	Ausschluß behandelbarer neoplastischer, entzündlicher, ischämischer, degenerativer, nervaler Strukturveränderungen

Differentialdiagnose	■ **radikuläre Schmerzsyndrome (S. 254):** segmentbezogen, zusätzliche neurologische Defizite
	■ **pseudoradikuläre Schmerzsyndrome**
	  ■ *gelenkbezogene Triggerpunkte:* nur selten Ruheschmerz, steifes Gelenkspiel vs. elastisches Gelenkspiel; harter Endpunkt vs. weicher Endpunkt
	  ■ *ligamentäre Triggerpunkte:* Schmerzauslösung durch länger beibehaltene Position bzw. in Ruhe, Besserung durch schonende Bewegung
	■ **Head'sche Zonen:** Hinweise auf Erkrankung innerer Organe
	■ **Fibromyalgie (S. 330):** druckschmerzhafte „tender points" am Übergang vom Muskel zur Sehne bzw. am Sehnenansatz an typischerweise anderer Lokalisation, meist beidseits, häufig generalisiert, ohne Auslösbarkeit eines übertragenen Schmerzes
	■ **Insertionstendopathien** (z. B. „Tennis-Ellenbogen"): typischerweise einseitig an oberer > unterer Extremität, anamnestisch mechanische Fehl-/Überbeanspruchung eruierbar, umschriebener Druckpunkt am Sehnenansatz/-ursprung

Therapie	■ **allgemein:** Deaktivierung der Triggerpunkte mit gleichzeitiger Korrektur der auslösenden Ursachen durch ein vom Patienten zunehmend selbstständig durchzuführendes Übungs- und Trainingsprogramm (zeitliche Dimension: 6–12 Monate)
	■ Probebehandlung mit Identifizierung der Triggerpunkte
	  ■ *nicht-invasiv:*
	    ▶ Kälteapplikation (Eis/ Kältespray) auf den Triggerpunkt, nachfolgend gezielte Dehnbehandlung
	    ▶ ischämische Kompression durch direkten kontinuierlich zunehmenden Druck auf den Triggerpunkt über 1–2 Minuten bis zum Sistieren des Schmerzes
	  ■ *invasiv:*
	    ▶ Infiltration des Triggerpunktes mit 1–2 ml eines Lokalanästhetikums (Lidocain 0.5–1 %, Bupivacain 0.125 %), anschließend Muskeldehnung
	■ **physiotherapeutisches Übungsprogramm:**
	  ■ *Fazilitations- und Inhibitionstechniken:* propriozeptive neuromuskuläre Fazilitation (PNF), postisometrische Relaxation, Muskelenergietechniken
	  ■ funktionelle Bewegungslehre/Haltungsschulung
	  ■ Muskelaufbautraining/Konditionstraining
	  ■ Einüben von Muskeldehnungstechniken (morgendliches „stretching")
	■ **balneo-physikalische Anwendungen:** zu Beginn der Behandlung bzw. bei Rezidiven während der Behandlung (Verführung zur Passivität vermeiden!)
	■ **Medikamente:** Antiphlogistika (Diclofenac 50–150 mg/Tag, Ibuprofen 400–1200 mg/Tag) nur vorübergehend bei Schmerzspitzen
	■ **psychologische Entspannungstechniken:** Muskelrelaxation nach Jacobsen

2.27 Neurologische Intensivmedizin

A. Hufschmidt, G. Steinfurth und C. H. Lücking

2.27.1 Allgemeines: Koma und Hirntod

2.27.1.1 Koma (ICD-10: R40)

Ätiologie	■ **nach Häufigkeit bei primär unklarer Ursache** [39]: Sedativa- ± Alkohol-Intoxikation (30 %), cerebrovaskuläre Ereignisse (34 %), metabolische Ursachen (36 %)
	■ **nach neurologischen Befunden** [39]
	  ■ *ohne fokale/lateralisierende Zeichen:*
	    ▶ ohne Meningismus: Anoxie, metabolische Störungen, Intoxikationen, Sepsis, Hyper-/Hypothermie, postictualer Zustand, Hydrocephalus
	    ▶ mit Meningismus: Subarachnoidalblutung, Meningitis, Encephalitis, Blutung in der hinteren Schädelgrube
	  ■ *mit fokalen oder lateralisierenden Zeichen:* Tumor, Blutung, Ischämie, Abszeß

Klinisches Bild	→ Bewußtseinsstörungen S. 3
Untersuchung: allgemein	■ **Allgemeinzustand:** Exsikkose, Hinweise für Alkohol-/Drogenabusus, für vorangegangenes Erbrechen; Kachexie, Verwahrlosung, Traumazeichen; Zungenbiß

- **Kreislauf (Puls, Blutdruck):**
  - *Hypotonie:* bei Schock, Herzinfarkt, Sepsis, Intoxikationen
  - *Hypertonie:* bei Hirndruck, fokalen Läsionen
- **Temperatur:**
  - *erhöht:* bei Meningitis/Encephalitis, Sepsis, Hitzschlag
  - *vermindert:* bei Unterkühlung, Alkohol-/Barbituratintoxikation, Schock, Hypothyreose
- **Haut:** Anämie, Cyanose, Ikterus, rosiges Kolorit bei CO-Vergiftung, Hämatome im Schädelbereich, Exanthem (→ Meningoencephalitis, Meningokokkensepsis, Gerinnungsstörungen), Hyperpigmentierung (Morbus Addison), bullöses Exanthem (Barbituratintoxikation), mit AIDS assoziierte Hauterscheinungen (Kaposi-Sarkom, anogenitaler Herpes, orale Candidiasis)
- **Foetor:** Erbrochenes, Diabetes (Geruch nach frischen Äpfeln), Urämie (Uringeruch), Leberversagen (Ammoniakgeruch); *wichtiger Suchtest bei Intoxikationen!* (Alkohol, Lösungsmittel, Detergentien, Insektizide)
- **kardiovaskuläres System:** Herzgeräusche (Klappenerkrankungen, Endokarditis), Carotis-Strömungsgeräusche, Splitterblutungen im Nagelbett (Endokarditis, Vaskulitiden)
- **Abdomen:** Traumazeichen, Hepato-/Splenomegalie (portocavaler Shunt), Aszites (Lebercirrhose), pulsierende Resistenz (Aortenaneurysma)

Untersuchung: neurologisch

- **Komatiefe:**
  - *Definitionen:*
    - ▶ benommen: verlangsamt, konzentrationsschwach
    - ▶ somnolent: schlafend oder schläfrig, aber leicht erweckbar
    - ▶ soporös: nur schwer erweckbar, verzögerte, noch gezielte Abwehr von Schmerzreizen
    - ▶ komatös: nicht erweckbar; bei Schmerzreizen ungezielte Reaktionen (Unruhe, Wälzen) = leichtes Koma; Beuge-Streck- oder Strecksynergismen oder keine Antwort auf Schmerzreize = schweres Koma
  - *Graduierung nach der Glasgow Coma Scale* (→ S. 428), Bewertung: > 7 = leichtes, 7–6 = mittelschweres Koma, < 6 = schweres Koma
- **Meningismus** (DD cervikogene Bewegungseinschränkung: meist *alle* Bewegungen betroffen, also auch Drehung); kann verschwinden bei tiefem Koma, kann fehlen bei Kindern und älteren Patienten
- **Atmung:**
  - *Atemstörungen bei cerebralen Läsionen:*

Atmungstyp	Lokalisation der Läsion
Cheyne-Stokes-Atmung (periodische Zu- und Abnahme der Atemtiefe evtl. mit apnoeischen Phasen)	Hemisphären bilateral subcortical, Diencephalon
zentrale neurogene Hyperventilation (schnell, oberflächlich; „Maschinenatmung")	Mittelhirn, rostraler Hirnstamm
apneustische Atmung (Pause bei voller Inspiration)	mittlerer und caudaler Hirnstamm
Cluster-Atmung (unregelmäßige Pausen), Schnapp-Atmung	caudaler Hirnstamm
ataktische Atmung (irreguläre Atemzüge von wechselnder Tiefe)	Formatio reticularis in der dorsomedialen Medulla

  - *Atemstörungen bei metabolischen und pharmakologischen Einflüssen:*
    - ▶ Hypoventilation:
      - ▸ primär (zentral) bei Intoxikation mit Sedativa, Anoxie, Hypoglykämie
      - ▸ sekundär (Kompensation einer metabolischen Alkalose) bei Erbrechen, Diuretikabehandlung, Morbus Cushing, Conn-Syndrom
    - ▶ Hyperventilation:
      - ▸ primär (zentral) bei Salicylatintoxikation, Leberkoma, Sepsis mit gramnegativen Erregern
      - ▸ sekundär (Kompensation einer metabolischen Azidose) bei diabetischem Koma, Urämie, Lactatazidose, Intoxikationen mit Säuren oder Substanzen mit sauren Metaboliten, Methanol, Äthylenglykol, Paraldehyd, Salicylsäure
- **Fundus:** Stauungspapille, hypertensive Retinopathie; *CAVE: keine medikamentöse Pupillenerweiterung, da Blockierung einer wichtigen klinischen Überwachungsmöglichkeit!* (s. u.)

■ **Augenmotilität:**
  ■ Stellung der Bulbi (konjugiert/diskonjugiert), spontane Bulbusbewegungen (schwimmende Bulbusbewegungen bei Einschlafen oder leichter Bewußtseinsstörung)
  ■ *Augenbewegungsstörungen bei cerebralen Läsionen* → S. 23

Zeichen	Lokalisation der Läsion
retraktorischer Nystagmus, Konvergenznystagmus	Mesencephalon (Tegmentum), Aquädukt
Blickdeviation zur Läsion (durch Blickparese zur Gegenseite der Läsion, → S. 20)	Hemisphäre (Ausfall der supranukleären Fasern, vor der Kreuzung)
Blickdeviation zur Gegenseite der Läsion	– Hemisphäre (Irritation bei Epilepsie oder frischer Blutung, nur Minuten bis Stunden) – Hirnstamm (supranukleäre Fasern, nach der Kreuzung oder PPRF)
Blickdeviation nach unten („Phänomen der untergehenden Sonne")	Diencephalon bilateral, rostrales Mesencephalon (→ vgl. Parinaud-Syndrom S. 20)
skew deviation (Hertwig-Magendie, → S. 22)	Pons, Diencephalon
ocular bobbing (intermittierende rasche konjugierte Blicksenkung mit langsamer Rückstellung)	pontomedullärer Übergang, Kleinhirn
Seesaw-Nystagmus	Diencephalon
Downbeat-Nystagmus (→ S. 23)	Medulla oblongata, Vestibulocerebellum
Upbeat-Nystagmus (→ S. 23)	Medulla oblongata oder pontomesencephales Tegmentum

■ **oculocephaler Reflex (OCR)** (Puppenkopfphänomen): bei passiver Drehung oder Inklination/Reklination des Kopfes Kompensationsbewegung der Bulbi, wie um ein imaginäres Ziel im Raum zu fixieren
  ■ *auslösbar* bei komatösen Patienten mit intaktem Hirnstamm
  ■ *nicht auslösbar* bei wachen Patienten im Hellen, bei ausgedehnten Hirnstammläsionen, unter Medikamenteneinfluß (Sedativa, Muskelrelaxantien) und bei vorbestehendem Labyrinthausfall
■ **vestibulo-oculärer Reflex (VOR)** (Reaktion auf kalorische Reizung), bei kaltem Wasser:
  ■ *Nystagmus zur Gegenseite* bei wachen Patienten
  ■ *nur tonische konjugierte Deviation zum gereizten Ohr* durch Ausfall der schnellen Komponente des Nystagmus bei komatösen Patienten
  ■ *diskonjugierte Reaktion* mit lediglich Abduktion des Auges auf der gereizten Seite bei zusätzlicher Läsion des Fasciculus longitudinalis medialis
  ■ *kompletter Ausfall der kalorischen Erregbarkeit* bei Läsion der paramedianen pontinen Formatio reticularis PPRF (DD pharmakologische Einflüsse)
■ **Pupillen:** Größe, Symmetrie, Reaktion
  ■ *Pupillenstörungen bei strukturellen Läsionen:*

Pupillenstörung	Lokalisation der Läsion
ipsilaterales Horner-Syndrom (+ Hemi-Anhidrose)	Hypothalamus (z. B. bei oberer Einklemmung)
fixierte Dilatation	Diencephalon (zentrale Einklemmung)
mittelweit; fehlende Lichtreaktion bei anhaltender Konvergenzreaktion und positivem spino-ciliarem Reflex (s. u.)	Mittelhirn (Tegmentum) → Unterbrechung des Reflexbogens
Miosis, Lichtreaktion erhalten	Pons (Tegmentum) → Unterbrechung deszendierender sympathischer Fasern
ipsilaterales Horner-Syndrom	Medulla
Horner-Syndrom mit Anhidrose der Gesichtsseite	Wand der A. carotis → Läsion des Plexus sympathicus

Pupillenstörung	Lokalisation der Läsion
ipsilaterale Mydriasis	peripher (N. III) → Läsion des parasympathischen Oculomotoriusanteils

- *Pupillenstörungen bei metabolischen und pharmakologischen Einflüssen:*
  - weit, starr: Anoxie, Gabe von Anticholinergica
  - mittelweit, starr: Gluthetimid-Intoxikation
  - eng: Morphin-Intoxikation, metabolische Encephalopathien, Cholinesterase-Hemmer (z. B. Insektizide)
  - eng, lebhafte Lichtreaktion: hepatisches Koma, urämisches Koma, andere metabolische Ursachen
- **spino-ciliarer Reflex:** schmerzhaftes Kneifen der Haut an Schulter oder Nacken → ipsilaterale Pupillenerweiterung, positiv bei intakter sympathischer Efferenz
- **Cornealreflex (CR):** fehlender CR bei leichtem Koma → Intoxikationen oder lokale Ursachen
- **Lidreflex (visuell und akustisch)** erhaltener Lidreflex als Hinweis auf leichte Bewußtseinstrübung
- **Drohreflex** (rasche Handbewegung in Richtung der geöffneten Augen → Lidschlag): erhaltener Reflex spricht für leichtes Koma
- **Würgreflex, Hustenreflex:** Ausfall bei medullärer Schädigung
- **Motorik:**
  - *Haltung im Liegen:* spontanes Einnehmen einer „Schlafstellung", Schlucken und Gähnen sprechen für oberflächliche Bewußtseinsstörung; akut paretische Gliedmaßen liegen breitflächig auf der Unterlage („breites Bein")
  - *Spontanmotorik:* Wälzen, Nesteln; Seitenunterschiede und Differenziertheit der motorischen Äußerungen beobachten; Beugehaltung, Beuge-Streck-Haltung, Streckkrämpfe weisen auf Hirnstammschädigung hin
  - *unwillkürliche motorische Entäußerungen:* fokale Anfallsaktivität, Myoklonien (→ metabolische Ursachen, Anoxie)
- **Reflexe:** Auslösbarkeit (fehlende Reflexe im spinalen Schock, bei critical-illness-Neuropathie, oft im Bulbärhirnsyndrom bzw. bei Hirntod), Seitenunterschiede, pathologische Reflexe

Zusatzdiagnostik bei Koma ungeklärter Ätiologie

- **Labor:** Blutgase, Glucose, Blutbild, Gerinnungswerte, Elektrolyte, Kreatinin, CK, Transaminasen, Drogenscreening
- **Bildgebung** (CT oder MRT): Hirnödem, fokale Läsionen, Hinweise für Liquoraufstau
- **Doppler-Sonographie:** Basilaristhrombose, Verschlüsse anderer großer Arterien
- **Liquoruntersuchung (S. 389),** wenn kein Hinweis auf erhöhten Hirndruck besteht bzw. die basalen Zisternen im CT frei darstellbar sind
- **EKG:** Hinweise auf abgelaufenen Infarkt (→ anoxisches Koma)
- **EEG:** fokale Läsionen, Krampfpotentiale, Abschätzung der Komatiefe

Elektrophysiologisches Monitoring

- **EEG:**
  - *Indikationen/Fragestellungen:*
    - Abschätzung der Komatiefe bzw. der Prognose (s. u.)
    - Status epilepticus zur Verlaufskontrolle, v. a. bei Sedierung und Relaxation zur Aufdeckung eines bioelektrischen Anfallsstatus (Anfallsmuster im EEG ohne klinisch sichtbare Manifestation)
    - Abgrenzung organisches vs. psychogenes Koma bzw. locked-in-Syndrom (S. 4): bei den letzteren beiden normaler α-Rhythmus mit normaler Blockierbarkeit bei Sinnesreizen
  - *Korrelation EEG/Komatiefe:*

Klinik	EEG
Somnolenz, erhaltene Reaktion auf äußere Reize, Hirnstammreflexe intakt, keine vegetative Störungen	spontan und auf Reize Fluktuation verschiedener Schweregrade von Allgemeinveränderung in Abhängigkeit vom wechselnden Bewußtseinszustand
soporös bis komatös, Weckreaktion auf starke Reize, Hirnstammreflexe intakt, vegetative Funktionen partiell gestört	parallel zur Änderung der vegetativen Parameter wechselnde Ausprägung von Delta-Tätigkeit, auf Sinnesreize paradoxe Delta-Aktivierung
Koma, keine Weckreaktion. Ausfall von Hirnstammreflexen und vegetativen Funktionen, Streckautomatismen oder fehlende Reaktion auf Reize	schwerste AV (extreme Verlangsamung und Amplitudendepression) ohne spontane reizabhängige Änderungen oder burst-suppression-Muster
klinisch hirntot	Nullinie

- *Alpha-Koma:*
    - Definition: Koma mit α-Rhythmus im EEG mit diffuser Ausbreitung oder frontalem Amplitudenmaximum ohne Desynchronisation oder Frequenzzunahme bei Stimulation
    - Ursachen: Hirnstammläsionen (s. u.), hypoxische Encephalopathie, Medikamenten-Intoxikationen
    - ursächliche Läsion(en): pontomesencephaler Übergang oder weiter caudal
    - Differentialdiagnose: Locked-in-Syndrom: occipitales Maximum, Blockierung bei Reizen
    - prognostische Aussage:
        - bei hypoxischer Hirnschädigung: ungünstig, wenn das α-EEG erst am 2. Tag nach Hypoxie auftritt oder > 24 Stunden persistiert; günstig, wenn das α-EEG kurz nach der Hypoxie auftritt und sich innerhalb 24 Stunden zurückbildet oder wenn Hirnstammreflexe erhalten sind
        - bei Hirnstammläsionen: Prognose sehr ungünstig
        - bei Intoxikationen: Prognose günstig
- *Spindel-Koma:*
    - Definition: im Koma EEG-Muster der Schlafstadien C-D (Schlafspindeln, Vertexzacken), bei Reizung oft Aktivierung bilateral synchroner Deltawellen
    - Ursachen: fokale Läsionen (s. u.), Intoxikationen, hypoxischer Hirnschaden, Schädelhirntrauma
    - ursächliche Läsion(en): Unterbrechung aszendierender reticulo-thalamo-cortikaler Bahnen
    - prognostische Aussage: bei Schädelhirntrauma günstig, sonst nur günstig bei intakten Hirnstammreflexen
- *burst-suppression-Muster:*
    - Definition: Wechsel zwischen Strecken mit isoelektrischem oder niedrigamplitudigem (< 20 µV) Kurvenverlauf und Ausbrüchen langsamer höhergespannter bzw. epileptiformer Potentiale
    - klinisches Korrelat: Bulbärhirnsyndrom
    - Ursachen: ätiologisch unspezifisch (Encephalitis, hypoxische Hirnschädigung, Intoxikationen, Hirndruck)
    - prognostische Aussage: infauste Prognose, Ausnahmen: bei Intoxikationen, bei posttraumatischem Hirnödem, in den ersten Stunden nach hypoxischer Hirnschädigung Erholung möglich
- **akustisch evozierte Hirnstammpotentiale:** Verlaufskontrolle bei supra- oder infratentoriellen Raumforderungen; nur verwertbar, wenn Welle I darstellbar (wenn nicht: Hinweis für Mittelohrschädigung (z. B. Hämatotympanon) oder Innenohrschädigung)
- **somatosensible evozierte Potentiale:** Ausschluß zusätzlicher peripherer oder spinaler Läsionen bei komatösen Patienten, Abschätzung der Prognose eines Komas (siehe dort)

Differentialdiagnose

- **psychogene Bewußtseinsstörung:**
    - *für organische Ursachen sprechen:* schwimmende Bulbusbewegungen, langsames Heruntersinken der Augenlider nach passivem Öffnen, Grundrhythmus-Verlangsamung im EEG
    - *gegen organische Ursachen sprechen:* erhaltener Lid-Reflex bei fehlender Reaktion auf Schmerzreize, erhaltener optokinetischer Nystagmus, erhaltene α-Blockierung im EEG bei (passivem) Augenöffnen (DD: locked-in-Syndrom!), Fixation des eigenen Spiegelbildes in vorgehaltenem Spiegel
- **akinetischer Mutismus (→ S. 4):** wache Patienten (Blickkontakt möglich), jedoch keine motorischen oder verbalen Äußerungen
- **locked-in-Syndrom (→ S. 4):** erhaltene Lidbewegungen und evtl. vertikale Augenbewegungen, normale α-Reagibilität im EEG

- **apallisches Syndrom** (→ S. 3): Augen geöffnet, kein Blickkontakt, generalisierte Tonuserhöhung, keine Willkürmotorik, orale Automatismen

Prognose [894]
- **Koma bei Schädelhirntrauma:** → S. 236
- **anoxisches Koma:** → S.
- **nicht-traumatisches Koma, unabhängig von der Ursache:** Indikatoren für eine schlechte Prognose (mit hoher Wahrscheinlichkeit letaler Ausgang oder apallisches Syndrom) sind:
  - *klinische Zeichen:* nach 24 Stunden fehlende Cornealreflexe oder Pupillenreaktionen, nach 48 Stunden fehlende motorische Reaktion, nach 7 Tagen fehlende schwimmende Bulbusbewegungen
  - *evozierte Potentiale [784]:* in den initialen Medianus-SEP beidseits fehlende Skalpantwort

2.27.1.2 Intracranielle Drucksteigerung (Hirndruck), Hirnödem (ICD-10: G93.5, G93.6)

Typen des Hirnödems
- **vasogen** = extrazellulär: vermehrter Austritt von Flüssigkeit in das Interstitium durch Störung der Blut-Hirn-Schranke (z. B. im Bereich von Kontusionen) durch vermehrtes intravaskuläres Blutvolumen infolge Störung der Autoregulation, durch osmotische Störungen (Hyponatriämie, SIADH)
- **zytotoxisch** = intrazellulär: vermehrte intrazelluläre Flüssigkeit (Energiemangel → Versagen energieabhängiger Membranpumpen → Na^+- und Wassereinstrom) durch Hypoxie, Intoxikationen, metabolische Störungen

Pathophysiologie
- **1. Circulus vitiosus:** Hypoxie → Ödem → Hirndruckanstieg → Abfall des cerebrales Perfusionsdrucks und venöse Abflußstörung → Verstärkung der Hypoxie
- **2. Circulus vitiosus:** Hypoxie und Hyperkapnie → anaerobe Glykolyse → Lactatanreicherung → Azidose → Vasodilatation → Zunahme des cerebralen Blutvolumens → Hirndruckanstieg → Abfall des cerebralen Perfusionsdrucks → Verstärkung der Hypoxie

Klinisches Bild
Kopfschmerzen (v. a. morgens), verstärkt bei Husten/Niesen/Valsalva, Erbrechen teils im Schwall mit oder ohne vorangehende Übelkeit, Hypertonie und Bradykardie („Cushing-Reflex"), Sehstörungen (Vergrößerung des blinden Flecks durch Stauungspapille) bei chronischem Hirndruck, Bewußtseinstrübung bis zum Koma, Einklemmungssyndrome

Einklemmungssyndrome
- **cinguläre Herniation:** einseitige Verlagerung des Gyrus cinguli unter die Falx, oft mit Abklemmung der A. pericallosa → Infarzierung frontomedial → Frontalhirnsyndrom (→ S. 5)
- **lateralisierte transtentorielle Herniation:** Herniation des Uncus gyri parahippocampalis über den Tentoriumrand, Kompression des ipsilateralen N. oculomotorius (→ Pupillenerweiterung), des Mittelhirns (→ Mittelhirnsyndrom S. 2) und des kontralateralen Hirnschenkels (→ ipsilaterale Pyramidenbahnzeichen)
- **zentrale transtentorielle Herniation:** initial diencephale Störungen (Cheyne-Stokes-Atmung, Temperaturregulationsstörungen), dann Mittelhirnsyndrom (→ S. 2) evtl. mit Progression zum Bulbärhirnsyndrom (→ S. 2), evtl. Diabetes insipidus; Traktion der A. chorioidea anterior (→ Infarzierung im hinteren Schenkel der Capsula interna) bzw. der A. cerebri posterior (→ Infarzierung occipital und im Thalamus)
- **foraminale Herniation:** Herniation der Kleinhirntonsillen ins Foramen magnum und Kompression der Medulla oblongata → Bulbärhirnsyndrom (→ S. 2), Atemstörungen, Blutdruckabfall

Überwachung
- **intracranieller Druck** (intracranial pressure, ICP): < 15 mm Hg normal, 15 – 25 kritisch, > 25 pathologisch, jedoch große Spanne (20 – 80 mm Hg), bei der es klinisch zu Einklemmungszeichen kommen kann
- **cerebraler Perfusionsdruck** (cerebral perfusion pressure, CPP): CPP = MAP-ICP (mittlerer arterieller minus mittlerer intracranieller Druck), normal > 50 mm Hg
- **metabolische/respiratorische Kontrollparameter (Sollbereiche):** ZVD (4 – 12 cm H_2O), Glucose (100 – 150 mg/dl), Serum-Na^+ (135 – 145 mmol/l), pa O_2 (> 90 mm Hg), pa CO_2 (< 40 mm Hg), pH (7.4 – 7.5)
- **Hirndruckkurve:**
  - *A-Wellen:* plötzlicher Anstieg, Plateau für einige Minuten, plötzlicher Abfall; physiologisch vorhanden, gehäuft bei Erschöpfung der intracraniellen Reserveräume
  - *B-Wellen:* langsamer, rampenförmiger ICP-Anstieg über Hyperkapnie z. B. bei periodischer Atmung
  - *C-Wellen:* blutdruckkorreliert, bei kompletter Erschöpfung der Reserveräume
- **therapiebedürftige ICP-Veränderungen:** kontinuierliche Druckerhöhung > 20 mm Hg, Plateau-Wellen, Zunahme der Pulsamplituden

Hirndruckmessung
- **nicht-invasive Methoden:**
  - *Fundoskopie:* Ausmaß der Stauungspapille; Nachteile: Stauungspapillen entwickeln sich erst innerhalb von Tagen nach der Drucksteigerung, sind nicht zum kontinuierlichen Monitoring, nicht zur Erfassung von Druckspitzen geeignet

- *CT:* Ausmaß des Ödems, Abgrenzbarkeit der basalen Zisternen
- *Doppler:* Pulsatilitätsindex = Quotient (systolische Maximalfrequenz – enddiastolische Frequenz) / Mittelfrequenz, normal 0.7 – 1; gute Korrelation mit dem ICP (Anstieg bei ICP-Anstieg); Fehlerquellen: Stenosen, veränderte Beschallungswinkel durch Massenverlagerung, Änderungen des Flußverhaltens durch Änderung von Kreislaufparametern und Blutviskosität
- **invasive Hirndruckmessung:** wenn klinische Verlaufskontrollen bei Patienten mit Hirndruck nicht möglich sind (z. B. bei Sedierung und Relaxation), bei Hirndruckzeichen (Aufhebung der basalen Zisternen) im initialen CT, postoperativ nach Behandlung von intracraniellen Hämatomen
  - *über Ventrikelkatheter:* wenn ohnehin Ventrikeldrainage notwendig ist
    - Nachteile/Fehlerquellen: nur initiale Druckmessung möglich (Druckmessung im Verlauf nur nach Abklemmen der Drainage für 24 Stunden aussagekräftig); Kollaps des Ventrikelsystems führt zur Messung von falsch niedrigen Drucken
    - Komplikationen: Infektion; Risiko täglich zunehmend, daher tägliche Liquorkontrolle
  - *intraparenchymal:* geringeres Infektionsrisiko und kleinerer Parenchymdefekt als Ventrikeldrainage, gute Reliabilität der Meßwerte
  - *epidural:* Einführung eines Druckaufnehmers zwischen Schädel und Dura, Messung des Drucks, den das Hirnparenchym über die Dura gegen die Kalotte ausübt (Korrelation mit dem intraventrikulären Druck); geringeres Infektionsrisiko, größere Störanfälligkeit

Therapie

- **Oberkörper hochlagern** (30 – 40°), Abfluß über die Jugularvenen sichern (keine Inklination oder Torsion des Kopfes gegen den Rumpf → Hirndruckanstieg!), nicht im Schock (→ Abfall des cerebralen Perfusionsdrucks!)
- **Vermeidung hirndrucksteigernder Faktoren:**
  - *physikalisch:* Fieber (aggressiv therapieren!), Husten, Absaugen, Flachlagerung (zur ZVD-Messung!), Umlagern/Transportieren, Unruhe, Schmerz, epileptische Anfälle, Strecksynergismen, Inklination oder Reklination des Kopfes gegen den Rumpf
  - *kardial/respiratorisch:* Hypertension und Hypotension, Hypoventilation, erhöhter ZVD (Sollbereiche s. o. unter „Überwachung")
  - *metabolisch:* Hyperglykämie, Hyponatriämie (Sollbereiche s. o. unter „Überwachung")
  - *medikamentös:* einige Narkosemittel (Halothan, Isofluran, Ketamin, evtl. Lachgas und Fentanyl), Vasodilatantien (Ca^{++}-Antagonisten, Nitroglycerin, Dihydralazin (Nepresol®))
- **Sedierung, Analgesie:** Schmerz, Unruhe und „Gegenatmen" gegen den Respirator erhöhen den Hirndruck
- **Hyperventilation:** Senkung des pCO_2 auf 30 – 34 mm Hg
  - *Indikation:* Schädelhirntrauma, Tumoren, Encephalitis, evtl. bei Blutungen, hypoxischem/ischämischem Hirnödem; *keine prophylaktische Anwendung!*
  - *Wirkung:* Vasokonstriktion, Abnahme des cerebralen Blutvolumens und des cerebralen Blutflusses
    - Wirkungsbeginn nach 30 s, am wirkungsvollsten kurzfristiger (20 – 30 Minuten) Einsatz gegen akute Hirndruckkrisen (ICP-Monitoring!), bei Dauer-HV maximale Wirkung nach 2 Stunden, nach 72 – 96 Stunden nur noch wenig effektiv; primär wirkungslos bei Azidose
  - *Nebenwirkungen:* Blutdrucksenkung, Rebound
  - *Kontraindikationen:* Insulte und Subarachnoidalblutung; hier bewirken Vasokonstriktion/Vasospasmus u. U. eine Verschlechterung der Durchblutung
- **Steroide,** z. B. Dexamethason (Fortecortin®) oder Tirilazad (ähnlich antioxidativ wie Methylprednisolon, jedoch keine glucocorticoide Wirkung; wirksam bei SAB)
  - *Indikation:* Tumoren, Encephalitis (Wirkung nicht nachgewiesen)
  - *Wirkung:* Abnahme der Gefäßpermeabilität, der Liquorproduktion und der Aktivität lysosomaler Enzyme, Zunahme der Na^+/K^+-ATPase-Aktivität, Abfangen freier Radikale
    - Wirkungslatenz 6 – 12 Stunden, maximaler Effekt nach 1 – 2 Tagen
  - *Dosierung:* Dexamethason 4 × 8 mg/Tag
- **Osmotherapie:**
  - *Indikation:* alle Formen der intracraniellen Drucksteigerung
  - *Wirkung:* Steigerung des cerebralen Blutflusses, Reduzierung des extrazellulären Volumens (gilt für intaktes wie verletztes Hirngewebe), Verminderung der Blutviskosität

	Mannit	Sorbit	Glycerol
Präparate	(Mannitol® 10/15/20%, Osmofundin® 10/15%, Osmosteril® 10/20%)	Sorbitol® 40, Tutofusin® S 40	Glycerosteril® 10%
Dosierung	1 g/kg KG als Bolus, dann 0.25 g/kg KG alle 4 Stunden	50 g über 20 Minuten i. v.	i. v.: 50 g über 4 Stunden oral: Glycerol 85% 0.5–1g/kg KG 1:1 mit Zitronensaft und H_2O
Wirkungslatenz	10 Minuten	20–30 Minuten	(keine Daten)
Wirkungsdauer	2–3 Stunden		2 Stunden
Besonderheiten	KI: Niereninsuffizienz	NW: BZ-Anstieg; KI: Fructoseintoleranz, Leberfunktionsstörung	NW: hohe Volumenbelastung, BZ-Anstieg; KI: Darmatonie

- *Cave:*
  - bei gestörter Blut-Hirn-Schranke Rebound-Effekt durch Übertritt in das Hirngewebe
  - bei fokaler Raumforderung Volumenverschiebung → Herniation durch Volumenabnahme des gesunden Hirngewebes, da die Osmotherapeutika v. a. auf gesundes Gewebe wirken
- *sonstige Nebenwirkungen:* Blutdruckanstieg
- *Kontraindikationen:* Niereninsuffizienz, dekompensierte Herzinsuffizienz, Lungenöden
  - bei Oligo-/Anurie Vortestung: Gabe von 0.2 g Mannitol/kg KG über 5 Minuten sollte zu einer Diurese von mindestens 40–50 ml/Stunde führen
- **Barbiturate:**
  - *Indikation:* Schädelhirntrauma (Wirkung auf den intracraniellen Druck nachgewiesen, Verbesserung des outcome nicht nachgewiesen), hypoxisches Hirnödem
  - *Wirkung:* Abnahme von cerebralem Blutfluß (CBF) und cerebralem Blutvolumen (CBV), Verminderung des Sauerstoff- und Glucoseverbrauches, Abfangen freier Radikale, NMDA-Rezeptor-Antagonismus
  - *Dosierung:* bei Druckspritzen Thiopental 500–1000 mg, evtl. Perfusor 3–5 mg/kg/Stunde nach EEG-Monitoring
  - *Überwachung:* ICP-, MAP- und CPP-Monitoring, EEG: burst-suppression-Muster
    - Abbruch der Therapie, wenn kein Effekt auf den ICP nachweisbar, bei Abfall des cerebralen Perfusionsdrucks (CPP), bei Komplikationen (ARDS, Sepsis, Leberversagen)
    - Beendigung der Therapie wenn ICP für 24 Stunden < 20 cm H_2O
  - *Nebenwirkungen:* Hypothermie, Abfall der Herzzeitvolumens → Blutdruckabfall, Behinderung der mukociliaren Clearance → Pneumonie
- **THAM (Tri-hydroxy-methyl-Aminomethan):** ultima ratio
  - *Wirkung:* Alkalose → Vaskontriktion, evtl. zusätzlich Penetration ins Hirngewebe und Ausgleich der dortigen Azidose
  - *Dosierung:* Testdosis 1 mval/kg KG über 10 Minuten, bei Ansprechen 60 mval über 2 Stunden i. v., base excess (BE) maximal 10
- **Etomidat:**
  - *Wirkung:* ICP-Senkung durch Verminderung des CBF und des O_2-Verbrauchs, wirkt zytoprotektiv
  - *Dosierung:* bei Druckspritzen Etomidat 15–20 mg, evtl. Perfusor 0.3–0.5 mg/kg/Stunde
  - *Nebenwirkungen:* Suppression des adrenergen Systems → Blutdruck-Abfall

2.27.1.3 Hirntod [881,882]

Definition [882]
- Zustand des irreversiblen Erloschenseins aller Funktionen des Groß- und Kleinhirns sowie des Hirnstammes (Ausfall der gesamten Hirnfunktionen) bei einer durch kontrollierte Beatmung noch aufrechterhaltenen Herz- und Kreislauffunktion
- wird ein äußeres sicheres Todeszeichen festgestellt, so ist damit auch der Hirntod nachgewiesen

Voraussetzungen
- **Nachweis einer akuten schweren (primären oder sekundären) Hirnschädigung**
- **Ausschluß von:** Intoxikation, Sedierung, neuromuskulärer Blockade, Kreislaufversagen (systolischer Blutdruck ≤ 80 mm Hg), metabolischer, endokriner oder entzündlicher Erkrankung als möglicher Ursache oder Mitursache
  - *zulässige Sedativa-Spiegel [45]:* Thiopental < 30 μmol/l (6 mg/dl), Diazepam und Midazolam < 50 ng/ml

Klinische Kriterien
- **Feststellung durch zwei Untersucher,** die mehrjährige Erfahrung in der Intensivtherapie von Patienten mit Hirnschädigungen haben, und die nicht dem Transplantations-Team angehören

- *Ausnahme:* indirekter Nachweis durch äußere sichere Todeszeichen durch jeden approbierten Arzt möglich
- **fehlende Reaktion auf Schmerzreize** einschließlich des Trigeminusgebiets
- **lichtstarre mittel- bis maximal weite Pupillen**
- **fehlender oculocephaler Reflex** oder fehlender vestibulo-oculärer Reflex (Wartezeit zwischen den Spülungen der beiden Seiten: 5 Minuten)
- **fehlender Cornealreflex**
- **fehlender Pharyngeal- (Berührung im Rachen) und Trachealreflex (Hustenreflex beim Absaugen)**
- **fehlende Spontanatmung**
  - *Nachweis durch Apnoe-Test:*
    - Hypoventilation (25% des Ausgangsvolumens) mit reinem Sauerstoff bis pCO_2 = 60 mm Hg
    - Insufflation von O_2 durch den Tubus und
    - Diskonnektion für 2 – 3 Minuten
    - Dokumentation durch Blutgasanalyse vor und nach Ende der Beobachtungsperiode
  - *Einschränkung:* bei Patienten, die an eine Hyperkapnie von $pCO_2 \geq 45$ adaptiert sind → Nachweis des Funktionsausfalls des Hirnstamms zusätzlich durch apparatuve Untersuchung (evozierte Potentiale) notwendig
- **nicht gegen die Diagnose sprechen:** spinale Reflexe und spinal generierte Bewegungen der Extremitäten, Spontanentladungen im Facialis-EMG, Blutdruckanstieg, Fieber, Fehlen eines Diabetes insipidus, Fortbestehen einer Schwangerschaft

Nachweis der Irreversibilität

	primäre supratentorielle Hirnschädigung	primäre infratentorielle Hirnschädigung	sekundäre Hirnschädigung
Erwachsene und Kinder ab 3. Lebensjahr	Beobachtungszeit mindestens 12 Stunden *oder* ergänzende Untersuchung[1]	Beobachtungszeit mindestens 12 Stunden; EEG oder Nachweis des Zirkulationsstillstandes zwingend	Beobachtungszeit mindestens 3 Tage
reife Neugeborene	mindestens 72 Stunden; bei beiden Untersuchungen eine ergänzende Untersuchung[1] obligat[2]		
Säuglinge und Kleinkinder	mindestens 24 Stunden; bei beiden Untersuchungen eine ergänzende Untersuchung[1] obligat[2]		

[1] EEG, FAEP oder Nachweis des cerebralen Zirkulationsstillstandes
[2] Ausnahme: ein Perfusionsszintigramm muß als ergänzende Untersuchung nur einmal, nämlich nach der zweiten klinischen Untersuchung durchgeführt werden

Apparative Diagnostik [298]

- **EEG-Ableitung:**
  - *Dauer:* kontinuierlich über 30 Minuten
  - *Montage:* Klebe- oder Nadelelektroden, mindestens 8 Kanäle, EKG-Mitregistrierung, im Ableiteprogramm auch Abgriffe mit doppeltem Elektrodenabstand (z. B. F3-P3)
  - *Übergangswiderstände* (einschließlich Referenzelektrode): 1 – 10 kOhm, dokumentiert zu Beginn und Ende der Aufzeichnung
  - *Prüfung der Funktionstüchtigkeit* der Verstärkerkanäle durch manuelle Auslösung von Elektrodenartefakten
  - *Verstärkung:* 2 µV/mm, Eichung mit 20 µV zu Beginn und Ende der Ableitung
  - *Filtereinstellungen:*
    - untere Grenzfrequenz: 0.53 Hz (Zeitkonstante 0.3 s)
    - obere Grenzfrequenz: 70 Hz
    - zur Erfassung langsamer Wellen mindestens 10 Minuten Registrierung mit einer unteren Grenzfrequenz von 0.16 Hz oder niedriger (Zeitkonstante ≥ 1 s)
- **Dopplersonographie:**
  - *nur durch erfahrenen Untersucher*
  - *Nachweis eines Pendelflusses* in den extra- und intrakraniellen hirnversorgenden Gefäßen
    - Fehlen von Signalen bei transkranieller Beschallung nur verwertbar, wenn derselbe Untersucher zuvor eindeutigen Fluß dokumentiert hat
  - *zweimalige Untersuchung* im Abstand von mindestens 30 Minuten
  - *Beachte:* trotz irreversibel erloschener Gesamtfunktion des Gehirns kann seine Zirkulation teilweise erhalten sein, z. B. bei großen Schädel-Hirn-Verletzungen oder bei sekundären Hirnschäden

- **cerebrale Perfusionsszintigraphie:** mit HMPAO in verschiedenen Ansichten (evtl. auch tomographisch) fehlende Darstellung der cerebralen Gefäße, der Perfusion und der Anreicherung im Hirngewebe
  - *Qualitätskontrolle* in vitro durch Nachweis der Markierungsausbeute (> 90%) mittels Dünnschichtchromatographie und durch Nachweis einer physiologischen Verteilung des Radiopharmakons in Thorax und Abdomen
- **akustisch evozierte Hirnstammpotentiale:**
  - *mit Hirntod vereinbare Muster:*
    - ▶ Verschwinden aller Wellen (CAVE: beidseitiges Hämatotympanon!)
    - ▶ Verschwinden der Wellen III–V mit einseitig oder beidseitig erhaltenen Wellen I oder I und II
    - ▶ isoliert erhaltene Wellen I oder I und II
- **somatosensible evozierte Potentiale** (nicht verwertbar bei Halsmarkschädigung):
  - *mit Hirntod vereinbare Muster:*
    - ▶ Ausfall der N13 bei Fehlen eines cortikalen Primärkomplexes
    - ▶ Abbruch der far-field-Potentiale nach der N11/P11 bei extracranieller Referenz und Ableitung über dem sensiblen Cortex
- **Angiographie:** Nachweis des cerebralen Zirkulationsstillstandes; Durchführung zur Hirntoddiagnostik rechtlich nicht statthaft, da potentiell noxisch; vertretbar lediglich zur Abklärung einer behandelbaren Erkrankung

2.27.2 Spezielle Krankheitsbilder

2.27.2.1 Cerebrale Anoxie / Anoxische Encephalopathie (ICD-10: G93.1)

Ätiologie
- **kardial:** Herzinfarkt, Kammerflimmern, Asystolie, Schock
- **respiratorisch:** Erstickung (Aspiration, Ertrinken, Strangulation)
- **toxisch:** Kohlenmonoxid (CO), Cyanid

Pathologie
- **histologisch:** Totalnekrosen (Untergang aller Zellelemente) oder elektive Nekrosen der Ganglienzellen, vasogenes und zytotoxisches Ödem, postakut Proliferation von Mikroglia und Astrozyten, dann Markscheidendegeneration
- **vulnerable Regionen:** Pallidum, Nucleus subthalamicus, Hippocampus, Cortex mit parietooccipitaler Betonung, Kleinhirnrinde
- **pathophysiologische Mechanismen:** Exzitotoxizität (Überstimulation durch exzitatorische Neurotransmitter), Membranschädigung durch freie Radikale, Ca^{++}-Einstrom in zytotoxischer Konzentration

Klinisches Bild
- Erstsymptome: Konzentrationsstörungen, Ataxie; bei persistierender Anoxie Bewußtseinsverlust innerhalb von Sekunden
- **in der Akutphase** Koma, Decortikationshaltung (Beuge-Streck-Haltung) bzw. Dezerebrationshaltung (generalisierte Streckhaltung) bei Schmerzreizen, Myoklonien
- **in der postakuten Phase** (wenn die Anoxie überlebt wird) je nach Schwere der Schädigung
  - *akutes organisches Psychosyndrom* („Durchgangssyndrom") → restitutio ad integrum oder Residualzustand
  - *apallisches Syndrom* (→ S. 3)
  - *sonstige postanoxische Syndrome:* Lance-Adams-Syndrom (→ S. 185), Korsakow-Syndrom, akinetisch-rigides Syndrom (mittlere Latenz 3 Monate nach Anoxie, v. a. Patienten > 30 Jahre) oder bzw. in Kombination mit generalisierter Dystonie mit Hirnnervenbeteiligung (Monate bis Jahre nach Anoxie) [64]
- **verzögerte anoxische Encephalopathie** (selten; am häufigsten nach CO-Vergiftung): nach initial guter Erholung nach einem Intervall von 2 Tagen bis 3 Wochen zunehmende Verwirrtheit, evtl. Agitiertheit, dann progrediente Verschlechterung mit oft letalem Ausgang
  - *histologisch:* demyelinisierender Prozeß im Bereich des Marklagers
  - *Therapie:* keine kausale Therapie bekannt

Zusatzdiagnostik
- **Blutgase:** bei/unmittelbar nach Hypoxie pO_2 erniedrigt, pCO_2 erhöht, Azidose
- **Elektrophysiologie:** EEG (s. u.) und Medianus-SEP zur Abschätzung der Prognose
- **Bildgebung (CT, MRT):** diffuses Hirnödem, evtl. Grenzzoneninfarkte, nach einigen Tagen Schrankenstörung (→ evtl. hämorrhagische Transformation), bilaterale Pallidumnekrosen (im MRT T1-hypointens, T2-hyperintens), im Verlauf von wenigen Wochen generalisierte Rindenatrophie und Ventrikelerweiterung

Diagnose-stellung	■ **im Akutstadium:** klinisches Bild (Koma ohne fokale Zeichen, Decortikations- oder Dezerebrationshaltung oder evtl. Myoklonien) und passende Veränderungen der Blutgase ■ **postakut:** anhand der Anamnese *oder* retrospektiv durch Nachweis eines apallischen Syndroms mit Anoxie-typischen morphologischen Veränderungen *oder* durch Nachweis charakteristischer postanoxischer Syndrome (s. o.)
Differential-diagnose des postanoxischen Komas	■ **postiktaler Zustand:** u. U. Zeichen eines vorangegangenen Anfalls (Zungenbiß); i. d. R. rasche spontane Besserung ■ **Basilaristhrombose** (→ S. 49): meist vorangehend fluktuierende fokale Ausfälle, fluktuierende Vigilanzstörung, meist auch fokale Zeichen im Koma ■ Intoxikationen (→ S. 233), metabolische oder Elektrolytentgleisungen
Therapie	■ **keine kausal wirksame Therapie** nach abgelaufener Anoxie bekannt ■ **Kontrolle bzw. Therapie zusätzlich noxisch wirkender Faktoren:** Hirnödem (→ S. 347), epileptische Anfälle, Fieber, Hyperglykämie, Hyperosmolarität
Prognose	■ **nach Dauer der Anoxie von 3–5 Minuten** bleibende Schäden, längere Toleranz bei gleichzeitiger Hypothermie (Ertrinken in Eiswasser) und bei Kindern ■ **bei Ende der Anoxie** auslösbare Hirnstammreflexe → gute Prognose ■ **nach 30-tägiger Komadauer** versterben ca. 70% innerhalb von 6 Jahren, je ca. 15% bleiben apallisch bzw. erlangen innerhalb von 5 Monaten das Bewußtsein wieder [714] ■ **Indikatoren für eine schlechte Prognose** (mit hoher Wahrscheinlichkeit letaler Ausgang oder apallisches Syndrom) sind: 　■ *Komadauer* über 48 Stunden [625] 　■ *klinische Zeichen* (PR = Pupillenreaktion, CR = Cornealreflex, VOR = vestibulooculärer Reflex (Kalorik), OCR = oculocephaler Reflex (Puppenkopf-Phänomen), MR = motorische Reaktion): 　▶ 6 Stunden nach Komaeintritt: PR oder CR fehlend *und* VOR fehlend [40] 　▶ 12 Stunden nach Komaeintritt: PR oder CR oder VOR fehlend [625] 　▶ 24 Stunden nach Komaeintritt: CR fehlend *oder* von PR, CR, VOR/OCR und MR zwei fehlend [453] 　▶ 3 Tage nach Komaeintritt fehlende MR [453] 　▶ 7 Tage nach Komaeintritt keine schwimmenden Bulbusbewegungen [453] ■ *EEG [785]:* folgende Befunde, wenn sie später als 24 Stunden nach Ende der Hypoxie erhoben wurden: α-EEG i. R. eines Alpha-Komas (Ausnahme: bei erhaltenen PR, CR und OCR günstigere Prognose), burst-suppression-Muster, periodische generalisierte spike- und poly-spike-wave-Gruppen, aperiodische bilateral synchrone Polyspike-wave-Gruppen mit Myoklonien, isoelektrisches EEG

2.27.2.2 Status epilepticus (Grand mal) (ICD-10: G41.0)

Definition	kontinuierliche Krampfaktivität von mehr als 30 Minuten Dauer oder Anfallsserie, bei der zwischen den Anfällen das Bewußtsein nicht wiedererlangt wird
Ätiologie	Medikamentenentzug (Antikonvulsiva, Tranquilizer), Alkoholentzug, Intoxikationen, Encephalitiden
Patho-physiologie	■ **Exzitotoxizität:** exzessive Freisetzung exzitatorischer Aminosäuren → Calcium-Einstrom in die Neurone → Zellschädigung ■ **cerebraler Hypermetabolismus** → Zunahme des cerebralen Blutflusses → vasogenes Hirnödem ■ **systemische Auswirkungen:** 　■ *exzessive Muskelanspannung* → metabolische Azidose, Hyperthermie, CK-Anstieg, evtl. Rhabdomyolyse 　■ *Ventilationsstörung* → respiratorische Azidose, Hypoxie 　■ Lungenödem, Herzinsuffizienz
Klinisches Bild	entsprechend einem generalisierten epileptischen Anfall; im Verlauf zunehmend Phasen mit persistierender Krampfaktivität im EEG bei dem klinischen Bild eines Komas ohne sichtbare Anfallsphänomene
Differential-diagnose	■ **psychogener Anfallsstatus:** klinisch in manchen Fällen nicht unterscheidbar, EEG durch Muskelartefakte schwer auswertbar, aber keine für Epilepsie typischen EEG-Muster

Therapie
- **Streck-Synergismen oder Beuge-Streck-Synergismen** im Rahmen eines Einklemmungssyndroms: tonisch, Verstärkung bei Schmerzreizen, klinische Hinweise auf Mittelhirn- oder Bulbärhirnsyndrom (S. 2)
- **Tetanus (S. 102):** erhaltenes Bewußtsein, Spasmen reizinduziert
- **Allgemeinmaßnahmen:** Verlegung auf eine Intensivstation; evtl. Intubation und Beatmung; Flüssigkeitssubstitution, Azidosebehandlung, Hirnödembehandlung (S. 347)
- **Stufentherapie** (näheres zu den Verfahren s. u.): Phenytoin → Benzodiazepine → Barbiturate; maximale Injektionsgeschwindigkeiten (s. u.) beachten!
- **in der Stufentherapie eingesetzte Substanzen:**
  - *Clonazepam* (Rivotril®): initial Bolus 2 mg i. v., danach 10 mg/Tag im Perfusor; maximal 0.2 mg/Minute
  - *Phenytoin:* initial 250–500 mg i. v. (1–2 Amp. Phenhydan® langsam i. v. mit maximal 25 mg/Minute, evtl. nach 30 Minuten wiederholen *oder* initial 250 mg und danach 750 mg Phenhydan® Infusionskonzentrat unverdünnt im Perfusor (separater Zugang!) oder in 500 ml 0.9% NaCl-Lösung als Infusion (initial 30–50 Tropfen/Minute, nach Wirkungseintritt 5 Tropfen/Minute)
  - *Diazepam:* 10 mg i. v., 2 mg/Minute
  - *Midazolam* (Dormicum®) initial 0.2 mg/kg KG i. v., danach 0.1–2 mg/kg KG/Stunde im Perfusor
  - *Valproinsäure* i. v. initial bis 9.2 g/Tag, Erhaltungsdosis 6 g/Tag (Spiegel 130–140 µg/ml), Vorteile: nicht sedierend, gute peripher-venöse Verträglichkeit
  - *Phenobarbital* (Luminal®): 5–10 mg/kg KG i. v., bis 100 mg/Minute bis maximal 1.5 g kumulativ; Gabe unter EEG-Kontrolle bis zum Sistieren der Krampfaktivität und Auftreten eines burst-suppression-Musters

2.27.2.3 Syndrom der inadäquaten ADH-Sekretion (SIADH, Schwartz-Bartter-Syndrom) (ICD-10: E22.2)

Ätiologie
maligne Tumoren, v. a. Bronchial-Carcinom, Schädelhirntrauma, Subarachnoidalblutung, Meningitis/Encephalitis, Tumoren, Hirnoperationen, Polyradikulitis

Pathophysiologie
vermehrte ADH-Freisetzung → Wasserretention, Hyponatriämie

Zusatzdiagnostik
- **Serum-Na⁺** < 130 mval/l, Serum-Osmolarität < 275 (normal: 285–295 mosmol/l), Urin-Osmolarität > Serum-Osmolarität
- **Urin-Na⁺** >25 mval/l oder Na⁺-Ausscheidung im Urin trotz Hyponatriämie

Differentialdiagnose
cerebrales Salzverlustsyndrom v. a. nach Subarachnoidalblutung: renaler Salz- *und* Wasserverlust → Hypovolämie; Therapie mit Natrium- und Wassersubstitution und Fludrocortison 0.2–0.4 mg/Tag

Therapie
- **Flüssigkeitsrestriktion** auf 0.5–1 l/Tag (*Kontraindikation:* SIADH nach Subarachnoidalblutung oder Ischämie, Therapie hier: Lithium 300 mg/Tag p. o., Demeclocyclin (Ledermycin®) 900–1200 mg/Tag oder Phenytoin 500–750 mg/Tag)
- **Zufuhr isotoner NaCl-Lösung ist zwecklos!**

2.27.2.4 Zentraler Diabetes insipidus (ICD-10: E23.2)

Ätiologie
Läsionen des Hypothalamus bei Schädelhirntrauma, Tumoren, Meningitis, granulomatöser Entzündung bei Morbus Boeck, nach neurochirurgischen Eingriffen (v. a. Hypophysen-Operationen)

Pathophysiologie
verminderte ADH-Sekretion → renaler Wasserverlust, Hypernatriämie, Exsikkose

Klinisches Bild
Polyurie (Ausscheidung 200–500 ml/Stunde), verminderte Fähigkeit zur Konzentration des Urins und zur Reduktion der Urinproduktion bei verminderter Flüssigkeitszufuhr

Zusatzdiagnostik
- **spezifisches Gewicht des Urins** < 1002 g/l
- **Serum-Na⁺** und Serum-Osmolarität (normal: 285–295 mosmol/l) erhöht
- **Urin-Na⁺** <10 mval/l, Urin-Osmolarität sehr niedrig

Differentialdiagnose
osmotische Diurese z. B. bei Diabetes (hohe Urinosmolarität), polyurisches Nierenversagen

Therapie Vasopressin (Pitressin®) in Einzelgaben zu 0.5 ml s. c. oder i. m. *oder* Desmopressin (Minirin®) 2 – 8 µg/Tag s. c. (1 ml = 4 µg) oder als Nasenspray 10 – 40 µg/Tag (1 Stoß = 10 µg)

2.27.2.5 Zentrales Fieber (ICD-10: R50.1)

Ätiologie Läsionen von Hypothalamus, Mittelhirn, Hirnstamm

Klinisches Bild
- hohes Fieber, erhöhter Blutdruck (DD Sepsis: Blutdruckabfall!)
- **meist fehlend:** Tachykardie, Schüttelfrost bei Temperaturanstieg, Schwitzen bei Temperaturabfall

Therapie
- **physikalisch:** Abdecken mit feuchten Tüchern, Ventilation, Kühlung der Infusionslösungen
- **medikamentös:** stufenweise Paracetamol → Metamizol (Novalgin®) 1 – 5 g/Tag → Chlorpromazin (Megaphen®) 50 – 400 mg/Tag
- **ultima ratio: „lytischer Cocktail"** mit Metamizol (Novalgin®) 500 mg (= 1 Amp.), Promethazin (Atosil®) 25 mg (= 1 Amp.) und Pethidin (Dolantin®) je nach Alter 25 – 100 mg (1 Amp. = 50 mg) in 100 ml NaCl-Lösung über 3 – 4 Stunden
  - *CAVE:* v. a. bei älteren Patienten kritischer Blutdruckabfall und lang anhaltende Vigilanzstörungen möglich

2.27.2.6 Rhabdomyolyse (ICD-10: M62.8)

Allgemeines akute, ausgedehnte Nekrose des Muskelgewebes mit Freisetzung von Myoglobin, Creatinkinase (CK), Kalium, Phosphat, Harnsäure

Ätiologie
- **physikalisch/traumatisch:** Verbrennungen, ausgedehnte Quetschungen (z. B. bei Verschüttung), Hyperthermie, Erfrierung, Elektrotrauma
- **Koma mit ischämischer Muskelnekrose** („coma/muscle crush syndrome") bei Intoxikationen u. a. mit Alkohol, Barbituraten, Heroin, Kokain, Antidepressiva, Kohlenmonoxyd
- **exzessive Muskelaktivität:** Krampfanfall, sportliche Überlastung bei Untrainierten („Marschmyoglobinurie"), Tetanus, motorische Unruhe bei deliranten Zuständen
- **Elektrolytstörungen:** Hypokaliämie, Hyponatriämie
- **endokrine Störungen:** thyreotoxische Krise, diabetische Ketoazidose
- **Infektionen:** viele Virusinfektionen (u. a. Herpes simplex-, Echo-, Adeno-, Influenza-), Typhus, Legionellose; Sepsis
- **Medikamente:** Amiodaron (Cordarex®), Bupivacain, Carbenoxolon, Clofibrat, Diazepam, ε-Aminocapronsäure, Halothan, Lovastatin (Mevinacor®) v. a. in Kombination mit Cyclosporin oder Gemfibrozil, Meprobamat, Suxamethonium
- **Drogen:** Amphetamine, Heroin, Phencyclidin („Angel dust")
- **Toxine:** Organophosphate, Schlangen- und Insektengifte

Disponierende Erkrankungen dystrophische Myopathien, Myositiden, viele metabolische Myopathien

Klinisches Bild
- akute generalisierte Muskelschwäche, Muskelschmerzen, -schwellungen (→ u. U. Kompartment-Syndrome)
- Hirnnervenbereich selten einbezogen
- blande Verlaufsformen kommen vor

Komplikationen
- **Hyperkaliämie** → kardiale Rhythmusstörungen
- **Myoglobin-Freisetzung** → Tubulusnekrose → Nierenversagen
- **disseminierte intravasale Gerinnung**

Zusatzdiagnostik
- **CK-Erhöhung** auf > 10000 U/l
- **Myoglobin i. U.** (wird nur bei ca. 50 % erhöht gefunden, da Ausscheidung nur für wenige Stunden), Screening mit Teststreifen (positiv bei Abwesenheit einer Hämaturie); Bestimmung zur Diagnosestellung nicht erforderlich
- **Elektrolyte:** Kalium, Phosphat, Calcium
- **EMG:** pathologische Spontanaktivität

Diagnosestellung klinisches Bild und entweder akute CK-Erhöhung oder (schwere Fälle, Myoglobingehalt > 1 g/l) Braunfärbung des Urins

Therapie
- **Intensivpflege**
- **Ausgleich der Elektrolytstörungen:** Hyperkaliämie (S. 359), Hypocalzämie, Azidose
- **Steigerung der Diurese:** Rehydrierung, Furosemid (Lasix®) oder Mannitol, Alkalisierung des Urins mit Bicarbonat und/oder Acetazolamid (Ziel: Urin-pH 7 – 8)
- **Hämodialyse** bei Bedarf

2.27.2.7 Malignes Neuroleptika-Syndrom (ICD-10: G21.0)

Disponierende Faktoren	Dehydratation, Agitiertheit, Eisenmangel, hirnorganische Vorerkrankungen, affektive Psychosen
Pathophysiologie	Blockade von Dopaminrezeptoren in den Basalganglien (→ Tonuserhöhung, Hyperthermie), im Hypothalamus (→ Hyperthermie) und im Rückenmark (→ Blutdruckregulationsstörungen)
Klinisches Bild [741]	■ **extrapyramidale, vegetative und psychische Störungen:** Parkinson-Symptomatik, Fieber, Dystonie, Tachykardie, Schwitzen, Hypo-/Hypertonie, Tachypnoe, Sialorrhoe, Koma ■ **Latenz:** 45 Minuten bis 65 Tage nach Beginn der Medikation (Mittel: 4.8 Tage)
Zusatzdiagnostik	■ **Labor:** Leukozytose (70%), CK-Anstieg (92%), Transaminasen-Erhöhung, metabolische Azidose
Differentialdiagnose	malignes L-Dopa-Entzugssyndrom (→ S. 170) bei behandelten Parkinson-Patienten (gleiches klinisches Bild), Katatonie („katatones Dilemma" = Schwierigkeit der Abgrenzung dieser zwei Bilder), Intoxikation mit Ecstasy
Therapie	■ **Allgemeinmaßnahmen:** Absetzen aller Neuroleptika, Intensivbehandlung ■ **medikamentöse Therapie:** Lisurid 0.1 – 0.5 mg i. v., Dantamacrin (Dantrolen®) 2.5 mg/kg KG über 15 Minuten, danach 7.5 mg/kg KG über 24 Stunden
Prophylaxe	nach abgelaufener Erkrankung keine Neuroleptika für mindestens zwei Wochen, vorzugsweise niederpotente Neuroleptika oder evtl. Clozapin
Verlauf	Rückbildung in 4 – 40 Tagen (Mittel 14 Tage), Rezidive v. a. bei Wiederansetzen einer neuroleptischen Medikation innerhalb von 2 Wochen; Mortalität 22%
Komplikationen	Dehydratation, Infektionen, Rhabdomyolyse, Nierenversagen, Ateminsuffizienz

2.27.2.8 Maligne Hyperthermie (MH) (ICD-10: T88.3)

Allgemeines	seltene Narkosekomplikation bei disponierten Personen (Erwachsene: 1/50 000 bis 1/150 000 Narkosen)
Genetik	genetisch heterogen, ca. 50% Mutationen am Ryanodin-Rezeptor-Gen
Disponierende Faktoren	■ **disponierende Erkrankungen:** bei 30% der MH-Patienten Myopathien oder muskuloskeletale Veränderungen: Central-core-Erkrankung, dystrophische Myopathien, Myotonia congenita, hyperkaliämische periodische Lähmung, kongenitale Fasertypern-Disproportion ■ **Triggerung** durch 　▪ *depolarisierende Muskelrelaxantien:* Succinylcholin 　▪ *Inhalationsnarkotika:* Halothan, Isofluran, Enfluran, Methoxyfluran, Desfluran, Sevofluran 　▪ *als sichere Substanzen* gelten: Pancuronium, Atracurium, Vecuronium, Alcuronium, Lachgas, Etomidate, Barbiturate, Benzodiazepine, Morphinderivate
Pathophysiologie	Interaktion zwischen Triggersubstanzen und alteriertem Ca^{++}-Kanal → massiver Ca^{++}-Zustrom aus dem endoplasmatischen Reticulum ins Myoplasma → Aktivierung der Actin-Myosin-ATPase → Kontraktur
Klinisches Bild	■ **Manifestation inkonstant,** d. h. die Patienten haben u. U. vorangehende Narkosen komplikationslos überstanden; Auftreten bis zu 24 Stunden nach der Narkose möglich ■ **Warnsymptome:** 　▪ *Anstieg des endexspiratorischen CO_2-Partialdrucks auf > 45 mm Hg bzw. der CO_2-Konzentration auf > 10%* („maligne Hyperkapnie") 　▪ *unerklärte Tachykardie/Tachyarrhythmie* (Verwechslungsmöglichkeit: zu oberflächliche Narkose) ■ **Vollbild:** generalisierte Tonuserhöhung (trotz Relaxation!), Hyperthermie, Blutdruckabfall, Cyanose
Zusatzdiagnostik	■ **CK-Bestimmung** als Screening-Test bei Angehörigen von MH-Patienten, nicht als Ausschlußdiagnostik ■ **Kontraktur-Test:** Kontrakturauslösung bei Exposition einer Biopsie aus dem M. vastus medialis mit Halothan und (als Kontrolle) mit Coffein
Diagnosestellung	■ **Verdacht:** unerklärter Anstieg der endexspiratorischen CO_2-Konzentration oder unerklärte Tachykardie ■ **Vollbild:** klinisch
Differentialdiagnose	Sepsis, malignes Neuroleptika-Syndrom durch Prämedikation mit Neuroleptika, malignes L-Dopa-Entzugssyndrom (durch Absetzen von L-Dopa bei Parkinson-Patienten, → S. 170), hypoxische Hirnschädigung, Thyreotoxikose, Phäochromozytom, Hitzschlag (kein Rigor!)
Therapie	■ **triggernde Substanzen absetzen** ■ **spezifische Therapie:** Dantrolene (Dantamacrin®) (→ S. 408) initial 2.5 – 10 mg/kg Körpergewicht über 15 Minuten i. v., danach 7.5 – 10 mg/kg Körpergewicht über 24 Stunden für mindestens 1 Tag ■ **symptomatische Therapie:** 3 – 5fache Hyperventilation mit 100% O_2, Oberflächenkühlung unter Gabe von Chlorpromazin (Verhindern des Kältezitterns), Heparinisierung ■ **kontraindiziert:** Lidocain, Verapamil, Digitalis, α- und β-Sympathomimetika

Komplikationen disseminierte intravasale Gerinnung, metabolische Azidose, Elektrolytentgleisung (Hyperkaliämie, Hyperkalzämie), Myoglobinurie bis zur Rhabdomyolyse (→ akutes Nierenversagen), Lungenödem

2.27.2.9 Fettembolie (ICD-10: T79.1)

Ursächliche Erkrankungen	Frakturen von Röhrenknochen, Schock, Herzmassage
Klinisches Bild	mit Latenz (12 Stunden bis 5 Tage) nach Trauma einsetzende Ateminsuffizienz, Encephalopathie, Hautpetechien
Zusatzdiagnostik	Blutgase (pO_2 < 60 mm Hg), Lungenperfusionsszintigraphie, Fundoskopie (Blutungen, Ödem), CT (Hirnödem, später hypodense Läsionen)
Therapie	Beatmung (PEEP)

Sonstige Erkrankungen
- → Alkoholentzugsdelir S. 225
- → Basilaristhrombose S. 49
- → Guillain-Barré-Syndrom S. 250
- → Herpes-Encephalitis S. 81
- → Intoxikationen S. 233
- → Intracerebrale Blutung S. 53
- → Meningitis (bakterielle) S. 90
- → Myasthene Krise S. 300
- → Schädelhirntrauma S. 234
- → Schlaganfall S. 36
- → Septische Encephalopathie S. 96
- → Sinusthrombose S. 51
- → Subarachnoidalblutung S. 55
- → Tetanus S. 102
- → Wernicke-Encephalopathie S. 221

2.27.3 Häufige internistische Probleme

2.27.3.1 Aspiration (ICD-10: T17)

Formen der Aspiration
- **Aspiration von saurem Magensaft** allein (Mendelson-Syndrom) → toxische Schädigung (wie bei Reizgasen) mit Lungenödem bis zum ARDS
- **Massenaspiration von Blut, Essensresten** (oft v. a. in die rechte Lunge) → Bronchusatelektasen bis zum Bolustod; bakterielle (abszedierende) Superinfektion

Ätiologie/ Risiken und Prophylaxe
- **fehlender Husten-/Würgereflex bzw. Schluckstörungen bei komatösen Patienten** → Therapie der Grundkrankheit; ggf. Sedierung mindern, möglichst frühzeitig parenterale Ernährung, Magensonde auf Ablauf
- **Endotrachealtubus schlecht geblockt / disloziert:** → Kontrolle Cuffdruckmessung, ggf. Rö-Thorax; Rachen gut absaugen
- **Regurgitation bei Magenatonie:** → Oberkörper hochlagern, Sondenkost in kleinen Portionen, Abführmittel, Peristaltika
- **Übelkeit und Erbrechen:** → Oberkörper hochlagern, Antiemetika (z. B. Metoclopramid (Paspertin®) 10 mg, Dihydrobenzperidol (DHB®) bis 5 × 2.5 – 5 mg i. v.), ggf. Hirndruck senken
- **Antacida** (→ bakterielle Besiedlung des Magens, erhöhtes Pneumonierisiko bei Aspiration)

Sofortmaßnahmen
- **Mund ausräumen**, Gebiß entfernen, ggf. Güdel-Tubus einlegen, sofortiges, sorgfältiges endotracheales Absaugen (dazu ggf. Kehldeckel mit Laryngoskop anheben, d. h. Absaugen unter Sicht), Anspülen der Bronchien mit NaCl-Lösung 10 ml-weise, Vibrax- und Klopfmassage, Drainagelagerung (Kopftieflage); falls o. g. Maßnahmen nicht ausreichen: Bronchoskopie; O_2-Gabe bis Sauerstoffsättigung ≥ 95 %, maximal 15 l/Minute über Maske, falls nicht ausreichend → Intubation
- **Zusatzdiagnostik:** arterielle Blutgasanalyse, Thorax-Röntgen (initial oft noch unauffällig), Trachealsekret einsenden und später Kontrolle durchführen (Bakteriologie)
- **Therapie:** frühzeitiger Beginn der Antibiose (Anaerobier mitabdecken), z. B. Cefotiam (Spizef®) 3 × 2 g + Metronidazol (Clont®) 3 × 0.5g *oder* Sulbactam 1 g + Ampicillin 2 g (Kombination = Unacid®) 3 × 1+2 g (weniger nephrotoxisch und zusätzlich Enterokokken abdeckend); bei Massenaspiration und akuter respiratorischer Globalinsuffizienz (pO_2 < 55, pCO_2 > 55) → Intubation

2.27.3.2 Pneumonie (ICD-10: J12-J18)

Erreger
- **außerhalb der Klinik erworbene:** Pneumokokken, Haemophilus, Staphylokokken
  - *atypische Pneumonien:* Legionella pneumophila, Mykoplasmen, Chlamydien
- **innerhalb der Klinik erworbene:** Staphylokokken, Haemophilus, E. coli, Pseudomonas, Klebsiellen, Enterobacter
- **bei Diabetes / Leberzirrhose:** v. a. Kokkeninfektionen
- **bei Immunsuppression:** Pneumocystis carinii, Pilze, CMV, Mycobakterien

Überwachung → pulmonales Monitoring S. 361

Therapie
- keine prophylaktische Antibiotikagabe
- **außerhalb der Klinik erworben:** Cefotiam (Spizef®) 3 × 2 g/Tag i. v. oder Sulbactam 1 g + Ampicillin 2 g (Kombination = Unacid®) 3 × 1+2 g/Tag i. v.
  - *Aspirationspneumonien:* Cefotiam (Spizef®) 3 × 2 g/Tag i. v. und Clont® *oder* Sulbactam 1 g + Ampicillin 2 g (Kombination = Unacid®) 3 × 1+2 g/Tag i. v.
  - *atypische Pneumonien:* Erythromycin 4 × 500 mg i. v. oder Roxithromycin (Rulid®) 1 × 300 mg p. o.
- **innerhalb der Klinik erworben:**
  - *leichte Pneumonien:* Cefotiam (Spizef®) 2 × 2 g/Tag i. v.
  - *mittelschwere und schwere Pneumonien:* Piperacillin (Pipril®) 3 × 4 g/Tag i. v. und Netilmycin (Certomycin®) 1 × 5 mg/kg KG/Tag i. v. *oder* Ciprofloxacin (Ciprobay®) 2 × 400 mg *oder* Ceftazidim (Fortum®) 3 × 2 g
- **Behandlungsdauer** bis 3–5 Tage nach Entfieberung
- **wenn nach 5 Tagen nicht entfiebert:** Umstellung oder Verbreiterung der Antibiose; wenn dann immer noch Fieber und Entzündungszeichen → Antibiose unterbrechen, neue Kulturen gewinnen

Prophylaxe
- **wache Patienten:** Atemgymnastik, auf tiefe Inspiration achten, häufig abhusten lassen und absaugen, Vorsicht bei Kostaufbau (Aspiration!)
- **komatöse Patienten:** Vibrax-Massage, Kopftieflage und Bauchlage (falls seitens des ZNS bei parenteraler Ernährung möglich), damit Sekret aus den Bronchien zurückläuft; bronchoskopisches Absaugen
- **alle Patienten:** Luft gut feuchten (sonst trocknet zähes Sekret ein und verlegt die Bronchien bzw. den Tubus → Atelektasen), Inhalation mit NaCl-Lösung oder β_2-Mimetika, v. a. bei chronisch-obstruktiver Bronchitis und Asthma
- **Patienten mit KHK, Herzinsuffizienz, Klappenvitien, pulmonalen Erkrankungen:** möglichst negativ bilanzieren, um Lungenstauung zu vermeiden (Pneumoniegefahr/schlechte Pneumonieheilung)

2.27.3.3 Tiefe Venenthrombose (TVT) (ICD-10: I80-I82)

Disponierende Faktoren
Immobilisierung, Herzinsuffizienz, schwere körperliche Beanspruchung, Operationen, Entbindung, Traumata, Medikamente (Diuretika, Kontrazeptiva, Cortison), Tumoren, Infektionen, Gerinnungsstörungen (Protein C-, Protein S- oder AT-III-Mangel, Phospholipidantikörper, APC-Resistenz), Thrombozytose, Exsikkose

Klinisches Bild
- Druckschmerz Leiste, Adduktoren, Kniekehle (Zeichen nach Rielander), Druckschmerz Wade, Achillessehne, Fußsohle v. a. bei Dorsalflexion (Zeichen nach Homann, Bisgaard und Payr)
- fakultativ: Beinschwellung, Spannungsgefühl, Cyanose, Pulsanstieg, BSG-Erhöhung, Leukozytose, Fieber

Diagnosestellung
Venen-Doppler oder Phlebographie

Therapie
- **Behandlung des Grundleidens**, Prophylaxe weiterer Embolien
- **Heparin (S. 392)** 5000 IE im Bolus, dann 400–500 IE/kg KG pro Tag; PTT-Soll 60–80 s für 7 bis 10 Tage
- **Hochlagerung/Ruhigstellung** des Beines während der Heparinisierung

2.27.3.4 Lungenembolie (LE) (ICD-10: I26.9)

Disponierende Faktoren
tiefe Venenthrombose (s. o.)

Klinisches Bild
atemabhängige stechende Schmerzen, Beklemmungsgefühl, Luftnot, Tachypnoe und Tachykardie, Arrhythmie, Kaltschweiß, Fieber, Synkope, Schock
- **Komplikationen:** Begleitpleuritis, Pleuraergüsse (meist Randwinkel), Lungeninfarkt mit rezidivierenden Hämoptysen, Infarktpneumonie, Cor pulmonale mit Leberstauung

Zusatzdiagnostik
- **Labor:** D-Dimere erhöht (auch postoperativ, bei Tumoren und disseminierter intravasaler Gerinnung DIC); bei Leberstauung Transaminasenanstieg mit GlDH und Quick-Abfall
- **Blutgase:** pO_2 und pCO_2 (Hyperventilation) erniedrigt
- **EKG:** SI-QIII-Typ (Rechtsherzdilatation), Sinustachykardie oder neu aufgetretenes Vorhofflimmern; P-pulmonale (hohes, spitzes P in III und aVF), (in-) kompletter Rechtsschenkelblock, T-Negativierung V1–3; Veränderungen nur bei der Hälfte aller LE, EKG-Dynamik wichtig
- **Röntgen Thorax:** Zwerchfellhochstand, Atelektasen, bei Lungeninfarkt laterale dreieckige Verschattungen/lockere Aufhellungen, Pleuraerguß

Neurologische Intensivmedizin 357

- **Echokardiogramm** (Veränderungen erst, wenn 1/3 der Lungenstrombahn verlegt sind): Dilatation der A. pulmonalis, paradoxe Septumbewegungen, relative Tricuspidalinsuffizienz, V. cava inferior kollabiert nicht mehr, evtl. direkter Thrombusnachweis
- **Lungenszintigramm:** Perfusionsausfall bei weitgehend erhaltener Ventilation
- **invasiv:** Rechtsherzkatheter, Pulmonalisangiograhie/DSA

Therapie
- **Heparin** 5000 IE im Bolus, dann 400–500 IE/kg KG pro Tag; PTT-Soll 60–80 s für 7 bis 10 Tage, anschließend mindestens für 1/2 Jahr Marcumar
- **allgemein:** Schmerzbekämpfung z. B. Morphin 5 mg (cave: Atemdepression), O_2-Gabe (ggf. Intubation und Beatmung), Schocktherapie (Katecholamine (z. B. Dobutamin (Dubutrex®) 500–1000 mg/Tag) und rasche Volumenzufuhr (1 l/Stunde), ggf. dazu ZVK oder Pulmonalarterien-Katheter erforderlich)
- **Fibrinolyse** mit Streptokinase, Urokinase, rt-PA bis Fibrinogen um 100 (Kontraindikationen beachten)
- **ultima ratio:** Operation (pulmonale Embolektomie) oder evtl. Herzdruckmassage (Versuch der Emboliefragmentierung)

2.27.3.5 Hypertensive Krise (ICD-10: I10-I15)

Klinisches Bild
- **neurologisch:** Kopfschmerz, Ohrensausen, Übelkeit, Schwindel, flüchtige und persistierende fokale Ausfälle, epileptische Anfälle, Apathie, Desorientiertheit, Somnolenz bis Koma
- **internistisch:** kardiopulmonale Dekompensation mit Linksherzinsuffizienz → Lungenödem → Dyspnoe; Herzinfarkt, Angina pectoris, Aneurysma dissecans, Arrhythmien

Therapie
- **allgemein:** Sauerstoffgabe, Oberkörper hochlagern, Medikamente langsam applizieren; u. g. Dosen im Perfusor auf 50 ml aufgezogen, Start mit 2 ml/Stunde, steigerbar bis 10 ml/Stunde
- **neurologische Ausfälle im Vordergrund:** Blutdruck nicht zu rasch und nicht zu tief (< 150 mm Hg syst.) senken, besonders bei cerebrovaskulär vorgeschädigten Patienten oder vorbestehendem (unbehandeltem) Bluthochdruck
  - *Urapidil* (Ebrantil®) 5 mg-weise i. v. (bis 50 mg = 1 große Amp.) oder Perfusor mit 5 Amp. = 250 mg
  - *Calciumantagonisten*, z. B. Nifedipin (Adalat®) 20 ret. oder Nitrendipin (Bayotensin®) 20 ret. bis 2 × 1 Tbl./Tag
  - *Clonidin* (Catapresan®) 1 Amp. 150 µg s. c. oder Perfusor mit 5 Amp. (Nebenwirkungen: i. v.-Gabe → initial Blutdruckanstieg; Bradykardie, Sedierung)
  - *Hydralazin* (Nepresol®) Perfusor mit 4 Amp. = 100 mg (Mittel der Wahl in der Schwangerschaft, gut kombinierbar mit Clonidin auch in einem Perfusor)
- **kardiopulmonale Probleme im Vordergrund:** Blutdruck / Puls rasch (innerhalb von wenigen Minuten) senken (Ziel: RR 120/80, Puls 60) besonders bei instabiler Angina pectoris oder Herzinfarkt oder Lungenödem
  - *Stufentherapie:* Nitroglycerin (Nitrolingual®) 2 Hübe s. l., dann Nifedepin (Adalat®) 1 Kps. (10 mg) s. l. → Nitratperfusor (Trinitrosan® oder Perlinganit® 25 mg) im Wechsel alle 12 Stunden mit Molsidomin (Corvaton®) 24 mg → ACE-Hemmer: Testdosis Captopril (Lopirin®) 6.25 mg oral oder Enalapril (Xanef®) 1.25 mg-weise i. v., dann Präparate mit längerer HWZ: Lisinopril (Acerbon®) oder Quinapril (Accupro®) 10–20 mg/Tag
  - *leichte Sedierung und evtl. Schmerztherapie:* 2.5 bis 5 mg Dihydrobenzperidol (DHB®; zusätzlicher α-Blocker und antiemetische Wirkung), danach Morphin (MSI®) 5–10 mg i. v.
  - *bei Lungenödem:* Furosemid (Lasix®) 20–40 mg i. v. (Kaliumkontrolle)
  - *bei KHK ohne Linksherzinsuffizienz:* Betablocker, z. B. Metoprolol (Beloc®) 1–2 Amp. (= 5–10 mg) i. v. bis Puls < 70/Minute (Nepresol hier wegen Tachykardie kontraindiziert!)

2.27.3.6 Herzrhythmusstörungen (ICD-10: I44-I49)

Ätiologie
- **KHK**, Hypoxie (z. B. Lungenödem, Pneumonie etc.)
- **toxisch:** Digitalis, Barbiturate, Antidepressiva, Alkohol, Theophyllin
- **sonstige:** Hyperthyreose, Elektrolytstörung, Vitien, Hochdruck, Infekte

Zusatzdiagnostik
- **EKG**; Therapie unter laufendem EKG-Monitoring; ggf. Langzeit-EKG
- **Digitalisspiegel**, Elektrolyte; evtl. Röntgen Thorax, Herzecho

Therapie bradykarder Rhythmusstörungen
- **Atropin** 1–2 Amp. = 0.5–1 mg i. v. mehrmals täglich oder Ipratropiumbromid (Itrop®) 1–2 Tbl. p. o. (längere HWZ) oder Orciprenalin (Alupent®) 1 Amp. = 0.5 mg langsam i. v. oder 1 Tbl. = 10 mg p. o.
  - *wenn nicht erfolgreich und zunehmende Hypotonie:* bei reversiblen Rhythmusstörungen passagerer Schrittmacher (1–2 Wochen), sonst Dauer-Schrittmacher

Therapie tachykarder Rhythmusstörungen
- **alle Formen:** K^+ und Mg^{++} hochnormal einstellen
- **Sinustachykardie und supraventrikuläre Extrasystolie:** Sedierung (z. B. 10 mg Diazepam), Flüssigkeitszufuhr, evtl. β-Blocker
- **supraventrikuläre (Re-Entry)-Tachykardie:** rasche Therapie, da Frequenzen bis 200/Minute mit Hypotonie → Gefahr cerebraler oder kardialer Ischämie
  - *Stufentherapie:* Vasalva-Press-Versuch → Carotisdruck → Adenosin (Adrekar®) 6–12 mg sehr rasch i. v. → Ajmalin (Gilurytmal®) 50 mg 1–2 Amp.
- **WPW-Syndrom:** Ajmalin (Gilurytmal®) 1–2 Amp.; ggf. später Kent-Bündel-Ablation

- **Vorhofflimmern (VHF):** Interventionsbedarf (Kardioversionsversuch unter Vollheparinisierung) nur, wenn sicher frisch aufgetreten und hämodynamisch wirksam
  - *Akuttherapie:* Vollheparinisierung und zusätzlich je nach Situation:
    - ▶ VHF neu aufgetreten oder Patient hämodynamisch instabil: Kardioversion anstreben (medikamentös/elektrisch)
    - ▶ Dauer des VHF unklar oder Patient hämodynamisch stabil: Frequenz senken auf < 100/Minute mit Sotalol (Sotalex mite®) oder Digitalisierung oder Verapamil (Isoptin®) (diese Medikamente nicht miteinander i. v. kombinieren!)
  - *Dauertherapie:*
    - ▶ bei Herzinsuffizienzzeichen: orale Aufdigitalisierung
    - ▶ bei KHK ohne Linksherzdekompensation: Sotalol (Sotalex mite®) 2 × 1 Tbl. p. o.
- **Vorhofflattern:** Therapie wie Vorhofflimmern
  - *1:1-Überleitung*, Puls oft um 240/Minute = absoluter Notfall
  - *2:1-Überleitung* mit Gefahr 1:1-Tachykardie = relativer Notfall
  - *höhergradige Überleitung* (normofrequent, kreislaufstabil): elektrische Überstimulation des Vorhofs in den nächsten Stunden
- **ventrikuläre Extrasystolie:** Interventionsbedarf bei hochgefährdeten Patienten (Z. n. Reanimation, AP-Anfall, Infarkt, Extrasystolen LOWN IV/V, Herzinsuffizienz) und bei QT-Verlängerung im Ruhe-EKG
  - *Stufentherapie:* β-Blocker, z. B. Sotalol (Sotalex®) → Lidocain (Xylocain®) 1 Amp. i. v. (bei Ansprechen Perfusor bis 2 g/Tag)
- **ventrikuläre Tachykardie** = Notfall: sofort Kardioversionsversuch mit 1 Amp. Ajmalin (Gilurytmal®) oder Sotalol (Sotalex®), sonst elektrische Kardioversion
- **Kammerflimmern/-flattern:** sofort Reanimation und (evtl. mehrfache) Defibrillation, 1–2 Amp. Lidocain (Xylocain®); bei Rezidiven ggf. Implantation eines antitachykarden Schrittmachers mit Defibrillator

2.27.3.7 Akutes Nierenversagen (ICD-10: N17)

Ätiologie

- **praerenal:**
  - *Hypovolämie:* Blutung, Erbrechen, Ileus, Diarrhoe, Fieber, Dysphagie
  - *kardial:* Perfusionsminderung durch Infarkt, Arrhythmien, Schock, Lungenembolie
  - *Zell-Lyse:* Hämolyse, Rhabdomyolyse, Tumorzerfall mit Hyperuricämie
- **intrarenal:** infektiös (Sepsis, Peritonitis, Endokarditis, Pneumonie, Hantavirus), entzündlich (Kollagenosen, Vaskulitiden mit Glomerulonephritis), medikamentös (Phenacetin, Antiphlogistika, Sulfonamide, Aminoglycoside, Platin, Allopurinol, Antacida, Cephalosporine, Diuretika etc.), Chemikalien (Kontrastmittel, Schwermetalle, Phenol, Insektizide, CO)
- **postrenal:** Harnaufstau mit Hydronephrose (Urolithiasis, große Prostata, Tumoren), neurogen/reflektorisch (Magen-Darmperforation, Conus-/Cauda-Läsionen)

Klinische Stadieneinteilung

- **I (initiale Schädigung):** beginnende Oligurie
- **II (Oligo-Anurie):** weniger als 500 ml Urin/Tag, durch Tubulusläsion Hyperkaliämie, Azidose und Isosthenurie; Urämie mit gesteigerter neuromuskulärer Erregbarkeit, Hyperreflexie, Apathie bis Koma, Schwäche, Hirnödem, epileptischen Anfällen
- **III (Polyurie):** Urinmenge bis >10 l/Tag, fehlende Konzentrationsfähigkeit
- **IV (Erholungs- und Rekonvaleszens-Stadium)**

Zusatzdiagnostik

- **Überwachung** (→ S. 360): Gewicht, ZVD, Blutdruck und Puls, Flüssigkeitsbilanz, Ödeme
- **Harnwege:** Nierenlager-Klopfschmerz, Palpation von Blase und Prostata
- **Urin:** U-Stix (Harnwegsinfekt, spez. Gewicht, Proteinurie), Urin-Sediment (granuläre/zelluläre Zylinder als Hinweis auf Parenchymschädigung), Na$^+$, K$^+$, Harnstoff und Osmolarität in 10 ml Urin (s. u.); ggf. 24-h-Urin für Clearance, Eiweiß, toxikologische Untersuchung
- **Blut/Serum:** Retentionswerte mit Harnsäure, Elektrolyte, Blutgase, CRP / BSG
- **EKG:** hypertensive Kardiomyopathie, Infarkt, Arrhythmie, Perikarditis, Hyperkaliämie
- **Röntgen Thorax:** „fluid lung", Pleura-/Perikarderguß, ggf. Flüssigkeit + ggf. Abklärung von Infektherden
- **Sonographie:** große Schockniere, kleine Schrumpfniere, Cysten, Hinweise auf Hypernephrom, Harnaufstau, Nephrolithiasis, Nierenblutung nach Contusio
- **invasiv:** Zystoskopie, retrograde Pyelographie, Nierenpunktion

Therapie

- **praerenales NV:** Besserung der Nierenperfusion: Blutdruck und ZVD anheben (Volumenzufuhr, Dopamin 200 mg/Tag, ggf. Digitalis; bei Lyse-Syndrom und noch vorhandener Diurese Harnalkalisierung (z. B. Uralyt-U® 3 × 1 Meßl.) und mehrere Liter Flüssigkeit (+ ggf. Lasix) zuführen
- **intrarenales NV:** Beseitigung/Dosisadaption von nephrotoxischen Substanzen, Abklärung und Behandlung der Grundkrankheit (s. o.), Kalium senken (s. u.); bei Anurie nur maximal 1 l Flüssigkeit/Tag geben (z. B. 500 ml Glucose 70% + 500 ml Nephrotect 10% über ZVK); während der Polyurie ausgeschiedene Flüssigkeitsmenge + stets 500 (bis 1000) ml zusätzlich zuführen
  - *Indikation für Dialyse:* Harnstoffanstieg rasch über 200 mg/dl oder wenn trotz hochkalorischer Ernährung Kalium nicht < 6 mmol/l zu senken ist; abhängig von klinischen Symptomen (Urämie) ggf. auch früher, insbesondere bei fluid-lung mit Dyspnoe trotz maximal 2 g Lasix®/Tag
- **postrenales NV:** Blasen-Dauerkatheter oder suprapubischen Katheter legen, Harnabfluß-Hindernis beseitigen; ggf. urologisches Konsil

2.27.3.8 Elektrolytentgleisungen (ICD-10: E87)

Hyperkaliämie
- **Ursachen:** übermäßige externe Zufuhr (z. B. Obst bei Niereninsuffizienz), verminderte K^+-Ausscheidung (akutes Nierenversagen, Katabolismus, ACE-Hemmer, Triamteren, Morbus Addison, Aldactone), interne Freisetzung (Azidose, diabetisches Koma, Digitalisintoxikation, Myolyse, Hämolyse, Tumorzerfall, Morbus Gamstorp)
- **klinisches Bild:** Parästhesien, schlaffe Paresen, Verwirrtheit, Koma, Hör- und Geschmacksstörungen, Frösteln, Bradykardie, Arrhythmie, Hypotonie
- **Therapie:** K^+ senken durch
    - *Ausgleich einer metabolischen Azidose* mit Bicarbonat (nicht bei Ketoacidose); wenn BE zweistellig: zu infundierende Menge = negativer BE × 0.3 × kg KG
    - *Glucose* 500 ml 20% mit 20 IE Insulin über 2 Stunden
    - *Ionenaustauscher* (CPS-Pulver, Resonium A) p. o.
    - Induktion von Durchfall (Lactulose, Sorbit, Mannit), forcierte Diurese (Lasix + NaCl-Infusionen), β-Mimetika inhalativ
    - *ultima ratio:* Dialyse

Hypokaliämie
- **Ursachen:** Erbrechen, Durchfälle, Laxantienabusus, gastrointestinale Fisteln, renale Tubulopathie (Bartter-Syndrom), Diuretika, Polyurie, Alkoholismus, Morbus Conn, sekundärer Hyperaldosteronismus bei Lebercirrhose, Herzinsuffizienz, Morbus Cushing, Cortisontherapie, Alkalose, Blutzuckersenkung bei Diabetestherapie, β-Mimetika
- **klinisches Bild:**
    - *neurologisch:* Apathie, Verwirrtheit, Unruhe, Parästhesien, schlaffe Paresen, evtl. Koma
    - *internistisch:* Anorexie, Obstipation bis Ileus, Hypotonie, Hypoventilation (durch metabolische Alkalose → kompensatorische CO_2-Retention), Arrhythmie, Polyurie (durch ADH-Resistenz), Isosthenurie, Tubulusnekrosen
- **Therapie:**
    - *Cave:* bei Azidoseausgleich, BZ-Senkung und Flüssigkeitsverlust immer mit Hypokaliämie rechnen → häufig kontrollieren und frühzeitig substituieren
    - *leichte Form* (K^+ > 2.5 mmol/l): Ernährung mit Obst und Behandlung der Grundkrankheit, orale Kaliumsubstitution (2–3 × 40 mval/Tag)
    - *schwere Form* (K^+ < 2.5 mmol/l): 10 mval/Stunde i. v. über ZVK
    - *bei sekundärem Hyperaldosteronismus:* Spironolacton (Aldactone®)

Hypernatriämie
- **Ursachen:**
    - *hypertone Dehydratation:* Polyurie mit Verlust hypotoner (Na^+-armer) Flüssigkeit in der Erholungsphase nach Nierenversagen oder bei Hypercalcämie, bei Diabetes insipidus, Diabetes mellitus, Fieber, starkem Schwitzen, Erbrechen, Diarrhoe, Exsikkose, Schluckstörung, forcierte (osmotische) Diurese, Sondenkost, Peritonealdialyse
    - *hypertone Hyperhydratation:* Morbus Conn, Morbus Cushing; Gabe von Cortison, Na^+-Bicarbonat, Fosfomycin (Fosfocin®), Humanalbumin
- **Diagnostik:**
    - *ZVD niedrig → Hypovolämie:*
    - Urin-Osmolalität > 800 mosm/kg: extrarenaler Flüssigkeitsverlust
    - Urin-Osmolalität < 800 mosm/kg: renaler Wasserverlust →
        - ▶ Anstieg der Urin-Osmolalität nach ADH-Gabe (Minirin®): zentraler Diabetes insipidus
        - ▶ kein Anstieg der Urin-Osmolalität nach ADH-Gabe: nephrogener Diabetes insipidus oder Diabetes mellitus
    - *ZVD erhöht → Hypervolämie*
- **klinisches Bild:** Fieber, Durst, Mundtrockenheit, erschwertes Schlucken und Sprechen, Schwäche, erhöhter Hautturgor, Tachykardie, Hypotonie, Erbrechen; neurologisch Apathie, Schwindel, Rigor, Muskelkrämpfe, Ataxie, Opsoklonus, epileptische Anfälle, Delir, Koma
- **Therapie der hypertonen Dehydratation:**
    - *Zufuhr von Glucose 5%*, Menge in Litern = (Serum-Na − 142)/142 × kg KG × 0.6; bei schwerer Hypernatriämie von > 160 mmol/l initial auch NaCl 0.9%
    - *CAVE:* langsamer Na^+-Ausgleich (< 0.5 mmol/Stunde) wegen Gefahr der pontinen Myelinolyse
- **Therapie der hypertonen Hyperhydratation:** Gabe von Furosemid (Lasix®) und Spironolacton (Aldactone®)

Hyponatriämie
- **Ursachen/Diagnostik:** Bestimmung der Serumosmolarität, des ZVD und des Na^+ im Urin (< 20 mmol/l → extrarenale, > 20 mmol/l → renale Ursache)
    - *hyperosmolar* (> 285 mosmol/kg KG): Mannitinfusion, Hyperglycämie
    - *isoosmolar* (280–285 mosmol/kg KG): Pseudohyponatriämie durch hohe Blutfette und (Para-)Proteine
    - *hypoosmolar* (< 280 mosmol/kg KG):
        - ▶ ZVD normal: Cortisonmangel, Hypothyreose, SIADH, non-steroidale Antiphlogistika
        - ▶ ZVD erniedrigt: Volumenmangel; U-Na⁺ < 20: Diarrhoe, Erbrechen, Fieber, Verbrennung, Peritonitis, Trauma; U-Na⁺ > 20: Diuretika, Aldosteronmangel, Nephritis
        - ▶ ZVD erhöht: Ödeme; U-Na⁺ < 20: Herzinsuffizienz, Leber-Cirrhose, nephrotisches Syndrom; U-Na⁺ > 20: Niereninsuffizienz
- **klinisches Bild** je nach Form:
    - *allgemein:*
        - ▶ bei Flüssigkeitsverlust (ZVD niedrig): Hypotonie, Exsikkose, Tachykardie

- bei Flüssigkeitsretention(ZVD hoch): Ödeme, Herzinsuffizienz
- *neurologisch* (→ hyponatriämische Encephalopathie S. 219): epileptische Anfälle, Delir, Bewußtseinstrübung, fokale Ausfälle
- **Therapie** je nach Ursache: bei Morbus Addison bzw. Hypothyreose Hormonsubstitution, bei SIADH Flüssigkeitsbeschränkung, bei Volumenmangel Substitution Na^+-haltiger Flüssigkeit, bei Überwässerung Gabe von Diuretika

2.27.3.9 Gastrointestinale Blutung (ICD-10: K92)

Ätiologie und Lokalisation
- **obere GI-Blutung (90%):** 50% akutes Ulcus, 25% Varizen, 25% Reflux, Mallory-Weiß-Syndrom, Tumoren, hämorrhagische Gastritis
- **untere GI-Blutung (10%):** Hämorrhoiden, Polypen, Carcinome, Kolitis, Divertikel

Klinisches Bild
Schock (Kaltschweiß, Tachykardie, Blutdruckabfall), Hb-Abfall (< 10 g/dl), Hämatemesis, Teerstuhl (rektal fühlen)

Therapie bei leichter Blutung
Absetzen von Noxen (z. B. ASS, Cortison, Rauchen), Zuwarten unter engmaschiger Hb- und Blutdruckkontrolle, Kreuzblut abnehmen bzw. Konserven bereitstellen, elektive diagnostische Abklärung bei ausbleibender Besserung
- *bei Helicobacter-Nachweis:* Eradikationstherapie für 2 Wochen mit Omeprazol (Antra®) 2 × 20 mg und Clarithromycin (Klacid®) 2 × 250 mg und Amoxicillin (Clamoxyl®) 2 × 1 g/Tag

Therapie bei schwerer Blutung
- **Stabilisierung des Kreislaufs:** mindestens 2 großlumige venöse Zugänge, Gabe von kolloidalen Lösungen (z. B. Humanalbumin 5% 500 ml), Elektrolyt-Lösungen (Cave: Verdünnungseffekt mit Hb-Abfall); bei Hb < 8 g/dl bzw. Schock rasche Bluttransfusion (und ggf. fresh frozen plasma, FFP)
- **Notfallgastroskopie** ggf. mit Sklerosierung / Fibrinkleber, falls nicht ausreichend → Notfall-OP
- **Protonenpumpenhemmer**, z. B. Omeprazol (Antra®) 1 Amp. pro Infusion, evtl. (Tripel-) Eradikationstherapie bei Helicobacter-pylori-Nachweis
- **bei Lebercirrhose:** Gefahr des Ammoniak-Anstieg durch Blut im Darm → Abführen (Lactulose, Einlauf) und Neomycin (z. B. Humatin® Kps.)

2.27.3.10 Sepsis (ICD-10: A39-A41)

Zusatzdiagnostik
- **Fokussuche:** Röntgen Thorax, Sonographie Abdomen, Urin, Zahnstatus, HNO-Konsil; Einsendung von Trachealsekret, Urin, Blutkulturen, Liquor, Abstrich
- **Labor:** Routinewerte einschließlich Differentialblutbild und CRP, zusätzlich arterielle Blutgase und Lactat (Lactatacidose?), Gerinnungsstatus und Fibrinmonomere/Dimere (Verbrauch?)

Therapie
- **O_2-Zufuhr,** evtl. Intubation (Faustregel: spätestens wenn bei 15 l O_2 über Maske pO_2 < 55 mm Hg und pCO_2 > 55 mm Hg, bei erschöpften bzw. instabilen Patienten früher); bei ARDS PEEP-Beatmung und Flüssigkeitsrestriktion
- **Volumenzufuhr:** falls kardiopulmonal stabil bis > 5 l/Tag
- **Katecholamine:** Dopamin 3 µg/kg KG/Minute (meist 200–300 mg/Tag), bei Kreislaufinstabilität steigerbar auf das 5-fache
  - *falls nicht ausreichend* → Arterenol und Dobutrex
  - *bei zusätzlichem Vorliegen von KHK oder Pneumonie oder Nierenversagen* → Monitoring mit Pulmonalarterien-Katheter
- **operative Herdsanierung / Drainage,** falls möglich bzw. erforderlich
- **Antibiose:** initial breit abdecken (Auswahl je nach Infektlokalisation und zu erwartendem Keim), dann gezielt nach Antibiogramm
- **Therapie von Komplikationen:**
  - *dissemimierte intravasale Gerinnung (DIC):* Prophylaxe und Sanierung von Blutungen (Antacida, Umstechungen), Heparin niedrigdosiert 5000 IE/Tag, Substitution von Gerinnungsfaktoren (abhängig von Labor und Klinik; AT III (Kybernin®) 4 × 500 IE/Tag, Fresh-Frozen-Plasma (FFP) 4 Btl. oder 6 Einheiten/Tag, Thrombozyten bei Werten < 20000/µl und Blutungen)
  - *Nierenversagen* meist prärenal: Gabe von Volumen, Dopamin, Absetzen nephrotoxischer Substanzen; Hämodialyse bei anhaltender Anurie, steigendem Harnstoff über 200, Kalium > 6 mmol/l nach Azidoseausgleich, bei therapierefraktärem Lungenödem/Urämie

2.27.4 Intensivmedizinisches Management

2.27.4.1 Überwachung

Neurologisch-klinisches/ elektrophysiologisches Monitoring
→ Koma S. 360

Kardiovaskuläres Monitoring
- **EKG:** Ausgangs-EKG (auch wenn kardial aktuell beschwerdefrei), möglichst permanent Monitor-EKG

Neurologische Intensivmedizin 361

- **automatische Blutdruckmessung** (non invasive pressure, NIP) mindestens stündlich
  - *bei Kreislaufinstabilität:* NIP alle 5–10 Minuten, dann auch über arteriellen Zugang
  - *bei Katecholaminpflicht, kardiopulmonaler Instabilität und zusätzlicher Niereninsuffizienz oder Sepsis oder schwerem Hirnödem:* Pulmonalarterien- (PA-) Katheter
  - *bei Angina pectoris:* alle 6 Stunden Herzenzyme, PTT und EKG

Pulmonales Monitoring
- **klinischer Aspekt:** Ausmaß Tachypnoe/Orthopnoe, Cyanose, Husten/Auswurf, mehrmals Perkussions-/Auskulatationsbefund
- **Röntgen Thorax** (im Liegen): initial (meist gleich nach Anlage des ZVK), bei schwerer Pneumonie/kardialer Dekompensation/Beatmung täglich; bei unklaren Befunden ggf. CT-Thorax, Bronchoskopie, Punktion
- **Blutgase** venös/kapillär/arteriell täglich 1 x, auch ohne klinisch erkennbares pulmonales Problem (→ frühzeitiges Erkennen einer CO_2-Retention, Säure-Basen-Störung)
  - *bei schwerer respiratorischer Insuffizienz oder Beatmung:* arterielle Blutgasanalyse (BGA) alle 1–2 Stunden, dazu arteriellen Zugang A. radialis oder bei komatösen Patienten A. femoralis legen

Sonstiges Monitoring
- **Infektmonitoring:** täglich Blutbild, mindestens 1 x/Woche Differential-Blutbild
  - *bei schwerem Infekt:* täglich CRP, evtl. 1 x/Woche sonstige Akut-Phase-Proteine wie Fibrinogen, Globuline, Haptoglobin etc. oder BSG
  - *bei V. a. Sepsis:* Gerinnung (DIC ?), Lactat, arterielle Blutgase, D-Dimere, Fibrinogen-Spaltprodukte, Elektrolyte, Kreatinin, Harnstoff
  - *bei Hb-Abfall:* Hämolyseparameter (Reticulozyten, LDH, K^+, Haptoglobin, Bilirubin), Hämoccult, Urin-Stix (Hämaturie), Retentionswerte, Blutbild
  - *bei Thrombosen:* großer Gerinnungsstatus mit Quick, PTT, Fibrinogen, AT III, Protein C und S (vor Marcumargabe), Dimere, APC-Resistenz, Phospholipidantikörper (→ S. 75)
- **Flüssigkeitsbilanzierung:** mindestens täglich; alternativ bei mobilen Patienten: täglich wiegen
  - *bei Harninkontinenz, Koma, Beatmung, Niereninsuffizienz:* Blasen-Dauerkatheter und mindestens alle 12 Stunden Bilanzierung und ZVD-Messung; Ziel: Normalwert + 5 (± 2) cm H_2O
  - *bei Niereninsuffizienz:* täglich Retentionswerte, Na^+, K^+, Urin-Osmolalität und 1 x/Woche Harnsäure, Urin-Stix und Sediment; Nieren-Sonographie
  - *bei schwerer Herzinsuffizienz und beatmungspflichtiger Pneumonie:* möglichst wenig Volumen geben; falls vom ZNS her möglich mit Lasix® Diurese fördern, bis zur beginnenden Oligurie oder leichtem Kreatinin-Anstieg oder Urin-Na^+-Abfall bis < 50 mval/l oder ZVD nahe 0 (bei Zeichen der Hypovolämie bzw. des drohenden prärenalen ANV dann Diurese wieder etwas drosseln bzw. Volumengabe steigern)

2.27.4.2 Beatmung

Ätiologie der respiratorischen Insuffizienz
- **Störungen der Pumpfunktion** (zentrale Atemstörungen, peripher-neurogene oder muskuläre Störungen)
- **Störungen des Gasaustauschs** (Lungenödem (auch neurogen), Aspiration, Pneumonien, Asthma, Lungenfibrose)
- **Störungen der Perfusion** (Lungenembolien, Shunt)
- **gemischte Störungen** (Pneumo-/Hämatothorax, gr. Pleuraerguß)

Beatmungsformen
- **volumen-kontrolliert** (konventionell): verschiedene Beatmungsmodi je nach Komatiefe bzw. Sedierung von der rein maschinellen (Intermittent Positive Pressure Ventilation IPPV) über die augmentierende Beatmung (Synchronized Intermittent Mandatory Ventilation SIMV, Mischform von maschineller Beatmung und Spontanatmung) bis hin zur unterstützten Spontanatmung (Assisted Spontaneous Breathing ASB bzw. Continuous Positive Airway Pressure CPAP)
- **Druck-kontrolliert (BIPAP):** Überdruck des Beatmungsgerätes und Unterdruck der Atemmuskulatur führen zur Volumenverschiebung; freie Durchatembarkeit jederzeit, keine individuellen Beatmungsmodi, nur 2 variable CPAP-Niveaus; prinzipiell immer anwendbar, bevorzugt aber bei Respiratorentwöhnung

Überwachung
- **klinisch:** Tachypnoe, Unruhe, Giemen, RG, Cyanose, Kaltschweiß, Halsvenenstauung bzw. ZVD, Galopprhythmus, evtl. Schock
- **arterielle Blutgase:** bei beatmeten Patienten 6–12 x täglich (Sollwerte: pO_2 > 80 mm Hg, pCO_2 um 40 mm Hg), dazu arteriellen Zugang (A.radialis oder A. femoralis) legen; gleichzeitig Kontrolle von Kalium, Natrium und Glucose
- **Pulsoxymeter:** Sauerstoff-Sättigung möglichst über 95% halten

- **Überschreiten der vorgegebenen Grenzen beim Beatmungsgerät**, z. B. Atemminutenvolumen, maximale Atemfrequenz
- **Röntgen-Thorax-Kontrollen** unter Beatmung 3–6 ×/Woche
- **Bronchoskopie** über Tubus/Tracheostoma: gezieltes Absaugen, Lavage

2.27.4.3 Ernährung

Prinzipien

- **Magensonde** prinzipiell wegen ZVK-Komplikationen zu bevorzugen, aber bei Somnolenz, Schluckstörung, Aspirationsgefahr, gastrointestinalen Problemen und unklarer Situation seitens der Neurologie → Ernährung in den ersten Tagen parenteral
- **zentralen Venenkatheter** (ZVK) frühzeitig legen, maximale Liegedauer 10–14 Tage (→ Kathetersepsis)
- **Dauer der u. g. Phasen:** 1 Tag bis 1 Woche, meist je 3 Tage; je nach Allgemeinzustand und Prognose individuell variieren

1. Phase: parenterale Ernährung

- **Standardprogramm:** 2 × 500 ml Glucose 40 % + 2 × 500 ml Aminosäuren 10 % + 250 ml Intralipid 20 % = 1750 ml = 2300 kcal; Zusätze: Elektrolyte, Vitamine, Insulin
  - *bei cerebraler Ischämie:* am ersten Tag keine Glucose
  - *bei Diabetes:* Kaloplasmal® 1 l (evtl.+ Alt-Insulin-Perfusor 5O IE)
  - *bei Niereninsuffizienz:* Nephrosteril® 0.5 l
  - *bei Leberinsuffizienz:* Amino-Hepa® 0.5 l
- **Flüssigkeitsbilanzierung:** → S. 361
- **Vitamine:** 1 Amp. Cemevit® als Kurzinfusion (lichtempfindlich!) in 100 ml 5 % Glucoselösung oder 0.9 % NaCl-Lösung
  - *bei Langzeiternährung i. v.:* Spurenelemente (Addel N®) 1 Amp./Woche; in die Fett-Lösung 1 Amp. Vitalipid® oder Vitamin K (Konakion®)
- **sonstige Zusätze:** Insulin mindestens 10 IE/100 g Glucose (Blutzucker-Profil); bei intakter Niere zusätzlich 40 mval Kalium-Phosphat (auch KCl); Einstellung von K^+ und Mg^{++} auf hochnormale Werte (Rhythmusstörungen)
  - *CAVE:* „refeeding"-Hypophosphatämie (→ S. 220) bei Kohlenhydratsubstitution ohne Phosphatsubstitution → Polyneuropathie, organisches Psychosyndrom
- **Abführen:** bei erfolgreichem vorsichtigem Schluckversuch → orale Gabe von Propulsin® 3 × 10 ml und/oder Eugalac® 3 × 20 ml, sonst dazu Magensonde legen; evtl. zusätzlich Klysma, Depuran®-Supp., Panthenol® 2 Amp.; falls nicht ausreichend: Ceruletid (Takus®) 1 Amp. (40 μg) s. c.; Maximaltherapie: Perfusoren Takus 3 Amp./50 ml über 3 Stunden (oder in NaCl) im Wechsel mit Prostaglandin F2a (Minprostin®) 3 Amp./50 ml in 3 Stunden

2. Phase: Kostumstellung

- **Voraussetzungen:** Patient führt gut ab, gute Darmgeräusche, kein Reflux, Aspirationsgefahr gering, evtl. positiver Schluckversuch
- **Flüssigkeitsgabe** vorsichtig oral bzw. über Magensonde, z. B. 250 ml Tee in kleinen Portionen im Sitzen, noch keine Kalorien oral; dann Volumen langsam (z. B. um 250 ml/Tag) enteral steigern, bei Erbrechen Abbruch; über Magensonde vorher aspirieren
- **iv.- Flüssigkeitszufuhr parallel mindern** bei konstanter Kalorienzufuhr (z. B. ab ½ l Sondenkost eine Glucose- und eine Aminosäure-Lösung absetzen)
- **Kontrollen:** Blutzucker, K^+, Harnstoff, Amylase, Lipase, Bilanz
- **Cave:** bei Diabetes, Leber-Cirrhose und Niereninsuffizienz nur max 1–1.5 l Sondenkost

3. Phase: volle Schonkost

oral (bei intaktem Schluckakt) oder über Magensonde; evtl. Vorbereitung der Anlage einer PEG (s. u.), falls keine neurologische Besserung erwartet wird

- **PEG = percutane endoskopische Gastrostomie:**
  - *Vorbereitung:* Patient ab Vortag abends nüchtern lassen und Heparin möglichst absetzen
  - *nach Anlage der PEG:* Oberkörper 30° hochlagern, erste Flüssigkeit abends; Kostaufbau stufenweise steigern (Faustregel: täglich 1/2 Liter Sondenkost mehr), Applikation in kleinen Portionen z. B. alle 3 Stunden tagsüber
  - *Pflege:* häufiger Verbandwechsel und Desinfektion, in den ersten zwei Wochen auf Dislokation/lokale Infektion achten

3 Diagnostische Methoden

3.1 EEG
W. Berger

3.1.0.1 Physiologische Grundlagen

Generatorstruktur(en) — exzitatorische und inhibitorische postsynaptische Potentiale der Zellkörper und großen Dendriten der Pyramidenzellen

Frequenzbänder
- **Alpha-Wellen:** 8–13 Hz
- **Beta-Wellen:** 14–40 Hz
- **Theta-Wellen** (Zwischenwellen): 4–7 Hz
- **Delta-Wellen:** 0.5–3.5 Hz

3.1.0.2 Technik

Registrierung
- **Definitionen:**
  - *Zeitkonstante:* die Zeit, während der eine angelegte Spannung U auf den Wert U/e (e = 2.718…) sinkt; 1/e = ca. 37 %
  - *Grenzfrequenz:* die Frequenz, bei der die Empfindlichkeit 70.7 % des Maximalwertes beträgt (–3 db); Grenzfrequenz = $1 / (2 * \pi * \text{Zeitkonstante})$
- **übliche Einstellungen bei Polygraphie:**

	Verstärkung µV/cm	t s	f_{hoch} Hz	f_{tief} Hz
EEG	70	0.3	0.53	70
EOG	200	1.6	0.1	70
EMG	200	0.01	16	300
EKG	1000	1.6	0.1	70
Atmung	1000	1.6	0.1	70

(t = Zeitkonstante, f_{hoch} = Grenzfrequenz des Hochpaßfilters, f_{tief} = Grenzfrequenz des Tiefpaßfilters)

- **weitere Parameter:** Übergangswiderstand < 5 kOhm, Papiergeschwindigkeit 3 cm/s

Elektrodenpositionierung — nach dem Internationalen 10–20-System (Abb. **14**)

Ableitungen
- **Referenz-Ableitung:** Ableitung gegen eine gemeinsame Referenz (z. B. Ohr, Mastoid)
  - alle Signale enthalten als gemeinsame Komponente das Potential der Referenzelektrode
  - Lokalisation durch Potentialmaximum, keine Phasenumkehr
- **bipolare Ableitung:** Spannungsdifferenzen der beiden Elektroden werden registriert, synchrone Potentialschwankungen der beiden Elektroden werden nicht oder mit verminderter Amplitude registriert; Möglichkeit der Lokalisation eines Potentialmaximums über Phasenumkehr
- **Ableitung gegen Average Reference:** Durchschnittspotential aller Skalpelektroden als Referenz; großflächige Potentialschwankungen (die mehr oder weniger alle Elektroden tangieren) werden nicht registriert
- **Quellenableitung:** Referenz ist der Mittelwert der Potentiale der unmittelbar umgebenden Elektroden, welche jeweils noch mit 1/s (s = Entfernung von der differenten Elektrode) gewichtet werden
- **Spezialableitungen in der prächirurgischen Epilepsiediagnostik:** Foramen ovale-Ableitung, Sphenoidalableitung, Tiefenelektroden, cortikale Ableitung (grid)

EEG-Registrierung
- Durchlaufen mehrerer Ableiteschemata: unipolar (gegen ipsilaterales Ohr bzw. gegen rechtes/linkes Ohr), bipolar (Längs-, Querreihen), Quellenableitung; Gesamt-Ableitung nicht kürzer als 20 Minuten
- **Hyperventilation** für 3 Minuten, Registrierung der post-HV-Phase für 2 Minuten
- **bei bewußtseinsgetrübten Patienten** Reaktivitätsprüfungen und längere Ableitedauer

Befundung
- **Beschreibung** folgender Charakteristika: Frequenzen, Amplituden, Graphoelemente, Lokalisation, Reaktivität, Symmetrie (Amplitude, Frequenz), Synchronizität (Wellen, Bursts)

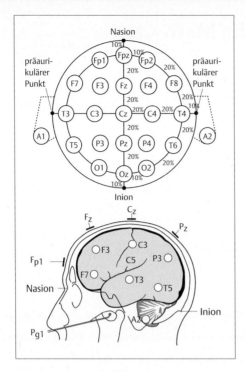

Abb. 14 Elektrodenpositionen nach dem Internationalen 10–20 System und anatomische Beziehungen

- **klinische Angaben** zum Krankheitsbild unerläßlich, da z. B.
  - die Akuität der klinischen u./o. Laborveränderungen zum Ableitezeitpunkt für die Interpretation wichtiger ist als der Absolutwert
  - langsame Änderungen von Stoffwechselparametern (BZ, Leber- und Nierenwerte) sich anders auswirken als akute

3.1.0.3 EEG bei Gesunden

EEG-Typen

- **Alpha-Typ:** vorherrschende Alpha-Wellen, Maximum parieto-occipital, Blockierung bei Öffnen der Augen, Amplitude 40–100 µV, Frequenzschwankungen um 0.5–1/s; Seitendifferenz der Amplituden bis 30%
- **Beta-Typ:** vorherrschende Beta-Wellen, diffus verteilt oder Maximum fronto-praezentral, Amplitude 20–30 µV, Blockierung bei Öffnen der Augen
- **flaches EEG:** nur nach Augenschluß kurze Gruppen von Alpha- und Betawellen
- **4–5/s Grundrhythmus-Variante:** unter Entspannung Übergang von einem Alpha-Rhythmus in regelmäßige 4–5/s-Wellen, Maximum occipital und temporal, Blockierung durch sensorische Reize
- **unregelmäßiges EEG:** Schwankungsbreite des Alpha-Grundrhythmus um 2–3/s, temporal vermehrt Zwischenwellen

Physiologische Formationen

- **im Wachzustand:**
  - *Alpha-Rhythmus:* occipital betont, Blockierung bei geöffneten Augen
  - *Lambda-Wellen:* monophasische positive steile Wellen, < 50 µV, occipital betont; Beziehung zu Augenbewegungen
  - *µ-Rhythmus:* arkadenförmig, 7–11/s, < 50 µV, zentral lokalisiert; Abschwächung durch Bewegungen (auch gedachte oder beabsichtigte)
- **im Schlaf:**
  - *Schlafspindeln:* ca. 14/s mit Maximum nahe des Vertex, um 50 µV
  - *Vertexwellen:* steile Wellen mit negativem Beginn, Stadium B–C
  - *K-Komplexe:* langsame Welle, manchmal mit steilen Anteilen, um 200 µV, vertexbetont; im Schlaf spontan oder als Antwort auf Reize, Stadium C–E

Provokationsmethoden

Hyperventilation (→ Hypokapnie → Verengung der cerebralen Gefäße), Photostimulation, Schlaf, Schlafentzug

Schlafstadien im EEG nach Loomis/Kugler

Stadium	Spontan-EEG	EEG bei Reizen
A	Alpha-Verlangsamung und Abflachung, flache Zwischenwellen	visuelle Blockierung verringert oder paradoxe Aktivierung bei Augenöffnen
B	frontal betonte flache Zwischenwellen	Vertexzacken
C	höheramplitudige Zwischenwellen, Beta-Spindeln	K-Komplexe
D	Deltawellen im Wechsel mit Zwischenwellen, Beta-Spindeln	breite K-Komplexe, Delta-Aktivierung
E	kontinuierliche Deltawellen	–
REM	hochfrequente, flache Aktivität, Augenartefakte	(Vertexzacken)

Physiologische/ psychophysiologische Einflüsse

- **Alter:** ontogenetische Entwicklung über langsame Wellen, hohe Amplituden, geringe Kohärenz (im Kleinkind- und Kindesalter) zu Beschleunigung, Abnahme der Amplituden, Zunahme der Kohärenz im Erwachsenenalter (18.–20. Lebensjahr), starke Hyperventilations-Veränderungen im Kindesalter
- **Bewußtseinszustand:**
  - „aktives EEG": Desynchronisation mit raschen, irregulären Frequenzen und Amplitudenreduktion
  - „passives" EEG (wache Entspanntheit): Alpha-Rhythmus mit höherer Amplitude

3.1.0.4 Pathologisches EEG

Diffuse Veränderung über allen Hirnregionen (Abb. 15)

Typ	EEG-Morphologie	klinische Korrelate
leichte Allgemeinveränderung (AV)	verlangsamte Alpha-Wellen 7.5–8.5/s und eingestreute Zwischenwellen (Abb. 15C)	evtl. psychoorganisches Syndrom
mittelschwere Allgemeinveränderung	Zwischenwellen 4–7/s, frontal und temporal auch niedrige Delta-Wellen (Abb. 15D)	Somnolenz
schwere Allgemeinveränderung	Deltawellen, z. T. von schnellen Frequenzen überlagert (Abb. 15E)	Koma
diffuse Dysrhythmie	Frequenzschwankungen des Alpha-Rhythmus um 2–4/s, Zwischenwellen, Delta-Wellen, steile Wellen	unspezifisch, z. B. bei Migräne, Niereninsuffizienz, entzündlichen Veränderungen

Einfluß metabolischer Störungen auf das EEG

- **Blutgase:**
  - O_2-Sättigung: < 40 % → Grundrhythmus-Verlangsamung
  - Hyperkapnie: Grundrhythmus-Verlangsamung, Amplitudenzunahme
- **Elektrolyte:**
  - Hypernatriämie, Hypo-/Hyperkaliämie: wenig Einfluß
  - Hyponatriämie: Grundrhythmus-Verlangsamung, fortgeleitete rhythmische Delta-Wellen
  - Hypokalzämie: Grundrhythmus-Verlangsamung, generalisierte epileptiforme Potentiale
- **Glucose:**
  - Hypoglykämie: Blutzucker 50 mg/100 ml → Grundrhythmus-Verlangsamung auf 7–8/s, Blutzucker < 30 mg/100 ml → 2–3/s Deltawellen; ferner bilateral synchrone fortgeleitete Deltawellen, epileptiforme Potentiale und Herdbefunde
  - Hyperglykämie: BZ 400–500 mg/100 ml → paroxysmale Dysrhythmie und steile Abläufe, epileptiforme Potentiale, Herdbefunde
  - Ketoazidose: Unterdrückung von Krampfaktivität
- **Leberinsuffizienz**
  - Verlangsamung und triphasische Deltawellen
  - Verlangsamung und steile Theta-Ausbrüche
- **Temperatur:**
  - Hyperthermie 39–42°: → Grundrhythmus-Verlangsamung bis zum Delta-Rhythmus, Amplitudenzunahme
  - Hypothermie: → Amplitudenreduktion, Grundrhythmus-Verlangsamung

366 Diagnostische Methoden

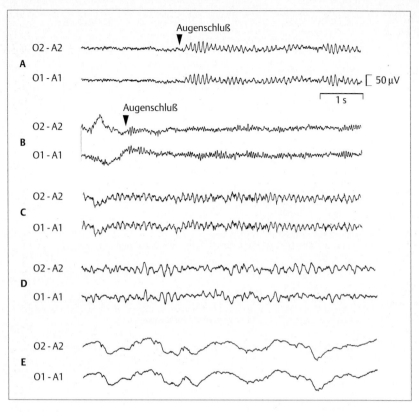

Abb. 15   Normaler (A, B) und veränderter Grundrhythmus (C-F) im EEG: A normales EEG vom Alpha-Typ (10/s), B EEG vom Beta-Typ (21/s), C leichte Allgemeinveränderung (8.5/s), D mittelschwere Allgemeinveränderung (6.5/s), E schwere Allgemeinveränderung (0.5–1/s)

- *Schilddrüse:* Hypothyreose → frühe Amplitudenabnahme (vor Grundrhythmus-Verlangsamung)
- **Grundrhythmus-Verlangsamung ferner bei:** Addison-Krise, akuter intermittierender Porphyrie (S. 215), Wernicke-Encephalopathie (S. 221), Vitamin B_{12}-Mangel (S. 223)

Herdbefunde (Abb. 16)

Typ	EEG-Morphologie	klinische Korrelate
Alpha-Verminderung	Minderung der Amplitude um mehr als 1/3 und Minderung der Ausprägung um mindestens 15 % (Abb. **16A**)	z. B. Kontusionen, seltener Subduralhämatom und Tumoren (im Beginn), Arachnoidalcyste
Alpha-Aktivierung	fokale Verlangsamung des Alpha-Rhythmus, höhere Amplitude, fehlende Blockierung bei Augenöffnen, unregelmäßiger (Abb. **16B**)	z. B. vaskuläre Läsionen, Kontusionen, Rückbildungsstadium nach schwereren Herdbefunden
Zwischenwellenfokus	fokale 4–7/s Zwischenwellen, oft im Durchgangsstadium zum/vom Delta-Fokus (s. u.)	wie Delta-Fokus (s. u.)
fokale Dysrhythmie	fokales Auftreten von unregelmäßigen, verlangsamten Alpha-Wellen mit Zwischenwellen und evtl. Delta-Wellen (Abb. **16C**)	unspezifisch z. B. Entzündung, Tumor, Migraine accompagnée im Anfall

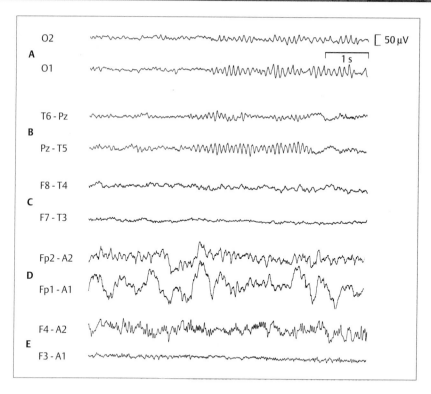

Abb. 16 Typen von Herdbefunden im EEG: A Alpha-Aktivierung occipital rechts, B Alpha-Verminderung temporal rechts, C fokale Dysrhythmie temporal rechts, D Delta-Fokus frontopolar links, E Knochenlückenveränderungen mit fokaler Dysrhythmie über F4

Typ	EEG-Morphologie	klinische Korrelate
Delta-Fokus	fokales Auftreten von Delta-Wellen, im Zentrum des Fokus oft langsamer, unregelmäßiger und flacher; bei frontalen und temporalen Foci oft Überleitung zur Gegenseite (Abb. **16D**)	perifokales Ödem bei Tumoren, Ischämien etc.
fokale Abflachung	oft im Zentrum eines Delta-Fokus	wie Delta-Fokus, Blutung
Krampffokus	Lokalisation durch Phasenumkehr in den bipolaren Ableitungen	Spikes: eher cortikaler Fokus; steile Abläufe: eher subcortikaler Fokus
fokale Spindelverminderung	im Schlaf-EEG	v. a. vaskuläre Läsionen

Einfluß morphologischer Läsionen auf das EEG

Art/Lokalisation der Läsion	EEG-Befunde
graue Substanz des Cortex	fokale Amplitudendepression
subcorticale weiße Substanz	fokale polymorphe Delta-Wellen
Basalganglien/Thalamus	ausgedehnte polymorphe Deltawellen ipsilateral oder fortgeleitete intermittierend-rhythmische monomorphe Delta-Aktivität (IRDA) ipsilateral betont oder generalisiert
infratentoriell	> 50% ohne EEG-Veränderung
infratentoriell mit Kompression des Occipitallappens oder vertebrobasilär/posteriorer Gefäße	polymorphe Deltawellen über hinteren Hirnregionen
infratentoriell mit Dilatation des III. Ventrikel bei Hydrocephalus	intermittierend-rhythmische Delta-Aktivität (IRDA) oder Theta-Aktivität
sehr ausgedehnt in weißer Substanz einer Hemisphäre und subcortikaler grauer Substanz (Basalganglien/Zwischenhirn)	periodische Delta-Aktivität (PDA) über einer Hemisphäre oder bilateral mit ipsilateraler Betonung und intermittierend-rhythmische Delta-Aktivität (IRDA)
ausgedehnte Zerstörung von Cortex und weißer Substanz einer Hemisphäre mit sekundärer Schädigung subcortikaler grauer Substanz und des Hirnstammes	ipsilateral weitgehende Amplitudendepression, kontralateral Kombination von polymorphen Deltawellen und intermittierend-rhythmische Delta-Aktivität (IRDA)
Hirnödem (z. B. Trauma, Tumor, Infarkt)	diffuse oder fokale Verlangsamung
Hirntod	isoelektrisches EEG (Ableitung bei höherer Verstärkung)

EEG bei Epilepsie

- **ictuale Veränderungen = epileptiforme Potentiale** (Abb. 17)
  - *spike:* meist negatives Spitzenpotential < 80 ms Dauer
  - *spike-wave Komplex:* Kombination mit langsamer Welle (Abb. **17 A–C**)
  - *periodische lateralisierte epileptische Entladung* (periodic lateralized epileptiform discharges, PLED) (Abb. **17 D**)
- **interictuale Veränderungen** können bei seltenen epileptischen Anfällen (z. B. bei symptomatischer Epilepsie) fehlen, während sie bei Pyknolepsie meist vorliegen
- **klinische Zuordnung:**
  - *fokale Epilepsien:*
    - ▶ ictal: epileptiforme Potentiale mit Amplituden- und/oder Frequenzdynamik, mit oder ohne Ausbreitung
    - ▶ interictal: fokale steile Wellen, rhythmische Zwischenwellen
  - *generalisierte Epilepsien:* bilaterale epileptiforme Potentiale (z. B. 3/s Spike-wave bei Absencenepilepsie des Kindesalters (Abb. **17 E**), polyspike-wave bei Epilepsien mit Myoklonien (Abb. **17 C**))

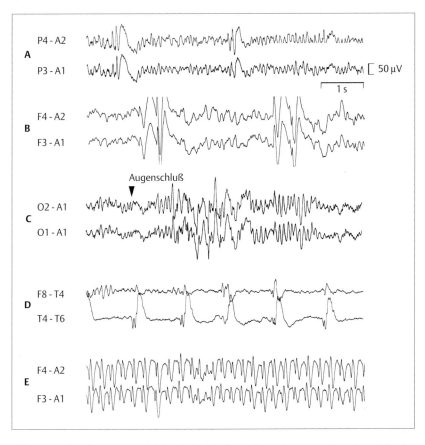

Abb. 17 Epileptiforme Potentiale im EEG: A isolierte sharp-slow-wave-Komplexe, B hochamplitudige spike-wave-Komplexe, C irreguläre spike-/poly-spike-wave Komplexe nach Augenschluß, D PLED's (periodic lateralized epileptiform discharges) temporal rechts, E 3.5/s spike-wave-Muster bei Petit-mal-Status

3.2 Elektromyographie / Elektroneurographie

F. X. Glocker

3.2.1 Elektromyographie (EMG)

Prinzip

- Registrierung der elektrischen Aktivität eines Muskels i. d. R. mit konzentrischer Nadelelektrode, die quer zum Faserverlauf direkt in den Muskel eingestochen wird
- Ableitung extrazellulär durch Messung einer Spannungsdifferenz zwischen differenter und indifferenter Elektrode; üblicherweise triphasisches Potential mit positiv-negativ-positiver Auslenkung, das der Erregung einer Muskelfaser über eine Strecke von ca. 10 mm entspricht [477]

3.2.1.1 Konventionelles Nadel-EMG

Allgemeines — semiquantitatives Routine-Verfahren, das als Fortsetzung der klinischen Untersuchung aufzufassen ist, wobei in dem zu untersuchenden Muskel mindestens zwei Hauteinstiche erfolgen und pro Einstich fünf verschiedene Nadelpositionen beurteilt werden

Auswertung
- **Einstichwiderstand:** erhöht bei fibrosierter Muskulatur, erniedrigt bei Steroidtherapie, bei Lipomen
- **Einstichaktivität:**
  - *normal:* Dauer bis ca. 300 ms, durch mechanische Erregung der Muskelfasern bedingt
  - *verlängert* bei neurogener Schädigung (frühzeitig vor dem Auftreten von pathologischer Spontanaktivität), bei Myositiden, bei Myotonien
  - *fehlend* bei extramuskulärer Nadelposition, bei fibrosierter Muskulatur, nach Kompartment-Syndrom mit Muskelnekrosen, bei Lipomen
- **Spontanaktivität:**
  - *Endplattenrauschen, Endplattenpotentiale:* physiologische Spontanaktivität, Nadelposition oft schmerzhaft
  - *Fibrillationspotentiale:*
    - ▶ Entstehung: spontane Entladungen einzelner Muskelfasern
    - ▶ Aussage: Auftreten bei neurogenen Läsionen nach Eintreten der Waller'schen Degeneration sowie bei verschiedenen Muskelerkrankungen (z. B. Myositiden und Muskeldystrophien); Nachweis an mehr als 3 von 10 untersuchten Stellen immer pathologisch
  - *positive scharfe Wellen:* Haifischzahn-ähnliche Potentialform
    - ▶ Entstehung bei Nadelposition im Bereich nekrotischer oder degenerierter Muskelfasern
    - ▶ Auftreten üblicherweise gemeinsam mit Fibrillationspotentialen
  - *Faszikulationen:* Potentialform von willkürlicher Aktivität nicht unterscheidbar
    - ▶ Entstehung: spontane Entladungen einzelner motorischer Einheiten (bei oberflächlicher Lage mit bloßem Auge sichtbar)
    - ▶ Aussage: in Verbindung mit Fibrillationspotentialen und positiven scharfen Wellen typisch für Vorderhornschädigung, gelegentliches Vorkommen auch bei peripher gelegenen Nervläsionen, sehr selten bei Myopathien; Vorkommen auch bei Gesunden (besonders in Wadenmuskulatur und M. orbicularis oculi) oder (generalisiert) als benigne Faszikulationen
  - *Myokymien (→ S. 19):* repetitive und gruppierte Entladungen in Form von einzelnen Potentialen, Doublets, Triplets oder Multiplets mit einer Frequenz von 2–60 Hz für eine Dauer von bis zu einigen Sekunden und Wiederholung derselben Salve nach wenigen Sekunden elektrischer Stille; seltener niederfrequente uniforme Entladungen mit 1–5 Hz [155,311,488]; Persistenz im Schlaf, keine Beeinflußbarkeit durch Willküraktivität
    - ▶ Entstehung möglich durch umschriebene Läsionen im gesamten Bereich des peripheren Neurons
    - ▶ Aussage: Vorkommen bei Tetanien, Neuromyotonie, nach peripheren Nervenläsionen (insbesondere nach radiogenen Plexusläsionen [698,782]), als faziale Myokymie [318,390,656], bei GBS, multipler Sklerose, Raumforderungen im Hirnstamm- und Kleinhirnbrückenwinkel-Bereich
  - *komplexe repetitive Entladungen* (pseudomyotone Entladungen, „bizarre high frequency discharges"): abrupt beginnende synchrone Aktivität mehrerer Muskelfasern, die einen polyphasischen Komplex bilden, der sich uniform wiederholt („Maschinengewehr-Salven") und dann plötzlich abbricht
    - ▶ Entstehung der Entladungen wahrscheinlich in den Muskelfasern, da durch Curare nicht blockierbar [678]
    - ▶ Aussage: Auftreten immer pathologisch, jedoch unspezifischer Befund; Vorkommen bei länger dauernden neurogenen Läsionen und Myopathien (besonders bei Polymyositis)
  - *myotone Entladungen:* durch Einstich, nach Willküraktivität, nach Perkussion oder spontan auftretende Entladungssalven, die in typischer Weise an Amplitude und Frequenz abnehmen und ein sog. „Sturzkampfbombergeräusch" erzeugen; die Potentiale ähneln in ihrer Form Fibrillationspotentialen oder positiven scharfen Wellen
    - ▶ Entstehung in Folge einer Instabilität der Muskelmembran
    - ▶ Aussage: Vorkommen bei myotoner Dystrophie Curschmann-Steinert, Myotonia congenita, Paramyotonia congenita, hyperkaliämischer periodischer Lähmung und sehr selten bei anderen Erkrankungen
- **Aktivitätsmuster** (Interferenzmuster): grobe Beurteilung der Anzahl der rekrutierten motorischen Einheiten und Ihrer Entladungsfrequenz unter maximaler und submaximaler Willküraktivität bei standardisierter Kippgeschwindigkeit (Zeitablenkung) des Aufzeichnungsgerätes (100 ms/Div); Beurteilung oft eingeschränkt durch unzureichende Mitarbeit (z. B. Schmerzhemmung)

- *mögliche Befunde:* dichtes Aktivitätsmuster, gemischtes (gelichtetes) Aktivitätsmuster, Einzeloszillationen, fehlende Willküraktivität
- *bei Gesunden:* dichtes Aktivitätsmuster mit Amplituden von 2–5 mV, gelegentlich auch > 8 mV (z. B. im M. tibialis anterior, kleine Handmuskeln)
- *bei chronisch neurogenen Prozessen:* Einzeloszillationen oder gelichtetes Aktivitätsmuster als Ausdruck des Verlustes motorischer Einheiten sowie überhöhte Amplituden als Folge des neurogenen Umbaus
- *bei myopathischen Prozessen:* bereits bei geringerer Kraftentfaltung dichtes Aktivitätsmuster als Folge der frühzeitigen Rekrutierung von motorischen Einheiten sowie erniedrigte Amplituden (< 1 mV)
- **Potentiale motorischer Einheiten:** hohe Variabilität; beurteilt werden Dauer, Amplitude und Phasenzahl; bei Verdacht auf myopathischen oder chronisch neurogenen Prozess wird ein quantitatives Verfahren (Einzelpotentialanalyse, Interferenzmusteranalyse, s. u.) angeschlossen
- **Anwendungsbeschränkungen:**
    - *Antikoagulation und relevante Gerinnungsstörungen* sind Kontraindikationen für ein Nadel-EMG; bei zwingender Indikation kann evtl. kleiner Hand- oder Fußmuskel untersucht werden
    - *mögliche infektiöse Erkrankungen:* HBV-, HCV- und HIV–Infizierte und Patienten mit Demenz (wenn eine Prion-Erkrankung nicht ausgeschlossen werden kann) → Benutzung von Einwegnadeln
        - Alternative (Empfehlung der Deutschen Gesellschaft für klinische Neurophysiologie für den Umgang mit Nadeln bei Patienten mit Prion-Erkrankungen): Autoklavieren über 60 Minuten bei 134°C bzw. zweimal 36 Minuten bei 136°C *oder* Einlegen in 1 M NaOH für 24 Stunden *oder* in 2.5–5% Na^+-Hypochlorit für 24 Stunden *oder* Kochen in 3% Na^+-Dedecylsulfat (SDS) für 10–15 Minuten

3.2.1.2 Quantitative Einzelpotentialanalyse

Prinzip   Aufzeichnung von mindestens 20 Einzelpotentialen bei geringer Willküraktivität an verschiedenen Stellen des Muskels; jedes Potential wird 4-fach reproduziert und hinsichtlich Potentialdauer und Phasenzahl quantitativ ausgewertet

Auswertung
- **Einstellungen:** Kippgeschwindigkeit 10ms/Div, Verstärkung 0.1 mV/Div
- **Polyphasie:** Potentiale mit mehr als vier Durchgängen durch die Grundlinie sind polyphasisch
- **Polyphasierate** beim Gesunden < 15%, im M. tibialis anterior gelegentlich höher (bis 20%) [389]

Normwerte   (in ms) für die mittlere Potentialdauer [92,477] (Abweichungen von ± 20% sind noch normal)

Alter	M. deltoideus	M. biceps brachii	M. triceps brachii	M. ext. digit. com.	M. rectus femoris	M. vastus med.	M. vastus lat.	M. gastrocnemius	M. tibialis anterior
5	8.6	8.5	9.9	7.8	9.6	8.7	10.7	8.0	10.5
10	9.3	9.1	10.6	8.4	10.3	9.3	11.5	8.6	11.2
15	9.8	9.6	11.2	8.8	10.7	9.8	12.1	8.9	11.7
20	10.2	10.0	11.6	9.2	11.3	10.2	12.6	9.4	12.3
30	10.7	10.6	12.0	9.8	12.0	10.8	13.4	10.0	13.1
40	11.3	11.1	12.2	10.2	12.6	11.3	14.0	10.4	13.6
50	11.6	11.4	12.4	10.5	12.9	11.6	14.4	10.7	14.0
60	12.1	11.9	12.6	11.0	13.5	12.1	15.0	11.2	14.7
70	12.6	12.4	12.8	11.4	14.0	12.6	15.6	11.7	15.3
80	13.0	12.8	12.8	11.8	14.4	13.0	16.1	12.0	15.7

Einschränkung   trotz computergestützter Aufzeichnung und Auswertung sehr aufwendiges Verfahren, das gute Kooperation des zu Untersuchenden voraussetzt

3.2.1.3 Quantitative Interferenzmusteranalyse [773,875]

Prinzip
- Aufzeichnung des Interferenzmusters über 1 Sekunde und automatische Berechnung des Quotienten aus der Zahl der Umkehrpunkte („turns") und der mittleren Amplitude
- pro Nadelposition wird bei 4 verschiedenen leichten bis submaximalen Kraftgraden aufgezeichnet

	■ es werden an 5 verschiedenen Nadelpositionen 20 Punkte aufgezeichnet und in das installierte Diagramm mit altersbezogenen Normhüllkurven eingetragen
Auswertung	3 oder mehr Punkte ausserhalb der Normhüllkurve sind pathologisch
Vorteile	■ Differenzierung zwischen normal, myopathisch und neurogen ist besser möglich als mit der quantitativen Einzelpotentialanalyse [569] ■ geringer Zeitaufwand, weniger abhängig von der Mitarbeit des Patienten

3.2.1.4 Einzelfaser-EMG [772,839]

Prinzip	mit spezieller Einzelfaserelektrode Ableitung von Entladungen einzelner Muskelfasern bei leichter Willküraktivität oder nach Stimulation
Auswertung	beurteilt wird die Faserdichte und der „Jitter" (Variabilität des Entladungsintervalls von Muskelfasern einer motorischen Einheit
Anwendung	Erfassung neuromuskulärer Übertragungsstörungen

3.2.1.5 Makro-EMG

Prinzip	mit einer Makroelektrode (mit integrierter Einzelfaserelektrode) werden bei verschiedenen Kraftgraden möglichst alle Muskelfasern einer motorischen Einheit registriert und gegen eine Referenz ausserhalb des Muskels abgeleitet
Auswertung	relativ genaue Bestimmung der Größe einer motorischen Einheit [572]

3.2.2 Elektroneurographie

3.2.2.1 Prinzip

Bestimmung der distalen motorischen Latenz (aufgrund der Leitungsverzögerung an der motorischen Endplatte wird für den distalen Abschnitt keine motorische Nervenleitgeschwindigkeit errechnet), der motorischen und sensiblen Nervenleitgeschwindigkeit sowie der F-Wellen-Latenz; Untersuchung bei konstanter Hauttemperatur von 34°C, da die Leitgewindigkeit mit sinkender Temperatur abnimmt (ca. 2 m/s pro Grad Celsius)

3.2.2.2 Motorische Neurographie

Methodik	■ **Stimulation** mit Oberflächenelektroden zumindest an 2 Stellen
	   ■ *bei Verdacht auf proximale Läsion* und Frage nach Leitungsblöcken zusätzlich proximale Stimulationsorte
	   ■ *Wurzelstimulation* (Hochvoltstimulator) zu allen Zielmuskeln möglich
	■ **Stimulationsorte** häufig untersuchter Nerven (abgeleiteter Muskel)
	   ■ *N. medianus* (M. abductor pollicis brevis): Handgelenk, Ellbeuge, Oberarm, Axilla, Erb
	   ■ *N. ulnaris* (M. abductor digiti minimi): Handgelenk, distaler Sulcus, Oberarm, Erb
	   ■ *N. radialis* (z. B. M. extensor pollicis longus): distales Humerusdrittel, Axilla, Erb
	   ■ *N. peroneus* (M. extensor digitorum brevis): Fußgelenk, distales Caput fibulae, Fossa poplitea
	   ■ *N. tibialis* (M. abductor hallucis): Fußgelenk, Fossa poplitea
	   ■ *N. femoralis* (M. rectus femoris): Leistenband
	■ **Ableitung** mit Oberflächenelektroden vom Zielmuskel (differente Elektrode über dem Muskelbauch, indifferente Elektrode distal über der zugehörigen Sehne)

Auswertung	■ **distale motorische Latenz, Nervenleitgeschwindigkeit:** Normwerte s. u.
	■ **Amplitude des motorischen Antwortpotentials (MAP)** in mV (Messung von Grundlinie zum negativen Peak): als Summenpotential ein Maß für die Zahl der intakten motorischen Einheiten
	   ■ *Einschränkung:* aufgrund hoher interindividueller Variabilität und zahlreicher bekannter Innervationsanomalien [325] ist das MAP bei der Erstuntersuchung kein zuverlässiges Maß zur Beurteilung einer axonalen Schädigung; hierzu immer Nadel-EMG erforderlich
	■ **Nachweis eines Leitungsblocks:** Amplitudenminderung zwischen zwei Reizorten von >20–30% bei gleichbleibender Potentialdauer [193]
	   ■ *Einschränkung:* erschwerte Beurteilung bei zeitlicher Dispersion des Potentials wegen Amplitudenreduktion durch Phasenauslöschung
	■ **F-Wellen-Untersuchung:** indirekte Reizantwort durch antidrome Erregung der Vorderhornzellen bei supramaximaler peripherer Reizung

- *Berechnung der F-Wellen-Geschwindigkeit (FWG):* 2 × D/(F-Wellen-Latenz – DML – 1 ms) (für obere Extremität: D = Distanz Reizort-C7, für untere Extremität: D = Distanz Reizort-Th12; DML = distale motorische Latenz; – 1 ms entspricht der angenommenen zentralen Verzögerung)
- *Aussage:* grobes Maß für die Integrität proximaler Nervenabschnitte, häufig frühzeitig fehlend bei Polyradikulitis Guillain-Barré

Normwerte der motorischen und sensiblen Neurographie [389]

Nerv	distale motorische Latenz (ms)[2]	motorische NLG[4] (m/s)[3]	sensible NLG[4] (m/s)[3]	F-Wellen-Latenz (ms)[2]	F-Wellen-Geschw (m/s)[3]
N. medianus	4.2	48	44 (Finger-Handgelenk)	31 (Handgelenk)	56
N. ulnaris	3.4	49 (Unterarm)	44 (Finger-Handgelenk)	32 (Handgelenk)	55
N. radialis → M. extensor pollicis longus[1] [816]	5.6	50 (Oberarm)	44 (Finger-prox. Handgelenk)		
N. radialis → M. triceps brachii[1], je nach Distanz	21.5 cm: 5.3 26.5 cm: 5.8 31.5 cm: 6.3				
N. axillaris → M. deltoideus[1], je nach Distanz	15.5 cm: 5.1 18.5 cm: 5.3				
N. suprascapularis → M. supraspinatus[1], je nach Distanz	8.5 cm: 3.2 10.5 cm: 3.2				
N. suprascapularis → M. infraspinatus[1], je nach Distanz	14 cm: 4.2 17 cm: 4.4				
N. musculocutaneus → M. biceps brachii[1], je nach Distanz	20 cm: 5.8 24 cm: 5.9 28 cm: 6.0				
N. tibialis	6.2	41		je nach Körpergröße: 160 cm: 52.7 175 cm: 56.9 193 cm: 61.2	44
N. peroneus	5.6	40		je nach Körpergröße: 160 cm: 54.5 175 cm: 58.0 193 cm: 63.6	43
N. suralis			40 (antidrom)		
N. saphenus [786]			40 (orthodrom, Unterschenkel)		
N. femoralis → M. rectus femoris, je nach Distanz	14 cm: 4.6 30 cm: 7.2				

[1] Reizung am Erb'schen Punkt, [2] obere Normgrenze = MW + 2SD, [3] untere Normgrenze = MW – 2SD); [4] NLG = Nervenleitgeschwindigkeit

3.2.2.3 Sensible Neurographie

Methodik

- Untersuchung orthodrom (Reizung distal, Ableitung von proximalem Nervenabschnitt) oder antidrom (Reiz proximal, Ableitung distal)
- **Reizung und Ableitung** mit Oberflächenelektroden (Ableitung mit Nadelelektroden liefert in unklaren Fällen genauere Ergebnisse [477], Methode ist aber wesentlich aufwendiger und invasiv)

Auswertung	Nervenleitgeschwindigkeit (auf Hauttemperatur von 34°C achten) und Amplitude des sensiblen Nervenaktionspotentials (SNAP); Seitenvergleich des SNAP meist aussagekräftiger als Absolutwert der Amplitude
Normwerte	s. o. unter „motorische Neurographie"

3.2.2.4 Repetitive Stimulation

Prinzip	Test zur Untersuchung von neuromuskulären Übertragungsstörungen, wobei eine Amplitudenzunahme (Inkrement) oder Amplitudenabnahme (Dekrement) bewertet wird
3-Hz-Stimulation	Routinemethode zur Abklärung einer Myasthenia gravis (S. 298)
Hochfrequente Stimulation	(10–50 Hz): Bedeutung bei der Diagnostik des Lambert-Eaton-Syndroms und des Botulismus; oft verzichtbar, da meist bereits bei Einzelreiz nach maximaler Willkürinnervation eine pathologische Amplitudenzunahme (mindestens Verdopplung im Vergleich zur Untersuchung in Ruhe) gefunden wird [154]

3.2.2.5 H-Reflex-Untersuchung

Prinzip	Reizung des N. tibialis in der Kniekehle mit niedriger Reizstärke, Ableitung vom M. soleus mit Oberflächenelektroden; der so ausgelöste H-Reflex entspricht einem monosynaptischen spinalen Reflex infolge elektrischer Erregung der Muskelspindelafferenzen
Aussage	Beurteilung proximaler Nervenabschnitte und der Erregbarkeit der Alpha-Motoneurone

Obere Grenzwerte [783]

Körpergröße in cm	H-Reflex-Latenz (M. soleus)
147–160	32.0 ms
163–175	34.0 ms
178–193	34.2 ms
maximale Seitendifferenz: Latenz 2.2 ms, Amplitude 50%	

3.2.2.6 Hirnstammreflexe

Aussage	Beurteilung der trigeminofazialen und trigeminotrigeminalen Bahnen; die kombinierte Untersuchung der verschiedenen Hirnstammreflexe hat eine gute lokalisatorische Aussagekraft bei Hirnstammläsionen [326]

Blinkreflex	■ **Reizung** des N. supraorbitalis mit Oberflächenelektroden
	■ **Ableitung** mit differenter Elektrode über dem inferioren Anteil des M. orbicularis oculi bds., mit indifferenter Elektrode am lateralen Augenwinkel (oder Nasenspitze)
	■ **Reizantworten:**
	  ■ *frühe ipsilaterale Reizantwort (R1):* oligosynaptische pontine Bahn
	  ■ *späte bilaterale Reizantwort (R2ipsi, R2contra):* polysynaptischer Verlauf über die caudale Medulla oblongata

Masseterreflex	■ **Reizung:** Schlag auf Kinnspitze mit triggerndem Reflexhammer ■ **Ableitung:** differente Elektrode über Muskelbauch des Masseter (ca. 2.5 cm oberhalb des Unterkieferrandes), indifferente Elektrode unterhalb des Angulus mandibulae (oder lateraler Augenwinkel) ■ **Reizantwort:** bilateral; monosynaptische pontomesencephale Bahn

Masseter-Hemmreflex (Masseter-silent period, Kieferöffnungs-Reflex)	■ **Reizung:** mechanisch (wie bei Masseterreflex) oder elektrisch (N. mentalis) bei maximaler Vorinnervation
	■ **Ableitung:** wie bei Masseterreflex
	■ **Reizantworten:**
	  ■ *bilaterale frühe silent period (SP1):* Verlauf über den mittleren Pons
	  ■ *späte silent period (SP2):* Verlauf wahrscheinlich pontomedullär

Normwerte Hirnstammreflexe [241, 327, 389, 584]

	Latenz (Obergrenze)	Maximale Seitendifferenz	Dauer (MW ± SD)
Blinkreflex			
R1	12.1 ms	2.1 ms	
R2ipsi	41.6 ms	6.5 ms	
R2contra	42.5 ms	7.1 ms	
Masseterreflex			
Alter bis 40 J	8.6 ms	0.5 ms	
Alter über 40 J	9.8 ms	0.5 ms	
Masseter-Hemmreflex			
SP1	15 ms	2 ms	20 ± 4 ms
SP2	65 ms	6 ms	40 ± 15 ms

3.3 Evozierte Potentiale
M. Kofler

3.3.0.1 Allgemeines

Definition Aufzeichnung von Spannungsänderungen im Nervengewebe (bei transkranieller Stimulation: im Muskel), die in engem zeitlichen Zusammenhang als Antwort auf einen transienten externen Reiz entstehen

Prinzip
- Ableitung von Potentialen in unmittelbarer Nähe von Generatorstrukturen („near-field Potentiale"), oder von solchen, die an „elektrischen Grenzflächen" (Richtungsänderung oder Ende einer Nervenbahn, oder Eintritt in ein Medium mit einer unterschiedlichen elektrischen Leitfähigkeit) entstehen („far-field Potentiale").
- **afferente Systeme** (z. B. somatosensorisch, akustisch, visuell evozierte Potentiale): Reizung in der Peripherie (peripherer Nerv oder Rezeptor), Ableitung zentral (z. B. Armplexus, Rückenmark, kortikales Projektionsfeld)
- **efferente Systeme** (z. B. motorisch evozierte Potentiale): Reizung zentral (transkraniell und spinal, elektrisch oder magnetisch), Ableitung peripher (über Zielmuskel)

Methodik
- **Reize:** Stimuli mit kurzer Dauer und genau definiertem Beginn und Ende (z. B. elektrische Rechteckimpulse, akustische Klickimpulse, visuelle Schachbrett-Kontrastumkehrreize), da nur solche Reize ausreichend gut synchronisierte afferente Impulswellen und damit auch ausreichend gut synchronisierte Antwortpotentiale auslösen können
- **Ableitung** an definierten und standardisierten Ableitpunkten (z. B. über Armplexus, über kortikalen Projektionsarealen); Möglichkeit der genaueren Lokalisierung einer Leitungsstörung durch Ableitung auf mehreren Etagen entlang der Nervenbahn und Bewertung von Latenzdifferenzen („Interpeak-Latenzen")
- **Averaging:** zur Verbesserung des Signal-Rausch-Verhältnisses werden alle akzeptablen Reizantworten in einem gemeinsamen Speicher digital aufsummiert und durch ihre Anzahl dividiert, sodaß sich die konstant nach dem Reiz auftretenden Antworten gut darstellen, während sich die zufällig verteilte Hintergrundaktivität durch Phasenverschiebung herausmittelt
- **Reproduzierbarkeit:** zur Dokumentation der Reproduzierbarkeit werden zumindest zwei Ableitungen innerhalb derselben Sitzung durchgeführt und die entsprechenden Kurven übereinandergelagert dargestellt
- **Artefakte:**
  - *physiologisches Rauschen:* Hintergrund-EEG, Herz (EKG und Schrittmacher), Augenbewegungen (EOG), Zungenbewegungen, Muskelaktivität, Hautpotentiale, Pulsartefakt, Atmungsbewegungen
  - *Umgebungsrauschen:* Verstärkergrundrauschen, Elektrodenrauschen, Elektrodenbewegungsartefakte, elektrostatische Artefakte, 50/60 Hz Wechselstrom, Transformatorbrummen, medizinische Geräte, Monitore, Elektrokauter, Television, Radio, Fluoreszenzlicht

Pathologische Korrelate von Veränderungen der evozierten Potentiale
- **axonale Schädigung:** Amplitudenreduktion oder kompletter Ausfall nachfolgender Peaks
- **demyelinisierende Schädigung:** Latenzzunahme nachfolgender Peaks, evtl. Verbreiterung und Verplumpung, Amplitudenreduktion, gelegentlich kompletter Ausfall
- **indirekte Beeinflussung:** Kurvenkonfiguration gelegentlich beeinflußt durch schädigungsbedingten Wegfall inhibitorischer oder exzitatorischer Afferenzen zu den EP-Generatorstrukturen

3.3.0.2 Somatosensorisch evozierte Potentiale (SEP)

Methodik
- **Reiz:** elektrische Rechteckimpulse, Dauer 0.2 ms, Stimulationsfrequenz 3 – 6 Hz (Vermeiden von ganzzahligen Teilern von 50 Hz, um Wechselstrom-Interferenz zu vermeiden); Stimulationsintensität: 2 – 3-fache sensible Schwelle, 10 – 20 % über motorischer Schwelle, zur „biologischen Kalibrierung" vorzugsweise maximale Amplitude des sensiblen Nervenaktionspotentials erreichen
- **Ableitung:**
  - *Montage:* je nach Modalität diverse Ableit- und Referenzpunkte
  - *Filter:* periphere Reizantworten: 10 – 10 000 Hz, spinale Reizantworten: 20 – 3000 Hz, cortikale Reizantworten: (0.5-) 5 – 3000 Hz
  - *Analysezeit:* 50 – 200 ms, Mittelung: 500 – 2000 Antwortpotentiale

Auswertung
Latenzbestimmung jeweils zu Peak, Interpeak-Latenzen von Peak zu Peak, Amplitudenbestimmung jeweils von Peak zu folgendem Tal, Seit-zu-Seit-Amplituden-Differenzen

Physiologische und technische Einflüsse
- **Alter:** nicht-signifikante Zunahme der cortikalen Latenzen zwischen 20 und 60 Jahren
- **Geschlecht:** kürzere zentrale Leitungszeit bei Frauen
- **Körpergröße:** lineare Zunahme der cortikalen Latenzen bei konstanter zentraler Leitungszeit mit zunehmender Körpergröße
- **Körpertemperatur:** Zunahme aller Latenzen bei abnehmender Körpertemperatur
- **Reizfrequenz:** Amplitudenabnahme der postsynaptischen spinalen Potentiale (> 10 Hz) und cortikalen Potentiale (> 5 Hz)
- **Reizintensität:** Amplitudenzunahme der cortikalen Potentiale bei Zunahme der Reizintensität

3.3.0.3 Somatosensorisch evozierte Potentiale vom N. medianus (Medianus-SEP)

Methodik
- **Reiz:** N. medianus am Handgelenk
- **Montage:**
  - *Erb'scher Punkt:* EP1, EP2 (= Fossa supraclavicularis links/rechts), mögliche Referenzpositionen: EP1, EP2 (kontralateraler Erb'scher Punkt), Fz (nach Internationalem 10 – 20-System), C5s (Dornfortsatz des fünften Halswirbels)
  - *cervikal:* C5s (Dornfortsatz des fünften Halswirbels), mögliche Referenzpositionen: Ss (Fossa jugularis), Ca (Schildknorpel), EP1, EP2 (kontralateraler Erb'scher Punkt), Fz (nach Internationalem 10 – 20-System)
  - *cortikales Projektionsareal:* C3', C4' (2 cm hinter C3 bzw. C4 nach Internationalem 10 – 20-System), mögliche Referenzpositionen: Fz (nach Internationalem 10 – 20-System), nc (non-cephale Referenz)

Potentiale und Generatorstrukturen (Abb. 18)
- **Plexus-Potential:** N9 bei Ableitung EPi (Erb'scher Punkt ipsilateral) – EPc (kontralateral); EPi – Fz, P9 bei Ableitung C5s – EPc, C5s – Ss, C5s – Ca; P9 bei jedweder Ableitung cephal – non-cephal
- **cervikale Potentiale:**
  - *N11:* entspricht Hinterwurzel bzw. Hinterwurzeleintrittszone bzw. Hinterstrang („near-field")
  - *N13:* entspricht dem postsynaptischen Potential der grauen Substanz im Cervikalmark mit Amplitudenmaximum in Höhe jener Segmente, in denen der Hauptanteil der jeweiligen Afferenzen eintritt („far-field")
  - *Ableitungen cephal gegen non-cephal:* P14 entspricht wahrscheinlich cervikomedullärem Übergang, bzw. Nucleus cuneatus; P15 entspricht Lemniscus medialis (diese beiden Potentiale sind nicht immer zu trennen); N18 entspricht Nucleus VPL des Thalamus
- **cortikale Potentiale:**
  - *N20:* entspricht einem tangentialen Generator in Area 3b, zum Teil auch einem radialen Generator in Area 1
  - *P22:* entspricht radialem Generator in Area 1 und / oder Area 4
  - *N30:* entspricht einem Potential, das möglicherweise mit der supplementär motorischen Area assoziiert ist

Obere Grenzwerte
(bis 180 cm Körpergröße)

	N 9 (Erb)	N 11 (C5s)	N 13 (C5s)	N 20 (Skalp)
einfache Latenzen				
Latenz (ms)	12.0	14.0	15.8	21.8
Seitendifferenz der Latenz (ms)	0.6	0.9	0.8	0.7
Seitendifferenz der Amplitude (%)				50
Interpeaklatenzen	N 9–N 11	N 9–N 13	N 13–N 20	
Interpeaklatenz (ms)	3.3	4.0	7.0	
Seitendifferenz der IPL (ms)	0.71	0.7	0.9	

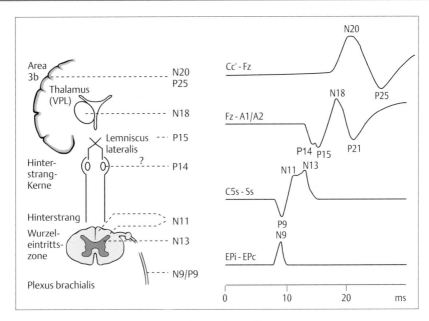

Abb. 18 Potentiale und Generatorstrukturen der Medianus-SEP

Typische Befunde, Läsionsorte

- **periphere Medianusläsion, Läsion des Plexus brachialis (S. 258):** N9 amplitudenreduziert oder fehlend, je nach Schwere der Läsion nachfolgende Potentiale normal, amplitudenreduziert oder fehlend
- **Läsion proximal des Plexus brachialis, Cervikalwurzel (S. 256), Guillain-Barré-Syndrom (S. 250):** N9 normal, je nach Schwere der Läsion nachfolgende Potentiale amplitudenreduziert oder fehlend
- **cervikales Mark, graue Substanz, Syringomyelie (S. 190):** N9 und N11 normal; N13 amplitudenreduziert oder fehlend; P14, P15, N18, N20 normal
- **cervikales Mark, weiße Substanz:**
  - *Demyelinisierung* (z. B. multiple Sklerose, funikuläre Myelose, cervikale Myelopathie): N9, N11 und N13 normal, selten Ausfall von N13; P14, P15, N18, N20 verzögert
  - *axonale Schädigung* (z. B. vaskuläre Läsion, traumatische Läsion, Raumforderung): N9, N11 und N13 normal; P14, P15, N18, N20 amplitudenreduziert oder fehlend
- **Hirnstammprozesse** (vaskuläre Läsion, traumatische Läsion, Raumforderung): N9, N11 und N13 normal; P14, P15, N18, N20 je nach Lokalisation und Ausmaß normal, amplitudenreduziert oder verzögert
- **Thalamus** (z. B. vaskuläre Läsion): N9, N11, N13, P14, P15 normal; N18 und N20 verzögert und / oder amplitudenreduziert oder fehlend
- **Capsula interna** (z. B. vaskuläre Läsion): N20 verzögert, evtl. amplitudenreduziert oder fehlend
- **somatosensorischer Cortex** (vaskuläre Läsion, traumatische Läsion): N20 amplitudenreduziert oder fehlend
- **Fettembolie-Syndrom:** möglicher Doppelgipfel über dem Cortex durch Dissoziation von N18 und N20
- **Chorea Huntington (S. 174):** Abflachung und Verplumpung von N20 und nachfolgenden Peaks
- **Hypothermie:** Interpeak-Latenzzunahme N13 – N20 um 0.1 ms/°C
- **Hirntod:** N20 beidseits fehlend
- **Myoclonus:** N20 – P25 Riesenpotentiale (> 8 – 10 µV) bei corticalem Myoclonus

3.3.0.4 Somatosensorisch evozierte Potentiale vom N. tibialis (Tibialis-SEP)

Methodik
- **Reiz:** N. tibialis retromalleolär oder in der Kniekehle
- **Montage:**
  - *sacral:* S1 über Os sacrum, mögliche Referenzpositionen: T6s (Dornfortsatz des sechsten Brustwirbels), Ic (kontralaterale Spina iliaca anterior superior)
  - *lumbal:* T12 (Dornfortsatz des zwölften Brustwirbels), mögliche Referenzpositionen: T6s (Dornfortsatz des sechsten Brustwirbels), Ic (kontralaterale Spina iliaca anterior superior)
  - *cervikal:* C2s (Dornfortsatz des zweiten Halswirbels), mögliche Referenzposition: Fz (nach Internationalem 10–20-System)
  - *cortikales Projektionsareal:* Cz' (2 cm hinter Cz nach Internationalem 10–20-System), mögliche Referenzpositionen: Fz (nach Internationalem 10–20-System), nc (non-cephale Referenz), alternative Ableitmontage: Ci' gegen Cc'

Potentiale und Generatorstrukturen (Abb. 19)
- **Wurzel-Potential:** afferente R-Welle, N17 bei Ableitung S1 – T6, S1 – Ic; efferente (reflektorische) A-Welle analog zum H-Reflex, wenn als Stimulationsintensität eine „H-Wellen-Intensität" gewählt wird; bei höherer Stimulationsintensität wird sie durch Kollision gelöscht
- **Conus-Potential:** S-Welle, N22 bei Ableitung T12 – T6, T12 – Ic; durch Aktivierung von Ia-Afferenzen (je nach Lokalisation der Stimulationselektrode)
- **cervikales Potential:**
  - N29 entspricht wahrscheinlich Ncl. gracilis oder cervikomedullärem Übergang (far-field Volumenleitung im Foramen magnum)
  - N33 (Ableitungen cephal gegen non-cephal) entspricht VPL des Thalamus
- **cortikale Potentiale:** P37 entspricht primärem sensorischen Cortex

Obere Grenzwerte [784]

■ einfache Latenzen	N 17 (S 1)	N 22 (Th12)	N 29 (C 2)	P 37 (Cz')
Latenz (ms)	21.5	25.8	34.3	43.9
Latenz pro m Körperlänge (ms/m)		15.1		25.9
Seitendifferenz der Latenz (ms)	1.53	1.94	1.9	2.15
Seitendifferenz der Amplitude (µV)	0.51	0.5	0.54	2.5
■ Interpeaklatenzen	N 17–N 22	N 22–N 29	N 29–P 37	N 22–P 37
Interpeaklatenz (ms)	6.0	10.4	12.9	21.3
Latenz pro m Körperlänge (ms/m)				12.2
Seitendifferenz der IPL (ms)	2.66	2.41	2.82	3.5
Amplitudenquotienten	P 37/N 22		< 0.85 pathologisch	
	N 22/N 17		< 1.1 pathologisch	

Typische Befunde, Läsionsorte
- **periphere Tibialisläsion, Läsion des Plexus lumbosacralis (S. 258):** N17, N22-fehlend, je nach Schwere der Läsion nachfolgende Potentiale normal, amplitudenreduziert oder fehlend; Interpeak-Latenz N22 – P37 normal
- **Polyneuropathie (S. 241):** N17, N22-zumeist fehlend, P37 verzögert, Interpeak-Latenz N22 – P37 zumeist nicht bestimmbar, daher nur von beschränktem Nutzen
- **thorakolumbales Mark, graue Substanz, Conus-Läsion, Syringomyelie (S. 190):** N17 normal, N22 amplitudenreduziert oder fehlend, N29, N33, P37 normal
- **„tethered cord syndrome":** Maximum der N22 nach caudal verlagert
- **Rückenmarksläsion, weiße Substanz:**
  - *Demyelinisierung* (z. B. multiple Sklerose, funikuläre Myelose, cervikale Myelopathie): N17 und N22 normal; N29, N33, P37 verzögert
  - *axonale Schädigung* (z. B. vaskuläre Läsion, traumatische Läsion, Raumforderung): N17 und N22 normal; N29, N33, P37 amplitudenreduziert oder fehlend
  - *Differenzierung komplettes/inkomplettes Querschnittssyndrom:* kompletter Querschnitt: Unterbrechung rostral von N22; inkompletter Querschnitt: Latenzzunahme / Amplitudenreduktion von P37, Interpeak-Latenzzunahme N22-P37
- **Hirnstammprozesse** (vaskuläre Läsion, traumatische Läsion, Raumforderung): N17, N22 und N29 normal; N33, P37 je nach Lokalisation und Ausmaß normal, amplitudenreduziert oder fehlend
- **Thalamus** (z. B. vaskuläre Läsion): N17, N22 und N29 normal; N33 und P37 verzögert und/oder amplitudenreduziert oder fehlend
- **Capsula interna** (z. B. vaskuläre Läsion): P37 verzögert, evtl. amplitudenreduziert oder fehlend

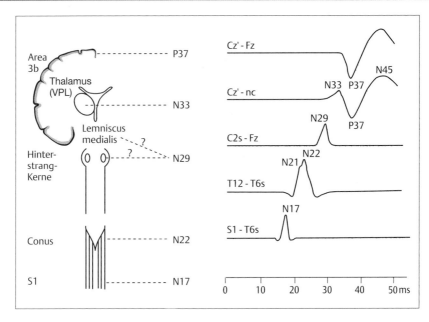

Abb. 19   Potentiale und Generatorstrukturen der Tibialis-SEP

- **somatosensorischer Cortex** (vaskuläre Läsion, traumatische Läsion): P37 amplitudenreduziert oder fehlend
- **Hypothermie:** Interpeak-Latenzzunahme N22-P37 um 0.1 ms/°C
- **Hirntod:** P37 beidseits fehlend
- **Myoclonus:** P37-N45 Riesenpotentiale (> 8 – 10 µV) bei cortikalem Myoclonus

3.3.0.5   Somatosensorisch evozierte Potentiale vom N. trigeminus (Trigeminus-SEP)

Methodik

- **Reiz:** elektrische Rechteckimpulse am Mundwinkel, alternierende Polarität zur Reduktion des Stimulusartefaktes, Stimulationsintensität: unter motorischer Schwelle
- **Montage:** kortikales Projektionsareal: C5', C6' (2 cm hinter C5 bzw. C6 nach Internationalem 10–20-System), Referenzposition: Fz (nach Internationalem 10–20-System)

Potentiale und Generatorstrukturen

P9 entspricht thalamischem Potential, Ursprung von N13, P19 und N27 ungeklärt

Grenzwerte [784]

■ einfache Latenzen	N 13	P 19	N 27
Latenz (ms)	14.7	22.3	32.5
Seitendifferenz der Latenz (ms)	1.34	1.93	2.29

- **Seitendifferenz der Amplitude** N 13 / P 19: 50 % oder 1.86 µV

Typische Befunde

- **P19 verzögert, amplitudenreduziert oder fehlend** bei 80 % der Patienten mit symptomatischer gegenüber 30 % der Patienten mit idiopathischer Trigeminusneuralgie [136], bei Kleinhirnbrückenwinkeltumor (knapp 50 %), beim Wallenberg-Syndrom

3.3.0.6   Somatosensorisch evozierte Potentiale vom N. pudendus (Pudendus-SEP)

Methodik

- **Reiz:** elektrische Rechteckimpulse an Penis oder Klitoris; Stimulationsintensität: 2–3fache sensible Schwelle
- **Montage:** lumbal: T12 (Dornfortsatz des zwölften Brustwirbels), mögliche Referenzpositionen: T6s (Dornfortsatz des sechsten Brustwirbels), Ic (kontralaterale Spina iliaca anterior superior); cortikales

Potentiale und Generatorstrukturen

Projektionsareal: Cz' (2 cm hinter Cz nach Internationalem 10–20-System); Referenzposition: Fz (Fz nach Internationalem 10–20-System)
- **Conus-Potential:** N13 bei Ableitung T12-T6, T12-Ic; zumeist mit Oberflächenelektroden nicht ableitbar, besser mit Epiduralelektroden
- **cortikale Potentiale:** P40 entspricht primärem sensorischen Cortex

Obere Grenzwerte [221]

	N 13	P 40
Latenz (ms)	16.4	46.1

Typische Befunde

Verzögerung der P40 bei peripheren Neuropathien (v. a. diabetischer Polyneuropathie), bei MS und bei erektiler Dysfunktion

3.3.0.7 Akustisch evozierte Hirnstammpotentiale (AEHP)

Methodik

- **Reiz:**
  - Klickreiz durch elektrische monophasische Aktivierung einer Membran, je nach Phase Auslenkung der Membran, je nach Auslenkung Druck- oder Sogreiz
  - *Reizdauer:* 0.1–0.2 ms
  - *Stimulationsfrequenz:* 10–20 Hz (Vermeiden von ganzzahligen Teilern von 50 Hz, um Wechselstrom-Interferenz zu vermeiden)
  - *Stimulationsintensität:* 80 dB über subjektiver Hörschwelle (= 80 dB SL (sensory level)), kontralaterale Vertäubung durch 40 dB nHL (normal hearing level) weißes Rauschen
- **Montage:** ipsilaterales Ohrläppchen oder Mastoid (Ai oder Mi); kontralaterales Ohrläppchen oder Mastoid (Ac oder Mc); Ohrläppchen besser zur Bestimmung der Welle I als Mastoid; Referenzposition: Cz (nach Internationalem 10–20-System)
- **Filter:** Filter 100–3000 für AEHP, optimal für Welle I; Filter 10–1500 für Hirnstamm-Audiometrie, optimal für Welle V
- **Analysezeit:** 10 ms für frühe Hirnstammpotentiale; > 10 ms bei Neugeborenen, schweren Neuropathien, Ableitungen nahe der Hörschwelle 50–200 ms für späte Antworten
- **Mittelung:** 1000–2000 Antwortpotentiale

Potentiale und Generatorstrukturen (Abb. 20)

- **I:** N. acusticus in der Cochlea
- **II:** Hörnerv außerhalb des Hirnstammes, als far field-Potential beim Austritt des N. acusticus aus dem Meatus acusticus internus entstehend
- **III:** Nucleus cochlearis ipsilateral zur Stimulation und / oder afferente Fasern zum Nucleus olivaris superior und/oder far field-Potential vom N. acusticus

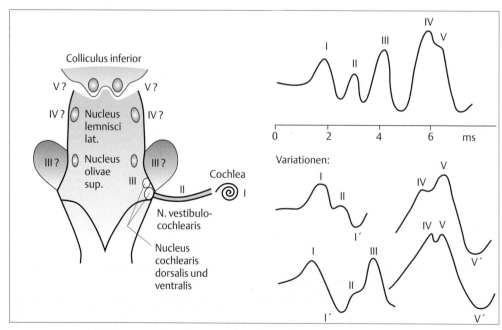

Abb. 20 Potentiale und Generatorstrukturen der AEHP

- **IV/V:** Nucleus olivaris superior kontralateral oder bilateral und/oder Lemniscus lateralis kontralateral oder bilateral und/oder far field-Potential der Fasern in den Striae medullares und/oder postsynaptisches Potential ausgelöst durch Neurone erster Ordnung (d. h. im Ncl. cochlearis)

Physiologische Einflüsse

- **Alter:** Zunahme aller Latenzen um ca. 0.3 ms zwischen 25 und 67 Jahren
- **Geschlecht:** kürzere Latenz der Welle V (bis 0.2 ms) bei Frauen
- **Reizpolarität:** Sogreize besser geeignet zur Ableitung der Welle I, liefern höhere „Ansprechrate" von Abnormitäten bei Hochtonhörstörungen; Druckreize besser geeignet zur Ableitung der Welle V, bessere Auftrennung des IV/V-Komplexes
- **Reizfrequenz:** > 20 Hz, Zunahme aller Latenzen, Abnahme der Amplitude der Welle I (und III)
- **Schallintensität (dB):** Amplitudenabnahme und Latenzverlängerung aller Komponenten; Welle V relativ am „stabilsten", daher auch Verwendung für Hirnstamm-Audiometrie

Obere und untere Grenzwerte (eigene Werte)

80 dB über der subjektiven Hörschwelle, Rarefaktions- oder Sogreize

einfache Latenzen	I	III	V
Latenz (ms)	1.11 – 1.87	3.18 – 4.04	4.87 – 6.03
Seitendifferenz (ms)	0.28	0.28	0.34
Interpeaklatenzen	I – III	III – V	I – V
	1.65 – 2.59	1.41 – 2.26	3.28 – 4.64
Seitendifferenz (ms):	0.39	0.34	0.50

Typische Befunde, Läsionsorte

- **Konduktionsstörung:** Latenzzunahme aller Wellen unter Beibehaltung normaler Interpeak-Latenzen; Amplitudenreduktion aller Peaks
- **kochleäre Dysfunktion, Hochtonhörstörung, Presbyakusis, ototoxische Medikation:** Latenzzunahme der Welle I; Interpeak-Latenzabnahme I – III und I – V; Amplitudenreduktion der Welle I; Reduktion der Amplitudenratio I/V
- **kochleäre Dysfunktion, Tieftonhörstörung:** keine Veränderungen der AEHP
- **retrokochleäre Dysfunktion, z. B. diabetische Neuropathie:** meist bilaterale Interpeak-Latenzzunahme I – III
- **retrokochleäre Dysfunktion, z. B. Akustikusneurinom, Kleinhirnbrückenwinkeltumor:** ipsilaterale Interpeak-Latenzzunahme I – III; evtl. zusätzlich Amplitudenreduktion der Wellen III – V; evtl. Ausfall aller Wellen bei retrograder Degeneration im Rahmen vaskulärer Minderversorgung, evtl. kontralaterale Interpeak-Latenzzunahme III – V bei Tumor-Größe über 2 – 4 cm
- **Hirnstammläsion, z. B. ischämisch, traumatisch, neoplastisch:** jeweils nach Lokalisation und Ausmaß Wellen III – V verzögert und/oder amplitudenreduziert; z. B. Wallenberg-Syndrom: AEHP normal oder Latenzzunahme und Amplitudenreduktion der Wellen III – V
- **Hirnstammdysfunktion bei multipler Sklerose (S. 113):** Latenzzunahme der Wellen III – V; Interpeak-Latenzzunahme III – V; Amplitudenreduktion der Wellen III – V (auch isoliert)
- **supratentorielle Raumforderung:** Amplitudenreduktion der Welle V; Latenzzunahme der Welle V
- **Bulbärhirnsyndrom (S. 2):** sequentielle Amplitudenreduktion der Wellen V, später Welle IV, dann Welle III, II, I; Wellen II und I können erhalten bleiben (Zusatzdiagnostik im Rahmen der Hirntodbestimmung)
- **Hirndruck** (Monitoring): Abnahme der Amplitude, Zunahme der Latenz der Welle V

3.3.0.8 Visuell evozierte Potentiale (VEP) durch Schachbrett-Kontrastumkehr-Reize

Methodik

- **Kontrastumkehr:** durch alternierendes schwarz-weißes Schachbrettmuster: empfohlene Feldgrößen für Ganzfeld-Stimulation > 8°; empfohlene Feldgrößen für Halbfeld-Stimulation > 10 – 16°; Kästchengröße zur Stimulation der zentralen Retina 12'-16' oder 28'-32', zur Stimulation der peripheren Retina 50'-90'; Kontrast zwischen schwarzen und weißen Kästchen 50 – 80%; mittlere Lumineszenz des Stimulationsfeldes > 100 cd/m^2; mittlere Hintergrundsluminszenz 20 – 40 cd/m^2; Blickfixierung für Ganzfeld-Stimulation im Bildschirm-Zentrum; Blickfixierung für Halbfeld-Stimulation 1° exzen-

trisch im nicht stimulierten Feld; Reizfrequenz 0.5 – 2 Hz, vorzugsweise Dezimalzahl, um Wechselstrominterferenz zu vemeiden
- **Montage (nach Queen Square-System):**
  - *orientierende 1-Kanal-Ableitung (Ganzfeldstimulation):* cortikales Projektionsareal: MO (5 cm über Inion); Referenzposition: MF (12 cm über Nasion)
  - *3-Kanal-Ableitung (Ganzfeldstimulation):* cortikales Projektionsareal: MO (5 cm über Inion); LO, RO (5 cm lateral von MO); Referenzposititon: MF (12 cm über Nasion)
  - *4-Kanal-Ableitung (Ganzfeldstimulation) mit Elektroretinogramm:* C (Cornea oder unteres Augenlid); Referenzposititon: Gegenseite (CAVE Polarität: Negativität nach unten!)
  - *5-Kanal-Ableitung (Halbfeldstimulation):* cortikales Projektionsareal: MO (5 cm über Inion); LO, RO (5 cm lateral von MO); LT, RT (10 cm lateral von MO); Referenzposititon: MF (12 cm über Nasion)
- **Stimulation:** monoculär mit korrigiertem Visus
- **Filter:** 0.5 – 300 Hz
- **Analysezeit:** 300 – 500 ms
- **Mittelung:** 100 – 200 Antwortpotentiale

Potentiale und Generatorstrukturen

- **P-ERG:** N35 (früher: Welle a; amakrine Zellen), P50 (früher: Welle b; retinale Ganglienzellen), N95 (früher: Welle c; retinale Ganglienzellen)
- **VEP:** N75 (visueller Cortex), P100 (visueller Cortex), N145 (visueller Cortex)
- **Interpeak-Latenz:** P50-P100
- **Amplituden:** N75-P100, P100-N145 (VEP); N35-P50, P50-N95 (P-ERG)
- **Amplitudenratio:** N75-P100/N35-P50

Physiologische und technische Einflüsse

- **Alter:** Latenzzunahme der P100 um ca. 4 ms zwischen 20 und 60 Jahren
- **Geschlecht:** kürzere Latenz der P100 bei Frauen
- **Reizfrequenz:** Amplitudenmaximum der P100 zwischen 5 – 8 Hz
- **Luminszenz:** Latenzzunahme und Amplitudenreduktion der P100 bei Luminszenzabnahme
- **Kontrast:** Amplitudenreduktion der P100 bei Kontrastabnahme
- **Feldgröße:** Amplitudenzunahme der P100 bei Zunahme des stimulierten Gesichtsfeldes
- **Kästchengröße:** bei fovealer Stimulation Amplitudenzunahme der P100 mit kleineren Kästchen; bei parafovealer Stimulation Amplitudenzunahme der P100 mit größeren Kästchen; Latenzzunahme bei Kästchen < 15' oder > 2°
- **Kontrastumkehrzeit:** Drehspiegel 5 ms; Monitor 20 ms, daher Latenzzunahme der P100 um 7 – 10 ms
- **„paradoxe Lateralisierung":** bei Halbfeldstimulation liegt Amplitudenmaximum der P100 ipsilateral zum stimulierten Feld (Orientierung des Generatorpotentials variabel)
- **Aufmerksamkeit:** Amplitudenreduktion bei verminderter Aufmerksamkeit oder insuffizientem Fixieren
- **Pupillenweite:** Änderungen entsprechend der Luminszenz, Gefahr der falsch negativen Befunde bei Mydriasis, Gefahr der falsch positiven Befunde bei Miosis
- **Variation:** physiologische W-Form der P100 bei prominenter frontaler Negativität mit ähnlicher Latenz wie occipitale P100, Summationseffekt läßt Doppelpeak vermuten

Grenzwerte (eigene Werte)

Latenz der P100: 115 ms, Seitendifferenz: 10 ms

Typische Befunde, Läsionsorte

- **Makuladegeneration:** ERG-Amplitudenreduktion
- **Glaukom:** ERG-Amplitudenreduktion, Latenzzunahme der P100
- **Opticusneuritis:** ERG unauffällig; akut: Amplitudenreduktion der P100 proportional zur Visusminderung; chronisch: bei fokaler Demyelinisierung verzögertes, normal konfiguriertes Antwortpotential, bei dissoziierter Demyelinisierung verplumptes, amplitudenreduziertes Antwortpotential
- **prächiasmatische Dysfunktion:** Verteilung eines abnormen Befundes in beiden Halbfeldern desselben Auges
- **retrochiasmatische Dysfunktion:** Verteilung eines abnormen Befundes im selben Halbfeld beider Augen; monoculäre Ganzfeldstimulation führt hierbei durch Summation der Potentiale zweier Halbfelder häufig zu pathologischer W-Form der P-100 (CAVE: physiologische W-Form!)
- **Chiasmaprozesse:** Latenzzunahme oder Ausfall der P100 zu Halbfeldstimulation der temporalen Gesichtsfelder beider Augen
- **laterale Sellaprozesse:** Latenzzunahme oder Ausfall der P100 zu Halbfeldstimulation des jeweiligen nasalen Gesichtsfeldes
- **Multiple Sklerose (S. 113):** sichere MS: 84% der Kontrastumkehr-VEPs abnorm; wahrscheinliche MS: 62% der Kontrastumkehr-VEPs abnorm; fragliche MS: 36% der Kontrastumkehr-VEPs abnorm
- **cortikale Blindheit:** unauffällige P-VEPs möglich
- **Myoclonus-Epilepsie (S. 210), photosensitive Epilepsie:** Amplitudenzunahme der P100

3.3.0.9 Visuell evozierte Potentiale (VEP) zu Blitz-Reizen (Flash-VEP, F-VEP)

Methodik
- **Reiz:** Stimulation monoculär,
  - *transienter Reiz:* weißes Blitzlicht oder LED-Lichtreiz, Reizfrequenz 0.1–2 Hz, vorzugsweise Dezimalzahl, um Wechselstrominterferenz zu vermeiden
  - *Flickerlicht-Stimulation:* Reizfrequenz 30–40 Hz
- **Montage (nach Queen Square-System):**
  - *F-VEP 1(-3)-Kanal-Ableitung:* cortikales Projektionsareal MO (5 cm über Inion); Referenzposition MF (12 cm über Nasion); optional LO, RO (5 cm lateral von MO)
  - *F-ERG:* LL (unteres Augenlid); Referenzposition Gegenseite (CAVE: Polarität: Negativität nach unten!)
- **Filter:** 0.5–300 Hz
- **Analysezeit:** 500–1500 ms
- **Mittelung:** 100–200 Antwortpotentiale

Potentiale und Generatorstrukturen
- **F-ERG:** Welle a (Rezeptorschicht), Welle b (Müller-Zellen), Welle c (retinales Pigmentepithel); Maß für Responsivität rezeptiver Strukturen (Zapfen und Stäbchen) der gesamten Retina
- **F-VEP:** Wellen I–VII (Latenzen 40–280 ms, Welle IV bei ca. 120 ms, Generatorstrukturen nicht im Detail bekannt); große interindividuelle Variabilität von Form und Latenzen, kaum beeinflußt durch Aufmerksamkeit, Augenschluß, Refraktionsverhältnis; abhängig von Lumineszenz; Latenzzunahme im Alter > 55 Jahre

3.3.0.10 P300

Methodik
- **Reiz:** randomisierte Abfolge von ca. 80% häufigen Reizen (sollen nicht beachtet werden), ca. 20% seltenen Reizen (Target) (sollen beachtet werden); z. B. akustische Reize unterschiedlicher Tonhöhe, akustische Reize unterschiedlicher (emotioneller) Bedeutung, visuelle Reize, elektrische Reize an verschiedenen Lokalisationen
- **Montage:** cortikale Projektionsareale: Fz, Cz, Pz (nach Internationalem 10–20-System); evtl. mehr Mapping-Positionen; Referenzposition: A1/A2
- **Filter:** 0.1–70 Hz
- **Analysezeit:** 500–1000 ms
- **Mittelung:** 100–200 Antwortpotentiale, Reizantworten zu häufigen und seltenen Stimuli getrennt

Typische Befunde, Läsionsorte
- **Demenz:** Amplitudenreduktion zentral, parietal, temporal, occipital; Amplitudenzunahme frontal
- **Schizophrenie:** Amplitudenreduktion, rechts > links Verlagerung, bei Hebephrenie frontale Amplitudenreduktion

3.3.0.11 Transcranielle Magnetstimulation (TCS, TMS) / Motorisch evozierte Potentiale (MEP)

Prinzip
Untersuchung zentraler motorischer Efferenzen im Cortikospinaltrakt

Methodik
- **transkranielle Stimulation (magnetisch):**
  - Entladung eines Kondensators führt zu Stromfluß in einer Spule, der ein Magnetfeld induziert, welches in einem elektrisch leitenden Medium (= Gehirn, Rückenmark, peripherer Nerv) wiederum einen Stromfluß mit entgegengesetzter Flußrichtung induziert
  - Aktivierung des rechtshemisphärischen Motorcortex mit Stromflußrichtung in der Spule im Uhrzeigersinn, des linkshemisphärischen Cortex mit Stromfluß im Gegenuhrzeigersinn
  - Stimulation über dem Motorcortex mit fast ausschließlich indirekter Aktivierung (I-Wellen) von Pyramidenbahn-Zellen über cerebrale Interneurone: damit 2–4 ms höhere Latenz der MEPs als bei direkter elektrischer Stimulation (D-Wellen = direkte Erregung der Pyramidenbahnzellen)
- **spinale Stimulation (elektrisch und magnetisch):** Aktivierung der Spinalwurzeln beim Durchtritt durch das Foramen intervertebrale; zur Ableitung von MEPs erfolgt Stimulation in Höhe des Austritts der jeweilig korrespondierenden Spinalwurzeln des Zielmuskels
- **Auswertung:** zentrale motorische Leitungszeit (ZML) = Differenz der zentralen und spinalen Latenz, beinhaltet peripheren Nervenanteil vom Vorderhorn bis zum Durchtritt durch Foramen intervertebrale (d. h. Länge variabel, sacral > cervikal)
- **Ableitung** über dem Zielmuskel (Muskelbauch gegen Muskelsehne), zumeist kein Averaging nötig
- **Reproduzierbarkeit:** zumindest 4 bis 6 Wiederholungen

Physiologische Einflüsse
- **Willkürinnervation:**
  - Abnahme der MEP-Latenz nach transkranieller Stimulation durch minimale Willkürinnervation des Zielmuskels (5–10% der Maximalkraft ausreichend) → höheres spinales Exzitationsniveau → kürzere zeitliche Summation → früheres Erreichen der Erregungsschwelle
  - Willkürinnervation entlegener Muskeln → unspezifische Aktivierung propriospinaler Systeme („Jendrassik-Manöver") → höheres Exzitationsniveau → ebenfalls Verkürzung der zentralen motorischen Leitungszeit, jedoch geringerer Effekt als bei Aktivierung des Zielmuskels
  - Zunahme von Amplitude, Fläche, Dauer und Komplexität der Antwortpotentiale durch vermehrte Rekrutierung von Motoneuronen
- **Körperposition:** unterschiedliches Exzitationsniveau von Extensoren und Flexoren z. B. im Liegen, Sitzen oder Stehen

- **Körpergröße:** lineare Latenzzunahme mit zunehmender Körpergröße nach spinaler Stimulation; Latenzzunahme mit zunehmender Körpergröße nach transkranieller Stimulation; geringerer Einfluß auf zentrale motorische Leitungszeit, jedoch mehr zu den unteren, kaum zu den oberen Extremitäten
- **Alter:** nur geringe Latenzzunahme mit höherem Alter, vor allem periphere Verzögerung
- **Körpertemperatur:** Latenzzunahme mit abnehmender Körpertemperatur

Obere Grenzwerte [312,340]

	cortikomuskuläre Latenz (ms)	zentral-motorische Leitungszeit (ZML) (ms)
M. abductor digiti minimi	25.9	9.0
M. biceps brachii	14.5	9.0
M. tibialis anterior	34.0	18.8

Mechanismen pathologischer Befunde

- **fehlende oder amplitudenreduzierte Muskelantworten:** (partielle) Unterbrechung der Impulsweiterleitung auf Grund einer strukturellen Läsion oder Degeneration des Cortikospinaltrakts, ausgeprägte Amplitudenreduktion oder Dispersion deszendierender D- bzw. I-Wellen im Cortikospinaltrakt, ausgeprägte Verminderung der Exzitabilität von Motoneuronen, vermehrte präsynaptische Inhibition cortikospinaler Nervenendingungen im Rückenmark
- **verzögerte Muskelantworten:** Verlangsamung der Impulsweiterleitung in den dickmyelinisierten Fasern des Cortikospinaltrakts, Rekrutierung nur der dünn-myelinisierten langsam leitenden Motoneurone, ausgeprägte Amplitudenreduktion oder Dispersion deszendierender D- bzw. I-Wellen im Cortikospinaltrakt
- **verlängerte Dauer von Muskelantworten:** vermehrte zeitliche Dispersion, sofern I-Wellen noch in der Lage sind, Motoneurone zu erregen
- **verminderte Dauer von Muskelantworten:** Reduktion der Anzahl von Neuronen im Cortikospinaltrakt, Reduktion der Anzahl von deszendierenden D- bzw. I-Wellen im Cortikospinaltrakt, Reduktion der Erregbarkeit von Motoneuronen

Typische Befunde

- **Multiple Sklerose (S. 113):** i. d. R. asymmetrische Abnormität, Latenzzunahme bis auf das Doppelte, Zunahme der ZML, Amplitudenreduktion bis zum völligen Ausfall der Muskelantwort, verlängerte Dauer der Muskelantwort
- **Motoneuronerkrankung:** i. d. R. symmetrische Abnormität, geringe Latenzzunahme, geringe Zunahme der ZML, Amplitudenreduktion bis zum völligen Ausfall der Muskelantwort, Amplitudenreduktion auch nach spinaler Stimulation, verminderte Dauer der Muskelantwort
- **Schlaganfall:** i. d. R. nur an klinisch betroffener Seite, Latenzzunahme, Zunahme der ZML, Amplitudenreduktion oder völliger Ausfall der Muskelantwort, verminderte Dauer der Muskelantwort
- **cervikale Myelopathie (S. 189):** i. d. R. bilaterale Abnormität, mäßige Latenzzunahme, mäßige Zunahme der ZML, mäßige Amplitudenreduktion, selten völliger Ausfall der Muskelantwort, üblicherweise distale Muskulatur der oberen Extremitäten mehr betroffen als proximale
- **Rückenmarksverletzung (S. 239):** i. d. R. bilaterale Abnormität, seltener Latenzzunahme, seltener Zunahme der ZML, meist ausgeprägte Amplitudenreduktion, häufig völliger Ausfall der Muskelantwort
- **hereditäre spastische Paraparese (S. 165):** normale Muskelantworten oder bilateraler Ausfall der primären Muskelantworten (späte Muskelantworten über cortikobulbo-spinale Bahnen)
- **psychogene Paresen:** normale Latenzen und Amplituden

3.3.0.12 Elektrische und magnetische Fazialisneurographie

Prinzip

Untersuchung des Nervus facialis und des gesichtsassoziierten motorischen Cortex in drei getrennten Abschnitten durch extra- und intracranielle Stimulationsorte mit dem Ziel der besseren Läsionslokalisation

Methodik

- **Stimulationsorte:**
  - *am Foramen stylomastoideum* elektrisch (ElStim) → periphere Latenz
  - *im Fazialiskanal* magnetisch mit parieto-occipitaler Spulenposition (CanStim) → transossäre Laufzeit (TOLZ) = CanStim-ElStim
  - *Cortex* magnetisch (CxStim) → cortikoproximale Laufzeit (CPLZ) = CxStim-CanStim

Typische Befunde
- **Ableitung** vom M. nasalis (alternativ M. orbicularis oculi, M. mentalis) mit Oberflächenelektroden
- **zentrale Fazialisparese:** CanStim immer normal
- **idiopathische Fazialisparese** (→ S. 276): CanStim immer pathologisch mit Ausfall oder hochgradiger Reduktion des Muskelaktionspotentials (MAP)
- **Polyradikulitis cranialis (S. 252):** erhaltenes MAP nach CanStim in der Frühphase, verlängerte CPLZ, pathologischer Befund oft auch auf der klinisch intakten Gegenseite

Obere Grenzwerte (eigene Werte)

	Latenz (ms)
ElStim*	5.1
CanStim*	6.4
CxStim	14.7
TOLZ	1.9
CPLZ	9.9

*Amplitudenunterschiede >50% im Seitenvergleich pathologisch

3.4 Grundlagen der Ultraschalldiagnostik der hirnversorgenden Arterien

A. Hetzel

3.4.0.1 Allgemeines

Prinzip
Ultraschall mit einer Frequenz von 2 bis 10 MHz macht unter Benutzung des Doppler-Effektes den Blutfluß hörbar und stellt Gewebe und Gefäße im Ultraschall-Bild dar

Methodik
- **Ultraschall-Erzeugung:** piezo-elektrischer Ultraschall-Transducer konvertiert elektrische Energie in Ultraschall und umgekehrt
  - *bei kontinuierlicher Schallemission (continuous wave, CW)* ohne tiefenselektive Sende- und Empfangselemente
  - *Transducer mit gepulster Schallemission (pulsed waves, PW)* ermöglichen über die Wahl der Pulsdauer, Ruhezeit und Torschaltung für den Empfang eine tiefenselektive Untersuchung

Ultraschall-Verfahren
- **Doppler-Verfahren:** Höhe der Frequenzverschiebung des empfangenen gegenüber dem ausgesandten Ultraschall durch den Doppler-Effekt (Dopplerfrequenz f) ist proportional zur Blutströmungsgeschwindigkeit, zur Sendefrequenz und zum Winkel zwischen Schallstrahl und Blutströmungsrichtung (cosinus α)
  - *Signalverarbeitung:* Spektrumanalyse in Fast-Fourier-Transformation, dabei werden komplexe Doppler-Signale in kurze Zeitabschnitte zerlegt und in ein Spektrum mit Dichteverteilung transformiert, meist in Form eines Frequenzzeitspektrums
  - *Anwendungen der unterschiedlichen Schallsonden:*
    ▶ 8 MHz CW: Dopplersonographie der periorbitalen Arterien und Venen
    ▶ 4 MHz CW, PW: Dopplersonographie der hirnversorgenden Halsarterien
    ▶ 2 MHz PW: intrakranielle Dopplersonographie und Dopplersonographie des Aortenbogens von supraclaviculär
- **Pulsecho-Verfahren (B-Bild):** gepulstes Echo-Verfahren = brightness-mode durch Helligkeitsmodulation eines Bildpunktes entsprechend der Signalintensität und Empfängerfunktion; Abtastung (scanning) durch parallele Abtastung (linear array) oder durch zeitversetzte Aussendung (phased array)
  - *Anwendungen der unterschiedlichen Schallsonden:*
    ▶ B-Bild 5–10 MHz: supraaortale Arterien
    ▶ B-Bild 2–2.25 MHz: intrakranielle Untersuchung
    ▶ Kombination: Duplex-Sonographie meist mit PW-Dopplersonographie, z. B. 5–10 MHz B-mode + 5 MHz PW-Doppler oder 2 MHz B-Bild + 2 MHz PW-Doppler
- **farbkodierte Duplex-Sonographie** (Echtzeit-farbkodierte Doppler-Angiographie, color-flow-imaging): Darstellung der mittleren Doppler-Frequenz im gesamten Untersuchungsbereich; nach Farbkodierung stellt sich das durchströmte Lumen dar (Doppler-Angiopraphie)

3.4.0.2 Untersuchungstechnik

Untersuchungstechnik extrakraniell

- **CW-Dopplersonographie (4-/8-MHz)**
  - *Untersuchung der Periorbital-Arterien* mit Kompressionstechnik der A. temporalis / A. facialis; Zunahme der Doppler-Frequenzen unter Kompression bedeutet interna-versorgte Periorbital-Arterien (= orthograd), Abnahme oder Strömungsumkehr unter Kompression bedeutet externa-versorgte Periorbital-Arterien (= retrograd; retrograde Periorbitaläste als Hinweis auf hämodynamisch wirksame Stenosen oder Verschlüsse der A. carotis interna)
  - *Untersuchung der A. carotis communis proximal im Seitenvergleich:* Minderung des enddiastolischen Doppler-Shifts um mindestens 30 % entspricht einer „Externalisierung" der A. carotis communis als Hinweis auf eine hochgradige Stenose oder einem Verschluß der ipsilateralen A. carotis interna
  - *kontinuierliche Untersuchung der A. carotis communis mit der 4 MHz CW Doppler-Sonde im Bereich der Karotisbifurkation:* Differenzierung der A. carotis externa / interna nach Strömungsprofil und durch alternierende A. temporalis-Kompression, mit einem deutlichen Effekt an der A. carotis externa und nur einem geringen an der A. carotis interna; bewegliche Sondenführung auf der Karotisbifurkation entlang der A. carotis interna bis submandibulär
  - *Untersuchung der A. vertebralis im Atlasschlingenabschnitt* durch Aufsetzen der 4 MHz Sonde caudal und dorsal des Mastoids
  - *supraclaviculär* bei Untersuchung der proximalen A. carotis communis, A. subclavia und des Vertebralis-Abgangs sowie der distalen A. subclavia
- **B-Bild und farbcodierte Doppler-Angiographie**
  - *Ziel:* Darstellung von:
    - arteriosklerotischen Wandveränderungen und von Stenosen mit weniger als 50 % lokaler Lumenreduktion
    - Länge der Plaque und deren Dicke
    - Restlumen
    - Plaqueechogenität (z. B. echoarm evtl. Plaqueeinblutung)
    - Plaqueoberfläche

Untersuchungstechnik intrakraniell

- **PW-Dopplersonographie (2 MHz):** durch tiefenselektive und flußrichtungsselektive Untersuchung unter Berücksichtigung der Sondenposition und -richtung können basale Hirnarterien differenziert werden
  - *Untersuchung:* die basalen Hirnarterien können über verschiedene Fenster beschallt werden:
    - transtemporal: gesamter Circulus arteriosus Willisii sowie die Hauptstämme der großen Hirnarterien in ihrem supratentoriellen Abschnitt
    - transorbital: Carotis-Siphon sowie A. cerebri anterior
    - transnuchal: intrakranielle Abschnitt der A. vertebralis und A. basilaris
  - *Aussage:* Feststellung
    - intrakranieller Stenosen: Grenzfrequenz für mittelgradige Stenosen > 4 kHz systolische Maximalfrequenz oder 3 kHz im Zeitmittel der Hüllkurve oder im Seitenvergleich um ≥ 100 % höhere Dopplerfrequenzen
    - proximaler und distaler Verschlüsse intrakranieller Arterien
    - hämodynamischer Folgen hochgradiger Obstruktionen der extrakraniellen hirnversorgenden Arterien

Untersuchung der Vasomotorenreserve

- **Prinzip:** Anstieg von pCO_2 → Vasodilatation, daher Korrelation von pCO_2 und Blutflußgeschwindigkeit (gemessen über Doppler-Frequenzen) der A. cerebri media, pCO_2-Antwortkurve linear zwischen 30 und 60 mmHg, Anstiegssteilheit von 2–4 % pro mmHg pCO_2
- **Methodik:**
  - *Hyperkapnie* durch CO_2-Rückatmung oder durch Einatmung einer 5–7 %igen CO_2-Gasmischung, Alternativmethode: Karboanhydrase-Hemmer (Diamox)
  - *Hypokapnie* durch Hyperventilation
  - *Messung* der endtidalen PCO_2 in Ausatemluft
- **Beurteilung der Vasomotorenreserve:** Steilheit der Antwortkurve
  - *normal:* 2–4 %/mmHg CO_2
  - *eingeschränkt:* 1–2 %/mmHg CO_2

- *erschöpft:* 0 – < 1 % /mmHg CO_2
- **Aussage:** Befunde entsprechen der Kollateralkapazität des Circulus arteriosus Willisii

3.4.0.3 Befunde bei Stenosen

Stenosekriterien an der A. carotis

- **direkte Kriterien:** systolische Maximalfrequenz im Stenosebereich
  - *< 4 kHz:* lokaler Stenosegrad < 50 % (lokaler Stenosegrad = Restlumen im Verhältnis zum ursprünglichen Lumen)
  - *4 – 5 kHz:* Grenzfrequenz für 50 %ige Stenose
  - *> 7 kHz:* hochgradige Stenosen, lokaler Stenosegrad 80 %, variabel bei präocclusiven Stenosen
- **indirekte Kriterien:**
  - *oben erwähnte Veränderungen* (s. Untersuchungstechnik) an den Ophthalmica-Ästen und A. carotis communis
  - *poststenotische Turbulenz* mit abnehmender Strömungsbeschleunigung
  - *Spektrumverbreiterung und Strömungsinhomogenitäten*
  - *submandibuläres Ausmaß* der Minderung der Strömungsgeschwindigkeit im Seitenvergleich
  - *intrakraniell:*
    - verringerte Maximalfrequenzen und Pulsatilität der ipsilateralen A. cerebri media
    - Hinweis auf cross-flow via A. communicans anterior
- **Aussagekraft:**
  - bei ausreichender Erfahrung hohe diagnostische Sicherheit in der Diagnostik von Makroangiopathien (im Bereich der extrakraniellen Karotisbifurkation (gleichwertig zur selektiven cerebralen Angiographie)
  - schon initial direkter oder indirekter Nachweis embolischer Verschlüsse hirnversorgender Arterien
  - frühe Klärung der Ätiologie cerebraler Ischämien (hämodynamisch, kardio- und arterio-arteriell embolisch und mikroangiopathisch) möglich
  - Planung der spezifischen Akuttherapie und Sekundärprophylaxe (→ S. 43) möglich

3.5 Liquordiagnostik

R. Kaiser

3.5.0.1 Liquorpunktion

Procedere bei Lumbalpunktion

- **Lagerung:** sitzend oder in Seitenlage (notwendig bei Druckmessung) mit maximaler Beugung der LWS
- **Orientierung:** Dornfortsätze unmittelbar unter und über der Verbindungslinie zwischen den Beckenkämmen markieren (entsprechen i. allg. den Dornfortsätzen LW 3 und 4)
- **gründliche Desinfektion** der Haut
- **Lokalanästhesie** entbehrlich, da nur für die Haut wirksam; der eigentliche Schmerz entsteht aber bei Kontakt mit Periost, Dura und (evtl.) Wurzel
- **Punktion:** Einführen der mit einem Mandrin versehenen Nadel in der Mittellinie zwischen den Dornfortsätzen des 3. und 4. oder 4. und 5. Lendenwirbelkörpers
- **Nachbehandlung:** Bettruhe (1 – 24 Stunden) hat keinen Einfluß auf das Auftreten postpunktioneller Beschwerden [162]

Komplikationen

- **abhängig von der Kanülenstärke:** bei 20 – 22 G 20 – 40 % Nachbeschwerden, bei atraumatischen Nadeln 2 % [161]
- **bei 20 G-Nadel:** Kopfschmerzen (2 – 20 %), Schwindel (12 %), Übelkeit, Brechreiz und Erbrechen (19 %), in seltenen Fällen Doppelbilder, Tinnitus und Hörverlust, subdurales Hämatom oder Hygrom [158]

Kontraindikationen

- **Hirndruck:** bei klinischem Verdacht auf Hirndruck reicht ein unauffälliger Papillenbefund *nicht* aus, um gefahrlos zu punktieren; CT erforderlich
- **Blutungsgefahr:** bei pathologischer Blutungszeit (normal bis 6 Minuten), Thrombozytopenie (unter 50 000) oder Thrombozytenfunktionsstörung, PTT-wirksamer Heparinisierung, Marcumarisierung mit Quickwerten unter 60 %

Andere Punktionsverfahren

- **laterale Punktion in Höhe HW1/2:** bei technischen Problemen mit lumbaler Punktion bzw. zur Kontrastmittelgabe (Darstellung der Obergrenze eines komplettem Kontrastmittelstops); Durchführung unter Bildwandlerkontrolle in Bauchlage mit dorsalflektiertem Kopf; Komplikationsmöglichkeiten: Verletzung von Rückenmark bzw. Medulla oblongata und von Gefäßen
- **Suboccipitalpunktion:** obsolet

3.5.0.2 Normwerte

- **Druck:** bei lumbaler Punktion 6–22 cm H_2O im Liegen, 15–24 cm H_2O im Sitzen; bei suboccipitaler bzw. C1/2-Punktion keine Normwerte bekannt
- **Zellen:** < 5/µl
- **Zellbild:** Lymphozyten/Monozyten 7 : 3
- **Liquoreiweiß** spiegelt die Blut-Liquor-Schrankenfunktion:
  - *Normwerte:* Gesamt-Protein < 450 mg/l, Albumin-Quotient $< 8 \times 10^{-3}$
  - *Altersabhängigkeit des Albumin-Quotienten:*
    - ▶ bis 15 Jahre: normal $< 5 \times 10^{-3}$
    - ▶ bis 40 Jahre: normal $< 6.5 \times 10^{-3}$
    - ▶ bis 60 Jahre: normal $< 8 \times 10^{-3}$
- **Immunglobuline:**
  - *IgG-Index* (IgG Liquor/Serum) / (Albumin Liquor/Serum): pathologisch > 0.7 → intrathekale IgG-Synthese
  - *Reiber-Formel/Diagramm:* normal: keine IgG-, IgM- oder IgA-Synthese nachweisbar; pathologisch: Syntheserate > 0 %
  - *erregerspezifischer Antikörper-Index (Antikörper-Index):* s. u. (→ S. 389)
- **Glucose:** Liquor/Serum-Quotient: normal > 0.5, rasche Änderung im Verlauf einer entzündlichen Erkrankung
- **Lactat:**
  - *normal:* 1.5–2.1 mmol/l (Referenzbereich methodenabhängig)
  - *pathologisch:* > 3.5 mmol/l, langsame Änderung im Verlauf einer entzündlichen Erkrankung
    - *erhöhte Werte* bei anaerober Glykolyse infolge lokaler Entzündung (Bakterien, Pilze, Tumoren) oder bei Ischämie (Infarkt)

3.5.0.3 Pathologische Befunde: allgemein

Zellen

- **„Reizpleozytose":** 5–30 Zellen/µl, vorwiegend Monozyten und Granulozyten
  - *Ursachen:* artifiziell (nach vorangehender Liquorpunktion), nach Krampfanfall, bei Hirninfarkt, Blutung und bei Hirntumoren; geringe Zellzahl auch bei Varizella-Zoster-Ganglionitis, viralen Meningo-Encephalitiden, mykotischer Meningitis
- **signifikante Pleozytose:** Zellzahl > 30/µl
  - *< 500 Zellen/µl:* akute virale Meningitis, mykotische Meningitis, tuberkulöse Meningitis, Neuroborreliose, Neurosyphilis, Hirnabszeß
  - *> 500 Zellen/µl:* eitrige Meningitis
- **Liquor-Zellbild (pathologische Zellen):** aktivierte Lymphozyten, Plasmazellen, aktivierte Monozyten (Makrophagen), Granulozyten, Eosinophile, Erythrozyten, Erythrophagen, Siderophagen, Tumorzellen (veränderte Kern-Plasma-Relation, Hyper- und Polychromasie)

Schrankenstörung

- **Ursachen einer Schrankenstörung (mit oder ohne Pleozytose)**

Ausprägung (QAlb $\times 10^{-3}$)	mögliche Ursachen
leicht (< 10)	multiple Sklerose, amyotrophe Lateralsklerose, alkoholtoxische Polyneuropathie
mittelgradig (10–20)	aseptische Meningo-Encephalitiden, Hirninfarkt, diabetische Polyneuropathie
schwer (> 20)	Polyradikulitis (Guillain-Barré-Syndrom), Neuroborreliose, eitrige Meningitis, tuberkulöse Meningitis, Herpes-Encephalitis

Immunglobuline quantitativ

- **IgG-Index** = (IgG Liquor/Serum) / (Albumin Liquor/Serum), normal < 0.7
- **Reiber-Formel** = Berechnung des Anteils intrathekal produzierter Immunglobuline (IgG, IgM, IgA), bei Syntheserate > 10 % *signifikante* intrathekale Immunglobulin-Synthese
- **Ursachen einer intrathekalen Immunglobulin-Synthese:**

	IgG	IgM	IgA
Multiple Sklerose	++	(+)	(+)
Virale Meningo-Encephalitis[1]	+	–	
FSME[1]	(+)	++	(+)
HIV-Encephalitis	+	–	–
Neurosyphilis	++	+	+
Neuroborreliose (akut)	+	++	(+)
Neuroborreliose (chron.)	++	(+)	+
Neurotuberkulose	(+)	–	++
Hirnabszeß	(+)	(+)	+
Non-Hodgkin-Lymphom	(+)	+	(+)

[1] stadienabhängig

Immunglobuline qualitativ

- **oligoklonale Banden (OKB):** empfindlichstes Kriterium einer autochthonen Immunreaktion im ZNS (bei gesunden Probanden sind keine OKB im Liquor nachweisbar); *nicht spezifisch für MS oder eine andere entzündliche Erkrankung*
  - Bestimmung nicht erforderlich, wenn
    - IgG-Index < 0.40 und IgG-Syntheserate = 0
    - IgG-Index > 0.80 und/oder IgG-Syntheserate > 10 %,
    da in diesen Fällen das Fehlen oder der Nachweis der Banden keine zusätzliche Information (intrathekale IgG-Synthese) liefert

Antikörper-Index (AI) Liquor/Serum

derzeit bestes serologisches Kriterium zum Erregernachweis einer Infektion des Nervensystems bei vermutetem Erreger
- **Berechnung:** (IgG-Antikörpertiter-Liquor/IgG-Antikörpertiter-Serum) / (IgG-Konzentration Liquor/Serum), analog auch für IgM
- **Grenzwert:** bei Antikörperbestimmungen im ELISA sind Werte >2 meist als pathologisch einzustufen
- **falsch positive Befunde:** bei multipler Sklerose kann der AI für VZV, Masern, Röteln und Mumps erhöht sein ohne Vorliegen einer akuten ZNS-Infektion durch diese Erreger (polyklonale Aktivierung)

3.5.0.4 Pathologische Befunde: spezielle Erkrankungen

Liquor nach Blutungen

- bei Punktion eines blutigen Liquors im Rahmen der SAB-Abklärung und V. a. artifizielle Blutbeimengung unmittelbar danach ein Segment höher nachpunktieren (nur sinnvoll, wenn im Sitzen punktiert wurde)
- **Xanthochromie:** 2 Stunden nach Blutung
- **Nachweis von Hämoglobin im Liquor:** spektralphotometrische Messung des Liquor-Überstandes bei 415 nm
  - *Normwerte für die Extinktion:*
    - < 0.025 normal
    - 0.025 – 0.05 bei Stichblutungen
    - 0.05 – 0.1 bei Sickerblutungen (Oxy-Met-Hämoglobin)
    - > 0.1 in der Regel Hinweis auf subarachnoidale oder intracerebrale Blutung
  - *Sensitivität bei Subarachnoidalblutung:* in den ersten zwei Wochen 100 %, bis zu 3 Wochen 70 %, bis zu 4 Wochen 40 %
  - *Differenzierung zwischen artifiziell traumatischer Blutung und SAB:* vergleichende spektralphotometrische Bestimmung des Hämoglobins (400 – 550 nm) im zentrifugierten Liquor und im verdünnten Serum; bei artifizieller Blutung gleiche Extinktionskurve in Liquor und Serum, frühestens 6 Stunden nach einer SAB im Liquor zusätzlicher Extinktionspeak bei 450 nm (= durch Hämoglobinabbau entstehendes Bilirubin) [547]
- **Reizpleozytose:** 2 Stunden nach Blutung, initial lympho-granulo-monozytär, nach 24 Stunden Verschwinden der Granulozyten
- **Erythrophagen:** 4 – 18 Stunden bis ca. 1 Woche nach Blutung
- **Siderophagen:** 4 Tage bis 4 Wochen nach Blutung
- **Ferritin-Konzentration:** ergänzende Methode zum Nachweis/Ausschluß einer SAB, Referenzbereich < 10 µg/l

Liquor bei Entzündungen

- **Diagnostische Kriterien:**
  - *entzündlicher Prozeß allgemein:* mindestens eine der folgenden Bedingungen:

- Gesamtzellzahl: > 30/µl
- Nachweis aktivierter Lymphozyten
- Nachweis einer humoralen Immunreaktion
- *chronische Meningitis:* Pleozytose > 50 Zellen/µl über mehr als 4 Wochen
■ **typische Konstellationen:**
  - *virale/bakterielle Meningitis:*

	bakteriell	viral
Zellzahl/µl	> 500	< 500
Zellbild	Granulozyten > Lymphozyten	Lymphozyten > Granulozyten
Gesamt-Eiweiß (mg/l)	> 2000	< 2000
Albumin-Quotient ($\times 10^{-3}$)	> 20	< 20
Glucose-Quotient	< 0.5	> 0.6
Lactat (mmol/l)	> 3.5	< 3.5

- *tuberkulöse Meningitis (S. 96):* buntes Zellbild mit polymorphkernigen Leukozyten, Monozyten, Lymphozyten, meist deutliche Schrankenstörung mit Albuminquotienten zwischen $15-50 \times 10^{-3}$, intrathekale Synthese von IgA > IgM und IgG, erniedrigter Glucosequotient
- *Neuroborreliose/Neurolues (S. 100):* meist lymphozytäre Pleozytose (10–500 Zellen/µl), bei Neuroborreliose zahlreiche aktivierte Lymphozyten mit Rosettenbildung, je nach Entzündungsstadium mäßige bis hochgradige Schrankenstörung (Albuminquotient $10-50 \times 10^{-3}$), Dreiklassensynthese von Immunglobulinen: bei akuter Verlaufsform IgM >> IgG und IgA, bei chronischer Verlaufsform IgG >> IgA und IgM, normaler Glucosequotient
- *MS (S. 113):* intrathekale IgG-Synthese, geringfügige Pleozytose (meist < 20 Zellen/µl, sehr selten bis 50/µl), diskrete Blut-Liquorschrankenstörung (Q-Alb bis 12×10^{-3})
- *Sakoidose:* → S. 110
- *Pilzinfektionen (S. 103):* oft nur geringfügige Pleozytose (5–100 Zellen/µl), anfangs überwiegend Granulozyten, später vorwiegend Lymphozyten, mäßige bis deutliche Schrankenstörung ($10-30 \times 10^{-3}$), gelegentlich intrathekale Immunglobulinsynthese (IgA, IgG), erniedrigter Glucosequotient
- *Parasitosen (S. 106):* unspezifischer Befund; variable Pleozytose, gelegentlich vermehrt eosinophile Leukozyten, je nach Ausmaß der ZNS Beteiligung leichte bis mäßige Schrankenstörung, kaum intrathekale Immunglobulinsynthese

Nachweis von Liquor in Sekreten (Liquorrhoe)

■ **Nachweis von β-trace Protein** (> 0.5 mg/L) in Nasensekret gilt als Hinweis für eine Liquorfistel
■ **Nachweis von β-2-Transferrin** (Asialo-Transferrin) ist bei fehlendem Nachweis dieses Proteins im Serum beweisend für eine Liquorbeimengung
  - *Einschränkung:* bei Alkoholikern können geringe Mengen von Asialo-Transferrin auch im Blut nachweisbar sein
■ **Bestimmungen von Glucose oder Kalium** als Screeningmethode heute obsolet

4 Therapieverfahren

4.1 Verfahren zur Schlaganfallbehandlung und -prophylaxe
A. Hetzel und A. Hufschmidt

4.1.0.1 Nimodipin (Nimotop®)

Wirkung
Erhöhung der Ischämie-Toleranz in der Penumbra, daher beste Wirkung bei ischämischen Infarkten, die aufgrund ihrer Größe mit einer Penumbra einhergehen (cortikale und subcortikale Anteile, deutliche Defizite)

Indikationen
- **hemisphärale ischämische Infarkte**
- **Spasmen bei Subarachnoidalblutung** zur Erhöhung der Ischämietoleranz; Wirkung auf Spasmen umstritten
- **mikroangiopathische Encephalopathie** (subcortikale arteriosklerotische Encephalopathie): Dauergabe zur Erhöhung der Ischämietoleranz und wegen nootroper Wirkung (Steigerung von Vigilanz und Antrieb)

Praktische Anwendung
- **beim Schlaganfall:**
  - *Therapiebeginn* so früh wie möglich; innerhalb der ersten 12 Stunden wirksam, zwischen 12 und 24 Stunden nach Eintritt der Ischämie Wirksamkeit fraglich wirksam, danach unwirksam
  - *Dosierung:*
    - oral: 4 × 30–60 mg/Tag (je nach Blutdruck) für 4 Wochen
    - parenteral: nur wenn keine orale Gabe möglich, nur unter initial engmaschiger Blutdruck-Kontrolle (alle 15 Minuten)
      - Perfusor mit 5 ml/Stunde; wenn Blutdruck ≥ 190/110 mm Hg: 10 ml/Stunde
      - Dosisreduktion und Absetzen bei deutlichem Blutdruckabfall (> 20 mm Hg) unter der Therapie; Blutdruck-Werte dürfen nicht unter denen vor der Ischämie liegen
- **bei Subarachnoidalblutung:** → S. 58
- **bei mikroangiopathischer Encephalopathie:** Dosis 3 × 30 mg p. o. auf Dauer

Nebenwirkungen
- **allgemein:** unerwünscht stärkere Blutdrucksenkung, Herzfrequenzzunahme, Haut-Flush, Wärmegefühl, Magen-Darm-Beschwerden, Schwächegefühl, periphere Ödeme, Schlaflosigkeit, Schwitzen, Thrombozytopenie
- **neurologisch/psychiatrisch:** Kopfschmerzen, Schwindel, Schlaflosigkeit, gesteigerte motorische Unruhe, Erregung, evtl. Hyperkinesen und depressive Verstimmungen

Kontraindikationen
ausgeprägtes Hirnödem, Hirndruck, schwere Leberschäden, Schwangerschaft; relative Kontraindikationen: Niereninsuffizienz (glomeruläre Filtrationsrate (GFR) < 20 ml/Minute), Hypotonie

Interaktionen
- **Verstärkung** der Wirkung anderer blutdrucksenkender Pharmaka
- **Erhöhung der Konzentration von Nimodipin** im Blut durch gleichzeitige Verabreichung von Cimetidin, Valproinsäure oder Grapefruit-Saft
- **Verringerung der Bioverfügbarkeit** durch vorhergehende chronische Verabreichung von enzyminduzierenden Antiepileptika

4.1.0.2 Antikoagulation (allgemein)

Indikation
- **Akuttherapie** bei progressive stroke, Dissekat der hirnversorgenden Arterien, Basilaristhrombose
- **Primärprophylaxe** bei Vorhofflimmern mit erweitertem Vorhof
- **Sekundärprophylaxe** nach embolisch bedingten Ischämien oder hochgradigen intracraniellen Strömungshindernissen (→ S. 43)

Praktisches Vorgehen
- **Akuttherapie:** sofortige Heparinisierung nach Blutungsausschluß
- **Primärprophylaxe:** low-dose Marcumar nach Ausschluß einer vaskulären Encephalopathie
- **Sekundärprophylaxe:** initial Heparinisierung, nach Abschluß der Akutphase Umstellung auf Marcumar

4.1.0.3 Heparinisierung: unfraktioniertes Heparin (UFH)

Wirkung — als Heparin-AT III-Komplex Antagonist von Thrombin und Faktor Xa

Indikationen
- **Primärprophylaxe von Thromembolien** bei Hochrisikopatienten (z. B. bei Para-/Hemiplegie)
- **Akuttherapie** bei progressive stroke, präokklusive Stenosen oder Dissekat der hirnversorgenden Arterien, Basilaristhrombose
- **Sekundärprophylaxe** (S. 43) in der Akutphase nach kardioembolisch bedingten Ischämien oder bei Ischämien aufgrund hochgradiger intracranieller Strömungshindernisse

Therapiekontrolle
- **Standard:** Zunahme der Prothrombinzeit (PTT) auf das 1.5–2.5fache des Ausgangswerts
- **Hochrisikopatienten** (intrakardiale und intraluminale Thromben, Z. n. inkompletter Lyse, Basilaristhrombose): bis zum 3.5fachen der Ausgangs-PTT

Komplikationen bei akutem Insult
- **parenchymatöse Blutungen** 2–4%, davon 50% mit Verschlechterung des neurologischen Status
- **hämorrhagische Transformation** (hämorrhagischer Infarkt) 10–25%, bei kardialen Embolien bis 50%, selten mit klinischer Verschlechterung
- **extracerebrale Blutungen** 2–3%

Antagonisierung — Protaminsulfat (Protamin® i. v., 1000 IE Protaminsulfat binden 1000 IE Heparin); wenn 2 Stunden nach Absetzen des Heparins eine Blutung noch persistiert → weitere Gabe von Protaminsulfat entsprechend 25–50% der letzten Heparindosis

Nebenwirkungen
- **Heparin-induzierte Thrombozytopenie** (S. 76); Warnzeichen: Abfall der Thrombozytenkonzentration auf < 150 000 × 10^9/l
- allergische Reaktionen, Hautnekrosen, Alopezie (40% nach hochdosierter Gabe), Hypokaliämie (Hemmung der Aldosteronsynthese), Transaminasenerhöhung (sehr häufig), Osteoporose (bei Dauertherapie > 3 Monate)

Probleme
- **Gerinnungsdiagnostik unter Heparinisierung:**
  - *aussagekräftig:* AT III, Protein S, Protein C, APC
  - *nicht aussagekräftig:* alle Einzelfaktoren
- **ungenügender Anstieg der PTT bei Heparinisierung:**
  - *AT III-Mangel* (häufigste Ursache); AT III kann auch unter Heparinisierung bestimmt werden
  - *erhöhter Faktor VIII-Spiegel* (z. B. bei Infekten) → Dissoziation zwischen Heparinspiegel (evtl. im therapeutischen Bereich) und PTT (evtl. im subtherapeutischen Bereich), daher direkte Bestimmung von Heparin

Kontraindikationen
- **absolut:** Blutungen (v. a. gastrointestinal), Abortus imminens, unmittelbar nach Peridural- oder Spinalanästhesie, Blutung, raumfordernder ischämischer Infarkt
- **relativ:** hypertensive Encephalopathie

4.1.0.4 Heparinisierung: niedermolekulares Heparin (NMH)

Präparate

Substanz	Präparat	Konzentration (anti-Xa-Einheiten/0.1 ml)
Dalteparin	Fragmin P®	1250
Enoxaparin	Clexane®	1000
Nadroparin*	Fraxiparin®	ca. 1000

* Wirkstoffgehalt nicht nach WHO-Standard angegeben

Wirkung — Antagonist v. a. von Faktor Xa, weniger von Thrombin; längere HWZ als UFH → Gabe 1–2mal täglich s. c.

Indikationen
- **Primärprophylaxe von Thromembolien** bei Hochrisikopatienten (z. B. bei Para-/Hemiplegie)
- **Alternative zu unfraktioniertem Heparin** bei erhöhtem Blutungsrisiko
- **generell bei akutem ischämischen Insult** (2 × 0.4 ml für 10 Tage) → Verbesserung des outcome [379], in Deutschland jedoch für diese Indikation bisher keine Zulassung

Dosierung
- **Dosis** je nach Gewicht:
  - *< 50 kg:* 2 × 4000 E
  - *50–70 kg:* 2 × 6000 E
  - *> 70 kg:* 2 × 8000 E

	■ **Gabe** 1 × täglich bei Thromboseprophylaxe, 2 × täglich bei therapeutischer Antikoagulation
Therapiekontrolle	üblicherweise keine (Dosierung nach Standardprotokoll); falls notwendig über Faktor Xa-Aktivität; bei Überdosierung kann auch die PTT ansteigen
Komplikationen bei akutem Insult	keine gegenüber Placebo erhöhte Inzidenz von Blutungskomplikationen
Antagonisierung, Nebenwirkungen, Gerinnungsdiagnostik	wie bei unfraktioniertem Heparin
Kontraindikation	cerebrale Massenblutung

4.1.0.5 Marcumarisierung

Präparate	Phenprocoumon: Marcumar®, Phenpro ratiopharm®, Falithrom® Tbl. 3 mg
Wirkung	Vitamin K-Antagonist: Hemmung der Synthese der Faktoren II, VII, IX und X sowie von Protein C und S

Indikationen und Ziel der Einstellung

Indikation	Quick-Wert*	INR**
Standard (→ S. 43): kardiale Emboliequelle, paradoxe Embolie	20–30% im ersten Jahr, danach erneute Abschätzung des individuellen Risikos	2–2.5
Hochrisikopatienten (z. B. Vorhofmyxom, Vorhofthrombus, Ventrikelaneurysma); Dauer in Abstimmung mit kardiologischer Seite	15–20% (Ausnahme: Patienten > 75 Jahre nicht unter 25% über längere Zeit!)	3–4
inoperable Carotisstenose (2. Wahl, nach Thrombozytenaggregationshemmern), hochgradige intracranielle Stenose (1. Wahl)	20–30%	2–2.5
Dissektionen	im ersten Halbjahr 20–30%, danach i. allg. ASS	2–2.5
Primärprophylaxe bei Vorhofflimmern	≥ 40% auf Dauer	1.5–2

* Quickwerte beziehen sich auf Reagens Innovin® (Baxter)
** INR = International Normalized Ratio: labor-unabhängiger Meßwert der Thromboplastinzeit; Quotient aus der Thromboplastinzeit des Patienten und der eines Normalkollektivs korreliert mit dem International Sensitivity Index für das jeweils verwendete Thromboplastin; normal INR = 1, Zielbereich für niedrig dosierte Marcumarisierung INR = 1.5–2, übliche Dosierung 2–3, hohe Dosierung INR = 3–5

Nebenwirkungen	■ **Blutungen:**
	   ■ *bei INR < 3:* intracerebrale Blutungen 0.2%/Jahr; größere extracerebrale Blutungen: Risiko nicht erhöht gegenüber Placebo, kleinere extracerebrale Blutungen (Haut, Muskel, Zahnfleisch, stillbares Nasenbluten) 5%/Jahr vs. 1.5% in der Placebogruppe
	   ■ *bei INR > 3:* intracerebrale Blutungen 0.4%/Jahr, größere extracerebrale Blutungen 1.2%/Jahr vs. 0.7% in der Placebogruppe; kleinere extracerebrale Blutungen 8%/Jahr vs. 4% in der Placebogruppe kumulativ; 20% Blutungen in den ersten 5 Jahren
	■ **sonstige:** Nekrosen, Urticaria, Dermatitis, Übelkeit, Appetitlosigkeit, Erbrechen

Antagonisierung	■ **innerhalb von Tagen:** Therapiepause, ggf. Phytomenadion (Konakion®) 10–20 Tr. p. o. ■ **sofort:** FFP (fresh frozen plasma) oder 1000–2000 E PPSB-Plasma *und* Phytomenadion (Konakion®) 10–20 Tr.

Probleme	■ **Gerinnungsdiagnostik unter Marcumar:**
	   ■ *aussagekräftig:* APC-Resistenz (Faktor-V-Mutation), Phospholipid-Ak, Anticardiolipin-Ak, Protein C und S
	   ■ *nicht aussagekräftig:* Vitamin-K-abhängige Gerinnungsfaktoren (s. o.)
	■ **ungenügender Abfall des Quick-Wertes unter Marcumargabe:** Medikamenteninteraktionen, postoperativ, kardiale Rekompensation, Diurese, Diarrhoe, Adipositas, Hypothyreose, Schock

394 Therapieverfahren

Kontra-indikationen
- **absolut:** Blutungen, schlecht eingestellter Hypertonus, cerebrale Mikroangiopathie (CT!), hämorrhagische Diathese, schwere Leber-/Nierenschäden (Rest-N > 60 mg %), Endokarditis lenta, Graviditas, frisch operierte Patienten
- **relativ:** schwere Hypertonie, ausgeprägte Mikroangiopathie, schlecht kontrollierter/insulinpflichtiger Diabetes, dekompensierte Herzinsuffizienz, Non-Compliance, Alter > 65 Jahre, laufende Behandlung mit Salicylaten u. a. Medikamenten (s. o.)

Interaktionen
- **Wirkungsverstärkung durch:** Phenylbutazon und -derivate, *Chloralhydrat*, Chloramphenicol, Thyroxin und -derivate, Glukagon, Chinidinderivate, Neomycin, Cholestyramin, Nalidixinsäure, Sulfinpyrazon, *Indometacin*, Tolbutamid, Sulfonamide, Diazoxid, *Antibiotika*, Anabolica, Clofibrat, Salicylate, Allopurinol, Dibenzepine, Mercaptopurin, Methylphenidat, MAO-Hemmer
- **Wirkungsverminderung durch:** Barbiturate, Glutetamid, Griseofulvin, *Glucocorticoide*, Kontrazeptiva, Rimactan, Meprobamat
- **erlaubte Medikamente:**
  - *Analgetika:* Morphine und -derivate, Metamizol, Paracetamol
  - *Antiphlogistika:* Diclofenac, Ibuprofen
  - *Sedativa:* Benzodiazepine

Besonderes bei ambulanter Behandlung müssen die Patienten einen Ausweis über die Antikoagulantien-Therapie bei sich tragen

4.1.0.6 Thrombozytenaggregationshemmer (TAH) (allgemein)

Indikation
- **fokal-neurologische Defizite nach arterio-arterieller Embolie** (Aortenbogen, A. carotis communis und interna, hämodynamisch nicht relevante intracranielle Stenosen des Carotis-Stromgebietes, hochgradige intracranielle Stenosen oder kardiale Emboliequelle bei Kontraindikationen gegen Marcumar, Vertebralisabgangsstenosen)
- **Prophylaxe nach TEA**
- **Behandlungsalternative zur Antikoagulation** bei Vorhofflimmern ohne erweiterten Vorhof und bei über 75-jährigen; bei Herzklappenfehlern, Klappenersatz, Mitralklappenprolaps

Übersicht

Substanz(en)	Dosis/Tag	Risikoreduktion i. Vgl. z. Placebo	wichtigste Nebenwirkungen
ASS	300 mg [16]	22 %	Blutungen, v. a. gastrointestinal
	2 × 25 mg [159]	18 %	
ASS + Dipyridamol [159]	2 × (25 mg ASS + 200 mg D.)[1]	36 %	Blutungen, v. a. gastrointestinal; mehr als unter ASS-Monotherapie; Myokard-Ischämie bei schwerer KHK
Clopidogrel [20]	1 × 75 mg	~ 26 %[2]	Blutungen, gastrointestinale Störungen
Dipyridamol [159]	2 × 200 mg	16 %	gastrointestinale Störungen, Blutungen, Myokard-Ischämie bei schwerer KHK
Ticlopidin [295]	2 × 250 mg	30 %	Agranulozytose, gastrointestinale Beschwerden, Cholestase, Blutungen

[1] ab 9/98 als Asasantin® verfügbar; [2] Einschlußkriterien pAVK, Herzinfarkt, Schlaganfall; Zielkriterien Tod, Schlaganfall, Herzinfarkt, bisher keine genauen Angaben zur Schlaganfall-Sekundärprophylaxe; relative Risikoreduktion gegenüber ASS 325 mg/Tag für alle Zielkriterien absolut 8.7 % (5.32 % vs. 5.83 %/Jahr)

Differential-indikation
- **Standard:** ASS (300 mg/Tag) oder ASS + Dipyridamol (nur eine Studie)
  - *bei weiteren TIA unter ASS:* Clopidogrel
- **Hochrisikopatienten** ohne Indikation zur TEA oder oralen Antikoagulation: Clopidogrel oder ASS + Dipyridamol
- **bei zusätzlicher pAVK:** Clopidogrel
- **Sekundärprophylaxe nach Carotis-Operation:** ASS (300 mg/Tag), bei fehlender relevanter Emboliequelle auch 100 mg/Tag möglich

4.1.0.7 Acetylsalicylsäure (ASS)

Indikation s. o. unter Thrombozytenaggregationshemmer

Wirkung
- Hemmung der kollageninduzierten Thrombozytenaggregation über Blockade der Thromboxan A2-Synthese
- **Senkung des Insultrisikos** nach TIA bei Männern um 25%, in einzelnen Studien bei Frauen nur um 15%; wirkt 1 Woche nach (Absetzen vor Operation)
- **Wirkungslatenz:** 3–5 Tage, Wirkdauer entsprechend der Lebensdauer der Thrombozyten 8–10 Tage
- verhindert nicht die Progredienz einer Stenose

Dosierung 300 mg/Tag p. o.; 325 mg/Tag ist die niedrigste Dosis, für die bewiesen ist, daß sie genauso wirksam ist wie Dosen ≥ 1000 mg/Tag; auch Dosen < 100 mg sind wirksam, ob die Wirkung aber der maximalen entspricht, ist fraglich

Nebenwirkungen gastrointestinale Symptome (24.3%), gastrointestinale Blutungen (1.8%), allergische Reaktionen, Bronchospasmen, Natrium- und Wasserretention

Kontraindikationen hämorrhagische Diathese, Asthma bronchiale, chronische Atemwegsinfektion, Magen- und Zwölffingerdarmulcera, Glucose-6-Phosphat-Dehydrogenase-Mangel, vorgeschädigte Niere, schwere Leberfunktionsstörungen, Herzinsuffizienz

Interaktionen
- **erhöht die Konzentration von** Digoxin, Barbituraten, Lithium, oralen Antidiabetika
- **verstärkt die Wirkung von** Methotrexat, Trijodthyronin und Sulfonamiden
- **vermindert die Wirkung von** Aldosteron-Antagonisten, Schleifendiuretika, Antihypertonica, von Urikosurica

4.1.0.8 Ticlopidin (Tiklyd®)

Indikation
- bei Kontraindikationen gegen bzw. Rezidiven unter ASS
- nach komplettem Insult und nach lakunären Infarkten signifikant wirksamer als ASS
- bei Hochrisiko-Patienten (v. a. Frauen) bei Indikation für Thrombozytenaggregationshemmer bzw. Kontraindikation gegen Marcumar

Wirkung
- Wirkungslatenz 3–5 Tage
- Hemmung der ADP-induzierten Fibrinogenbrückenbildung zwischen Thrombozyten
- Senkung des cerebralen Infarktrisikos nach komplettem Schlaganfall gegenüber Placebo um 30% bei Männern und Frauen (Canadian-American Ticlopidine Study CATS [229])
- Senkung des Infarktrisikos nach TIA gegenüber ASS um 47% im 1. Jahr und um 21% nach 3 Jahren [295]

Dosierung 2 × 250 mg/Tag p. o.

Nebenwirkungen
- **reversible Agranulozytose** (0.9%), daher Einstellung nur nach Aufklärung und wenn hausärztliche Kontrolle gewährleistet ist: in den ersten 3 Monaten 2-wöchentliche Blutbildkontrolle, danach alle 2 Monate
- *gastrointestinale Beschwerden*, Thrombozytopenie, Panzytopenie, Hypolipidämie, Hepatitis, cholestatischer Ikterus, Transaminasenanstieg (häufig), allergische Hautreaktionen, immunologische Reaktion

Kontraindikationen hämorrhagische Diathese, Blutungsneigung, Organläsionen mit Blutungsneigung, hämorrhagischer Insult in der Akutphase

Interaktionen
- Kombination mit anderen Antikoagulantien vermeiden
- Senkung der Ticlopidin-Konzentration durch Antazida, Erhöhung der Ticlopidin-Konzentration durch Cimetidin
- Anstieg der Phenytoin-Konzentration auf u. U. toxische Werte
- **Antagonisierung durch Methylprodnisolon**

4.1.0.9 Clopidogrel (Plavix®, Iscover®)

Indikation wie Ticlopidin

Wirkung Senkung des Risikos für cerebralen Infarkt gegenüber ASS um 7.6%, für gefäßabhängige Morbidität 8.7% (absolutes jährliches Risiko 5.3% vs. 5.83%)

Dosierung 1 × 75 mg p. o.

Nebenwirkungen
- **kein erhöhtes Risiko einer Agranulozytose**
- gastrointestinale Beschwerden (19%), Leberfunktionsstörung (3%), allergische Hautreaktionen (7%)

Kontraindikationen wie Ticlopidin

Interaktionen
- Erhöhung der Clopidogrel-Konzentration durch Cimetidin

4.1.0.10 Carotis-Thrombendarteriektomie (TEA)

Indikation
- **gesichert:** bei symptomatischer hochgradiger (über 70%) extrakranieller Carotisstenose (lokaler Stenosegrad); Untergruppenanalysen zeigen einen Effekt ab 80% [190]
- **ungesichert, Nutzen aber wahrscheinlich:**
  - bei symptomatischer mittelgradiger (50–70%) extrakranieller Carotisstenose (Graubereich); therapeutische Alternative: Thrombozytenaggregationshemmer
  - bei höchstgradigen asymptomatischen Carotisstenosen in gefäß- / neurochirurgischen Zentren mit extrem niedriger Operationsmorbidität (unter 2% [1])

Procedere
- **Operationsbereitschaft** des Patienten klären
- **Operabilität** klären:
  - *Operationsrisiko*
  - invasive / nicht-invasive Behandlungsbedürftigkeit einer eventuellen koronaren Herzerkrankung (hohe Koinzidenz mit Carotisstenose!)
- **Komplettierung der internistisch/kardiologischen Diagnostik**
- **Schädel-CT** mit Kontrastmittelgabe (aktuell) zum Ausschluß eines frischen Infarkts und bei Operation früher als 5 Wochen nach der letzten Ischämie zum Ausschluß einer Schrankenstörung wegen Gefahr einer intraoperativen Einblutung
- **Angiographie** (Pan-Angiographie, mindestens 3-Gefäß-Darstellung); in einzelnen Zentren nur bei inkomplettem sonografischem Gefäßbefund (poststenotische Gefäßwandverhältnisse, intrakranieller Befund); Carotisoperation ohne Angiographie reduziert das Gesamtrisiko um 20–30%
- **Operationszeitpunkt:**
  - *bei reversibler Ischämie* möglichst direkt nach Abschluß der präoperativen Diagnostik
  - *bei komlettiertem Insult* nach 5 Wochen, bei kleineren Infarkten und hohem Rezidivrisiko evtl. früher
- **praeoperativ** ASS absetzen (mindestens 6 Tage vor Operation), Risikopatienten bis zur Operation heparinisieren
- **postoperativ** Thrombozytenaggregationshemmer

Komplikationen Tod < 1%, schwerer Insult oder Tod 3.7%, alle Insulte oder Tod 7.5% [546], abhängig vom Operateur

Prognose
- **bei Operation von Stenosen:** dauerhaft offen > 95%, ipsilaterale Infarkte ab 2. Monat < 1%/Jahr
- **bei notfallmäßiger Operation eines Verschlusses** abhängig von der Dauer des Verschlusses:
  - bei akutem Verschluß der A. carotis interna und Operation innerhalb von 3 (-6) Stunden: weitgehende oder komplette Remission 50%, Verschlechterung 10%, Mortalität 5%
  - bei akutem Verschluß der A. carotis interna und Operation innerhalb von Tagen ist die Prognose abhängig von Dauer und Schwere des neurologischen Defizits, von der koronaren Situation und vom Lokalbefund:
    - ▶ TIA, asymptomatische koronare Herzkrankheit, lokale Arteriosklerose: Mortalität < 1%, Morbidität ca. 7%
    - ▶ schwerer Insult, Herzinfarkt, langstreckige Arteriosklerose: Mortalität ca. 20%, Insulte ca. 20%, Herzinfarkte ca. 20%
  - *Wiedereröffnungsrate insgesamt:* je nach Dauer des Verschlusses: < 3 Tage: > 90%, 1 Monat: 40%; dauerhaft offene A. c. i.: 2/3, davon 90% asymptomatisch; Re-Okklusion 1/3

4.1.0.11 Perkutane transluminale Angioplastie (TLA) der A. carotis

- **Allgemeines:** Ballondilatation von Stenosen über einen endovaskulären Zugang; das atheromatöse Material wird in die Wand hineingepreßt
- **klinischer Stellenwert** noch ungesichert; Einzelberichte über Erfolge bei radiogener Fibrose/Stenose der A. carotis interna
- **Komplikationsrate** etwa wie bei TEA
- **Langzeitergebnisse** vermutlich schlechter als bei TEA (höhere Re-Stenose-Rate), aber angesichts der derzeit meist < 3-jährigen Beobachtungsdauer nicht sicher beurteilbar; randomisierte Vergleichsstudien PTA vs. TEA laufen

4.2 Antikonvulsiva

A. Hufschmidt und T. J. Feuerstein

4.2.0.1 Allgemeines

Übersicht

Substanz	Einnahmen pro Tag	Tagesdosis (Erwachsene)	Spiegel	Steady state nach
Carbamazepin (CBZ)	3 (retard: 2)	800–1600 mg	5–12 µg/ml	4–6 (–7) Tagen
Clonazepam (CLN)	2–3	10–15 mg	0.03–0.08 µg/ml	4–6 Tagen
Ethosuximid (ETX)	1–2 (–3)	500–1500 mg	40–100 µg/ml	4–8 Tagen
Gabapentin (GBP)	2–3	900–3600 mg	2–12 µg/ml	1–2 Tagen
Lamotrigin (LTG)	1–2	100–400 mg	1–4 (–10) µg/ml	5–7 Tagen
Oxcarbazepin (OCB)	2	600–2400 mg	10–25 µg/ml	3 Tagen
Phenobarbital (PB)	1–2	100–200 mg	15–30 µg/ml	14–21 Tagen
Phenytoin (Diphenylhydantoin, DPH)	1–2	200–500 mg	10–20 µg/ml	5–7 (–14) Tagen
Primidon (PRIM)	1–2 (–3)	750–1000 mg	8–12 µg/ml	2–3 Tagen
Valproat (VPA)	1–2	1200–1800 mg	60–120 µg/ml	2–6 Tagen
Vigabatrin (VGB)	1	2000–4000 mg	Spiegel therapeutisch nicht relevant	3 Tagen

Interaktionen mit anderen Medikamenten

■ **aktive Interaktionen:** Wirkung von Antikonvulsiva auf andere Pharmaka

hebt (↑) / senkt (↓) den Spiegel von:	Antikonvulsivum:				
	CBZ	DPH	VPA	PB	PRI
Antiarrhythmica	↓	↓		↓	↓
ASS		↑	↑		
Chinidin	↓	↓		↓	↓
Chloramphenicol	↕	↕	↕	↓	↓
Cortikosteroide	↓	↓			
Cumarine	↓	↓		↓	↓
Digitalispräparate	↓			↓	↓
Doxycyclin	↓				
Folsäure	↓	↓			
Kontrazeptiva	↓	↓		↓	↓
Lithium	↑	↑			
Paracetamol				↓	↓
Pyridoxin	↓	↓		↓	↓
Theophyllin	↓	↓		↓	↓
Ticlopidin	↑				
Vitamin D	↓	↓		↓	↓

■ *keine aktiven Interaktionen bekannt bei:* Benzodiazepinen, ESX, VGB, LTG, GBP

■ **passive Interaktionen:** Wirkung anderer Pharmaka auf Antikonvulsiva

Pharmakon:	hebt (↑) / senkt (↓) den Spiegel von:						
	CBZ	VPA	DPH	PB	PRIM	LTG	GBP
Äthanol		(↓)¹	↕	↑			
Antacida		(↑)	(↓)				↓
ASS		↑	↑				
Ca⁺⁺-Antagonisten	↑						
Chloramphenicol			↑	↑			
Cimetidin	↑		↑				
Disulfiram			↑				
Erythromycin	↑						
Imipramin	↑		↑				
Isoniazid	↑		↑		↑		
Oleandomycin	↑						
Paracetamol			↑				
Phenylbutazon			↑				
Sulfonamide			↑				
Theophyllin		↑	↓				
Ticlopidin			↑				

¹ pharmakodynamische Interaktion

■ keine passiven Interaktionen bekannt bei: Benzodiazepinen, ESX, VGB

Interaktionen von Antikonvulsiva untereinander

Wirkung von:	Wirkung auf:							
	CBZ	DPH	VPA	PB	PRIM	ESX	VGB	LTG
CBZ	XX	↓	↓	(↓)	(↑)	(↓)		↓
DPH	(↓)	XX	↓	(↕)	↑	(↑)		↓
VPA	↕	(↑)	XX	↑	↑	↑		↑↑
PB	↓	(↕)	↓	XX		(↓)		↓
PRIM	↕	↕	↕	(↓)	XX			↓
ESX		(↑)				XX		
VGB		↓					XX	
LTG	↑							XX

4.2.0.2 Carbamazepin (CBZ)

Präparate
- **Tegretal®** Tbl. 200 mg, retard® Tbl. 200/400 mg, Suspension (zuckerfrei) 5 ml = 100 mg
- **Timonil®** Tbl. 200/400 mg, retard Tbl. 150/300/600 mg, Saft, 5 ml = 100 mg
- **Sirtal®** Tbl. 200 mg, retard Tbl. 400 mg

Indikation fokale Anfälle und sekundär generalisierte tonisch-klonische Anfälle

Dosierung Erwachsene: 800–1200 mg/Tag (15–20 mg/kg), zu Beginn alle 3–5 Tage um 100 mg erhöhen bis zur individuell wirksamen Dosis; Kinder: 10 mg/kg, nach 1 Woche auf 20–40 mg/kg falls nötig

Nebenwirkungen
- **neurologisch:** Müdigkeit, Kopfschmerzen, Schwindel, Nausea, Verschwommensehen, Doppeltsehen, Nystagmus, Ataxie, Hyperkinesen
- **psychisch:** positive psychotrope Wirkung (antidepressiv)
- **allgemein:** Allergie, Osteopathie, Leberschädigung, vorübergehende Leukopenie (→ Dosisreduktion), Lupus erythematodes, Syndrom der inadäquaten ADH-Sekretion; Teratogenität

Kontrollen	Blutbild und Leberwerte vor Beginn der Behandlung, im 1. Monat wöchentlich, danach monatlich
Interaktionen	bei Kombination von Carbamazepin mit trizyklischen Antidepressiva (Schmerztherapie!) Enzyminduktion von Cytochrom P450 durch Carbamazepin → beschleunigter Abbau der Antidepressiva
Intoxikation	→ S. 232

4.2.0.3 Phenytoin (Diphenylhydantoin, DPH)

Präparate
- **Epanutin®** Kps. 100 mg, zur Infusion 250 mg, Suspension 5 ml = 30 mg
- **Phenhydan®** Tbl. 100 mg, zur Injektion 1 Amp. 5 ml = 250 mg, zur Infusion 1 Infusionskonzentrat-Amp. 50 ml = 750 mg
- **Zentropil®** Tbl. 100 mg, zur Injektion 1 Amp. 5 ml = 230 mg

Indikation fokale Anfälle, sekundär generalisierte tonisch-klonische Anfälle

Dosierung Erwachsene: 200–500 mg/Tag, 5–6 mg/kg, zu Beginn alle 3 Tage um 100 mg erhöhen, ab 300 mg/Tag in 25 mg-Schritten; Kinder: 5–8 mg/kg

Nebenwirkungen
- **neurologisch:** Müdigkeit, Kopfschmerzen, Schwindel, Doppeltsehen, Nystagmus, Ataxie, Dysarthrie, irreversible cerebelläre Atrophie, Dyskinesien (v. a. Kinder), Polyneuropathie
- **psychisch:** innere Unruhe
- **allgemein:** Allergie (Stevens-Johnson-Syndrom), Gingivahyperplasie, Hypertrichose, Hyperpigmentierung, Hirsutismus, Osteopathie, Leberschädigung, Lupus erythematodes, megaloblastäre Anämie, lokale Reizerscheinungen bei i. v.-Gabe; Teratogenität

Kontrollen Blutbild, Leberwerte, bei Jugendlichen alkalische Phosphatase vor Beginn, später halbjährlich

Intoxikation → S. 231

4.2.0.4 Valproat (Valproinsäure, VPA)

Präparate
- **Convulex®** Kps. 150/300/500 mg, Tropflösung, 1 ml = 300 mg
- **Ergenyl®** Tbl. 150/300/500, Ergenyl® retard Tbl. 300 mg, chrono Tbl. 300/500 mg, Lösung 1 ml = 300 mg
- **Orfiril®** Tbl. 150/300/600 mg, retard Tbl. 300 mg, Saft 5 ml = 300 mg, Injektionslösung 1 Amp. = 300 mg

Indikation generalisierte Anfälle wie Absencen, Impulsiv-Petit-mal, Aufwach-Grand-mal, fokal eingeleitete, generalisierte tonisch-klonische Anfälle, einfache und komplexe fokale Anfälle, unklassifizierbare Anfälle

Dosierung Erwachsene: 1200–1800 mg/Tag, 10–20 mg/kg, zu Beginn alle 5 Tage um 300 mg erhöhen; Kinder: 20–60 mg/kg, meist 20–30 mg/kg

Nebenwirkungen
- **neurologisch:** Tremor, Schwindel, Erbrechen
  - akute *Valproinsäure-Encephalopathie [43]:* unter im therapeutischen Bereich liegenden Serumspiegeln meist innerhalb der ersten Woche nach Therapiebeginn Bewußtseinstrübung, Zunahme der Anfallsfrequenz, Dysarthrie, Asterixis; im EEG Allgemeinveränderung, gruppierte hochgespannte Zwischen-/Deltawellen; Pathogenese unbekannt, NH_3-Anstieg nur bei einem Teil der Patienten
- **psychisch:** Müdigkeit, Unruhe, Irritabilität
- **allgemein:** Gewichtszunahme, Haarausfall, Allergien (selten), tödliches Leberkoma (s. u.), Koagulopathie, Magen-Darm-Beschwerden, Pankreatitis; Teratogenität (dysraphische Syndrome)
  - *Leberkoma* (1:500 bei Kindern):
    ▶ Risikopatienten: Kinder unter 2 Jahren unter Therapie mit enzyminduzierenden Antiepileptika, Patienten mit Lebererkrankungen, nichtendokrinen Pankreaserkrankungen, Gerinnungsstörungen, familiärer Belastung mit metabolischen Erkrankungen
    ▶ Symptome: Apathie, Inappetenz, Ataxie, Anstieg der Leberenzyme, Koagulopathie
    ▶ Überwachung:
       ▷ in den ersten 4 Wochen klinische und Laborkontrolle in 2-wöchigem Abstand
       ▷ danach monatliche Kontrolle von Transaminasen und Thrombozyten
    ▶ Diagnostik: bei Verdacht Blutungszeit, Fibrinogenspiegel
    ▶ Therapie: VPA absetzen, Carnitin 100 mg/kg KG/Tag i. v., ausschließlich parenterale Ernährung mit verzweigtkettigen Aminosäuren

Kontrollen Leberwerte, Gerinnung und Blutbild vor Beginn der Behandlung und danach monatlich

4.2.0.5 Phenobarbital (PB)

Präparate
- **Lepinal®** Tbl. 100/300 mg, Lepinaletten® Tbl. 15 mg
- **Luminal®** Tbl. 100 mg, Luminaletten® Tbl. 15 mg
- **Phenaemal®** 0.1 Tbl. 100 mg, Phenaemaletten® Tbl. 15 mg

Indikation fokale Anfälle, generalisierte tonisch-klonische Anfälle, tonische und myoklonische Anfälle

Dosierung Erwachsene: 100–200 mg/Tag, 2–3 mg/kg; Kinder: 4–5 mg/kg

Nebenwirkungen
- **neurologisch:** Müdigkeit, Verlangsamung, Dysarthrie, Ataxie, Nystagmus, selten Dyskinesien
- **psychisch:** Verwirrtheit, Reizbarkeit, Verstärkung eines vorbestehenden psychoorganischen Syndroms, kognitive Dysfunktion

- **allgemein:** Dupuytren'sche Kontraktur, schmerzhafte Obstipation, Lupus erythematodes, selten megaloblastäre Anämie; Teratogenität

4.2.0.6 Primidon (PRIM)

Präparate
- **Liskantin®** Tbl. 250 mg, Saft 5 ml = 125 mg
- **Mylepsinum®** Tbl. 250 mg
- **Resimatil®** Tbl. 250 mg

Indikation fokale Anfälle; generalisierte tonisch-klonische Anfälle

Dosierung Erwachsene: 750–1000 mg/Tag, 10–20 mg/kg, zu Beginn alle 7 Tage um 62.5 mg erhöhen; Kinder: 10–30 mg/kg/Tag

Nebenwirkungen wie Phenobarbital (s. o.)

4.2.0.7 Clonazepam (CLN)

Präparate
- **Antelepsin®** Tbl. 0.25/1 mg
- **Rivotril®** Tbl. 0.5/2 mg, Injektionslösung 1 Amp. 1 ml = 1 mg, Lösung 1 ml = 25 Tropfen = 2.5 mg

Indikation Kombinationstherapie von fokalen Anfällen, Absencen, Impulsiv-Petit-mal, atonischen Anfällen und generalisierten tonisch-klonischen Anfällen

Dosierung Erwachsene: 10–15 mg/Tag (ca. 0.2 mg/kg KG); Kinder: 0.03–0.1 mg/kg

Nebenwirkungen
- **neurologisch:** Müdigkeit, Verlangsamung, muskuläre Hypotonie, Ataxie, Hypersalivation
- **psychisch:** Gereiztheit, Entzugssyndrome
- **allgemein:** Hypersekretion (Speichel, Bronchialsekret), selten Allergien

Kontrollen in der Regel Bestimmung der Plasmakonzentration nicht notwendig

4.2.0.8 Clobazam (CLB)

Präparate Frisium® Tbl. 10/20 mg

Indikation s. Clonazepam

Dosierung Erwachsene: 10–40 mg/Tag; Kinder: 10–20 mg/Tag

4.2.0.9 Ethosuximid (ETX)

Präparate
- **Petnidan®** Kps. 250 mg, Saft 5 ml = 1 Meßlöffel = 250 mg
- **Suxinutin®** Kps. 250 mg, Saft 5 ml = 250 mg

Indikation Absencen

Dosierung Erwachsene: 500–1500 mg (ca. 15–20 mg/kg KG), zu Beginn alle 1–2 Wochen um 250 mg erhöhen; Kinder: 20 mg/kg

Nebenwirkungen
- **neurologisch:** Müdigkeit, Kopfschmerzen, Schwindel
- **psychisch:** psychotische Episoden
- **allgemein:** Übelkeit, Erbrechen, Magenbeschwerden, Singultus, Urticaria; Stevens-Johnson-Syndrom, systemischer Lupus erythematodes, Eosinophilie, Knochenmarkdepression; Teratogenität

4.2.0.10 Vigabatrin (VGB)

Präparat **Sabril®** Tbl. 500 mg, Pulver 500 mg

Indikation
- **Erwachsene:** add-on-Therapie bei einfachen und komplexen fokalen Anfällen mit oder ohne sekundäre Generalisation; Spätdyskinesien; Spastik
- **Kinder:** fokale Anfälle, Lennox-Gastaut-Syndrom, West-Syndrom

Dosierung 4 Tbl. à 500 mg/Tag in 1–2 Tagesdosen, maximal 4 g/Tag

Nebenwirkungen
- **neurologisch:** Sedierung (bei Kindern Agitiertheit), Schwindel, Nystagmus, Doppelbilder
- **psychisch:** Nervosität, Gedächtnisstörungen, depressive Verstimmung, Verwirrtheit, Psychosen, Schlafstörungen, Kopfschmerzen
- **allgemein:** Gewichtszunahme, Magen-Darm-Beschwerden, Hb-Abfall
- **bei Kombination mit Benzodiazepinen und/oder Carbamazepin:** Gesichtsödem, Dyspnoe, Gerinnungsstörungen (PTT-Verlängerung)

Kontrollen keine Bestimmung der Plasmakonzentration notwendig, jedoch Spiegelkontrollen von in Kombination gegebenen Antikonvulsiva; bei Langzeittherapie: Hämatokrit, Sehvermögen

4.2.0.11 Lamotrigin (LTG)

Präparat	■ **Lamictal®** Tbl. 25, 50, 100, 200 mg
Indikation	komplex-fokale Anfälle mit/ohne Generalisation
Dosierung	Erwachsene: 100–400 mg/Tag; CAVE: bei Valproat-Comedikation Verlängerung der HWZ auf das Doppelte durch Valproat (→ bei Patienten, die mit Valproat vorbehandelt sind, mit 12.5 mg/Tag beginnen und über 6 Wochen einschleichen)

Nebenwirkungen	■ **allergische Reaktionen:**
	  ■ *Symptome:* Frühsymptome Fieber und Lymphknotenschwellung, Exantheme, bis zum Stevens-Johnson-Syndrom, Lyell-Syndrom
	  ■ *Inzidenz:* Exanthem 10%, schwerwiegende (stationär behandlungsbedürftige) Hautreaktionen bei Erwachsenen 1:1000, bei Kindern bis 12 Jahren 1:300–1:100; meist in den ersten 2–8 Wochen
	  ■ *Risikofaktoren:* hohe Anfangsdosierung, Begleitmedikation mit Valproinsäure
	■ Kopfschmerzen, Erbrechen, Doppelbilder, Depressionen; Zunahme der Anfallsfrequenz möglich

Kontrollen	Spiegelkontrollen bei Komedikation mit verschiedenen enzyminduzierenden Antikonvulsiva

4.2.0.12 Gabapentin (GBP)

Präparat	■ **Neurontin®** Kps. 100/300/400 mg
Indikation	fokale Anfälle mit oder ohne Generalisierung (add-on-Therapie), neuropathische Schmerzen (hierfür noch nicht zugelassen)
Pharmakologie	HWZ dosisabhängig (300 mg: ca. 5 Stunden, 400 mg: ca. 6 Stunden), Elimination ausschließlich renal
Dosierung	900–3600 mg/Tag
Nebenwirkungen	■ **neurologisch:** Müdigkeit, Schwindel, Ataxie, Nystagmus, Übelkeit, Nervosität, epileptische Anfälle, Impotenz ■ **allgemein:** Dyspepsie, Obstipation, Gewichtszunahme, Rhinitis, Pharyngitis, Ödeme, Pruritus
Kontrollen	häufigere Blutzucker-Kontrollen bei Diabetikern (Hypo- oder Hyperglykämie)
Interaktionen	verminderte Wirksamkeit von Kontrazeptiva, Verstärkung der zentralsedierenden Wirkung durch Alkohol oder andere sedierende Pharmaka

4.3 Medikamente zur Behandlung motorischer Störungen

C. H. Lücking, B. Landwehrmeyer, A. Hufschmidt, T. J. Feuerstein

4.3.1 Antiparkinson-Medikamente

4.3.1.1 L-Dopa-Präparate

Generika und Präparate	■ **L-Dopa + Benserazid:** Madopar® 125/250 Tabl., 62.5/125 Kapseln, Madopar® LT Tabl. (125 mg), Madopar® 125 Depot-Kapseln ■ **L-Dopa + Carbidopa:** Nacom® 100/250 Tabl., Nacom retard 100/200 Tabl.; Isicom 100/250 Tabl., Striaton® 200 Tabl.
Wirkung	■ **gut beeinflußt:** Akinese > Rigor > Tremor ■ **weniger beeinflußt:** Gangstörung, Haltungsinstabilität, Dysarthrie, vegetative Störungen ■ **Nachlassung der Wirkung** häufig nach ca. 3–5 Jahren und Einsetzen von Fluktuationen und Dyskinesien
Pharmakologie	■ **HWZ** der unretardierten Präparate 50–120 Minuten, ■ **Gabe p. o. mit nicht liquorgängigem Decarboxylasehemmer** (Benserazid, Carbidopa) → Verminderung der peripheren Umwandlung in Dopamin und der damit verbundenen Nebenwirkungen (Blutdrucksteigerung, Übelkeit, Arrhythmien) ■ **Gabe getrennt von Mahlzeiten** begünstigt die Passage ins ZNS, da Levodopa mit anderen Aminosäuren um die Carriersysteme der Bluthirnschranke konkurriert ■ **retardierte Präparate:** langsame gastrointestinale Freisetzung, niedrigere Absorptionsrate (70% von unretardiert), niedrigere Blutspiegelgipfel, längere therapeutische Blutkonzentrationen
Indikation	M. Parkinson, Restless legs-Syndrom (hierfür keine offizielle Zulassung), Dopa-responsive Dystonie (Segawa)
Dosierung	L-Dopa 100–1000 mg/Tag
Nebenwirkungen	■ **neurologisch:** Schlafstörungen, Hyperkinesen und Wirkungsfluktuationen (wearing off-Phänomene) je nach Therapiedauer, Pollakisurie, Inkontinenz, Schwitzen

- **psychisch:** Unruhe, Ängstlichkeit, Aggressivität, Halluzinationen, depressive Verstimmungen, hypomanische Zustände
- **allgemein:** Übelkeit, passagere Erhöhung von GOT, GPT und alkalischer Phosphatase, Arrhythmien, Tachykardie, orthostatische Regulationsstörungen (30 %), passagere Blutbildveränderungen

Kontrollen bei Patient mit Engwinkelglaukom regelmäßige Kontrollen des Augeninnendrucks

Kontraindikationen
- **absolut:** schwere Herz-, Leber-, Nieren- und Knochenmarksinsuffizienz, gleichzeitige Gabe von MAO-A-Hemmern (14 Tage Karenz) oder von Reserpin
- **relativ:** Engwinkelglaukom, Thyreotoxikose, Tachykardien

Interaktionen Reserpin, Neuroleptika, Opioide, proteinreiche Nahrung und Antacida vermindern die Levodopa-Wirkung; Levodopa verstärkt die Wirkung von Katecholaminen

4.3.1.1 Dopamin-Agonisten

Übersicht

Substanz/neuere Studien	D1[1]	D2[1]	Äquivalenzdosis (mg)	Anfangsdosis	Zieldosis[2]	HWZ (h)
Bromocriptin	–	+	10	3 × 2.5 mg	10–30 mg[3] bzw. bis 80 mg[4]	3–6
Lisurid	(+)	+	1	3 × 0.1 mg	0.6–1.6 mg[3] bzw. bis 4.5 mg[4]	2–3
Pergolid [504,579,614]	+	+	1	1 × 0.05 mg	0.75–5 mg	7–16
Ropinirol[5] [6,626,660]	0	+	3	3 × 0.25 mg	3–9 mg	4–10
Cabergolin [7,150,338,448,682,776]	+	+	1.4	1 × 1 mg	2–6 mg	> 24
α-Dihydroergocryptin [76]	(+)	+	20	2 × 5 mg	bis 60 mg	9–16
Pramipexol[5]	0	+	1.4	3 × 0.125	1.5–4.5 mg	8–12

[1] + Agonist, (+) Partialagonist, – Antagonist, 0 geringe Affinität
[2] Richtwerte, die nach individueller Erfordernis zu unter- oder überschreiten sind
[3] Kombinationstherapie
[4] Monotherapie
[5] nicht-Ergotamin

Generika und Präparate
- **Bromocriptin:** Pravidel® Tbl. 2.5 mg, Kps. 5/10 mg, Kirim® Tabl. 2.5 mg, Kps. 5/10 mg
- **Lisurid:** Cuvalit® Tbl. 0.025 mg; Dopergin® Tbl. 0.2 mg
- **Pergolid:** Parkotil® Tbl. 0.05/0.25/1 mg
- **Ropinirol:** Requip® Tbl. 0.25/0.5/1/2/5 mg
- **Cabergolin:** Cabaseril® Tbl. 1/2/4 mg
- **α-Dihydroergocryptin:** Almirid Tbl 5/20 mg; Cripar® Kps. 5/20 mg
- **Pramipexol:** Sifrol® Tbl. 0.125/0.25/1.0 mg

Wirkung je nach Präparat unterschiedlicher Einfluß auf D1- und D2-Rezeptoren, unterschiedliche Halbwertszeiten (s. Tabelle); bisher keine vergleichenden Studien, die eine rationale Differentialtherapie begründen könnten

Indikation Ropinirol zur Monotherapie zugelassen, alle anderen z. Zt. nur zur Kombinationstherapie mit L-Dopa; für einige Präparate (Bromocriptin, Pergolid, Cabergolin, Pramipexol) liegen Studien zur Monotherapie bei de-novo-Patienten vor

Dosierung s. Übersicht

Nebenwirkungen
- **psychisch:** Schlafstörungen, Psychosen, Verwirrtheit, Halluzinationen, vor allem bei älteren Patienten
- **allgemein:** gastrointestinale Störungen, Hypotonie, Arrhythmie, Ödeme, Verschlimmerung einer koronaren Herzkrankheit
  - *nur Ergotderivate:* digitale Vasospasmen mit Akroparästhesien, Raynaud-Symptomatik, Erythromelalgie, pulmonale und retroperitoneale Fibrose

Kontrollen zu Therapiebeginn, später jährlich: Röntgen Thorax, EKG, Blutbild, Leber- und Nierenwerte

Kontraindikationen Überempfindlichkeit gegen Mutterkornalkaloide; relative Kontraindikationen: schwere kardiale Erkrankung, Leber- und Niereninsuffizienz, Schwangerschaft

Interaktionen
- **Wirkungsverminderung** durch Dopamin-Antagonisten (z. B. Neuroleptika, Metoclopramid)
- **Wirkungsverstärkung** durch Medikamente mit hoher Plasma-Eiweißbindung, die Dopamin-Agonisten aus dieser verdrängen (→ Dosisreduktion notwendig)

4.3.1.2 NMDA-Antagonisten

Übersicht

Substanz	Anfangsdosis	Zieldosis[1]	HWZ (h)
Amantadin	2 × 100 mg	2–3 × 100–200 mg	10–30
Memantine	2 × 10 mg	2–3 × 10–20 mg	ca. 65
Budipin [344,397]	3 × 10 mg	3 × 10–20 mg	ca. 31

[1] Richtwerte, die nach individueller Erfordernis zu unter- oder überschreiten sind

Generika und Präparate
- **Amantadin:** PK-Merz® Filmtabl. 100 mg, PK-Merz forte® Filmtabl. 150 mg, PK-Merz-Infusion® 500 ml = 200 mg, Adekin® Tbl. 100 mg
- **Memantin:** Akatinol Memantine® Filmtabl. 10 mg, Injektionslösung 1 Amp. = 10 mg, Tropfen 20 Tr. = 10 mg

Wirkung
NMDA-Rezeptor-Kanalblocker geringer Affinität

Indikation
- **M. Parkinson** als add-on-Therapie, auch bei Fluktuationen; als Monotherapie bei de-novo-Patienten
- **Hirnleistungsstörungen** und postkomatöse Zustände: Amantadin zur Steigerung der Vigilanz
- **Multiple Sklerose:** Amantadin gegen frühzeitige Ermüdbarkeit [416]

Dosierung
- **siehe Übersicht**
- **bei eingeschränkter Nierenfunktion** Dosisreduktion von Amantadin:

GFR (ml/Minute)	Dosis
80–60	2 × 100
60–50	2 × 100 und 1 × 100 an alternierenden Tagen
50–40	1 × 100
30–20	200 2 ×/Woche
20–10	100 3 ×/Woche

- Abschätzung der GFR über die Kreatininclearance CLKr = [(140-Alter) × Gewicht in kg] / (72 × Serum-Kreatinin in mg/100 ml)

Nebenwirkungen
- **neurologisch:** Schwindel, Schlafstörungen (Einnahme nicht nach 16 Uhr!), Verwirrtheit, Kopfdruck, Übelkeit; Senkung der Krampfschwelle
- **psychisch:** paranoid-gefärbte exogene Psychosen, Unruhe, Müdigkeit
- **allgemein:** Übelkeit, Ödeme, Hypotonie, Livedo reticularis, supraventrikuläre Tachykardie, Harnretention bei Prostatahypertrophie

Kontrollen
bei Therapiebeginn EKG, Blutbild und Nierenwerte, später jährlich

Kontraindikationen
Niereninsuffizienz (→ Dosisreduktion, s. o.), Schwangerschaft; relative Kontraindikation: vorbestehende Verwirrtheit, Prostatahypertrophie, Nierenfunktionsstörung, Engwinkelglaukom, schwere kardiale Leiden, fortgeschrittene Demenz, Behandlung mit Antidepressiva, delirante Syndrome, hirnorganisches Psychosyndrom oder Epilepsie in der Anamnese

Interaktionen
Wirkungsverstärkung und Verstärkung der Nebenwirkungen von Barbituraten, Neuroleptika, Anticholinergika, L-Dopa und Dopamin-Agonisten; Reduktion der Plasmaclearance von Amantadin durch Diuretika

4.3.1.3 Monoaminooxidase-B (MAO-B)-Hemmer

Generika und Präparate
- **Selegilin:** Deprenyl® Tbl. 5 mg; Movergan® Tbl. 5 mg, Antiparkin® Tbl. 5 mg, Amindan® Tbl. 5 mg, Selegilin Taurus® Tbl. 5 mg
- **Lazabemid** [19] (noch nicht im Handel)

Wirkung
Verzögerung des Dopamin-Abbaus, stimulierender Amphetamin-Effekt

Indikation
Kombinationstherapie mit L-Dopa; Monotherapie bei de-novo-Patienten verzögert möglicherweise die Progression der Erkrankung (DATATOP-Studie)

Pharmakologie
Wirkungsdauer mehrere Tage, Serum-HWZ wegen Irreversibilität der MAO-B-Blockade irrelevant; Abbau zu Amphetaminen (→ bei längerer Gabe Depletion der Noradrenalin-Speicher → Störung der orthostatischen Blutdruckregulation)

Dosierung
1 × 5 mg/Tag

Nebenwirkungen
- **neurologisch:** Verstärkung der DOPA-Nebenwirkungen
- **psychisch:** Angst, Schlaflosigkeit, Verwirrtheit, Halluzinationen; Einschränkung der Verkehrstauglichkeit möglich

	■ **allgemein:** orthostatische Hypotension, Übelkeit, Schwitzen; in zwei Studien [49,439] wurde unter 10 mg/Tag eine erhöhte Mortalität (möglicherweise durch kardiovaskuläre Komplikationen) beobachtet
Kontrollen	bei Behandlungsbeginn EKG, Leber- und Nierenwerte
Kontraindikationen	Schwangerschaft, Hypertonie, Thyreotoxikose, Phäochromozytom, Engwinkelglaukom, Prostataadenom mit Restharnbildung, Tachykardie, Arrhythmien, schwere koronare Herzkrankheit, Psychosen, fortgeschrittene Demenz, Behandlung mit Fluoxetin
Interaktionen	verstärkt die Wirkung zentraldämpfender Pharmaka, Alkohol, Amantadin und die Nebenwirkungen von Anticholinergika; keine Kombination mit Antidepressiva, nach Gabe von Fluoxetin 5-wöchiger Sicherheitsabstand

4.3.1.4 Catechol-O-Methyltransferase (COMT)-Hemmer

Präparate	■ **Entacapon** (Comtess®) Tbl. 200 mg ■ **Tolcapon** (Tasmar®) Tbl. 100/200 mg; Zulassung ruht in Europa seit November 1998
Wirkung	Hemmung der O-Methylierung von L-DOPA zu 3-OMD in der Peripherie (Tolcapon ist peripher und zentral, Entacapon nur peripher wirksam)
Pharmakologie	Eliminations-HWZ 2–3 Stunden, Ausscheidung über Niere (60%) und Faeces (40%)
Indikation	Kombination mit L-DOPA bei Patienten mit Wirkungsfluktuationen [657,851]
Dosierung	■ **Entacapon** 200 mg mit jeder L-DOPA-Einnahme; maximale Tagesdosis 10 Tabletten (2000 mg) ■ **Tolcapon** 3 × 100 (–200 mg)
Nebenwirkungen	■ **neurologisch:** Dyskinesien, Übelkeit, orthostatische Störungen, Schlafstörungen; in Einzelfällen Symptome eines malignen Neuroleptika-Syndroms ■ **psychisch:** Verwirrtheit, Halluzinationen ■ **allgemein:** Appetitlosigkeit, Diarrhoe (in 10%), Gelbfärbung des Urins (harmlos), Anstieg der Transaminasen; Hepatitis mit vereinzelt fulminantem Verlauf unter Tolcapon (führte im November 1998 zum Beschluß der EU-Kommission, die Zulassung von Tasmar® ruhen zu lassen)
Kontrollen	■ **Entacapon:** Kontrolle der Leberfunktionen nicht vorgeschrieben ■ **Tolcapon:** Transaminasen vor Therapiebeginn und monatlich in den ersten 6 Monaten der Therapie; Therapieabbruch bei Entwicklung eines Ikterus oder bei Anstieg des ALT/SGPT-Quotient über das 5fache der Norm
Kontraindikationen	schwere Leber- oder Niereninsuffizienz (Creatinin-Clearance < 30 ml/Minute)
Interaktionen	■ möglicherweise erhöhte Serumspiegel von anderen Medikamenten, die von der COMT metabolisiert werden (α-Methyldopa, Dobutamin, Apomorphin, Adrenalin, Isoprenalin) ■ Interaktionen mit Warfarin möglich (Gerinnungswerte überwachen) ■ Vorsicht bei Kombination mit selektiven Noradrenalin-Wiederaufnahme-Hemmern (Desipramin, Maprotilin, Venlafaxin)

4.3.1.5 Anticholinergika

Übersicht

Substanz	Anfangsdosis/Tag	Zieldosis/Tag[1]
Benzatropin	3 × 1 mg	1–6 mg
Biperiden	3 × 1.25 mg	6–12 mg
Bornaprin	3 × 1 mg	6–12 mg
Metixen	3 × 1 mg	7.5–30 mg
Pridinol	3 × 1.25 mg	5–15 mg
Procyclidin	3 × 1.25 mg	2–15 mg
Trihexiphenidyl	3 × 1 mg	6–15 mg

[1] Richtwerte, die nach individueller Erfordernis zu unter- oder überschreiten sind

Generika und Präparate	■ **Benzatropin:** Cogentinol® Tbl. 2 mg ■ **Biperiden:** Akineton® Tbl. 2 mg, Akineton® retard Tbl. 4 mg, Injektionslösung Amp. 1 ml = 5 mg ■ **Bornaprin:** Sormodren® Tbl. 4 mg ■ **Metixen:** Tremarit® Tbl. 5 mg, Bitabs 15 mg, ■ **Pridinol:** Parks® 12 Drg. 5 mg ■ **Procyclidin:** Osnervan® Tbl. 5 mg ■ **Trihexiphenidyl:** Artane® Tbl. 2 mg/5 mg, Artane® retard Kps. 5 mg, Parkopan® Tbl. 2/5 mg

Wirkung	Blockade zentraler und peripherer Muskarin-Rezeptoren, klinische Wirkung bei M. Parkinson vor allem auf Tremor und Rigor
Indikationen	M. Parkinson, medikamentös bedingte extrapyramidale Symptome, Intoxikation durch Nikotin oder organische Phosphorverbindungen
Dosierung	siehe Übersicht
Neben-wirkungen	■ **allgemein:** Miktionsbeschwerden (Harnverhalt), Obstipation, Übelkeit, Glaukom, Abnahme der Schweißdrüsensekretion, Hautrötung, Akkomodationsstörungen, Mundtrockenheit, bei parenteraler Applikation Blutdrucksenkung möglich; Mißbrauch möglich! ■ **neurologisch:** Schwindel, gelegentlich Gedächtnisstörungen, Dyskinesien, Ataxie, Seh-, Sprechstörungen ■ **psychisch:** Müdigkeit, Benommenheit, Erregung, Angst, Delir
Kontrollen	bei Behandlungsbeginn EKG, Leber- und Nierenwerte
Kontra-indikationen	■ **absolut:** Prostatahypertrophie, Engwinkelglaukom, mechanische Stenosen im Bereich des Magen-Darm-Kanals, Megakolon ■ **relativ:** dementielle Symptome, Verwirrtheit, Blasenentleerungsstörungen mit Restharnbildung, Tachyarrhythmie, erhöhte Krampfbereitschaft
Interaktionen	Verstärkung der anticholinergen Wirkung von Antihistaminika und Spasmolytika, Verstärkung der zentralnervösen Wirkung von Pethidin, Verstärkung von Levodopa-Dyskinesien und Neuroleptika-bedingten Spätdyskinesien möglich

4.3.2 Medikamente zur Therapie von Hyperkinesen

4.3.2.1 Allgemeines

Definitionen der Hyperkinesen	→ S. 18
Differential-therapie	■ **choreatische Hyperkinesen:** Tiaprid (Tiapridex®) 3 × 100–200 mg/Tag, Sulpirid (Dogmatil®) 400–600 mg/Tag, Tetrabenazin (Nitomane®, in Deutschland nicht zugelassen!) 3 × 25–75 mg/Tag), andere Neuroleptika in der niedrigsten effektiven Dosis (Haloperidol (Haldol®), Pimozid (Orap®), Clozapin (Leponex®), Risperidon (Risperdal®)); Clonazepam (Rivotril®) 1–6 mg/Tag ■ **Dystonien:** L-Dopa/Decarboxylase-Hemmer (Madopar®, Nacom®; bis 3 × 200 mg/Tag) bei L-Dopa-sensitiven Dystonien; Trihexiphenidyl (Artane®) bis zur Verträglichkeitsgrenze, z. B. 4 × 30 mg/Tag, Tetrabenazin (Nitomane®; nicht in Deutschland zugelassen) bis 300 mg/Tag, Baclofen (Lioresal®) bis 3 × 30 mg/Tag, Clonazepam (Rivotril®) bis 3 × 3 mg/Tag, Kombination Tetrabenazin (Nitomane®) 3 × 25 mg/Tag *plus* Pimozid (Orap®) bis 25 mg/Tag *plus* Trihexyphenidyl (Artane®) bis 30 mg/Tag; lokale Botulinum-Toxin-Injektionen ■ **Tics:** Neuroleptika (Risperidon (Risperdal®) 2–6 mg/Tag, Haloperidol (Haldol®) 2–15 mg/Tag, Pimozid (Orap®) 2–18 mg/Tag, Fluphenazin (Dapotum®) 2–15 mg/Tag), Tiaprid (Tiapridex®) bis 600 mg/Tag, Clonidin (Catapresan®) 0.1–0.4 mg/Tag, Clonazepam (Rivotril®) 2–6 mg/Tag, selektive Serotonin-Wiederaufnahmehemmer (SSRI) bei Zwangsstörung (z. B. Fluvoxamin (Fevarin®) 100 mg/Tag, Fluoxetin (Fluctin®) 20 mg/Tag) ■ **Myoklonien:** L-5-Hydroxy-Tryptophan (Levothym®), Beginn mit 4 × 25 mg, Steigerung bis 4 × 500 mg; Kombination mit 5-HT-Wiederaufnahmehemmer (z. B. Paroxetin) möglich und sinnvoll; Piracetam (Nootrop®) 7.2–16 g/Tag p. o., Valproinsäure (z. B. Ergenyl®) 15 mg/kg KG/Tag bis zu einer Gesamtdosis von 2 g/Tag, Clonazepam (Rivotril®) 0.5–20 mg/Tag p. o., Tetrabenazin (Nitomane®, nicht in Deutschland zugelassen) 25–200 mg/Tag p. o.

4.3.2.2 Tiaprid

Präparat	Tiapridex® Tbl. 100 mg; Injektionslösung 1 Amp. = 2 ml = 100 mg
Wirkung	Dopamin-Rezeptor-Antagonist niedriger Affinität
Pharmakologie	HWZ ca. 3 Stunden, Elimination renal
Indikation	Chorea, Hemiballismus, Tics

Dosierung	■ Tagesdosis 300 – 1000 mg ■ **bei eingeschränkter Nierenfunktion:**

GFR	Dosis (% der normalen Tagesdosis)
50 – 80 ml/Minute	75 %
10 – 50 ml/Minute	50 %
< 10 ml/Minute	25 %

Neben- wirkungen	■ **neurologisch:** Schläfrigkeit, Blepharoptosis, selten Dyskinesien (Antidot: Biperiden) ■ **allgemein:** Amenorrhoe, Galaktorrhoe, leichte Blutdrucksenkung
Kontra- indikationen	Myasthenia gravis, Lambert-Eaton-Syndrom
Interaktionen	Wirkungsverstärkungen bzw. Wechselwirkungen mit weiteren Psychopharmaka, mit Aminoglykosiden, Spectinomycin, Anästhetika; mit Pharmaka, die die neuromuskuläre Übertragung beeinflussen; Wirkungsverstärkung nicht-depolarisierender Muskelrelaxantien

4.3.2.3 Sulpirid

Präparate	Dogmatil® Kps. 50 mg, Dogmatil forte® Tbl. 200 mg, Neogama® Kps. 50 mg, Neogama forte® Tbl. 200 mg, Meresa® Kps. 50 mg, Meresa forte® Tbl. 200 mg
Wirkung	Dopaminrezeptorantagonist (D3 > D2 >> D1), antidepressive Wirkung in niedriger Dosis (150 – 200 mg/Tag), neuroleptische Wirkung in höheren Dosen (300 – 800 mg/Tag)
Indikation	endogen-depressive Verstimmungszustände (z. B. bei M. Huntington); Schizophrenie, Hyperkinesen bei M. Huntington
Neben- wirkungen	■ **allgemein:** Gewichtszunahme, Herzrhythmusstörungen, Amenorrhoe, Galaktorrhoe ■ **neurologisch/psychiatrisch:** Einschlafstörungen, Erregungszustände, Mundtrockenheit; in höheren Dosen Parkinsonoid, Frühdyskinesien
Kontrollen	Leber- und Nierenwerte, bei Patienten mit erhöhter Anfallsneigung EEG
Kontra- indikationen	Epilepsie, Manie, Phäochromozytom; Vorsicht bei Patientinnen mit Mamma-Ca in der Anamnese (hohe Prolactinspiegel begünstigen Mamma-Tumoren)
Interaktionen	Verstärkung der Wirkung anderer zentraldämpfender Pharmaka, Abschwächung der Wirkung von Antihypertensiva

4.3.2.4 Botulinum-Toxin A

Präparate	■ **Botox®:** 1 Injektionsflasche = 100 E Botulinum-Toxin A ■ **Dysport®:** 1 Injektionsflasche = 500 E Botulinum-Toxin A
Wirkung	nach spezifischer Aufnahme in die cholinergen Terminalen Hemmung der Acetylcholin-Freisetzung durch Interaktion mit der vesikulären Freisetzungsmaschinerie (Proteolyse von SNAP-25); Nachlassen und Aufhebung der Wirkung durch Bildung von Antikörpern (ca. 3 % der Fälle [899])
Pharmakologie	Wirkungslatenz 1 – 6 Tage, Wirkungsdauer 8 – 60 Tage [354]
Indikation	zugelassen für Blepharospasmus und Spasmus hemifacialis, faktisch angewendet auch bei fokalen Dystonien, dystonem Tremor und Spastik
Dosierung	je nach Größe des zu injizierenden Muskels (Dosistabellen!)
Neben- wirkungen	■ **neurologisch:** lokale Überdosierung, systemische Ausbreitung oder retrograder Transport in periphere Nerven → Paresen und Übergreifen auf benachbarte Muskeln (z. B. Lagophthalmus, Doppelbilder, Dysarthrie, Schluckstörungen, Kopfhalteschwäche etc.) ■ **allgemein:** Hämatom, lokale Infektion, allergische Reaktionen
Kontra- indikationen	gleichzeitige Applikation von Aminoglykosid-Antibiotika, Spectinomycin; Polymyxine, Tetracykline und Linomycin nur mit Vorsicht
Interaktionen	Wirkungsverstärkung (u. U. unkalkulierbar) von Medikamenten, die die neuromuskuläre Übertragung hemmen

4.3.3 Antispastika und Myotonolytika

4.3.3.1 Allgemeines

Übersicht

Substanz	Anfangsdosis/Tag	Maximaldosis[1]
Baclofen	2 × 5 mg	4 × 30 mg, bis 150 mg/Tag
Tizanidin	3 × 2 mg	3 × 12 mg
Dantrolen	2 × 25 mg	4 × 50 mg[2]
Memantin	1 × 10 mg	3 × 20 mg
Tolperison	2 × 50 mg	3 × 150 mg
Tetrazepam	1 × 25 mg	4 × 50 mg

[1] Richtwerte, die nach individueller Erfordernis zu unter- oder überschreiten sind
[2] Dosis bei Spastik! (bei maligner Hyperthermie (→ S. 354) höhere Dosis, s. dort)

4.3.3.2 Baclofen

Präparate — Lioresal® Tbl. 5/10/25 mg; Lioresal intrathekal® Injektionslösung 1 ml/0.05 mg, 20 ml/10 mg, 5 ml/10 mg; Baclofen ratiopharm® Tbl. 10/25 mg

Wirkung — $GABA_B$-Agonist, v. a. auf spinaler Ebene → Hemmung mono- und polysegmentaler Reflexe; eigenständige analgetische Wirkung

Pharmakologie — Plasma-HWZ 3–4 Stunden, unveränderte Exkretion über die Nieren (→ Dosisreduktion bei Niereninsuffizienz)

Indikation
- **spinale und cerebrale Spastik,** in erster Linie zur Verbesserung der passiven Beweglichkeit (Pflege, Kontrakturprophylaxe); Verbesserung der Gehfähigkeit nur selten erreichbar
- spinale Automatismen und (schmerzhafte) einschießende Flexorenspasmen; Trigeminusneuralgie

Nebenwirkungen
- **neurologisch:** Schwächung der verbliebenen Willkürkraft, Tremor, Muskelschmerzen, Müdigkeit, Parästhesien, Ataxie, Schwindel, Nystagmus, Blasenentleerungsstörungen
  - *Überdosierung:* Koma, Atemdepression, fokale oder generalisierte Krampfanfälle (CAVE: niedrigere Schwelle bei Epileptikern)
- **psychisch:** Benommenheit, Depression, Euphorie, Halluzinationen, Konzentrationsstörungen
- **allgemein:** Exantheme, gastrointestinale Störungen, Hypotonie, Hyperthermie

Kontraindikationen — terminale Niereninsuffizienz; relative Kontraindikationen: cerebrales Anfallsleiden (unter Anfallsprophylaxe vertretbar), schwere Leberfunktionsstörung, Ulcera des Magen-Darm-Traktes, Verwirrtheitszustände, Psychosen, Bulbärparalyse, eingeschränkte Lungenfunktion, Morbus Parkinson (→ Verschlechterung)

Interaktionen — Verstärkung der blutdrucksenkenden Wirkung von Antihypertensiva und der zentralsedierenden und muskelrelaxierenden Wirkung entsprechender Medikamente

4.3.3.3 Tizanidin

Präparat — Sirdalud® Tbl. 2/4/6 mg

Wirkung — α_2-Agonist, vorwiegend supraspinaler Angriffspunkt; Dämpfung gesteigerter Eigenreflexe

Indikation — Spastik und peripher bedingte schmerzhafte Muskelverspannungen

Dosierung
- **Spastik:** initial 3 × 2 mg p. o., Dosissteigerung in halbwöchentlichen bis wöchentlichen Abständen bis maximal 36 mg/Tag, Dosisreduktion bei Einschränkung der Leber-/Nierenfunktion
- **peripher bedingte Muskelverspannungen:** 3 × 2–4 mg/Tag p. o.

Nebenwirkungen
- **neurologisch:** Kopfschmerzen, Schwindel, Muskelschwäche, Mundtrockenheit; Beeinträchtigung des Reaktionsvermögens
  - *höhere Dosen:* Akkomodationsstörungen, Ataxie, Verwirrtheitszustände
- **psychisch:** Müdigkeit, Schlafstörungen, Verwirrtheit
- **allgemein:** Blutdruckabfall, Bradykardie, Magen-Darm-Störungen, Allergien, Anstieg der Leberwerte

Kontrollen — Leber- und Nierenwerte, EKG

Kontraindikationen — Säuglinge und Kinder; relative Kontraindikationen: Myasthenia gravis, Herz-/Kreislaufinsuffizienz, Koronarinsuffizienz, Leber- und Nierenfunktionsstörungen; bei Anfallspatienten Gabe nur unter antikonvulsiver Therapie

Interaktionen — Verstärkung der Wirkung von Antihypertonika und Diuretika, orale Kontrazeptiva können den Plasmaspiegel von Tizanidin erhöhen

4.3.3.4 Dantrolen

Präparate	Dantamacrin® Kps. 25/50 mg, Dantrolen® Suspension 1 ml = 5 mg; Injektionslösung 1 Injektionsflasche = 20 mg
Wirkung	direkte Wirkung am Muskel durch Hemmung der elektromechanischen Kopplung; klinisch trotz Abnahme der spastischen Tonuserhöhung funktionelle Verschlechterung möglich, daher kritische Indikationsstellung
Pharmakologie	inkomplette Absorption aus dem Gastrointestinaltrakt, HWZ 9 Stunden, langsame Metabolisierung in der Leber und Exkretion des unveränderten Medikamentes und seiner Metaboliten über die Nieren
Indikation	Spastik, maligne Hyperthermie
Dosierung	■ **Spastik:** initial 2 × 25 mg, wöchentliche Steigerung je nach Wirkung und Verträglichkeit, maximal 4 × 50 mg ■ **maligne Hyperthermie:** 2.5 mg/kg Körpergewicht i. v. innerhalb von 5 Minuten, ggf. Wiederholung in 5-Minuten-Abständen bis zu einer Gesamtdosis von 10 mg/kg Körpergewicht/Tag, selten bis 40 mg/kg KG/Tag ■ *CAVE:* extravasale Applikation (→ Gewebsnekrosen!)
Nebenwirkungen	■ **neurologisch:** Muskelschwäche bei zu hoher Dosierung, Euphorie, Müdigkeit, Schwindel ■ **allgemein:** hepatotoxisch (0.1–0.2 % tödlicher Verlauf nach 60 Tagen Behandlung, 1 % Veränderungen der Leberwerte), gastrointestinale Beschwerden, Thrombophlebitis, Leukopenie, aplastische Anämie
Kontrollen	Leberwerte
Kontraindikationen	Lebererkrankungen, eingeschränkte Lungenfunktion, schwerer Herzmuskelschaden; relative Kontraindikation: amyotrophe Lateralsklerose
Interaktionen	Tranquilizer können die muskelrelaxierende Wirkung von Dantamacrin verstärken; gleichzeitige Gabe von Östrogen erhöht das Risiko einer Leberschädigung

Memantine → S. 403

4.3.3.5 Tolperison

Präparat	Mydocalm® Tbl. 50 mg
Wirkung	Na⁺-Kanal-Blocker (strukturverwandt mit Lidocain); membranstabilisierender Effekt, Hemmung mono- und polysynaptischer spinaler Reflexe, keine Wirkung an der Endplatte
Pharmakologie	100 % oral resorbiert, 80 % bei first-pass-Effekt eliminiert, HWZ 2.5 Stunden
Indikation	Spastik und peripher bedingte schmerzhafte Muskelverspannungen
Nebenwirkungen	■ **neurologisch:** Schwindel, Mundtrockenheit, Muskelschwäche; *nicht sedierend* ■ **allgemein:** Magenbeschwerden, Blutdrucksenkung, allergische Symptome
Kontraindikationen	Myasthenia gravis

4.3.3.6 Tetrazepam

Präparate	z. B. Tetrazepam® ratiopharm Tbl. 50 mg, Musaril® Tbl. 50 mg, Musaril® primo Tbl. 25 mg
Wirkung	Wirkung auf spinaler Ebene als GABA$_A$-Agonist: Hemmung mono- und polysynaptischer Reflexe
Indikation	schmerzreflektorische Muskelverspannungen, Spastik
Nebenwirkungen	■ **neurologisch:** Müdigkeit, Schwindel, Kopfschmerzen, Muskelschwäche, Gangunsicherheit, Dysarthrie; bei abruptem Absetzen Schlafstörungen und Entzugsanfälle ■ **psychisch:** *Benzodiazepin-Abhängigkeit (!)*, paradoxe Reaktionen (Erregungszustände), depressive Verstimmung
Kontraindikationen	Myasthenia gravis und andere myasthene Erkrankungen, Ataxien, Schlaf-Apnoe-Syndrom, schwere Leberschäden, COPD, Medikamenten-, Drogen-, Alkoholabhängigkeit
Interaktionen	Wirkungsverstärkung von Alkohol, zentralsedierenden Medikamenten und anderen Muskelrelaxantien

4.4 Immunsuppressiva/-modulatoren
R. Kaiser

4.4.0.1 Glucocortikoide

Übersicht

Cortikoid	Handelsname	Glucocortikoid-wirkung	Mineralocorti-koidwirkung	Äquivalenzdosis mg
Cortisol	Hydrocortison®	1.0	1.0	30
Prednisolon	Decortin-H®, Ultracorten-H®	4–5	0.6	7.5
6-Methyl-prednisolon	Urbason®	4–5	0	6
Dexamethason	Fortecortin®	30	0	1.5

Immunologische Wirkung
- **Reduktion** von: durch Antigene und Mitogene induzierter Lymphozytenproliferation, Zytotoxizität von Effektor-T-Lymphozyten und Natural-Killerzellen, Migration von T-Lymphozyten zum Ort der Antigenpräsentation, Immunglobulinsynthese, Lymphokinproduktion, Antigenpräsentation auf entsprechenden Zellen, Phagozytoseleistung von Makrophagen, MHC-Expression auf Makrophagen, Prostaglandinsynthese in Makrophagen, Fc-Rezeptoren auf Makrophagen
- **Förderung** der Rückverteilung von Lymphozyten in Lymphknoten, Milz und Knochenmark

Pharmakokinetik
Bioverfügbarkeit nach oraler Gabe (Prednisolon) 85–95 %, Plasma-HWZ 2–5 Stunden, biologische HWZ 12 Stunden, Abbau in der Leber

Dosierung
je nach Indikation: bei Neuritiden und Myositiden Anfangsdosis 0.5–2 mg/kg Körpergewicht Prednisolon in 3 Tagesdosen (Dosen < 0.5 mg/kg KG als Einmaldosis), bei der Behandlung eines akuten MS-Schubes: morgendliche Einmalgabe von 500 mg über 5–7 Tage

Nebenwirkungen
- **endokrin:** iatrogenes Cushing-Syndrom (Schwellendosis: 10 mg Methylprednisolon), Atrophie der Nebennierenrinde, Steroid-Diabetes
- **Blutbild:** Leukozytose (durch vermehrte Knochenmarksausschüttung und verlängerte HWZ) mit relativer Lymphopenie (→ erhöhtes Infektrisiko, Exazerbation einer Tuberculose)
- **Ulcus ventriculi et duodeni**
- **Osteoporose:** Prophylaxe mit Natriumfluorid und Vitamin D
- **Elektrolytstörungen:** Hypokaliämie (Herzrhythmusstörungen), Salz-/Wasserretention (Ödeme, arterielle Hypertonie)
- **erhöhte Thromboseneigung**
- **Gewichtszunahme, Appetitsteigerung**
- **Hautveränderungen:** Akne, Striae, Hirsutismus
- **Auge:** Katarakt, Glaukom, Papillenödem
- **Nervensystem:** Euphorie, Depression, exogene Psychosen, Tremorverstärkung
- **Muskel:** Steroidmyopathie, Verschlechterung myasthener Symptomatik

Überwachung
- **vor einer systematischen Langzeittherapie:** Blutchemie, Urinstatus, Blutzuckertagesprofil bzw. HbA1c, Röntgen Thorax, bei Magenbeschwerden Gastroskopie, Augenuntersuchung mit Druckmessung
- **im 1. Monat wöchentlich** Blutbild, Blutzucker, Elektrolyte
- **ab 2. Monat monatlich** Untersuchung auf Cushing-Facies? Gewichtszunahme? arterielle Hypertonie? Fieber? Infektionen? Ulcus-Symptome? Teerstuhl? Rückenschmerzen? Elektrolyte? Glucosurie?
- **vierteljährlich:** Urinsediment, Urinkultur, Calciumausscheidung im Urin, BSG, Blutbild, ophthalmoskopische Untersuchung
- **jährlich:** Röntgen Thorax (bei Tbc-Anamnese erste Kontrolle nach 6 Monaten)

Kontraindikationen [409]
- **absolut:** aktive Tbc, schwere bakterielle Infektionen, systemische Pilzinfektionen, schwerer Diabetes mellitus, Ulcus ventriculi, schwere Hypertonie, schwere Osteoporose, Thrombosen, Psychosen
- **relativ:** Diabetes, Thromboseneigung, Schwangerschaft, Herzinsuffizienz, chronische Niereninsuffizienz, inaktive Tbc

Interaktionen
- **verlängerte HWZ** bei Albuminmangel und Hypothyreose
- **verkürzte HWZ** bei gleichzeitiger Therapie mit Phenytoin und Phenobarbital durch erhöhte metabolische Clearance (Enzyminduktion)

4.4.0.2 Immunsuppressiva (allgemein)

Kontrollen vor Therapiebeginn
Blutbild, Diff.-BB, Leberenzyme, Bilirubin, Kreatinin, Urinstatus, CRP, Röntgen-Thorax und Tine-Test (Tbc?), HIV-Serologie, Schwangerschaftstest; eingehende Aufklärung und Einverständniserklärung des/r Betroffenen

4.4.0.3 Azathioprin (Imurek®)

Immunologische Wirkungen	Suppression der DNA/RNA-Synthese, Suppression sowohl der antikörperabhängigen als auch der zellulär-vermittelten Immunreaktionen, Inhibition der Monozytenfunktion
Indikation	u. a. Myasthenia gravis, CIDP, evtl. Multiple Sklerose
Pharmakokinetik	Bioverfügbarkeit nach oraler Gabe 90%, Eliminationshalbwertzeit ca. 5 Stunden, Abbau vorwiegend in den Erythrozyten zu Thioharnsäure, Wirkungseintritt nach 4–6 Wochen
Dosierung	2–4 mg/kg Körpergewicht/Tag (Erfahrungswerte); einschleichend dosieren, Beginn mit 25 mg/Tag, Steigerung um 25 mg alle 3 Tage; Ausschleichen in 25 mg-Schritten alle 3 Tage
Therapiekontrolle	angestrebte Leukozytenzahl 3500–4000/µl (bei gleichzeitiger Glucocorticoidgabe: 6000–8000/µl [408]) und Makrozytose (MCV > 100 µm³); angestrebte Lymphocytenzahl 1000/µl
Nebenwirkungen	■ **Blutbild:** Leukopenie > Anämie > Thrombopenie (18%); Procedere bei Leuko-/Thrombopenie: 　■ *Leukopenie < 4000/µl:* Kontrolle nach 2–3 Wochen 　■ *Leukopenie < 3500/µl:* Dosisreduktion oder 2 Tage Medikamentenpause und dann Dosisreduktion 　■ *Leukopenie < 2500/µl* Medikamentenpause 　■ *Thrombopenie:* Absetzen für 3–4 Tage, dann Kontrolle; hämatologische Abklärung ■ gastrointestinale Nebenwirkungen (13%), Anstieg der Leberwerte (6%), Allergie/Idiosynkrasie (< 0.5%) ■ **Infektionen:** keine erhöhte Anfälligkeit, aber u. U. schwererer Verlauf; in der Literatur keine konkreten Empfehlungen zu der Frage der Weiterbehandlung unter Infekten; eigene Empfehlung: 1 Woche absetzen ■ **Teratogenität:** bislang kein durch Studien gesicherter Hinweis für eine erhöhte Teratogenität
Überwachung	Blutbild, Differentialblutbild, Leberenzyme, Bilirubin, Nierenretentionswerte im ersten Monat wöchentlich, im 2. und 3. Monat zweiwöchentlich, 4.–6. Monat 4-wöchentlich, danach vierteljährlich
Kontraindikationen	Impfung mit Lebendimpfstoffen, Niereninsuffizienz
Interaktionen	■ **Senkung** des Phenytoin-Spiegels durch Azathioprin ■ **Anstieg** des Azathioprin-Spiegels durch Allopurinol: Dosisreduktion von Azathioprin auf 25% ■ **weitere Interaktionen:** Tabelle bei [408]

4.4.0.4 Cyclophosphamid (Endoxan®)

Immunologische Wirkungen	Hemmung der Lymphozytenproliferation, im sehr niedrigen Dosisbereich Verminderung der Suppressor-T-Zellen, im mittleren Dosisbereich Verminderung der B-Zellen und der Antikörpersynthese; Verminderung der Zahl zytotoxischer T-Zellen
Wirkung bei MS	■ widersprüchliche Ergebnisse in verschiedenen Studien, Wirksamkeitsnachweis im Einzelfall schwer zu führen, da der Therapieeffekt (Verringerung der Progression) erst nach 18 Behandlungsmonaten nachweisbar wird und nicht mit dem individuellen Spontanverlauf verglichen werden kann ■ Therapieeffekte vorwiegend bei einer Krankheitsdauer < 7 Jahren und einem Lebensalter bis 40 Jahre zu erwarten, nur in Einzelfällen auch bei Patienten > 40 Jahre [856]
Indikation	■ **MS:** Versuch nur bei rasch fortschreitenden schubförmig oder chronisch progredienten Verläufen nach strenger individueller Abwägung (z. B. Anstieg des EDSS um ≥ 1 Punkt, drohende Gehunfähigkeit); Therapiebeginn erst nach ausführlicher klinischer, elektrophysiologischer und neuroradiologischer Dokumentation ■ **andere:** cerebrale Vaskulitis, CIDP
Pharmakokinetik	rasche Resorption, HWZ: 4–6 Stunden; in 24 Stunden werden 30% unverändert ausgeschieden; dringt nicht durch die intakte Blut-Hirnschranke
Intermittierende Hochdosistherapie bei MS	■ **Dosis:** 700 mg/m² Körperoberfläche in 500 ml 0.9% NaCl i. v., in den ersten 9 Monaten 6-wöchentlich, anschließend alle 2 Monate (Gesamtlebensdosis: 51 g) ■ **Begleittherapie:** 　■ *Antiemesis:* 5 mg = 1 Kps. Tropisetron (Navoban®) 1–2 Stunden vor Therapie 　■ *Zystitisprophylaxe:* Mesna (Uromitexan®) 20% der Endoxan-Dosis als Bolus: 0, 4 und 8 Stunden nach der Endoxan-Gabe 　■ *intravenöse Flüssigkeitszufuhr:* 500 ml NaCl oder Sterofundin vor Therapie, 2000 ml nach Therapie ■ **Therapiekontrolle:** Senkung der Leukozytenzahl auf die Hälfte des Ausgangswerte (Zielbereich: ca. 3000–4000/µl); keine Therapie bei Leukozyten unter 4000/µl
Nebenwirkungen	■ **Anovulation/Azoospermie,** bei 2 mg/kg Körpergewicht nach 6 Monaten (zunächst reversibel), nach 12 Monaten irreversible Sterilität, keine Beeinflussung von Libido und Potenz ■ **erhöhte Teratogenität,** daher Ausschluß einer Schwangerschaft vor Therapiebeginn ■ **gastrointestinale Beschwerden** mit Schleimhautulcera ■ Knochenmarksdepression, erhöhte Leukämierate ■ **Nephrotoxizität:** Prophylaxe mit Urometexan (Mesna®): 30% der Endoxan-Dosis als Bolus: 0, 4 und 8 Stunden nach der Endoxan-Gabe ■ **Kopfschmerzen** ■ **Alopezie**

Überwachung	■ **zu Beginn der Therapie:** Ausschluß von Schwangerschaft, HIV–Infektion, Tuberkulose ■ **vor jedem Therapiezyklus:** Blutbild, Elektrolyte, Leber- und Nierenwerte, Urinstatus ■ **regelmäßig:** Blutbild und Leberenzyme zunächst wöchentlich, nach 1 Monat alle 2–4 Wochen
Kontra- indikationen	Cystitis
Interaktionen	■ **Allopurinol:** Gefahr der Agranulozytose ■ **Chloraldurat:** Zunahme des Cyclophosphamid-Spiegels, Kumulationsgefahr ■ **orale Diabetika/Insulin:** Hypoglykämiegefahr ■ **Phenytoin:** verringerte Wirksamkeit (Senkung des Phenytoin-Spiegels)

4.4.0.5 Methotrexat (MTX, Methotrexat Lederle®)

Immunologi- sche Wirkungen	exakter Wirkmechanismus unbekannt; Folsäureantagonist (Antimetabolit), Steigerung der IL-2 Synthese, Verminderung der IL-1-Aktivität, Beeinflussung sowohl der humoralen wie auch der zellulären Immunität (durch Inhibition der DNA-Synthese), antiinflammatorische Effekte: Verminderung der Synthese von Entzündungsmediatoren (Lipoxygenaseprodukte) und vermehrte Freisetzung von Adenosin aus Endothelzellen
Wirkung bei MS	bislang nur an einer sehr begrenzten Zahl von MS-Patienten (n = 110) getestet (2 publizierte Studien); unter einmal 7.5 mg Methotrexat oral pro Woche Verringerung der Schubfrequenz und Verringerung der Progression bei Patienten mit sekundär chronisch progredienter MS [249], Therapieeffekte vornehmlich an den oberen Extremitäten zu beobachten, derzeit noch keine etablierte Therapie bei der MS [137,250]
Pharmako- kinetik	Resorptionsrate nach oraler Gabe 70%, Plasma-HWZ 5–17 Stunden, enterohepatischer Kreislauf, überwiegend renale Elimination innerhalb von 24 Stunden (50–90%)
Dosierung	■ Low-dose-Therapie: 1 × 7.5 mg/Woche oral ■ jeweils 7.5 mg Folinsäure (Leucovorin®, Lederfolat®) 24 Stunden nach MTX-Gabe ■ **Wirkungseintritt** nach mehreren Wochen
Therapie- kontrolle	Senkung der Leukozytenzahl auf 3500–4000/µl
Neben- wirkungen	■ gastrointestinale Beschwerden (Übelkeit, Erbrechen, Diarrhoe, Ulzera, Enteritis, Malabsorption), Zahnfleischbluten, Alopezie, Exantheme, allergische Pneumonie und Lungenfibrose (sehr selten) ■ Knochenmarkschäden, Osteoporose, Teratogenität, Hyperurikämie ■ bei Langzeittherapie Risiko von Infektionen (Zosterreaktivierung, Hautinfektionen)
Überwachung	■ **Leukozyten:** bei ■ < 3500/µl Dosisreduktion auf 5 mg/Woche ■ < 2500/µl Medikamentenpause bis Werte wieder ansteigen > 3500/µl ■ **übriges Blutbild:** Medikamentenpause bei Granulozytenzahl < 1500/µl, bei Lymphozytenzahl < 800/µl, bei Thrombozytenzahl < 80000/µl ■ **Leberwerte:** Medikamentenpause bei Persistenz folgender Laborparameter: GPT > 50 U/l, AP > 300 U/l, γ-GT > 70 U/l ■ **pulmonales Monitoring:** Röntgen Thorax vor Therapiebeginn, klinische Überwachung und Lungenfunktionstest in 3–6 monatigen Abständen
Kontra- indikationen	akute Infektionen, Magen-Darm-Ulzerationen, Lebererkrankungen, Knochenmarksdepression, renale Insuffizienz (Kreatinin > 2.0), Schwangerschaft, Lactationsperiode
Interaktionen	■ **Verstärkung der Wirkung von MTX:** orale Antikoagulantien, Ketoprofen, Phenylbutazon, Salicylate, Ethanol, Chloramphenicol, Penizillin, Phenytoin, Sulfonamide, Tetrazykline

4.4.0.6 Mitoxantron (Novantron®)

Immunologi- sche Wirkungen	antiproliferative Wirkung durch Induktion von DNA-Abbrüchen mittels Topoisomerase II und Interkalation von DNA-Molekülen; wirkt mehr auf B- als auf T-Lymphozyten; bei der experimentellen allergischen Encephalomyelitis (EAE) 10–20fach wirksamer als Cyclophosphamid
Wirkung bei MS	widersprüchliche Ergebnisse in bislang sehr kleinen Studien; die Ergebnisse der europäischen Multicenterstudie wurden bislang nicht publiziert
Indikation	Therapieversuch nur bei rasch fortschreitenden schubförmigen und chronisch progredienten Verläufen der MS nach individueller Abwägung; MRT bei Therapiebeginn, ausführliche klinische und elektrophysiologische Dokumentation
Pharmako- kinetik	Plasma-HWZ nach intravenöser Applikation ½–3 Stunden, hohe Eiweißbindung (80%), rasche Verteilung ins Gewebe, im Gehirn ca. 500-fach geringere Anreicherung als in Leber und Milz, vorwiegend hepatische Elimination
Intermittierende Hochdosis- therapie	■ **Dosierungsschema** (modizifzert nach Prof. Kappos, Basel): ■ *1. Zyklus – Tag 0:* 10–12 mg/m² Körperoberfläche in 250 ml 0.9% NaCl oder 5% Lävulose i. v. innerhalb von 15–30 Minuten ■ *2. Zyklus – Tag 21:*

- ▸ bei Leukozyten > 3500/μl: Wiederholung der Therapie
- ▸ bei Leukozyten < 3500/μl: Aufschub der Therapie bis Leukozytenanstieg über 3500/μl (meist innerhalb von 7–10 Tagen)
- ▸ bei Leukozyten < 2000/μl Reduktion der Mitoxantrondosis um 25%
- ▸ bei fehlendem Leukozytenabfall unter 3500/μl Dosiserhöhung um 25%
- *3. Zyklus – Tag 43:* gleiches Procedere wie beim 2. Zyklus
- *4. Zyklus – Tag 65:* gleiches Procedere wie beim 3. Zyklus, zusätzlich MRT zur Verlaufskontrolle; bei klinischer Stabilisierung und stabilem Befund im MRT Erhaltungstherapie mit je einer Dosis in den Monaten 6, 9 und 12.
- ■ **Begleittherapie:** Antiemesis mit Tropisetron (Navoban®) 1 Kps. à 5 mg 1–2 Stunden vor Therapie

Nebenwirkungen: kardiotoxisch (akute Arrhythmie, Herzinsuffizienz) ab einer kumulativen Gesamtdosis von 100–140 mg/qm, lokal toxisch bei paravenöser Injektion, Schleimhautentzündungen, sekundäre Amenorrhoe

Überwachung: Blutbild an den Tagen 7, 10, 13, 18 und 21; EKG vor jedem Zyklus

Kontraindikationen: akute Arryhthmien, linksventrikuläre Auswurffraktion < 50%, klinisch manifeste Herzinsuffienz

Interaktionen: Verstärkung der Hyperurikämie bei gleichzeitiger Gabe von Sulfonamiden und bestimmten Diuretika

4.4.0.7 Interferon-β (IFN-β 1a/1b) (Avonex®, Rebif®, Betaferon®)

Immunologische Wirkungen:
- ■ **antagonistische Wirkung zu γ-Interferon** u. a. durch Hemmung der Synthese von γ-IFN, dadurch:
  - ● verminderte Expression von MHC-II-Molekülen auf antigenpräsentierenden Zellen (wichtig für die Interaktion von T-Lymphozyten und Zielzellen)
  - ● verminderte Sekretion von potentiell myelinotoxischen und entzündlich wirksamen Mediatoren aus Makrophagen (IL-1, IL-6, TNF-α) sowie verminderte Expression von Fc- und C-3-Rezeptoren
  - ● Verbesserung der Funktion von Suppressor-T-Lymphozyten

Wirkung bei MS:
- ■ **schubförmige MS** (Veränderungen im Vergleich zu Placebo):

	IFN-β-1a (Avonex®) [347]	IFN-β-1a (Rebif®)[1]	IFN-β-1b (Betaferon®) [802]
Dosierung	1 × 6 Mio IE/Woche i. m.	3 × 6 Mio IE/Woche s. c.	3.5 × 8 Mio IE/Woche s. c.
Studiendauer	2 Jahre	2 Jahre	5 Jahre
Verlängerung der Zeit bis zum 1. Schub	+ 43%	+ 75%	+ 94%
Reduktion der Schubrate in 2 Jahren	– 18% (p=0.04)[2] – 32% (p=0.002)[3]	– 29% (p<0.001)[2]	– 34% (p=<0.001)[2]
Reduktion mittelschwerer und schwerer Schübe	keine Angaben	– 28% (p=0.01)	– 49% (p<0.01)
Anteil schubfreier Patienten nach 2 Jahren	+ 43% (p=0.03)	+75% (p=0.002)	+94% (p=0.007)
Verhinderung der Progression um ≥ 1 in der EDSS	– 12% (p=0.024)	– 9% (p=0.040)	– 12% (p=0.043)
Reduktion der Anzahl aktiver Herde im MRT	– 52%	– 67%	– 87%
Abnahme der Gesamtfläche von Läsionen in T2-Wichtung	– 6.7 (p=0.36)	– 12.1 (p=0.0001)	– 17.3 (p=0.001)

[1] Arbeit bei Drucklegung noch nicht publiziert
[2] Intention to treat Analyse nach Auswertung von 296 Patienten
[3] Auswertung nur der Patienten (N=172), die 104 Wochen beobachtet wurden

- ■ **sekundär chronisch progrediente MS** (Ergebnisse der europäischen IFN ß 1b Studie): hochsignifikante Verzögerung der Krankheitsprogression (p = 0.0008) erkennbar ab dem 9. Behandlungsmonat unabhängig von dem Grad der Behinderung (EDSS), bei Patienten mit und ohne Schübe signifikante Reduktion der Schubrate (-31%, p = 0.0002), signifikante Reduktion der Schubschwere (-10%, p = 0.0083), hochsignifikante Reduktion des Läsionsvolumens in der T2-Wichtung im MRT (p = 0.0001) und der kumulativen mittleren Anzahl neuer Läsionen (p = 0.0008)

Indikationen:
- ■ schubförmige Verlaufsform der MS, mindestens 2 Schübe im letzten Jahr
- ■ Alter zwischen 18 und 50 Jahren
- ■ Behinderung auf der Kurtzke-Skala geringer als 5.5, Gehfähigkeit

Immunsuppressiva/-modulatoren   413

	Dosierung	■ siehe Tabelle
		■ **Begleitmedikation:** s. u.

Therapie-kontrolle klinisch: Verminderung der Schubfrequenz bzw. Verlängerung der schubfreien Intervalle bei schubförmigen Verläufen der Multiplen Sklerose

Neben-wirkungen
- **alle:** lokale Hautreaktionen (Rötung, Entzündung, selten auch Nekrosen), allgemeines Krankheitsgefühl, Fieber, Schüttelfrost, Kopf- und Gliederschmerzen (Behandlung s. o.), allergische Reaktionen, Depressionen
- **substanzbezogen** (in Klammern Placebo):

	Avonex® (IFN-β-1a) [347]	Rebif® (IFN-β-1a)[1]	Betaferon® (IFN-β-1b)[802]
grippeähnliche Symptome	61% (40%)[2]	56% (51%)	76% (56%)
Entzündungen an der Einstichstelle	?	66% (15%)	69% (6%)
Fieber	23% (13%)[2]	25% (16%)	58% (34%)
Nekrosen	0[2]	1% (0)	2% (0)

[1] Arbeit bei Drucklegung noch nicht publiziert
[2] in der Avonex-Studie wurden die Patienten zur Vermeidung von Nebenwirkungen mit Acetaminophen/Paracetamol prophylaktisch vorbehandelt

- **Behandlung der Nebenwirkungen:** vorübergehende Behandlung mit z. B. 500–1000 mg Paracetamol oder 75 mg Diclofenac oder 400 mg Ibuprofen jeweils 2 Stunden vor und nach Injektion; Injektionen möglichst vor dem Schlafengehen („Verschlafen" von Nebenwirkungen)
- **Antikörper:**
  - bei nur einem Teil der Patienten mit fehlendem Therapieerfolg finden sich innerhalb eines Jahres neutralisierende Antikörper gegen IFN-β-1a/b (kreuzreagierend)
  - Bedeutung dieser Antikörper für die Therapiebeurteilung derzeit ungeklärt → Fortsetzung der Therapie daher nicht am Antikörperbefund, sondern am klinischen Verlauf orientieren [601]

Überwachung Abbruchkriterien für eine Therapie: Fortschreiten der Erkrankung trotz Therapie, wiederholte Schübe mit erforderlicher Cortisontherapie, schwere Depression und Suizidgedanken, unzuverlässige Injektion von β-Interferon

Kontra-indikation Schwangerschaft, monoklonale Gammopathie (→ Capillary leak-Syndrom)

Interaktionen nicht bekannt

4.4.0.8 Glatirameracetat (Copaxone®, früherer Name: Copolymer-1)

Allgemeines mit einer Zulassung in Deutschland ist 1999 zu rechnen

Immunologische Wirkung noch nicht eindeutig geklärt; wahrscheinlich Verhinderung der Bildung des trimolekularen Komplexes aus MHC-II Antigen, basischem Myelinprotein (MBP) und T-Zellrezeptor auf Antigen präsentierenden Zellen; zusätzlich wahrscheinlich Aktivierung von spezifischen T-Suppressorzellen, die die MBP-vermittelte T-Zellaktivierung unterdrücken

Wirkung bei MS [362,363] Beobachtungszeitraum 35 Monate, signifikante Reduktion der Schubrate um 32% (p=0.002), signifikante Verringerung der Progression der Erkrankung im Vergleich zur Placebogabe (Verschlechterung = 1.5 Punkte im EDSS: Placebo 41.6%, Glatirameracetat: 21.6%, p=0.001), deutliche Verlängerung des Intervalls bis zum ersten Schub nach Therapiebeginn (+45%, p=0.057); MRT-Daten nur von 27 Patienten

Indikation schubförmige Verlaufsform der MS, ≥ 2 Schübe pro Jahr

Dosierung 1 × 20 mg s. c./Tag

Neben-wirkungen
- Hautreaktionen (90%; Placebo: 59%), systemische „Postinjektionsreaktionen" (Dauer 30 Sekunden – 2 Minuten: Brustenge, Palpitationen, „flush", Angstgefühl) (16%; (Placebo: 5%)
- **keine NW** bzgl. Milz, Leber, Niere, Knochenmark, Magen-Darm-Trakt, Lunge, kardiovaskuläres System, keine Laborveränderungen, keine erhöhte Infektanfälligkeit

4.4.0.9 Immunglobuline

Immunologische Wirkungen Wirkmechanismus im einzelnen ungeklärt, mögliche Mechanismen [169]: antiidiotypische Antikörper im Spenderpool inaktivieren pathologische Antikörper bei den Kranken; durch die immunregulatorische Wirkung von antiidiotypischen Antikörpern Suppression der Antikörpersynthese in Plasmazellen und Suppression der Aktivität von T-Helferzellen; Blockade der Fc-Rezeptoren auf Effektorzellen des

Immunsystems, Hemmung der Aufnahme aktivierter Komplementfaktoren (Anaphylatoxine, Adhärenzfaktoren, Chemotaxine, Perforine) durch Zielzellen durch Bindung von C3b und C4b an die Fab-Fragmente von iv-IgG, Modulation der Synthese und Freisetzung von Zytokinen und Zytokinantagonisten

Indikationen für keine neurologische Erkrankung offiziell zugelassen; „off-label"-Indikationen in der Neurologie: Guillain-Barré-Syndrom, chronisch entzündliche demyelinisierende Polyneuropathie (CIDP), Myasthenia gravis, Polymyositis, Multiple Sklerose, therapieresistente Epilepsie bei Kindern

Pharmakokinetik Halbwertzeit 21 Tage

Dosierung 0.4 g/kg Körpergewicht/Tag über 3–5 Tage

Therapiekontrolle klinischer Effekt

Nebenwirkungen sehr selten allergische Reaktionen u. a. durch Immunkomplexbildung: Zyanose, Tachykardie, Dyspnoe, Temperaturanstieg; bei bis zu 5% Myalgien, Fieber, Kopfschmerzen, Flushreaktionen, Hirninfarkte bei zu hoher Serumviskosität, sehr selten aseptische Meningitis

Überwachung
- **Laborkontrollen vor Therapie**
  - *Serumviskosität, Kryoglobuline [141]:* keine IgG-Gabe bei pathologischen Parametern: erhöhtes Risiko für cerebrale Infarkte
  - *IgA-Mangel:* erhöhtes Risiko für allergische Reaktionen wegen möglicher Antikörper gegen geringe Mengen von IgA in der Immunglobulinpräparation

Kontraindikationen IgA-Mangel, Überempfindlichkeit gegen homologe Immunglobuline; CAVE bei hohem Alter, vorbestehender Niereninsuffizienz, Diabetes mellitus, Z. n. Herzinfarkt

Interaktionen Lebendimpfstoffe: Inaktivierung bis zu 3 Monate nach Anwendung von Immunglobulinen

4.4.0.10 Plasmapherese

Verfahren
- **Zell-Separation** = Zentrifugation
- **Plasma-Separation** = Filterung; Eiweißersatz notwendig
- **Immunadsorption** = gezielte Antikörper-Entfernung durch hydrophobe Bindung; kein Eiweißersatz notwendig

Kontraindikationen *Pneumonie:* beginnende Pneumonie → Plasmapherese hinausschieben, manifeste Pneumonie → Plasmapherese abbrechen

Komplikationen [644]
- **prozedurale:** arterieller Zugang, Allergien, Gerinnungsstörungen durch Depletion, Bronchospasmen
- **immunologische:** Sepsis, opportunistische Infektionen
- **Häufigkeit von Komplikationen:**
  - *schwere* (14%): Sepsis, Thrombosen, Blutdruck-Abfall
  - *letale:* 0.1–2%, bezogen auf die Zahl der Fälle

4.5 Schmerztherapie

A. Hufschmidt und T. Feuerstein

4.5.0.1 Allgemeines

Schmerztherapie umfaßt entsprechend der Vielfalt der Ursachen und Symptome sowohl körperliche als auch psychische Behandlungsmethoden, die häufig durch soziotherapeutische Maßnahmen ergänzt werden müssen. Während der *akute* Schmerz meist eindeutig zugeordnet und gezielt behandelt werden kann, spielen beim *chronischen* Schmerz multifaktorielle Ursachen eine große Rolle, die ein komplexeres Behandlungsschema erfordern.

Symptomorientierte Anamnese
- **zeitliche Dimension:** Beginn, Verlauf (abnehmend, zunehmend, fluktuierend, anfallsweise)
  - *bei fluktuierendem oder anfallsweisem Verlauf:* Frequenz, Dauer, Synchronisation (mit Tageszeit, Jahreszeit, Menstruation)
- **räumliche Dimension:** wo? (betroffene Körperregion), wie umschrieben/ausgedehnt?, wohin ausstrahlend?
- **kausale Dimension:**
  - *ursprünglicher Auslöser des Schmerzes*
  - *Einflüsse auf den Schmerz:* was löst den Schmerz aus, was verbessert, was verschlimmert ihn?
  - *Auswirkungen des Schmerzes:* Begleitsymptome, biographische/soziale Auswirkungen
- **Intensität:** visuelle Analogskala (VAS) oder Graduierung 1–10; Reaktion des Patienten (Abbruch der Arbeit, Hinlegen)

- **iatrogene Faktoren:** bisherige Therapie (→ medikamenteninduzierte Probleme, Abhängigkeit), ärztliche Erklärungen
- **subjektive Dimension:** eigene Erklärungsmodelle, Stellenwert des Schmerzes in der Biographie des Patienten

Empfehlungen zur Differentialindikation (Beispiele)

- **Rückenschmerzen:** Therapie je nach Schmerzdauer (Empfehlungen der Konsensus-Konferenz der Deutschen Gesellschaft zum Studium des Schmerzes und der Deutschen Gesellschaft für Rheumatologie 1992); Medikamente aufgeführt in der Reihenfolge ihrer Präferenz (NSAR = non-steroidale Antirheumatika)
  - *hochakut (< 1 Woche):* NSAR, Flupirtin, Lokalanästhetika, Muskelrelaxantien, Pyrazolderivate
  - *akut (< 3 Monate):* Flupirtin, NSAR, Morphinderivate, Lokalanästhetika, Muskelrelaxantien
  - *chronisch (> 3 Monate):* Antidepressiva, Morphinderivate, Flupirtin, NSAR
- **Tumorschmerzen** (erweitertes Stufenschema der WHO):
  - *1. Stufe:* Kausaltherapie
  - *2. Stufe:* Regionalanästhesie, neurochirurgische Eingriffe
  - *3. Stufe:* Nicht-Opioid-Analgetika
  - *4. Stufe:* schwache Opioide + Nicht-Opioid-Analgetika
  - *5. Stufe:* starke Opioide + Nicht-Opioid-Analgetika
  - *6. Stufe:* spinale Opioide oder subcutane Opioidinfusion
- **Kopfschmerzen:** siehe unter den jeweiligen Kopfschmerz-Syndromen in → Kopf- und Gesichtsschmerzen S. 309
- **Zoster-Neuralgie:** → S. 326
- **Trigeminus-Neuralgie:** → S. 318
- **Deafferentierungsschmerz:** → S. 325

Selbsthilfegruppen

- **Deutsche Schmerzhilfe e. V.,** Woldsenweg 3, 20249 Hamburg
- **Vereinigung für chronische Schmerzpatienten e. V.** Nachtigallweg 2, 75365 Calw-Stammheim

4.6 Medikamentöse Schmerztherapie

4.6.0.1 Überwiegend peripher wirksame Analgetika

Wirkung

- **peripher:** Hemmung der Cyclooxygenase → Hemmung der Prostaglandinsynthese → herabgesetzte Erregbarkeit der Nozizeptoren
- **zentral:** wahrscheinlich Hemmung der Substanz-P-Transmission

Substanzen

	HWZ (h)	max. Tagesdosis (mg)	Nebenwirkungen, Kontraindikationen (s. u.)
Acetylsalicylsäure (z. B. Aspirin®)	0.3	4000	1,7,2,8
Diclofenac (z. B. Voltaren®)	2	200	1,6,2
Ibuprofen (z. B. Imbun®, Brufen®)	2	3600	1,7
Indometacin (z. B. Amuno®)	6	200	1,3,4,7
Metamizol (z. B. Novalgin®)	3	6000	2,3,5
Naproxen (z. B. Proxen®)	14	1000	1
Paracetamol[1] (z. B. ben-u-ron®)	2	6000	2,6
Piroxicam (z. B. Felden®)	14–160	20	1
Tolmetin (z. B. Tolectin®)	3	2000	1

[1] nicht antiphlogistisch

Nebenwirkungen/Kontraindikationen

1: NW: Magen-Darm-Ulcera: weniger ausgeprägt bei Ibuprofen und Nabumeton, stark ausgeprägt bei ASS
2: Kontraindikation: Leberfunktionsstörungen
3: NW: Störung der Hämatopoese
4: NW: Kopfschmerzen
5: NW: Agranulozytose, Schock bei rascher i. v.-Gabe; Kontraindikationen: akute hepatische Porphyrie, Glucose-6-Phosphat-Dehydrogenase-Mangel

6: NW: Nephropathie bei längerer Einnahme
7: NW: Anfallsauslösung bei Asthmatikern in 2 – 10%
8: NW: Verminderung der Thrombozytenaggregation

4.6.0.2 Andere nicht-Opioid-Analgetika

Flupirtin

- **Präparat:** Katadolon® Kps. 100 mg
- **Wirkung:** NMDA-Antagonist; Aktivierung deszendierender Hemmsysteme; analgetisch und muskelrelaxierend (durch Hemmung mono- und polysynaptischer Reflexe); Wirkungsstärke von 100 mg vergleichbar mit 50 mg Tramadol bzw. 50 mg Pentazocin; keine Toleranzentwicklung
- **Indikation:** bandscheibenbedingte und Rückenschmerzen, myofasziale Schmerzen, rheumatologische Erkrankungen der Gelenke, Tumorschmerzen, postoperative Schmerzen
- **Dosierung:** 3 × 1 – 2 Kps.
- **Überwachung:** bei mehr als 2-wöchiger Behandlung Leber- und Nierenwerte; maximale Behandlungsdauer 4 Wochen
- **Nebenwirkungen:** Müdigkeit, Mundtrockenheit, Schwindel, gastrointestinale Beschwerden, evtl. leicht dysphorisierend (daher geringes Abhängigkeitspotential)
- **Kontraindikationen:** hepatische Encephalopathie (auch anamnestisch), Myasthenie

4.6.0.3 Opioid-Analgetika (stark wirksame Analgetika)

Klinische Wirkungen (Morphin)

- **zentral:** analgetisch, sedierend, euphorisierend, Atemdepression (verminderte CO_2-Empfindlichkeit), antitussiv, passager emetisch / in höherer Konzentration antiemetisch, parasympathomimetisch (Miosis, Bradykardie, Tonisierung der glatten Muskulatur), vermehrte Freisetzung von ADH
- **peripher:** Tonuszunahme der glatten Muskulatur, Abnahme der Motilität (Obstipation, Harnretention/evtl. Reflux), Histaminfreisetzung (Bronchospasmus bei Asthmatikern, Blutdruckabfall)

Spezielle Probleme

- **Abhängigkeitsentwicklung:**
  - *physische Abhängigkeit* (= Auftreten von Entzugssymptomen bei plötzlichem Absetzen) i. d. R. zu erwarten, Entzugssymptomatik jedoch lediglich für ca. 1 Woche
  - *psychische Abhängigkeit* (= Ergebnis einer Konditionierung Schmerz → Medikamenteneinnahme → Analgesie = Belohnung): Risiko bei Schmerzpatienten und lege artis-Therapie sehr gering [634]
- **Toleranzentwicklung:** nachlassende Wirkung bei gleicher Dosis
  - *für den analgetischen Effekt* gering, d. h. zunehmender Opioidbedarf spricht eher für eine Progredienz des Schmerzleidens als für eine Toleranzentwicklung
  - *für Nebenwirkungen:*
    - ▶ schnelle Toleranzentwicklung (Tage) für Übelkeit, Sedierung, Euphorie
    - ▶ langsame Toleranzentwicklung (Wochen) für Atemdepression
    - ▶ keine oder geringe Toleranzentwicklung für Obstipation und Miosis

Regeln für die Behandlung mit stark wirksamen Analgetika

- **grundsätzlich:**
  - *Einnahme nach der Uhr*, evtl. „Notfall"-Medikation zusätzlich
  - *orale Medikation*, wann immer möglich
  - *individuelle Dosisanpassung*, evtl. unter Intensivüberwachung i. v.-Dosistitration zur schnelleren Ermittlung des Bedarfs (bei Morphin orale Dosis ca. das 2 – 3fache der i. v.-Dosis)
  - *Kontrolle des Therapieerfolgs* (Schmerztagebuch) und ggf. Dosisänderung
  - *Prophylaxe von Nebenwirkungen* (s. u.)
  - *Einnahme unter ärztlicher Überwachung*
  - *Kombination mit einem peripher wirkenden Analgetikum*
- **spezielle Regeln bei Schmerzen nicht-maligner Ursache:**
  - Verschreibung nur durch *einen* Arzt
  - *Kontraindikationen:* Suchtanamnese, Persönlichkeitsstörungen
  - *schriftliche Risikoaufklärung:* Nebenwirkungen, körperliche Abhängigkeit, Interaktion mit anderen zentralwirksamen Medikamenten, Fahrtauglichkeit; schriftliche Einwilligung
  - *Dosisänderung* nur durch den Arzt

- *Konsultationen* in der Anfangsphase mindestens monatlich, dabei Feststellung von Grad der Analgesie, Nebenwirkungen, Grad der Behinderung, Verhaltensänderungen in Richtung einer psychischen Abhängigkeit (Sammeln von Medikamenten, unkontrollierte Einnahme)

Verordnung
- **Neuerungen** aufgrund der 10. Novelle der BtMVV *kursiv*
- **Menge:** *Tageshöchstmengen gelten nicht mehr;* Verschreibungshöchstmenge darf innerhalb von 30 Tagen verordnet werden; *in Einzelfällen bei dauerbehandelten Patienten Überschreitung der Höchstmengen möglich, dann Kennzeichnung mit „A" für „Ausnahme"*
- **Rezept:**
    - *Betäubungsmittel-Rezepte* auf Anforderung vom Bundesgesundheitsamt (Bundesopiumstelle, Genthiner Str. 38, 10785 Berlin); *Ausstellung mit Schreibmaschine bzw. Nadeldrucker möglich*
    - *3-fach:* Teil 1 und 2 für die Apotheke, Teil 3 verbleibt beim Arzt und muß 3 Jahre aufbewahrt werden; *weitere Möglichkeiten der ärztlichen Dokumentation: Karteikarten, BtM-Bücher, Computer*
    - erforderliche Angaben:
        - Name, Vorname, Geburtsdatum des Patienten, Datum
        - Name des Betäubungsmittels: Präparat oder generic name
        - Betäubungsmittel-Gehalt nach Gewicht, *falls nicht schon in der Arzneimittelbezeichnung enthalten:*
            - Ampullen, Tabletten, Supp.: je abgeteilte Form
            - Tropfflasche: je Packungsinhalt
        - Stückzahl
        - Signatur (Einnahmeanweisung) oder Vermerk „Gem. schriftl. Anw."
        - Name des Arztes, Berufsbezeichnung, Adresse, Telefonnummer
    - *erkennbare Fehler können von der Apotheke korrigiert werden*
    - *Notfall-Verschreibung auf Normalrezept oder auf einem Blatt Papier möglich, Kennzeichnung als „Notfall-Verschreibung", BtM-Rezept mit Markierung „N" innerhalb eines Tages nachreichen*
    - *kombinierte Verordnung* von zwei Medikamenten auf einem Rezept möglich

Applikationsformen
- **oral:** Methode der Wahl und in den meisten Fällen ausreichend; bei unzureichender Analgesie immer zunächst Dosiserhöhung (kein Grund, auf eine andere Applikationsform umzusteigen); bei Schluckproblemen Morphin-Retard-Granulat (sondenfähig), Methadon-Tropfen, Suppositorien (Äquivalenz orale Dosis vs. Suppositorien 1:1), Buprenorphin sublingual oder Fentanyl-Pflaster
    - *Probleme:* Wirklatenz (v.a bei Retard-Präparaten)
- **i. v., i. m., s. c.:** in der Akuttherapie (z. B. postoperative Schmerzen), bei Behandlung von Schmerzparoxysmen und bei Problemen mit oraler Gabe (Erbrechen, Schluckstörungen) sinnvoll
    - *kontinuierliche subkutane Infusion (KSKI)* = Dauergabe durch prozessorgesteuerte Pumpe mit der Möglichkeit der Bolusgabe bei Schmerzspitzen
- **als Zäpfchen:** bei Schluckproblemen; höhere Bioverfügbarkeit;
    - *Problem:* keine retardierten Präparate verfügbar
- **transdermal:** Fentanyl-Pflaster alle 72 Stunden (bei einige Patienten alle 48 Stunden); bisher nur für Tumorschmerzen zugelassen; Dosisfindung immer unter stationären Bedingungen, da für die Dosisäquivalenz nur Orientierungsdaten vorliegen
    - *Vorteile:* patientenfreundlich, relativ wenig Spiegelschwankungen
    - *Probleme:* Wirkungslatenz bei der ersten Gabe mehrere Tage, Ceiling-Effekt bei 300 µg/Stunde, schlechte Steuerbarkeit → Gefahr der Atemdepression
- **rückenmarksnah** (peridural):
    - *Indikation:* Versagen der oralen Therapie, intolerable systemische Nebenwirkungen, postoperative Schmerzen, Terminalphase bei Tumorpatienten
    - *Vorteile:* hohe lokale Wirkkonzentration, geringe systemische Nebenwirkungen
    - *Nebenwirkungen:* Blutdrucksenkung, Bradykardie, Muskelrelaxation (*spät, > 8 Stunden!*), Atemdepression, Juckreiz, Harnverhalt, Erbrechen; daher Einstellung unter stationären Bedingungen
- **„patient-controlled analgesia"** (PCA): subcutane oder peridurale Zufuhr durch prozessorgesteuerte Pumpe mit der Möglichkeit der Bolusgabe bei Schmerzspitzen

- **intraventrikulär:** bei anders nicht beherrschbaren Schmerzen im Kopf-/Halsbereich und längerer Lebenserwartung

Dosierung

Substanz	verschreibbare Höchstmenge (mg)	Äquivalentdosis zu 10 mg Morphin i. v. bzw. 30 mg p. o.	Ceiling-Effekt bei	Wirkdauer (Stunden)
Buprenorphin (Temgesic®)	150	0.4 mg i. m., 0.4–1 mg s. l.	4–5 mg/Tag p. o.	6–10
Dihydrocodein (z. B. DHC®, Paracodin®)**	–	200 mg p. o.	240 mg	4 (ret. 8–12)
Fentanyl (Fentanyl®)	120			2–4
Hydromorphon (Dilaudid®)	600	1.5 mg i. m., 3 mg p. o.		2–3
Methadon (L-Polamidon®)	1 500	2.5–5 mg i. m., p. o.		5–7
Morphin (z. B. MST®, MSI®, MSR®)	20 000	10 mg i. v., i. m. 10–15 mg s. c., 30 mg p. o.		2–4 (ret. 8–12, continus long 24)
Pentazocin (Fortral®)	15 000	25–50 mg i. m., 180 mg p. o.	90 mg i. v./i. m.	2–3
Pethidin (Dolantin®)	10 000	100–150 mg i. m., 300 mg p. o.		2–4
Piritramid (Dipidolor®)	6 000	15–30 mg i. m.		2–4
Tilidin (Valoron®)*	–	100–120 mg p. o.		3 (ret. 8–12)
Tramadol (z. B. Tramal®)*	–	50–120 mg i. m., p. o.	300 mg i. v./i. m.	2–4

* nicht Btm-verschreibungspflichtig, ** nur bei Btm-Abhängigen Btm-verschreibungspflichtig

Kombinationstherapie
- **sinnvolle Kombinationen:** Opioid + peripher angreifendes Analgeticum
- **falsche Kombinationen:** Opioide miteinander (grundsätzlich)

Nebenwirkungen
- **gemeinsame:**
  - *neurologisch/psychisch:* Sedierung und kognitive Beeinträchtigung (→ Beeinträchtigung des Reaktionsvermögens; Einschränkung der Fahrtauglichkeit gilt jedoch nicht generell, muß im Einzelfall beurteilt werden), Schwindel, Kopfschmerzen, Krampfanfälle, Hypothermie; Abhängigkeitsentwicklung
  - *spasmogene Nebenwirkungen* (nicht bei Pethidin, Tilidin, gering bei Tramadol): Obstipation, Spasmen der Pankreas- und Gallengänge (→ Koliken)
  - *anticholinerge Nebenwirkungen* (geringer bei Buprenorphin): Mundtrockenheit, Miosis
  - *Nebenwirkungen durch Histaminfreisetzung* (nicht bei Fentanyl und Piritramid): Bronchospasmen, Vasodilatation, Schwitzen, Juckreiz
- **spezielle:**

Substanz	Atemdepression (äquianalgetische Dosis)	Euphorie	Übelkeit, Erbrechen	Kreislaufdepression	Darm, glatte Muskulatur
Buprenorphin	+	(+)	–	++	–
Dihydrocodein	Nebenwirkungen wie bei Morphin	(+)	+	(+)	+
Fentanyl	++	++	+	++	++
Hydromorphon	++	++	++	++	++
L-Methadon	++	++	++	++	++
Morphin	++ (ab 2 mg)	++ (Gesunde)	++	++ (Kollapsneigung)	++ (Obstipation, Spasmen)
Pentazocin	(+)	Dysphorie, Halluzinationen	–	– (Stimulation)	–

Substanz	Atemdepression (äquianalgetische Dosis)	Euphorie	Übelkeit, Erbrechen	Kreislaufdepression	Darm, glatte Muskulatur
Pethidin	++	++	++	++	+
Piritramid	+	+	+	+	+
Tilidin	++	++	++	++	++
Tramadol	-	++	++	++	-

Behandlung/ Prophylaxe von Nebenwirkungen

- **Atemdepression:** Überwachung, evtl. Antagonisierung mit Naloxon
- **Übelkeit/Erbrechen:** *Prophylaxe vor Beginn der Opioid-Medikation* z. B. mit Domperidon (Motilium®) bis 3 × 40 mg p. o.; Behandlung stufenweise mit Dimenhydrinat (Vomex A®) Supp. 3–4/Tag oder Triflupromazin (Psyquil®) Supp. 1–2/Tag → Ondansetron (Zofran®) bis 3 × 8 mg/Tag, evtl. Kombination mit Dexamethason; Toleranzentwicklung innerhalb weniger Tage
- **Obstipation:** *Prophylaxe vor Beginn der Opioid-Medikation!*, keine Toleranzentwicklung; Prophylaxe mit ballaststoffreicher Kost, viel Flüssigkeit (v. a. Obstsäfte), dann stufenweise Lactulose (Bifiteral®, Laxomundin®) 1–2 × 5–10 g → Agiolax® 1–2 Teel./Tag → Bisacodyl (Dulcolax®) Supp. → Microklist® → manuelle Ausräumung

4.6.0.4 Andere in der Schmerztherapie eingesetzte Substanzen (Adjuvantien)

Antidepressiva (→ S. 425)

- **Wirkungsmechanismus:** über deszendierende serotoninerge und noradrenerge schmerzhemmende Bahnen; Wirkung unabhängig von der antidepressiven Wirkung; Wirkungslatenz nur 3–7 Tage
- **Indikationen [517]:**
  - *neuropathische Schmerzen:* Nortriptylin, Imipramin, Amitriptylin, Desipramin; > 50 % Besserung bei 30 % der Patienten
  - *Zoster-Neuralgie:* Desipramin, Amitriptylin
  - *atypischer Gesichtsschmerz:* Dothiepin, Phenelzin
  - *zentraler Schmerz:* Amitriptylin
- **Dosierung:** „analgetische" Dosis i. d. R. niedriger als antidepressive Dosis
  - *Amitriptylin (Saroten®, Equilibrin®):* Beginn mit 10–25 mg Amitriptylin zur Nacht, Steigerung bis maximal 150 mg/Tag
    ▶ Beachte: bei Kombination von trizyklischen Antidepressiva mit Carbamazepin Enzyminduktion von Cytochrom P450 durch Carbamazepin → beschleunigter Abbau der Antidepressiva → niedrige Serumspiegel, daher unter Spiegelkontrolle der Antidepressiva höhere Dosierung notwendig
  - *Clomipramin (Anafranil®)* -Infusionsbehandlung: Tag 1: Infusion von 1 Amp. à 25 mg, Tag 2: 2 Amp. etc. bis Tag 6: 6 Amp.; ab Tag 7 täglich Austausch von je 1 Amp. gegen 1 Tbl. 25 mg
- **Überwachung:** bei älteren Patienten EKG vor Therapiebeginn und in der Aufdosierungsphase
- **Nebenwirkungen:** Sedierung, Blutdrucksenkung, Auslösung von Glaukomanfällen, Harnverhalt; 30 % der Patienten haben leichtere Nebenwirkungen, 4 % Therapieabbrüche wegen schwererer Nebenwirkungen
- **Kontraindikationen:** Glaukom, Prostatahyperplasie, Herzrhythmusstörungen

Antikonvulsiva (→ S. 399)

- **Wirkungsmechanismus:** Minderung der pathologischen (zu hohe Frequenz, zu niedrige Schwelle) Aktionspotentiale, z. T. Hemmung ektopischer Erregungsbildung, Gabapentin: Hemmung der Glutamat-Synthese
- **klinische Erfahrungen** mit Carbamazepin, Phenytoin, Valproat, Clonazepam, Gabapentin

Baclofen (Lioresal®)

- **Wirkungsmechanismus:** GABA-B-Rezeptoragonist; praesynaptische Hemmung an exzitatorischen Synapsen im Hinterhorn
- **Indikation:** Schmerzen i. R. spastischer Paresen, Trigeminusneuralgie (S. 318)
- **Dosierung:** Beginn mit 2–3 × 5 mg, Steigerung bis zur Toleranzgrenze
- **Nebenwirkungen:** Benommenheit, Übelkeit, Mundtrockenheit, Obstipation oder Diarrhoe, Harnretention, Hypotonie, cerebelläre Symptome, Herabsetzung der Krampfschwelle, Herabsetzung des Reaktionsvermögens
- **Kontraindikation:** Morbus Parkinson

Calcitonin (Karil®)

- **Wirkungsmechanismus:** Bahnung der Transmission zentraler serotoninerger schmerzhemmender Bahnen, Hemmung der Synthese algogener Peptide?

- **Indikation:** osteolytische Metastasen (Nasenspray; Ansprechrate ca. 50%), Tumorschmerzen (auch ohne Knochenbeteiligung), Phantomschmerzen im Akutstadium
- **Dosierung:** 100–200 I.E. i.v. oder in 1–2 Einzeldosen s.c. oder i.m.
- **Nebenwirkungen:** Übelkeit, Durchfall, Gesichtsrötung (Flush), selten verstärkte Diurese

Topisch applizierbare Substanzen

- **EMLA-Gel** („eutetic mixture of local anaesthetics"): Erfahrungen bei Zoster-Neuralgie und bei schmerzhaften Polyneuropathien
- **Capsaicin:**
  - *Wirkungsmechanismus:* Substanz-P-Depletor (initiale Ausschüttung → Brennschmerz, danach Depletion → Analgesie)
  - *klinische Erfahrungen* bei
    - ▶ Zoster-Neuralgie: Schmerzerleichterung bei ca. 1/3
    - ▶ schmerzhafter diabetischer Polyneuropathie
  - *Dosierung:* 0.075% Salbe, Anwendung viermal täglich für mindestens 4 Wochen

4.6.1 Sympathicusblockade und verwandte Verfahren

Guanethidinblockade → S. 322

4.6.1.1 Stellatumblockade

Indikation
sympathische Reflexdystrophie (SRD) (S. 321) und sympathisch unterhaltenes Schmerzsyndrom (SMP) im Bereich der Arme, Schmerzen bei akutem Zoster im Kopf- und Armbereich

Methode
unter Intensiv-Monitoring (EKG, Blutdruck, Intubationsbereitschaft) Injektion von 2–3 ml Lokalanästheticum 1–2 cm lateral des Ringknorpels; bei neurolytischer Therapie (Alkohol-, Phenol-Neurolyse) CT-gesteuert

Nebenwirkungen
Nasenkongestion, Hämatom; bei rechtsseitiger Blockade Blockierung der sympathischen Efferenzen zum re. Herzen, Sinusknoten und AV-Knoten; bei linksseitiger Blockade Blockierung der sympathischen Efferenzen zum li. Herzen, Abnahme von pektanginösen Beschwerden

Komplikationen
transiente Recurrensparese (→ *CAVE: nie simultane beidseitige Injektion!*), intravasale/intradurale Injektion, epileptische Anfälle (< 0.1%), Pneumothorax, transiente Blockade des N. phrenicus

Kontraindikationen
gegenseitige Paresen des N. recurrens oder N. phrenicus, Lungenresektion der Gegenseite oder insgesamt eingeschränkte Lungenfunktion, höhergradiger AV-Block

4.6.1.2 Lumbale Grenzstrangblockade

Indikation
sympathische Reflexdystrophie (SRD) und sympathisch unterhaltenes Schmerzsyndrom (SMP) im Bereich der Beine, arterielle Verschlußkrankheit

Methode
Injektion von 10 ml Lokalanästheticum in Höhe L1 bis L3 ca. 5 cm lateral der Dornfortsätze; bei neurolytischer Therapie (Alkohol-, Phenol-Neurolyse) unter CT-Kontrolle

Nebenwirkungen/Komplikationen
Blutdruckabfall durch Vasodilatation, Parästhesien, Hypästhesie (N. genitofemoralis, N. iliohypogastricus) für bis zu 1 Woche (5–18%), sexuelle Störungen bei beidseitiger Blockade (2–9%), Punktion der Aorta oder der V. cava, Pneumothorax, Nierenpunktion

Kontraindikationen
isolierter aortoiliacaler Verschluß, fortgeschrittene Gangrän, therapieresistentes Unterschenkel-/Fußödem

4.6.1.3 Ganglionäre lokale Opioid-Analgesie (GLOA) [494]

Allgemeines
- lokale Opioidapplikation (Buprenorphin) am Ganglion stellatum bzw. Ganglion cervicale superius
- Wirkung über Bindung an Opioidrezeptoren in sympathischen Ganglien
- bisher keine breite klinische Etablierung; insgesamt weniger riskant als Stellatumblockade mit Lokalanästhetikum (keine Recurrensparese, kein Anfallsrisiko)

Methode
Applikation von 30 µg Buprenorphin (Temgesic®) in 1–2 ml 0.9% NaCl in das Spatium parapharyngeum bzw. an das Ganglion stellatum oder Ganglion cervicale superius

Indikation	▪ **in unkontrollierten Studien Wirkung beobachtet bei** sympathischer Reflexdystrophie bzw. sympathisch unterhaltenem Schmerzsyndrom im Bereich der Arme/Hände, Zoster-Neuralgie, Trigeminusneuralgie, Trigeminusneuropathie ▪ **Versuch gerechtfertigt bei** atypischem Gesichtsschmerz
Nebenwirkungen	nach Injektionen gelegentlich vorübergehende Schmerzen im Kopf-Hals-/Schulterbereich
Komplikationen	Pneumothorax (bei GLOA des Ganglion stellatum)

4.6.2 Neurochirurgische Schmerztherapie

4.6.2.1 DREZ-Operation (dorsal root entry zone coagulation) [804]

Methode	10–20 Koagulationen in ca. 2–3 mm Tiefe und 2–3 mm Abstand entlang der Fissura posterolateralis mit temperaturkontrollierter Thermokoagulationselektrode („radiofrequency thermocoagulation") oder mit CO_2-Laser
Indikation	Deafferentierungsschmerz bei Wurzelausriß, Phantomschmerzen, Schmerzen bei spinalen Läsionen, weniger günstige Ergebnisse bei postherpetischer Neuralgie und Stumpfschmerzen

Ergebnisse	▪ **traumatischer Wurzelausriß:** 2/3 um > 75 % gebessert (z. T. schmerzfrei), Nachlassen der Wirkung innerhalb der ersten 3 Monate, danach nicht mehr [418]
	▪ **spinale Läsionen** [213]: insgesamt bessere Ergebnisse bei gürtelförmigen polysegmental verteilten Schmerzen („end zone pain"), bei Wurzelausriß, einseitigen Schmerzen und Schmerzen, die durch Darm- oder Blasenfüllung verstärkt werden
	  ▪ *gürtelförmige polysegmentale Schmerzkomponente:* 80 % gut oder mäßig gebessert
	  ▪ *querschnittsförmige Schmerzkomponente:* 32 % gut oder mäßig gebessert
	▪ **Conus-/Caudaläsionen** [709]: nach 3 Jahren mehr als 50 % schmerzfrei
	▪ **Zoster-Neuralgie (S. 326):** 90 % initial gebessert, bei 50 % Wiederkehr des Schmerzes innerhalb von 6 Monaten, 9 % anhaltend gebessert [212]
	  ▪ *Nebenwirkung:* bei 31 % Induktion eines andersartigen Schmerzes, Stärke 20–60 % des ursprünglichen Schmerzes [212]
	▪ **Phantom-/Stumpfschmerzen:** Besserung bei 2/3 der Phantomschmerzen, Stumpfschmerzen kaum beeinflußt [712]

Nebenwirkungen	am geringsten bei temperaturkontrollierten Verfahren: 8 % milde sensible oder motorische Defizite bzw. Blasenstörungen [805,890]

4.6.2.2 Chordotomie

Offene anterolaterale Chordotomie	▪ **Indikation:** schwerste, einseitige, nicht mit Opioiden beherrschbare Tumorschmerzen; die Methode wird durch Hinzukommen alternativer, nicht-destruierender Verfahren (z. B. rückenmarksnahe Opioidapplikation) zunehmend verlassen ▪ **Methode:** einseitige Durchtrennung des Tractus spinothalamicus mehrere Segmente oberhalb der Schmerzregion; Zugang für die untere Körperhälfte bei BW 3–5, für die obere bei HW1/2 ▪ **Indikation:** streng einseitige, mittellinienferne, therapieresistente Tumorschmerzen ▪ **Erfolg:** akut 50–90 % gebessert [640], 50 % Rezidive nach 6 Monaten ▪ **Nebenwirkungen:** Paresen (13 %), Blasenstörungen (20 %), Dysästhesien
Percutane cervikale Chordotomie	▪ **Indikation:** wie offene anterolaterale Chordotomie ▪ **Methode:** in Lokalanästhesie Punktion HW1/2, Hochfrequenz-Thermokoagulation des Tractus spinothalamicus nach probatorischer Elektrostimulation ▪ **Erfolg:** akut 75–95 % gebessert [378,570], Rezidivquote ca. 1/3 ▪ **Nebenwirkungen:** Paresen, Blasenstörungen, Atemstörungen (gesamt < 6 %), Deafferentierungsschmerz (1–5 %)

4.6.2.3 Sonstige ablative Verfahren

Vordere Kommissurotomie	Durchschneidung der in der vorderen Kommissur kreuzenden spinothalamischen Fasern über eine Länge von mehreren Segmenten; obsolet
Hypophysektomie [588]	▪ **Indikation:** Schmerzen durch Skelettmetastasen, thalamische Schmerzen ▪ **Wirkungsmechanismus:** ungeklärt ▪ **Methode:** Injektion von Alkohol in die Hypophyse (transsphenoidal) ▪ **Erfolg:** 90 % gebessert, Wirkungslatenz 2–3 Tage

- **Nebenwirkungen:** Diabetes insipidus, (evtl. inkomplette) Hypophyseninsuffizienz, Opticusläsionen, Liquorfistel

4.6.2.4 Rhizotomie (Hinterwurzeldurchtrennung) [166,469,640]

Rhizotomie
- **Methode:** offene Operation nach probatorischer Blockade oder Elektrostimulation in situ
- **Indikation:** maligne Schmerzen der Thorax- und Bauchwand
- **Erfolg:** dauerhafte Schmerzreduktion bei ca. 28–70%
- **Nebenwirkungen:** funktionelle Parese im Segment durch Ausfall des Lagesinns
- **Komplikationen:** Liquorfistel, epidurale Blutung, Anästhesia dolorosa

Selektive Rhizotomie nach Sindou
- **Methode:** selektive Durchtrennung der schmerzleitenden Fasern in der ventralen Hinterwurzeleintrittszone
- **Indikation:** Schmerzen durch Plexusinfiltration
- **Erfolg:** signifikante (>50%) Schmerzlinderung bei 59% (Beobachtungszeit 6 Monate bis 14 Jahre)
- **Komplikationen:** keine Tiefensensibilitätsstörung wie bei offener Rhizotomie, sonst wie bei offener Operation

Percutane Rhizotomie
- **Methode:** Thermokoagulation der Hinterwurzel mit 55–70°C für 120 s
- **Indikation:** Tumorschmerzen, Gesichtsschmerzen im Versorgungsgebiet des N. IX und X (Neuralgie, maligne Infiltration)
- **Erfolg:** langfristig gebessert bei Eingriff an spinalen Wurzeln ca. 50% [328], am N. IX bzw. N. X 60–100%
- **Komplikationen:** selten neuralgische Schmerzen, zur Häufigkeit keine genauen Zahlen vorliegend

Thermokoagulation des Ganglion gasseri
- → Trigeminusneuralgie S. 318

4.6.2.5 Peripher denervierende Verfahren

Facettendenervierung
- **Indikation:** Facettensyndrom (→ S. 336)
- **Methode:** Thermokoagulation des Ramus dorsalis der Spinalwurzel nach probatorischer Lokalanästhesie
- **Erfolg [470,893]:** unmittelbar postoperativ 70–80% gebessert, langfristige (Beobachtungszeit 6–30 Monate) Besserung bei 60%, nach vorangegangenen Bandscheibenoperationen bei 26%
- **Nebenwirkung:** Wurzelläsionen

Chemoneurolyse
- **Indikation:** umschriebene Schmerzen bei malignem Grundleiden z. B. im Versorgungsbereich von Intercostalnerven (Rippenmetastasen), von sacralen Caudafasern; voraussichtliche Überlebenszeit maximal ein Jahr; strenge Indikationsstellung bei nicht-malignen Schmerzen (Facettensyndrom, Narben-, Neuromschmerzen); wenig wirksam bei Deafferentierungsschmerz
- **Substanzen:** Äthanol 50–96%, Phenol 5–10% in Wasser, Phenol 5–10% in 1:1 Glycerin-Wasser-Mischung; Injektion in Mischung mit einem Lokalanästheticum
- **Methode:** Auffinden des Nerven mit Nervenstimulator, Injektion von 0.5–2.5 ml Neurolyticum
- **Erfolg:** Wirkungsdauer 3 Wochen bis 6 Monate
- **Nebenwirkungen:** Deafferentierungsschmerz bei 2–20%, bei Behandlung von Hirnnerven und im wurzelnahen Bereich von Intercostalnerven Gefahr der Fortleitung des Agens nach intrathekal

Kryoneurolyse
- **Indikation:** Trigeminusneuralgie (S. 318), ansonsten wie bei Chemoneurolyse
- **Methode:** Einbringen einer Kältesonde (−70° bis −120°) in Nervennähe
- **Wirkdauer:** Wochen, bei mehrfacher Anwendung bis 1 Jahr
- **Erfolg:** ca. 80% gebessert, bei Post-Zoster-Neuralgie gering
- **Nebenwirkungen:** allergische Reaktionen, vorübergehende dumpfe Schmerzen; insgesamt, soweit bisher bekannt, sehr nebenwirkungsarm

4.6.2.6 Stimulationsverfahren

Epidurale spinale Elektrostimulation (ESES)

- **Synonyma:** epidurale elektrische Hinterstrangstimulation, dorsal column stimulation (DCS)
- **Wirkungsmechanismus:** Freisetzung endogener Opioide (Effekt durch Naloxon blockierbar!), segmentale Hemmung der Hinterhornzellen, Aktivierung zentraler Hemmsysteme über aszendierende Bahnen
- **Indikation:** Postdiskektomiesyndrom („failed back surgery"), Phantom-/Stumpfschmerzen (→ S. 325), Ruheschmerzen bei arterieller Verschlußkrankheit; Alternative zur rückenmarksnahen Opioidapplikation bei Tumorpatienten
- **Methode** [878]: Einführung einer mehrpoligen Elektrode epidural, bei Schmerzen der oberen Körperhälfte in Höhe C 5 – Th 2, bei Schmerzen der unteren Körperhälfte in Höhe Th 8 – 12; Teststimulation für 4 – 6 Tage (Parästhesien müssen sich mit den Schmerzen decken), bei Erfolg dauerhafte Implantation, Stimulator unter der Bauchhaut
- **Erfolg:**
  - *neurogene Schmerzen:* initial 40 – 88 % signifikant (> 50 %) gebessert, im Verlauf Abnahme der Wirkung bei 1/3 bis 1/2 dieser Patienten
  - *Postdiskektomieschmerzen:* initial 44 – 91 % signifikant (> 50 %) gebessert, im Verlauf Abnahme der Wirkung bei ca. 1/3 dieser Patienten
  - *Schmerzen bei arterieller Verschlußkrankheit* [419]: 61 – 80 % langfristig gebessert
- **Nebenwirkungen:** technische Probleme (v. a. Elektrodenbruch) bei 35 – 50 %; Liquorfistel bei Duraverletzung (< 0.1 %), Infektionen

Elektrostimulation des Gehirns (deep brain stimulation, DBS)

- **Indikation** sehr eingeschränkt [588]: Deafferentierungsschmerzen (Anästhesia dolorosa) und Nozizeptorenschmerzen v. a. im Gesichtsbereich
- **Methode:** stereotaktische Implantation von Reizelektroden im Thalamus (bei Deafferentierungsschmerzen) bzw. im periaquäduktalen/periventrikulären Grau (bei Nozizeptorenschmerzen)
- **Erfolg:** 50 – 80 % gebessert [588], 50 % Rezidive nach 6 Monaten
- **Nebenwirkungen:** Parästhesien, Dysästhesien, Schmerzverstärkung

4.6.3 Sonstige Verfahren der Schmerztherapie

4.6.3.1 Transcutane elektrische Nervenstimulation (TENS)

Wirkungsmechanismus

- **„Gate-control"-Theorie:** segmentale Hemmung der Hinterhornzellen über A-β-Afferenzen
- **weitere Theorien:** Aktivierung polysegmentaler spinaler Hemmsysteme, Änderung der Erregbarkeit peripherer Nerven

Indikation

postoperative Narbenschmerzen, Phantomschmerzen, Zoster-Neuralgie (S. 326), andere neurogene Schmerzen, Osteoarthritis

Wirkung

- **Ansprechrate:** ca. 50 %
  - akute Schmerzen besser als chronische
  - an den Extremitäten lokalisierte eher als axiale
  - lokalisierte eher als diffuse Schmerzen
  - peripher generierte eher als zentrale Schmerzen
- **Wirkdauer** je nach Schmerzursache (% Patienten mit signifikantem Effekt):
  - *Zoster-Neuralgie:* initial 59 %, nach 1 Jahr 19 %
  - *neurogene Schmerzen gesamt:* initial 52 %, nach 3 Jahren 43 %
  - *Osteoarthritis:* initial 50 %, nach 1 Jahr 20 %

Anwendung

- **Lokalisation:** über dem Schmerzareal, entlang des Dermatoms, am Nervenhauptstamm, im entsprechenden Areal der nicht-betroffenen Seite bei Phantomschmerzen, *nicht* über dem Carotissinus
- **Parameter:**
  - *konventionelle Reizung:* niedrige Intensität (10 – 39 mA), hohe Frequenz (50 – 150 Hz), kurze Einzelreize (10 – 30 µs)
  - *Reizung mit starken Einzelreizen = „Elektroakupunktur"* (Ziel: rhythmische Muskelkontraktionen): hohe Intensität (Toleranzgrenze), niedrige Frequenz (1 – 4 Hz), längere Einzelreize (150 – 250 µs)
- **Dauer:** 2 – 3 × 20 Minuten

Kontraindikationen	Herzschrittmacher, lokale Sensibilitätsstörungen (Gefahr von Verbrennungen)
Nebenwirkungen	Hautreizung, Muskelkater bei Reizung über der motorischen Schwelle

4.7 Psychopharmaka

T. J. Feuerstein

4.7.0.1 Neuroleptika

Rezeptor-Wirkungen	■ **anti-dopaminerg** an prä- und postsynaptischen Rezeptoren ■ **anti-cholinerg** (v. a. Thioridazin, Clozapin) ■ **anti-adrenerg** (v. a. Thioridazin, Risperidon, Levomepromazin, Clozapin) ■ **anti-histaminerg** (v. a. Levomepromazin, Clozapin, Risperidon) ■ **anti-seronerg** am 5-HT$_{2A}$-Rezeptor (v. a. Risperidon, Clozapin)
Klinische Wirkungen	antipsychotisch, antiemetisch (Area postrema)
Nebenwirkungen	■ Sedierung, Induktion eines Parkinsonoids, Ausschaltung der Wärmeregulation, malignes Neuroleptika-Syndrom (→ S. 354), Appetitsteigerung, Steigerung der Prolactinausscheidung, Hypotonie und (sekundäre) Tachykardie, negative Inotropie am Herzen, Cholestase; seltener Thrombosen, Agranulozytose, Anämie ■ **Clozapin:** *kein* Parkinsonoid; Agranulozytose (0.8 % im ersten Jahr, 0.91 % in den ersten 1.5 Jahren) [10], Delir (Blockade von Muskarinrezeptoren im ZNS), selten (v. a. bei cerebraler Vorschädigung) epileptische Anfälle 　■ *Procedere:* 　　▶ Leukozyten < 3500: → Blutbildkontrolle 2 ×/Woche 　　▶ Leukozyten < 3000: → Abbruch der Behandlung
Kontraindikationen	Agranulozytose, Cholestase, malignes Neuroleptika-Syndrom (→ S. 354)
Intoxikation	→ S. 230

Generic name	Präparate z. B.	Tagesdosis p. o. (mg)	sedierend
■ Phenothiazine:			
Fluphenazin	Dapotum®, Lyogen®	3–20	(+)
Levopromazin	Neurocil®	100–600	++
Perazin	Taxilan®	75–1000	(+)
Perphenazin	Decentan®	8–48	(+)
Thioridazin	Melleril®	75–600	+
■ Thioxanthene:			
Chlorprothixen	Truxal®	100–400	+
Flupentixol	Fluanxol®	3–20	+
■ sonstige trizyklische Stoffe:			
Clozapin	Leponex®	100–600	++
Zotepin	Nipolept®	200–450	+
■ Butyrophenone:			
Benperidol	Glianimon®	2–20	–
Bromperidol	Impromen®	5–30	–
Haloperidol	Haldol®	2–30	(+)
Melperon	Eunerpan®	75–400	(+)
■ Diphenylbutylpiperidine:			
Fluspirilen	Imap®	(nur als Depot)	–
Pimozid	Orap®	2–16	–
■ Benzamide:			
Sulpirid	Dogmatil®	150–800	(+)
■ sonstige			
Risperidon	Risperdal®	4–8	+

(Einzelsubstanzen)

4.7.0.2 Antidepressiva

Rezeptorwirkung	Blockade der Monoamin-Transporter oder der Monoamin-Oxidase → Steigerung der Neurotransmission der Monoamine, v. a. von Noradrenalin und Serotonin
Klinische Wirkungen	antidepressiv (Latenzzeit von ca. 3 Wochen bis zum Wirkungseintritt)
Nebenwirkungen	anticholinerge Effekte der trizyklischen Antidepressiva (Mundtrockenheit, Tachykardie, Obstipation, Harnretention), evtl. delirante Zustände (→ zentrales anticholinerges Syndrom S. 230); tetrazyklische Antidepressiva zeigen kaum, selektive Serotoninrückaufnahme-Inhibitoren keine antimuskarinischen Wirkungen
Kontraindikationen	Glaukom, Urinretention bei Prostatahypertrophie
Intoxikation	→ S. 230

Einzelsubstanzen

Generic name	Präparate z. B.	Tagesdosis p. o. (mg)
■ trizyklische Antidepressiva:		
Amitriptylin	Laroxyl®, Saroten®	30–300
(mit Chlordiazepoxid)	Limbatril®	25–150
(mit Perphenazin)	Longopax®	30–150
Amitriptylinoxid	Equilibrin®	90–300
Clomipramin	Anafranil®	50–150
Desipramin	Pertofran®	75–200
Dibenzepin	Noveril®	120–720
Doxepin	Aponal®	75–225
Imipramin	Tofranil®	30–225
Trimipramin	Stangyl®	75–225
■ tetrazyklische Antidepressiva:		
Maprotilin	Ludiomil®	75–150
Mianserin	Tolvin®	30–120
■ selektive Serotoninrückaufnahme-Inhibitoren (SSRI):		
Fluoxetin	Fluctin®	20–40
Fluvoxamin	Fevarin®	100–300
Paroxetin	Seroxat®	20–50
■ Monoaminooxydasehemmer:		
Moclobemid	Aurorix®	300
Tranylcypromin	Parnate®	5–30
(mit Triflupromazin)	Jatrosom®	10–30

4.7.0.3 Lithium

Pharmakologische Effekte	■ Beeinflussung des Phosphoinositolstoffwechsels durch Li$^+$-Ionen, Austausch mit Na$^+$-Ionen an der Zellmembran ■ Beziehung zur klinischen Wirkung unklar
Klinische Wirkungen	antimanisch, prophylaktisch bei endogener Depression
Dosierung	■ **Beginn** 3 × 1/2 Tbl. (1 Tbl. Quilonum retard® = 450 mg) ■ **Spiegel:** Prophylaxe: 0.6–0.8 mmol/l; Akutbehandlung: 1 mmol/l ■ **Spiegelkontrolle** 5–12 Stunden nach der letzten Einnahme (HWZ: 20–22 Stunden)
Überwachung	EKG (T-Abflachung), Nierenwerte, Schilddrüsenfunktion
Interaktionen	Spiegel steigt bei Natrium-armer Diät oder Gabe von Saluretika, nichtsteroidalen Antiphlogistika, ACE-Hemmern und selektiven Serotoninrückaufnahme-Inhibitoren
Nebenwirkungen	Müdigkeit, feinschlägiger Tremor, Muskelschwäche, Magenbeschwerden, Polydipsie, Polyurie, Gewichtszunahme, Ödeme
Komplikationen	euthyreote Struma (bei 10 %)

Kontra- Niereninsuffizienz, schwere Herzinsuffizienz, Schwangerschaft
indikationen
Intoxikation → S. 231

4.7.0.4 Tranquilizer

Rezeptor-
wirkung
- **Benzodiazepine:** fördern die Wirkung von GABA am $GABA_A$-Rezeptor
- **Meprobamat:** unklar
- **Opipramol:** unklar
- **Buspiron:** Serotonin- ($5-HT_{1A}$-) Agonist

Klinische sedativ, muskelrelaxierend, anxiolytisch, antikonvulsiv
Wirkungen

Neben- Störung der Auffassung, der Aufmerksamkeit; Verlangsamung des Denkens; Ataxie, Schläfrigkeit;
wirkungen von manchen Präparaten hohes Suchtpotential bekannt

Kontra- Myasthenia gravis, Alkohol- und Schlafmittelvergiftungen, Medikamentenabhängigkeit
indikationen

Intoxikation → S. 231

Einzel-
substanzen

Generic name	Präparate z. B.	HWZ (Stunden)	wirksame Metabolite (HWZ)	Tagesdosis p. o. (mg)
Benzodiazepine:				
Alprazolam	Tafil®	12–15	+	0.5–3
Bromazepam	Lexotanil®	15–28	+	3–6
Brotizolam	Lendormin®	4–8	+	0.25
Chlordiazepoxid	Librium® Multum®	10–15	++ (50–90)	5–50
Clobazam	Frisium®	18–42	++ (36–80)	20–30
Clonazepam	Rivotril®	30–40	+	1.5–2.0
Clotiazepam	Trecalmo®	5–15	–	5–15
Diazepam	Valium®	20–40	++ (50–80)	2–30
Dikalium-Chlorazepat	Tranxilium®	++ (25–82)	10–30	
Flunitrazepam*	Rohypnol®	10–20	+	0.5–2
Flurazepam	Dalmadorm® Staurodorm® Neu	1–2	++ (50–100)	15–30
Lorazepam	Tavor®	10–20	–	0.5–5.0
Lormetazepam	Noctamid® Ergocalm®	10–14	(+)	0.5–1.0
Medazepam	Nobrium®	2	++ (50–80)	5–30
Midazolam	Dormicum®	1.5–2.5	(+)	7.5–15
Nitrazepam	Mogadan®	18–30	+	5–10
Oxazepam	Adumbran® Praxiten®	6–15	–	10–60
Prazepam	Demetrin®	10–20	++ (50–90)	10–30
Temazepam	Planum® Remestan®	5–13	(+)	10–20 10–20
Triazolam	Halcion®	2–4	(+)	0.125–0.25
sonstige Tranquilizer:				
Buspiron	Bespar®	2–3		15–30
Meprobamat	Miltaun®	6–8		200–600
Opipramol	Indison®	6–9		100–300

* bei Verordnung an Btm-Abhängige Btm-verschreibungspflichtig

5 Tabellen und Skalen

5.1 Klinische Bewertungsskalen

5.1.0.1 MRC- (Medical Research Council-) Skala (Muskelkraft) [519]

Anwendung Graduierung der Kraft bei zentralen und peripheren Paresen

Graduierung
- **0** – keine Kontraktion
- **1** – tastbare Zuckung und Spur einer Kontraktion
- **2** – aktive Bewegung möglich unter Aufhebung der Schwerkraft
- **3** – aktive Bewegung möglich gegen die Schwerkraft
- **4** – aktive Bewegung möglich gegen Widerstand
- **5** – normale Kraft

5.1.0.2 Tinetti Balance Score [810]

Anwendung Graduierung der Standfunktion

Graduierung

	0	1	2
Gleichgewicht im Sitzen	neigt sich oder verrutscht auf dem Stuhl	stabil, sicher	
Aufstehen	nicht möglich ohne Hilfe	möglich mit Hilfe der Arme	möglich ohne Zuhilfenahme der Arme
Versuche aufzustehen	nicht möglich ohne Hilfe	möglich aber benötigt mehr als einen Versuch	erhebt sich im ersten Versuch
Gleichgewicht sofort nach dem Aufstehen (erste 5 sec.)	unsicher (schwankt, bewegt die Füße, ausgeprägte Neigung des Rumpfes)	sicher aber benutzt Gehhilfe oder andere Objekte zur Unterstützung	sicher ohne Gehhilfe oder andere Unterstützung
Gleichgewicht im Stehen	unsicher	sicher aber breitbasig (Hacken sind mehr als 10 cm voneinander entfernt) oder benutzt Gehhilfe	engbasig ohne Unterstützung
Stoßtest (Patient steht mit geschlossenen Füßen; Untersucher schiebt den Patienten mit der Handfläche 3 Mal an mit leichtem Druck auf das Sternum)	beginnt umzufallen	schwankt, sucht nach Unterstützung aber fängt sich allein	sicher
Gleichgewicht mit geschlossenen Augen	unsicher	sicher	
Drehen um 360 Grad	unregelmäßige Schrittfolge	regelmäßige Schrittfolge	
	unsicher	sicher	
Hinsetzen	unsicher (verschätzt sich in der Distanz, läßt sich in den Stuhl hineinfallen)	benutzt die Arme zur Hilfe oder keine glatte Bewegungsabfolge	sicher, glatte Bewegungsabfolge

Auswertung Angabe der Gesamtpunktzahl (maximal 16)

5.1.0.3 Tinetti Gait Score [810]

Anwendung Graduierung der Gangfunktion

Anleitung — Patient steht neben dem Untersucher; Gehen durch den Raum oder den Gang entlang, zunächst mit der üblichen Geschwindigkeit, dann in raschem, aber sicherem Tempo unter Benutzung der gewohnten Gehhilfe

Graduierung

Test		0	1	2
Ganginitiierung/ Losgehen		Zögern oder mehrfache Startversuche	unmittelbar, ohne Zögern	
rechtes Schwungbein	Schrittlänge	wird nicht bis vor das Standbein gesetzt	wird vor das Standbein gesetzt	
	Schritthöhe	wird nicht vollständig vom Boden genommen	wird vollständig vom Boden genommen	
linkes Schwungbein	Schrittlänge	wird nicht bis vor das Standbein gesetzt	wird vor das Standbein gesetzt	
	Schritthöhe	wird nicht vollständig vom Boden genommen	wird vollständig vom Boden genommen	
Symmetrie der Schrittfolge		Schrittlänge rechts und links nicht gleichmäßig (ungefähre Schätzung)	Schrittlänge rechts wie links erscheint gleichmäßig	
Kontinuität der Schrittfolge		Anhalten oder diskontinuierliche Schrittfolge	Schrittfolge erscheint kontinuierlich	
Richtung der Wegstrecke (Abschätzung nach Beobachtung beider Beine über eine Strecke von etwa 3 Metern)		beträchtliche Abweichung	mittlere oder leichte Abweichung oder mit Unterstützung durch eine Gehhilfe	gerade ohne Unterstützung durch eine Gehhilfe
Rumpf		beträchtliches Schwanken oder Benutzung einer Gehhilfe	kein Schwanken aber Beugung von Knie oder Hüfte, Ausbreiten der Arme beim Gehen	kein Schwanken, keine Beugung, Arme werden nicht zur Hilfe genommen, keine Benutzung einer Gehhilfe
Basis beim Gehen		Hacken sind voneinander entfernt	Hacken berühren sich beim Gehen nahezu	

Auswertung — Angabe der Gesamtpunktzahl (maximal 12)

5.1.0.4 Glasgow Coma Scale [800]

Anwendung — Graduierung der Komatiefe

Graduierung

Augenöffnen	beste motorische Antwort	verbale Antwort
1 nicht	1 keine	1 keine
2 bei Schmerzreiz	2 Strecksynergismen	2 unverständlich
3 auf Aufforderung	3 Beugesynergismen	3 inadäquat
4 spontan	4 ungezielt nach Schmerzreiz	4 verwirrt
	5 gezielt nach Schmerzreiz	5 orientiert prompt
	6 gezielt nach Aufforderung	

Aussage — Summe > 7 = leichtes, 7–6 = mittelschweres Koma, < 6 = tiefes Koma; Angabe aller drei Zahlenwerte jedoch sinnvoll (z. B. „GCS 1–2–1")

5.1.0.5 Glasgow Outcome Scale [358]

Anwendung   Graduierung des Outcome nach schweren Hirnschädigungen jeglicher Genese

Graduierung
- 1 – Tod ohne Wiedererlangen des Bewußtseins nach der Hirnläsion
- 2 – apallisches Syndrom
- 3 – schwere Behinderung: Patient ist auf Hilfe Dritter angewiesen aufgrund körperlicher und/oder geistiger Behinderung
- 4 – mäßige Behinderung: Patient ist im Alltag unabhängig mit Hilfsmitteln, kann öffentliche Verkehrsmittel benutzen, in einer beschützten Werkstätte arbeiten – ist aber deutlich behindert
- 5 – geringe Behinderung; Rückkehr ins normale Leben mit leichten neurologischen Ausfällen

5.1.0.6 Karnofsky-Skala (Karnofsky perfomance scale, KPS) [374]

Anwendung   Graduierung der Behinderung, ursprünglich für Tumorpatienten definiert, aber auch auf Behinderungen aufgrund anderer Erkrankungen übertragbar

Graduierung
- 100% – normal, keine Beschwerden oder Krankheitszeichen
- 90% – geringfügige Symptome, normale Lebensführung möglich
- 80% – Symptome, die eine normale Lebensführung mit Anstrengung zulassen
- 70% – Selbstversorgung noch möglich
- 60% – Selbstversorgung mit gelegentlicher Hilfe noch möglich
- 50% – auf häufige Hilfe angewiesen
- 40% – behindert und pflegebedürftig, noch nicht hospitalisiert
- 30% – schwer behindert, hospitalisiert
- 20% – schwer krank, hospitalisiert
- 10% – moribund

5.1.0.7 National Institute of Health (NIH) Stroke Scale [90]

Anwendung   Graduierung des Defizits bei Schlaganfall

	0	1	2	3
Vigilanz (0–3)	wach	somnolent	soporös	komatös
Orientierung (0–2)	kennt sein/ihr Alter und den Monat	nur eines	keins	
Kooperation (0–2)	öffnet/schließt Augen/Faust auf Aufforderung	nur eines	keins	
Blickbewegungen (0–2)	normal	partielle Blickparese	komplette Blickparese	
Gesichtsfelder (0–3)	unauffällig	partielle Hemianopsie	komplette Hemianopsie	blind
Facialisparese (0–3)	keine	diskret	partiell	komplett
Motorik – li. Arm (0–4)	kein Absinken	Absinken	kein Halten gegen die Schwerkraft	kein Versuch gegen Schwerkraft
Motorik – re. Arm (0–4)				
Motorik – li. Bein (0–4)				
Motorik – re. Bein (0–4)				
Extremitätenataxie (0–2)	keine	in Arm oder Bein	in Arm und Bein	
Schweregrad pro Extremität (0–2, maximal 8)	keine	leichte	schwere	
Sensibilität (0–2)	normal	partiell, subjektiv seitenunterschiedlich	komplett, keine Berührungswahrnehmung	

	0	1	2	3
Aphasie (0–3)	keine	leicht	schwer	komplett
Dysarthrie (0–2)	keine	leicht bis mäßig	unverständlich oder schlechter	
Neglect (0–2)	keiner	partiell	komplett	

5.1.0.8 Barthel-Index [493]

Anwendung Graduierung der Selbstständigkeit nach Schlaganfall

Graduierung

Leistung	ohne Hilfe	mit Hilfe
Essen (muß geschnitten werden = Hilfe)	10	5
Baden	5	0
Körperpflege (Gesicht waschen, Haare kämmen, Zähne putzen etc.)	5	0
Anziehen	10	5
Darmkontrolle (gelegentliche Inkontinenz oder Notwendigkeit von Einläufen/Zäpfchen = Hilfe)	10	5
Blasenkontrolle (gelegentliche Inkontinenz oder Hilfe mit Katheter/Urotip = Hilfe)	10	5
auf die Toilette gelangen	10	5
in den Stuhl / ins Bett gelangen (minimale Hilfe = 10; kann sitzen, braucht aber maximale Hilfe zum Umsteigen = 5)	15	5–10
Fortbewegung (wenn gehunfähig, dann imstande den Rollstuhl selbstständig zu bewegen)	15	10
Treppensteigen (unabhängig mit Hilfsmitteln = 10)	10	5

Aussage
- **Summe = 100:** selbstständig
- **Summe 60–95:** selbstständig mit minimaler Hilfe
- **Summe < 60:** abhängig

5.1.0.9 Rankin-Skala [658,826]

Anwendung Graduierung des outcome nach Hirninfarkten

Graduierung
- **0** – keine Symptome
- **1** – Symptome, aber keine signifikante Behinderung; kann alle Pflichten und Aktivitäten ausführen
- **2** – leichte Behinderung; kann nicht mehr alle früheren Aktivitäten ausführen, ist aber in der Lage, komplett selbstständig zu leben
- **3** – mäßige Behinderung; braucht etwas Hilfe, kann aber ohne Hilfe gehen
- **4** – mäßige bis schwere Behinderung; kann nicht ohne Hilfe gehen, braucht Hilfe bei den täglichen Verrichtungen
- **5** – schwere Behinderung; bettlägrig, inkontinent, braucht ständige Hilfe und Überwachung

5.1.0.10 Expanded Disability Status Scale (EDSS) (Kurtzke-Skala) [422]

Anwendung
- Graduierung des Defizits bei MS; derzeit die am weitesten verbreitete Skala für klinische Verlaufsbeobachtungen und Therapiestudien
- bei zwei Untersuchern Abweichungen bis zu 1 Punkt möglich; ab einem Score >5 relative Ungenauigkeit der Skala insbesondere für Änderungen der Funktionsfähigkeit der oberen Extremitäten

Funktionelle Systeme (FS)
- **1. Pyramidenbahn** (Kraftmaße nach der MRC-Skala, → S. 427):
  - *0* -normal
  - *1* -abnorme Befunde ohne Behinderung
  - *2* -minimale Behinderung

- *3* -leichte oder mittelschwere Paraparese oder Hemiparese (5 bis 3); schwere Monoparese (3 bis 1)
- *4* -ausgeprägte Paraparese oder Hemiparese (3 bis 1); mittelschwere Tetraparese (4 bis 2); Monoplegie (0)
- *5* -Paraplegie, Hemiplegie, ausgeprägte Tetraparese (2 bis 1)
- *6* -Tetraplegie
- *9* -unbekannt

2. Kleinhirn:
- *0* -normal
- *1* -abnorme Befunde ohne Behinderung
- *2* -leichte Ataxie (benötigt keine Hilfe), erkennbarer Tremor
- *3* -mäßige Rumpf- oder Extremitätenataxie (benötigt Stock, Abstützen an Wänden, etc. Funktion zeitweise erschwert)
- *4* -schwere Extremitätenataxie (benötigt Stützen oder Hilfsperson, Funktion konstant erschwert)
- *5* -Unfähigkeit zu koordinierten Bewegungen infolge Ataxie
- *9* -unbekannt

2a. Kleinhirn – Zusatzbefunde (bezüglich Kraft):
- *0* -Schwäche beeinflußt Untersuchungsergebnisse nicht
- *1* -Schwäche (Grad 3 oder schwächer bei Pyramidenbahnfunktion), beeinflußt Untersuchung
- *9* -unbekannt

3. Hirnstamm:
- *0* -normal
- *1* -abnorme Untersuchungsbefunde
- *2* -mäßiger Nystagmus oder anderweitig leichte Behinderung
- *3* -ausgeprägter Nystagmus, deutliche Paresen von äußeren Augenmuskeln, mäßige Funktionsstörungen anderer Hirnnerven
- *4* -deutliche Dysarthrie oder andere ausgeprägte Funktionsstörungen
- *5* -Unfähigkeit zu sprechen oder zu schlucken
- *9* -unbekannt

4. Sensorium:
- *0* -normal
- *1* -Abschwächung von Vibrationssinn oder Zahlen-Erkennen an einer oder zwei Extremitäten
- *2* -leichte Verminderung von Berührungs-, Schmerz- oder Lageempfindung; und/oder mäßige Abschwächung des Vibrationssinnes in einer oder zwei Extremitäten; oder Verminderung entweder des Vibrationssinnes oder des Zahlen-Erkennens allein an drei oder vier Extremitäten
- *3* -mäßige Verminderung von Berührungs-, Schmerz- oder Lageempfindung sowie /oder Verlust der Vibrationsempfindung in einer oder zwei Extremitäten; oder leichte Verminderung von Berührungs- oder Schmerzempfindung sowie /oder mäßige Verminderung in allen propriozeptiven Tests in drei oder vier Extremitäten
- *4* -deutliche Verminderung von Berührungs-, Schmerzempfindung und Propriozeption an einer oder kombiniert an einer oder zwei Extremitäten; oder mäßige Verminderung von Berührungs- oder Schmerzempfindung sowie/oder schwere Einschränkung der Propriozeption in mehr als zwei Extremitäten
- *5* -weitgehender Sensibilitätsverlust in einer oder zwei Extremitäten; oder mäßige Verminderung der Berührungs- oder Schmerzempfindung und/oder Verlust der Propriozeption am größten Teil des Körpers
- *6* -weitgehender Sensibilitätsverlust unterhalb des Kopfes
- *9* -unbekannt

5. Blasen- und Mastdarmfunktionen (Bewertung der schlechteren Funktion)
- *0* -normal
- *1* -leichtes Harnverhalten, leichter Harndrang
- *2* -mäßig ausgeprägtes Harn- und/oder Stuhlverhalten. Mäßig ausgeprägter imperativer Harn- bzw. Stuhldrang. Seltene Harninkontinenz. Gelegentliche Verwendung von Laxanzien, intermittierend Selbstkatheterisierung, manuelle Blasen- beziehungsweise Darmentleerung
- *3* -häufige Urininkontinenz
- *4* -beinahe konstante Katheterisierung und konstante Verwendung von Hilfsmitteln zur Stuhlentleerung
- *5* -Verlust der Blasenfunktion
- *6* -Verlust von Blasen- und Darmfunktion
- *9* -unbekannt

6. Sehfunktionen:
- *0* -normal
- *1* -Skotom, Visus größer als 1.2
- *2* -schwächeres Auge mit Skotom und Visus 1.2 bis 0,6
- *3* -schwächeres Auge mit ausgedehntem Skotom, oder mäßige Gesichtsfeldeinschränkung, aber mit maximalem Visus 0,6 bis 0,4
- *4* -schwächeres Auge mit deutlicher Gesichtsfeldeinschränkung und maximalem Visus von 0,4 bis 0.2; Grad 3 plus maximalem Visus des besseren Auges 0,6 oder weniger
- *5* -schwächeres Auge mit maximalem Visus unter 0.2. Grad 4 plus maximaler Visus des besseren Auges von 0,6 oder weniger
- *6* -Grad 5 plus maximaler Visus des besseren Auges von 0.2 oder weniger
- *9* -unbekannt

- **7. cerebrale Funktionen:**
  - *0* -normal
  - *1* -Stimmungsschwankungen
  - *2* -leichte organische Wesensveränderung
  - *3* -mäßiggradige organische Wesensveränderung
  - *4* -ausgeprägte organische Wesensveränderung
  - *5* -schwere Demenz
  - *9* -unbekannt
- **8. andere Funktionen:**
  - *0* -keine
  - *1* -andere neurologische Befunde, die auf die MS zurückzuführen sind
  - *9* -unbekannt
- **Zusatzbefund Spastizität:**
  - *0* -nicht vorhanden
  - *1* -vorhanden
  - *9* -unbekannt

Bewertung

- **0:** normale neurologische Untersuchung (Grad 0 in allen funktionellen Systemen 1.0 keine Behinderung, minimale Abnormität in einem funktionellen System (FS))
- **1.5:** keine Behinderung, minimale Abnormität in mehr als einem FS
- **2.0:** minimale Behinderung in einem FS (ein FS Grad 2, andere 0 oder 1)
- **2.5:** minimale Behinderung in zwei FS (zwei FS Grad 2, andere 0 oder 1)
- **3.0:** mäßiggradige Behinderung in einem FS (ein FS Grad 3, andere 0 oder 1) oder leichte Behinderung in drei oder vier FS (3 oder 4 FS Grad 2, andere Grad 0 oder 1), aber voll gehfähig
- **3.5:** voll gehfähig, aber mit mäßiger Behinderung in einem FS (Grad 3) und ein oder zwei FS Grad 2; oder zwei FS Grad 3; oder fünf FS Grad 2 (andere 0 oder 1)
- **4.0:** gehfähig ohne Hilfe und Rast für mindestens 500 m. Aktiv während ca. 12 Std. pro Tag trotz relativ schwerer Behinderung (ein FS Grad 4, übrige 0 oder 1)
- **4.5:** gehfähig ohne Hilfe und Rast für mindestens 300 m. Ganztägig arbeitsfähig. Gewisse Einschränkung der Aktivität, benötigt minimale Hilfe, relativ schwere Behinderung (ein FS Grad 4, übrige 0 oder 1)
- **5.0:** gehfähig ohne Hilfe und Rast für mindestens 200 m. Behinderung schwer genug, um tägliche Aktivität zu beeinträchtigen. Ein FS Grad 5, übrige 0 oder 1; oder Kombination niedrigerer Grade, die aber über die Stufe 4.0 geltenden Angaben hinausgehen.
- **5.5:** gehfähig ohen Hilfe und Rast für etwa 100 m. Behinderung schwer genug, um normale tägliche Aktivität zu verunmöglichen (FS Äquivalente wie Stufe 5.0)
- **6.0:** bedarf intermittierend, oder auf einer Seite konstant, der Unterstützung (Krücke, Stock, Schiene) um etwa 100 m ohne Rast zu gehen. FS Äquivalente: Kombination von mehr als zwei FS Grad 3 plus
- **6.5:** benötigt konstant beidseits Hilfsmittel, um etwa 20 m ohne Rast zu gehen. FS Äquivalente wie 6.0
- **7.0:** unfähig, selbst mit Hilfe, mehr als 5 m zu gehen. Weitgehend an den Rollstuhl gebunden. Bewegt Rollstuhl selbst und transferiert ohne Hilfe (FS Äquivalente: Kombination von mehr als zwei FS Grad 4 plus, selten Pyramidenbahn Grad 5 allein)
- **7.5:** unfähig, mehr als ein paar Schritte zu tun. An den Rollstuhl gebunden. Benötigt Hilfe für Transfer. Bewegt Rollstuhl selbst, vermag nicht den ganzen Tag im Rollstuhl zu verbringen. Benötigt eventuell motorisierten Rollstuhl (FS Äquivalente wie 7.0)
- **8.0:** Weitgehend an Bett oder Rollstuhl gebunden; pflegt sich weitgehend selbständig. Meist guter Gebrauch der Arme (FS Äquivalente: Kombinationen meist von Grad 4 plus in mehreren Systemen)
- **8.5:** Weitgehend ans Bett gebunden, auch während des Tages. Einiger nützlicher Gebrauch der Arme, einige Selbstpflege möglich (FS-Äquivalente wie 8.0)
- **9.0:** Hilfloser Patient im Bett. Kann essen und kommunizieren (FS-Äquivalente sind Kombinationen, meist Grad 4 plus)
- **9.5:** Gänzlich hilfloser Patient. Unfähig zu schlucken oder zu kommunizieren (FS-Äquivalente sind Kombinationen von fast lauter Grad 4 plus)
- **10:** Tod infolge MS

5.1.0.11 Mini-Mental State [202]

Anwendung: Neuropsychologischer Kurztest, vor allem für Verlaufsbeobachtungen geeignet

Test:

1. Orientierung (max. 10 Punkte)		Jahreszeit (☐) Wochentag (☐) Datum: Tag (☐) Monat (☐) Jahr (☐) Bundesland (☐) Stadt (☐) Straße oder Stadtteil (☐) Einrichtung (☐) Stockwerk oder Station (☐)
2. Sprache/Benennen (max. 2 Punkte)	zwei Gegenstände zeigen und benennen lassen	z. B. Bleistift (☐) Armbanduhr (☐)
3. Sprache/Nachsprechen (max. 1 Punkt)	langsam und deutlich nur einmal vorsprechen: „Ich sage jetzt etwas und möchte, daß Sie es mir nachsprechen:"	z. B. „Die Katze sitzt auf dem Dach." (☐)
4. Kurzzeitgedächtnis (max. 3 Punkte)	„Ich nenne Ihnen jetzt drei Gegenstände. Wenn ich alle drei genannt habe, möchte ich, daß Sie diese wiederholen. Versuchen Sie, sich die drei Gegenstände einzuprägen, weil ich Sie in einigen Minuten wieder danach fragen werde." Drei Gegenstände im Abstand von einigen Sekunden nennen. Bewertet wird der erste Versuch. Bei Fehler oder Auslassungen bis maximal fünfmal wiederholen. Zahl der Wiederholungen notieren.	z. B. Uhr (☐) Pfennig (☐) Boot (☐)
5. Aufmerksamkeit/Konzentration (max. 5 Punkte)	serielle Subtraktion 100 – 7 …	93 (☐) 86 (☐) 79 (☐) 72 (☐) 65 (☐)
6. Gedächtnis/Erinnern (max. 3 Punkte)	die unter 4. genannten Gegenstände wiederholen lassen	z. B. Uhr (☐) Pfennig (☐) Boot (☐)
7. Lesen (max. 1 Punkt):	„Lesen Sie diese Seite und tun Sie, was darauf steht." – Aufforderung zu lesen geben: „SCHLIESSEN SIE DIE AUGEN"	(☐)
8. Räumlich-konstruktive Praxie (max. 1 Punkt)	Figur abzeichnen	(☐)
9. Schreiben (max. 1 Punkt)	„Schreiben Sie einen vollständigen Satz auf ein Blatt Papier" Der Satz muß ein Subjekt und ein Prädikat enthalten.	(☐)
10. Mehrschrittige Aufforderung (max. 3 Punkte)	„Ich gebe Ihnen jetzt ein Blatt Papier. Bitte nehmen Sie es in die rechte Hand. Falten Sie das Papier in der Mitte und legen Sie es dann auf den Fußboden." Das Blatt muß dem Patienten in der Mittellinie übergeben werden. Es kann das vorher benutzte Papier benutzt werden.	rechte Hand (☐) falten (☐) Fußboden (☐)

Auswertung: 25 – 30 Punkte: keine Demenz, 22 – 24 Punkte: mäßige Demenz, < 16 Punkte: schwere Demenz

5.1.0.12 Amyotrophic Lateral Sclerosis Severity Scale (ALSSS) [315]

Anwendung Graduierung der Schwere des Befalls und Verlaufskontrolle bei ALS

Graduierung
- **1. Sprache:**
    - 10 – *normale Sprache:* Patient gibt keine Sprechschwierigkeiten an; keine klinischen Auffälligkeiten
    - 9 – *subjektive Störung:* nur Patient selbst oder Partner bemerken Sprechalterationen, Geschwindigkeit und Lautstärke normal
    - 8 – *wahrnehmbare Störung:* Veränderung der Sprache werden von anderen bemerkt, vor allem bei Müdigkeit und Stress. Geschwindigkeit unverändert
    - 7 – *offensichtlich Störung:* Sprache ist verändert; betroffen sind Geschwindigkeit, Artikulation, Modulation; bleibt gut verständlich
    - 6 – *wiederholt Inhalte gelegentlich:* Geschwindigkeit deutlich reduziert; einzelne Wörter werden gelegentlich wiederholt; Patient limitiert Gesprächsinhalte bezüglich Länge oder Komplexität nicht
    - 5 – *häufiges Wiederholen nötig:* Sprache ist langsam und bemüht; häufige Wiederholungen oder ein „Übersetzer" sind oft nötig; Komplexität und Länge werden reduziert
    - 4 – *Sprache plus nonverbale Kommunikation:* Fragen werden verbal beantwortet; Verständlichkeitsprobleme müssen schriftlich oder mit Hilfe eines Fürsprechers geklärt werden
    - 3 – *auf ein-Wort-Antworten limitierte Sprache:* gibt ein-Wort- sowie Ja/Nein-Antworten; benützt sonst Schrift oder einen Fürsprecher; Kontaktaufnahme primär nonverbal
    - 2 – *Lautäußerungen zum emotionalen Ausdruck:* benutzt Lautäußerungen, um Emotionen, Zustimmung oder Ablehnung auszudrücken
    - 1 – *kaum Lautäußerungen:* Lautäußerungen sind mühevoll, kurz in Dauer und werden selten initiiert; ev. Laute bei Weinen und Schmerz
- **2. Schlucken:**
    - 10 – *normales Schlucken:* Patient verneint Schluckbeschwerden; keine Auffälligkeiten bei der Untersuchung
    - 9 – *diskrete Störung:* nur Patient bemerkt gelegentliches Hängenbleiben von Speiseresten
    - 8 – *leichte Dysphagie:* klagt über leichte Schluckbeschwerden; normale Nahrungszusammensetzung; vereinzeltes Verschlucken
    - 7 – *kleine Bissen, verlängerte Nahrungsaufnahme:* Mahlzeiten dauern deutlich länger, Bissengröße reduziert, Konzentration beim Schlucken von Flüssigkeiten nötig
    - 6 – *weiche Kost:* weiche Speisen werden bevorzugt, spezielle Nahrungszubereitung erforderlich
    - 5 – *flüssige Kost:* ausreichende orale Nahrungsaufnahme, auf flüssige Kost limitiert, ausreichende Einfuhr von Wasser meist problematisch, Nahrungsaufnahme kostet oft Überwindung
    - 4 – *Nahrungsergänzung durch Sonde:* orale Nahrungsaufnahme insuffizient; Patient brauch oder benutzt Sonde zur Ergänzung; insgesamt mehr als 50% orale Ernährung
    - 3 – *Sondenernährung mit oraler Zusatzkost:* Hauptkalorien- und Flüssigkeitszufuhr per Magensonde; weniger als 50% der Ernährung oral
    - 2 – *Sekretion durch Beatmung/Medikation kontrolliert:* kann oral nichts ohne Aspirationsgefahr zu sich nehmen; kontrolliert Sekrete mit Hilfe von Beatmung oder durch Medikamentengabe kontrolliert; reflektorisches Schlucken
    - 1 – *Aspirationsgefahr durch Sekrete:* Sekrete können nicht noninvasiv beherrscht werden; schluckt selten
- **3. untere Extremität (Laufen):**
    - 10 – *unauffällig:* Patient verneint Schwäche oder vermehrte Ermüdbarkeit; Befund unauffällig
    - 9 – *Ermüdbarkeit vermehrt:* Patient bemerkt Schwäche oder frühzeitige Ermüdung bei Anstrengung
    - 8 – *Schwierigkeiten bei unebenem Terrain:* Schwierigkeiten und Ermüdung beim Zurücklegen längerer Strecken, Treppensteigen oder auf unebenem Terrain (sogar bei dicken Teppichen)
    - 7 – *objektivierbare Gangstörung:* beobachtet Gangstörung; zieht sich beim Treppensteigen am Geländer hoch; benutzt evtl. Gehhilfe
    - 6 – *läuft mit Gehhilfe:* braucht oder benutzt ständig Stock, Gehrad oder Unterstützung durch andere; benützt außerhalb des Hauses Rollstuhl
    - 5 – *läuft mit Gehhilfe und Unterstützung:* versucht nicht, alleine zu laufen; Reichweite unter 25 m; vermeidet Treppen
    - 4 – *kann Körpergewicht tragen:* kann wenige Schritte zum Umsetzen mit Hilfe bewältigen
    - 3 – *willentliche Beinbewegung:* kann keine Schritte mehr gehen, aber kann beim Umsetzen durch gezielte Beinbewegungen mithelfen; bewegt Beine, um sich im Bett umzulagern
    - 2 – *minimale Bewegungen:* minimale Bewegungen in einem oder beiden Beinen möglich; kann sich nicht selber umlagern
    - 1 – *hochgradige Parese:* schlaffe Parese; keine meßbaren Eigenbewegungen
- **4. obere Extremität (Arme und Körperpflege):**
    - 10 – *unauffällig:* Patient verneint Schwäche oder vermehrte Ermüdbarkeit; Befund unauffällig
    - 9 – *Ermüdbarkeit vermehrt:* Patient bemerkt Schwäche oder frühzeitige Ermüdung bei Anstrengung; kann nicht so lange wie gewohnt arbeiten; keine Atrophien in der klinischen Untersuchung
    - 8 – *langsame Selbstversorgung:* Anziehen und Körperpflege langsamer als zuvor
    - 7 – *mühsame Selbstversorgung:* braucht deutlich länger (mehr als das Doppelte) zur Körperpflege, kostet vermehrt Anstrengung; Muskelschwäche in der Untersuchung
    - 6 – *überwiegend unabhängig:* kommt mit einem Großteil von Anziehen und Körperpflege allein zurecht; benützt Hilfsmittel (z. B. Rasierapparat), macht häufig Pausen, vermeidet einzelne Tätigkeiten; braucht Hilfe bei feinmotorischen Aufgaben wie Knöpfen, Krawatte binden

- 5 – *teilweise unabhängig:* kann einzelne Aspekte der Körperpflege alleine; braucht jedoch regelmäßige Hilfe für Dinge wie kämmen, rasieren, Make-up
- 4 – *Pflegekraft hilf Patienten:* Pflegekraft muß bei der Körperpflege und beim Anziehen anwesend sein; Patient macht das meiste mit Hilfe selber
- 3 – *Patient hilft Pflegekraft:* Pflegekraft leitet den Patienten an; Patient hilft gezielt mit; zeigt keine Eigeninitiative bei der Körperpflege
- 2 – *minimale Bewegungen:* minimale Bewegungen in einem oder beiden Armen; kann Arme nicht selber umlagern
- 1 – *hochgradige Parese:* schlaffe Parese; keine meßbare Eigenbewegungen

5.1.0.13 M. Parkinson: Stadien nach Hoehn und Yahr [321]

- **I** – einseitige Symptomatik, ohne oder mit allenfalls geringer Beeinträchtigung
- **II** – beidseitige Symptomatik, keine Haltungsinstablität
- **III** – geringe bis mäßige Behinderung mit leichter Haltungsinstabilität; Arbeitsfähigkeit (in Abhängigkeit vom Beruf) noch zum Teil erhalten
- **IV** – Vollbild mit starker Behinderung, Patient kann aber noch ohne Hilfe gehen und stehen
- **V** – Patient ist an Rollstuhl oder Bett gebunden und auf Hilfe Dritter angewiesen

5.1.0.14 Webster Rating Scale [855]

Anwendung Verlaufsbeurteilung bei M. Parkinson; keine Seitendifferenzierung

Graduierung
- **1. Bradykinesie der Hände:**
  - 0 – keine Beeinträchtigung
  - 1 – angedeutete Verlangsamung der Supinations-Pronationsbewegung, beginnende Schwierigkeiten beim Arbeiten mit Werkzeugen, Zuknöpfen, Essen und Schreiben
  - 2 – mittelgradige Verlangsamung der Supinations-Pronationsbewegung auf einer oder beiden Seiten, mittelgradige Beeinträchtigung der Feinmotorik; Schreibfluß verlangsamt, Mikrographie
  - 3 – schwere Verlangsamung und Aufhebung der Supinations-Pronationsbewegung, Unfähigkeit zum Zuknöpfen, Essen und Schreiben, erhebliche Schwierigkeit bei der Benützung von Gegenständen
- **2. Rigidität:**
  - 0 – keine
  - 1 – angedeutete Rigidität in der Nacken- und Schultermuskulatur und in den Arm- und Beinmuskeln einer oder beider Seiten mit oder ohne Zahnradphänomen
  - 2 – mittelgradige Rigidität in der Nacken- und Schultermuskulatur und in den Arm- und Beinmuskeln einer oder beider Seiten mit deutlichem Zahnradphänomen
  - 3 – schwere, kaum überwindbare Rigidität in der Nacken- und Schultermuskulatur und in den Arm- und Beinmuskeln einer oder beider Seiten mit ausgeprägtem Zahnradphänomen
- **3. Haltung:**
  - 0 – normale Haltung, Kopf weniger als 10 cm nach vorne flektiert
  - 1 – Leichte Rumpfbeugung, Kopf nach vorne gebeugt bis zu 10 cm
  - 2 – deutliche Rumpfbeugung, Kopf nach vorne bis zu 15 cm gebeugt; ein oder beide Arme angewinkelt, unterhalb der Hüfte
  - 3 – schwere Rumpfbeugung, Kopf mehr als 15 cm nach vorne gebeugt; ein oder beide Arme angewinkelt, Hände oberhalb der Hüfte, Finger in Grundgelenken gebeugt, die Endphalangen gestreckt (Thalamushand); beginnende oder deutliche Flexion der Knie
- **4. Mitschwingen der oberen Extremitäten:**
  - 0 – beide Arme werden gut mitgeschwungen
  - 1 – ein oder beide Arme schwingen vermindert mit
  - 2 – ein Arm schwingt nicht mit
  - 3 – beide Arme schwingen nicht mit
- **5. Gang:**
  - 0 – gutes Gehen mit 50 bis 100 cm-Schritten, müheloses Umdrehen ohne Zwischenschritte
  - 1 – Gehen verlangsamt, Schritte verkürzt auf 30 bis 50 cm, Umdrehen verlangsamt mit 1 bis 2 Zwischenschritten
  - 2 – schleppender Gang, Schritte verkürzt auf 15 bis 30 cm, Aufschlagen der Fersen, Umdrehen mit mehr als 2 bis 3 Zwischenschritten
  - 3 – schlürfender Gang mit Schritten unter 15 cm, Startschwierigkeiten, Blockierungen, Pulsionen, Umdrehen mit mehr als 3 Zwischenschritten
- **6. Tremor:**
  - 0 – kein Tremor
  - 1 – intermittierend auftretender, durch psychische Faktoren aktivierter Tremor mit Amplituden unter 2.5 cm an ein oder beiden Armen und/oder Beinen und/oder Kopf und Gesicht
  - 2 – konstanter Tremor der Extremitäten, Amplituden schwankend unterhalb 10 cm, durch Willkürinnervation vorübergehende Unterdrückung
  - 3 – konstanter, nicht unterdrückbarer Tremor der Extremitäten mit Amplituden über 10 cm
- **7. Facies:**
  - 0 – normal, lebhafte Mimik, keine Starre

- *1* – angedeutete Immobilität, Mund bleibt geschlossen; beginnende Anzeichen von Angst oder Depression
- *2* – mäßige Immobilität; Emotionen brechen erst bei einer merklich erhöhten Schwelle durch, Lippen stehen zeitweise offen; mäßige Anzeichen von Angst und Depression; Speichelfluß kann vorhanden sein
- *3* – maskenhaftes Gesicht, Mund offen; eventuell schwerer Speichelfluß

8. Seborrhoe:
- *0* – keine
- *1* – leichter Fettglanz im Gesicht und auf der Kopfhaut
- *2* – deutlich fettige Haut mit Schuppenbildung
- *3* – starke Seborrhoe mit dickem Sekret auf der Gesichts- und Kopfhaut

9. Sprache:
- *0* – klar, laut, mit Resonanz
- *1* – beginnende Heiserkeit mit Verminderung der Modulation und Resonanz, gutes Stimmvolumen und leichte Verständlichkeit
- *2* – deutliche Heiserkeit, monotone Stimme, zögernde und stotternde Sprechweise (Logoklonien), schwer verständlich
- *3* – heisere, flüsternde, z. T. ersterbende und unverständliche Sprache

10. Selbständigkeit:
- *0* – keine Beeinträchtigung
- *1* – noch praktisch vollständige Selbständigkeit, aber in gewissem Maße beim Ankleiden behindert
- *2* – Alltagsbeweglichkeit deutlich vermindert mit Hilfsbedürftigkeit beim Aufrichten und Umdrehen im Bett; großer Zeitaufwand für Körperpflege, Ankleiden, Essen etc.
- *3* – im wesentlichen auf fremde Hilfe angewiesen beim Ankleiden, Körperpflege, Essen, Fortbewegung etc.

5.1.0.15 Myasthenie-Score [58]

Anwendung Verlaufs- und Therapiekontrolle bei Myasthenie

Graduierung

Ausprägung der Schwäche	ohne Symptome	gering	mäßig	stark
Scorewertscala	0	1	2	3
Extremitäten- und Rumpfmuskulatur				
Armvorhalten (s) (90°, stehend)	> 240	90 – 240	10 – 90	< 10
Beinvorhalten (s) (45°, Rückenlage)	> 100	30 – 100	0 – 30	0
Kopfheben (s) (45°, Rückenlage)	> 120	30 – 120	0 – 30	0
Vigorimetertest (% Dekrement nach 10 maximalen Faustschlüssen)	< 15	15 – 30	30 – 75	> 75
Vitalkapazität (l) (maximale Exspiration nach maximaler Inspiration)	♂ > 3.5 ♀ > 2.5	2.5 – 3.5 1.8 – 2.5	1.5 – 2.5 1.2 – 1.8	< 1.5 < 1.2
Faziopharyngeale Muskulatur				
Gesichtsmuskulatur	normal	minimale Schwäche (Lidschlußtest)	Lidschluß inkomplett	Amimie
Kauen	normal	Kauschwäche (Ermüdung während des Essens)	nur zerkleinerte Kost möglich	Magensonde
Schlucken	normal		inkompletter Gaumenschluß (häufiges Verschlucken, nasale Sprache)	Magensonde
Augenmuskulatur				
Doppelbilder (s)	> 60	10 – 60	0 – 10	spontan
Ptosis (s)	> 60	10 – 60	0 – 10	spontan

Aussage — Gesamtpunktzahl dividiert durch Zahl der durchgeführten Tests; 0 = keine myasthenen Symptome, 3 = schwerste myasthene Symptome

5.1.0.16 Von Korff-Fragebogen [840]

Anwendung — Erfassung von Intensität und Ausmaß der Alltagsbehinderung bei chronischen Schmerzen

Fragebogen

Nr.	Frage	Antwort
	In den Fragen 1–3 geht es um die *Stärke Ihrer Schmerzen*. Sie können Ihre Angaben jeweils auf einer Skala von 0 bis 10 abstufen. Der Wert 0 bedeutet, daß Sie keine Schmerzen haben/hatten, der Wert 10 bedeutet, daß die Schmerzen nicht schlimmer sein könnten. Mit den dazwischenliegenden Werten können Sie Abstufungen vornehmen.	
1	Wie würden Sie Ihre Schmerzen, wie sie *in diesem Augenblick* sind, einstufen?	……… (0–10)
2	Wie intensiv waren die *stärksten* Schmerzen, die Sie in den in den letzten sechs Monaten hatten?	……… (0–10)
3	Wie war in den letzten sechs Monaten die *durchschnittliche* Stärke Ihrer Schmerzen?	……… (0–10)
	Im folgenden (Fragen 4–7) geht es um die *Beeinträchtigung von Aktivitäten* aufgrund von Schmerzen. Sie können Ihre Angaben jeweils auf einer Skala von 0 bis 10 abstufen. Der Wert 0 bedeutet keine Beeinträchtigung, der Wert 10 bedeutet, daß Sie außerstande sind/waren, irgendetwas zu tun. Mit den dazwischenliegenden Werten können Sie Abstufungen vornehmen.	
4	An ungefähr wievielen Tagen konnten Sie in den letzten sechs Monaten aufgrund Ihrer Schmerzen Ihren normalen Beschäftigungen (Beruf, Schule/Studium, Hausarbeit) nicht nachgehen?	……… (Tage)
5	In wieweit haben Ihre Schmerzen Sie in den letzten sechs Monaten in Ihrer *Alltagsaktivität* beeinträchtigt?	……… (0–10)
6	In wieweit haben in den letzten sechs Monaten die Schmerzen Ihre Fähigkeit beeinträchtigt, an *Familien- oder Freizeitaktivitäten* teilzunehmen?	……… (0–10)
7	In wieweit haben in den letzten sechs Monaten die Schmerzen Ihre Fähigkeit beeinträchtigt, Ihre *Arbeit/Hausarbeit* zu verrichten?	……… (0–10)

Auswertung

- **Intensitäts-Score (0–100)** = Mittelwert aus Scores 1–3 × 100
- **Behinderungs-Score (0–100)** = Mittelwert aus Scores 5–7 × 100
- **Behinderungs-Punkte (0–6):** Zusammenfassung von Score 4 („Krankentage") und dem Behinderungs-Score:

Krankentage		Behinderungs-Score	
0–6 Tage	0 Punkte	0–29	0 Punkte
7–14 Tage	1 Punkt	30–49	1 Punkt
15–30 Tage	2 Punkte	50–69	2 Punkte
> 30 Tage	3 Punkte	> 69	3 Punkte

Aussage

Grad	Scores	Bewertung
0	–	schmerzfrei
I	Intensität < 50, Behinderungs-Punkte < 3	geringe Behinderung – geringe Intensität
II	Intensität > 50, Behinderung-Punkte < 3	geringe Behinderung – hohe Intensität
III	Behinderungspunkte 3–4, unabhängig von der Intensität	starke Behinderung – mäßige Einschränkung
IV	Behinderungspunkte 5–6, unabhängig von der Intensität	starke Behinderung – schwere Einschränkung

5.1.0.17 Hamburger Schmerz-Adjektiv-Liste (HSAL) [863]

Anwendung Selbstbeurteilungsskala zur Erfassung von Schmerzen in zwei affektiven (Schmerzleiden, Schmerzangst) und zwei sensorischen Kategorien (Schmerzschärfe, Schmerzrhythmik)

Fragebogen
- **Instruktionen:** die Adjektive sind bezogen auf die Schmerzen *im allgemeinen*; pro Adjektiv eine Zahl angeben (0 = stimmt gar nicht bis 6 = stimmt vollkommen), ohne langes Nachdenken
- **Adjektiv-Liste:**

Adjektiv	(0–6)	Adjektiv	(0–6)	Adjektiv	(0–6)
1. stark		14. quälend		27. brennend	
2. bedrohlich		15. ausstrahlend		28. drückend	
3. schneidend		16. beklemmend		29. zermürbend	
4. bohrend		17. durchzuckend		30. lähmend	
5. unerträglich		18. pochend		31. unheilvoll	
6. beängstigend		19. erschöpfend		32. scharf	
7. ziehend		20. schwer		33. schrecklich	
8. klopfend		21. beunruhigend		34. zuckend	
9. unangenehm		22. heiß		35. unbarmherzig	
10. krampfartig		23. pulsierend		36. stechend	
11. gefährlich		24. mörderisch		37. scheußlich	
12. reißend		25. durchdringend			
13. hämmernd		26. bedrückend			

Auswertung
- **Schmerzleiden:** Items 1, 5, 9, 14, 19, 20, 24, 25, 29, 33, 35, 37 (maximal 72 Punkte)
- **Schmerzangst:** Items 2, 6, 11, 16, 21, 26, 28, 30, 31 (maximal 54 Punkte)
- **Schmerzschärfe:** Items 3, 7, 10, 12, 17, 27, 32, 34, 36 (maximal 54 Punkte)
- **Schmerzrhythmik:** Items 4, 8, 13, 15, 18, 22, 23 (maximal 42 Punkte)

5.2 Tabellen zur neurologischen Begutachtung

nach Rauschelbach / Jochheim (1997)

5.2.0.1 Gehirn

	MdE in % BVG SchwbG	MdE in % gesetzliche UV	MdE in % private UV
Hirnschäden			
mit geringer Leistungsbeeinträchtigung	30–40	10–20	10
mit mittelschwerer Leistungsbeeinträchtigung	50–60	30–50	20–50
mit schwerer Leistungsbeeinträchtigung	70–100	60–100	60–100
isolierte Auswirkungen von Hirnschädigungen			
Hirnschäden mit organisch-psychischen Störungen (je nach Art – Hirnleistungsschwäche, Wesensveränderung)		30–100	
leicht	30–40	20–40	
mittelgradig	50–60	30–50	
schwer	70–100	50–100	

	MdE in % BVG SchwbG	MdE in % gesetzliche UV	MdE in % private UV
Hirnschäden mit zentralen vegetativen Störungen		10–40	
leicht	bis 30	bis 30	
mittelgradig, auch mit vereinzelten synkopalen Anfällen	40	bis 50	
mit häufigeren Anfällen oder schweren Auswirkungen auf den Allgemeinzustand	50	bis 80	
Hirnschäden mit Koordinations- und Gleichgewichtsstörungen cerebellärer Ursache-je nach Gebrauchsfähigkeit der Gliedmaßen	30–100	20–100	30–100
Hirnschäden mit herdbedingten Ausfällen (z. B. Aphasie, Apraxie, Agnosie)			
leicht (z. B. Restaphasie)	30–40	bis 40	
mittelgradig (z. B. mittelgradige kombinierte Aphasie)	50–80	bis 60	
schwer (z. B. fast totale bis totale kombinierte Aphasie) (z. B. globale Aphasie)	90–100	70–100	
Hirnschäden mit Teillähmungen und Lähmungen			30–80
leichten Grades	30	30–40	
mittelschweren Grades bis schweren Grades, Halbseitenlähmung	[1]	(50–70)	
Teillähmungen und Lähmungen je Gliedmaße			
leicht	[1]	30	
mittelgradig	[1]	40–50	
fast vollständig bis vollständig	[1]	60–80	
epileptische Anfälle (je nach Art, Schwere, Häufigkeit und tageszeitlicher Verteilung)		40–100	40–100
sehr selten (große Anfälle mit Pausen von mehr als einem Jahr; kleine Anfälle mit Pausen von Monaten)	40	30	
selten (großen Anfälle mit Pausen von Monaten; kleine Anfälle mit Pausen von Wochen)	50–60	40	
mittlere Häufigkeit (große Anfälle mit Pausen von Wochen; kleine Anfälle mit Pausen von Tagen)	60–80	50–60	
häufig (große Anfälle wöchentlich oder Serien von generalisierten Krampfanfällen, von fokal betonten oder von multifokalen Anfällen; kleine Anfälle täglich)	90–100	70–100	
nach drei Jahren Anfallsfreiheit bei weiterer Notwendigkeit antikonvulsiver Behandlung (wegen fortbestehender Anfallsbereitschaft)[2]	30	20	20
Gehirnerschütterung wenn Folgen wenigstens 1/2 Jahr andauern			
im ersten Jahr nach dem Unfall	10–20		
im zweiten Jahr nach dem Unfall	0–10		

[1] Die MdE ist aus Vergleichen mit den nachfolgend aufgeführten Gliedmaßenverlusten und peripheren Lähmungen abzuleiten
[2] Ein Anfallsleiden gilt als abgeklungen, wenn ohne Medikation drei Jahre Anfallsfreiheit besteht. Ohne nachgewiesenen Hirnschaden ist dann keine MdE bzw. GdB anzunehmen.

5.2.0.2 Sehorgan

	MdE in % BVG SchwbG	MdE in % gesetzliche UV	MdE in % private UV
Verlust oder Blindheit beider Augen	100	100	100
Verlust oder Blindheit eines Auges	30	25	50
Lähmung des Oberlides			
mit vollständigem Verschluß des Auges	30	20	
sonst	10–20	5–10	
Augenmuskellähmung an einem Auge			
wenn das Auge vom Sehen ausgeschlossen werden muß	30	25	
sonst	10–20	10	
Ausfall des N. oculomotorius		10–30	
Ausfall des N. trochlearis		10–20	
Ausfall des N. abducens		10–20	
Doppeltsehen in allen Blickrichtungen ohne Kompensation		20	
totale Halbseitenblindheit beidseits		40	
homonym	40	40	60
bitemporal	30	25	35
binasal (bei beidäugigem Sehen)	10	10	15
homonymer Quadrantenausfall beidseits			
in der oberen Gesichtshälfte	20	20	25
in der unteren Gesichtshälfte	30	30	35

5.2.0.3 Kopf

	MdE in % BVG SchwbG	MdE in % gesetzliche UV
Knochenlücken am Schädeldach ohne Hirnfunktionsstörung Schädelnarben am Hirnschädel mit erheblichem Verlust von Knochenmasse ohne Funktionsstörung des Gehirns	30	10–40
kleinere Knochenlücken, Substanzverluste (auch größere gedeckte) am knöchernen Schädel	0–10	
Einbruch des Augendachrandes und des Jochbeins		0–15
Gesichtsentstellung		
kosmetisch nur wenig störend	10	10–30
sonst	20–30	10–30
abstoßend wirkende Gesichtsentstellung	50	20–50
Facialisparese (peripher)		
einseitig		10–30
kosmetisch nur wenig störende Restparese	0–10	10
ausgeprägtere Restparese oder Kontrakturen	20–30	20
komplette Lähmung oder entstellte Kontraktur	40	30
beidseitig komplette Lähmung	50	30–50
Sensibilitätsstörungen im Gesichtsbereich		
leicht	0–10	
ausgeprägt, den oralen Bereich einschließend	20–30	
Gesichtsneuralgien (z. B. Trigeminusneuralgie)		5–80
leicht (seltene, leichte Schmerzen)	0–10	
mittelgradig (leichte bis mittelgradige Schmerzen, schon durch geringe Reize auslösbar)	20–40	
schwer (häufige, mehrmals im Monat auftretende starke Schmerzen bzw. Schmerzattacken)	50–60	
besonders schwer (starker Dauerschmerz oder Schmerzattacken mehrmals wöchentlich)	70–80	
echte Migräne je nach Häufigkeit und Dauer der Anfälle und Ausprägung der Begleiterscheinungen (vegetative Störungen, Augensymptome, andere cerebrale Reizerscheinungen)		0–50
leichte Verlaufsform (Anfälle durchschnittlich einmal monatlich)	0–10	
mittelgradige Verlaufsform (häufigere Anfälle, jeweils einen oder mehrere Tage anhaltend)	20–40	
schwere Verlaufsform (langdauernde Anfälle mit stark ausgeprägten Begleiterscheinungen, Anfallspausen von nur wenigen Tagen)	50–60	
völliger Verlust des Riechvermögens (mit der damit verbundenen Beeinträchtigung der Geschmackswahrnehmung)	15	10–15
Lippendefekt mit ständigem Speichelfluß	20–30	20–30

5.2.0.4 Sprechstörungen

	MdE in % BVG SchwbG	MdE in % gesetzliche UV
Recurrenslähmung		
einseitig		10–20
kompensiert, mit guter Stimme	0–10	0–10
mit dauernder Heiserkeit	20–30	20
mit Aphonie	50	30
beidseitig		
je nach Atembehinderung und Stimmfunktion	20–30	30–50
mit Notwendigkeit, eine Dauerkanüle zu tragen	50	40–50
Artikulationsstörungen durch Lähmung oder Veränderungen in Mundhöhle oder Rachen		
mit gut verständlicher Sprache	10	10
mit schwer verständlicher Sprache	20–40	20–40
mit kaum verständlicher Sprache	50	50
Stottern		
leicht	0	
mittelgradig		
auf bestimmte Situationen begrenzt	10	
nicht situationsabhängig	20	10–30
schwer	30–50	

5.2.0.5 Rückenmark und Wirbelsäule

	MdE in % BVG SchwbG	MdE in % gesetzliche UV	MdE in % private UV
vollständige Halsmarkschädigung mit vollständiger Lähmung beider Beine und Arme und Störungen der Blasen- und Mastdarmfunktion	100	100	100
vollständige Brustmark-, Lendenmark- oder Caudaschädigung mit vollständiger Lähmung der Beine und Störungen der Blasen- und Mastdarmfunktion	100	80–100	100
unvollständige Halsmarkschädigung mit gewichtigen Teillähmungen beider Arme und Beine und mit Störungen der Blasen- Mastdarmfunktion	100	80–100	80–100
unvollständige, leichte Halsmarkschädigung mit beidseits geringen motorischen und sensiblen Ausfällen, ohne Störungen der Blasen- Mastdarmfunktion	30–60	30–60	30–60
unvollständige Brustmark-, Lendenmark- oder Caudaschädigung mit Teillähmung beider Beine und Störungen der Blasen- Mastdarmfunktion	60–80	60–80	60–80
unvollständige Brustmark-, Lendenmark- oder Caudaschädigung mit Teillähmung beider Beine, ohne Störungen der Blasen- und Mastdarmfunktion	30–60	30–60	30–60
spinal bedingte Blasen- und Mastdarmstörung		30–100	
Harninkontinenz			10–100
leichter Harnabgang bei Belastung (z. B. Streßinkontinenz Grad I)	0–10		
Harnabgang tags und nachts (z. B. Streßinkontinenz Grad II–III)	20–40	10–40	
völlige Harninkontinenz	50	50–100	
Afterschließmuskelschwäche			30
mit seltenem, nur unter besonderen Belastungen auftretendem unwillkürlichen Stuhlabgang	10		
sonst	20–40	30	
degenerative Veränderungen der Wirbelsäule Bandscheibenschäden			
mit geringer Funktionsbehinderung der Wirbelsäule, zeitweise auftretend leichten bis mittelschweren Nerven- und Muskelreizerscheinungen (z. B. Schulter-Arm-Syndrom, Lumbalsyndrom, Ischialgie)	0–10		
mit anhaltender Funktionsbehinderung der Wirbelsäule und häufig rezidivierenden stärkeren, langanhaltenden Nerven- und Muskelreizerscheinungen – aber ohne Paresen	20–30		
sehr starke schmerzhafte Funktionseinschränkung der Wirbelsäule	über 30		

5.2.0.6 Arm

rechts = Gebrauchsarm, links = Gegenarm

	MdE in % BVG SchwbG	MdE in % gesetzliche UV	Gliedertaxe private UV
Armplexus			
totaler Ausfall	80	re 75, li 70	1/1
oberer Armplexus	50	re 30–50, li 25–45	
unterer Armplexus	60	re 66 2/3–75, li 60	
N. axillaris	30	re 30–60, li 20–55	1/4
N. thoracicus longus	20	re 25–30, li 20–30	3/20
N. musculocutaneus	20	re 25, li 20	3/10
N. radialis			
ganzer Nerv	30	re 25–40, li 20–40	2/5
mittlerer Bereich	20	re 25, li 20–25	
distal	20	re 20, li 15–20	
N. ulnaris			
proximal	30	re 25–33 1/3, li 20–25	(1/3–)2/5
distal	30	re 20–30, li 15–30	
N. medianus			
proximal	40	re 30–35, li 25–35	(1/3–)2/5
distal	30	re 25–30, li 20–25	
vorwiegend sensibel		re 20, li 15	
Nn. radialis und axillaris	50	re 60, li 50	
Nn. radialis und ulnaris	50	re 50–60, li 40–50	3/5
Nn. radialis und medianus	50	re 60, li 50	3/5
Nn. ulnaris und medianus	50	re 60, li 50–60	3/5
Nn. radialis und ulnaris und medianus in Schulterhöhe		re 75, li 60–75	
Nn. radialis und ulnaris und medianus im Vorderarmbereich	60	re 60, li 50–60	

5.2.0.7 Bein

	MdE in % BVG SchwbG	MdE in % gesetzliche UV	Gliedertaxe private UV
totaler Ausfall des Plexus lumbosacralis – Gebrauchsunfähigkeit eines Beines	80	70–75	1/1
Nn. glutaei		15–25	
N. glutaeus superior	20	15–20	1/5–1/3
N. glutaeus inferior	20	15–25	1/5–1/3
N. cutaneus femoralis lateralis	10	0–10	
N. femoralis	40	30–40	2/5–1/2
N. ischiadicus (proximal)	60	40–50	4/5
Nn. peroneus communis und tibialis (distaler Ischiadicusausfall)	50	40–45	2/5–1/2
Nn. ischiadicus und glutaei		60–70	
N. peroneus communis	30	20–30	1/3–2/5
N. peroneus superficialis	20	10–15	
N. peroneus profundus	30	15–25	1/3
N. tibialis	30	25–30	1/3 (–2/5)

6 Literatur

6.1 Weiterführende Literatur zu einzelnen Kapiteln

Allgemeine Literatur / Lehrbücher

Brandt T, Dichgans J, Diener HC (Hrsg.) Therapie und Verlauf neurologischer Erkrankungen (2. Auflage). Stuttgart: Kohlhammer, 1993.
Cervós-Navarro J, Ferszt R. Klinische Neuropathologie. Stuttgart: Thieme, 1989.
Hopf HCH, Poeck K, Schliack H (Hrsg.) Neurologie in Praxis und Klinik. Stuttgart: Thieme, 1992.
Lehmann-Horn F, Struppler A. Therapieschemata Neurolgie. München: Urban und Schwarzenberg, 1990.
Mumenthaler M, Mattle H. Neurologie (10. Auflage). Stuttgart: Thieme, 1996.
Poeck K. Neurologie (9. Aufl.). Berlin – Heidelberg – New York: Springer, 1994.

zu 1 Symptome und Syndrome

Baloh RW, Honrubia V. Clinical Neurophysiology of The Vestibular System. Philadelphia: F. A. Davis Company, 1979.
Brandt T, Büchele W. Augenbewegungsstörungen. Stuttgart-New York: Gustav Fischer Verlag, 1983.
Brandt T. Vertigo. Its multisensory syndromes. London: Springer, 1991.
Duus P. Neurologisch-topische Diagnostik. Stuttgart: Thieme, 1980.
Glaser JS. Neuro-Ophthalmology. Philadelphia: J. B. Lippincott Company, 1990.
Hartje W, Poeck K (Hrsg.) Klinische Neuropsychologie. 3. Auflage. Stuttgart: Thieme, 1997.
Heilman KM, Valenstein E (Hrsg.) Clinical Neuropsychology. 2nd ed. New York-Oxford: Oxford University Press, 1985.
Huber G. Psychiatrie. Stuttgart-New York: Schattauer, 1987.
Jörg J. Rückenmarkerkrankungen. Weinheim: VCH, 1992.
Leigh RJ, Zee DS. The Neurology of Eye Movements. Philadelphia: F. A. Davis Company, 1991.
Lezak MD. Neuropsychological Assessment. New York-Oxford: Oxford University Press, 1983.
Lishman WA. Organic Psychiatry. 3. Auflage. Oxford: Blackwell Science, 1998.
Lücking CH, Wallesch CW. Phänomenologie und Klinik der Bewußtseinsstörungen. In: Hopf HCH, Poeck K, Schliack H (Hrsg.) Neurologie in Praxis und Klinik. 2. Auflage Stuttgart – New York: Thieme, 1993: II. 2.1 – 2.33.
Poeck K. Hrsg. Klinische Neuropsychologie. 2. Aufl. Stuttgart-New York: Thieme, 1989.
Schenck E. Neurologische Untersuchungsmethoden. Stuttgart: Thieme, 1992.
Schnider A. Verhaltensneurologie. Stuttgart: Thieme, 1997.

zu 2 Neurologische Erkrankungen

zu 2.1/2.2 Cerebrovaskuläre Erkrankungen und Ätiologie cerebraler Infarkte

Barnett HJM, Mohr JP, Stein BM, Yatsu FM (Hrsg.) Stroke (2nd ed.). New York: Churchill Livingstone, 1992.
Current Opinion in Rheumatology 1994; 6: 1 – 49.
Current Opinion in Rheumatology 1995; 7: 1 – 44.

Feldmann E (Hrsg.) [Review-Heft zu Antiphosholipid-Antikörper-Syndrom]. Stroke (Suppl.) 1992; 23 (2): I1-I37.
Hacke W, Hennerici M, Gelmers HJ, Krämer G. Cerebral Ischaemia. Berlin: Springer, 1989.
Hacke W (Hrsg.) NeuroCritical Care. Berlin-Heidelberg-New York: Springer, 1994.
Jayne DRW, Davies MJ, Fox CJV, Black CM, Lockwood CM. Treatment of systemic vasculitis with pooled intravenous immunoglobulin. Lancet 1991; 337: 1137-1139.
Klippel JH, Dieppe PA. Rheumatology. London: Mosby, 1994.
Schumacher HR, Klippel JH, Koopman WJ. Primer on the Rheumatic Diseases. Atlanta: Arthritis Foundation, 1993.
The American College of Rheumatology 1990 Criteria for the Classification of Vasculitis. Arthritis Rheum 1990; 33: 1065-1144.
Warlow CP, Dennis MS, van Gijn J, Hankey GJ, Sandercock PAG, Bamford JM, Wardlow J. Stroke. A practical guide to management. Oxford: Blackwell Science Ltd., 1996.

zu 2.3 Entzündliche und infektiöse Erkrankungen

Bamborschke S. Überwiegend subakut verlaufende entzündliche Erkrankungen des ZNS. Aktuelle Neurologie 1993; 20: 89-95.
Daschner F. Antibiotika am Krankenbett (8. Auflage). Berlin – Heidelberg – New York: Springer, 1996.
Pfister HW. Akut entzündliche Erkrankungen des Zentralnervensystems. Aktuelle Neurologie 1993; 20: 83-88.
Poser S. Chronisch entzündliche Erkrankungen des zentralen Nervensystems. Aktuelle Neurologie 1993; 20: 96-101.
Prange H (Hrsg.) Infektionskrankheiten des ZNS. London, Glasgow, Weinheim: Chapman Hall, 1995.
Schlossberg D. Infections of the nervous system. New York: Springer, 1990.
Whithley RJ. Viral encephalitis. N Engl J Med 1990; 323: 242-250.

zu 2.4 Demyelinisierende Erkrankungen

Heckl RW. Multiple Sklerose. Stuttgart: Thieme, 1994.
Kesselring J. Multiple Sklerose. Stuttgart: Kohlhammer, 1993.
Shapiro RT. Symptom management in multiple sclerosis. Ann Neurol 1994; 36: S123-S129.

zu 2.5 Paraneoplastische Erkrankungen

Anderson NE, Cunningham JM, Posner JB. Autoimmune pathogenesis of paraneoplastic neurological syndromes. Critical reviews in neurobiology 1987; 3: 245-299.
Clouston P, Saper C, Arbizu T, et al. Paraneoplastic cerebellar degeneration. III. cerebellar degeneration, cancer, and the Lambert-Eaton myasthenic syndrome. Neurology 1992; 42: 1943-1950.
Dalmau J, Graus F, Rosenblum M, et al. Anti-Hu-associated paraneoplastic encephalomyelitis/sensory neuronopathy. A clinical study of 71 patients. Medicine 1992; 71: 59-72.
Hammack J, Kotanides H, Rosenblum M, et al. Paraneoplastic cerebellar degeneration. II. clinical and immunological findings in 21 patients with Hodgkin`s disease. Neurology 1992; 42: 1938-1943.
Moll JW, Antoine JC, Brashear HR, et al. Guidelines on detection of paraneoplastic antineuronal-specific antibodies. Neurology 1995; 45: 1937-1941.
Peterson K, Rosenblum M, Kotanides H, et al. Paraneoplastic cerebellar degeneration. I. A clinical analysis of 55 anti-Yo antibody-positive patients. Neurology 1992; 42: 1931-1937.

zu 2.6 Tumoren

Kaye AH, Laws ER. Brain tumors. Edinburgh: Churchill Livingstone, 1995.
Kleihues P, Burger PC, Scheithauer PW. The new WHO Classification of brain tumors. Brain Pathology 1993; 3: 255-268.
Levin VA, Gutin PH, Leibel S. Neoplasms of the central nervous system. In: DeVita VT, Hellmann, S, Rosenberg SA (Hrsg.) Cancer. 4th ed. Philadelphia: Lippincott, 1993.

Rieder G. Primäre intrakranielle und spinale Tumoren im Erwachsenenalter. In: Brandt T, Dichgans J, Diener HJ (Hrsg.) Therapie und Verlauf neurologischer Erkrankungen. Stuttgart – Berlin: Kohlhammer, 1993.
Youmans JR. Neurological surgery. 3rd ed., Vol.5. Philadelphia: Saunders, 1990.

zu 2.7   Anfallserkrankungen

Matthes A, Schneble, H. Epilepsien. Stuttgart: Thieme, 1992.
Schmidt D. Pharmakotherapie der Epilepsien. München: B. Zuckschwerdt, 1993.
Sonnen AEH. Essentials of Epilepsy. 5th Edition. Dutch Federation against Epilepsy, 1992.

zu 2.9   Degenerative Erkrankungen

Bauer J. Klinische Diagnostik und Therapiemöglichkeiten der Demenz vom Alzheimer-Typ. Fortschr Neurol Psychiat 1994; 62: 417–432.
Förstl H, Baldwin B. Pick und die fokalen Hirnatrophien. Fortschr Neurol Psychiat 1994; 62: 345–355.
Kloβ TM, Maleβa R, Weiller C, et al. Vaskuläre Demenz im Wandel – eine Übersicht zur vaskulären Demenz von zurückliegenden zu neuen Konzepten. Fortschr Neurol Psychiat 1994; 62: 167–219.
Rowland LV, Hrsg. Amyotrophic Lateral Sclerosis and other Motor Neuron Diseases. New York: Raven Press, 1991.

zu 2.10   Basalganglienerkrankungen

Conrad B, Ceballos-Baumann AO. Bewegungsstörungen in der Neurologie. Richtig erkennen und behandeln. Stuttgart-New York: Thieme, 1996.
Stern MB, Koller WC. Parkinsonian Syndromes. New York-Basel-Hong Kong: Marcel Dekker, 1993.
Marsden CD, Fahn S. Movement Disorders Bd. 3. Oxford: Butterworth-Heinemann, 1994.
Jankovic J, Tolosa E. Parkinson's Disease and Movement Disorders. Baltimore: Williams Wilkins, 1993.

zu 2.11   Rückenmarkserkrankungen

Bien S, Voigt K. Spinale vaskuläre Malformationen und interventionelle Neuroradiologie im Spinalbereich. In: Brandt T, Dichgans J, Diener HC (Hrsg.) Therapie und Verlauf neurologischer Erkrankungen. Stuttgart: Kohlhammer, 1993: 451–460.
Jörg J. Rückenmarkerkrankungen. Weinheim: VCH, 1992.
Hertel G, Ricker K. Die Syringomyelie. In: Hopf HC, Poeck K, Schliack H (Hrsg.) Neurologie in Praxis und Klinik. II. Band. 2. Aufl. Stuttgart-New York: Thieme, 1993: 1.65–1.75.
Nordli DR, Bello JA, de Vivo DC. Myelitis. In: Schlossberg D (Hrsg.) Infections of the nervous system. New York: Springer, 1990.

zu 2.12   Mißbildungen und perinatal erworbene Störungen

Cervos-Navarro J. Degenerative und metabolische Erkrankungen. In: Doerr W, Seifert G (Hrsg.) Spezielle pathologische Anatomie, Bd. 13 Pathologie des Nervensystems. Berlin-Heidelberg: Springer, 1991.
Resnick D. Diagnosis of bone and joint disorders, Vol. 2, 3rd edition. Philadelphia: W. B. Saunders Company, 1995.

zu 2.13   Liquorzirkulationsstörungen

Dauch WA, Zimmermann R. Der Normaldruck-Hydrozephalus. Fortschr Neurol Psychiatr 1990; 58: 178–190.
Hakim S, Adams RD. The special clinical problem of symptomatic Hydrocephalus with normal cerebrospinal fluid hydrodynamics. J Neurol Sci 1965; 2: 307–327.
Schurr PH, Polkey CE. Hydrocephalus. Oxford: University Press, 1993.
Lee KR, Hoff JT. Intracranial Pressure. In: Youmans JR (Hrsg.) Neurological Surgery. Philadelphia: Saunders, 1996.
Black PM. Hydrocephalus in adults. In: Youmans JR (Hrsg.). Neurological Surgery. Philadelphia: Saunders, 1996.

zu 2.14 Metabolische Erkrankungen

Aicardi J. The inherited leukodystrophies: a clinical overview. J Inherit Metab Dis 1993; 16: 733–743.
DiMauro S, Moraes CT. Mitochondrial encephalomyopathies. Arch Neurol 1993; 50: 1197–1208.
Johns DR. Mitochondrial DNA and Disease. N Engl J Med 1995; 333: 638–644.
Lockwood AH. Hepatic Encephalopathy. Boston: Butterworth-Heinemann, 1992.
Raskin NH. Neurological Complications of Renal Failure. In: Aminoff MJ (Hrsg.) Neurology and General Medicine. New York: Churchill-Livingstone, 1995.
Shapiro AHV, DiMauro S. Mitochondrial Disorders in Neurology. Oxford: Butterworth-Heinemann, 1994.
Wallace DC. Disease of the mitochondrial DNA. Annu Rev Biochem 1992; 61: 1175–1212.

zu 2.15 Vitaminmangelerkrankungen

Adams JH, Duchen LW (Hrsg.) Greenfield's Neuropathology, 5th ed. Oxford-New York: University Press, 1992.
Neundörfer B. Neurologische Störungen bei Hyper- und Hypovitaminosen. Nervenarzt 1980; 51: 207–216.
Dieterich M. Vitaminstoffwechselstörungen. In: Brandt T, Dichgans J, Diener HC (Hrsg.) Therapie und Verlauf neurologischer Erkrankungen (2. Auflage). Stuttgart: Kohlhammer, 1993.

zu 2.16 Alkohol- und drogeninduzierte Erkrankungen

Jellinek EM. The disease of alcoholism. New Haven: Yale University Press, 1960.
Schuchardt V, Bourke DL. Alcoholic Delirium and Other Withdrawal Syndromes. In: Hacke W (Hrsg.) NeuroCritical Care. Berlin – Heidelberg-New York: Springer, 1994: 846–855.

zu 2.17 Intoxikationen

Balfour DJ (Hrsg.) Psychotropic Drugs of Abuse. International Encyclopedia of Pharmacology and Therapeutics. New York: Pergamon Press, 1990.
Goldstein A. Molecular and Cellular Aspects of Drug Addictions. New York: Springer, 1989.

zu 2.18 Traumatische Schädigungen

Greenberg J, Brawanski A. Cranial Trauma. In: Hacke W (Hrsg.) NeuroCritical Care. Berlin: Springer, 1994.
Miller DJ. Head Injury (Review). J Neurol Neurosurg Psychiatry 1993; 56: 440–447.
Piek J, Bock WJ, Vollmer DG. Spinal Trauma. In: Hacke W (Hrsg.) NeuroCritical Care. Berlin: Springer, 1994.
Poremba M. Schädelhirntrauma. In: Brandt T, Dichgans J, Diener HC (Hrsg.) Therapie und Verlauf neurologischer Erkrankungen. Stuttgart: Kohlhammer, 1993.

zu 2.19 Polyneuropathien

Dyck PJ, Thomas PK (Hrsg.) Peripheral Neuropathy. Philadelphia: Saunders, 1993.
Ludin HP, Tackmann W. Polyneuropathien. Stuttgart: Thieme, 1984.
Neundörfer B. Polyneuritiden und Polyneuropathien. Weinheim: edition medizin, 1987.

zu 2.20 Periphere Nervenläsionen

Mumenthaler M, Schliack H. Läsionen peripherer Nerven. Stuttgart: Thieme, 1993.
Schenck E, Neurologische Untersuchungsmethoden. Stuttgart: Thieme, 1985.

zu 2.21 Hirnnervenerkrankungen

Duus P. Neurologisch-topische Diagnostik. Stuttgart: Thieme,
Glaser JS. Neuro-ophthalmology. Philadelphia: Lippincott Company, 1990.
Leblanc A. The Cranial Nerves. Berlin: Springer-Verlag, 1995.
Leigh RJ, Zee DS. The Neurology of Eye Movements. Philadelphia: F. A. Davis Company, 1991.
Grehn F, Leydhecker, W. Augenheilkunde. Berlin: Springer, 1995.

zu 2.22 Myopathien und neuromuskuläre Erkrankungen

Beckmann, R. Dystrophische Myopathien. In: Flügel KA (Hrsg.) Neurologische und psychiatrische Therapie. Erlangen: Perimed-Verlag, 1987.
Engel AG, Banker BQ. Myology. New York: McGraw-Hill, 1986.
Jerusalem F, Zierz S. Muskelerkrankungen, 2. Aufl. Stuttgart: Thieme, 1991.
Pongratz DE, Reimers CD, Hahn D, Nägele M, Müller-Felber W. Atlas der Muskelkrankheiten. München: Urban Schwarzenberg, 1990.
Walton, J. Disorders of Voluntary Muscle, 5th edition. Edinburgh: Churchill-Livingstone, 1986.

zu 2.23 Erkrankungen des autonomen Nervensystems

Bannister R, Mathias CJ. Autonomic Failure, 3rd edition. Oxford: University Press, 1992.
Low PA (Hrsg.) Clinical Autonomic Disorders. Boston-Toronto-London: Little, Brown Company, 1993.

zu 2.24 Schmerzsyndrome

Egle UT, Hoffmann SO (Hrsg.) Der Schmerzkranke: Grundlagen, Pathogenese, Klinik und Therapie chronischer Schmerzsyndrome aus bio-psycho-sozialer Sicht. Stuttgart-New York: Schattauer, 1993.
Göbel H. Kopfschmerzen. Heidelberg: Springer, 1994.
Low PA (Hrsg.) Clinical Autonomic Disorders. Boston: Little, Brown Company, 1993.
Raj PP (Hrsg.) Current Review of Pain. Philadelphia: Current Medicine, 1994.
Soyka D. Kopfschmerz. Weinheim: VCH, 1989.
Thoden U. Neurogene Schmerzsyndrome. Stuttgart: Hippokrates, 1987.
Wall PD, Melzack R (Hrsg.) Textbook of Pain. 3rd edition. Edinburgh: Churchill Livingstone, 1994.
Zenz M, Jurna I (Hrsg.) Lehrbuch der Schmerztherapie. Stuttgart: Wissenschaftliche Verlagsgesellschaft, 1993.

zu 2.26 Neuro-orthopädische Erkrankungen

Jörg J, Breuer HP, Menger H. Kreuz- und Beinschmerzen („Ischialgie") aus neurologischer Sicht. Deutsches Ärzteblatt 1994; 91 A: 45–52
Krämer J. Bandscheibenbedingte Erkrankungen. Ursachen, Diagnose, Behandlung, Vorbeugung, Begutachtung. Stuttgart: Thieme, 1986.
Travell J, Simons DG. Myofascial Pain and Dysfunction: The Triggerpoint Manual, Vol 1. Baltimore: Williams and Wilkins, 1983.
Travell J, Simons DG. Myofascial Pain and Dysfunction: The Triggerpoint Manual, Vol 2. Baltimore: Williams and Wilkins, 1992.

zu 2.27 Neurologische Intensivmedizin

Einhäupl KM. Neurologische Intensivmedizin. In: Brandt T, Dichgans J, Diener HC (Hrsg.) Therapie und Verlauf neurologischer Erkrankungen. Stuttgart: Kohlhammer, 1993: 583–603.
Hacke W (Hrsg.) NeuroCritical Care. Berlin: Springer, 1994.
Plum F, Posner JB. Diagnosis of Stupor and Coma. Philadelphia: F. A. Davis, 1980.
Stöhr M, Brandt Th, Einhäupl KM. Neurologische Syndrome in der Intensivmedizin. Stuttgart: Kohlhammer, 1990.
Stöhr M, Riffel B, Pfadenhauer K. Neurophysiologische Untersuchungsmethoden in der Intensivmedizin. Heidelberg: Springer, 1991.

zu 3   Diagnostische Methoden

zu 3.1   EEG

Niedermeyer E, Lopes da Silva F. Electroencephalography. Basic Principles, Clinical Applications and Related Fields. München: Urban Schwarzenberg, 1982.
Stöhr M, Riffel B, Pfadenhauer K. Neurophysiologische Untersuchungsmethoden in der Intensivmedizin. Heidelberg: Springer, 1991.
Zschocke S. Klinische Elektroencephalographie. Heidelberg: Springer, 1995.

zu 3.2   Elektromyographie / Elektroneurographie

Hopf HC, Dengler R, Röder R (Hrsg.) Elektromyographie-Atlas. Stuttgart: Thieme, 1996.
Ludin HP. Praktische Elektromyographie. Stuttgart: Enke, 1988.
Stöhr M und Bluthardt M, Atlas der klinischen Elektromyographie und Neurographie. Stuttgart: Kohlhammer, 1987.

zu 3.3   Evozierte Potentiale

Chiappa KH, Evoked Potentials in Clinical Medicine. 3. Auflage. Philadelphia – New York: Lippincott-Raven, 1997.
Maurer K, Lowitzsch K, Stöhr M. Evozierte Potentiale. Stuttgart: Enke, 1990.
Stöhr M, Dichgans J, Buettner UW, Hess CW, Altenmüller E. Evozierte Potentiale. 3. Auflage. Berlin – Heidelberg: Springer, 1996.

zu 3.4   Ultraschalldiagnostik der hirnversorgenden Arterien

von Büdingen HJ, von Reutern GM. Ultraschalldiagnostik hirnversorgender Arterien. Stuttgart: Thieme, 1993.
Widder B. Doppler- und Duplexsonographie der hirnversorgenden Arterien. Heidelberg: Springer, 1995.

zu 3.5   Liquordiagnostik

Andersson M, Alvarez-Cermeno J, Gernadrdi G et al. Cerebrospinal fluid in the diagnosis of multiple sclerosis: a consensus report. J Neurol Neurosurg Psychiatry 1994; 57: 897–902.
Felgenhauer K. Klinisch-neurochemische Diagnostik entzündlicher Erkrankungen des Nervensystems. Akt Neurol 1993; 20: 77–82.
Fishman RA. Cerebrospinal fluid in diseases of the nervous system. Philadelphia: Saunders, 1992.
Reiber HO, Felgenhauer K. Protein transfer at the blood cerebrospinal fluid barrier and the quantitation of the humoral immune response within the central nervous system. Clin Chim Acta 1987; 163: 319–328.
Reiber HO. Aktuelle Methoden der Liquoranalytik. Labormedizin 1988; 12: 101–109.

zu 4   Therapie

zu 4.1   Verfahren zur Schlaganfallbehandlung und -prophylaxe

siehe unter „Cerebrovaskuläre Erkrankungen"

zu 4.2   Antikonvulsiva

Goodman Gilman A, Rall TW, Nies AS, Taylor P (Hrsg.) The Pharmacological Basis of Therapeutics. 8. Aufl. New York: McGraw-Hill, 1993.
Matthes A, Schneble H. Epilepsien. Stuttgart: Thieme, 1992.
Schmidt D. Pharmakotherapie der Epilepsien. München: W. Zuckschwerdt, 1993.
Sonnen AEH. Essentials of Epilepsy. 5. Aufl. Dutch Federation against Epilepsy, 1993.
Wilson JD, Braunwald E, Martin JB, Fanci AS, Root RK, Petersdorf RG, Isselbacher KJ (Hrsg.) Harrison's Principles of Internal Medicine 12. Aufl. New York: McGraw-Hill, 1991.

zu 4.4   Immunsuppressiva/-modulatoren

Gold R, Hartung HP. Therapie von Immunneuropathien. Akt Neurol 1993; 20: 147–160.
Kaiser H, Kley HK. Cortisontherapie. 9. Auflage. Stuttgart: Thieme, 1992.
Thornton CA, Griggs RC. Plasma exchange and intravenous immunoglobulin treatment of neuromuscular diseases. Ann Neurol 1994; 35: 260–268.

zu 4.5   Schmerztherapie

Freye E. Opioide in der Medizin. Berlin-Heidelberg-New York: Springer, 1995.
Prithvi P. Hrsg. Current Review of Pain. Philadelphia: Current Medicine, 1994.
Wall PD, Melzack R. (Hrsg.) Textbook of Pain. Edinburgh: Churchill Livingstone, 1989.
Zenz M, Jurna I (Hrsg.) Lehrbuch der Schmerztherapie. Stuttgart: Wissenschaftliche Verlagsgesellschaft, 1993.

zu 4.6   Psychopharmaka

Meltzer HJ. Psychopharmacology: The third generation of progress. New York: Raven Press, 1987.
Breyer-Pfaff U, Gaertner H. Antidepressiva. Stuttgart: Wissenschaftliche Verlagsgesellschaft, 1987.

zu 5   Anhang

zu 5.1   Klinische Bewertungsskalen

Masur H. Skalen und Scores in der Neurologie. Stuttgart: Thieme, 1995.

zu 5.2   Tabellen zur Neurologischen Begutachtung

Rauschelbach HH, Jochheim KA. Das neurologische Gutachten. 3. Auflage. Stuttgart: Thieme, 1997.
Suchenwirth RMA (Hrsg.) Neurologische Begutachtung. Stuttgart: Fischer, 1987.

6.2 Zitierte Literatur

1. ACAS (Asymptomatic Carotid Atherosclerosis Study Group). Endarterectomy for asymptomatic carotid artery stenosis. Executive Committee for the Asymptomatic Carotid Atherosclerosis Study. JAMA 1995; 273:1421–1428.
2. Adami S, Fossaluzza V, Gatti D, Fracassi E, Braga V. Bisphosphonate therapy of reflex sympathetic dystrophy syndrome. Ann Rheum Dis 1997; 56:201–204.
3. Adams HP, Jr., Brott TG, Furlan AJ, Gomez CR, Grotta J, Helgason CM, et al. Guidelines for thrombolytic therapy for acute stroke: a supplement to the guidelines for the management of patients with acute ischemic stroke. A statement for healthcare professionals from a Special Writing Group of the Stroke Council, American Heart Association. Circulation 1996; 94:1167–1174.
4. Adams HPJ, Bendixen BH, Kappelle LJ, Biller J, Love BB, Gordon DL, et al. Classification of subtype of acute ischemic stroke. Definitions for use in a multicenter clinical trial. TOAST. Trial of Org 10172 in Acute Stroke Treatment. Stroke 1993; 24:35–41.
5. Adams RD, von Bogaert L, van der Eecken H. Striatonigral degeneration. J Neuropathol Exp Neurol 1964; 23:584–608.
6. Adler CH, Sethi KD, Hauser RA, Davis TL, Hammerstad JP, Bertoni J, et al. Ropinirole for the treatment of early Parkinson's disease. The Ropinirole Study Group. Neurology 1997; 49:393–399.
7. Ahlskog JE, Wright KF, Muenter MD, Adler CH. Adjunctive cabergoline therapy of Parkinson's disease: comparison with placebo and assessment of dose responses and duration of effect. Clin Neuropharmacol 1996; 19:202–212.
8. Aicardi J. The inherited leukodystrophies: a clinical overview. J Inherit Metab Dis 1993; 16:733–743.
9. Alam SM, Kyriakides T, Lawden M, Newman PK. Methylprednisolone in multiple sclerosis: a comparison of oral with intravenous therapy at equivalent high dose. J Neurol Neurosurg Psychiatry 1993; 56:1219–1220.
10. Alvir JM, Lieberman JA, Safferman AZ, Schwimmer JL, Schaaf JA. Clozapine-induced agranulocytosis. Incidence and risk factors in the United States. N Engl J Med 1993; 329:162–167.
11. Amlie-Lefond C, Kleinschmidt-DeMasters BK, Mahalingam R, Davis LE, Gilden DH. The vasculopathy of varicella-zoster virus encephalitis. Ann Neurol 1995; 37:784–790.
12. Andermann F, Andermann E. Excessive startle syndromes: startle disease, jumping, and startle epilepsy. [Review] [48 refs]. Adv Neurol 1986; 43:321–338.
13. Andersen K, Launer LJ, Ott A, Hoes AW, Breteler MM, Hofman A. Do nonsteroidal anti-inflammatory drugs decrease the risk for Alzheimer's disease? The Rotterdam Study. Neurology 1995; 45:1441–1445.
14. Anderson NE, Cunningham JM, Posner JB. Autoimmune pathogenesis of paraneoplastic neurological syndromes. Critical reviews in neurobiology. Crit rev neurobio 1987; 3:245–299.
15. Andrews PI, McNamara JO. Rasmussen's encephalitis: an autoimmune disorder?. [Review] [46 refs]. Curr Opin Neurobiol 1996; 6:673–678.
16. Anonymous. Secondary prevention of vascular disease by prolonged antiplatelet treatment. Antiplatelet Trialists' Collaboration. Br Med J (Clin Res Ed) 1988; 296:320–331.
17. Anonymous. A multicenter trial of the efficacy of nimodipine on outcome after severe head injury. The European Study Group on Nimodipine in Severe Head Injury. J Neurosurg 1994; 80:797–804.
18. Anonymous. Consensus statement on the definition of orthostatic hypotension, pure autonomic failure, and multiple system atrophy. [Review] [0 refs]. J Neurol Sci 1996; 144:218–219.
19. Anonymous. Effect of lazabemide on the progression of disability in early Parkinson's disease. The Parkinson Study Group. Ann Neurol 1996; 40:99–107.
20. Anonymous. A randomised, blinded, trial of clopidogrel versus aspirin in patients at risk of ischaemic events (CAPRIE). CAPRIE Steering Committee [see comments]. Lancet 1996; 348:1329–1339.
21. Anonymous. Practice advisory on the treatment of amyotrophic lateral sclerosis with riluzole: report of the Quality Standards Subcommittee of the American Academy of Neurology. Neurology 1997; 49:657–659.
22. Askanas V, Engel WK, Mirabella M. Idiopathic inflammatory myopathies: inclusion-body myositis, polymyositis, and dermatomyositis. Curr Opin Neurol 1994; 7:448–456.
23. Auer LM, Deinsberger W, Niederkorn K, Gell G, Kleinert R. Endoscopic surgery versus medical treatment for spontaneous intracerebral hematoma: a randomized study. J Neurosurg 1989; 70:530–535.
24. Austin J, Armstrong D, Fouch S, Mitchell C, Stumpf DA, Shearer L, et al. Metachromatic leukodystrophy (MLD). VIII. MLD in adults: diagnosis and pathogenesis. Arch Neurol 1968; 18:225–240.
25. Austin JH. Metachromatic form of diffuse cerebral sclerosis. III. Significance of sulfatide and other lipid abnormalities in white matter and kidney. Neurology 1960; 10:470–483.
26. Bach S, Noreng MF, Tjellden NU. Phantom limb pain in amputees during the first 12 months following limb amputation, after preoperative lumbar epidural blockade. Pain 1988; 33:297–301.
27. Baglan RJ, Marks JE. Soft-tissue reactions following irradiation of primary brain and pituitary tumors. Int J Radiat Oncol Biol Phys 1981; 7:455–459.
28. Bain PG, Findley LJ, Thompson PDG, Rothwell JC, Harding AE, Marsden CD. A study of hereditary essential tremor. Brain 1994; 117:805–824.
29. Barile L, Lavalle C. Transverse myelitis in systemic lupus erythematodes – the effect of iv pulse methylprednisolone and cyclophosphamide. J Rheumatol 1992; 19:370–372.
30. Barker R, Duncan J, Lees A. Subcutaneous apomorphine as a diagnostic test for dopaminergic responsiveness in parkinsonian syndromes. Lancet 1989; I:675
31. Barnett HJM, et al. Syringomyelia. Philadelphia: Saunders, 1973.
32. Barnsley L, Lord S, Bogduk N. Whiplash injury [see comments]. [Review] [231 refs]. Pain 1994; 58:283–307.
33. Barohn RJ, Amato AA, Sahenk Z, Kissel JT, Mendell JR. Inclusion body myositis: explanation for poor response to immunosuppressive therapy. Neurology 1995; 45:1302–1304.
34. Barolat G, Schwartzman R, Woo R. Epidural spinal cord stimulation in the management of reflex sympathetic dystrophy. Stereotact Funct Neurosurg 1989; 53:29–39.
35. Barron KD, Hirano A, Araki S, Terry RD. Experiences with metastatic neoplasms involving the spinal cord. Neurology 1959; 9:91–106.

36. Barthel A. Herpes zoster. In: Henkes H, Kölmel HW, editors. Die entzündlichen Erkrankungen des Zentralnervensystems. Landsberg: Ecomed Verlag, 1993:1–23.
37. Barton PM. Piriformis syndrome: a rational approach to management. Pain 1991; 47:345–352.
38. Bateman DW, Kennedy P. Stiff-man syndrome: a rare paraneoplastic disorder? J Neurol Neurosurg Psychiatry 1990; 53:695–696.
39. Bates D. The management of medical coma. J Neurol Neurosurg Psychiatry 1993; 56:589–598.
40. Bates D, Caronna JJ, Cartlidge NEF, et al. A prospective study of non-traumatic coma: methods and results in 310 patients. Ann Neurol 1977; 2:211–220.
41. Bates DSAS. Subcutaneous sumatriptan during the migraine aura. Neurology 1994; 44:1587–1592.
42. Batson OA, Fantle DM, Stewart JA. Paraneoplastic encephalomyelitis: dramatic response to chemotherapy alone. Cancer 1992; 69:1291–1293.
43. Bauer J, Elger CE. Die akute Valproinsäure-Enzephalopathie. Akt Neurol 1993; 20:16–21.
44. Baumgartner JD, Rachlin J, Beckstead JH, Meeker TD, Levy RM, Wara WM, et al. Primary central nervous system lymphomas: natural history and response to radiation therapy in 55 patients with acquired immunodeficiency syndrome. J Neurosurg 1990; 73:206–211.
45. Bätz B, Besser R, Flemming IH, H. J., Hinrichs H, Hopf HC, Kubicki S, et al. Empfehlungen der Deutschen Gesellschaft für Klinische Neurophysiologie (Deutsche EEG-Gesellschaft) zur Bestimmung des Hirntodes. Z EEG-EMG 1994; 25:163–166.
46. Beatty RA. The piriformis muscle syndrome: a simple diagnostic maneuver [see comments]. Neurosurgery 1994; 34:512–4; discussion 514.
47. Beck RW, Cleary PA, Anderson MMJ, Keltner JL, Shults WT, Kaufman DI, et al. A randomized, controlled trial of corticosteroids in the treatment of acute optic neuritis. N Engl J Med 1992; 326:581–588.
48. Becker WJ, Ablett DP, Harris CJ, Dold ON. Long term treatment of intractable reflex sympathetic dystrophy with intrathecal morphine [see comments]. Can J Neurol Sci 1995; 22:153–159.
49. Ben-Shlomo Y, Churchyard A, Head J, Hurwitz B, Overstall P, Ockelford, et al. Investigation by Parkinson's Disease Research Group of United Kingdom into excess mortality seen with combined levodopa and selegiline treatment in patients with early, mild Parkinson's disease: further results of randomised trial and confidential inquiry [see comments]. BMJ 1998; 316:1191–1196.
50. Benabid AL, Pollak P, Gervason C. Long-term suppression of tremor by chronic stimulation of the ventral intermediate thalamic nucleus. Lancet 1991; 337:403–406.
51. Bensimon G, Lacomblez L, Meininger V. A controlled trial of riluzole in amyotrophic lateral sclerosis. ALS/Riluzole Study Group. N Engl J Med 1994; 330:585–591.
52. Benson MD. Familial amyloidotic polyneuropathy. Trends in Neurosci 1989; 12:88–92.
53. Berkovic SF, Carpenter S, Andermann F, Andermann E, Wolfe LS. Kufs' disease: a critical reappraisal. Brain 1988; 111:27–62.
54. Berkovic SF, Carpenter S, Evans A, et al. Myoclonus Epilepsy and ragged-red fibres (MERRF). 1. A clinical, pathological, biochemical, magnetic resonance spectrographic and positron emission tomographic study. Brain 1989; 112:1231–1260.
55. Berkovic SF, Cochius J, Andermann E, Andermann F. Progressive Myoclonus Epilepsies: Clinical and Genetical Aspects. Epilepsia 1993; 34:19–30.
56. Berlit P. Pathogenese und Klinik der Strahlenfolgen am zentralen Nervensystem unter besonderer Berücksichtigung der Strahlenmyelopathie. Nervenheilk 1989; 8:86–88.
57. Berry MP, Jenkin DT, Keen CW, Nair BD, Simpson WJ. Radiation treatment for medulloblastoma. A 21-year review. J Neurosurg 1981; 55:43–51.
58. Besinger UA, Toyka KV, Heininger K, Fateh-Moghadam A, Schumm F, Sandel P, et al. Grob D, editor. Long-lerm Correlation of Clinical Course and Acetylcholine Receptor Antibody in Patients with Myasthenia gravis. 1981; 377, 812–815. New York: The New York Academy of Sciences.
59. Besser M. Criteria for medical as opposed to surgical treatment of prolactinomas. Acta Endocrinol 1993; 129:27–30.
60. Beutler E. Gaucher's disease. N Engl J Med 1991; 325:1354–1360.
61. Beutler E. Gaucher disease: new molecular approaches to diagnosis and treatment. Science 1992; 256:794–799.
62. Beutler E, Demina A, Gelbart T. Glucocerebrosidase mutations in Gaucher disease. Molec Med 1994; 1:82–92.
63. Bhatia KP, Brown P, Gregory R, Lennox GG, Manji H, Thompson PD, et al. Progressive myoclonic ataxia associated with coeliac disease. The myoclonus is of cortical origin, but the pathology is in the cerebellum. [Review]. Brain 1995; 118:1087–1093.
64. Bhatt MH, Obeso JA, Marsden CD. Time course of postanoxic akinetic-rigid and dystonic syndromes. Neurology 1993; 43:314–317.
65. Birge SJ. The role of estrogen in the treatment of Alzheimer's disease. [Review] [55 refs]. Neurology 1997; 48:S36–41.
66. Birk K, Ford C, Smeltzer S, et al. The clinical course of multiple sclerosis during pregnancy and the puerperium. Arch Neurol 1990; 47:738–742.
67. Blau JN. Behaviour during a cluster headache. Lancet 1993; 342:723–725.
68. Blay J, Lasset C, Carrie C, Chauvin F, Coiffier B, Gisselbrecht C, et al. Multivariate analysis of prognostic factors in patients with non HIV-related primary cerebral lymphoma. A proposal for a prognostic scoring. Br J Cancer 1993; 67:1136–1141.
69. Bloom HJG, Bessell EM. Medulloblastoma in adults: a review of 47 patients treated between 1952 and 1981. Int J Radiat Oncol Biol Phys 1990; 18:763–772.
70. Blumberg H, Griesser H-J, Hornyak M. Neurologische Aspekte der Klinik, Pathophysiologie und Therapie der sympathischen Reflexdystrophie. Nervenarzt 1991; 62:205–211.
71. Blume G, Pestronk A, Goodnough LT. Anti-MAG antibody-associated polyneuropathies: improvement following immunotherapy with monthly plasma exchange and IV cyclophosphamide. Neurology 1995; 45:1577–1580.
72. Boeer A, Voth E, Henze T, Prange HW. Early heparin therapy in patients with spontaneous intracerebral haemorrhage. J Neurol Neurosurg Psychiatry 1991; 54:466–467.
73. Bogduk N. The innervation of the lumbar spine. Spine 1983; 8:286–293.
74. Bolton CF. Neuromuscular complications of sepsis [Review]. Intens Care Med 1993; 19:58–63.
75. Bonezzi C, Miotti D, Bettaglio R, Stephen R. Electromotive administration of guanethidine for treatment

of reflex sympathetic dystrophy: a pilot study in eight patients. J Pain Symptom Manage 1994; 9:39–43.
76. Bonuccelli U, D'Antonio P, D'Avino C, Piccini P, Muratorio A. Dihydroergocryptine in the treatment of Parkinson's disease. [Review] [33 refs]. J Neural Transm Suppl 1995; 45:239–245.
77. Bostom AG, Eaton CB, Yanek L, McQuade W, Catalfamo J, Selhub J. Elevations in total plasma homocysteine in premature coronary artery, cerebrovascular, and peripheral vascular disease. Atherosclerosis 1993; 102:121–124.
78. Bouche P, Moulonguet A, Younes-Chennoufi AB, Adams D, Baumann N, Meininger V, et al. Multifocal motor neuropathy with conduction block: a study of 24 patients. J Neurol Neurosurg Psychiatry 1995; 59:38–44.
79. Bracken MB, Shepard MJ, Holford TR, Leo-Summers L, Aldrich EF, Fazl, et al. Administration of methylprednisolone for 24 or 48 hours or tirilazad mesylate for 48 hours in the treatment of acute spinal cord injury. Results of the Third National Acute Spinal Cord Injury Randomized Controlled Trial. National Acute Spinal Cord Injury Study. JAMA 1997; 277:1597–1604.
80. Brada M, Rajan B, Traish D, Ashley S, Homes Sellors PJ, Nussey S, et al. The long term efficacy of conservative surgery and radiotherapy in the control of pituitary adenomas. Clin Endocrinol 1993; 38:571–578.
81. Bradley WG, Verma A. Painful vasculitic neuropathy in HIV-1 infection: relief of pain with prednisone therapy. Neurology 1996; 47:1446–1451.
82. Braken MB, Shepard MJ, Collins WF, Holford TR, Young W, Baskin DS, et al. A randomized, controlled trial of methylprednisolone or naloxone in the treatment of acute spinal-cord injury. Results of the Second National Acute Spinal Cord Injury Study. N Engl J Med 1990; 322:1405–1411.
83. Brandt S. Hereditary factors in infantile progressive muscular atrophy: study of one hundred and twelve cases in seventy families. Am J Dis Child 1949; 78:226–236.
84. Braune S, Siekmann R, Vaith P, Lücking CH. Primary antiphospholipid-antibody-syndrom and cerebral ischemia: report on acute intervention in two cases and literature review with emphasis on therapeutic options. Rheumatology Int 1993; 13:169–174.
85. Braus DF, Schwechheimer K, Muller-Hermelink HK, Schwarzkopf G, Volk B, Mundinger F. Primary cerebral malignant non-Hodgkin's lymphomas: a retrospective clinical study. [Review] [41 refs]. J Neurol 1992; 239:117–124.
86. Brin MF. Acanthocytosis. In: Goetz CG, Tanner CM, Aminoff MJ, editors. Handbook of Clinical Neurology. Amsterdam: Elsevier, 1993:
87. Broderick JP, Brott TG, Duldner JE, Tomsick T, Huster G. Volume of Intracerebral Hemorrhage. A Powerful and Easy-to-Use Predictor of 30-Day Mortality. Stroke 1993; 24:987–993.
88. Brook JD, McCurrach ME, Harley HG, Buckler AJ, Church D, Aburatani H, et al. Molecular basis of myotonic dystrophy: expansion of a trinucleotide (CTG) repeat at the 3' end of a transcript encoding a protein kinase family member [published erratum appears in Cell 1992 Apr 17;69(2):385]. Cell 1992; 68:799–808.
89. Brooks BR. El Escorial World Federation of Neurology criteria for the diagnosis of amyotrophic lateral sclerosis. Subcommittee on Motor Neuron Diseases/ Amyotrophic Lateral Sclerosis of the World Federation of Neurology Research Group on Neuromuscular Diseases and the El Escorial „Clinical limits of amyotrophic lateral sclerosis" workshop contributors. J Neurol Sci 1994; 124 Suppl:96–107.
90. Brott T, Adams HP, Jr., Olinger CP, Marler JR, Barsan WG, Biller J, et al. Measurements of acute cerebral infarction: a clinical examination scale [see comments]. Stroke 1989; 20:864–870.
91. Bruno A, Nolte KB, Chapin J. Stroke associated with ephedrine use. Neurology 1993; 43:1313–1316.
92. Buchthal F. Einführung in die Elektromyographie. München: Urban Schwarzenberg, 1958.
93. Buckner J. Radiation therapy and chemotherapy for metastatic tumors to the brain. Curr Opin Oncol 1992; 4:518–524.
94. Burchard G-D, Bialek R, Schönfeld C, Nothdurft HD. Aktuelle Malariaprophylaxe. Dt Ärztebl 1996; 93:1532–1537.
95. Burke RE, Fahn S, Marsden CD. Torsion Dystonia: a double-blind, prospective trial of high-dosage trihexyphenidyl. Neurology 1986; 36:160–164.
96. Bush K, Cowan N, Katz DE, Gishen P. The natural history of sciatica associated with disc pathology. A prospective study with clinical and independent radiologic follow-up. Spine 1992; 17:1205–1212.
97. Byrne JV, Adams CB, Kerr RS, Molyneux AJ. Endosaccular treatment of inoperable intracranial aneurysms with platinum coils. Br J Neurosurg 1995; 9:585–592.
98. Byrne JV, Molyneux AJ, Brennan RP, Renowden SA. Embolisation of recently ruptured intracranial aneurysms. J Neurol Neurosurg Psychiatry 1995; 59:616–620.
99. Cairncross JG, MacDonald DR. Chemotherapy for Oligodendrogliomas: progress report. Arch Neurol 1991; 48:225–227.
100. Calabrese LH, Chou SM. Inclusion body myositis. Rheum Dis Clin North Am 1994; 20:955–972.
101. Calabrese LH, Duna GF, Lie JT. Vasculitis in the central nervous system. [Review] [80 refs]. Arthritis Rheum 1997; 40:1189–1201.
102. Calabrese LH, Gragg LA, Furlan AJ. Benign angiopathy: a distinct subset of angiographically defined primary angiitis of the central nervous system. J Rheumatol 1993; 20:2046–2050.
103. Campuzano V, Montermini L, Molto MD, Pianese L, Cossee M, Cavalcanti, et al. Friedreich's ataxia: autosomal recessive disease caused by an intronic GAA triplet repeat expansion [see comments]. Science 1996; 271:1423–1427.
104. Caparros LD, Blond S, Vermersch P. Chronic thalamic stimulation improves tremor and levodopa induced dyskinesias in Parkinson's disease. J Neurol Neurosurg Psychiatry 1993; 56:268–273.
105. Caplan LR. Management of patients with lumbar discs herniations with radiculopathy. Eur Neurol 1994; 34:114–119.
106. Carette S, Marcoux S, Truchon R, Grondin C, Gagnon J, Allard Y, et al. A controlled trial of corticosteroid injections into facet joints for chronic low back pain. N Engl J Med 1991; 325:1002–1007.
107. Carlsson CA, Essen Cv, Lofgren J. Factors affecting the clinical course of patients with severe head injuries. 1. Influence of biological factors. 2. Significance of post-traumatic coma. J Neurosurg 1968; 29:242–251.
108. Carmichael J, Crane JM, Bunn PA, Glatstein E, Ihde DC. Results of therapeutic cranial irradiation in small cell lung cancer. Int J Radiat Oncol Biol Phys 1988; 14:455–459.
109. Carpenter S, Karpati G. Sweat gland duct cells in Lafora disease: diagnosis by skin biopsy. Neurology 1981; 31:1564–1568.
110. Carrie C, Laaset C, Alapetite C, Haie Meder C, Hoffstetter S, Demaille M, et al. Multivariate analysis of pro-

gnostic factors in adult patients with medulloblastoma. Cancer 1994; 74:2352–2360.
111. Caselli R, Jack CR. Asymmetric cortical degeneration syndromes. A proposed clinical classification. Arch Neurol 1992; 49:770–780.
112. Cazzato G, Mesiano T, Antonello R, Monti F, Carraro N, Torre P, et al. Double-blind, placebo-controlled, randomized, crossover trial of high-dose methylprednisolone in patients with chronic progressive form of multiple sclerosis. Eur Neurol 1995; 35:193–198.
113. Chalk JB, Ridgeway K, Brophy T, Yekand JBN, Eadie MJ. Phenytoin impairs the bioavailability of dexamethasone in neurological and neurosurgical patients. J Neurol Neurosurg Psychiatry 1984; 47:1097–1090.
114. Chamberlain MC. New approaches to and current treatment of leptomeningeal metastases. Curr Opin Neurol 1994; 7:492–500.
115. Chang SD, Adler JR, Jr. Treatment of cranial base meningiomas with linear accelerator radiosurgery. Neurosurgery 1997; 41:1019–25; discussion 1025-.
116. Chapman AB, Rubinstein D, Hughes R, Stears JC, Earnest MP, Johnson, et al. Intracranial aneurysms in autosomal dominant polycystic kidney disease [see comments]. N Engl J Med 1992; 327:916–920.
117. Charabi S, Thomsen J, Mantoni N, Charabi B, Jorgensen B, Borgesen SE, et al. Acoustic neuroma (vestibular schwannoma): growth and surgical and nonsurgical consequences of the wait-and-see policy. Otolaryngol Head Neck Surg 1995; 113:5–14.
118. Charness ME, Simon RP, Greenberg A. Ethanol and the nervous system. N Engl J Med 1989; 321:442–454.
119. Cherington M, Cherington C. Thoracic outlet syndrome: reimbursement patterns and patient profiles [see comments]. Neurology 1992; 42:943–945.
120. Chiappa KH. Evoked Potentials in Clinical Medicine. New York: Raven Press, 1990.
121. Ciccarelli E, Valetto MR, Vasario E, Avataneo T, Grottoli S, Camanni F. Hormonal and radiological effects of megavoltage radiotherapy in patients with growth hormone-secreting pituitary adenomas. J Endocrinol Invest 1993; 16:565–572.
122. Cinque P, Cleator GM, Weber T, Monteyne P, Sindic CJ, van Loon AM. The role of laboratory investigation in the diagnosis and management of patients with suspected herpes simplex encephalitis: a consensus report. J Neurol Neurosurg Psychiatry 1996; 61:339–345.
123. Clouston P, Saper C, Arbizu T, Johnston I, Lang B, Newsom Davis J, et al. Paraneoplastic cerebellar degeneration. III. Cerebellar degeneration, cancer, and the Lambert-Eaton myasthenic syndrome. Neurology 1992; 42:1943-; 1950.
124. Coderre TJ, Katz J, Vaccarino AL, Melzack R. Contribution of central plasticity to pathological pain: review of clinical and experimental evidence. Pain 1993; 52:259–285.
125. Coffey RJ, Flickinger JC, Bissonette DJ, Lunsford LD. Radiosurgery for solitary brain metastases using the Cobalt-60 gamma unit: method and results in 24 patients. Int J Radiat Oncol Biol Phys 1991; 20:1287–1295.
126. Coffey RJ, Lunsford LD, Taylor FH. Survival after stereotactic biopsy of malignant gliomas. Neurosurgery 1988; 22:465–473.
127. Cohen MB, Snow JS, Grasso V, Lehnert L, Goldner BG, Jadonath RL, et al. Efficacy of pindolol for treatment of vasovagal syncope. Am Heart J 1995; 130:786–790.
128. Cohen N, Strauss G, Lew R, Silver D, Recht L. Should prophylactic anticonvulsants be administered to patients with newly-diagnosed cerebral metastases? A retrospective analysis. J Clin Oncol 1988; 5:1621–1624.
129. Coia LR. The role of radiation therapy in the treatment of brain metastases. Int J Radiat Oncol Biol Phys 1992; 23:229–238.
130. Coia LR, Aaronson N, Linggood R, Loeffler J, Priestman TJ. A report of the consensus workshop panel on the treatment of brain metastases. Int J Radiat Oncol Biol Phys 1992; 23:223–227.
131. Coker S. The diagnosis of childhood neurodegenerative disorders presenting as dementia in adults. Neurology 1991; 41:794–798.
132. Collins SJ, Ahlskog JE, Parisi JE, Maraganore DM. Progressive supranuclear palsy: neuropathologically based diagnostic clinical criteria. J Neurol Neurosurg Psychiatry 1995; 58:167–173.
133. Cortet B, Flipo RM, Coquerelle P, Duquesnoy B, Delcambre B. Treatment of severe, recalcitrant reflex sympathetic dystrophy: assessment of efficacy and safety of the second generation bisphosphonate pamidronate. Clin Rheumatol 1997; 16:51–56.
134. Creel GB, Hurtt M. Cephalosporin-induced recurrent aseptic meningitis. Ann Neurol 1995; 37:815–817.
135. Crocker AC. The cerebral defect in Tay-Sachs disease and Niemann-Pick disease. J Neurochem 1961; 7:69–80.
136. Cruccu G, Leandri M, Feliciani M, Manfredi M. Idiopathic and symptomatic trigeminal pain. J Neurol Neurosurg Psychiatry 1990; 53:1034–1042.
137. Currier R, Haerer A, Meydrech E. Low dose oral methotrexate treatment in multiple sclerosis: a pilot study. J Neurol Neurosurg Psychiatry 1993; 56:1217–1218.
138. Cweinstein J. Paraneoplastic retinopathy associated with antiretinal bipolar cell antibodies in cutaneous malignoma. Ophthalmology 1994; 101:1236–1243.
139. Czlonkowska A, Gajda J, Rodo M. Effects of long-term treatment in Wilson's disease with D-penicillamine and zinc sulphate. J Neurol 1996; 243:269–273.
140. Daif A, Awada A, al-Rajeh S, Abduljabbar M, al Tahan AR, Obeid T, et al. Cerebral venous thrombosis in adults. A study of 40 cases from Saudi Arabia. Stroke 1995; 26:1193–1195.
141. Dalakas MC. High-dose intravenous immunoglobulins and serum viscosity. Risk of precipitating thromboembolic events. Neurology 1994; 44:223–226.
142. Dalmau J, Graus F, Rosenblum M, Posner J. Anti-Hu-associated paraneoplastic encephalomyelitis/sensory neuronopathy. a clinical study of 71 patients. Medicine 1992; 71:59–72.
143. Dandapani BK, Suzuki S, Kelley RE, Reyes-Iglesias Y, Duncan RC. Relation between blood pressure and outcome in intracerebral hemorrhage. Stroke 1995; 26(1):21–24.
144. Daras M, Tuchman AJ, Koppel BS, Samkoff LM, Weitzner I, Marc J. Neurovascular complications of cocaine. Acta Neurol Scand 1994; 90:124–129.
145. Davis DH, Laws ER, Ilstrup DM, Speed JK, Caruso M, Shaw EG, et al. Results of surgical treatment for growth hormone-secreting pituitary adenomas. J Neurosurg 1993; 79:70–75.
146. de Jong JMBV. The World Federation of Neurology classification of spinal muscular atrophies and other disorders of motor neurons. In: de Jong JMBV, editor. Handbook of Clinical Neurology: Diseases of the Motor System. 15th ed. Amsterdam: Elsevier, 1991:1–7.
147. DeAngelis LM, Yahalom J, Thaler HT, Kher U. Combined modality therapy for primary CNS lymphoma. J Clin Oncol 1992; 10:635–643.
148. DeAngelis LM, Yahalon J, Heinemann M, Cirrincione C, Thaler HT, Krol G. Primary CNS lymphoma: combined

treatment with chemotherapy and radiotherapy. Neurology 1990; 40:80–86.
149. Del Curling OJ, Kelly DLJ, Elster AD, Craven TE. An analysis of the natural history of cavernous angiomas. J Neurosurg 1991; 75:702–708.
150. Del Dotto P, Colzi A, Musatti E, Strolin Benedetti M, Persiani S, Fariello R, et al. Clinical and pharmacokinetic evaluation of L-dopa and cabergoline cotreatment in Parkinson's disease. Clin Neuropharmacol 1997; 20:455–465.
151. Delattre JY, Krol G, Thaler HT, Posner JB. Distribution of brain metastases. Arch Neurol 1988; 45:741–744.
152. Delcker A, Dux R, Diener HC. [Acute plexus lesions in heroin dependence]. [German]. Nervenarzt 1992; 63:240–243.
153. Demirkiran M, Jankovic J. Paroxysmal Dyskinesias: Clinical features and Classification. Ann Neurol 1995; 38:571–579.
154. Dengler R. Das Elektromyogramm bei Serienreizung. In: Hopf HC, Dengler R, Röder R, editors. Elektromyographie-Atlas. Praktisches Vorgehen und sichere Befundbewertung. Stuttgart: Thieme-Verlag, 1996:124–129.
155. Denny Brown D, Foley JM. Myokymia and the benign fasciculation of muscular cramps. Trans Assoc Am Phys 1948; 61:88–96.
156. Derra C. Entspannungstechniken bei chronischen Schmerzpatienten. Der Schmerz 1997; 11:282–295.
157. Desai R, Bruce J. Meningiomas of the cranial base. J Neuroonc 1994; 20:255–179.
158. Diener HC, Bendig M, Hempel V. [Postpuncture headache]. [German]. Fortschr Neurol Psychiatr 1985; 53:344–349.
159. Diener HC, Cunha L, Forbes C, Sivenius J, Smets P, Lowenthal A. European Stroke Prevention Study. 2. Dipyridamole and acetylsalicylic acid in the secondary prevention of stroke. J Neurol Sci 1996; 143:1–13.
160. Diener HC, Pfaffenrath V, Soyka D, Gerber WD. Therapie des medikamenteninduzierten Dauerkopfschmerzes. Empfehlungen der Deutschen Migräne- und Kopfschmerzgesellschaft. Münch Med Wochenschr 1992; 134:159–162.
161. Dieterich M. Postpunktionelles Liquorunterdruck-Syndrom. In: Brandt T, Dichgans J, Diener HC, editors. Therapie und Verlauf neurologischer Erkrankungen. 2nd ed. Stuttgart: Kohlhammer, 1993:55–59.
162. Dieterich M, Brandt T. Is obligatory bed rest after lumbar puncture obsolete? Eur Arch Psychiatry Neurol Sci 1985; 235:71–75.
163. DiMauro S, Servidei S, Zeviani M, DiRocco M, DeVivo DC, DiDonato S, et al. Cytochrome c oxidase deficiency in Leigh syndrome. Ann Neurol 1987; 22:498–506.
164. Dooling E, Schoene WC, Richardson EP. Hallervorden-Spatz syndrome. Arch Neurol 1974; 30:70–83.
165. Dropcho E, Kline L, Riser J. Antineuronal (anti-Ri) antibodies in a patient with steroid-responsive opsoclonus- myoclonus. Neurology 1993; 43:207–211.
166. Dubuisson D. Root surgery. In: Wall PD., Melzack R. editors. Textbook of Pain. Edinburgh London Melbourne and New York: Churchill Livingstone, 1989:784–794.
167. Durr A, Brice A, Serdaru M, Rancurel G, Derouesne C, Lyon Caen O, et al. The phenotype of „pure" autosomal dominant spastic paraplegia. Neurology 1994; 44:1274–1277.
168. Duvoisin RC, Plaitakis A. The Olivopontocerebellar Atrophies. Advances in Neurology. 41th ed. New York: Raven Press, 1984.
169. Dwyer JM. Drug therapy: Manipulating the immune system with immunoglobulin. N Engl J Med 1992; 326:107–116.
170. Dyck PJ, Daube J, O'Brien P, Pineda A, Low PA, Windebank AJ, et al. Plasma exchange in chronic inflammatory demyelinating polyradiculoneuropathy. N Engl J Med 1986; 314:461–465.
171. Dyck PJ, Karnes J, O'Brian PC. Diagnosis, staging, and classification of diabetic neuropathy and association with other complications. In: Dyck PJ, Thomas PK, Asbury AK, Winegrad AI, Porte DJ, editors. Diabetic neuropathy. Philadelphia: Saunders, 1987:36–44.
172. Dyck PJ, O'Brien PC, Oviatt KF, Dinapoli RP, Daube JR, Bartleson JD, et al. Prednisone improves chronic inflammatory demyelinating polyradiculoneuropathy more than no treatment. Ann Neurol 1982; 11:136–141.
173. Ebersold MJ, Parce MC, Quast LM. Surgical treatment for cervical spondylitic myelopathy. J Neurosurg 1995; 82:745–751.
174. Ebke M, Dichgans M, Bergmann M, Voelter HU, Rieger P, Gasser T, et al. CADASIL: skin biopsy allows diagnosis in early stages. Acta Neurol Scand 1997; 95:351–357.
175. Ebner A. Chirurgische Behandlungsverfahren in der Epilepsietherapie. Psycho 1994; 20:154–161.
176. Eby NL, Grufferman S, Flannel CM, Schold SC, Vogel FS, Burger PC. Increasing incidence of primary brain lymphoma in the US. Cancer 1988; 62:2461–2465.
177. Edwards MSB, Davis RLL. Tumor markers and cytologic features of cerebrospinal fluid. Cancer 1985; 56:1773–1777.
178. Ekbohm KA. Restless legs. Acta medica scandinavica 1945; 158:1–123.
179. el Masry WS, Biyani A. Incidence, management, and outcome of post-traumatic syringomyelia. In memory of Mr Bernard Williams. J Neurol Neurosurg Psychiatry 1996; 60:141–146.
180. el-Schahawi M, Tsujino S, Shanske S, DiMauro S. Diagnosis of McArdle's disease by molecular genetic analysis of blood. Neurology 1996; 47:579–580.
181. Eldridge R. The torsion dystonias: literature review and genetic and clinical studies. Neurology 1970; 20:1–78.
182. Elliott KJ. Taxonomy and mechanisms of neuropathic pain. Semin Neurol 1994; 14:195–205.
183. Elston JS. A new variant of blepharospasm. J Neurol Neurosurg Psychiatry 1992; 55:369–371.
184. Elston JS, Russell RWJ. Effect of treatment with botulinum toxin on neurogenic blepharospasm. Brit Med J 1985; 290:1857–1859.
185. Engenhard R, Kimmig BN, Höver K, Wowra B, Romahn J, Lorenz WJ, et al. Long term follow up for brain metastases treated by percutaneous stereotactic single high-dose irradiation. Cancer 1993; 71:1353–1361.
186. Epstein BE, Scott CV, Sause WT, Rotman M, Sneed PK, Janjan NA, et al. Improved survival duration in patients with unresected solitary brain metastasis using accelerated hyperfractionated radiation therapy at total doses of 54.4 Gray and greater. Cancer 1993; 71:1362–1367.
187. Esslen E. The Acute Facial Palsies. Berlin: Springer, 1977.
188. Evers S, Husstedt IW. Alternatives in drug treatment of chronic paroxysmal hemicrania. Headache 1996; 36:429–432.
189. Fahn S, Sjaasto O. Hereditary essential myoclonus in a large Norwegian family. Mov Disord 1991; 6:237–247.
190. Farrell B, Fraser A, Sandercock P, Slattery J, Warlow CP. Randomised trial of endarterectomy for recently symptomatic carotid stenosis – final results of the MRC European Carotid Surgery Trial (ECST). Lancet 1998; 351:1379–1387.
191. Fazekas F, Deisenhammer F, Strasser-Fuchs S, Nahler G, Mamoli B. Randomised placebo-controlled trial of

monthly intravenous immunoglobulin therapy in relapsing-remitting multiple sclerosis. Austrian Immunoglobulin in Multiple Sclerosis Study Group [see comments]. Lancet 1997; 349:589–593.
192. Fazekas JT. Treatment of grades I and II brain astrocytomas. The role of radiotherapy. Int J Radiat Oncol Biol Phys 1977; 2:661–666.
193. Feasby TE, Brown WF, Gilbert JJ, Hahn AF. The pathological basis of conduction block in human neuropathies. J Neurol Neurosurg Psychiatry 1985; 48:239–244.
194. Fialka V, Wickenhauser J, Engel A, Schneider B. [Sympathetic reflex dystrophy. Effectiveness of physical therapy treatment of Sudeck's syndrome]. [German]. Fortschr Med 1992; 110:146–148.
195. Fine HA, Dear KBG, Loeffler JS, Black PML, Canellos GP. Meta-analysis of radiation therapy with and without adjuvant chemotherapy for malignant gliomas in adults. Cancer 1993; 71:2585–2597.
196. Flanigan K, Gardner K, Alderson K, Galster B, Otterud B, Leppert MF, et al. Autosomal dominant spinocerebellar ataxia with sensory axonal neuropathy (SCA4): clinical description and genetic localization to chromosome 16q22.1. Am J Hum Genet 1996; 59:392–399.
197. Flickinger JC, Kondziolka D. Radiosurgery instead of resection for solitary brain metastasis: the gold standard redefined [editorial] [see comments]. Int J Radiat Oncol Biol Phys 1996; 35:185–186.
198. Flickinger JC, Kondziolka D, Lunsford LD, Coffey RJ, Goodman ML, Shaw, et al. A multi-institutional experience with stereotactic radiosurgery for solitary brain metastasis [see comments]. Int J Radiat Oncol Biol Phys 1994; 28:797–802.
199. Flickinger JC, Kondziolka D, Pollock BE, Lunsford LD. Evolution in technique for vestibular schwannoma radiosurgery and effect on outcome. Int J Radiat Oncol Biol Phys 1996; 36:275–280.
200. Flickinger JC, Lunsford D, Coffey RJ, Linskey ME, Bissonnette KJ, Maitz AH, et al. Radiosurgery of acoustic neurinomas. Cancer 1991; 67:345–353.
201. Folli F, Solimena M, Cofiell R, Austoni M, Tallini G, Fassetta G, et al. Autoantibodies to a 128 kd synaptic protein in three women with stiff-man syndrome and breast cancer. N Engl J Med 1993; 328:546–551.
202. Folstein MF, Folstein SE, McHugh PR. „Mini-mental state". A practical method for grading the cognitive state of patients for the clinician. J Psychiatr Res 1975; 12:189–198.
203. Forbes HN. Adult progressive muscular atrophy and hereditary spinal muscular atrophies. In: de Jong JMBV, editor. Handbook of Clinical Neurology: Diseases of the Motor System. 15th ed. Amsterdam: Elsevier, 1991:13–34.
204. Formenti SC, Gill PS, Lean E, Rarick M, Meyer PR, Boswell W, et al. Primary central nervous system lymphoma in AIDS. Results of radiation therapy. Cancer 1989; 63:1101–1107.
205. Forsyth PA, Dalmau J, Graus F, Cwik V, Rosenblum MK, Posner JB. Motor neuron syndromes in cancer patients [see comments]. Ann Neurol 1997; 41:722–730.
206. Förstl H, Baldwin B. Pick und die fokalen Hirnatrophien. Fortschr Neurol Psychiat 1994; 62:345–355.
207. Fraser CL, Arieff AI. Epidemiology, pathophysiology, and management of hyponatremic encephalopathy [see comments]. [Review] [62 refs]. Am J Med 1997; 102:67–77.
208. Fredriksson K, Norrving B, Stromblad LG. Emergency reversal of anticoagulation after intracerebral hemorrhage. Stroke 1992; 23(7):972–977.
209. Freilich RJ, Krol G, DeAngelis LM. Neuroimaging and cerebrospinal fluid cytology in the diagnosis of leptomeningeal metastasis. Ann Neurol 1995; 38:51–57.
210. Freund HJ. Proceeding of the Course of Neuropsychology: The neuronal basis of cognitive function. 2nd ed. Stuttgart, New York: Thieme, 1992.
211. Fried K, Emery AEH. Spinal muscular atrophy type II. A separate genetic and clinical antity from type I (Werdnig-Hoffmann disease) and type III (Kugelberg-Welander disease). Clin Genet 1971; 2:203–209.
212. Friedman AH, Bullitt E. Dorsal root entry zone lesions in the treatment of pain following brachial plexus avulsion, spinal cord injury and herpes zoster. Appl Neurophysiol 1988; 51:164–169.
213. Friedman AH, Nashold BS. DREZ lesions for relief of pain related to spinal cord injury. J Neurosurg 1986; 65:465–469.
214. Friedman WA, Blatt DL, Bova FJ, Buatti JM, Mendenhall WM, Kubilis PS. The risk of hemorrhage after radiosurgery for arteriovenous malformations. J Neurosurg 1996; 84:912–919.
215. Fries JF, Hunder GG, Bloch DA, Michel BA, Arend WP, Calabrese LH, et al. The American College of Rheumatology 1990 criteria for the classification of vasculitis. Arthritis Rheum 1990; 33:1135–1136.
216. Fukuda K, Straus SE, Hickie I, Sharpe MC, Dobbins JG, Komaroff A. The chronic fatigue syndrome: a comprehensive approach to its definition and study. International Chronic Fatigue Syndrome Study Group [see comments]. Ann Int Med 1994; 121:953–959.
217. Fukuhara N, Tokiguchi S, Shirakawa. Myoclonus epilepsie associated with ragged red fibres (mitochondrial abnormalities): disease entity or a syndrome? Light- and electron-microscopic studies of two cases and review of literature. J Neurol Sci 1980; 47:117–133.
218. Fults D, Kelly DL. Natural History of Arteriovenous Malformations of the Brain: A Clinical Study. Neurosurgery 1984; 15:658–662.
219. Gaab HA, Trost HA, Alcantara A, Karimi-Nejad A, Moskopp D, Schultheiss R, et al. „Ultrahigh" dexamethasone in acute brain injury. Results from a prospective randomized double-blind multicenter trial (GUDHIS) German Ultrahigh Dexamethasone Head Injury Study Group. Zentralbl Neurochir 1994; 55:135–143.
220. Gademann G, Schlegel W, Debus J, Schad L, Bortfeld T, Höver KH, et al. Fractionated stereotactically guided radiotherapy of head and neck tumors: a report on clinical use of a new system in 195 cases. Radiother Oncol 1993; 29:205–213.
221. Gaenzer H, Madersbacher H, Rumpl E. Cortical evoked potentials by stimulation of the vesicourethral junction: clinical value and neurophysiological considerations. J Urol 1991; 146:118–123.
222. Galer BS. Neuropathic pain of peripheral origin: advances in pharmacologic treatment. [Review]. Neurology 1995; 45:S17–25; discussion S35–6.
223. Galer BS, Jensen MP. Development and preliminary validation of a pain measure specific to neuropathic pain: the Neuropathic Pain Scale. Neurology 1997; 48:332–338.
224. Ganz JC, Backlund EO, Thorsen FA. The effects of gamma knife surgery of pituitary adenomas on tumor growth and endocrinopathies. Stereotact Funct Neurosurg 1993; 61:30–37.
225. Garcia Castano J, Gonzalez Ramallo V, Muino Miguez A, Pinilla Llorente, B, Garcia Roman JM, et al. [Rhabdomyolysis and cocaine consumption: presentation of 13 cases]. [Spanish]. An Med Interna 1992; 9:340–342.

226. Garcia DM, Fulling KG, Marks JE. The value of radiation therapy in addition to surgery for astrocytomas of the adult cerebrum. Cancer 1985; 55:919–927.
227. Garner TB, Del Curling OJ, Kelly DLJ, Laster DW. The natural history of intracranial venous angiomas. J Neurosurg 1991; 75:715–722.
228. Gasser T, Mullermyhsok B, Wszolek ZK, Oehlmann R, Calne DB, Bonifati, et al. A susceptibility locus for Parkinsons disease maps to chromosome 2p13. Nat Genet 1998; 18:262–265.
229. Gent M, Blakely JA, Easton JD, Ellis DJ, Hachinski VC, Harbison JW, et al. The Canadian American Ticlopidine Study (CATS) in thromboembolic stroke. Lancet 1989; 1:1215–1220.
230. Geppert M, Ostertag CB, Seitz G, Kiessling M. Glucocorticoid therapy obscures the diagnosis of cerebral lymphoma. Acta Neuropathol 1990; 80:629–634.
231. Gerber WD. Verhaltensmedizin der Migräne. Weinheim: Edition Medizin VCH, 1986.
232. Gerber WD, Schellenberg R, Thom M, Haufe C, Bolsche F, Wedekind W, et al. Cyclandelate versus propranolol in the prophylaxis of migraine–a double-blind placebo-controlled study. Funct Neurol 1995; 10:27–35.
233. Gertz MA, Kyle RA. Amyloidosis: prognosis and treatment. Semin Arthritis Rheum 1994; 24:124–138.
234. Gesellschaft für Hygiene und Umweltmedizin. Übersicht zur Epidemiologie, Klinik und Prophylaxe von Meningokokken- und Haemophilus-influenzae-b-Infektionen – speziell für Meningitis. Zentralblatt für Hygiene und Umweltmedizin 1993; 195:M19-m^{2}3.
235. Gieselmann V, Zlotogora J, Harris A, Wenger DA, Morris CP. Molecular genetics of metachromatic leukodystrophy. Hum Mutat 1994; 4:233–242.
236. Gilden DH. Herpes zoster with postherpetic neuralgia – persisting pain and frustration (Editorial). N Engl J Med 1994; 330:932–934.
237. Gilman S, Bloedel JR, Lechtenberg R. Disorders of the Cerebellum. Philadelphia: Davis, 1981.
238. Gispert S, Twells R, Orozco G, Brice A, Weber J, Heredero L, et al. Chromosomal assignment of the second (cuban) locus for autosomal dominant cerebellar ataxia (SCA2) to human chromosome 12q23–24.1. Nature 1993; 4:295–299.
239. Glaholm J, Bloom HJG, Crow JH. The role of radiotherapy in the management of intracranial meningiomas: the Royal Marsden hospital experience with 186 patients. Int J Radiat Oncol Biol Phys 1990; 18:755–761.
240. Glocker FX, Guschlbauer B, Lücking CH, Deuschl G. Effects of local injections of botulinum toxin on electrophysiological parameters in patients with hemifacial spasm: role of synaptic activity and size of motor units. Neurosci Lett 1995; 187:161–164.
241. Glocker FX, Lücking CH. Elektrische und magnetische Reiztechniken zur Diagnostik der Fazialisparese und des Hemispasmus facialis. Klin Neurophysiol 1998; In press.
242. Glocker FX, Magistris MR, Rösler KM, Hess CW. Magnetic transcranial and electrical stylomastoidal stimulation of the facial motor pathways in Bell's Palsy: time course and relevance of electrophysiological parameters. Electroenceph Clin Neurophysiol 1994; 93:113–120.
243. Gobelet C, Waldburger M, Meier JL. The effect of adding calcitonin to physical treatment on reflex sympathetic dystrophy. Pain 1992; 48:171–175.
244. Gold R, Wietholter H, Rihs I, Lower J, Kappos L. Early summer meningoencephalitis vaccination. The indications and a critical assessment of the neurological vaccination complications. DMW 1992; 117:112–116.
245. Goldsmith BJ, Wara WM, Wilson CB, Larson DA. Postoperative irradiation for subtotally resected meningiomas. J Neurosurg 1994; 80:195–201.
246. Goldstein JD, Dickson DW, Moser FG, Hirschfeld AD, Freeman K, Llena JF, et al. Primary central nervous system lymphoma in acquired immune defiency syndrome. A clinical and pathologic study with results of treatment with radiation. Cancer 1991; 67:2756–2765.
247. Gomez CM, Thompson RM, Gammack JT, Perlman SL, Dobyns WB, Truwit CL, et al. Spinocerebellar ataxia type 6: gaze-evoked and vertical nystagmus, Purkinje cell degeneration, and variable age of onset. Ann Neurol 1997; 42:933–950.
248. Gonzales GR. Central pain: diagnosis and treatment strategies. [Review]. Neurology 1995; 45:S11–6; discussion S35–6.
249. Goodkin DE, Rudick RA, Medendorp S. Low-dose (7.5 mg) oral methotrexate reduces the rate of progression in chronic progressive multiple sclerosis. Ann Neurol 1995; 37:30–40.
250. Goodkin DE, Rudick RA, VanderBrug Medendorp S, Daughtry MM, Van Dyke, C. Low-dose oral methotrexate in chronic progressive multiple sclerosis: analyses of serial MRIs. Neurology 1996; 47:1153–1157.
251. Goodman RR, Brisman R. Treatment of lower extremity reflex sympathetic dystrophy with continuous intrathecal morphine infusion. Appl Neurophysiol 1987; 50:425–426.
252. Gordon MF, Weiner WJ, Koller WC, Rao TH, Chehebar V, Dickson EW. What is it? Case 2, 1994: Parkinsonism and cognitive impairment. Mov Disord 1994; 9:679–686.
253. Göbel H. Medikamentöse Therapie des Migräneanfalls. Der Schmerz 1997; 11:193–209.
254. Göbel H. Differentialdiagnose des Migräneanfalls. Der Schmerz 1997; 11:131–141.
255. Graf CJ, Perrett GE, Torner JC. Bleeding from cerebral arteriovenous malformations as part of their natural history. J Neurosurg 1983; 58:331–337.
256. Greene PE, Fahn S. Baclofen in the treatment of idiopathic dystonia in children. Mov Disord 1992; 7:48–52.
257. Gregory J, del Zoppo M. Tissue Plasminogen Activator for Acute Ischemic Stroke. N Engl J Med 1995; 333:1631–1633.
258. Grehl H, Rautenstrauss B. Hereditäre motorisch-sensible Polyneuropathien. Dtsch Ärztebl 1997; 94:1012–1015.
259. Griggs RC, Askanas V, DiMauro S, Engel A, Karpati G, Mendell JR, et al. Inclusion Body Myositis and Myopathies. Ann Neurol 1995; 38:705–713.
260. Grimaldi L, Martino G, Braghi S, Quattrini A, Furlan R, Bosi E, et al. Heterogeneity of autoantibodies in stiff-man syndrome. Ann Neurol 1993; 34:57–64.
261. Grimson BS, Thomson HS. Raeder's syndrome. A clinical review. Surg Ophthalmol 1980; 24:199
262. Grisold W, Drlicek M, Casati B, Setinek U, Wondrusch E. Paraneoplastische neurologische Syndrome. Nervenarzt 1995; 66:736–744.
263. Grisold W, Drlicek M, Liszka Setinek U, Wondrusch E. Anti tumour therapy in paraneoplastic neurological disease. Clin Neurol Neurosurg 1995; 97:107–112.
264. Grossman SA, Moynihan TJ. Neurologic complications of systemic cancer: neoplastic meningitis. Neurol Clin 1991; 9:843–856.
265. Grumme T, Kolodzieydzyk D. Komplikationen in der Neurochirurgie. Bd. 2: Kraniale, zerebrale und neuropädiatrische Chirurgie. Berlin: Blackwell, 1995.
266. Guillevin L, Le Thi Huong Du, Dodeau P, Jais P, Wecksler B. Clinical findings and prognosis of polyarteritis

nodosa and Churg-Strauss angiitis: a study in 165 patients. Br J Rheumatol 1988; 27:258–264.
267. Guillevin L, Lhote F, Cohen P, Sauvaget F, Jarrousse B, Lortholary O, et al. Polyarteritis nodosa related to hepatitis B virus. A prospective study with long-term observation of 41 patients. Medicine 1995; 74:238–253.
268. Gulcher JR, Jonsson P, Kong A, Kristjansson K, Frigge ML, Karason A, et al. Mapping of a familial essential tremor gene, FET1, to chromosome 3q13. Nat Genet 1997; 17:84–87.
269. Gutling E, Gonser A, Imhof HG, Landis T. EEG reactivity in the prognosis of severe head injury. Neurology 1995; 45:915–918.
270. Guttmacher AE, Marchuk DA, White RI, Jr. Hereditary hemorrhagic telangiectasia [see comments]. [Review] [53 refs]. N Engl J Med 1995; 333:918–924.
271. Haag G, Weinzierl R, Thoden U, Niederberger U. Die „Freiburger Migränestudie". Ergebnisse der psychologischen Therapie. Schmerz 1993; 7:298–303.
272. Hacke W, Schwab S, Horn M, Spranger M, De Georgia M, von Kummer R. 'Malignant' middle cerebral artery territory infarction: clinical course and prognostic signs. Arch Neurol 1996; 53:309–315.
273. Hahn AF, Bolton CF, Pillay N, Chalk C, Benstead T, Bril V, et al. Plasma-exchange therapy in chronic inflammatory demyelinating polyneuropathy. A double-blind, sham-controlled, cross-over study. Brain 1996; 119:1055–1066.
274. Hahn AF, Bolton CF, Zochodne D, Feasby TE. Intravenous immunoglobulin treatment in chronic inflammatory demyelinating polyneuropathy. A double-blind, placebo-controlled, cross-over study. Brain 1996; 119:1067–1077.
275. Hall WA, Luciano MG, Doppman JL, Patronas JN, Oldfield EH. Pituitary magnetic resonance imaging in human volunteers: occult adenomas in the general population: Ann Int Med 1994; 120:817–820.
276. Hallervorden J, Spatz H. Eigenartige Erkrankung im extrapyramidalen System mit besonderer Beteiligung des Globus pallidus und der Substantia nigra. Z Neurol Psychiatr 1922; 79:254–302.
277. Hammack J, Kotanides H, Rosenblum M, Posner J. Paraneoplastic cerebellar degeneration. II. clinical and immunological findings in 21 patients with Hodgkin's disease. Neurology 1992; 42:1938–1943.
278. Hammans SR, Sweeney MG, Brockingham M, et al. The mitochondrial DNA Transfer RNALys A G(8344) mutation and the syndrome of myoclonic epi lepsy with ragged red fibres (MERRF). Brain 1993; 116:617–632.
279. Harders A, Kakarieka A, Braakman R. Traumatic subarachnoid hemorrhage and its treatment with nimodipine. German tSAH Study Group [see comments]. J Neurosurg 1996; 85:82–89.
280. Hardie RJ, Pullon HWH, Harding AE, Owen JS, Pires M, Daniels GL. Neuroacanthocytosis. A clinical, hematological and pathological study of 19 cases. Brain 1991; 114:13–49.
281. Harding AE, Sweeney MG, Miller DH, Mumford CJ, Kellar-Wood H, Menard D, et al. Occurence of a multiple sclerosis-like illness in women who have a Leber's hereditary optic neuropathy mitochondrial DNA mutation. Brain 1992; 115:979–989.
282. Harding AE. Friedreich's ataxia: a clinical and genetic study of 90 families with analysis of early diagnostic criteria and intrafamilial clustering of clinical features. Brain 1981; 104:589–620.
283. Harding AE. Idiopathic late onset cerebellar ataxia. A clinical and genetic study of 36 cases. J Neurol Sci 1981; 51:259–271.
284. Harding AE. Clinical features and classification of the late onset autosomal dominant cerebellar ataxias. A study of 11 families, including descendants of „The Drew Family of Walworth". Brain 1982; 105:1–28.
285. Harding AE. Classification of the hereditary ataxias and paraplegias. Lancet 1983; I:1151–1155.
286. Harding AE. The Hereditary Ataxias and Related Disorders. Edinburgh: Churchill.Livingstone, 1984.
287. Harenko A, Toivakka EI. Myoclonus epilepsy (Unverricht-Lundborg) in Finland. Acta Neurol Scand 1961; 37:282–296.
288. Harisdangkul V, Doorenbos D, Subramony SH. Lupus transverse myelopathy: better outcome with early recognition and aggressive high-dose intravenous corticosteroid pulse treatment. J Neurol 1995; 242:326–331.
289. Harper PS. The natural history of Huntington's disease. In: Harper PS, editor. Huntington's disease. London: Saunders, 1991:127
290. Harris CP, Townsend JJ, Baringer JR. Symptomatic hyponatraemia: can myelinolysis be prevented by treatment? J Neurol Neurosurg Psychiatry 1993; 56:626–632.
291. Harrison PB, Wong MJ, Belzberg A, Holden J. Hyperperfusion syndrome after carotid endarterectomy. CT changes. Neuroradiol 1991; 33:106–110.
292. Hart YM, Andermann F, Fish DR, Dubeau F, Robitaille Y, Rasmussen T, et al. Chronic encephalitis and epilepsy in adults and adolescents: a variant of Rasmussen's syndrome? Neurology 1997; 48:418–424.
293. Hasan D, Wijdicks EF, Vermeulen M. Hyponatremia is associated with cerebral ischemia in patients with aneurysmal subarachnoid hemorrhage. Ann Neurol 1990; 27:106–108.
294. Hasenbring M. Chronifizierung bandscheibenbedingter Schmerzen. Stuttgart – New York: Schattauer, 1992.
295. Hass WK, Easton JD, Adams HPJ, Phryse-Phillips W, Molony BA, Anderson S, et al. A randomized trial comparing ticlopidine hydrochloride with aspirin for the prevention of stroke in high-risk patients. Ticlopidine Aspirin Stroke Study Group. N Engl J Med 1989; 321:501–507.
296. Hassenbusch SJ, Stanton-Hicks M, Schoppa D, Walsh JG, Covington EC. Long-term results of peripheral nerve stimulation for reflex sympathetic dystrophy. J Neurosurg 1996; 84:415–423.
297. Hauf R. Physikalische Schäden. In: Hopf HC, Poeck K, Schliack H, editors. Neurologie in Praxis und Klinik. 2nd ed. Stuttgart – New York: Thieme, 1992:7.100–7.110.
298. Haupt WF, Schober O, Angstwurm H, Kunze K. Die Feststellung des Todes durch den irreversiblen Ausfall des gesamten Gehirns – („Hirntod"). Dtsch Ärztebl 1993; 90:2222–2225.
299. Hayden MR. Huntington's chorea. New York: Springer Verlag, 1981.
300. Hazuka MB, DeBiose DA, Henderson RH, Kinzie JJ. Survival results in adult patients treated for medulloblastoma. Cancer 1992; 690:2143–2148.
301. Heafield MTE, Gammage MD, Nightingale S, Williams AC. Idiopathic dysautonomia treated with intravenous gammaglobulin. Lancet 1996; 347:28–29.
302. Hegarty A, Portenoy RK. Pharmacotherapy of neuropathic pain. Semin Neurol 1994; 14:213–224.
303. Hegarty A, Portenoy RK. Pharmacotherapy of neuropathic pain. [Review] [196 refs]. Semin Neurol 1994; 14:213–224.
304. Heiskanen O. Risks of surgery for unruptured intracranial aneurysms. J Neurosurg 1986; 65:451–453.
305. Heiskanen O, Poranen A, Kuurne T, Valtonen S, Kaste M. Acute surgery for intracerebral haematomas caused by

rupture of an intracranial arterial aneurysm. Acta Neurochir (Wien) 1988; 90:81 – 83.
306. Helveston W, Cibula JE, Hurd R, Uthman BM, Wilder BJ. Abnormalities of antioxidant metabolism in a case of Friedreich's disease. Clin Neuropharmacol 1996; 19:271 – 275.
307. Hemachudha T, Phuapradit P. Rabies. [Review] [83 refs]. Curr Opin Neurol 1997; 10:260 – 267.
308. Henderson VW. The epidemiology of estrogen replacement therapy and Alzheimer's disease. [Review] [142 refs]. Neurology 1997; 48:S27 – 35.
309. Henley S, Pettit S, Todd Pokropek A, Tupper A. Who goes home? Predictive factors in stroke recovery. J Neurol Neurosurg Psychiatry 1985; 48:1 – 6.
310. Anonymous editor. Akute disseminierte Enzephalomyelitis (ADEM) – Indikation für Immunglobuline? 1997; P 062
311. Hess CW, Ludin HP. Langsame, komplexe Spontanaktivität im EMG. Z EEG-EMG 1986; 101 – 102.
312. Hess CW. Die mittels Kortexreizung motorisch evozierten Potentiale (MEP). In: Stöhr M, Dichgans J, Diener HC, Buettner UW, editors. Evozierte Potentiale. 2nd ed. Berlin Heidelberg : Springer-Verlag, 1989:589 – 624.
313. Hetzel A, Berger W, Schumacher M, Lucking CH. Dissection of the vertebral artery with cervical nerve root lesions. J Neurol 1996; 243:121 – 125.
314. Higgins JJ, Pho LT, Nee LE, Linkage analysis, Essential tremor, Human chromosome 2p. A Gene (ETM) for Essential Tremor maps to Chromosome 2p22-p25 [Review]. Mov Disord 1997; 12:859 – 864.
315. Hillel AD, Miller RM, Yorkston K, McDonald E, Norris FH, Konikow N. Amyotrophic lateral sclerosis severity scale. Neuroepidemiology 1989; 8:142 – 150.
316. Hinchey J, Chaves C, Appignani B, Breen J, Pao L, Wang A, et al. A reversible posterior leukoencephalopathy syndrome [see comments]. N Engl J Med 1996; 334:494 – 500.
317. Hitchcock E, Sato F. Treatment of malignant gliomata. J Neurosurg 1964; 21:497 – 505.
318. Hjorth RJ, Willison RG. The Electromyogram in Facial Myokymia and Hemifacial Spasm. J Neurol Sci 1973; 20:117 – 126.
319. Hochberg FH, Miller DC. Primary central nervous system lymphoma. J Neurosurg 1988; 68:835 – 853.
320. Hodges JR. Transient global amnesia: a clinical syndrome of diverse aetiology (editorial). Current Medical Literature – Neurology 1991; 7(4):99 – 106.
321. Hoehn MM, Yahr MD. Parkinsonism. Onset, progression and mortality. Neurology 1967; 17:427 – 442.
322. Hoffman HJ, Duffner PK. Extraneural metastases of central nervous system tumors. Cancer 1985; 56:1778 – 1782.
323. Hoffmann GS, Kerr GS, Leavitt RY, Hallahan CW, Lebovics RS, Travis WD, et al. Wegener Granulomatosis: an analysis of 158 patients. Ann Int Med 1992; 116:488 – 498.
324. Holt IJ, Harding AE, Cooper JL, et al. Mitochondrial myopathies: clinical and biochemical features of 30 patients with major deletions of muscle mitochondrial DNA. Neurology 1989; 26:699 – 708.
325. Hopf HC. Innervationsanomalien an Hand und Fuß. In: Hopf HC, Poeck K, Schliack K, editors. Neurologie in Klinik und Praxis. 3rd ed. Stuttgart: Thieme-Verlag, 1993:6.137 – 6.140.
326. Hopf HC. Topodiagnostic value of brain stem reflexes. Muscle Nerve 1994; 17:475 – 484.
327. Hopf HC. Hirnstammreflexe. In: Hopf HC, Dengler R, Röder R, editors. Elektromyographie-Atlas. Praktisches Vorgehen und sichere Befundbewertung. Stuttgart: Thieme-Verlag, 1996:146 – 177.

328. Hormigo A, Dalmau J, Rosenblum M, River M, Posner J. Immunological and pathological study of anti-Ri-associated encephalopathy. Ann Neurol 1994; 36:896 – 902.
329. Hubline C, Partinen M, Heinonen EH, Puukka P, Salmi T. Selegiline in the treatment of narcolepsy. Neurology 1994; 44:2095 – 2101.
330. Hudson AD, Ebers GC, Bulman DE. The skeletal muscle sodium and chloride channel diseases. Brain 1996; 118:547 – 563.
331. Hughes GRV. The antiphospholipid syndrome: ten years on. Lancet 1993; 342:341 – 344.
332. Hughes MN, Llamas KJ, Yelland ME, Tripcony LB. Pituitary adenomas: long term results for radiotherapy alone and post-operative radiotherapy. Int J Radiat Oncol Biol Phys 1993; 27:1035 – 1043.
333. Hunt WE, Hess RM. Surgical risk as related to time of intervention in the repair of intracranial aneurysms. J Neurosurg 1968; 28:14 – 20.
334. Hunter A, Tsilfidis C, Mettler G, Jacob P, Mahadevan M, Surh L, et al. The correlation of age of onset with CTG trinucleotide repeat amplification in myotonic dystrophy. J Med Genet 1992; 29:774 – 779.
335. Huntington's Disease Collaborative Research Group. A noval gene containing a trinucleotide repeat that is expanded and unstable on Huntington's disease chromosomes. Cell 1993; 72:971 – 983.
336. Hurd RW, Wilder BJ, Helveston WR, Uthman BM. Treatment of four siblings with progressive myoclonus epilepsy of the Unverricht-Lundborg type with N-acetylcysteine. Neurology 1996; 47:1264 – 1268.
337. Hutchinson M, O'Riordan J, Javed M, Quin E, Macerlaine D, Wilcox T, et al. Familial hemiplegic migraine and autosomal dominant arteriopathy with leukoencephalopathy (CADASIL). Ann Neurol 1995; 38:817 – 824.
338. Hutton JT, Koller WC, Ahlskog JE, Pahwa R, Hurtig HI, Stern MB, et al. Multicenter, placebo-controlled trial of cabergoline taken once daily in the treatment of Parkinson's disease. Neurology 1996; 46:1062 – 1065.
339. Ichinose H, Ohye T, Takahashi E, Seki N, Hori T, Segawa M, et al. Hereditary progressive dystonia with marked diurnal fluctuation caused by mutations in the GTP cyclohydrolase I gene. Nature Genet 1994; 8:236 – 242.
340. Ingram DA, Thompson AJS, M. Central motor conduction in multiple sclerosis: Evaluation of abnormalities revealed by transcutaneous magnetic stimulation of the brain. J Neurol Neurosurg Psychiatry 1988; 51:487 – 494.
341. International Headache Society. Classification and diagnostic criteria for headache disorders, cranial neuralgias and facial pain. Headache Classification Committee of the International Headache Society. Cephalgia Supp 1988; 7:1 – 96.
342. International League against Epilepsy. Proposal for Revised Clinical and Electroencephalographic Classification of Epileptic Seizures. Epilepsia 1981; 22:489 – 501.
343. International League against Epilepsy. Proposal for Revised Classification of Epilepsies and Epileptic Syndromes. Epilepsia 1989; 30:389 – 399.
344. Jackisch R, Kruchen A, Sauermann W, Hertting G, Feuerstein TJ. The antiparkinsonian drugs budipine and biperiden are use-dependent (uncompetitive) NMDA receptor antagonists. Eur J Pharmacol 1994; 264:207 – 211.
345. Jackson RP. The facet syndrome. Myth or reality? Clin Orthop Rel Res 1992; 279:110 – 121.
346. Jacobs K, Moulin T, Bogousslavsky J, Woimant F, Dehaene I, Tatu L, et al. The stroke syndrome of cortical vein thrombosis. Neurology 1996; 47:376 – 382.

347. Jacobs LD, Cookfair DL, Rudick RA, Herndon RM, Richert JR, Salazar, et al. Intramuscular interferon beta-1a for disease progression in relapsing multiple sclerosis. The Multiple Sclerosis Collaborative Research Group (MSCRG) [see comments]. Ann Neurol 1996; 39:285–294.
348. Jacobson D, Thirkill C, Tipping S. A clinical triad to diagnose paraneoplastic retinopathy. Ann Neurol 1990; 28:162–167.
349. Jaeger H, Maier Ch. Calcitonin in phantom limb pain: a double-blind study. Pain 1992; 48:21–27.
350. Jane JA, Kassell NF, Torner JC, Winn HR. The natural history of aneurysms and arteriovenous malformations. J Neurosurg 1985; 62:321–323.
351. Jankovic J, Fahn S. Dystonic Disorders. In: Jankovic J, Tolosa E, editors. Parkinsons Disease and Movement Disorders. 2nd ed. Baltimore: William Wilkins, 1993:337–374.
352. Jankovic J, Kirkpatrick JB, Blomquist KA, Langlais PJ, Bird ED. Late-onset Hallervorden-Spatz disease presenting as familial parkinsonism. Neurology 1985; 35:227–234.
353. Jankovic J, Leder S, Warner D, Schwartz K. Cervical dystonia: clinical findings and associated movement disorders. Neurology 1991; 41:1088–1091.
354. Jankovic J, Schwartz K. Botulinum toxin injections for cervical dystonia. Neurology 1990; 40:277–280.
355. Jaspert A, Claus D, Grehl H, Kerling F, Neundorfer B. [Value of proximal conduction block study in diagnosis of inflammatory neuropathies]. [German]. Nervenarzt 1995; 66:445–454.
356. Jen J, Cohen AH, Yue Q, Stout JT, Vinters HV, Nelson S, et al. Hereditary Endotheliopathy with Retinopathy, Nephropathy, and Stroke (HERNS). Neurology 1997; 49:1322–1330.
357. Jendroske K, Rossor MN, Mathias CJ, Daniel SE. Morphological overlap between corticobasal degeneration and Pick's Disease: A clinicopathological report. Mov Disord 1995; 10:111–114.
358. Jennett B, Bond M. Assessment of outcome after severe brain damage. Lancet 1975; 480–484.
359. Jensen R, Olsen TS, Winther BB. Severe non-occlusive ischemic stroke in young heroin addicts. Acta Neurol Scand 1990; 81:354–357.
360. Joanette Y, Goulet P, Hannequin D. Right Hemisphere and Verbal Communication. New York, Berlin, Heidelberg: Springer, 1990.
361. Johansson BB. Hypertensive Encephalopathy. In: Welch KMA, Caplan LR, Reis DJ, Sieskö BK, Weir B, editors. Primer on Cerebrovascular Diseases. San Diego: Academic Press, 1997:367–370.
362. Johnson KP, Brooks BR, Cohen JA, Ford CC, Goldstein J, Lisak RP, et al. Copolymer 1 reduces relapse rate and improves disability in relapsing-remitting multiple sclerosis: results of a phase III multicenter, double-blind placebo-controlled trial. The Copolymer 1 Multiple Sclerosis Study Group [see comments]. Neurology 1995; 45:1268–1276.
363. Johnson KP, Brooks BR, Cohen JA, Ford CC, Goldstein J, Lisak RP, et al. Extended use of glatiramer acetate (Copaxone) is well tolerated and maintains its clinical effect on multiple sclerosis relapse rate and degree of disability. Copolymer 1 Multiple Sclerosis Study Group. Neurology 1998; 50:701–708.
364. Johnsson KE, Rosen I, Uden A. The natural course of lumbar spinal stenosis. Clin Orthop Rel Res 1992; 279:82–86.
365. Juvela S, Heiskanen O, Poranen A, Valtonen S, Kuurne T, Kaste M, et al. The treatment of spontaneous intracerebral hemorrhage: a prospective randomized trial of surgical and conservative treatment. J Neurosurg 1989; 70:755–758.
366. Juvela S, Porras M, Heiskanen O. Natural history of unruptured intracranial aneurysms: a long-term follow-up study. J Neurosurg 1993; 79:174–182.
367. Kaiser R. Neuroborreliosis. J Neurol 1998; In press.
368. Kakarieka A. Review on traumatic subarachnoid hemorrhage. [Review] [47 refs]. Neurol Res 1997; 19:230–232.
369. Kapfhammer HP, Mayer C, Hock U, Huppert D, Dieterich M, Brandt T. Course of illness in phobic postural vertigo. Acta Neurol Scand 1997; 95:-28.
370. Kaplan JG, DeSouza TG, Farkash A, Shafran B, Pack D, Rehman F, et al. Leptomeningeal metastases. Comparison of clinical features and laboratory data of solid tumors, lymphomas and leukemias. J Neurooncol 1990; 9:225–229.
371. Kapur N. Memory disorders in clinical practice. London: Butterworth, 1988.
372. Karlsborg M, Smed A, Jespersen H, Stephensen S, Cortsen M, Jennum P, et al. A prospective study of 39 patients with whiplash injury. Acta Neurol Scand 1997; 95:65–72.
373. Karnes WE. Diseases of the seventh cranial nerve. In: Dyck PJ, Thomas PK, Lambert EH, Bunge R, editors. Peripheral Neuropathy. 2nd ed. Philadelphia: Saunders, 1984:818–836.
374. Karnofsky DA, Abelmann WH, Craver LF, Burchenal JM. The use of the nitrogen mustards in the palliative treatment of carcinoma: with particular reference to bronchogenic carcinoma. Cancer 1948; 1:634–656.
375. Kaschka WP. Intoxikationen. Nervenheilk 1988; 7:311–317.
376. Kassell NF, Torner J, C., Haley EC, Jane JA, Adams HP, Kongable GL. The international cooperative study on the timing of aneurysm surgery. Part 1: Overall management results. J Neurosurg 1990; 73:18–36.
377. Kassell NF, Torner JC. Aneurysmal rebleeding: a preliminary report from the Cooperative Aneurysm Study. Neurosurgery 1983; 13:479–481.
378. Katz D. Role of invasive procedures in chronic pain management. Semin Neurol 1994; 14:225–236.
379. Kay R, Wong KS, Yu YL, Chan YW, Tsoi TH, Ahuja AT, et al. Low-molecular-weight heparin for the treatment of acute ischemic stroke [see comments]. N Engl J Med 1995; 333:1588–1593.
380. Keidel M. Der posttraumatische Verlauf nach zervikozephaler Beschleunigungsverletzung. Klinische, neurophysiologische und neuropsychologische Aspekte. In: Kügelgen B, editor. Distorsion der Halswirbelsäule. Berlin – Heidelberg: Springer, 1995:73–113.
381. Keidel M, Neu IS, Langohr HD, Göbel H. Therapie des posttraumatischen Kopfschmerzes nach Schädel-Hirn-Trauma und HWS-Distorsion. Empfehlungen der Deutschen Migräne- und Kopfschmerzgesellschaft. Nervenheilk 1998; 17:36–47.
382. Kelly PJ, Daumas Duport C, Kispert DB, Kall BA, Scheithauer BW, Illig JJ. Imaging based stereotactic biopsies in untreated intracranial glial neoplasms. J Neurosurg 1987; 66:865–874.
383. Kelly PJ, Hunt C. The limited value of cytoreductive surgery in elderly patients with malignant gliomas. Neurosurgery 1994; 34:62–67.
384. Kennedy WR, Alter M, Sung JH. Progressive proximal spinal and bulbarmuscular atrophy of late onset: a sex-linked recessive trait. Neurology 1968; 18:671–680.
385. Kesselring J, Miller D, Robb S, Kendall B, Mosley I, Kingsley D, et al. Acute disseminated encephalomyelitis. MRI findings and the distinction from multiple sclerosis. Brain 1990; 113:291–302.

386. Khamashta MA, Cuadrado MJ, Mujic F, Taub NA, Hunt BJ, Hughes GR. The management of thrombosis in the antiphospholipid-antibody syndrome [see comments]. N Engl J Med 1995; 332:993–997.
387. Kim L, Hochberg FH, Thornton AF, Harsh GR, 4th, Patel H, Finkelstein, et al. Procarbazine, lomustine, and vincristine (PCV) chemotherapy for grade III and grade IV oligoastrocytomas. J Neurosurg 1996; 85:602–607.
388. Kim RY, Spencer SA, Meredith RF, Weppelmann B, Lee JY, Smith JW, et al. Extradural spinal cord compression: analysis of factors determinig functional prognosis. Prospective study. Radiology 1990; 176:279–282.
389. Kimura J. Electrodiagnosis in diseases of nerve and muscle: principles and practice. Philadelphia: F. A. Davis Company, 1989.
390. Kiriyanthan G, Krauss JK, Glocker FX, Scheremet R. Facial myokymia due to acoustic neurinoma. Surg Neurol 1994; 41:498–501.
391. Kistler JP, Singer DE, Millenson MM, Bauer KA, Gress DR, Barzegar S, et al. Effect of low-intensity warfarin anticoagulation on level of activity of the hemostatic system in patients with atrial fibrillation. BAATAF Investigators. Stroke 1993; 24:1360–1365.
392. Kitada T, Asakawa S, Hattori N, Matsumine H, Yamamura Y, Minoshima S, et al. Mutations in the parkin gene cause autosomal recessive juvenile Parkinsonism. Nature 1998; 392:605–608.
393. Kleihues P, Burger PC, Scheithauer PW. The new WHO Classification of brain tumors. Brain Pathol 1993; 3:255–268.
394. Kleiser B, Widder B. Course of carotid artery occlusions with impaired cerebrovascular reactivity. Stroke 1992; 23:171–174.
395. Klockgether T, Bürk K, Auburger G, Dichgans J. Klassifikation und Diagnostik der degenerativen Ataxien. Nervenarzt 1995; 66:571–581.
396. Klockgether T, Doller G, Wullner U, Petersen D, Dichgans J. Cerebellar encephalitis in adults. J Neurol 1993; 240:17–20.
397. Klockgether T, Jacobsen P, Loschmann PA, Turski L. The antiparkinsonian agent budipine is an N-methyl-D-aspartate antagonist. J Neural Transm Park Dis Dement Sect 1993; 5:101–106.
398. Klockgether T, Schroth G, Diener HC, Dichgans J. Idiopathic cerebellar ataxia of late onset: natural history and MRI morphology. J Neurol Neurosurg Psychiatry 1990; 53:297–305.
399. Koller WC, Busenbark K, Miner K, E. T. S. Group. The relationship of essential tremor to other movement disorders: Report on 600 patients. Ann Neurol 1994; 35:717–723.
400. Kondziolka D, Lunsford LD, Coffey RJ, Flickinger JC. stereotactic radiosurgery of meningiomas. J Neurosurg 1991; 74:552–559.
401. Kondziolka D, Lunsford LD, Kestle JR. The natural history of cerebral cavernous malformations. J Neurosurg 1995; 83:820–824.
402. Kopelman MD. The Korsakoff syndrome. Br J Psychiat 1995; 166:154–173.
403. Kormanicky LT, Phillips TL, Martz K, Asbell S, Isaacson S, Urtasun R. A randomized phase III protocol for the evaluation of misonidazole combined with radiation in the treatment of patients with brain metastases (RTGO-7961). Int J Radiat Oncol Biol Phys 1991; 20:53–58.
404. Kornblith PL, Walker MD. Chemotherapy for malignant gliomas. J Neurosurg 1988; 68:1–17.
405. Koskiniemi M, Donner M, Majurri H, Norio R. Progressive myoclonus epilepsy: a clinical and histopathological study. Acta Neurol Scand 1974; 50:307–332.
406. Kothbauer-Margreiter I, Sturzenegger M, Komor J, Baumgartner R, Hess CW. Encephalopathy associated with Hashimoto thyreoiditis: diagnosis and treatment. J Neurol 1996; 243:585–593.
407. Kovalic JJ, Flaris N, Grigsby PW, Pirkowski M, Simpson JR, Roth KA. Intracranial ependymoma long term outcome, patterns of failure. J Neurooonc 1993; 15:125–131.
408. Köhler W, Bucka C, Sokolowski P, Blattner R, Hertel G. Azathioprin und andere Immunsuppressiva bei Myasthenia gravis. Akt Neurol 1998; 25:S48-S51.
409. Kömpf D. Immunsuppressiva. Risiken und Nebenwirkungen immunsuppressiver Therapie in der Neurologie. Nervenheilk 1992; 11:68–73.
410. Kramer PL, de Leon D, Ozelius L, Risch N, Bressmann SB, Brin MF, et al. Dystonia gene in Ashkenazi Jewish population is located on chromosome 9q32–34. Ann Neurol 1990; 27:114–120.
411. Kramis RC, Roberts WJ, Gillette RG. Post-sympathectomy neuralgia: hypotheses on peripheral and central neuronal mechanisms. Pain 1996; 64:1–9.
412. Krauseneck P. Meningeosis neoplastica. In: Huhn D, Herrmann R, editors. Medikamentöse Therapie maligner Erkrankungen. Stuttgart – New York: Fischer, 1990:373
413. Krendel DA, Costigan DA, Hopkins LC. Successful treatment of neuropathies in patients with diabetes mellitus. Arch Neurol 1995; 52:1053–1061.
414. Kreth FW, Faist M, Warnke PC, Roßner R, Volk B, Ostertag CB. Interstitial radiosurgery of low-grade gliomas. J Neurosurg 1995; 82:418–429.
415. Krouwer HGJ, Davis RL, Silver P, Prados M. Gemistocytic astrocytomas: a reappraisal. J Neurosurg 1991; 74:399–406.
416. Krupp LB, Coyle PK, Doscher C, Miller A, Cross AH, Jandorf L, et al. Fatigue therapy in multiple sclerosis: results of a double-blind, randomized, parallel trial of amantadine, pemoline, and placebo. Neurology 1995; 45:1956–1961.
417. Krüger H, Reuss K, Pulz M, Rohrbach E, Pflughaupt K, Martin R. Meningoradiculitis and encephalomyelitis due to Borrelia burgdorferi: a follow-up study of 72 patients over 27 years. J Neurol 1989; 236:322–328.
418. Kumagai Y, Shimoji K, Honma T, Uchiyama S, Ishijima B, Hokari T, et al. Problems related to dorsal root entry zone lesions. Acta Neurochir (Wien) 1992; 115:71–78.
419. Kumar K, Nath R, Wyant GM. Treatment of chronic pain by epidural spinal cord stimulation: a 10-year experience. J Neurosurg 1991; 75:402–407.
420. Kumar K, Nath RK, Toth C. Spinal cord stimulation is effective in the management of reflex sympathetic dystrophy. Neurosurgery 1997; 40:503–8; discussion 508–9.
421. Kurlan R. Handbook of Tourette's Syndrome and Related Tic and Behavioral Disorders. New York: Marcel Dekker, 1993.
422. Kurtzke JF. Rating neurologic impairment in multiple sclerosis: an expanded disability status scale (EDSS). Neurology 1983; 33:1444–1452.
423. La Spada AR, Wilson EM, Lubahn DB, Harding AE, Fischbeck KH. Androgen receptor gene mutations in X-linked spinal and bulbar muscular atrophy. Nature 1991; 352:77–79.
424. Lacomblez L, Bensimon G, Leigh PN, Guillet P, Powe L, Durrleman S, et al. A confirmatory dose-ranging study of riluzole in ALS. ALS/Riluzole Study Group-II. Neurology 1996; 47:S242–50.
425. Ladd AL, DeHaven KE, Thanik J, Patt RB, Feuerstein M. Reflex sympathetic imbalance. Response to epidural blockade. Am J Sports Med 1989; 17:660–7; discussion 667–8.

426. Lafora GR, Glueck B. Beitrag zur Histopathologie der myoklonischen Epilepsie. Z Ges Neurol Psychiat 1911; 6:1–14.
427. Laitinen LV, Bergenheim AT, Hariz MI. Leksell's posteroventral pallidotomy in the treatment of Parkinson's disease. J Neurosurg 1992; 76:53–61.
428. Lalioti MD, Scott HS, Buresi C, Rossier C, Bottani A, Morris MA, et al. Dodecamer repeat expansion in cystatin B gene in progressive myoclonus epilepsy [see comments]. Nature 1997; 386:847–851.
429. Lalouschek W, Schnider P, Aull S, Uhl F, Zeiler K, Deecke L, et al. [Cocaine abuse–with special reference to cerebrovascular complications]. [Review] [German]. Wien Klin Wschr 1995; 107:516–521.
430. Lamberts SWJ, de Herder WW, Kwekkeboom DJ, Lely AJ, Nobels FRE, Krenning EP. Current tools in the diagnosis of pituitary tumors. Acta Endocrinol 1993; 129:6–12.
431. Lance JW, Adams RJ. The syndrome of intention or action myoclonus as a sequel to hypoxic encephalopathy. Brain 1963; 86:111–136.
432. Landolt AM, Schubiger O, Maurer R, Girard J. The value of inferior petrosal sampling in diagnosis and treatment of Cushing's disease. Clin Endocrinol 1994; 40:485–492.
433. Lang AE, Bergeron C, Pollanen MS, Ashby P. Parietal Pick's Disease mimicking cortico-basal ganglionic degeneration. Neurology 1994; 44:1436–1440.
434. Lantos PL, Papp MI. Cellular pathology of multiple system atrophy: a review. J Neurol Neurosurg Psychiatry 1994; 57:129–133.
435. Lapresle J. [Roussy-Levy hereditary areflexic dysstasia. Its historical relation to Friedreich's disease, Charcot-Marie-Tooth atrophy and Dejerine-Sottas hypertrophic neuritis; the present status of the original family; the nosologic role of this entity]. [French]. Rev Neurol (Paris) 1982; 138:967–978.
436. Larsen SA, Steiner BM, Rudolph AH. Laboratory diagnosis and interpretation of tests for syphilis. Clin Microbiol Reviews 1995; 8:1–21.
437. Lasjaunias P, Chiu M, ter Brugge K, Tolia A, Hurth M, Bernstein M. Neurological manifestations of intracranial dural arteriovenous malformations. J Neurosurg 1986; 64:724–730.
438. Laws ER, Taylor WF, Clifton MB, Okizaki H. Neurosurgical management of low-grade astrocytoma of the cerebral hemispheres. J Neurosurg 1984; 61:665–673.
439. Lees AJ. Comparison of therapeutic effects and mortality data of levodopa and levodopa combined with selegiline in patients with early, mild Parkinson's disease. Parkinson's Disease Research Group of the United Kingdom [see comments]. BMJ 1995; 311:1602–1607.
440. Lefebvre S, Burglen L, Reboullet S, Clermont O, Burlet P, Viollet L, et al. Identification and characterization of a spinal muscular atrophy-determining gene. Cell 1995; 80:155–165.
441. Lefkowitz IB, Packer RJ, Ryan SG, Shah N, Alavi J, Rorke LB, et al. Late recurrence of primitive neuroectodermal tumor/medulloblastoma. Cancer 1988; 62:412–417.
442. Leger JM. Multifocal motor neuropathy and chronic inflammatory demyelinating polyradiculoneuropathy. [Review]. Curr Opin Neurol 1995; 8:359–363.
443. Lehesjoki AE, Koskiniemi M, Pandolfo M. Linkage studies in progressive myoclonus epilepsy: Unverricht-Lundborg and Lafora disease. Neurology 1992; 42:1545–1550.
444. Leibel SA, Sheline GE. Radiation therapy for neoplasms of the brain. J Neurosurg 1987; 66:1–22.
445. Leibel SA, Sheline GE. Radiation injury to the nervous system. In: Gutin PH, Leibel SA, Sheline GE, editors. Tolerance of the brain and spinal cord to conventional irradiation. New York: Raven press, 1991:239–256
446. Leigh D. Subacute necrotizing encephalomyelopathy in an infant. J Neurol Neurosurg Psychiatry 1951; 14:216–221.
447. Leksell LG. Stereotactic radiosurgery: Present status and future trends. Berlin: Springer, 1987.
448. Lera G, Vaamonde J, Rodriguez M, Obeso JA. Cabergoline in Parkinson's disease: long-term follow-up [see comments]. Neurology 1993; 43:2587–2590.
449. Leube B, Hendgen T, Kessler KR, Knapp M, Benecke R, Auburger G. Sporadic focal dystonia in northwest Germany: molecular basis on chromosome 18p. Ann Neurol 1997; 42:111–114.
450. Levin HS, Eisenberg HM. Frontal lobe function and dysfunction. New York, Oxford: Oxford University Press, 1991.
451. Levin VA, Gutin PH, Leibel S. Neoplasms of the central nervous system. In: DeVita VT, Hellmann S, Rosenberg SA, editors. Cancer: Principles and practice of oncology. Washington – Philadelphia: Lippincott, 1993:710–712.
452. Levin VA, Silver P, Hannigan J, Wara WM, Gutin PH, Davis RL, et al. Superiority of post-radiotherapy adjuvant chemotherapy with CCNU, procarbazine and vincristine (PCV) over BCNU for anaplastic gliomas: NCOG 6G61 final report. Int J Radiat Oncol Biol Phys 1990; 18:321–324.
453. Levy DE, Bates D, Caronna JJ, Cartlidge NE, Knill-Jones RP, Lapinski RH, et al. Prognosis in nontraumatic coma. Ann Int Med 1981; 94:293–301.
454. Levy-Lahad E, Bird TD. Genetic factors in Alzheimer's disease: a review of recent advances. [Review] [146 refs]. Ann Neurol 1996; 40:829–840.
455. Lewrenz H, Friedel B. Krankheit und Verkehrsmedizin. Gutachten des gemeinsamen Beirates für Verkehrsmedizin, 1979.
456. Lewrenz H, Friedel B. Krankheit und Kraftverkehr. Begutachtungs-Leitlinien des Gemeinsamen Beirats für Verkehrsmedizin. Bonn: 1996.
457. Liang RHS, Woo EKW, Yu Y, Todd D, Chan T, Faith CSH, et al. Central nervous system involvement in non-Hodgkin's lymphoma. Eur J Cancer Clin Oncol 1989; 25:703–710.
458. Limousin P, Pollak P, Benazzouz A, et al. Effect on parkinsonian signs and symptoms of bilateral subthalamic nucleus stimulation. Lancet 1995; 345:91–95.
459. Limousin P, Pollak P, Benazzouz A, Hoffmann D, Broussolle E, Perret, et al. Bilateral subthalamic nucleus stimulation for severe Parkinson's disease. Mov Disord 1995; 10:672–674.
460. Linden D, Weng Y, Glocker FX, Kretzschmar A, Diehl RR, Berlit P. Sympathetic skin responses evoked by magnetic stimulation of the neck: normative data. Muscle Nerve 1996; 19:1487–1489.
461. Ling SM, Roach M, Larson M, Wara WM. Radiotherapy of primary central nervous system lymphoma in patients with and without human immunodeficiency virus. Ten years of treatment experience at the university of California San Francisco. Cancer 1994; 73:2570–2582.
462. Linn FH, Rinkel GJ, Algra A, van Gijn J. Incidence of subarachnoid hemorrhage: role of region, year, and rate of computed tomography: a meta-analysis. Stroke 1996; 27:625–629.
463. Lippa CF, Smith TW, Sweary JM. Alzheimer's disease and Lewy Body disease: A comparative clinicopathological study. Ann Neurol 1994; 35:81–88.
464. Lipton SA. Neuropathogenesis of acquired immunodeficiency syndrome dementia. [Review] [74 refs]. Curr Opin Neurol 1997; 10:247–253.

465. Lishner M, Perrin RG, Feld R, Messner HA, Tuffnell PC, Elhakim T, et al. Complications associated with Ommaya reservoirs in patients with cancer. Arch Int Med 1990; 150:173–176.
466. Little JR, Dale AJD, Okazaki H. Meningeal carcinomatosis: clinical manifestations. Arch Neurol 1974; 30:38–143.
467. Livneh A, Zemer D, Langevitz P, Shemer J, Sohar E, Pras M. Colchicine in the treatment of AA and AL amyloidosis. Semin Arthritis Rheum 1993; 23:206–214.
468. Loeffler JS, Kooy HM, Wen PY, Fine HF, Cheng C, Mannarino ER, et al. The treatment of recurrent brain metastases with stereotactic radiosurgery. J Clin Oncol 1990; 8:576–582.
469. Loeser JD. Dorsal rhizotomy for the relief of chronic pain. J Neurosurg 1972; 36:745–754.
470. Lora J, Long D. So-called facet denervation in the management of intractable back pain. Spine 1976; 1:121–126.
471. Lord SM, Barnsley L, Wallis BJ, McDonald GJ, Bogduk N. Percutaneous radio-frequency neurotomy for chronic cervical zygapophyseal-joint pain [see comments]. N Engl J Med 1996; 335:1721–1726.
472. Louis ED, Lynch T, Kaufmann P, Fahn S, Odel J. Diagnostic guidelines in central nervous system Whipple's disease [see comments]. Ann Neurol 1996; 40:561–568.
473. Louis R. Les théories de l'instabilité. Rev Chir Orthop 1977; 63:423–426.
474. Low PA, Opfer-Gehrking TL, Textor SC, Benarroch EE, Shen WK, Schondorf R, et al. Postural tachycardia syndrome (POTS). [Review] [48 refs]. Neurology 1995; 45:S19–25.
475. Lowenthal A, Bruyn GW. Calcification of the striatopallidodentate system. In: Vinken PJ, Bruyn GW, editors. Handbook of Clinical Neurology. 6th ed. New York: Wiley, 1968:703–725.
476. Lublin FD, Reingold SC. Defining the clinical course of multiple sclerosis: results of an international survey. National Multiple Sclerosis Society (USA) Advisory Committee on Clinical Trials of New Agents in Multiple Sclerosis. Neurology 1996; 46:907–911.
477. Ludin HP. Praktische Elektromyographie. Stuttgart: Ferdinand Enke Verlag, 1993.
478. Lunardi G, Leandri M, Albano C, Cultrera S, Fracassi M, Rubino V, et al. Clinical effectiveness of lamotrigine and plasma levels in essential and symptomatic trigeminal neuralgia. Neurology 1997; 48:1714–1717.
479. Lunsford LD, Bissonette DJ, Jannetta PJ, Sheptak PE, Zorub DS. Anterior surgery for cervical disc disease. Part 1: Treatment of lateral cervical disc herniation in 253 cases. J Neurosurg 1980; 53:1–11.
480. Lunsford LD, Kondziolka D, Flickinger JC. Stereotactic radiosurgery for benign intracranial tumors. Clin Neurosurg 1993; 40:475–497.
481. Lunsford LDC. Contemporary management of meningiomas: radiation therapy as an adjuvant and radiosurgery as an alternative to surgical removal? J Neurosurg 1994; 80:187–190.
482. Luque A, Furneaux H, Ferziger R, Rosenblum M, Wray S, Schold C, et al. Anti-Ri: an antibody associated with paraneoplastic opsoclonus and breast cancer. Ann Neurol 1991; 29:241–251.
483. Lücking CH. Zerebrale Komplikationen bei Polytraumatisierung. Intensivbehandlung 1976; 1:26–35.
484. Lücking CH. Clinical pathophysiology of the apallic syndrome. In: Dalle Ore G, Gerstenbrand F, Lücking CH, Peters G, Peters UH, editors. Apallic syndrome. Berlin,Heidelberg,New York: Springer-Verlag, 1977:129–132.
485. Lücking CH. Kritische Wertung der operativen Parkinson-Therapie. In: Schimrigk K, Haaß A, editors. Zentrale Bewegungsstörungen. Erlangen: Perimed-Verlag, 1985:136–140.
486. Lücking CH, Oestreich W, Schmidt R, Soyka D. Flunarizine vs. propanolol in the prophylaxis of migraine: two double-blind comparative studies in more than 400 patients. Cephalgia 1988; 8:21–26.
487. Lüdecke DK, Hammer K, Heinrichs M. Comparison of recurrences in Cushing's disease and acromegaly. J Endocrinol Invest 1991; 14:26
488. Lütschg J, Jerusalem F, Ludin HP, Vassella F, Mumenthaler M. The syndrome of „continuous muscle fiber activity". Arch Neurol 1978; 35:198–205.
489. Lycklama à Nijeholt J, Troost J. Critical illness polyneuropathy. In: Vinken PJ, Bruyn GW, Mathews WB, editors. Handbook of Clinical Neurology. 7th ed. Amsterdam: Elsevier Science Publishers, 1987:575–585.
490. MacDonald DR, Cascino TL, Schold SC, Jr., Cairncross JG. Response criteria for phase II studies of supratentorial malignant glioma. J Clin Oncol 1990; 8:1277–1280.
491. MacDonald DR, O'Brien RA, Gilbert JJ, Cairncross GJ. Metastatic anaplastic oligodendroglioma. Neurology 1989; 1593–1596.
492. Mahaley MS, Mettlin C, Natarayan N, Laws ER, Peace BB. National survey of patterns of care for brain-tumors patients. J Neurosurg 1989; 71:826–836.
493. Mahoney FI, Bartel DW. Md Med J 1965; 14:16–65.
494. Maier C. Ganglionäre lokale Opioidanalgesie (GLOA). Ein neues Therapieverfahren bei persistierenden neuropathischen Schmerzen. 1996; Stuttgart: Georg Thieme Verlag.
495. Malmivaara A, Hakkinen U, Aro T, Heinrichs ML, Koskenniemi L, Kuosma, et al. The treatment of acute low back pain–bed rest, exercises, or ordinary activity? [see comments]. N Engl J Med 1995; 332:351–355.
496. Mamoli B. Zur Prognosestellung peripherer Fazialisparesen unter besonderer Berücksichtigung der Elektroneurographie. Wien Klin Wschr 1976; Suppl. 53:1–28.
497. Mandler RN, Davis LE, Jeffery DR, Kornfeld M. Devic's neuromyelitis optica: a clinicopathological study of 8 patients. Ann Neurol 1993; 34:162–168.
498. Mann RAM, Bisset WIK. Anaesthesia for lower limb amputation: a comparison of spinal analgesia and general anaesthesia in the elderly. Anaesthesia 1983; 38:1185–1191.
499. Manyam BV, Bhatt MH, Moore WD, Devleschoward AB, Anderson DR, Calne DB. Bilateral striatopallidodentate calcinosis: Cerebrospinal fluid, imaging, and electrophysiological studies. Ann Neurol 1992; 31:379–384.
500. Maranzano E, Latini P, Checcaglini F, Ricci S, Panizza BM, Aristei C, et al. Radiation therapy in metastatic spinal cord compression. Cancer 1991; 67:1311–1317.
501. Marcus RB, Million RR. The incidence of myelitis after irradiation of the cervical spinal cord. Int J Radiat Oncol Biol Phys 1990; 19:3–8.
502. Marion DW, Penrod LE, Kelsey SF, Obrist WD, Kochanek PM, Palmer AM, et al. Treatment of Traumatic Brain Injury with Moderate Hypothermia. New Engl J Med 1997; 336:540–546.
503. Maris T, Androulidakis EJ, Tzagournissakis M, Papavassiliou S, Moser, H, et al. X-linked adrenoleukodystrophy presenting as neurologically pure familial spastic paraparesis. Neurology 1995; 45:1101–1104.
504. Markham A, Benfield P. Pergolide – A Review of its Pharmacology and Therapeutic Use in Parkinsons Disease. Cns Drugs 1997; 7:328–340.
505. Markowitsch HJ. Neuropsychologie des Gedächtnisses. Göttingen: Hogrefe, 1992.

506. Marks LB. Conventional fractionated radiation therapy vs radiosurgery for selected benign intracranial lesions (arteriovenous malformations, pituitary adenomas, and acoustic neuromas). J Neuroonc 1993; 17:223–230.
507. Marsden CD, Harrison MJG. Idiopathic torsion dystonia: a review of 42 patients. Brain 1974; 97:793–810.
508. Mastrosimone F, Iaccarino C, de Caterina G. Efficacy and tolerance of cyclandelate versus pizotifen in the prophylaxis of migraine. J Med 1992; 23:1–16.
509. Masuhr KF. Neurologie. Stuttgart: Hippokrates, 1989.
510. Matsumoto J, Hallett M. Startle Syndromes. In: Marsden CD, Fahn S, editors. Movement Disorders. London: Butterworth, 1994:418–433.
511. Matsumura K, Tome FM, Collin H, Azibi K, Chaouch M, Kaplan JC, et al. Deficiency of the 50K dystrophin-associated glycoprotein in severe childhood autosomal recessive muscular dystrophy. Nature 1992; 359:320–322.
512. McCance DR, Gordon DS, Fannin TF, Hadden DR, Kennedy L, Sheridan B, et al. Assessment of endocrine function after transsphenoidal surgery for Cushing's disease. Clin Endocrinol 1993; 38:79–86.
513. McEvoy KM, Windebank AJ, Daube JR, Low PA. 3,4-Diaminopyridine in the treatment of Lambert-Eaton myasthenic syndrome [see comments]. N Engl J Med 1989; 321:1567–1571.
514. McGeer PL, Schulzer M, McGeer EG. Arthritis and anti-inflammatory agents as possible protective factors for Alzheimer's disease: a review of 17 epidemiologic studies [see comments]. Neurology 1996; 47:425–432.
515. McIntyre PB, Berkey CS, King SM, Schaad UB, Kilpi T, Kanra GY, et al. Dexamethasone as adjunctive therapy in bacterial meningitis. A meta-analysis of randomized clinical trials since 1988. JAMA 1997; 278:925–931.
516. McLeod JG. Investigation of peripheral neuropathy. J Neurol Neurosurg Psychiatry 1995; 274–283.
517. McQuay HJ, Tramer M, Nye BA, Carroll D, Wiffen PJ, Moore RA. A systematic review of antidepressants in neuropathic pain. Pain 1996; 68:217–227.
518. Meckling S, Dold O, Forsyth PA, Brasher P, Hagen NA. Malignant supratentorial glioma in the elderly: is radiotherapy useful? Neurology 1996; 47:901–905.
519. Medical Research Council. Aids to the examination of the peripheral nervous system. 1976; 45, London: Her Majestys Stationary Office.
520. Mega MS, Masterman DL, Benson DF, Vinters HV, Tomiyasu U, Craig AH, et al. Dementia with Lewy bodies: reliability and validity of clinical and pathologic criteria. Neurology 1996; 47:1403–1409.
521. Mehta MP, Rozental JM, Levin AB, Mackie TR, Kubsad SS, Gehring MA, et al. Defining the role of radiosurgery in the management of brain metastases. Int J Radiat Oncol Biol Phys 1992; 24:619–625.
522. Meinck HM, Ricker K, Hülser PJ, Solimena M. Stiff-man syndrome: neurophysiological findings in eight patients. J Neurol 1995; 242:134–142.
523. Mellick GA, Mellick LB. Reflex sympathetic dystrophy treated with gabapentin. Arch Phys Med Rehabil 1997; 78:98–105.
524. Melzack R, Loeser JD. Phantom body pain in paraplegics: evidence for a central „pattern generating mechanism" for pain. Pain 1978; 4:195–210.
525. Mendelow AD. Spontaneous intracerebral hemorrhage [editorial]. J Neurol Neurosurg Psychiatry 1991; 54(3):193–195.
526. Merkel PA, Koroshetz WJ, Irizarry MC, Cudkowicz ME. Cocaine-associated cerebral vasculitis. [Review]. Semin Arthritis Rheum 1995; 25:172–183.
527. Mertens HG, Zschocke S. Neuromyotonie. Klin Wschr 1965; 43:917–925.
528. Meunter MD, Whisnant JP. Basal ganglia calcification, hypoparathyroidism, and extrapyramidal motor manifestations. Neurology 1968; 18:1075–1082.
529. Meyer BU, Britton TC, Benecke R. Investigation of unilateral facial weakness: magnetic stimulation of the proximal facial nerve and of the face-associated motor cortex. J Neurol 1989; 236:102–107.
530. Mielke-Ibrahim R, Deppe W, Lucking CH. [Brachial plexus lesions and rhabdomyolysis following heroin abuse. Indications for an immunological cause]. [German]. Dtsch Med Wochenschr 1995; 120:55–59.
531. Mirimanoff RO, Dosoretz DE, Linggood RM, Ojemann RG, Martuza RL. Meningioma: analysis of recurrence and progression following neurosurgical resection. J Neurosurg 1985; 62:18–24.
532. Molitch ME. Incidental pituitary adenomas. Am J Med Sci 1993; 306:262–264.
533. Moll JW, Antoine JC, Brashear HR, Delattre J, Drlicek M, Dropcho EJ, et al. Guidelines on detection of paraneoplastic anti-neuronal-specific antibodies. Neurology 1995; 45:1937–1941.
534. Moll JW, Henzen Logmans SC, van der Meche FG, Vecht CH. Early diagnosis and intravenous immune globuline therapy in paraneoplastic cerebellar degeneration. J Neurol Neurosurg Psychiatry 1993; 56:112
535. Moll JW, Vecht CH. Immune diagnosis of paraneoplastic neurological disease. Clin Neurol Neurosurg 1995; 97:71–81.
536. Mollaret P. Recurrent Aseptic Meningitis (Mollaret-Meningitis) – Spontaneous and Drug-Induced Appearance. Rev Neurol 1944; 76:57–76.
537. Mondelli M, Romano C, Passero S, Porta PD, Rossi A. Effects of acyclovir on sensory axonal neuropathy, segmental motor paresis and postherpetic neuralgia in herpes zoster patients. Eur Neurol 1996; 36:288–292.
538. Moore PM. Diagnosis and management of isolated angiitis of the central nervous system. Neurology 1989; 39:167–173.
539. Moore PM. Vasculitis of the central nervous system. [Review] [58 refs]. Semin Neurol 1994; 14:307–312.
540. Moraes CT, Di Mauro S, Zeviani M, et al. Mitochondrial DNA deletions in progressive external ophthalmoplegia and Kearns-Sayre syndrome. N Engl J Med 1989; 320:1293–1299.
541. Mork SJ, Lindegaard K, Halvorsen TB, Lehmann EG, Solgaard T, Hatlevoll R, et al. Oligodendroglioma: incidence and biological behavior in a defined population. J Neurosurg 1985; 63:881–889.
542. Moser HW. Clinical and therapeutic aspects of adrenoleukodystrophy and adrenomyeloneuropathy. J Neuropathol Exp Neurol 1995; 54:740–745.
543. Mosser J, Douar AM, Sarde CO, Kioschis P, Feil R, Moser H, et al. Putative X-linked adrenoleukodystrophy gene shares unexpected homology with ABC transporters. Nature 1993; 361:726–730.
544. Moulin DE, Hagen N, Feasby TE, Amireh R, Hahn A. Pain in Guillain-Barre syndrome. Neurology 1997; 48:328–331.
545. Mönig H, Schulte HM. Moderne Therapie von Hypophysentumoren. Med Klinik 1995; 90:83–89.
546. MRC European Carotid Surgery Trial. interim results for symptomatic patients with severe (70–99%) or with mild (0–29%) carotid stenosis. Lancet 1991; 1:1235–1243.
547. Muller FA, Farago F, Kaufmann H, Burgi W. [Method and clinical significance of cerebrospinal fluid spectrophotometry]. [German]. Nervenarzt 1989; 60:255–261.

548. Mumenthaler M. Neurologische Differentialdiagnose. Stuttgart: Thieme, 1988.
549. Naber M, Franz W, Overbeck W. Besonderheiten des Alkoholentzugsdelir beim chirurgischen Patienten und Hinweise zur Behandlung. Chirurg 1991; 62:133–137.
550. Nagafuchi S, Yanagisawa H, Ohsaki E, Shirayama T, Takadoro K, Inoue T, et al. Structure and expression of the gene responsible for the triplet repeat disorder, dentatorubral and pallidoluysian atrophy (DRPLA). Nature Genet 1994; 8:177–182.
551. National Institutes of Health Consensus Development Conference. Neurofibromatosis. Conference statement. National Institutes of Health Consensus Development Conference. Arch Neurol 1988; 45:575–578.
552. Nau R, Prange H. Metastatisch-embolische Herdencephalitis. In: Prange HW, editor. Infektionskrankheiten des ZNS. Weinheim: Chapman Hall, 1995:231–236.
553. Nausieda PA. Sydenham's chorea, chorea gravidarum and contraceptive-induced chorea. In: Vinken PJ, Bruyn GW, Klawans HL, editors. Handbook of Clinical Neurology. Extrapyramidal Disorders. Amsterdam: Elsevier, 1986:-367.
554. Navon R, Argov Z, Frisch A. Hexosaminidase A deficiency in adults. Am J Med Genet 1986; 24:179–196.
555. Nazzaro JM, Neuwelt EA. The role of surgery in the management of supratentorial intermediate and high-grade astrocytomas in adults. J Neurosurg 1990; 73:331–344.
556. Nelson DF, Martz KL, Bonner H, Nelson JS, Newall J, Kerman HD, et al. Non-Hodgkin's lymphoma of the brain: can high dose, large volume radiation therapy improve survival? Report on a prospective trial by the radiation therapy oncology group (RTOG) RTOG 8315. Int J Radiat Oncol Biol Phys 1992; 23:9–17.
557. Neufeld EF. Natural history and inherited disorders of a lysosomal enzyme, beta-hexosaminidase. J Biol Chem 1989; 264:10927–10930.
558. Neumann HPH. Von-Hippel-Lindau-Syndrom. Unterschätzt und häufig verkannt. Dtsch Ärztebl 1993; 90:571–575.
559. Neumann-Schmidt S, Jerusalem F. Myalgie-Faszikulations-Crampus-Syndrom. Akt Neurol 1995; 22:45–50.
560. Neundörfer B. Polyneuritiden und Polyneuropathien. In: Flügel K, editor. Neurologische und psychiastrische Therapie. Erlangen: Perimed Verlag, 1987:95–105.
561. Neundörfer B. Alkoholpolyneuropathie, alkoholische Enzephalopathie. In: Flügel K, editor. Neurologische und psychiatrische Therapie. Erlangen: Perimed-Verlag, 1987:105–106.
562. Newman NJ, Lott MT, Wallace DC. The clinical characteristics of pedigrees of Leber's hereditary optic neuropathy with the 11778 mutation. Am J Ophthal 1991; 111:750–762.
563. Newman SA. Meningiomas: a quest for the optimum therapy. J Neurosurg 1994; 80:191–194.
564. Newton HB, Henson J, Walker RW. Extraneural metastases in ependymoma. J Neurooncol 1992; 14:135–142.
565. Nguyen TH, Day NP, Ly VC, Waller D, Nguyen HP, Bethell DB, et al. Post-malaria neurological syndrome [see comments]. Lancet 1996; 348:917–921.
566. Niederstadt T, Rauh J, Lohe B, Kniehl E. Zerebraler Morbus Whipple. In: Henkes H, Kölmel HW, editors. Die entzündlichen Erkrankungen des Nervensystems. 3rd ed. Ecomed, 1997:II-9
567. Nielsen JE, Koefoed P, Abell K, Hasholt L, Eiberg H, Fenger K, et al. CAG repeat expansion in autosomal dominant pure spastic paraplegia linked to chromosome 2p21-p24. Hum Mol Genet 1997; 6:1811–1816.
568. Niemer U. Humane Spongiforme Encephalopathie: Meldepflicht wurde ausgedehnt. Dtsch Ärztebl 1994; 91:1911
569. Nirrko AC, Rösler KM, Hess CW. Sensitivity and specifity of needle electromyography: a prospective study comparing automated interference pattern analysis with single motor unit potential analysis. Electroenceph Clin Neurophysiol 1994; 97:1–10.
570. Nittner K. Möglichkeiten der neurochirurgischen Schmerzbeeinflussung. Fortschr Neurol Psychiat 1980; 48:571–602.
571. Nittner K. Tumoren des Rückenmarks und der Wirbelsäule. In: Dietz H, Umbach W, Wüllenweber R, editors. Klinische Neurochirurgie Bd. 2. Stuttgart: Thieme, 1984:165–210.
572. Nix WA, Pfeifer B, Vogt T. Methodik und diagnostische Möglichkeiten des Makro-EMG. Z EEG-EMG 1990; 21:45–50.
573. Noren G, Arndt J, Hindmarsh T, Hirsch A. Stereotactic radiosurgical treatment of acoustic neurinomas. In: Lundsford L, editor. Modern stereotactic radiosurgery. Boston: Martinus Nijhoff, 1988:481–489.
574. North America Symptomatic Carotid Endarterectomy Trial Collaborators. Beneficial effect of carotid endarterectomy in symptomatic patients with high-grade carotid stenosis. N Engl J Med 1991; 325:445–453.
575. Nygaard TG, Marsden CD, Fahn S. Dopa-responsive dystonia: long-term treatment response and prognosis. Neurology 1991; 41:174–181.
576. O'Neill BP, Dinapoli RP, Kurtin PJ, Habermann TM. Occult systemic non-Hodgkin's lymphoma (NHL) in patients initially diagnosed as primary central nervous system lymphoma (PCNSL): how much staging is enough? J Neurooncol 1995; 25:67–71.
577. Obens EAMT, Leavens ME, Beal JW, Lee Y. Ommaya reservoir in 387 cancer patients: a 15-year experience. Neurology 1985; 35:1274–1278.
578. Okada S, O'Brien JS. Tay-Sachs disease: generalized absence of a beta-D-N-acetylhexosaminidase component. Science 1969; 165:698–700.
579. Olanow CW, Fahn S, Muenter M, Klawans H, Hurtig H, Stern M, et al. A multicenter double-blind placebo-controlled trial of pergolide as an adjunct to Sinemet in Parkinson's disease. Mov Disord 1994; 9:40–47.
580. Olesen J. Classification and diagnostic criteria for headache disorders, cranial neuralgias and facial pain. Headache Classification Committee of the International Headache Society. Cephalgia 1988; 8:1–93.
581. Olesen J, et al. Klassifikation und diagnostische Kriterien für Kopfschmerzerkrankungen; Kopfneuralgien und Gesichtsschmerz. Kopfschmerzklassifikationskomitee der Internationalen Kopfschmerzgesellschaft. Nervenheilk 1989; 8:161–203.
582. Ondo W, Jankovic J. Restless legs syndrome: Clinicoetiologic correlates. Neurology 1996; 47:1435–1441.
583. Ondra SL, Troupp H, George ED, Schwab K. The natural history of symptomatic arteriovenous malformations of the brain: a 24-year follow-up assessment. J Neurosurg 1990; 73:387–391.
584. Ongerboer de Visser BW, Cruccu G. Neurologic Examination of the Trigeminal, Facial, Hypoglossal, and Spinal Accessory Nerves in Cranial Neuropathies and Brain Stem Disorders. In: Brown WF, Bolton CF, editors. Clinical Electromyography. Boston: Butterworth-Heinemann, 1993:61–92.
585. Oomes PG, Jacobs BC, Hazenberg MP, Banffer JR, van der Meche FG. Anti-GM1 IgG antibodies and Campylobacter bacteria in Guillain-Barre syndrome: evidence of molecular mimicry. Ann Neurol 1995; 38:170–175.

586. Orr HT, Chung MY, Banfi S, Kwiatkowski TJ, Servadio A, Beaudet AL, et al. Expansion of an unstable trinucleotide repeat in spinocerebellar ataxia type 1. Nature Genet 1993; 4:221–226.
587. Ossermann KE, Genkins G. Studies in myasthenia gravis: review of a twenty-year experience in over 1200 patients. Mt Sinai J Med 1971; 382:497–537.
588. Ostertag CB. Stereotaktische Schmerztherapie. Nervenheilk 1987; 6:236–238.
589. Ostertag CB. Stereotactic radiation therapy and radiosurgery. Stereotact Funct Neurosurg 1994; 63:220–232.
590. Ostertag CB. Leitlinien in der Diagnostik und Therapie der hirneigenen Tumoren. Nervenheilk 1995; 14:175–179.
591. Ostertag CB, Kreth FW. Interstitial iodine-125 radiosurgery for cerebral metastases. Brit J Neurosurg 1995; 9:593–603.
592. Otte A, Ettlin TM, Nitzsche EU, Wachter K, Hoegerle S, Simon GH, et al. PET and SPECT in whiplash syndrome: a new approach to a forgotten brain? J Neurol Neurosurg Psychiatry 1997; 63:368–372.
593. Ouahchi K, Arita M, Kayden H, Hentati F, Ben Hamida M, Sokol R, et al. Ataxia with isolated vitamin E deficiency is caused by mutations in the alpha-tocopherol transfer protein. Nature Genet 1993; 9:141–145.
594. Ozawa E, Noguchi S, Mizuno Y, Hagiwara Y, Yoshida M, Duchenne and duchenne-like muscular dystrophy, et al. Invited Review – From dystrophinopathy to sarcoglycanopathy – Evolution of a concept of muscular dystrophy. Muscle Nerve 1998; 21:421–438.
595. Ozelius LJ, Hewett JW, Page CE, Bressman SB, Kramer PL, Shalish C, et al. The early-onset torsion dystonia gene (DYT1) encodes an ATP-binding protein. Nat Genet 1997; 17:40–48.
596. Panegyres PK, Moore N, Gibson R, Rushworth G, Donaghy M. Thoracic outlet syndromes and magnetic resonance imaging [see comments]. Brain 1993; 116:823–841.
597. Papp MI, Kahn JE, Lantos PL. Glial cytoplasmatic inclusions in the CNS of patients with multiple system atrophy (striatonigral degeneration, olivopontocerebellar atrophy and Shy-Drager syndrome). J Neurol Sci 1989; 94:79–100.
598. Park TS, Hoffman HJ, Hendrick EB, Humphreys RP, Becker LE. Medulloblastoma: clinical presentation and management. J Neurosurg 1983; 58:543–552.
599. Parry GJ, Sumner AJ. Multifocal motor neuropathy. [Review]. Neurol Clin 1992; 10:671–684.
600. Patchell RA, Tibbs PA, Walsh JW, Dempsey RJ, Maruyama Y, Kryscio RJ, et al. A randomized trial of surgery in the treatment of single metastases to the brain. N Engl J Med 1990; 322:494–500.
601. Paty DW, Goodkin D, Thompson A, Rice G. Guidelines for physicians with patients on IFN beta-1b: the use of an assay for neutralizing antibodies (NAB) [comment]. Neurology 1997; 47:865–866.
602. Paulus W, Schöps P. Schmerzsyndrome des Kopf- und Halsbereiches. Stuttgart: Wissenschaftliche Verlagsgesellschaft, 1998.
603. Pavlakis SG, Phillips PC, DiMauro S. Mitochondrial myopathy, encephalopathy, lactic acidosis, and strokelike episodes: a distinctive clinical syndrome. Ann Neurol 1984; 16:481–488.
604. Payami H, Larsen K, Bernard S, Nutt J. Increased risk of Parkinson's disease in parents and siblings of patients [see comments]. Ann Neurol 1994; 36:659–661.
605. Penney JB. Multiple system atrophy and nonfamilial olivopont-cerebellar atrophy are the same disease. Ann Neurol 1995; 37:553–554.
606. Penney JBJ, Young AB. Huntington's Disease. In: Jankovic J, Tolosa E, editors. Parkinsons's Disease and Movement Disorders. Baltimore: William Wilkins, 1996:
607. Perkin GD. Cerebral venous thrombosis: developments in imaging and treatment [editorial]. [Review]. J Neurol Neurosurg Psychiatry 1995; 59:1–3.
608. Perrin RG. Metastatic tumors of the axial spine. Curr Opin Oncol 1992; 4:525–532.
609. Peterson K, Paleologos N, Forsyth P, MacDonald DR, Cairncross JG. Salvage chemotherapy for oligodendroglioma. J Neurosurg 1996; 85:597–601.
610. Peterson K, Rosenblum M, Kotanides H, Posner J. Paraneoplastic cerebellar degeneration. I. A clinical analysis of 55 anti-Yo antibody-positive patients. Neurology 1992; 42:1931–1937.
611. Peterson K, Walker RW. Medulloblastoma/primitive neuroectodermal tumor in 45 adults. Neurology 1995; 45:440–442.
612. Peterson PL, Saad J, Nigro MA. The treatment of Friedreich's ataxia with amantadine hydrochloride. Neurology 1988; 38:1478–1480.
613. Petty RKH, Harding AE, Morgan Hughes JA. The clinical features of mitochondrial myopathy. Brain 1986; 109:915–938.
614. Pezzoli G, Martignoni E, Pacchetti C, Angeleri V, Lamberti P, Muratorio A, et al. A crossover, controlled study comparing pergolide with bromocriptine as an adjunct to levodopa for the treatment of Parkinson's disease. Neurology 1995; 45:S22–7.
615. Pfaffenrath V, Brune K, Diener HC, Gerber WD, Göbel H. Die Behandlung des Kopfschmerzes vom Spannungstyp. Therapieempfehlungen der Deutschen Migräne- und Kopfschmerzgesellschaft. Nervenheilk 1998; 17:91–100.
616. Pfaffenrath V, Diener HC, Soyka D, Grotemeyer K-J. Behandlung des Clusterkopfschmerzes. Nervenheilk 1992; 11:256–260.
617. Pfaffenrath V, Diener HC, Soyka D, Grotemeyer KH. Behandlung des Clusterkopfschmerzes. Empfehlungen der Deutschen Migräne- und Kopfschmerzgesellschaft. Münch Med Wochenschr 1992; 134:154–158.
618. Pfaffenrath V, Goes A. Die medikamentöse Therapie der menstruellen Migräne. Der Schmerz 1996; 10:146–148.
619. Pfister HW. Eitrige Meningitis. In: Diener HC, Felgenhauer K, Wallesch CW, editors. Fortbildungsband der Deutschen Gesellschaft für Neurologie zum 69. Deutschen Neurologen-Kongress. Göttingen: Deutsche Gesellscft für Neurologie, 1996:B-1-B-8.
620. Pfister HW, Witt TN, Soyka M. Pontine und extrapontine Myelinolyse. Nervenheilk 1989; 8:134–138.
621. Piepmeier JM. Observations on the current treatment of low-grade astrocytic tumors of the cerebral hemispheres. J Neurosurg 1987; 67:177–181.
622. Pinto AN, Canhao P, Ferro JM. Seizures at the onset of subarachnoid haemorrhage. J Neurol 1996; 243:161–164.
623. Plauchu H, de Chadarevian JP, Bideau A, Robert JM. Age-related clinical profile of hereditary hemorrhagic telangiectasia in an epidemiologically recruited population. Am J Med Genet 1989; 32:291–297.
624. Plum F, Caronna JJ. Outcome of severe damage to the central nervous system. Ciba Foundation Symposium. 34th ed. Amsterdam: Elsevier, 1975.
625. Plum F, Posner JB. Diagnosis of Stupor and Coma. Philadelphia: F. A. Davis, 1980.
626. Poewe WH, Rascol O, Brooks DJ, Brunt ER, Korczyn AD, Stocchi F, et al. Ropinirole in the Treatment of Early Parkinsons Disease – a 6-month Interim Report of a 5-

year Levodopa-controlled Study. Mov Disord 1998; 13:39–45.
627. Polans A, Buczylko J, Crabb J, Palczewski K. A photoreceptor calcium binding protein is recognized by autoantibodies obtained from patients with cancer associated retinopathy. J Cell Biol 1991; 112:981–989.
628. Pollack IF, Lunsford LD, Flickinger JC, Camishek HL. Prognostic factors in the diagnosis and treatment of primary central nervous system lymphoma. Cancer 1989; 63:939–947.
629. Pollmann W, Keidel M, Pfaffenrath V. [Headache and the cervical spine. A critical review]. [Review] [202 refs] [German]. Nervenarzt 1996; 67:821–836.
630. Polymeropoulos MH, Higgins JJ, Golbe LI, Johnson WG, Ide SE, Di Iori, et al. Mapping of a gene for Parkinson's disease to chromosome 4q21-q23 [see comments]. Science 1996; 274:1197–1199.
631. Polymeropoulos MH, Lavedan C, Leroy E, Ide SE, Dehejia A, Dutra A, et al. Mutation in the alpha-synuclein gene identified in families with Parkinson's disease [see comments]. Science 1997; 276:2045–2047.
632. Pongratz DE. Entzündlicher Muskel- und Weichteilrheumatismus. Dtsch Ärztebl 1995; 92:1674–1678.
633. Pongratz DE, Späth M. Fibromyalgie. Akt Neurol 1998; 25:13–18.
634. Porter J, Jick H. Addiction rare in patients treated with narcotics [letter]. N Engl J Med 1980; 302:123
635. Poser CM, Paty DW, Scheinberg L, McDonald WI, Davis FA, Ebers GC, et al. New diagnostic criteria for multiple sclerosis: guidelines for research protocols. Ann Neurol 1983; 13:227–231.
636. Poser S, Zerr I, Schulz-Schaeffer WJ, Kretzschmar HA, Felgenhauer K. [The Creutzfeld-Jakob disease. A sphinx of current neurobiology]. [German]. Dtsch Med Wochenschr 1997; 122:1099–1105.
637. Posner JB. Surgery for metastases to the brain. N Engl J Med 1990; 322:544–545.
638. Posner JB. Neurologic complications of cancer. Philadelphia: F. A. Davis, 1995.
639. Posner JB, Furneaux HM. Paraneoplastic syndromes. In: Waksman BH, editor. Immunological mechanisms in neurologic and psychiatric disease. New York: Raven Press, 1990:
640. Potschka A, Schackert G. Operative Verfahren bei Tumorschmerz. Onkol 1995; 1:314–320.
641. Powers AD, Smith RR. Hyperperfusion syndrome after carotid endarterectomy: a transcranial Doppler evaluation. Neurosurgery 1990; 26:56–9; discussion 59–60.
642. Powers SK, Edwards MSB, Boggan JE, Pitts LH, Gutin PH, Hosobuchi Y, et al. Use of argon surgical laser in neurosurgery. J Neurosurg 1984; 60:523–530.
643. Prados MD, Warnick RE, Wara WM, Larson DA, Lamborn K, Wilson CB. Medulloblastoma in adults. Int J Radiat Oncol Biol Phys 1995; 32:1145–1154.
644. Prange H. Neurosyphilis. Weinheim: edition medizin, 1987.
645. Prange HW, Nau R. Diagnostik und Therapie des Hirnabszesses. Akt Neurol 1998; 24:84–89.
646. Prasad K, Browman G, Srivastava A, Menon G. Surgery in primary supratentorial intracerebral hematoma: a meta-analysis of randomized trials. Acta Neurol Scand 1997; 95:103–110.
647. Prasad K, Haines T. Dexamethasone treatment for acute bacterial meningitis: how strong is the evidence for routine use? J Neurol Neurosurg Psychiatry 1995; 59:31–37.
648. Preston-Martin S. Epidemiology of primary CNS neoplasms. [Review] [49 refs]. Neurol Clin 1996; 14:273–290.
649. Preter M, Tzourio C, Ameri A, Bousser MG. Long-term prognosis in cerebral venous thrombosis. Follow-up of 77 patients. Stroke 1996; 27:243–246.
650. Pringle CE, Hudson AJ, Munoz DG, Kiernan JA, Brown WF, Ebers GC. Primary lateral sclerosis. Clinical features, neuropathology and diagnostic criteria. Brain 1992; 115:495–520.
651. Prusiner SB. Human prion diseases and neurodegeneration. [Review] [118 refs]. Curr Top Microbiol Immunol 1996; 207:1–17.
652. Quagliarello VJ, Scheld WM. Treatment of bacterial meningitis. [Review] [96 refs]. N Engl J Med 1997; 336:708–716.
653. Quast U, Thilo W, Fescharek R. Impfreaktionen. Stuttgart: Hippokrates Verlag, 1993.
654. Quinn N. Multiple system atrophy. In: Marsden CD, Fahn S, editors. Movement Disorders 3. London: Butterworth-Heinemann, 1994:-281.
655. Quinn NP, Marsden CD. The motor disorder of multiple system atrophy. J Neurol Neurosurg Psychiatry 1993; 56:1239–1242.
656. Radü EW, Skorpil V, Kaeser HE. Facial myokymia. Eur Neurol 1975; 13:499–512.
657. Rajput AH, Martin W, Saint-Hilaire MH, Dorflinger E, Pedder S. Tolcapone improves motor function in parkinsonian patients with the „wearing-off" phenomenon: a double-blind, placebo-controlled, multicenter trial. Neurology 1997; 49:1066–1071.
658. Rankin J. Cerebral vascular accidents in patients over the age of 60. 2. Prognosis. Scott Med J 1957; 2:200–215.
659. Rao SM. Neuropsychology of multiple sclerosis. [Review] [44 refs]. Curr Opin Neurol 1995; 8:216–220.
660. Rascol O, Lees AJ, Senard JM, Pirtosek Z, Brefel C, Montastruc JL, et al. A placebo-controlled study of ropinirole, a new D2 agonist, in the treatment of motor fluctuations of L-DOPA-treated parkinsonian patients. Adv Neurol 1996; 69:531–534.
661. Raskin NH. The cough headache syndrome: treatment [see comments]. Neurology 1995; 45:1784
662. Rauck RL, Eisenach JC, Jackson K, Young LD, Southern J. Epidural clonidine treatment for refractory reflex sympathetic dystrophy [see comments]. Anesthesiology 1993; 79:1163–9; discussion 27A.
663. Rebeiz JJ, Kolodny EH, Richardson EP. Corticodentatonigral degeneration with neuronal achromasia: a progressive disorder of late adult life. Trans Amer Neurol Ass 1967; 92:232–236.
664. Recht L, Straus DJ, Cirrincione C, Thaler HT, Posner JB. Central nervous system metastases from non-Hodgkin's lymphoma. Treatment and prophylaxis. Am J Med 1988; 84:425–435.
665. Recht LD, Lew R, Smith TW. Suspected low-grade glioma: Is defering treatment safe? Ann Neurol 1992; 31:431–436.
666. Regard M, Strauss E, Knapp P. Children's production on verbal and non-verbal fluency tasks. Percept Motor Skills 1982; 55:839–844.
667. Reik L, Barwick MC. Noninfectious causes of acute CNS inflammation. In: Schlossberg D, editor. Infections of the Nervous System. New York: Springer, 1990:73–89.
668. Reilly MM, Hereditary neuropathy, Hereditary motor and sensory neuropathy, Charcot-marie-tooth disease, Hereditary sensory and autonomic neuropathy, Familial amyloid polyneuropathy. Genetically determined neuropathies [Review]. J Neurol 1998; 245:6–13.
669. Reimers CD, Pongratz DE, Gross M, Paetzke I, Zimmer HG. Symptomatische Therapie des primären Myoadenylat-Deaminase-Mangels sowie der Glykogenose Typ V mit D-Ribose. In: Mortier W, Pothmann R, Kunze H,

editors. Aktuelle Aspekte neuromuskulärer Erkrankungen. Stuttgart: Thieme, 1988:127–130.
670. Reimers CD, Ziemann U, Scheel A, Rieckmann P, Kunkel M, Kurth C. Fasciculations: clinical, electromyographic, and ultrasonographic assessment. J Neurol 1996; 243:579–584.
671. Relman DA, Schmidt TM, MacDermott RP, Falkow S. Identification of the uncultured bacillus of Whipple's disease. N Engl J Med 1992; 327:293–301.
672. Resnick DK, Janetta PJ, Bissonnette D, Jho HD, Lanzino G. Microvascular decompression for glossopharyngeal neuralgia. Neurosurgery 1995; 36:64–68.
673. Resnick DK, Jannetta PJ, Lunsford LD, Bissonette DJ. Microvascular decompression for trigeminal neuralgia in patients with multiple sclerosis. Surg Neurol 1996; 46:358–61; discussion 361–2.
674. Ricker K. Rolle von Ionenkanälen für die Therapie in der Neurologie. Akt Neurol 1997; 24:90–92.
675. Ricker K, Haass A, Rudel R, Bohlen R, Mertens HG. Successful treatment of paramyotonia congenita (Eulenburg): muscle stiffness and weakness prevented by tocainide. J Neurol Neurosurg Psychiatry 1980; 43:268–271.
676. Ricker K, Koch MC, Lehmann-Horn F, Pongratz D, Speich N, Reiners K, et al. Proximal myotonic myopathy. Clinical features of a multisystem disorder similar to myotonic dystrophy. Arch Neurol 1995; 52:25–31.
677. Ricker K, Koch MC, Lehmann-Horn F, Pongratz D, Speich N, Reiners K, et al. Proximal myotonic myopathy. Clinical features of a multisystem disorder similar to myotonic dystrophy. Arch Neurol 1995; 52:25–31.
678. Ricker K, Meinck HM. Verlaufsdynamik und Herkunft pseudomyotoner Entladungsserien bei Denervationssyndromen. Z EEG-EMG 1972; 3:170-??
679. Rieder G. Primäre intrakranielle und spinale Tumoren im Erwachsenenalter. In: Brandt T, Dichgans J, Diener HJ, editors. Therapie und Verlauf neurologischer Erkrankungen. Stuttgart – Berlin: Kohlhammer, 1993:691–738.
680. Rieke K, Schwab S, Krieger D, von Kummer R, Aschoff A, Schuchardt V, et al. Decompressive surgery in space-occupying hemispheric infarction: results of an open, prospective trial. Crit Care Med 1995; 23(9):1576–1587.
681. Rinne JO, Lee MS, Thompson PD, Marsden CD. Corticobasal Degeneration. A clinical study of 36 cases. Brain 1994; 117:1183–1196.
682. Rinne UK, Bracco F, Chouza C, Dupont E, Gershanik O, Marti Masso JF, et al. Cabergoline in the treatment of early Parkinson's disease: results of the first year of treatment in a double-blind comparison of cabergoline and levodopa. The PKDS009 Collaborative Study Group. Neurology 1997; 48:363–368.
683. Rizzo JF, Lesell S. Risk of developing multiple sclerosis after uncomplicated optic neuritis: a long-term prospective study. Neurology 1988; 38:185–190.
684. Ro YI, Alexander CB, Oh SJ. Multiple sclerosis and hypertrophic demyelinating peripheral neuropathy. Muscle Nerve 1983; 6:312–316.
685. Robinson JR, Awad IA, Little JR. Natural history of the cavernous angioma. J Neurosurg 1991; 75:709–714.
686. Rogers LR, Duchesneau PM, Nunez C, Fishleder AJ, Weick JK, Bauer LJ, et al. Comparison of cisternal and lumbar CSF examination in leptomeningeal metastasis. Neurology 1992; 42:1239–1241.
687. Rohde V, Schaller C, Hassler WE. Intraventricular recombinant tissue plasminogen activator for lysis of intraventricular haemorrhage. J Neurol Neurosurg Psychiatry 1995; 58:447–451.
688. Rohringer M, Sutherland RR, Louw DF, Sima AAF. incidence and clinicopathological features of meningioma. J Neurosurg 1989; 71:665–672.
689. Ronkainen A, Hernesniemi J, Puranen M, Niemitukia L, Vanninen R, Ryynanen M, et al. Familial intracranial aneurysms [see comments]. Lancet 1997; 349:380–384.
690. Rosen DR, Siddique T, Patterson D, Figlewicz DA, Sapp P, Hentati A, et al. Mutations in Cu/Zn superoxide dismutase gene are associated with familial amyotrophic lateral sclerosis. Nature 1993; 362:59–62.
691. Rosenberg SI, Silverstein J, Gordon MA, Flanzer JM, Willcox TO. A comparison of growth rates of acoustic neuromas: nonsurgical patients vs. subtotal resection. Otolaryngol Head Neck Surg 1993; 109:482–487.
692. Rosenblum M. Paraneoplasia and autoimmunologic injury of the nervous system: the anti- Hu- syndrome. Brain Pathol 1993; 3:199–212.
693. Rosenblum ML, Levy RM, Bredesen DE, So YT, Wara W, Ziegler JL. Primary central nervous system lymphomas in patients with AIDS. Ann Neurol 1988; 23:S13-S16.
694. Rosenorn J, Eskesen V, Madsen F, Schmidt K. Importance of cerebral pan-angiography for detection of multiple aneurysms in patients with aneurysmal subarachnoid hemorrhage. Acta Neurol Scand 1995; 87:215–218.
695. Rosner H, Rubin L, Kestenbaum A. Gabapentin adjunctive therapy in neuropathic pain states. Clin J Pain 1996; 12:56–58.
696. Ross GW, Rubinstein LJ. Lack of histopathological correlation of malignant ependymomas with postoperative survival. J Neurosurg 1989; 70:31–36.
697. Ross R, Kruppenbacher J, Schiller WG, Marcus I, Kirsch WD, Wiese M, et al. Menschliche Tollwuterkrankungen in Deutschland. Dtsch Ärztebl 1997; 94:34–37.
698. Roth G, Magistris MR, Le Fort D, Desjacques P, della Santa D. Plexopathie brachiale postradique. Blocs de conduction persistants. Decharges myokymiques et crampes. Rev Neurol (Paris) 1988; 144:173–180.
699. Roth G, Rohr J, Magistris MR, Ochsner F. Motor neuropathy with proximal multifocal conduction block, fasciculations and myokymia. Evolution to tetraplegia. Europ Neurol 1986; 25:416–423.
700. Rott HD, Fahsold R. Klinik und Genetik der tuberösen Sklerose. Dtsch Ärztebl 1993; 90:422–436.
701. Rowbotham MC. Postherpetic Neuralgia. Semin Neurol 1994; 14:247–254.
702. Roy N, Mahadevan MS, McLean M, Shutler G, Yaraghi Z, Farahani R, et al. The gene for neuronal apoptosis inhibitory protein is partially deleted in individuals with spinal muscular atrophy. Cell 1995; 80:167–178.
703. Rösler KM, Hess CW, Schmid UD. Investigation of facial motor pathways by electrical and magnetic stimulation: sites and mechanisms of excitation. J Neurol Neurosurg Psychiatry 1989; 52:1149–1156.
704. Runmaker B, Andersen O. Prognostic factors in a multiple sclerosis incidence cohort with twenty-five years of follow-up. Brain 1993; 116:117–134.
705. Russel DS, Rubinstein LJ. Pathology of tumors of the nervous system, 4. Aufl. London: Edward Arnold, 1977.
706. Rüdel R. The pathophysiologic basis of the myotonias and the periodic paralysis. In: Engel AG, Banker BQ, editors. Myology, part 3, Diseases of muscle. New York: McGraw-Hill, 1986:1297–1311.
707. Salazar OM. Ensuring local control in meningiomas. Int J Radiat Oncol Biol Phys 1988; 15:501–504.
708. Salazar OM, Castro Vita H, VanHoutte P, Rubin P, Aygun C. Improved survival in cases of intracranial ependymoma after radiation therapy. J Neurosurg 1983; 59:652–659.

709. Sampson JH, Cashman RE, Nashold BS. Dorsal root entry zone lesions for intractable pain after trauma to the conus medullaris and cauda equina. J Neurosurg 1995; 82:28–34.
710. Sano M, Ernesto C, Thomas RG, Klauber MR, Schafer K, Grundman M, et al. A controlled trial of selegiline, alpha-tocopherol, or both as treatment for Alzheimer's disease. The Alzheimer's Disease Cooperative Study [see comments]. N Engl J Med 1997; 336:1216–1222.
711. Santorelli FM, Shanske S, Macaya A, DeVivo DC, DiMauro S. The mutation at nt 8993 of mitochondrial DNA is a common cause of Leigh syndrome. Ann Neurol 1993; 34:827–834.
712. Saris SC, Iacono RP, Nashold BS. Successful treatment of phantom pain with dorsal root entry zone coagulation. Appl Neurophysiol 1988; 51:188–197.
713. Sassolas G, Trouillas J, Treluyer C, Perrin G. Management of non-functioning pituitary adenomas. Acta Endocrinol 1993; 129:21–26.
714. Sazbon L, Zagreba F, Ronen J, Solzi P, Costeff H. Course and outcome of patients in vegetative state of non-traumatic aetiology. J Neurol Neurosurg Psychiatry 1993; 56:407–409.
715. Schabet M. Meningeosis neoplastica. In: Brandt T, Dichgans J, Diener HC, editors. Therapie und Verlauf und Verlauf neurologischer Erkrankungen. Stuttgart: Kohlhammer, 1993:766–777.
716. Schachter SC, Carrazona EG. Treatment of facial pain with Gabapentin: Case reports. Journal of Epilepsy 1997; 10:148–150.
717. Schielke E. [Bacterial brain abscess]. [Review] [47 refs] [German]. Nervenarzt 1995; 66:745–753.
718. Schievink WI. Genetics of intracranial aneurysms. [Review] [120 refs]. Neurosurgery 1997; 40:651–62; discussion 662–3.
719. Schievink WI. Intracranial aneurysms [see comments]. [Review] [109 refs]. N Engl J Med 1997; 336:28–40.
720. Schlegel U, Westphal M. Neuroonkologie. Stuttgart – New York: Thieme, 1998.
721. Schliack H, Schramm J, Neidhardt J. Selective rhizotomies for spinal root pain and neuralgia of the inguinal region. J Neurol 1986; 233:115–117.
722. Schmidt WA, Kraft HE, Vorpahl K, Volker L, Gromnica-Ihle EJ. Color duplex ultrasonography in the diagnosis of temporal arteritis [see comments]. N Engl J Med 1997; 337:1336–1342.
723. Schmidtke K. Funktionelle Gedächtnisstörungen. Nervenarzt 1995; 66:338–346.
724. Schmidtke K, Buttner-Ennever JA. Nervous control of eyelid function. A review of clinical, experimental and pathological data. Brain 1992; 115:227–247.
725. Schmidtke K, Hiersemenzel LP. Progressive hemiparesis in frontal lobe degeneration. [Review] [56 refs]. Eur Neurol 1997; 38:105–112.
726. Schmidtke K, Reinhardt M, Krause T. Cerebral Perfusion during Transient Global Amnesia: Findings with HMPAO-SPECT. Journal of Nuclear Medicine 1998; 39:155–159.
727. Schmidtke K, Vollmer H, Amnesia, Hippocampal syste, Memory, Retrograde amnesia, et al. Retrograde Anmesia – A Study of its Relation to Anterograde Amnesia and Semantic Memory Deficits. Neuropsychologia 1997; 35:505–518.
728. Schon F, Bowler JV. Syringomyelia and syringobulbia following tuberculous meningitis. [Review] [8 refs]. J Neurol 1990; 237:122–123.
729. Schramm J, Pavlidis C, Steinmeier R. Zerebrale Angiome – therapeutische Aspekte. Jahrb Neurol 1992; 145–157.
730. Schumacher M, Fischer R, Thoden U. [CT follow-up studies of conservatively treated lumbar intervertebral disk herniation]. [German]. Radiologe 1990; 30:492–496.
731. Schumm F, Stöhr M. Accessory nerve stimulation in the assessment of myasthenia gravis. Muscle Nerve 1984; 7:147–151.
732. Schütz H. Spontane intrazerebrale Blutungen. Nervenarzt 1992; 63:63–73.
733. Schwarzer AC, Aprill CN, Derby R, Fortin J, Kine G, Bogduk N. The false positive rate of uncontrolled diagnostic blocks of the lumbar zygapophysial joints. Pain 1994; 58:195–200.
734. Schwarzer AC, Aprill CN, Derby R, Fortin J, Kine G, Bogduk N. The false-positive rate of uncontrolled diagnostic blocks of the lumbar zygapophysial joints [see comments]. Pain 1994; 58:195–200.
735. Segawa M, Hosaka A, Miyagawa F, Nomura Y, Imai H. Hereditary progressive dystonia with marked diurnal fluctuation. Adv Neurol 1976; 14:215–233.
736. Semont A, Freyss G, Vitte E. Curing the BPPV with a liberatory maneuver. Adv Otorhinolaryngol 1988; 42:290–293.
737. Sethi KD, Adams RJ, Loring DW, El Gammal T. Hallervorden-Spatz syndrome: Clinical and magnetic resonance imaging correlations. Ann Neurol 1988; 24:692–694.
738. Sgouros S, Williams B. A critical appraisal of drainage in syringomyelia. J Neurosurg 1995; 82:1–10.
739. Shafshak TS, Essa AY, Bakey FA. The possible contributing factors for the success of steroid therapy in Bell's palsy: a clinical and electrophysiological study. J Laryngol Otol 1994; 108:940–943.
740. Shalet SM, Beardwell CG, Pearson D. The effect of varying doses of cerebral irradiation on GH production in childhood. Clin Endocrinol 1976; 5:287
741. Shalev A, Munitz H. The neuroleptic malignant syndrome: agent and host interaction. Acta Psychiat Scand 1986; 73:337–347.
742. Shaw E, Daumas Duport C, Scheithauer BW, Gilbertson DT, O'Fallon JR, Earle JD, et al. Radiation therapy in the management of low-grade supratentorial astrocytomas. J Neurosurg 1989; 70:853–861.
743. Shaw EG, Scheithauer BW, O'Fallon JR, Tazelaar HD, Davis DH. Oligodendrogliomas: the Mayo Clinic experience. J Neurosurg 1992; 76:428–434.
744. Sheehy MP, Marsden CD. Writers' cramp – a focal dystonia. Brain 1982; 105:461–480.
745. Sheline GE. Radiation therapy of brain tumors. Cancer 1977; 39:873–881.
746. Shiang R, Ryan SG, Zhu YZ, Hahn AF, O'Connell P, Wasmuth JJ. Mutations in the alpha 1 subunit of the inhibitory glycine receptor cause the dominant neurologic disorder, hyperekplexia. Nat Genet 1993; 5:351–358.
747. Shiau CY, Sneed PK, Shu HK, Lamborn KR, McDermott MW, Chang S, et al. Radiosurgery for brain metastases: relationship of dose and pattern of enhancement to local control. [Review] [21 refs]. Int J Radiat Oncol Biol Phys 1997; 37:375–383.
748. Shillito P, Molenaar PC, Vincent A, Leys K, Zheng W, van den Berg RJ, et al. Acquired neuromyotonia: evidence for autoantibodies directed against K+ channels of peripheral nerves [see comments]. Ann Neurol 1995; 38:714–722.
749. Shulman LM, David NJ, Weiner WJ. Psychosis as the initial manifestation of adult-onset Niemann-Pick disease type C. Neurology 1995; 45:1739–1743.
750. Shy GM, Drager GA. A neurologic syndrome associated with orthostatic hypotension. Arch Neurol 1960; 2:5121–5527.
751. Simmons Z, Albers JW, Bromberg MB, Feldman EL. Long-term follow-up of patients with chronic inflam-

matory demyelinating polyradiculoneuropathy, without and with monoclonal gammopathy. Brain 1995; 118:359–368.
752. Simons DG. Muscle pain syndromes. J Man Med 1991; 6:3–23.
753. Sindern E, Gläser E, Bötel U, Malin JP. Spondylodiszitis mit spinaler und radikulärer Beteiligung. Nervenarzt 1993; 64:801–805.
754. Singer HD, Reiss AL, Brown JE, et al. Volumetric MRI changes in basal ganglia of children with Tourette syndrome. Neurology 1993; 43:950–956.
755. Sisti MB, Kader A, Stein BM. Microsurgery for 67 intracranial arteriovenous malformations less than 3 cm in diameter. J Neurosurg 1993; 79:653–660.
756. Sjaastad O. Cervicogenic headache: the controversial headache. [Review] [20 refs]. Clin Neurol Neurosurg 1992; 94 Suppl:S147–9.
757. Smith DM, Atkinson RM. Alcoholism and dementia. International Journal of the Addictions 1995; 30:1843–1869.
758. Sneddon HJ. Classification of Nerve Injuries. Brit Med J 1942; 2:37–39.
759. Sneller MC, Hoffman GS, Talar-Williams C, Kerr GS, Hallahan CW, Fauci, et al. An analysis of forty-two Wegener's granulomatosis patients treated with methotrexate and prednisone. Arthritis Rheum 1995; 38:608–613.
760. Snowden JS, Neary D, Mann DMA, Goulding PJ, Testa HJ. Progressive language disorder due to lobar atrophy. Ann Neurol 1992; 31:174–183.
761. Sobue I, Saito N, Iida M, Ando K. Juvenile Type of Distal and Segmental Muscular Atrophy of Upper Extremities. Ann Neurol 1978; 3:429–432.
762. Soffietti R, Chio A, Giordada MT, Vasario E. Prognostic factors in well-differentiated cerebral astrocytomas in the adult. Neurosurgery 1989; 24:686–692.
763. Solero CL, Fornari M, Giombini S, Lasio G, Oliveri G, Cimino C, et al. Spinal meningiomas: review of 174 operated cases. Neurosurgery 1989; 25:153–160.
764. Sommer N, Sigg B, Melms A, Weller M, Schepelmann K, Herzau V, et al. Ocular myasthenia gravis: response to long-term immunosuppressive treatment. J Neurol Neurosurg Psychiatry 1997; 62:156–162.
765. Soyka D, Diener HC, Pfaffenrath V, Gerber WD, Ziegler A. Therapie und Prophylaxe der Migräne -Überarbeitete Empfehlungen der Deutschen Migräne- und Kopfschmerzgesellschaft. Münch Med Wochenschr 1992; 134:145–153.
766. Spetzler RF, Martin NA. A proposed grading system for arteriovenous malformations. J Neurosurg 1986; 65:476–483.
767. Stacey BR, Tipton KD, Owen GT, Sinclair JD, Glick RM. Gabapentin and neuropathic pain states: a case series report. Regional Anaesthesia 1996; 21:(2)65
768. Stacy M, Cardoso F, Jankovic J. Tardive stereotypy and other movement disorders in tardive dyskinesias. Neurology 1993; 43:937–941.
769. Staffen W, Rettenbacher L, Ladurner G, Boné G. Kernspintomographie und Skelettszintigraphie bei Spondylodiszitis. Nervenarzt 1994; 65:841–845.
770. Stanton-Hicks M, Jänig W, Hassenbusch S, Haddox JD, Boas R, Wilson P. Reflex sympathetic dystrophy: changing concepts and taxonomy. Pain 1995; 63:127–133.
771. Stark E, Wurster U, Patzold U, Sailer M, Haas J. Immunological and clinical response to immunosuppressive treatment in paraneoplastic cerebellar degeneration. Arch Neurol 1995; 52:814–818.
772. Stålberg E. Single fiber electromyography for motor unit study in man. In: Shahani M, editor. The Motor System. Neurophysiology and Muscle Mechanism. Amsterdam: Elsevier, 1976:79–92.
773. Stålberg E, Chu J, Bril V, Nandedkar S, Stålberg S. Automatic analysis of the EMG interference pattern. Electroenceph Clin Neurophysiol 1983; 56:672–681.
774. Steele JC, Richardson JC, Olszewski J. Progressive supranuclear palsy. A heterogeneous degeneration involving the brain stem, basal ganglia and cerebellum with vertical gaze and pseudobulbar palsy, nuchal dystonia and dementia. Arch Neurol 1964; 10:333–358.
775. Steere AC. Lyme disease: a growing threat to urban populations. Proc Natl Acad Sci USA 1994; 91:2378–2883.
776. Steiger MJ, El-Debas T, Anderson T, Findley LJ, Marsden CD. Double-blind study of the activity and tolerability of cabergoline versus placebo in parkinsonians with motor fluctuations. J Neurol 1996; 243:68–72.
777. Steinberg GK, Fabrikant JI, Marks MP. Stereotactic heavy-charged-particle Bragg-peak radiation for intracranial arteriovenous malformations. N Engl J Med 1990; 323:96–101.
778. Steinhoff BJ, Racker S, Herrendorf G, Poser S, Grosche S, Zerr I, et al. Accuracy and reliability of periodic sharp wave complexes in Creutzfeldt-Jakob disease. Arch Neurol 1996; 53:162–166.
779. Stellbrink HJ. Chemotherapie der HIV-1-Infektion. Dtsch Ärztebl 1997; 94:2498–2503.
780. Stevanin G, Durr A, David G, Didierjean O, Cancel G, Rivaud S, et al. Clinical and molecular features of spinocerebellar ataxia type 6 [see comments]. Neurology 1997; 49:1243–1246.
781. Stolker RJ, Vervest ACM, Groen GJ. The management of chronic spinal pain by blockades: a review. Pain 1994; 58:1–20.
782. Stöhr M. Special type of spontaneous electrical activity in radiogenic nerve injuries. Muscle Nerve 1982; 5:78–83.
783. Stöhr M, Bluthardt M. Atlas der klinischen Elektomyographie und Neurographie. Stuttgart: Kohlhammer, 1987.
784. Stöhr M, Dichgans J, Diener HC, Buettner UW. Evozierte Potentiale. Heidelberg: Springer, 1989.
785. Stöhr M, Riffel B, Pfadenhauer K. Neurologische Untersuchungsmethoden in der Intensivmedizin. Heidelberg: Springer, 1991.
786. Stöhr M, Schumm F, Ballier R. Normal sensory conduction in the saphenous nerve in man. Electroenceph Clin Neurophysiol 1978; 44:172–178.
787. Stratton K, Howe C, Hohnston R. Adverse events associated with childhood vaccines. Evidence bearing on causality. New York: National Academic Press, 1994.
788. Stratton KR, Howe CJ, Johnston RB. Adverse events associated with childhood vaccines other than pertussis and rubella. JAMA 1994; 271:1602–1605.
789. Sundt TJJ, Piepgras DG, Stevens LN. Surgery for supratentorial arteriovenous malformations. Clin Neurosurg 1991; 37:49–115.
790. Suzuki Y, Suzuki K. Krabbe's globoid cell leukodystrophy: deficiency of galactocerebrosidase in serum, leukocytes, and fibroblasts. Science 1971; 171:73–74.
791. Swash M, Leish N. Criteria for diagnosis of familial amyotrophic lateral sclerosis: European FALS Collaborative Group. Neuromuscul Disord 1992; 2:7–9.
792. Sweet WH. Recurrent craniopharyngiomas: therapeutic alternatives. Clin Neurosurg 1990; 27:206–229.
793. Sze G. Magnetic resonance imaging in the evaluation of spinal tumors. Cancer 1991; 67:1229–1241.
794. Tackmann W, Richter H-P, Stöhr M. Kompressionssyndrome peripherer Nerven. Berlin – Heidelberg – New York: Springer, 1989.

795. Taha JM, Tew JM, Jr. Comparison of surgical treatments for trigeminal neuralgia: reevaluation of radiofrequency rhizotomy [see comments]. Neurosurgery 1996; 38:865–871.
796. Takamori M, Takahashi M, Yasukawa Y, Iwasa K, Nemoto Y, Suenaga A, et al. Antibodies to recombinant synaptotagmin and calcium channel subtypes in Lambert-Eaton myasthenic syndrome. J Neurol Sci 1995; 133:95–101.
797. Takiyama Y, Nishizawa M, Tanaka H, Kawashima S, Sakamoto H, Karube YS, et al. The gene for Machado-Joseph disease maps to human chromosome 14q. Nature Genet 1993; 4:300–304.
798. Tasker RR, Organ LW, Hawrylyshyn P. Investigation of the surgical target for alleviation of involuntary movement disorders. Appl Neurophysiol 1982; 45:261–274.
799. Taylor JR, Marcus RB, Friedman WA, Ballinger WE, Million RR. The meningioma controversy: postoperative radiation therapy. Int J Radiat Oncol Biol Phys 1988; 14:299–304.
800. Teasdale G, Jennett B. Assessment of coma and impaired consciousness. A practical scale. Lancet 1974; 2:81–84.
801. Tfelt-Hansen P, Henry P, Mulder LJ, Scheldewaert RG, Schoenen J, Chazot G. The effectiveness of combined oral lysine acetylsalicylate and metoclopramide compared with oral sumatriptan for migraine [see comments]. Lancet 1995; 346:923–926.
802. The IFNB Multiple Sclerosis Study Group. Interferon beta-1b is effective in relapsing-remitting multiple sclerosis. I. Clinical results. Neurology 1993; 43:655–661.
803. The Lund and Manchester Groups. Clinical and neuropathological criteria for frontotemporal dementia. J Neurol Neurosurg Psychiatry 1994; 57:416–418.
804. Thomas DG. Brachial plexus injury: deafferentation pain and dorsal root entry zone (DREZ) coagulation. Clin Neurol Neurosurg Supp 1993; 95:48–49.
805. Thomas DG, Kitchen ND. Long-term follow-up of dorsal root entry zone lesions in brachial plexus avulsion. J Neurol Neurosurg Psychiatry 1994; 57:737–738.
806. Thomas GR, Forbes JR, Roberts EA, Walshe JM, Cox DW. The Wilson disease gene: spectrum of mutations and their consequences. Nature Genet 1995; 9:210–217.
807. Thomasius R, Jarchow C. „Ecstasy" – Psychotrope Effekte, Komplikationen, Folgewirkungen. Dt Ärztebl 1997; 94:372–376.
808. Thorner MO, Vance ML, Horvath E, Kovacs K. The anterior pituitary. In: Wilson JD, Foster DW, editors. Williams Textbook of Endocrinology. Philadelphia: Saunders, 1992:249
809. Tien R, Arieff AI, Kucharczyk W, Wasik A, Kucharczyk J. Hyponatremic encephalopathy: is central pontine myelinolysis a component? [see comments]. Am J Med 1992; 92:513–522.
810. Tinetti ME. Performance-oriented assessment of mobility problems in elderly patients. J Am Geriatr Soc 1986; 34:119–126.
811. Tokuhashi Y, Matsuzaki H, Toryama S, Kawano H, Ohsaka S. Scoring system for the preoperative evaluation of metastatic spine tumor prognosis. Spine 1990; 15:1110–1113.
812. Tos M, Thomsen J. Management of acoustic neuromas. A Review. Acta Otolaryngol (Stockh) 1991; 111:616–632.
813. Toyka KV. Therapiekonzepte bei Myasthenie. Nervenheilk 1994; 1:3–6.
814. Trapp A, Frank AM. Die postoperative Spondylodiszitis als Ursache des Failed-Back-Syndromes – Klinik, Diagnostik, Therapie. Zentralbl Neurochir 1994; 55:156–161.
815. Traynor AE, Gertz MA, Kyle RA. Cranial neuropathy associated with primary amyloidosis. Ann Neurol 1991; 29:451–454.
816. Trojaborg W, Sindrup EH. Motor and sensory conduction in different segments of the radial nerve in normal subjects. J Neurol Neurosurg Psychiatry 1969; 32:354–359.
817. Trojan DA, Cashman NR. Fibromyalgia is common in a postpoliomyelitis clinic. Arch Neurol 1995; 52:620–624.
818. Tunkel AR, Scheld WM. Acute bacterial meningitis [see comments]. [Review] [60 refs]. Lancet 1995; 346:1675–1680.
819. Turner JA, Ersek M, Herron L, Deyo R. Surgery for lumbar spinal stenosis. Attempted meta-analysis of the literature. Spine 1992; 17:1–8.
820. van de Pol M, van Aalst VC, Wilmink JT, Twijnstra A. Brain metastases from an unknown primary tumour: which diagnostic procedures are indicated? J Neurol Neurosurg Psychiatry 1996; 61:321–323.
821. van de Vlasakker CJ, Gabreels FJ, Wijburg HC, Wevers RA. Clinical features of Niemann-Pick disease type C. An example of the delayed onset, slowly progressive phenotype and an overview of recent literature. Clin Neurol Neurosurg 1994; 96:119–123.
822. Van den Berg LH, Franssen H, van Doorn PA, Wokke JH. Intravenous immunoglobulin treatment in lower motor neuron disease associated with highly raised anti-GM1 antibodies. J Neurol Neurosurg Psychiatry 1997; 63:674–677.
823. van der Meche FG, Schmitz PI. A randomized trial comparing intravenous immune globulin and plasma exchange in Guillain-Barré-syndrome. Dutch Guillain-Barré Study Group. N Engl J Med 1992; 326:1123–1129.
824. van Doorn PA, Brand A, Strengers FP, Meulstee J, Vermeulen M. High-dose intravenous immunoglobulin treatment in chronic inflammatory demyelinating polyneuropathy: a double-blind, placebo-controlled, crossover study. Neurology 1990; 40:209–212.
825. van Erven PMM, Cillessen JPM, Eckhoff EMW, Gabreels FJM, Doesburg WH, Lemmens WAJG, et al. Special article. Leigh syndrome, a mitochondrial encephalo(-myo)pathy. A review of the literature. Clin Neurol Neurosurg 1987; 89–4:217–230.
826. van Swieten JC, Koudstaal PJ, Visser MC, Schouten HJ, van Gijn J. Interobserver agreement for the assessment of handicap in stroke patients. Stroke 1988; 19:604–607.
827. Vanuytsel L, Brada M. The role of prophylactic spinal irradiation in localized intracranial ependymoma. Int J Radiat Oncol Biol Phys 1991; 21:825–830.
828. Varga J, Wohlgethan JR. The clinical and biochemical spectrum of amyloidosis. Semin Arthritis Rheum 1988; 18:14–28.
829. Vecht CJ. Effect of age on treatment decisions in low-grade glioma. J Neurol Neurosurg Psychiatry 1993; 56:1259–1264.
830. Vercoulen JH, Swanink CM, Fennis JF, Galama JM, van der Meer JW, Bleijenberg G. Prognosis in chronic fatigue syndrome: a prospective study on the natural course. J Neurol Neurosurg Psychiatry 1996; 60:489–494.
831. Verdru P, Lammens M, Dom R, Van Elsen A, Carton H. Globoid cell leukodystrophy: a family with both late-infantile and adult type. Neurology 1991; 41:1382–1384.
832. Vermeulen M, van Gijn J, Hijdra A, van Crevel H. Causes of acute deterioration in patients with a ruptured

intracranial aneurysm. A prospective study with serial CT scanning. J Neurosurg 1984; 60:935–939.
833. Vertosick FT, Selker RG, Arena V. Survival of patients with well-differentiated astrocytomas in the era of computed tomography. Neurosurgery 1991; 28:496–501.
834. Victor M. Alcoholic dementia (Review). Can J Neurol Sci 1994; 21:88–99.
835. Victor M, Adams RD, Collins GH. The Wernicke-Korsakoff-Syndrome and related neurological disorders due to alcoholism and malnutrition. 2nd ed. Philadelphia: F. A. Davis Company, 1989.
836. Villalba Garcia MV, Lopez Glez-Cobos C, Garcia Castano J, Pinilla, Llorente B, Gonzalez Ramallo VJ, et al. [Rhabdomyolysis in acute intoxications]. [Spanish]. An Med Interna 1994; 11:119–122.
837. Villardita C. Alzheimer's disease compared with cerebrovascular dementia. Acta Neurol Scand 1993; 87:299–308.
838. Visser LH, van der Meche FG, Meulstee J, Rothbarth PP, Jacobs BC, Schmitz PI, et al. Cytomegalovirus infection and Guillain-Barre syndrome: the clinical, electrophysiologic, and prognostic features. Dutch Guillain-Barre Study Group. Neurology 1996; 47:668–673.
839. Vogt T. Prinzipien und diagnostische Möglichkeiten des Einzelfaser-EMG. EEG Labor 1994; 16:121–134.
840. Von Korff M, Ormel J, Keefe FJ, Dworkin SF. Grading the severity of chronic pain. Pain 1992; 50:133–149.
841. Vonkempis J, Kalden P, Gutfleisch J, Grimbacher B, Krause T, Uhl M, et al. Diagnosis of idiopathic myositis – value of (99m)technetium pyrophosphate muscle szintigraphy and magnetic resonance imaging in targeted muscle biopsy. Rheumatology International 1998; 17:207–213.
842. Vonsattel JP, Myers RH, Stevens TJ, Ferrante RJ, Bird E, Richardson EPJ. Neuropathological classification of Huntington's disease. J Neuropathol Exp Neurol 1985; 44:559–577.
843. Walker MD, Alexander E, Jr., Hunt WE, MacCarty CS, Mahaley MS, Mealey J, et al. Evaluation of BCNU and/or radiotherapy in the treatment of anaplastic gliomas. A cooperative clinical trial. J Neurosurg 1978; 49:333–343.
844. Wallace DC, Singh G, Lott MT, Hodge JA, Schurr TG, Lezza AM, et al. Mitochondrial DNA mutation associated with Leber's hereditary optic neuropathy. Science 1988; 242:1427–1430.
845. Wallner KE, Gonzales M, Sheline GE. Treatment of oligodendrogliomas with or without postoperative irradiation. J Neurosurg 1988; 68:684–688.
846. Wallner KE, Sheline GE, Pitts LH, Wara WM, Davis RL, Boldrey EB. Efficacy of irradiation for incompletely excised acoustic neurilemomas. J Neurosurg 1987; 67:858–863.
847. Walters AS. Toward a better definition of the restless legs syndrome. The International Restless Legs Syndrome Study Group. [Review]. Mov Disord 1995; 10:634–642.
848. Warkentin TE, Levine MN, Hirsh J, Horsewood P, Roberts RS, Gent M, et al. Heparin-induced thrombocytopenia in patients treated with low-molecular-weight heparin or unfractionated heparin [see comments]. N Engl J Med 1995; 332:1330–1335.
849. Wasserstrom WR, Glass JP, Posner JB. Diagnosis and treatment of leptomeningeal metastases from solid tumors: experience with 90 patients. Cancer 1982; 49:759–772.
850. Wasserstrom WR, Schwartz MK, Fleisher M, Posner JB. Cerebrospinal fluid biochemical markers in central nervous system tumors: a review. [Review] [96 refs]. Ann Clin Lab Sci 1981; 11:239–251.
851. Waters CH, Kurth M, Bailey P, Shulman LM, LeWitt P, Dorflinger E, et al. Tolcapone in stable Parkinson's disease: efficacy and safety of long-term treatment. The Tolcapone Stable Study Group. Neurology 1997; 49:665–671.
852. Watson CP. The treatment of postherpetic neuralgia. [Review]. Neurology 1995; 45:S58–60.
853. Watts RL, Mirra SS, Richardson EPJ. Corticobasal degeneration. In: Marsden CD;, S. editor. Movement Disorders 3. London: Butterworth Heinemann, 1994:280–299.
854. Weber T, Zerr I, Bodemer M, Poser S. [Expanded illness spectrum of human spongiform encephalopathies or prion diseases]. [Review] [167 refs] [German]. Nervenarzt 1997; 68:309–323.
855. Webster DD. Critical analysis of the disability in Parkinson's disease. Mod Treat 1968; 5:257–282.
856. Weiner HL, Mackin GA, Orav EJ, Hafler DA, Dawson DM, LaPierre Y, et al. Intermittent cyclophosphamide pulse therapy in progressive multiple sclerosis: final report of the Northeast Cooperative Multiple Sclerosis Treatment Group [see comments]. Neurology 1993; 43:910–918.
857. Weinschütz T. Akupunktur bei Kopfschmerzen. Methodische Grundlagen und Ergebnisse klinischer Untersuchungen. Der Schmerz 1996; 10:149–155.
858. Weir B. The relative significance of factors affecting postoperative survival in astrocytomas, grades 3 and 4. J Neurosurg 1973; 38:448–452.
859. Wekerle H, Hohlfeld R, Ketelsen UP, Kalden JR, Kalies I. Thymic myogenesis, T-lymphocytes and the pathogenesis of myasthenia gravis. Ann N Y Acad Sci 1981; 377:455–476.
860. Welch KMA. Drug therapy of migraine. N Engl J Med 1993; 329:1476–1483.
861. Wenning GK, Ben Shlomo Y, Magalhaes M, Daniel SE, Quinn NP. Clinical features and natural history of multiple system atrophy. An analysis of 100 cases. Brain 1994; 117:835–845.
862. Westergaard L, Gjerris F, Klinken L. Prognostic factors in oligodendrogliomas. Acta Neurochir (Wien) 1997; 139:600–605.
863. Westhoff G. Handbuch psychosozialer Messinstrumente. 1993.
864. Whittier JR. Ballism and the subthalamic nucleus (nucleus hypothalamicus; corpus Luysi). Arch Neurol Psychiat 1947; 58:672–692.
865. Widder B, von Reutern GM, Neuerburg Heusler D. Morphologische und dopplersonographische Kriterien zur Bestimmung von Stenosierungsgraden an der A. carotis interna. US in Med 1986; 7:70–75.
866. Wiebers DO, Whisnant JP, Sundt TMJ, et al. The significance of unruptured intracranial saccular aneurysms. J Neurosurg 1987; 66:23–29.
867. Wiehler S, Poburski R. Meningiosis neoplastika – Klinik und Therapie. Nervenarzt 1988; 59:260–266.
868. Wiethölter H. Pseudotumor cerebri. In: Brandt T, Dichgans J, Diener HC, editors. Therapie und Verlauf neurologischer Erkrankungen. 2nd ed. Stuttgart: Kohlhammer, 1993:791–796.
869. Wiethölter H, Pfister HW. Parasitosen. In: Brandt T, Dichgans J, Diener HC, editors. Therapie und Verlauf neurologischer Erkrankungen. Stuttgart: Kohlhammer, 1993:516–528.
870. Wijdicks EF, Stevens M. The role of hypotension in septic encephalopathy following surgical procedures. Arch Neurol 1992; 49:653–656.
871. Wijdicks EF, Vermeulen M, Hijdra A, van Gijn J. Hyponatremia and cerebral infarction in patients with ruptured intracranial aneurysms: is fluid restriction harmful? Ann Neurol 1985; 17:137–140.

872. Wijdicks EF, Vermeulen M, Murray GD, Hijdra A, van Gijn J. The effects of treating hypertension following aneurysmal subarachnoid hemorrhage. Clin Neurol Neurosurg 1990; 92:111–117.
873. Wilhelmsen KC, Weeks DE, Nygaard TG, Moskowitz CW, Rosales RL, de la Paz DC, et al. Genetic mapping of „Lubag" (X-linked dystonia-parkinsonism) in a Filipino kindred to the pericentromeric region of the × chromosome. Ann Neurol 1991; 29:124–131.
874. Will RG, Ironside JW, Zeidler M, Cousens SN, Estibeiro K, Alperovitch, et al. A new variant of Creutzfeldt-Jakob disease in the UK [see comments]. Lancet 1996; 347:921–925.
875. Willison RG. Analysis of electrical activity in healthy and dystrophic muscle in man. J Neurol Neurosurg Psychiatry 1964; 32:386–394.
876. Wilson SAK. Progressive lenticular degeneration: a familial nervous disease associated with cirrhosis of the liver. Brain 1912; 34:295–507.
877. Winger MJ, MacDonald DR, Cairncross JG. Supratentorial anaplastic gliomas in adults. The prognostic importance of extent or resection and prior low-grade glioma. J Neurosurg 1989; 71:487–493.
878. Winkelmüller W. Neurochirurgische Methoden. In: Zenz M, Jurna I, editors. Lehrbuch der Schmerztherapie. Stuttgart: Wissenschaftliche Verlagsgesellschaft, 1993:209–219.
879. Winn H, R., Almani WS, Berga SL, et al. The long-term outcome in patients with multiple aneurysms. Incidence of late hemorrhage and implications for treatment of incidental aneurysms. J Neurosurg 1983; 59:642–651.
880. Winnie AP, Hartwell PW. The relationship between the time of treatment of acute herpes zoster with sympathetic blockade and the prevention of postherpetic neuralgia: clinical support for a new theory of the mechanism by which sympathetic blockade provides therapeutic benefit. Reg Anesth 1993; 18:277–282.
881. Wissenschaftlicher Beirat der Bundesärztekammer. Kriterien des Hirntodes. Dtsch Ärztebl 1991; 88:2855–2860.
882. Wissenschaftlicher Beirat der Bundesärztekammer. Kriterien des Hirntodes. Entscheidungshilfen zur Feststellung des Hirntodes. Dtsch Ärztebl 1997; 94:1032–1039.
883. Wolfe F, Smythe HA, Yunus MB, Bennett RM, Goldenberg DL, Tugwell P. The American College of Rheumatology 1990 Criteria for the classification of fibromyalgia. Arthritis Rheum 1990; 2:160–172.
884. Wolters EC, van Wijngaarden GK, Stam FC, Rengelink H, Lousberg RJ, Schipper ME, et al. Leucoencephalopathy after inhaling „heroin" pyrolysate. Lancet 1982; 2:1233–1237.
885. Wood JR, Green SB, Shapiro WR. The prognostic importance of tumor size in malignant gliomas: a computed tomographic scan study by the brain tumor cooperative group. J Clin Oncol 1988; 6:338–343.
886. Wood MJ, et al. A randomized trial of acyclovir for 7 days or 21 days with and without prednisolone for treatment of acute Herpes Zoster. N Engl J Med 1994; 330:896–900.
887. Wright DC, Delaney TF. Treatment of metastatic cancer to the brain. In: DeVita VT, Hellmann S, Rosenberg SA, editors. Cancer: Principles and practice of oncology. Washington – Philadelphia: Lippincott, 1989:2245–2261.
888. Wutzler P, Doerr HW. Antivirale Therapie des Zoster. Dtsch Ärztebl 1998; 95:95–99.
889. Yasargil MG, Curcic M, Kis M, Siegenthaler G, Teddys PJ, Roth P. Total removal of craniopharyngiomas: approaches and long-term results in 144 patients. J Neurosurg 1990; 73:3–11.
890. Young RF. Clinical experience with radiofrequency and laser DREZ lesions. J Neurosurg 1990; 72:715–720.
891. Yu YJ, Cooper DR, Wellenstein DE, Block B. Cerebral angiitis and intracerebral hemorrhage associated with methamphetamine abuse. Case report. J Neurosurg 1983; 58:109–111.
892. Yudkin PL, Ellison GW, Ghezzi A, Goodkin DE, Hughes RA, McPherson K, et al. Overview of Azathioprine treatment in multiple sclerosis. Lancet 1991; 338:1051–1055.
893. Zeidman SM, North RB. General Neurosurgical Procedures for Management of Chronic Pain. In: Prithvi Raj P, editor. Current Review of Pain. Philadelphia: Curent Medicine, 1994:103–115.
894. Zentner J, Rohde V. The prognostic value of somatosensory and motor evoked potentials in comatose patients. Neurosurgery 1992; 31:429–434.
895. Zenz M, Strumpf M, Willweber-Strumpf A. Orale Opiattherapie bei Patienten mit „nicht-malignen" Schmerzen. Der Schmerz 1990; 4:14–21.
896. Zhuchenko O, Bailey J, Bonnen P, Ashizawa T, Stockton DW, Amos C, et al. Autosomal dominant cerebellar ataxia (SCA6) associated with small polyglutamine expansions in the alpha 1A-voltage-dependent calcium channel. Nat Genet 1997; 15:62–69.
897. Zierhut D, Flentje M, Adolph J, Erdmann J, Raue F, Wannenmacher M. External radiotherapy of pituitary adenomas. Int J Radiat Oncol Biol Phys 1995; 33:307–314.
898. Zochodne DW, Bolton CF, Thompson RT, Driedger AA, Hahn AF, Gilbert JJ. Myopathy in critical illness. Muscle Nerve 1986; 9:652
899. Zuber M, Sebald M, Bathien N, de Recondo J, Rondot P. Botulinum antibodies in dystonic patients treated with type A botulinum toxin: frequency and significance [see comments]. Neurology 1993; 43:1715–1718.
900. Zuurmond WW, Langendijk PN, Bezemer PD, Brink HE, de Lange JJ, van, et al. Treatment of acute reflex sympathetic dystrophy with DMSO 50% in a fatty cream. Acta Anaesthesiol Scand 1996; 40:364–367.

7 Index

A

A. Adamkiewicz 191
A. angularis 33
A. basilaris 33
– Thrombose 49
A. calcarina 33
A. callosomarginalis 32
A. carotis
– Dissektion 60
– Stenose 43
A. cerebelli inferior anterior 35
A. cerebelli inferior posterior 35
A. cerebelli superior 35
A. cerebri anterior 32
A. cerebri media 32
– maligner Infarkt 45
A. cerebri posterior 33
A. choroidea anterior 32
A. frontopolaris 32
A. lenticularis 32
A. lenticulostriata 32
A. occipitalis posterior 33
A. orbitalis 32
A. orbitofrontalis 32
A. parietalis anterior 33
A. parietalis interna 32
A. parietalis posterior 33
A. parietooccipitalis 33
A. pericallosa 32
A. praerolandica 32
A. radicularis magna 191
A. radicularis magna-Syndrom 192
A. recurrens 32
A. rolandica 32
A. spinalis anterior 191
A. spinalis anterior-Syndrom 192
A. spinalis posterior 191
A. spinalis posterior-Syndrom 192
A. sulcocommissuralis 191
A. sulcocommissuralis-Syndrom 192
A. temporalis anterior 32–33
A. temporalis posterior 32–33
A. temporopolaris 32
A. thalamogeniculata 33
A. vertebralis 33
Abdecktest 272
Abducensparese 274
Abetalipoproteinämie 247
Accessoriusparese 280
Acetylsalicylsäure
– Analgetikum 415
– Thrombozytenaggregationshemmer 395
ACTH-produzierende Tumoren 137
ADCA 160
ADEM 117
Adenoviren 78
ADH-Sekretion, inadäquate 352

Adrenoleukodystrophie 214
Adrenomyeloneuronopathie 214
AEHP 380
Affektives Syndrom 17
Ageusie 279
Agnosie
– Form- 13
– Objekt, assoziative 14
– Objekt- 13
– Objekt-, apperzeptive 13
– Prosop- 14
– visuelle 13
Agrammatismus 8
Agyrie 199
AICA 35
AIDS 85
AIDS-Dementia-Complex 86
Akanthocytose mit Chorea 176
Akathisie 18
Akinese 18
akinetisch-rigides Syndrom 18
– Erkrankungen 165
Akinetische Krise 169
Akinetischer Mutismus 4
Akkomodationsstörungen 307
Akrocephalie 201
Akrodermatitis chronica atrophicans 98
Akrodystrophische Neuropathie 247
Akusticusneurinom 132
Akustisch evozierte Hirnstammpotentiale 380
Akute disseminierte Encephalomyelitis 117
Akute Pandysautonomie 252
Alexie, reine 14
Algodystrophie 321
alien limb 173
Aliquorrhoe 206
Alkohol-Intoxikation 232
Alkoholentzugsdelir 225
Alkoholismus
– Encephalopathie 226
– Entzugsdelir 225
– Folgeerkrankungen 225, 227
– Myopathie 297
– Polyneuropathie 248
Allodynie 308
alpha-Dihydroergocryptin 402
Alzheimer-Erkrankung 152
Amantadin 403
Amantadin-Intoxikation 232
Amaurosis fugax 42
Amnesie 6
– anterograde 7
– retrograde 6
– transiente globale 329
Amnestische Episode 329
Amnestisches Syndrom 16
Amphetamin 228
Amphetamin-Intoxikation 233

Amyloid-Angiopathie, cerebrale 65
Amyloidose, Polyneuropathie 250
Amyotrophe Lateralsklerose 162
– ALS Severity Scale 434
Amyotrophie
– neuralgische Schulter- 260
– syphilitische 100
Anaesthesia dolorosa 308, 325
Analgetika
– Opioid- 416
– peripher wirksame 415
Analgetikakopfschmerz 315
Analreflex 31
anaplastisches Astrozytom 129
Anarthrie 8
Anencephalie 199
Aneurysmen 64
Anfälle
– epileptische 141
– nicht-epileptische 148
Anfall
– Adversiv- 142
– einfach-fokaler 142
– generalisierter 143
– Hirnstamm- 149
– komplex-fokaler 142
– psychomotorischer 142
– synkopaler 148
– tetanischer 149
Anfallserkrankungen 141, 143, 145, 147, 149
Angel dust 228
Angiitis, primäre ZNS- 72
Angiodysgenetische Myelomalazie 193
Angiom
– arteriovenöses 61
– intramedulläres 193
– kapilläres 63
– kavernöses 62
– venöses 63
Angiomatosis retinae 198
Angioosteohypertrophie-Syndrom 198
Angiopathie
– Amyloid- 65
– cerebrale Makro- 59
– cerebrale Mikro- 65
– kongophile 65
Anhidrosis 306
Ankleideapraxie 12
Anomie 8
Anosmie 269
Anoxie, cerebrale 350
Anoxische Encephalopathie 350
Anterograde Amnesie 7
Anticholinergica 404
Anticholinergika-Intoxikation 230
Antidepressiva 425
– Intoxikation 230

– Monoaminooxydase-
   hemmer 425
– tetrazyklische 425
– trizyklische 425
Antiepileptika 397
Antikörper-Index 389
Antikoagulation 391
– Heparinisierung 392
– Marcumarisierung 393
Antikonvulsiva 397
Antiphospholipid-Antikörper-
   Syndrom 75
Antispastica 407
Anton-Syndrom 13
Aorten-Dissektion 60
Apallisches Syndrom 3
APC-Resistenz 74
Aphasie 8
– amnestische 8
– Begriffsdefinitionen 8
– Broca- 8
– gekreuzte 10
– globale 8
– motorische 8
– transcorticale 9
– Wernicke- 8
Aphemie 8
Apoplex 36
Apoplexia labyrinthi 27
Apraxie 11
– Gang-, frontale 11
– gliedkinetische 11
– ideatorische 11
– ideomotorische 11
– konstruktive 12
– Lid- 25
– Sonderformen 11
– Sprech- 11
– taktile 11
– visuo-motorische 11
Arachnoiditis 194
Aran-Duchenne, spinale Muskel-
   atrophie 164
Archicerebellum 18
Armplexusläsionen 258
Armplexusneuritis 260
Arnold-Chiari-Malformation
   (ACM) 201
Arteriitis cranialis 70
Arteriitis temporalis 70
Arteriosklerose 59
Arteriovenöses Angiom 61
Arteriovenöses Angiom,
   intramedulläres 193
Arthritis, rheumatoide 72
Aseptische Meningitis 109
Aspergillose 104
Aspiration 355
Aspirationspneumonie 356
Aspontanes Syndrom 16
ASS
– Analgetikum 415
– Thrombozytenaggregations-
   hemmer 395
Asterixis 18
Astrozytom 128
– anaplastisches 129
Asynergie 18
AT III-Mangel 74
Ataxia teleangiectatica 161
ataxic motor syndrome 46

Ataxie 19
– autosomal dominante cerebel-
   läre 160
– degenerative Erkrankungen 159
– Friedreich- 159
– Gliedmaßen- 18
– idiopathische cerebelläre 161
– sensible 29
Atemstörungen 150
Athetose 19
Atlasassimilation 202
Atrophie
– dentatorubropallido-
   luysianische 161
– neurogene Muskel- 254
– spinocerebelläre 160
Atrophie cérébelleuse tardive 161
Attackenschwindel 25
Atypischer Gesichtsschmerz 320
Aufmerksamkeitsstörung 5
Aufwach-Grand-mal-Epilepsie 147
Augenbewegungsstörungen 20
Augenlidbewegungen
– Lidretraktion 24
– Physiologie 24
– Ptosis 24
– supranukleäre Störungen 25
Augenlidbewegungs-Störungen 24
Augenmotilitätsstörungen,
   zentrale 20
Aurasymptome 143
Automatismen, spinale 28
Autonome Insuffizienz, isolierte 302
Autonome Neuropathie, paraneo-
   plastische 121
Autonomes Nervensystem,
   Erkrankungen 302
Autosomal dominante cerebelläre
   Ataxie 160
AV-Angiom 61
– intramedulläres 193
AV-Fistel 63
– durale spinale 193
AV-Malformationen 61
– spinale 193
Avellis-Syndrom 35
Axillarisläsion 262
Axonotmesis 254
Azathioprin 410

B

Babinski-Nageotte-Syndrom 35
Babinski-Zeichen 28
Baclofen 407
Bakterielle Infektionen 90
Balint-Syndrom 13
Balkenagenesie 199
Balkensyndrom 14
Ballismus 19
– Hemi- 177
Bandscheibenvorfall
– cervikal 331
– lumbal 333
Barbiturat-Intoxikation 229
Barthel-Index 430
Basalganglienerkrankungen 165
Basiläre Impression 202
Basilariskopfsyndrom 50
Basilarismigräne 310
Basilaristhrombose 49

Bassen-Kornzweig-Syndrom 247
Batten-Turner-Dystrophie 285
Beatmung 361
Becker-Kiener-Dystrophie 287
Begleitschielen, angeborenes 272
Begutachtung
– Arm 444
– Bein 445
– Gehirn 438
– Kopf 441
– Rückenmark und Wirbel-
   säule 443
– Sehorgan 440
– Sprechstörungen 442
Begutachtung, Tabellen 438
Behçet-Erkrankung 111
Behr-Syndrom 159
Beinbewegungen, periodische, im
   Schlaf 178
Beinvenenthrombose, tiefe 356
Bell'sche Lähmung 276
Bell'sches Phänomen 276
Benedikt-Syndrom 34
Benigner paroxysmaler Lagerungs-
   schwindel 26
Benommenheit 1
Benzamide 424
Benzatropin 404
Benzodiazepine 426
– Intoxikation 231
Beriberi 222
Beschleunigungsverletzung der
   HWS 338
Beta-Interferon 412
Bewertungsskalen 427
Bewußtseinseinengung 6
Bewußtseinsniveau, Störungen 1
Bewußtseinsstörungen 1
Biemond-Myopathie 285
Bilaterale striatopallidodentale
   Verkalkungen 174
Bing-Horton-Syndrom 312
Binswanger-Erkrankung 46
Biperiden 404
Bissaud-Syndrom 35
Blasenstörungen 304
Blepharospasmus 180
Blickdeviation 20
Blickfolgesakkadierung 20
Blickparese 20
Blickrichtungsnystagmus 20
Blinkreflex 374
Blutung
– epidurale 238
– infratentorielle 54
– intracerebrale 53
– Kleinhirn- 54
– Pons- 54
– subarachnoidale 55
– subdurale, akute 238
– subdurale, chronische 239
– supratentorielle 53
BNS-Krämpfe 146
Boeck-Erkrankung 110
Bornaprin 404
Borreliose 98
– akute 98
– akute Neuro- 99
– chronische 98
– chronische Neuro- 100
– Polyneuropathie 250

Botulinum-Toxin 406
Botulismus 102
Brückenvenenthrombose 52
Brachialgia paraesthetica
  nocturna 265
Bradbury-Eggleston-Syndrom 302
Bradykinese 18
Bragard-Zeichen 333
Bromocriptin 402
Brown-Séquard-Syndrom 30
Brudzinski-Zeichen 78
Brueghel-Syndrom 181
Budipin 403
Bulbäre Encephalitis, paraneo-
  plastische 120
Bulbärhirnsyndrom 2
Bulbärparalyse 281
Bulbärparalyse, progressive 162
Bulbocavernosusreflex 31
Buprenorphin 418
burning feet-Syndrom 242
Butyrophenone 424

C

Céstan-Chenais-Syndrom 35
Cabergolin 402
CADASIL-Syndrom 66
Caisson-Krankheit 241
Candidamykose 104
Cannabis-Intoxikation 233
Capsaicin 420
Carbamazepin 398
– Intoxikation 232
Carnitin-Mangel 291
Carnitin-Palmityl-Transferase-
  Mangel 291
Carotis-Dissektion 60
Carotis-Cavernosus-Fistel 63
Carotis-Thrombendarteriekto-
  mie 396
Carpaltunnelsyndrom 265
Catechol-O-Methyltransferase-
  Hemmer 404
Caudasyndrom 31
Cavernom 62
Central-core-Myopathie 289
Cerebelläre Ataxie
– autosomal dominante 160
– idiopathische 161
Cerebelläre Syndrome 18
Cerebellitis 88
– paraneoplastische 122
Cerebralparese, infantile 203
Cerebrovaskuläre Erkrankungen 32
Ceroidlipofuszinose, adulte 215
Cervikale Myelopathie 189
Cervikaler Bandscheibenvorfall 331
Cervikobrachialgie 331
Chaddock-Reflex 28
Chalastic fit 150
Charcot-Marie-Tooth-
  Erkrankung 244
Charlin-Syndrom 312
Cheiralgia paraesthetica 263
Chemoneurolyse 422
Chiray-Foix-Nicoleso-Syndrom 34
Chloralhydrat-Intoxikation 229
Chorda tympani 275
Chordotomie 421
– offene anterolaterale 421

– percutane cervikale 421
Chorea 19
– Huntington 174
– minor 176
– Sydenham 176
Choreoathetose
– paroxysmale dystone 177
– paroxysmale kinesigene 176
Choreoathetotische neuroaxonale
  Dystrophie 184
chronic fatigue syndrome 329
Chronisch paroxysmale
  Hemicranie 314
Chronisch progressive externe
  Ophthalmoplegie 209
Chronische inflammatorische
  demyelinisierende PNP 252
Chronisches Erschöpfungs-
  syndrom 329
Churg-Strauss-Vaskulitis 69
CJD-Variante 108
Claude-Syndrom 34
Claudicatio spinalis 335
Clobazam 400
Clonazepam 400
Clopidogrel 394
Clozapin 424
Clusterkopfschmerz 312
CMV-Encephalitis 82
Cobalamin-Mangel 223
Coitus-Kopfschmerz 317
Cokzygodynie 328
Collet-Siccard-Syndrom 281
Commotio cerebri 234
Commotio spinalis 239
COMT-Hemmer 404
Contusio cerebri 234
Contusio spinalis 239
Conussyndrom 31
Copolymer-1 413
Cortikobasale Degeneration 173
Costen-Syndrom 340
Costoclavicular-Syndrom 259
CPEO 209
Crampus 301
Craniopharyngeom 138
Craniostenosen 201
Creatinkinase 283
Creutzfeldt-Jakob-Erkrankung 108
– Variante 108
Critical-illness-Neuropathie-
  Myopathie 249
Curschmann-Steinert-
  Erkrankung 286
Cyklophosphamid 410
Cystizerkose 106
Cytoalbuminäre Dissoziation 251
Cytomegalie-Encephalitis 82

D

Dämmerzustand 16
Déjerine-Sottas-Erkrankung 246
Dalrymple'sches Zeichen 274
Dandy-Walker-Syndrom 200
Dantrolen 408
Dauerkopfschmerz, medikamenten-
  induzierter 315
Dauerschwindel 25
Deafferentierungsschmerz 325
deep brain stimulation 423

Defektsyndrom 16
Degeneration
– hepatolentikuläre 182
– progressive fokale cortikale 156
Degenerative Erkrankungen 152
– Ataxie 159
– Demenz 152
– Epilepsie 158
– Motoneuron- 162
– Muskelatrophie 162
Dehydratation, hypertone 359
Dekompressionserkrankung 241
Delir 16
– Alkoholentzugs- 225
Demenz 15
– Alzheimer-Typ 152
– Frontalhirn-Typ 155
– semantische 14
Denny-Brown-Syndrom 121
Dentatorubropallidoluysianische
  Atrophie 161
Dermatomyositis 295
Desorientiertheit 5
Detrusor-Areflexie 305
Detrusor-Hyperreflexie 304
Detrusor/Sphinkter-Dys-
  synergie 305
Devic-Syndrom 117
Diabetes insipidus 352
Diabetes mellitus, Amyotrophie 248
Diapedeseblutung 53
Diastematomyelie 200
Diclofenac 415
Diffuse Sklerose 117
Dihydrocodein 418
Diphenylbutylpiperidine 424
Diphenylhydantoin 399
– Intoxikation 231
Dipyridamol 394
Diskonnektionssyndrome,
  interhemisphärale 14
Dissektion
– A. carotis 60
– A. vertebralis 60
– Aorta 60
Disseminierte intravasale
  Gerinnung 360
Dissoziierte Sensibilitätsstörung 29
Dolichocephalie 201
Dopamin-β-Hydroxylase-
  Mangel 302
Dopamin-Agonisten 402
Dopplersonographie 385
– Duplex-Sonographie 385
– intrakraniell 386
– Methodik 385
– Pulsecho-Verfahren 385
– Stenosen 387
– Untersuchungstechnik 386
– Vasomotorenreserve 386
– Verfahren 385
Downbeat-Nystagmus 23
DREZ-Operation 421
Drogenabusus 228
Drogeninduzierte Erkran-
  kungen 228
– Vaskulitis 73
Drop attack 149
Drucksteigerung, intrakranielle 346
Drusenpapille 271
Duane-Syndrom 22

Duchenne-Dystrophie 287
Duplex-Sonographie 385
Durafistel 63
– occipitale 63
Durale AVM 63
Durchgangssyndrom 16
Dysästhesie 308
dysarthria/clumsy hand syndrome 46
Dysarthrie 10
Dysautonomie, familiäre 247
Dysdiadochokinese 19
Dysfibrinogenämie 75
Dysfunktion, zentral exekutive 5
Dyskinesie 19
– paroxysmale 176
– paroxysmale anstrengungsinduzierte 177
– paroxysmale hypnogene 177
– paroxysmale kinesigene 176
– paroxysmale nicht-kinesigene 177
– tardive 182
Dysmetrie 18
Dysnomie 8
Dysphonie 8
Dysplasie, fibromuskuläre 61
Dysprosodie 8
Dysraphische Fehlbildungen 199
Dyssynergie 19
Dystonie 19
– Blepharospasmus 180
– fokale/segmentale 180
– generalisierte 179
– L-Dopa-sensitive 180
– oromandibuläre 181
– Segawa 180
– sekundäre 181
– symptomatische 181
– Torsions- 179
– Torticollis spasmodicus 181
Dystonien 179
Dystrophie, choreoathetotische neuroaxonale 184
Dystrophische Myotonie 286

E

Eaton-Lambert-Syndrom 123
Echinokokkose 107
Echolalie 8
Ecstasy 233
EDSS 430
EEG 363
– Allgemeinveränderung 365
– Befundung 363
– Dysrrhythmie 365
– Epilepsie 368
– Gesunde 364
– Grundlagen 363
– Herdbefund 366
– metabolische Einflüsse 365
– morphologische Läsionen 368
– pathologisches 365
– Schlafstadien 365
– Technik 363
Eineinhalb-Syndrom 21
Einklemmungssyndrome 346
Einschlußkörperchen-Myositis 296
Einzelfaser-EMG 372
Ejakulation, retrograde 305

Elektrolytentgleisungen 359
Elektromyographie 369
Elektroneurographie 372
– Fazialis- 384
Elektrostimulation
– epidurale spinale 423
– Gehirn 423
– transcutane 423
Elektrotrauma 240
Elsberg-Syndrom 252
Embolie, kardiale 59
Emery-Dreifuss-Erkrankung 284
EMG 369
– Einzelfaser- 372
– Einzelpotentialanalyse 371
– Interferenzmuster 370
– Interferenzmusteranalyse 371
– Makro- 372
– Spontanaktivität 370
EMLA-Gel 420
Encephalitis
– bulbäre paraneoplastische 120
– Cytomegalie- 82
– Herpes- 81
– Hirnstamm-, paraneoplastische 120
– limbische 120
– Masern-, akute 83
– Masern-, subakute 83
– Masern-Einschlußkörperchen 83
– Rasmussen- 112
Encephalofaziale Angiomatose 197
Encephalomyelitis
– akute disseminierte 117
– disseminata 113
Encephalopathie
– Alkohol- 226
– anoxische 350
– Hashimoto- 112
– hepatogene 218
– hypertensive akute 47
– hypertensive chronische 46
– hyponatriämische 219
– nekrotisierende 211
– septische 96
– subakute spongiforme 108
– urämische 217
– Valproinsäure-, akute 399
– vaskuläre 46
– Wernicke- 221
Endokarditis, subakute bakterielle 59
Endokrine Ophthalmopathie 274
Engpaßsyndrome
– Carpaltunnelsyndrom 265
– Interosseus-anterior-Syndrom 264
– obere Thoraxapertur 259
– Supinatorlogensyndrom 263
Entacapon 404
Enteroviren 78
Enterovirus-Infektionen 79
Entlastungsreflex 181
Entwicklungsstörungen, Großhirn 199
Entzündliche Erkrankungen 77
Eosinophilie-Myalgie-Syndrom 297
Ependymom 131
Ephedrin 228
Epiduralhämatom 238
Epilepsie 141

– anfallsdisponierende Medikamente 144
– Aufwach-Grand-mal- 147
– BNS-Krämpfe 146
– chirurgische Therapie 144
– degenerative Erkrankungen 158
– Fahrtauglichkeit 146
– Frontallappen 147
– genuine 141
– Impfungen 144
– Impulsiv-Petit-Mal 146
– kindliche 146
– medikamentöse Anfallsprophylaxe 144
– myoklonisch-astatisches Petit-Mal 146
– Narkose 145
– Occipitallappen 147
– Parietallappen 147
– perioperative Behandlung 145
– Propulsiv-Petit-Mal 146
– Pyknolepsie 146
– Reflexepilepsien 147
– Schwangerschaft 145
– Startle- 177
– Status epilepticus (Grand mal) 351
– symptomatische 141
– Temporallappen- 146
Erdbeerpflückerlähmung 268
Erektionsstörungen 305
Ergometer-Test 284
Ergotaminkopfschmerz 315
Erschöpfungssyndrom, chronisches 329
Erythema migrans 98
Erythrophagen 389
Erythroprosopalgie 312
Essentieller Myoklonus 186
Essentieller Tremor 184
Ethosuximid 400
Eulenburg-Erkrankung 292
Evozierte Potentiale 375, 377, 379, 381, 383
Extrapyramidal-motorische Erkrankungen 165, 167, 169, 171, 173, 175, 177, 179, 181, 183, 185
Extrasystolie
– supraventrikuläre 357
– ventrikuläre 358

F

F-Wellen-Untersuchung 372
Facettendenervierung 422
Facettensyndrom 336
Facialisparese 275
– idiopathische 276
– periphere 275
– traumatische 276
– zentrale 275
Facio-scapulo-humerale Dystrophie 288
Fahr-Erkrankung 174
Faktor XII-Defizit 75
Faktor-V-Mutation 74
Familiäre Dysautonomie 247
Familiäre spastische Spinalparalyse 165
Farbsinnstörungen 271
Fatale familiäre Insomnie 109

Fazialisneurographie 384
Felsenbeinfrakturen 238
Felsenbeinspitzen-Syndrom 281
Femoralisläsion 266
Fentanyl 418
Fettembolie 355
Fibrillationspotentiale 370
Fibrinolysestörungen, hereditäre 75
Fibromuskuläre Dysplasie 61
Fibromyalgie-Syndrom 330
Fieber, zentrales 353
Fisher-Syndrom 252
Fissura orbitalis superior-Syndrom 281
Fixations-Pendel-Nystagmus 23
Fixationsnystagmus 20
– kongenitaler 23
Flaviviren 78
Flocculus-Nodulus-Syndrom 18
Flupirtin 416
Foix-Alajouanine-Syndrom 193
Fokale Dystonien 180
Folsäure-Mangel 223
Foramen-jugulare-Syndrom 281
Formagnosie 13
Foster-Kennedy-Syndrom 281
Foville-Syndrom 35
Frühsommer-Meningoencephalitis 79
Friedreich-Ataxie 159
Froment-Zeichen 265
Frontale Dysfunktion 5
Frontale Gangapraxie 11
Frontalhirnsyndrom 5
Frontallappen-Epilepsie 147
FSME 79
Fukuyama-Dystrophie 285
Funikuläre Myelose 223

G

Gürtelrose 81
Gabapentin 401
Gangapraxie, frontale 11
Gangataxie 18
Ganglionäre lokale Opioid-Analgesie 420
Ganglionitis, paraneoplastische 121
Gangliosidosen 212
Garcin-Syndrom 281
Gasperini-Syndrom 34
Gastrointestinal-Blutung 360
Gastrointestinale Motilitätsstörungen 304
Gedächtnisstörung 6
Gegendruckphänomen 181
Gegenrucke 22
Gehirnerschütterung 234
Generalisierte Tendomyopathie 330
Gerinnungsinhibitoren, Mangel 74
Gerinnungsstörungen 74
Gerstmann-Sträussler-Syndrom 109
Gerstmann-Syndrom 12
Geruchssinnstörungen 269
Geschmacksschwitzen 276
Gesichtsfelddefekte 270
Gesichtsschädelfrakturen 238
Gesichtsschmerz
– atypischer 320
– Indometacin-abhängiger 314
geste antagoniste 181

Gilles-de-la-Tourette-Syndrom 186
Glasgow Coma Scale 428
Glasgow Outcome Scale 429
Glatirameracetat 413
Gliedapraxie 11
Gliedergürteldystrophie 288
Gliedmaßenataxie 18
Glioblastom 129
Gliom 128
GLOA 420
Globoidzell-Leukodystrophie 214
Glossopharyngeus-Neuralgie 319
Glossopharyngeusläsion 279
Glucocerebrosidose 213
Glucocorticoide 409
Glykogenose Typ II 290
Glykogenose Typ V 291
GM1-Gangliosidose 212
GM2-Gangliosidosen
– M. Sandhoff 212
– M. Tay-Sachs 212
Gordon-Reflex 28
Gradenigo-Syndrom 281
Graefe'sches Zeichen 274
Grand mal 143
Granulomatöse Myositis 297
Granulomatöse Vaskulitis des ZNS 72
Grenzstrangblockade 420
Guillain-Barré-Syndrom 250
gustatorisches Schwitzen 276

H

Hämangioblastom, Kleinhirn 198
Hämangiom, kavernöses 62
Hämodynamischer ischämischer Insult 45
Hörstörungen 278
H-Reflex-Untersuchung 374
Hallervorden-Spatz-Erkrankung 184
Halluzinogen-Intoxikation 233
Halluzinose 17
– chronische 17
Halsrippen-Syndrom 259
Hamburger Schmerz-Adjektiv-Liste 438
hard disc 331
Harndrang, imperativer 304
Hartnup-Syndrom 224
Hashimoto-Encephalopathie 112
Heerfordt-Syndrom 276
Hemiatrophia faciei 275
Hemiballismus 177
Hemimastikatorischer Spasmus 275
Hemispasmus facialis 277
Heparin-induzierte Thrombozytopenie
– Typ I 76
– Typ II 76
Heparinisierung
– niedermolekulares Heparin 392
– unfraktioniertes Heparin 392
Hepatogene Encephalopathie 218
Hepatolentikuläre Degeneration 182
Herdencephalitis
– septisch-embolische 95
– septisch-metastatische 96

Hereditäre hämorrhagische Teleangiektasie 65
Hereditäre motorische und sensible Neuropathie
– Typ I 244
– Typ II 245
– Typ III 246
– Typ IV 246
– Typ V 246
– Typ VI 245
– Typ VII 245
Hereditäre Neuropathie mit Neigung zu Druckparesen 247
Hereditäre sensible und autonome Neuropathie 247
Hereditary Endotheliopathy with Retinopathy 66
Heredoataxien 159
Herniationssyndrome 346
HERNS-Syndrom 66
Heroin 228
Herpes zoster 81
Herpes-Encephalitis 81
Herpes-Myelitis 188
Herpesviren 78
Herzrhythmusstörungen 357
Heterotopie 199
Heubner'sche Arterie 32
Hinterhornsyndrom 30
Hinterstrangstimulation 423
Hinterstrangsyndrom 29
Hinterwurzeldurchtrennung 422
Hippel-Lindau-Syndrom 198
Hirnödem 346
Hirnabszeß 93
Hirndruck 346
Hirndrucktherapie 347
Hirnmetastasen 138
Hirnnervenerkrankungen 269
Hirnstammanfälle 149
Hirnstammencephalitis, paraneoplastische 120
Hirnstamminsult 48
Hirnstammreflexe, Neurographie 374
Hirntod 348
Histaminkopfschmerz 312
Hitzschlag 241
HIV 85
– akute Meningitis 85
– chronische Meningitis 86
– Differentialdiagnose 87
– Encephalopathie 86
– Meningitis/Meningoencephalitis 85
– Myelopathie 86
– Myopathie 86
– Polyneuropathie 86
HMSN Typ I 244
HMSN Typ II 245
HMSN Typ III 246
HMSN Typ IV 246
HMSN Typ V 246
HMSN Typ VI 245
HMSN Typ VII 245
Hodgkin-Lymphom 135
Hoehn und Yahr, Stadien 435
Horner-Syndrom 307
Howship-Romberg-Syndrom 267
HSAN 247
HTLV-I-Myelitis 188

Hunt und Hess-Skala 55
Huntington-Erkrankung 174
Hustenkopfschmerz 316
HWS
- Bandscheibenvorfall 331
- Beschleunigungsverletzung 338
- cervikale Myelopathie 189
- Facettensyndrom 336
- Schleudertrauma 338
- Wurzelsyndrome 256
Hydrocephalus aresorptivus 204
Hydrocephalus communicans 204
Hydrocephalus e vacuo 205
Hydrocephalus occlusus 205
Hydromorphon 418
Hydromyelie 190
Hyperästhesie 308
Hyperabduktions-Syndrom 259
Hyperalgesie 308
Hyperhidrosis 306
Hyperhydratation, hypertone 359
Hyperkaliämie 359
Hyperkaliämische periodische
  Lähmung 294
Hypernatriämie 359
Hyperpathie 308
Hypersomnie, periodische 151
Hypersomnie-Syndrom 17
Hypertensive Encephalopathie
- akute 47
- chronische 46
Hypertensive Krise 357
Hyperthermie, maligne 354
Hyperventilationstetanie 149
Hypoglossusparese 280
Hypokaliämie 359
Hypokaliämische periodische
  Lähmung 294
Hypokinese 18
Hypomyelinisation, kongenitale 246
Hyponatriämie 359
Hyponatriämische Encephalo-
  pathie 219
Hypophosphatämie 220
Hypophyse
- ACTH-produzierende
  Tumoren 137
- Adenom 135
- akute Nekrose 138
- hormoninaktive Tumoren 138
- Prolactinom 137
- STH-produzierende
  Tumoren 137
Hypophysektomie 421
Hyposmie 269
Hypotonie, cerebelläre 18
Hypotonie, orthostatische 302
Hypoxie, cerebrale 350

I

Ibuprofen 415
Ice-cream-headache 316
IDCA 161
Idiopathische cerebelläre
  Ataxien 161
Ilioinguinalissyndrom 328
Iliosacralgelenks-Syndrom 336
Immunglobuline 413
Immunsuppressiva 409
Imperativer Harndrang 304

Impfkomplikationen 88
Impression, basiläre 202
Impulsiv-Petit-Mal 146
Incisura-scapulae-Syndrom 261
Indomethacin 415
Infantile Cerebralparese 203
Infarkt
- Basilaristhrombose 49
- Hirn- 36
- Hirnstamm- 48
- Kleinhirn- 48
- lakunärer 46
- maligner Media- 45
- migränöser 310
- spinaler 191
Infektiöse Erkrankungen 77
Infektionen
- bakteriell 90
- Parasiten- 106
- Pilz- 103
- Prion- 108
- Protozoen- 105
- viral 77
Infratentorielle Blutung 54
Inkontinenz 304
Insolation 241
Insomnie, fatale familiäre 109
Insult
- Basilaristhrombose 49
- hämodynamischer ischämi-
  scher 45
- Hirnstamm- 48
- ischämischer 36
- Kleinhirn- 48
- lakunärer 46
- maligner Media- 45
- progressive stroke 45
- venöser 51
Intensiv-Monitoring 360
Intensivmedizin, neurologische 341
- Überwachung 360
- Beatmung 361
- Ernährung 362
- internistische Probleme 355
- Koma 341
- Krankheitsbilder 350
- Management 360
Intensivneurologie 341
Intentionstremor 18
Interferenzmuster 370
Interferenzmusteranalyse
  (EMG) 371
Internukleäre Ophthalmoplegie 21
Interosseus-anterior-Syndrom 264
Intoxikation
- Alkohol- 232
- Amantadin- 232
- Amphetamin- 233
- Anticholinergika- 230
- Antidepressiva- 230
- Barbiturat- 229
- Benzodiazepin- 231
- Cannabis- 233
- Carbamazepin- 232
- Chloralhydrat- 229
- Halluzinogen- 233
- Kokain- 233
- Lithium- 231
- Morphin- 232
- Neuroleptica- 230
- Phenytoin- 231

Intoxikationen 228
Intracerebrale Blutung
- infratentorielle 54
- supratentorielle 53
Intracranielle Blutungen 53
Isaacs-Syndrom 301
Ischämie-Test 283
Ischämischer Insult
- hemisphäral 36
- spinal 191
- vertebrobasilär 48
Ischiadicusläsion 267
ISG-Syndrom 336
Iterationen 10

J

Jackson-Syndrom 35
Jakob-Creutzfeldt-Erkrankung 108
- Variante 108
Jargonaphasie 8

K

Kältebedingter Kopfschmerz 316
Kakosmie 269
Kalottenfraktur 237
Kammerflimmern/-flattern 358
Kapilläres Angiom 63
Kardiovaskuläre Regulations-
  störungen 302
Karnofsky-Skala 429
Karpaltunnelsyndrom 265
Kataplexie, symptomatische 150
Kaudasyndrom 31
Kausalgie 308
Kavernom 62
Kayser-Fleischer-Ring 183
Kearns-Sayre-Syndrom (KSS) 209
Keilbeinflügelsyndrom
- laterales 281
- mediales 281
Kennedy-Syndrom 164
Keratitis neuroparalytica 274
Kernig-Zeichen 78
Kieferöffnungs-Reflex 374
Kiloh-Nevin-Syndrom 264
Kippdeviationen 20
Klüver-Bucy-Syndrom 15
Kleine-Levin-Syndrom 151
Kleinhirnarterien 35
Kleinhirnatrophie, para-
  neoplastische 122
Kleinhirnblutung 54
Kleinhirnbrückenwinkel-
  Syndrom 281
Kleinhirnbrückenwinkeltumor 132
Kleinhirndegeneration, paraneopla-
  stische 122
Kleinhirnhemisphärensyndrom 18
Kleinhirninfarkt 48
Kleinhirnsyndrome 18
Kleinhirnwurmsyndrome 18
Klippel-Feil-Syndrom 202
Klippel-Trénaunay-Syndrom 198
Klivuskantensyndrom 281
Koitus-Kopfschmerz 317
Kokain 228
Kokain-Intoxikation 233
Kokzygodynie 328

Kollagenosen, Vaskulitis 72
Koma 341
- Atemstörumgen 342
- Augenmotilität 343
- Cornealreflex 344
- EEG 344
- Glasgow Coma Scale 428
- Motorik 344
- psychogenes 345
- Pupillen 343
Kommissurotomie, vordere 421
Kompartmentsyndrom
- laterales 268
- vorderes 268
Komplexe repetitive Entladungen 370
Kongophile Angiopathie 65
Konstruktive Apraxie 12
Konussyndrom 31
Konzentrationsstörung 5
Kopfschmerz
- Analgetika- 315
- cervikogener 315
- Cluster- 312
- Ergotamin- 315
- Husten- 316
- Ice-cream- 316
- kältebedingter 316
- körperliche Anstrengung 317
- Koitus- 317
- medikamenteninduzierter 315
- Migräne 310
- Orgasmus- 317
- sexuelle Aktivität 317
- Spannungs- 309
- vertebragener 315
Kopfschmerzen 309
Korsakow-Syndrom 227
Krückenlähmung 263
Kraniopharyngeom 138
Kraniostenosen 201
Kritikschwäche 6
Krokodilstränen 276
Kryoneurolyse 422
Kryptokokkose 104
Kufs-Syndrom 215
Kugelberg-Welander, spinale Muskelatrophie 164

L

L-Dopa-Präparate 401
L-DOPA-sensitive Dystonie 180
Lafora-, Myoklonusepilepsie 158
Lagerungsprobe nach Hallpike 279
Lagerungsschwindel, benigner paroxysmaler 26
Lakunärer Infarkt 46
Lambert-Eaton-Syndrom 123
Lamotrigin 401
Lance-Adams-Syndrom 185
Langschädel 201
Lasègue-Zeichen 333
Lateralsklerose
- amyotrophe 162
- primäre 164
Leber'sche Opticusatrophie 211
Lebererkrankungen, Polyneuropathie 249
Leigh-Syndrom 211
Leitungsaphasie 9

Leitungsblöcke, mit motorischer Neuropathie 253
Leukencephalitis, van Bogaert 84
Leukencephalopathie
- posteriore reversible 48
- progressive multifokale 87
- reversible posteriore 48
Leukodystrophie
- Adreno- 214
- Globoidzell- 214
- metachromatische 213
Leukomyelitis 188
Levine-Critchley-Syndrom 176
Lewy-Körperchen-Krankheit 157
Leyden-Möbius-Erkrankung 285
Lhermitte-Zeichen 29
Lid-Nystagmus 25
Lidapraxie 25
Lidflattern 25
Lidretraktion 24
Limbische Encephalitis 120
Lindau-Tumor 198
Lipidspeicherkrankheiten 212
Liquor
- Blutungen 389
- Entzündungen 389
- Immunglobuline 388
- Normwerte 388
- pathologische Befunde, allgemein 388
- pathologische Befunde, spezielle 389
- Punktion 387
- Schrankenstörung 388
- Zellen 388
Liquordiagnostik 387
Liquorunterdrucksyndrom, idiopathisches 206
Liquorzirkulationsstörungen 204
Lissencephalie 199
Listeriose 97
Lisurid 402
Lithium 425
- Intoxikation 231
Lobare Hirnatrophien 156
Locked-in-Syndrom 4
Loge de Guyon-Syndrom 266
Logoklonie 8
Logorrhoe 8
Louis-Bar-Syndrom 161
LSD 228
Lues 100
- meningovaskuläre 100
- progressive Paralyse 100
- Tabes dorsalis 100
Lumbago 333
Lumboischialgie 333
Lungenembolie 356
Lupus erythematodes 73
LWS
- Bandscheibenvorfall 333
- Facettensyndrom 336
- Spinalkanalstenose 335
- Spondylodiszitis 335
- Spondylolisthesis 337
- Wurzelsyndrome 258
Lymphadenopathie-Syndrom 85
Lymphadenosis cutis benigna 98
Lymphom
- M. Hodgkin 135
- Non-Hodgkin- 133

Lymphome des ZNS 133
Lysergsäurediethylamid 228
Lyssa 84

M

M. Alzheimer 152
M. Behçet 111
M. Binswanger 46
M. Boeck 110
M. Bourneville-Pringle 196
M. Charcot-Marie-Tooth 244
M. Curschmann-Steinert 286
M. Fahr 174
M. Friedreich 159
M. Gaucher 213
M. Hippel-Lindau 198
M. Hodgkin, ZNS 135
M. Huntington 174
M. Krabbe 214
M. Leigh 211
M. Menière 28
M. Niemann-Pick 215
M. Osler 65
M. Parkinson 165
- akinetische Krise 169
- malignes L-Dopa-Entzugs-Syndrom 170
- Stadien (Hoehn und Yahr) 435
- Webster-Score 435
M. Pick 155
M. Recklinghausen 196
M. Refsum 246
M. Sandhoff 212
M. Schilder 117
M. Sudeck 321
M. Tay-Sachs 212
M. Whipple 101
M. Wilson 182
Machado-Joseph-Erkrankung 160
MAD-Mangel 290
Makro-EMG 372
Makroangiopathie 59
Malaria 105
Malformationen, vaskuläre 61
Maligne Hyperthermie 354
Maligner Mediainfarkt 45
Malignes L-Dopa-Entzugs-Syndrom 170
Malignes Neuroleptica-Syndrom 354
Maniformes Syndrom 17
MAO-B-Hemmer 403
Marchiafava-Bignami-Syndrom 220
Marcumarisierung 393
Marie-Foix-Alajouanine-Erkrankung 161
Marinesco-Sjögren-Syndrom 159
Martin-Gruber-Anastomose 264
Masern-Encephalitis
- akute 83
- Einschlußkörperchen- 83
- subakute 83
Massenblutung
- infratentorielle 54
- supratentorielle 53
Masseter-Hemmreflex 374
Masseterreflex 374
Mayer'scher Grundgelenkreflex 29
McArdle-Erkrankung 291
McLeod-Syndrom 176

Mediainfarkt, maligner 45
Medianus-SEP 376
Medianusparese 263
Medikamenten-induzierte
  Myopathie 297
Medikamenten-induzierte Polyneuropathie 249
Medikamenteninduzierter Dauerkopfschmerz 315
Medulloblastom 131
Meige-Syndrom 181
Melanose, neurocutane 199
MELAS-Syndrom 210
Melkersson-Rosenthal-Syndrom 276
Memantine 403
Menière-Erkrankung 28
meningeale Reizzeichen 77
Meningeom 133
Meningeosis karzinomatosa 140
Meningeosis neoplastica 140
Meningismus 77
Meningitis
– aseptische 109
– bakterielle 90
– Meningokokken- 93
– Mollaret- 112
– Pneumokokken- 93
– tuberkulöse 96
– virale 77
Meningocele 200
Meningoencephalitis
– Frühsommer- 79
– frühsyphilitische 100
– Listeriose 97
– Q-Fieber 98
Meningoencephalocele 200
Meningokokken-Meningitis 93
Meningomyelitis, syphilitische 100
MEP 383
Meralgia paraesthetica 327
MERRF-Syndrom 210
Metabolische Erkrankungen 207, 209, 211, 213, 215, 217, 219
Metabolische Myopathien 290
Metachromatische Leukodystrophie 213
Metamizol 415
Metastasen 138
– Hirn- 138
– spinale 140
Methadon 418
Methamphetamin 233
Methotrexat 411
Metixen 404
Mißbildungen 195, 197, 199, 201, 203
– Übergangsanomalien 202
– dysraphische 199
Migräne
– Basilaris- 310
– familiäre hemiplegische 310
– Infarkt 310
– mit Aura 310
– ohne Aura 310
– ophthalmoplegische 310
– retinale 310
Migrationsstörungen 199
Mikroangiopathie 65
Miktionsstörungen 304
Millard-Gubler-Syndrom 34

Miller-Fisher-Syndrom 252
Mini-Mental State 433
Mitochondriale Erkrankungen 207
Mitoxantron 411
Mittelgesichtsfrakturen 238
Mittelhirnsyndrom 2
Moebius-Syndrom 22
Mollaret-Meningitis 112
Monitoring, Intensiv- 360
Monoaminooxidase-B-Hemmer 403
Monoaminooxydasehemmer 425
Mononeuritis multiplex 242
Morphin 416
– Intoxikation 232
Motorisch evozierte Potentiale 383
Motorische Syndrome 18
Moya-Moya-Erkrankung 61
MRC-Skala 427
MS 113
MSA 172
Multifokale motorische Neuropathie mit Leitungsblöcken 253
Multiple Chemical Sensitivity (MCS) 331
Multiple Sklerose 113
Multisystematrophie 172
Muskelatrophie
– neurale, HMSN 244
– neurogene 254
– spinale 163
Muskelbiopsie 284
Muskeldystrophie
– Übersicht 284
– Batten-Turner 285
– Becker-Kiener 287
– Duchenne 287
– Emery-Dreifuss 284
– facio-scapulo-humerale Form 288
– Fukuyama 285
– Gliedergürtel- 288
– mit Adhalin-Defizit 284
– oculopharyngeale 284
– pelvifemorale 285
– rigid-spine 285
– scapulohumerale 285
Muskeldystrophien 284
Muskelerkrankungen 281
Muskelkraft-Skala 427
Muskelkrampf 301
Muskelphosphorylase-Mangel 291
Mutismus 8
– akinetischer 4
Myalgie-Faszikulations-Crampus-Syndrom 301
Myasthene Erkrankungen 298
Myasthene Krise 300
Myasthenia gravis 298
Myasthenie, -Score 436
Myatrophe Lateralsklerose 162
– Severity Scale 434
Myelinolyse, zentrale pontine 219
Myelitis 188
– Herpes- 188
– HTLV-I- 188
– postinfektiöse 189
– Querschnitts- 188
– Zoster- 188
Myelomalazie
– akute 191
– angiodysgenetische 193

Myelomeningocele 200
Myeloopticoneuropathie, subakute 118
Myelopathie
– cervikale 189
– Strahlen- 194
Mykose
– Aspergillose 104
– Candida- 104
– Kryptokokkose 104
Mykosen, cerebrale 103
Myoadenylat-Deaminase-Mangel 290
Myofasziales Schmerzsyndrom 340
Myoglobinurie 283
Myoklonisch-astatisches Petit-Mal 146
Myoklonus 185
– essentieller 186
Myoklonus-Epilepsie mit ragged red fibres 210
Myoklonus-Opsoklonus-Syndrom 121
Myoklonusepilepsie 158
– Lafora-Typ 158
– ragged red fibres 210
– Unverricht-Lundborg 158
Myokymie 19
Myokymie, faciale 278
Myopathia distalis juvenilis hereditaria (Biemond) 285
Myopathia distalis tarda hereditaria (Welander) 285
Myopathie
– Alkohol- 297
– Central-core- 289
– distale 282
– generalisierte 282
– Gliedergürtel- 282
– HIV- 86
– infantile distale 285
– medikamenteninduzierte 297
– metabolische 290
– myotubuläre 289
– Nemaline- 289
– proximale myotone 286
– scapulo-peroneale 282
– sporadische distale 285
– Steroid- 297
– zentronukleäre 289
Myopathien 281
– dystrophische 284
– entzündliche 294
– myotone 292
– Strukturanomalien 289
– toxische 297
Myorhythmie 184
Myositis 294
– Dermato- 295
– Einschlußkörperchen- 296
– granulomatöse 297
– okuläre 296
– Poly- 295
Myotone Dystrophie 286
Myotone Entladungen 370
Myotone Erkrankungen, Übersicht 292
Myotonia congenita 292
Myotonia fluctuans 293
Myotonia permanens 293

Myotonie, Acetazolamid-
  responsive 293
Myotonolytica 407
Myotubuläre Myopathie 289

N

N. abducens 274
N. accessorius 280
N. auricularis posterior 275
N. axillaris 262
N. cochlearis 278
N. cutaneus femoris lateralis 327
N. dorsalis scapulae 261
N. facialis 275
- Parese 275
N. femoralis 266
N. genitofemoralis 328
N. glossopharyngeus 279
N. glutaeus cranialis 267
N. glutaeus inferior 267
N. hypoglossus 280
N. ilioinguinalis 328
N. ischiadicus 267
N. mandibularis 274
N. maxillaris 274
N. medianus 263
N. musculocutaneus 263
N. obturatorius 267
N. oculomotorius 271
N. olfactorius 269
N. ophthalmicus 274
N. opticus 269
N. peroneus communis 268
N. peroneus profundus 268
N. peroneus superficialis 268
N. petrosus major 275
N. phrenicus 260
N. radialis 263
N. saphenus 266
N. stapedius 275
N. subscapularis 262
N. suprascapularis 261
N. thoracicus longus 262
N. thoracodorsalis 262
N. tibialis 267
N. trigeminus 274
N. trochlearis 273
N. ulnaris 265
N. vagus 279
N. vestibularis 278
N. vestibulocochlearis 278
Nadel-EMG 370
Naproxen 415
Narkolepsie 150
Nasoziliaris-Neuralgie 312
Neglect 12
Nemaline-Myopathie 289
Neocerebellum 18
Neologismus 8
Nervenläsionen, periphere 254
Neuralgie 308
- Ganglion sphenopalatinum 312
- Glossopharyngeus- 319
- Nasoziliaris- 312
- Nervus petrosus 312
- postherpetische 326
- Spermaticus- 328
- Trigeminus- 318
- Vidianus- 312
- Zoster- 326

Neuralgische Schulteramyo-
  trophie 260
Neurapraxie 254
Neurastheniformes Syndrom,
  chronisches 17
Neuro-orthopädische Erkran-
  kungen 331, 333, 335, 337, 339
Neuroakanthozytose-Syndrom 176
Neuroborreliose
- akute 99
- chronische 100
Neurocutane Melanose 199
Neurodegenerative Erkran-
  kungen 152
Neurofibromatose 196
Neurographie
- Hirnstammreflexe 374
- motorische 372
- repetitive Stimulation 374
- sensible 373
Neurokutane Syndrome 195
Neuroleptica 424
- Intoxikation 230
Neurolues 100
Neuromuskuläre Erkrankungen 281
Neuromyelitis optica 117
Neuromyotonie 301
Neuronitis vestibularis 27
Neuronopathie, sensorische 121
Neuropathia patellae 266
Neuropathie, autonome 121
Neuropathie, multifokale motori-
  sche 253
Neuropathischer Schmerz 324
Neuropsychologische Syndrome 5
Neurotmesis 254
Niacin-Mangel 224
Niemann-Pick-Erkrankung 215
Nierenversagen, akutes 358
NIH stroke scale 429
Nimodipin 391
NMDA-Antagonisten 403
Non-Hodgkin-Lymphom
- primäres, ZNS 133
- systemisches, ZNS-Manifesta-
  tion 135
Nonne-Marie-Menzel-Erkran-
  kung 160
Normaldruck-Hydrocephalus 204
Notalgia paraesthetica 328
Nothnagel-Syndrom 34
Nystagmus 20
- Downbeat- 23
- Fixations- 23
- Lid- 25
- periodisch-alternierender 23
- Spontan- 23
- Upbeat- 23

O

Objektagnosie 13
- apperzeptive 13
- assoziative 14
Obturatoriusläsion 267
Occipitalhirnsyndrom 13
Occipitallappen-Epilepsie 147
ocular flutter 22
Oculomotoriusparese 271
OKB 389
Okuläre Myositis 296

Okulogyre Krise 21
Okulomotor-Apraxie 22
Oligodendrogliom 130
oligoklonale Banden 389
Olivo-ponto-cerebelläre
  Atrophie 172
OPCA 172
Ophthalmopathie, endokrine 274
Ophthalmoplegie
- chronisch progressive
  externe 209
- internukleäre 21
Opioid-Analgetika 416
Oppenheim-Reflex 28
Opsoklonus 21
Opsoklonus-Myoklonus-
  Syndrom 121
Opticusatrophie
- Leber'sche 211
- syphilitische 100
Opticusläsion 269
Opticusneuritis 117
Orbitabodenfraktur 238
Organische Persönlichkeits-
  veränderung 17
Organische Psychosyndrome 16–17
Organisches Psychosyndrom,
  akutes 16
Organisches Psychosyndrom,
  chronisches 17
Orgasmus-Kopfschmerz 317
Orientierungsstörung 5
Oromandibuläre Dystonie 181
Orthomyxoviren 78
Orthostatische Dysregulation 302
orthostatische Hypotonie,
  idiopathische 302
Orthostatischer Tremor 184
Oxycephalie 201

P

P300 383
Pachygyrie 199
Pachymeningitis cervikalis 100
Painful-legs-moving-toes-
  Syndrom 19
Paläocerebellum 18
Palialie 10
PAN 68
Panarteriitis nodosa 68
Pandysautonomie, akute 252
Panencephalitis, subakute
  sklerosierende 84
Papillenveränderungen 271
Papillitis 271
Parästhesie 308
Paracetamol 415
Paragrammatismus 8
paralysie des amants 264
Paramyotonia congenita 292
Paramyxoviren 78
Paraneoplastische Erkran-
  kungen 118–119, 121, 123
Paraphasie
- phonematische 8
- semantische 8
Parasitosen 106
Parese, zentrale 28
Parietallappen-Epilepsie 147
Parinaud-Syndrom 20

Parkbanklähmung 263
Parkinson-Erkrankung 165
- Stadien (Hoehn und Yahr) 435
- Webster-Score 435
Parosmie 269
Paroxysmale anstrengungsinduzierte Dyskinesie 177
Paroxysmale Dyskinesien 176
Paroxysmale dystone Choreoathetose 177
Paroxysmale hypnogene Dyskinesie 177
Paroxysmale kinesigene Choreoathetose 176
Paroxysmale kinesigene Dyskinesie 176
Paroxysmale nicht-kinesigene Dyskinesie 177
patient-controlled analgesia 417
PCP 228
Pelizaeus-Merzbacher-Erkrankung 212
Pellagra 224
Pentazocin 418
Pergolid 402
Periarthropathia humeroscapularis 338
Perimedulläre Fistel 193
Perinatal erworbene Störungen 203
periodisch-alternierender Nystagmus 23
Periodische Beinbewegungen im Schlaf 178
Periodische Hypersomnie 151
Periodische Lähmung
- Übersicht 292
- hyperkaliämische 294
- hypokaliämische 294
Periphere Nervenläsionen 254
Perkutane transluminale Angioplastie 396
Peroneusparese 268
Persönlichkeitsveränderung, organische 17
PET 284
Pethidin 418
Phakomatosen 195
Phantomschmerz 325
Phenobarbital (PB) 399
Phenothiazine 424
Phenylcyclidin 228
Phenytoin 399
- Intoxikation 231
Phobischer Schwankschwindel 27
Phospholipid-Antikörper-Syndrom 75
Phrenicusparese 260
Physiologischer Tremor 184
PICA 35
Pick-Erkrankung 155
Pickwick-Syndrom 150
Pilzinfektionen 103
- cerebrale 103
Piriformis-Syndrom 337
Piritramid 418
Piroxicam 415
pituitary apoplexy 138
Plagiocephalie 201
Plasmapherese 414
Plasminogen-Defizit 75
Platybasie 202

Plexus brachialis, Anatomie 258
Plexusläsionen 258
Plexusneuritis 260
Plexusschädigung
- Ersatzoperation 259
- Operation 259
- radiogene 260
PLMS 178
PML 87
Pneumokokken-Meningitis 93
Pneumonie 356
Poliomyelitis 80
Pollakisurie 304
Polyarteriitis 68
Polymikrogyrie 199
Polymyositis 295
Polyneuritis cranialis 252
Polyneuropathie
- akrodystrophische 247
- akute 242
- Alkoholismus 248
- Amyloidose 250
- autonome Beteiligung 242
- axonale 243
- Borreliose 250
- chronische inflammatorische demyelinisierende 252
- Critical-illness- 249
- demyelinisierende 243
- Druckparesen 247
- gemischte 243
- hereditäre 244
- hereditäre motorische und sensible 244
- hereditäre sensible und autonome 247
- Hirnnervenbeteiligung 243
- HIV- 86
- Lebererkrankungen 249
- Medikamenten-induzierte 249
- Mononeuritis 242
- motorische 242
- multifokale motorische 253
- paraneoplastische autonome 121
- paraneoplastische sensorische 121
- Porphyrie 250
- schmerzhafte 242
- Schwerpunkt- 242
- sensible 242
- small-fiber 243
- tomakulöse 247
- Urämie 249
Polyneuropathien 241
- erworbene 247
- hereditäre 244
Polyradikulitis
- Elsberg-Syndrom 252
- Guillain-Barré-Syndrom 250
Polyradikuloneuropathien 250
Pompe-Krankheit 290
Ponsblutung 54
Pontine Myelinolyse 219
Pontocerebellum 18
Porencephalie 199
Porphyrie 215
- akute intermittierende 216
- Polyneuropathie 250
positive scharfe Wellen 370

Post-Sympathektomie-Schmerz 323
Posteriore reversible Leukencephalopathie 48
Postinfektiöse Myelitis 189
Posturales Tachykardie-Syndrom (POTS) 302
Postvirales Erschöpfungssyndrom 329
Praedelir 225
Pramipexol 402
Pridinol 404
Primäre Angiitis des ZNS 72
Primäre Lateralsklerose 164
Primidon 400
PRIND 37
Prion-Erkrankungen 108
Procyclidin 404
Progressive Bulbärparalyse 162
Progressive externe Ophthalmoplegie 209
Progressive fokale cortikale Degeneration 156
Progressive multifokale Leukencephalopathie 87
Progressive Paralyse 100
progressive stroke 45
Progressive supranukleäre Lähmung 170
Prolaktinom 137
Prolongiertes ischämisches neurologisches Defizit 42
PROMM 286
Pronator-teres-Syndrom 264
Propulsiv-Petit-Mal 146
Prosodie 8
Prosopagnosie 14
Protein-C-Mangel 74
Protein-S-Mangel 74
Protozoeninfektion 105
Proximale myotone Myopathie 286
Pseudo-Graefe-Zeichen 24
Pseudo-Ptosis 24
Pseudobulbärparalyse 35
Pseudodemenz 154
Pseudohypertrophie 287
Pseudoretraktion 24
Pseudosklerose Westphal-Strümpell 182
Pseudotumor cerebri 205
Psychomotorische Verlangsamung 5
Psychopharmaka 424–425
Psychosyndrom
- hirnlokales 17
- organisches, akutes 16
- organisches, chronisches 17
Psychosyndrome, organische 16
Ptosis 24
- cerebrale 25
- Pseudo- 24
Pudendus-SEP 379
Pulsecho-Verfahren 385
pure motor stroke 46
pure sensory stroke 46
Purpura Moschkowitz 77
Pyknolepsie 146
Pyramidenbahnsyndrom 28
Pyramidenbahnzeichen 28
Pyridoxin-Mangel 222

Q

Q-Fieber 98
Querschnittsmyelitis 188
Querschnittssymptomatik, traumatische 239
Querschnittssyndrom 30

R

Räumliche Orientierungsstörung 12
Rückenmarkserkrankungen 187
Rückenschmerzen, Therapie 415
Rabies 84
Rabiesvirus 78
Rabitt-Syndrom 184
Rachischisis 200
Radfahrerlähmung 266
Radialisparese 263
Radiogene Myelopathie 194
Radiogene Plexusschädigung 260
Raeder-Syndrom 320
Rankin-Skala 430
Rasmussen-Encephalitis 112
Raymond-Céstan-Syndrom 34
Rebound-Phänomen 18
Recklinghausen-Erkrankung 196
Recurrensparese 279
Reflexdystrophie, sympathische 321
Reiber-Formel 388
Reizpleozytose 388
Restharn 305
Restless legs-Syndrom 178
Retinol-Mangel 221
Retinopathie
– hypertensive 271
– paraneoplastische 122
Retrobulbärneuritis 117
Retrograde Amnesie 6
Reversible posteriore Leukencephalopathie 48
Reversibles ischämisches neurologisches Defizit (RIND) 37
Rhabdomyolyse 353
Rheumatoide Arthritis 72
Rhexisblutung 53
Rhizotomie 422
– perkutane 422
– selektive 422
Riechstörungen 269
Riesenzellarteriitis 70
Rigid-spine-Syndrom 285
Rigor 19
Riley-Day-Syndrom 247
RIND 37
Rinne-Versuch 279
Ropinirol 402
Roussy-Lévy-Syndrom 245

S

Sakkadenlähmung 20
Sakkadenverlangsamung 20
Salzverlustsyndrom, cerebrales 352
Saphenusneuropathie 266
Sarkoglykanopathien 288
Sarkoidose 110
Saurer Maltase-Mangel 290
SCA 35
Schädelbasis-Syndrome 281

Schädelbasisfrakturen 238
Schädelfraktur 237
Schädelhirntrauma 234
– Subarachnoidalblutung 239
Schädelprellung 234
Schielen 272
Schilder'sche Erkrankung 117
Schizophasie 8
Schlaf-Apnoe-Syndrom
– obstruktives 150
– primäres 151
Schlaf-Wach-Störungen 150
Schlafassoziierte Störungen 150
Schlaganfall, Insult 36
Schlaganfallbehandlung, Verfahren 391
Schlaganfallprophylaxe, Verfahren 391, 393, 395
Schleudertrauma der HWS 338
Schmerz
– übertragener 308
– akuter 308
– chronischer 308
– Klassifikation (Dauer) 308
– Klassifikation (Pathophysiologie) 308
– Kopf- 309
– myofaszialer 340
– neurogener 308
– neuropathischer 324
– nozizeptiver 308
– Polyneuropathie 242
– Post-Sympathektomie- 323
– pseudoradikulärer 308
– psychogener 308
– sympathisches Nervensystem 321
– zentraler 325
Schmerzsyndrome 308
– Kopf- und Gesicht 309
– neurogene 324
– sympathisches Nervensystem 321
Schmerztherapie 414–415, 417, 419, 421, 423
– Adjuvantien 419
– Anamnese 414
– Antidepressiva 419
– Antikonvulsiva 419
– Baclofen 419
– Calcitonin 419
– chirurgische Verfahren 421
– denervierende Verfahren 422
– medikamentöse 415
– peripher wirksame Analgetika 415
– stark wirksame Analgetika 416
– Stimulationsverfahren 423
– Sympathicusblockade 420
Schmidt-Syndrom 35
Schulteramyotrophie, neuralgische 260
Schwankschwindel, phobischer 27
Schwartz-Bartter-Syndrom 352
Schweißsekretionsstörungen 306
Schwerpunktneuropathie 242
Schwindel 25
– Dauer- 25
– Lagerungs-, benigner 26
– Morbus Menière 28
– Sekunden- 25

– systematischer 25
– unsystematischer 26
– Vestibularisausfall 27
Segawa-Dystonie 180
Segmentale Dystonien 180
Sekundäre Dystonien 181
Sekundenschwindel 25
Selegilin 403
Semantische Demenz 14
Sensible Ataxie 29
Sensorische Neuronopathie 121
SEP 376
Sepsis 360
Septisch-embolische Herdencephalitis 95
Septisch-metastatische Herdencephalitis 96
Septische Encephalopathie 96
Sexualfunktion, Störungen 305
sexuelle Aktitität, Kopfschmerz 317
Shy-Drager-Syndrom 172
SIADH 352
Siderophagen 389
Siebenmann-Syndrom 281
signe de cils 276
signe de Jeanne 265
signe de la chiquenaude 265
Sinus-cavernosus-Syndrom 281
Sinustachykardie 357
Sinusthrombose
– aseptische 51
– septische 52
Skalenus-Syndrom 259
Skaphocephalie 201
skew deviation 22
SLE 73
Sluder-Neuralgie 312
SMP 323
Sneddon-Syndrom 76
soft disc 331
Somatosensorisch evozierte Potentiale 376
– N. medianus 376
– N. pudendus 379
– N. tibialis 378
– N. trigeminus 379
Somnolenz 1
Sonnenstich 241
Sopor 1
Spätdyskinesie 182
Spannungskopfschmerz 309
Spasmen (Hirnarterien) 58
Spasmus hemifacialis 277
Spasmus hemimasticatorius 275
Spastik 19
Spastische Spinalparalyse 165
speech arrest 8
Spermaticusneuralgie 328
Sphingomyelinose 215
Sphinkter/Detrusor-Dyssynergie 305
Spina bifida 200
Spinale Automatismen 28
Spinale Erkrankungen 187
Spinale Ischämie 191
Spinale Muskelatrophie
– juvenile segmentale 164
– scapulo-humerale 164
Spinale Muskelatrophien 163
Spinale Syndrome 28
Spinaler Schock 239

Spinalis-anterior-Syndrom 192
Spinalis-posterior-Syndrom 192
Spinalkanalstenose, lumbale 335
Spinalparalyse, spastische 165
spinocerebelläre Atrophie 160
Spinocerebellum 18
Spitzkopf 201
Spondylodiszitis, postoperative 335
Spondylolisthesis 337
Spontan-Nystagmus, vestibulär 23
Spontane intrakranielle Hypotension 206
Sprachstörungen 8
– rechtshemisphärische Läsionen 10
Sprachverarmung 8
Sprechapraxie 11
Sprechstörungen 10
square wave jerks 20
SRD 321
SSPE 84
Standataxie 18
Startle 19
startle response 177
Startle-Epilepsie 177
Startle-Syndrome 177
Status epilepticus 351
Status migränosus 310
Stauungspapille 271
Steele-Richardson-Syndrom 170
Stellatumblockade 420
Stellwag'sches Zeichen 25
Steppergang 268
Stereotypie (motorisch) 19
Stereotypien (Sprache) 8
Steroid-Myopathie 297
Steroide 409
STH-produzierende Tumoren 137
Stiff-man-Syndrom 123
Strümpell-Zeichen 29
Strachan-Syndrom 222
Strahlenmyelopathie 194
Striato-nigrale Degeneration 172
Stromverletzung 240
Sturge-Weber-Syndrom 197
Subakute Myeloopticoneuropathie 118
Subakute sklerosierende Panencephalitis 84
Subakute spongiforme Encephalopathie 108
Subarachnoidalblutung 55
– nicht-aneurysmatische 57
– Spasmen 58
– traumatische 239
Subclavia-Anzapf-Syndrom 50
Subclavian-Steal-Syndrom 50
Subduralhämatom
– akutes 238
– chronisches 239
Sudomotorik-Störungen 306
Sulcus-ulnaris-Syndrom 265
Sulpirid 406
Supinatorlogensyndrom 263
Suprascapularis-Läsion 261
Supraspinatus-Syndrom 340
Swanson-Syndrom 247
Sydenham-Chorea 176
sympathetically maintained pain 323
Sympathicusblockade 420

Sympathisch unterhaltenes Schmerzsyndrom 323
Sympathische Hautantwort 306
Sympathische Reflexdystrophie 321
Syndrom
– affektives 17
– akinetisch-rigides 18
– amnestisches 16
– Angioosteohypertrophie- 198
– Anton- 13
– apallisches 3
– aspontanes 16
– Avellis- 35
– Babinski-Nageotte- 35
– Balint- 13
– Basilariskopf- 50
– Benedikt- 34
– Brissaud- 35
– Brown-Séquard- 30
– Bulbärhirn- 2
– Céstan-Chenais- 35
– Cauda- 31
– Chiray-Foix-Nicoleso- 34
– Claude- 34
– Collet-Siccard- 281
– Conus- 31
– Felsenbeinspitzen- 281
– Fissura orbitalis superior- 281
– Flocculus-Nodulus- 18
– Foramen-jugulare- 281
– Foster-Kennedy- 281
– Foville- 35
– Garcin- 281
– Gasperini- 34
– Gerstmann- 12
– Gradenigo- 281
– Halsrippen- 259
– Heerfordt- 276
– Hinterhorn- 30
– Hinterstrang- 29
– Hypersomnie- 17
– Jackson- 35
– Keilbeinflügel- 281
– Klüver-Bucy- 15
– Kleine-Levin- 151
– Kleinhirnbrückenwinkel- 281
– Kleinhirnhemisphären- 18
– Kleinhirnwurm 18
– Klippel-Trénaunay- 198
– Klivuskanten- 281
– Korsakow- 227
– Locked-in- 4
– maniformes 17
– Millard-Gubler- 34
– Mittelhirn- 2
– motorisches 18
– neurastheniformes 17
– Nothnagel- 34
– Occipitalhirn- 13
– Piriformis- 337
– Pyramidenbahn- 28
– Querschnitts- 30
– Raymond-Céstan- 34
– Schmidt- 35
– Siebenmann- 281
– Sinus-cavernosus- 281
– Sneddon- 76
– Subclavian-Steal- 50
– systemische Entzündungsreaktion 96
– Tapia- 35

– Thoracic-outlet- 259
– Vernet- 35
– Villaret- 281
– vordere Kommissur 30
– Vorderhorn- 30
– Vorderseitenstrang- 29
– Wallenberg- 48
– Weber- 34
– Wernicke-Korsakow- 227
– zentromedulläres 30
– Zwischenhirn- 2
Syndrom der inadäquaten ADH-Sekretion 352
Syndrome
– Augenbewegungsstörungen 20
– Augenlidbewegungs-Störungen 24
– Bewußtseinsstörungen 1
– cerebelläre 18
– Kleinhirn- 18
– neurokutane 195
– neuropsychologische 5
– Schwindel 25
– spinale 28
– vaskuläre 32
Syndrome de la loge de Guyon 266
Synkope 148
Syphilis 100
– meningovaskuläre 100
– progressive Paralyse 100
– spinale meningovaskuläre 100
– Tabes dorsalis 100
Syringobulbie 191
Syringomyelie 190
Systemischer Lupus erythematodes 73

T

Tabes dorsalis 100
Tachykardie
– Sinus- 357
– supraventrikuläre 357
– ventrikuläre 358
Tachykardie-Syndrom, posturales orthostatisches 302
Takayasu-Vaskulitis 71
Tapia-Syndrom 35
Tardive Dyskinesie 182
Tarsaltunnel-Syndrom 268
Taschenmesserphänomen 19
Taucherkrankheit 241
TCS 383
Teleangiektasie, hereditäre hämorrhagische 65
Teleangiektasie, kapilläre 63
Temporallappen-Epilepsie 146
– mediale 146
Tendomyopathie, generalisierte 330
TENS 423
Territorialinfarkt 44
Terson-Syndrom 55
Tetanie 149
Tetanus 102
tethered cord 200
Tetrazepam 408
Thalamusschmerz 325
Thiamin-Mangel 221
Thioxanthene 424
Thoracic-outlet-Syndrom 259

Thrombose
- Brückenvenen- 52
- cortikale Venen- 52
- Sinus-, aseptische 51
- Sinus-, septische 52
- tiefe Beinvenen- 356
- tiefe cerebrale Venen- 52
Thrombotisch thrombozytopenische Purpura 77
Thrombozytenaggregationshemmer 394
Thrombozytopenie, Heparin-induzierte 76
TIA 37
Tiaprid 405
Tibialis-anterior-Syndrom 268
Tibialis-SEP 378
Tibialisläsion 267
Tic 186
Tic douloureux 318
Ticlopidin 395
Tiefe cerebrale Venenthrombose 52
Tilidin 418
Tinetti Balance Score 427
Tinetti Gait Score 427
Tinnitus 278
Tizanidin 407
TLA (transluminale Angioplastie) 396
TMS 383
Tocopherol-Mangel 224
Tolcapone 404
Tollwut 84
Tolmetin 415
Tolosa-Hunt-Syndrom 320
Tolperison 408
Tomakulöse Neuropathie 247
Top of the basilar-Syndrom 50
Torsionsdystonie 179
Torticollis spasmodicus 181
Toxoplasmose 105
Tractus corticospinalis, Syndrom 28
Tractus spinothalamicus, Syndrom 29
Tramadol 418
Tranquilizer 426
Transcranielle Magnetstimulation 383
Transcutane elektrische Nervenstimulation 423
Transiente globale Amnesie 329
Transiente ischämische Attacke 37
Traumatische Schädigungen 234–235, 237, 239
- Schädel/Hirn 234
- Wirbelsäule/Rückenmark 239
Tremor 19
- essentieller 184
- orthostatischer 184
- physiologischer 184
Trigeminus-Neuralgie 318
Trigeminus-SEP 379
Trigeminusläsion 274
Trihexiphenidyl 404
Trochlearisparese 273
Tuberöse Sklerose (TSC) 196
Tuberkulöse Meningitis 96
Tumoren 124–125, 127, 129, 131, 133, 135, 137, 139
- ACTH-produzierende 137
- Akusticusneurinom 132

- Ependymom 131
- hirneigene 128
- Hirnmetastasen 138
- hormoninaktive 138
- Hypophyse 135
- Klassifikation 124
- Kleinhirnbrückenwinkel- 132
- Kraniopharyngeom 138
- Lymphome 133
- Medulloblastom 131
- Meningen 133
- Meningeom 133
- Meningeosis neoplastica 140
- Morbus Hodgkin 135
- Nervenscheiden 132
- neuroepitheliale 128
- Non-Hodgkin-Lymphom 133
- Oligodendrogliom 130
- Prolactinom 137
- spinale 194
- spinale Metastasen 140
- STH-produzierende 137
Tumorschmerzen, Therapie 415
Turmschädel 201
twitch-convulsive syndrome 217

U

Ulnarisparese 265
Ultraschall-Diagnostik 385
- Methodik 385
- Stenosen 387
- Untersuchungstechnik 386
- Verfahren 385
Umgehungsstrategie 8
Undines-Fluch-Syndrom 151
Unverricht-Lundborg-, Myoklonusepilepsie 158
Unwillkürliche Bewegungen, Erkrankungen 174
Upbeat-Nystagmus 23
Urämie, Polyneuropathie 249
Urämische Encephalopathie 217

V

v. Leyden-Möbius-Erkrankung 285
Vagusläsion 279
Valproat (VPA) 399
Valproinsäure 399
- Encephalopathie, akute 399
van Bogaert-Leukencephalitis 84
Vaskuläre Encephalopathie 46
Vaskuläre Erkrankungen 32
Vaskuläre Malformationen 61
Vaskuläre Syndrome 32
Vaskulitiden 67
Vaskulitis
- Churg-Strauss- 69
- drogeninduzierte 73
- granulomatöse des ZNS 72
- Kollagenosen 72
- Takayasu- 71
- Zoster-induzierte 81
Vasomotorenreserve, Doppler 386
Vegetatives Nervensystem, Erkrankungen 302
Venöser ischämischer Insult 51
Venöses Angiom 63
Venenenthrombose Thrombose 51

Venenthrombose, cortikale 52
VEP
- Blitz-Reize 383
- Schachbrett-Reize 381
Vergiftungen 228
Verlangsamung, psychomotorische 5
Vernet-Syndrom 35
Verschlußhydrocephalus 205
Vertebralis-Dissektion 60
Verwirrtheitszustand 16
Vestibularisausfall, akuter 27
Vestibulocerebellum 18
Vidianus-Neuralgie 312
Vigabatrin 400
Villaret-Syndrom 281
Virusinfektionen 77
Visuell evozierte Potentiale, Blitz-Reize 383
Visuell evozierte Potentiale, Schachbrett-Reize 381
Visuell-räumliche Verarbeitungsstörung 12
Visuelle Agnosie 13
Visusstörung 270
Vitamin-A-Mangel 221
Vitamin-B$_1$-Mangel
- Beriberi 222
- Wernicke-Encephalopathie 221
Vitamin-B$_6$-Mangel 222
Vitamin-B$_{12}$-Mangel, Funikuläre Myelose 223
Vitamin-E-Mangel 224
Vitaminmangelerkrankungen 221
Vogt-Koyanagi-Harada-Syndrom 78
von Hippel-Lindau-Syndrom 198
Vorbeireden 8
Vordere Kommissur, Syndrom 30
Vordere Kommissurotomie 421
Vorderhornsyndrom 30
Vorderseitenstrang-Syndrom 29
Vorhofflattern 358
Vorhofflimmern 358

W

Wallenberg-Syndrom 48
Wartenberg-Test 166
Wartenberg-Zeichen 29
Weber-Syndrom 34
Weber-Versuch 278
Webster Rating Scale 435
Wegener'sche Granulomatose 70
Welander-Myopathie 285
Werdnig-Hoffmann, spinale Muskelatrophie 164
Wernicke-Korsakow-Syndrom 227
Wernicke-Encephalopathie 221
Westphal-Strümpell-Pseudosklerose 182
Westphal-Variante, d M. Huntington 174
Whipple-Erkrankung 101
Wilson-Erkrankung 182
Wirbelfrakturen 239
Wirbelsäulentrauma 239
Wortfindungsstörung 8
Worttaubheit, reine 9
WPW-Syndrom 357
Wurzelausriß 258
Wurzelläsionen 254

Wurzelsyndrome
– Arm 256
– Bein 258

X

Xanthochromie 389

Z

ZAS 230
Zentral-exekutive Dysfunktion 5
Zentralarterienverschluß 269
Zentrale pontine Myelinolyse 219
Zentrales anticholinerges
 Syndrom 230
Zentralvenenverschluß 270
Zentromedulläres Syndrom 30
Zentronukleäre Myopathie 289
Zerebralparese, infantile 203
Zoster 81
Zoster ophthalmicus 81
Zoster oticus 81
Zoster-Myelitis 188
Zoster-Neuralgie 326
Zoster-induzierte Vaskulitis 81
Zwischenhirnsyndrom 2
Zystizerkose 106
Zytoalbuminäre Dissoziation 251

Ihr Handbuch: Modern und aktuell!
Jetzt komplett überarbeitet!

■ **Große Faktenfülle auf dem neuesten Stand:**

- Alle neurologischen Krankheitsbilder mit **präzisen Differentialdiagnosen**
- Wissenschaftlich abgesicherte Therapieverfahren
- **Moderne diagnostische Verfahren** (z. B. Neuroimaging)
- Neurogenetik, Neuroimmunologie
- Pathophysiologie, Pathobiochemie, Grundlagenforschung

■ **Konkrete Entscheidungshilfen zum diagnostischen Vorgehen und zur Therapie:**

- Differenzierte, klare, in die Praxis umsetzbare Stellungnahmen
- Bewertung der diagnostischen Verfahren
- Therapieinformationen, Risiken, Nebenwirkungen, Kontraindikationen

■ **Vollkommen neue Darstellung:**

- sehr übersichtliche und konsequente Strukturierung des Textes
- **Schnellorientierung:** Schemata und Tabellen zur Diagnostik und Therapie

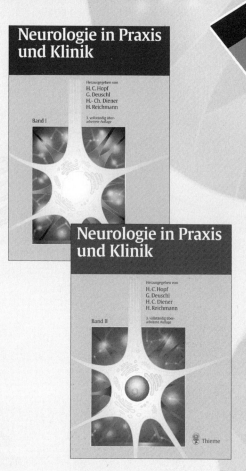

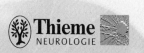

Band 1+2
zum Subskriptionspreis DM 1046,–
Sie sparen gegenüber Einzelbezug DM 100,–
(gültig bis 25. 5. 1999)

Band 1: Febr. 1999. Ca. 1184 S., ca. 490 Abb., zum Einzelpreis DM 598,–

Band 2: 1999. 1016 S., 382 Abb., zum Einzelpreis DM 548,–

Bestell-Hotline:

 Telefonbestellung:
07 11 / 89 31-333

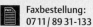 Faxbestellung:
07 11 / 89 31-133

 e-mail Bestellung:
Leser.service@thieme.de

Mit Erfolg durch die Weiterbildung!

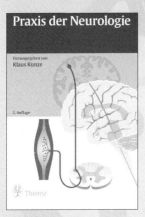

Komplett überarbeitet und erweitert!

neu! Praxis der Neurologie
Kunze

Ausführlich und differenziert: Diagnostik, Differentialdiagnostik und Therapie

- Leitsymptome, Schemata, Tabellen
- Orientierung am Praxisalltag
- Mit konkreten Handlungshilfen
- Über 600 Schemazeichnungen und Originalabbildungen

Neu in der 2. Auflage:
- Übersichtliche und **moderne, zweifarbige Darstellung**
- Spezielle diagnostische und therapeutische Hinweise, z. B. Auflistung der Leitsymptome, Schemata zum diagnostischen Vorgehen, ausführliche Tabellen zur Differentialdiagnose

→ **Das komplette Facharztwissen!**

1999. 2. komplett überarb. u. erw. Auflage. 936 S., 598 Abb., 286 Tab.
ISBN 3 13 761302 7   DM 299,–

Jetzt zweifarbig! Jetzt noch übersichtlicher!

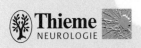

Bestell-Hotline:

 Telefonbestellung:
07 11 / 89 31-333

 Faxbestellung:
07 11 / 89 31-133

 e-mail Bestellung:
Leser.service@thieme.de

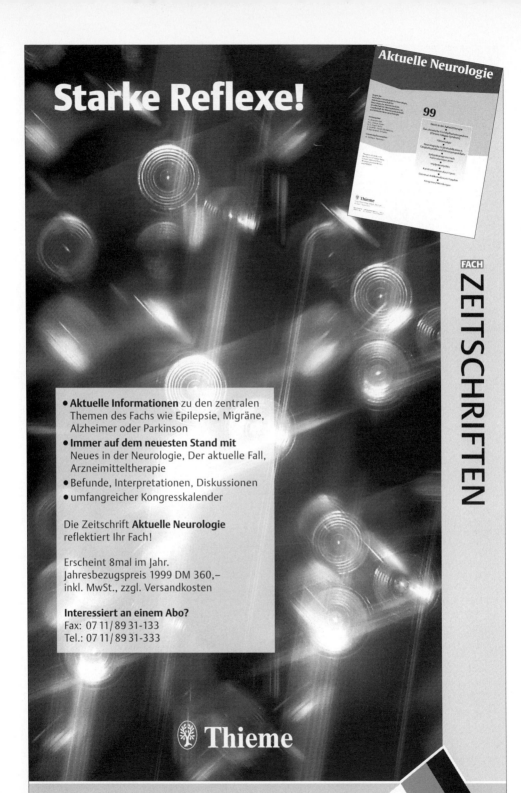